J. Neuer

Differenzialdiagnostik in der Manuellen Medizin für die Wirbelsäule

Jan Neuer

# Differenzialdiagnostik in der Manuellen Medizin für die Wirbelsäule

Leitsymptome und Pathologien

ELSEVIER

Elsevier GmbH, Bernhard-Wicki-Str. 5, 80636 München, Deutschland
Wir freuen uns über Ihr Feedback und Ihre Anregungen an kundendienst@elsevier.com

ISBN 978-3-437-45044-0 eISBN 978-3-437-05647-5



Aus Gründen der Barrierefreiheit sind die Bilder in elektronischen Ausgaben dieses Buches mit Alt-Text-Beschreibungen (Alternativ-Text) versehen, die von Elsevier bereitgestellt werden. Mehr Informationen erhalten Sie unter https://www.elsevier.com/about/accessibility.

Elsevier nimmt eine neutrale Position in Bezug auf territoriale Meinungsverschiedenheiten oder Zuständigkeitsansprüche in seinen veröffentlichten Inhalten ein, einschließlich Landkarten und institutionellen Zugehörigkeiten.



**Wichtiger Hinweis**
Die medizinischen Wissenschaften unterliegen einem sehr schnellen Wissenszuwachs. Der stetige Wandel von Methoden, Wirkstoffen und Erkenntnissen ist allen an diesem Werk Beteiligten bewusst. Sowohl der Verlag als auch die Autorinnen und Autoren und alle, die an der Entstehung dieses Werkes beteiligt waren, haben große Sorgfalt darauf verwandt, dass die Angaben zu Methoden, Anweisungen, Produkten, Anwendungen oder Konzepten dem aktuellen Wissensstand zum Zeitpunkt der Fertigstellung des Werkes entsprechen.
Der Verlag kann jedoch keine Gewähr für Angaben zu Dosierung und Applikationsformen übernehmen. Es sollte stets eine unabhängige und sorgfältige Überprüfung von Diagnosen und Arzneimitteldosierungen sowie möglicher Kontraindikationen erfolgen. Jede Dosierung oder Applikation liegt in der Verantwortung der Anwenderin oder des Anwenders. Die Elsevier GmbH, die Autorinnen und Autoren und alle, die an der Entstehung des Werkes mitgewirkt haben, können keinerlei Haftung in Bezug auf jegliche Verletzung und/oder Schäden an Personen oder Eigentum, im Rahmen von Produkthaftung, Fahrlässigkeit oder anderweitig übernehmen.

**Für die Vollständigkeit und Auswahl der aufgeführten Medikamente übernimmt der Verlag keine Gewähr.**
Geschützte Warennamen (Warenzeichen) werden in der Regel besonders kenntlich gemacht (®). Aus dem Fehlen eines solchen Hinweises kann jedoch nicht automatisch geschlossen werden, dass es sich um einen freien Warennamen handelt.

**Bibliografische Information der Deutschen Nationalbibliothek**
Die Deutsche Nationalbibliothek verzeichnet diese Publikation in der Deutschen Nationalbibliografie; detaillierte bibliografische Daten sind im Internet über https://www.dnb.de abrufbar.

25 26 27 28 29 5 4 3 2 1



In ihren Veröffentlichungen verfolgt die Elsevier GmbH das Ziel, genderneutrale Formulierungen für Personengruppen zu verwenden. Um jedoch den Textfluss nicht zu stören sowie die gestalterische Freiheit nicht einzuschränken, wurden bisweilen Kompromisse eingegangen. Selbstverständlich sind **immer alle Geschlechter** gemeint.

Planung: Laura Eichhorn
Projektmanagement: Nicole Kopp und Christine Kosel
Redaktion: Dr. Petra Zimmermann, Braunschweig
Bildredaktion und Rechteklärung: Lisa Neulinger
Herstellung: Felicitas Hübner
Satz: Thomson Digital, Noida/Indien
Druck und Bindung: EGEDSA, Sabadell (Barcelona)/Spanien
Umschlaggestaltung: SpieszDesign, Neu-Ulm
Titelfotografie: © Richman Photo – stock.adobe.com

Aktuelle Informationen finden Sie im Internet unter **www.elsevier.de**

# Vorwort

Die Physiotherapie und die Manuelle Therapie in Deutschland befinden sich in einem großen Wandel. Die Berufsverbände für Physiotherapie sind an den Verhandlungen zur Novellierung des Berufsgesetzes beteiligt. Eines der Ziele ist die Erhöhung der Qualität der Ausbildung, um somit den Raum für mehr Berufsautonomie zu öffnen. Zertifikatsausbildungen sollen ganz oder teilweise in die Ausbildung integriert werden, moderne Konzepte der Neurorehabilitation sollen Konzepte wie Bobath- oder Vojta-Therapie ergänzen oder ersetzen. Das ursprüngliche Ziel der Vollakademisierung scheint, aufgrund der Ablehnung der Länder aus Kostengründen, zunächst vom Tisch zu sein, bleibt aber weiterhin das Hauptziel.

Auch in der praktischen Anwendung der Physiotherapie und Manuellen Therapie findet ein Wandel statt. Die IFOMPT (die Abkürzung stand ursprünglich für *International Federation of Orthopaedic Manipulative Therapists*), der auch ich angehöre, sieht sich nunmehr als Vertretung der Gruppe manueller und muskuloskelettaler Physiotherapeuten mit Abschluss in Spezialisierungsprogrammen zur zeitgemäßen Therapie von Patienten mit muskuloskelettalen Beschwerden (die obige Abkürzung steht dementsprechend nunmehr für *International Federation of Manual and Musculoskeletal Physical Therapists Incorporated*). Die Therapie geht weg vom alleinigen Behandeln auf der Bank, sicher weg vom alleinigen Nutzen manipulativer oder anderer manualtherapeutischer Techniken.

Der Fokus richtet sich nicht nur auf eine anatomische Struktur, sondern auf den Menschen mit allen, die Beschwerden negativ und positiv beeinflussenden Faktoren wie Ernährung, beruflicher und sportlicher Betätigung, psychosozialen (Yellow, Blue und Black flags) und körperlichen Stressfaktoren und bekannten Erkrankungen. Die Therapie kann manuelle Techniken beinhalten, besteht aber aus einer Gesamtheit von Coaching, Beratung in Training, Stressmanagement, Automobilisationen, Ernährung und allen weiteren Faktoren, die als beeinflussend festgemacht wurden.

Nicht zuletzt durch die Einschränkungen während der Covid-19-Pandemie befindet sich die Teletherapie, also die Behandlung von Patienten komplett ohne händischen Kontakt, auf dem Vormarsch. Erste Studien zeigen durchaus positive Ergebnisse.

Nichtsdestotrotz oder gerade aufgrund dieses Wandels ist die Kenntnis von Pathologien mit allen in Frage kommenden Ätiologien sowie die Kenntnis der Standards der Untersuchung, der differenzialdiagnostischen Möglichkeiten und der möglichen konservativen und operativen Therapieoptionen unerlässlich, um Kontraindikationen nicht zu übersehen, Red flags zu erkennen und fokussiert und zielgerichtet behandeln zu können.

Ohne diese Kenntnisse besteht die Gefahr, alle Patienten unspezifisch in Training, Ernährung und Stressmanagement zu beraten und sich unter dem Vorwand der Ganzheitlichkeit in Oberflächlichkeit ohne Fundus zu verlieren. Auch wenn physiotherapeutische und manualtherapeutische Begleitung weitaus mehr sein muss als die Durchführung von passiven Techniken, sollten diese Skills dennoch nicht in Vergessenheit geraten und können weiterhin als wichtige Basis und Teil der Therapie dienen. Darüber hinaus ist das Verständnis für Struktur und Funktion gerade dann unverzichtbar, wenn ein ganzheitlicher Ansatz wirklich fundiert und gezielt verfolgt werden soll.

Mangel an Kenntnis von Pathologien, Differenzialdiagnostik und Leitsymptomen ist eines der größten Defizite der Therapeuten in Deutschland. Der Umfang der Ausbildung müsste massiv erhöht werden, um diese Lücke wirklich schließen zu können. Dieses Buch resultiert aus dem Wunsch, dies vorwegzunehmen.

*Recklinghausen, Februar 2025*
Jan Neuer

# Autor

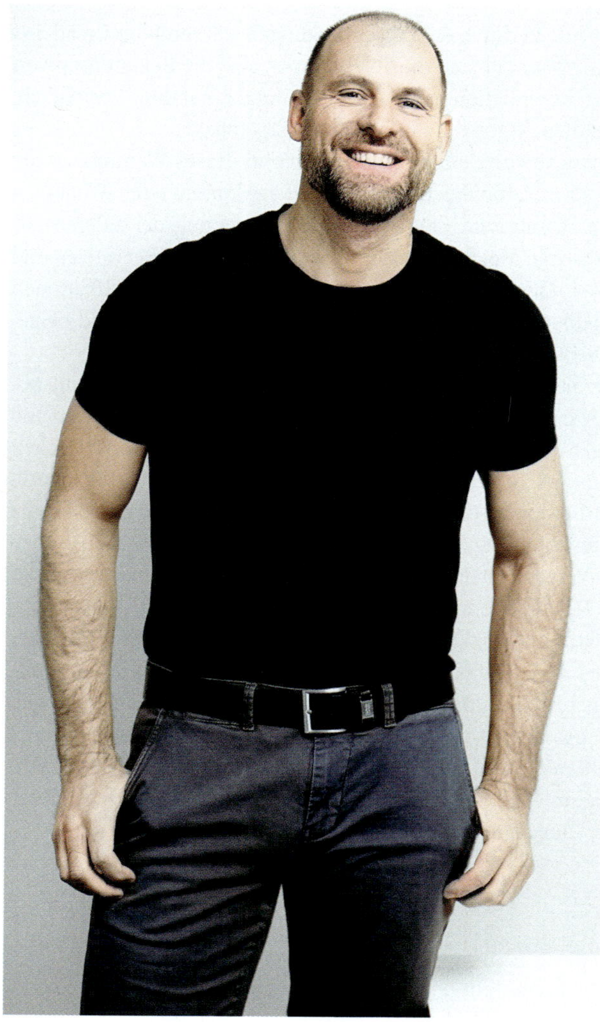

**Jan Neuer**
Physiotherapeut, Manualtherapeut (IFOMPT) und Heilpraktiker (PT)

Jan Neuer ist geschäftsführender Gesellschafter, Fachlehrer für Manuelle Therapie und Dozent für Differenzialdiagnostik, Pathologie und Indikationsstellung in der Heilpraktikerausbildung (PT) sowie Fachlehrer für Gerätegestützte Krankengymnastik (KGG) an der Bockey & Neuer Akademie in Münster. Seit 1995 ist er in der Physiotherapie tätig, seit 2000 arbeitet er in eigener Praxis in Recklinghausen. Seine langjährige Erfahrung als Therapeut in der Praxis und in der Betreuung von Hochleistungs- und Profisportlern erweiterte er um zahlreiche Fortbildungen, unter anderem in Manueller Therapie, zum Heilpraktiker (PT), zum Athletiktrainer und Sportphysiotherapeuten, zum PNF-Therapeuten und in Psychomotorik/Motopädagogik. Außerdem studierte er von 2003–2007 Osteopathie.

Jan Neuer arbeitet als Sachverständiger/Gutachter für Physiotherapie und ist fachlicher Leiter der Sachverständigenkommission des IFK. Als Stellvertretender Vorstandsvorsitzender des Bundesverbandes selbstständiger Physiotherapeuten IFK e.V. und als 1. Vorsitzender des Instituts für Qualitätssicherung in der Heilmittelversorgung IQH e.V. ist Jan Neuer auch politisch aktiv.

# Benutzerhinweise

## Bezeichnungen

### Geschlechteransprache

Ich habe die Absicht, nach bestem Wissen und Gewissen genderneutrale Formulierungen für alle Personengruppen zu nutzen. Um jedoch den Textfluss nicht zu stören, verwende ich, wie viele andere Autoren auch, bei Berufsgruppen und Patienten jeweils die grammatikalisch maskuline Form. Selbstverständlich sind zu jeder Zeit alle Geschlechter gemeint und angesprochen, zumal der Anteil an Frauen in den angesprochenen Fachberufen ausgesprochen hoch ist. Diversität und Entfaltungsfreiheit sind hohe Güter und werden von mir unterstützt und respektiert.

### Berufsbezeichnungen

Dieses Buch richtet sich an Physiotherapeuten, Manualtherapeuten, Ärzte, sektorale Heilpraktiker für den Bereich der Physiotherapie, Osteopathen und an Auszubildende/Studierende dieser Berufsgruppen. Im Verlauf des Buches habe ich mich durchgehend für die Berufsbezeichnung des **Manualtherapeuten** oder allgemein gehalten für die des **Therapeuten** entschieden. Diese Wahl steht stellvertretend für alle genannten Berufsgruppen.

Sie wurde getroffen, um zu untermauern, dass ich neben interdisziplinär genutzten Instabilitäts- und Safety-Tests bei der Beschreibung von Untersuchungs- und Behandlungstechniken immer von arthrokinematisch physiologischen Techniken spreche. Außerdem soll der Lesefluss durch stete Aufzählungen von Berufsgruppen nicht gestört werden.

### Untersuchungs- und Therapiekategorien

Untersuchungen werden in **manualtherapeutisch** und **medizinisch** unterteilt. Medizinische Untersuchungen beschreiben bildgebende Verfahren und Laborparameter, in seltenen Fällen auch diagnostische operative Eingriffe.

Therapien werden in die Sparten **konservativ, operativ** und **postoperative Rehabilitation** unterteilt.

### Anatomische und neuroanatomische Bezeichnungen

In der Bezeichnung von Bewegungssegmenten, auf mehreren Bewegungssegmenten vorkommenden Strukturen der Wirbelsäule, Spinalnerven und Innervationsgebieten wird in der Folge des Buches mit unterschiedlicher Bedeutung mit „Komma“ und „Schrägstrich“ gearbeitet. In der folgenden Tabelle wird die Bedeutung exemplarisch erläutert.

| Formulierung | Bedeutung |
|---|---|
| L5/S1 | Bewegungssegment L5/S1 |
| L4/L5, L5/S1 | Bewegungssegmente L4/L5 und L5/S1 |
| Diskus L5/S1 | Bandscheibe zwischen L5 und S1 |
| Facettengelenk L5/S1 re oder li | Wirbelgelenk zwischen L5 und S1 |
| L5, S1 | Je nach Kontext: die Spinalnerven L5 und S1 bzw. die neuroanatomischen Segmente L5 und S1 |
| LWK 4, 5 | Wirbelkörper L4 und L5 |
| Area radicularis S1 | Das Versorgungsgebiet des Spinalnervs S1 |
| Duralärmel S1 | Bindegewebige Hülle des Spinalnervs S1 |
| Innerviert von L4, L5, S1 | Eine Struktur bezieht Innervation aus den drei Spinalnerven L4, L5 und S1 (multisegmentale Innervation) |

## Inhalte der Kapitel

### Kapitel 1

Im 1. Kapitel dieses Buches werden wichtige Grundlagen zum Verständnis des Buches und zur Anwendung der Inhalte vermittelt. Es ist sinnvoll, sich zunächst damit zu befassen.

**HINWEIS**

Das Kapitel ähnelt sehr dem Grundlagenkapitel des ersten Bandes dieser Buchreihe, jedoch ist es komplett auf die Wirbelsäule transferiert und Beschreibungen wie Abbildungen wurden angepasst. Zudem gibt es einige neue Informationen, beispielsweise zum evidenzbasierten Arbeiten in Bezug auf die Wirbelsäule. Wichtige Bestandteile sind jedoch in beiden Bänden als Grundlage enthalten, da es möglicherweise auch Leser gibt, die nur einen der Bände erworben haben.

- Die Einteilung in verschiedene Sparten der Pathologie, die sich ab Kap. 2 findet, wird erläutert. Die Oberbegriffe der Einteilung, nach der in jedem Folgekapitel vorgegangen wird, werden definiert und beispielhaft erklärt.
- Die Relevanz von Wissen in Anatomie und Neurophysiologie für die Erkennung von ursächlich betroffenen anatomischen Strukturen und Schmerzphänomenen wird dargestellt.
- Grundlegende wissenschaftliche Begriffe zur Beurteilung der Qualität von Untersuchungstechniken und Behandlungsverfahren werden erläutert.

- Das Flaggensystem, insbesondere Red flags und Yellow flags und ihre Bedeutung in der Praxis, wird beschrieben.
- Die Heilungsphasen von Bindegewebe und die Belastbarkeit während der einzelnen Phasen werden erläutert.
- Grundlegende Handlungsempfehlungen der Erstversorgung im Verletzungsfall werden aufgeführt.
- Ein sinnvoller Aufbau von Anamnese, Untersuchungszielstellungen, Untersuchung und Therapie wird vorgestellt.
- Die Ziele und Inhalte einer manualtherapeutischen Behandlung werden besprochen.

## Kapitel 2–8

In diesen Kapiteln werden Pathologien und Leitsymptome beschrieben und ausführlich erläutert. Zudem werden die wichtigsten Untersuchungstechniken bei Verdacht auf strukturelle Schädigung und vorhandene Evidenz benannt. Therapiemöglichkeiten (konservativ und operativ) werden, ebenso wie die Maßnahmen der postoperativen Rehabilitation, vorgestellt. Jedes Kapitel widmet sich einer Region des Beckens, der Wirbelsäule bzw. des Kiefers:

- Kapitel 2: Iliosakralgelenke und Becken
- Kapitel 3: Lendenwirbelsäule
- Kapitel 4: Brustwirbelsäule
- Kapitel 5: Rippen und Sternum
- Kapitel 6: Halswirbelsäule
- Kapitel 7: Hochzervikalregion
- Kapitel 8: Kiefergelenke und Schädel

In Kap. 1.8.1 findet sich die Abb. 1.19 mit Informationen zum generellen anamnestischen Vorgehen und der Einteilung von Beschwerden.

### Überblickstabellen in den Kapiteln 2–8

Zu Beginn des Unterpunkts „Traumatische Erkrankungen" eines jeden Kapitels wird tabellarisch das anamnestische Vorgehen nach Traumamechanismen erläutert und beschrieben, so dass durch systematisches Vorgehen in Frage kommende strukturelle Schädigungen von auszuschließenden Pathologien abgrenzbar sind. Des Weiteren zeigt die Tabelle sinnvolle Untersuchungstechniken auf. Außerdem wird darauf hingewiesen, wenn ärztliche Diagnostik der nächste Schritt sein sollte, der Patient also zunächst weggeschickt werden muss.

Auf diese Weise wird anamnestisches Handling trainiert und der Therapeut Schritt für Schritt zur Diagnose geführt. Im Anschluss kann er sich ausführlich mit den Pathologien beschäftigen, die im konkreten Fall relevant sind. Somit ist es möglich, sich von Patient zu Patient weiterzubilden und Fähigkeiten in Differenzialdiagnostik und Screening schrittweise zu schulen. Dies erlaubt eine selektive, patientenbezogene Lektüre des Buches.

## Kapitel 9

Im 9. Kapitel werden die Pathologien beschrieben, die keiner Region fest zuzuordnen sind. Dazu zählen:

- Postinfektiöse Erkrankungen
- Kardiovaskuläre Erkrankungen
- Pulmonale Erkrankungen
- Zentralneurologische Erkrankungen
- Periphere neurologische Erkrankungen
- Syndromale Erkrankungen
- Sonstige Erkrankungen

Auf spezifische Inhalte dieses Kapitels wird somit in den Vorkapiteln immer wieder verwiesen, so dass relevante Pathologien schnell zu finden sind.

Manche dieser Erkrankungen weisen regionale Besonderheiten auf oder treten in manchen Regionen häufiger auf als in anderen. In diesem Fall wird dies in dem die Region betreffenden Kapitel angemerkt.

## Kästen

Zur besseren Übersicht finden Sie durchgängig farbige Kästen mit folgenden Inhalten:

**BEFUNDE**

Leitsymptomatik, Sicht-, Röntgen- und weitere Befunde, Traumamechanismen und differenzialdiagnostische Möglichkeiten werden in dem Kasten „Befunde" je nach Erkrankung prägnant zusammengefasst:

- Kongenitale Erkrankungen sind primär symptomlos. Daher werden mögliche Sicht- und Röntgenbefunde erläutert.
- Traumatische Erkrankungen werden mit Traumamechanismen, Leitsymptomen und Sichtbefunden abgebildet.
- Degenerative, entzündliche, neoplastische und sonstige Erkrankungen werden mit Leitsymptomen und Sichtbefunden dargestellt.
- Funktionsstörungen werden mit Leitsymptomen erklärt.

Die meisten Pathologien haben eine **Leitsymptomatik.** Gemeint sind die Symptome, die mit großer Wahrscheinlichkeit mit der Pathologie einhergehen und anhand derer sie erkannt oder zumindest von anderen Erkrankungen abgegrenzt werden kann. Zusätzlich werden in diesem Kasten mögliche weitere Symptome/Befunde aufgeführt.

Selbstverständlich gibt es auch unterschiedliche Erkrankungen mit gleicher Leitsymptomatik. In diesem Fall müssen weitere Symptome und das Gesamtbild betrachtet werden.

**Beispiel:**

Morgendlicher, tiefsitzender Rückenschmerz, der sich bei Bewegung bessert, ist die Leitsymptomatik von rheumatischem Rückenschmerz. Aber auch Bandscheibenbeschwerden, wie eine kleine oder große Protrusion, können diese Beschwerden auslösen.

In solchen Fällen folgt die Medizin zunächst dem Leitsatz „Häufig ist häufig, selten ist selten" und geht zunächst von der wahrscheinlichsten Erkrankung aus – so lange, bis das Gegenteil erwiesen ist. Nur etwa 5 % der Patienten mit den beschriebenen Schmerzen haben einen Morbus Bechterew.

Im genannten Beispiel gibt es jedoch zusätzliche, anamnestische Möglichkeiten zur Differenzierung: Bei den möglichen über die Leitsymptomatik hinausgehenden Symptomen könnten zum Beispiel eine Iritis, eine Plantarfasziitis, eine Sakroiliitis, Beschwerden an großen Gelenken oder typisch

rheumatische Hautauffälligkeiten u. v. m. einen Hinweis in Richtung Morbus Bechterew oder Spondylarthropathie geben.
Eine lumbale Bandscheibenprotrusion hat dagegen eine zu erwartende Historie von Bandscheibenpathomorphologie im Sinne einer vorangegangenen Bulging disc mit typischen Beschwerden. Bei vorliegender akuter Protrusion ist Sitzen nach einiger Zeit schmerzhaft, ggf. wacht der Patient nachts mit Schmerzen auf. Zudem kann in der Folge eine Radikulopathie entstehen.
Die Leitsymptomatik ist jedoch immer ein signifikanter Hinweis und sollte für die in der Praxis vorkommenden Erkrankungen bekannt sein.

**EVIDENZ**

Das Buch hat den Anspruch, evidenzbasierte Fakten zu liefern. Studienergebnisse werden immer in diesem Kasten erklärt. In der Physiotherapie gibt es weniger Studien als in der Medizin, und es werden auch jährlich weniger neue produziert. Der Anspruch eines Autors muss darin bestehen, möglichst aktuelle Studien zu nutzen. Insbesondere, wenn es zu einem Thema schon aussagekräftige Reviews gibt, liegen jedoch häufig keine neueren Studien vor.
In diesem Buch wurden aussagekräftige, ältere Reviews mit gutem Studiendesign einer Aussage ohne Studienangabe vorgezogen. In der Recherche wurden jedoch neuere Studien bevorzugt berücksichtigt. In etwaigen weiteren Ausgaben werden die Studien aktualisiert.
Im Bereich der Wirbelsäule gibt es oft keinen Gold-Standard für Untersuchungen. Daher ist die Qualität von Studien oft minderwertig.

**Klassifikation**

Die Einteilung von Frakturen nach AO (Arbeitsgemeinschaft für Osteosynthesefragen) bzw. OTA (Orthopaedic Trauma Association) wird in diesem Kasten angegeben.

**HINWEIS**

Dieser Kasten enthält Handlungsempfehlungen, nützliche Vorgehensweisen und Anmerkungen, die helfen können, sinnvoll zu agieren.

**Zusammenfassung**

Wichtige Sachverhalte werden hier kurz und bündig wiederholt.

**CAVE**

In diesem Kasten sind wichtige Hinweise und Handlungsempfehlungen aufgeführt, die nicht übersehen werden dürfen.

**YELLOW FLAG**

Hier finden sich Hinweise und Erläuterungen von vorliegenden Yellow flags (➤ Kap. 1.5.2).

**RED FLAG**

Hier finden sich Hinweise und Erläuterungen von vorliegenden Red flags (➤ Kap. 1.5.2).

## Fehler gefunden?

An unsere Inhalte haben wir sehr hohe Ansprüche. Trotz aller Sorgfalt kann es jedoch passieren, dass sich ein Fehler einschleicht oder fachlich-inhaltliche Aktualisierungen notwendig geworden sind.

Sobald ein relevanter Fehler entdeckt wird, stellen wir eine Korrektur zur Verfügung. Mit diesem QR-Code gelingt der schnelle Zugriff.

https://else4.de/9783437450440

Wir sind dankbar für jeden Hinweis, der uns hilft, dieses Werk zu verbessern. Bitte richten Sie Ihre Anregungen, Lob und Kritik an folgende E-Mail-Adresse: kundendienst@elsevier.com

# Abkürzungen

| | |
|---|---|
| **A.** | Arteria |
| **AAA** | abdominelles Aortenaneurysma |
| **AC** | atypische Karzinoide |
| **ACDF** | anteriore zervikale Diskektomie und Fusion |
| **ACP** | autologes konditioniertes Plasma |
| **ACS** | autologes konditioniertes Serum |
| **ADL** | Activities of Daily Living; dt.: Aktivitäten des täglichen Lebens (ATL) |
| **AEP** | akustisch evozierte Potenziale |
| **AFP** | Alpha-1-Fetoprotein |
| **ALS** | Amyotrophe Lateralsklerose |
| **AO** | Arbeitsgemeinschaft für Osteosynthesefragen |
| **AP** | alkalische Phosphatase |
| **APC** | aktiviertes Protein C |
| **ARAS** | aszendierendes retikuläres aktivierendes System |
| **ASA** | aspezifisches Arousal |
| **ATLS** | Advanced Trauma Life Support |
| **AU** | Arbeitsunfähigkeitsbescheinigung |
| **AVK** | arterielle Verschlusskrankheit |
| **AWMF** | Arbeitsgemeinschaft der Wissenschaftlichen Medizinischen Fachgesellschaften e. V. |
| **BAA** | Bauchaortenaneurysma |
| **BGA** | Blutgasanalyse |
| **BLPS** | benigner paroxysmaler Lagerungsschwindel |
| **BSG** | Blutsenkungsgeschwindigkeit |
| **BWK** | Brustwirbelkörper |
| **BWS** | Brustwirbelsäule |
| **BZ** | Blutzucker |
| **CBD** | kortikobasale Degeneration |
| **CCT** | kraniale Computertomografie |
| **CEA** | carcinoembryonales Antigen |
| **CED** | chronisch-entzündliche Darmerkrankungen |
| **CK** | Creatin-Kinase |
| **CK-MB** | Creatin-Kinase Muscle-Brain Type |
| **CMD** | kraniomandibuläre Dysfunktion |
| **cMRT** | kraniale Magnetresonanztomografie |
| **COPD** | chronic obstructive pulmonary disease, dt.: chronisch obstruktive Lungenerkrankung |
| **CRP** | C-reaktives Protein |
| **CTGF** | connective tissue growth factor |
| **CTÜ** | zervikothorakaler Übergang |
| **CVA** | cerebrovascular accident, dt.: zerebrovaskulärer Unfall (Apoplex) |
| **DGLA** | Dihomogammalinolensäure |
| **DLB** | Demenz mit Lewy-Körperchen |
| **DRAS** | deszendierendes retikuläres aktivierendes System |
| **DRU** | digital-rektale Untersuchung |
| **DSA** | digitale Subtraktionsangiografie |
| **DSG** | dorsales Spinalganglion |
| **EDSS** | Expanded Disability Status Scale |
| **EGF** | epidermal growth factor |
| **EK** | Erythrozytenkonzentrate |
| **EMG** | Elektromyografie |
| **EMS** | Elektromyostimulation |
| **ENG** | Elektroneurografie |
| **EPMS** | extrapyramidalmotorisches System |
| **FAST** | Fast Assessment with Sonography for Trauma |
| **GCS** | Glasgow Coma Scale |
| **GOT** | Glutamat-Oxalacetat-Transaminase |
| **Hb** | Hämoglobin |
| **HBDH** | Alpha-Hydroxybutyrat-Dehydrogenase |
| **HCC** | hepatocellular carcinoma; dt.: hepatozelluläres Karzinom |
| **HCG** | humanes Choriongonadotropin |
| **Hkt** | Hämatokrit |
| **HLA** | humane Leukozytenantigene |
| **HPT** | Hämatopneumothorax |
| **HR-HPV** | humane High-risk-Papillomaviren |
| **HWK** | Halswirbelkörper |
| **HWS** | Halswirbelsäule |
| **IAR** | Instantaneous Axis of Rotation |
| **IGF** | insuline-like growth factor |
| **IGG** | Immunglobulin G |
| **IKAP** | alkalische Phosphatase |
| **IKP** | interkuspidale Kauposition |
| **IPS** | idiopathisches Parkinson-Syndrom |
| **ISG** | Iliosakralgelenk |
| **KiDD** | kopfgelenksinduzierte Dyspraxie und Dysgnosie |
| **KiSS** | kopfgelenksinduzierte Symmetriestörung |
| **LBH** | Lendenwirbelsäule, Becken, Hüftgelenke |
| **LDH** | Laktatdehydrogenase |
| **Lig.** | Ligamentum |
| **Lp(a)** | Lipoprotein a |
| **LWK** | Lendenwirbelkörper |
| **LWS** | Lendenwirbelsäule |
| **M.** | Musculus |
| **MER** | Muskeleigenreflexe |
| **MIP** | Maximumintensitätsprojektion |
| **MMC** | Myelomeningozele |
| **mMRT** | multiparametrische Magnetresonanztomografie |
| **MPR** | multiplanare Reformation |
| **MS** | Multiple Sklerose |
| **MSA** | Multisystematrophie |
| **MSFC** | Multiple Sclerosis Functional Composite |
| **MTT** | medizinische Trainingstherapie |
| **MTX** | Methotrexat |
| **MURCS** | **MU**llerian duct aplasia, **R**enal dysplasia and **C**ervical **S**omite anomalies |
| **N.** | Nervus |
| **NAS** | numerische Analogskala |
| **NDI** | Neck Disability Index |
| **NLG** | Nervenleitgeschwindigkeit |
| **NPP** | Nucleus pulposus prolaps |
| **NSAID** | non-steroidal anti-inflammatory drug; dt.: nichtsteroidale Antirheumatika (NSAR) |
| **NSCLC** | Non-small-cell lung cancer; dt.: nicht kleinzelliges Lungenkarzinom |
| **o. B.** | ohne Befund |
| **OLIF** | Oblique Lumbar Interbody Fusion |

| | |
|---|---|
| **OPLL** | Ossification of the Posterior Longitudinal Ligament |
| **OTA** | Orthopaedic Trauma Association |
| **PASI** | Psoriasis Area and Severity Index |
| **PBP** | progressive Bulbärparalyse |
| **PDGF** | platelet-derived growth factor |
| **PEEK** | Polyetheretherketon |
| **PET** | Positronen-Emissions-Tomografie |
| **PLS** | primäre Lateralsklerose |
| **PMA** | progressive Muskelatrophie |
| **PNF** | propriozeptive neuromuskuläre Faszilitation |
| **PNP** | Polyneuropathien |
| **PP** | protrudierte Kontaktposition |
| **Proc.** | Processus |
| **PRP** | Plateled-rich Plasma |
| **PSA** | prostataspezifisches Antigen |
| **PSMA** | prostataspezifisches Membran-Antigen |
| **PSP** | supranukleäre Paralyse |
| **RAAS** | Renin-Angiotensin-Aldosteron-System |
| **RCC** | renal cell carcinoma; dt.: Nierenzellkarzinom |
| **RKP** | retrudierte Kontaktposition |
| **ROM** | Range of Motion |
| **RSI** | Repetitive strain injury |
| **SCLC** | Small-cell lung cancer; dt.: kleinzelliges Lungenkarzinom |
| **SHT** | Schädel-Hirn-Trauma |
| **SIAS** | Spina iliaca anterior superior |
| **SIPS** | Spina iliaca posterior superior |
| **SWK** | Sakralwirbelkörper |
| **TAA** | thorakales Aortenaneurysma |
| **TC** | typische Karzinoide |
| **TGF** | transforming growth factor |
| **TIA** | transitorische ischämische Attacke |
| **TIS** | Thoracic-inlet-Syndrom |
| **TLÜ** | thorakolumbaler Übergang |
| **TNF** | Tumornekrosefaktor |
| **TOCS** | Thoracic-outlet-compression-Syndrom |
| **TOS** | Thoracic-outlet-Syndrom |
| **V.** | Vena |
| **VAS** | visuelle Analogskala |
| **VEPTR** | vertikal expandierbare Titan-Rippenprothese |
| **ZNU** | zentralneurologische Untersuchung |

# Abbildungsnachweis

Der Verweis auf die jeweilige Abbildungsquelle befindet sich bei allen Abbildungen im Werk am Ende des Legendentextes in eckigen Klammern. Alle nicht besonders gekennzeichneten Grafiken und Abbildungen © Elsevier GmbH, München.

| | |
|---|---|
| **A300-106** | Henriette Rintelen, Velbert in Verbindung mit der Reihe Klinik- und Praxisleitfaden, Elsevier GmbH, Urban & Fischer Verlag, München |
| **A300-157** | S. Adler, Lübeck in Verbindung mit der Reihe Klinik- und Praxisleitfaden, Elsevier GmbH, Urban & Fischer Verlag, München |
| **E347-09** | Moore/Persaud/Torchia.The Developing Human. 9th ed. 2013 © Elsevier |
| **E393** | Adam A, Dixon A K. Grainger & Allison's Diagnostic Radiology. 5. A. Philadelphia: Elsevier Churchill Livingstone, 2007 |
| **E402-005** | Drake, R. L. et al.: Gray's Anatomy for Students, 5th ed., Elsevier, 2024 |
| **E404** | Modified from Herring J: Tachdjian's pediatric orthopaedics, ed 4, Philadelphia, 2007, Elsevier. |
| **E470** | Browner B, Levine A M, Jupiter J B. Skeletal Trauma. 4. A.: Saunders, 2008 |
| **E514-004** | Herring, W.: Learning Radiology – Recognizing the Basics. Elsevier/ Saunders, Fourth Edition, 2020. |
| **E514-005** | Herring, W.: Learning Radiology – Recognizing the Basics. Elsevier/ Saunders, Fifth Edition, 2024. |
| **E597** | Pope, Morrison, Bloem, Wilson, Beltran, Wilson: Imaging of the musculoskeletal system, 1. ed., 2008, Saunders |
| **E669** | Myers T.: Anatomy Trains: Myofascial Meridians for Manual and Movement Therapists 2. ed., Churchill Livingstone, 2008 |
| **E838** | Sharma, R.; Mitchell, B.: Embryology. Elsevier/Churchill Livingstone, 1. Aufl. 2005 |
| **E986-002** | Resnick DL, Jacobson JA, Chung CB, Kransdorf MJ, Pathria MN. Resnick's Bone and Joint Imaging, 4.A. Elsevier, 2024 |
| **E1109-002** | Palisano R, Orlin M, Schreiber J. Campbell's Physical Therapy for Children, 6.A. Elsevier, 2022 |
| **E1383** | Société française de médecine vasculaire, Traité de médecine vasculaire. © 2021 Elsevier Masson SAS. |
| **E1402** | Moore KR. Diagnostic Imaging: Pediatric Neuroradiology, 3rd Edition. Elsevier, 2019 |
| **E1403** | Ross JS. McClendon J. Bendok BR. Imaging in SPINE SURGERY, 1.A. Elsevier, 2018 |
| **E1411** | Farreras-Rozman. Medicina Interna, 20.ª ed., de Ciril Rozman y Francesc Cardellach López. 2024 Elsevier España, S.L.U. |
| **F304** | Moonen, A. F. C. M./et al.: Obturator dislocation of the hip with associated open book fracture of the pelvis. Injury extra, Volume 37, Issue 9, Pages 319-321. Elsevier, 2006. |
| **F654-003** | Hockenberry ML et al. Wong's Nursing Care of Infants and Children, Twelth Edition 2024 |
| **F833-005** | Lenke LG, Betz RR, Harms J, et al. Adolescent idiopathic scoliosis: a new classification to determine extent of spinal arthrodesis. J Bone Joint Surg Am. 2001;83(8):1169-1181. |
| **F937-002** | Hodges PW, Gurfinkel VS, Brumagne S, Smith TC, Cordo PC. Coexistence of stability and mobility in postural control: evidence from postural compensation for respiration. Exp Brain Res. 2002;144(3):293-302. doi:10.1007/s00221-002-1040-x |
| **F1205** | Li KH, Sun BH, Zhu Y, Long HT. Locked pubic symphysis into the obturator foramen: a rare case presentation and literature review. Orthop Traumatol Surg Res. 2013;99(1):106-110. doi:10.1016/j.otsr.2012.08.008 |
| **G049** | Hans Rudolf Weiss: Befundgerechte Physiotherapie bei Skoliose, 3. Aufl., Pflaum Verlag München |
| **G343** | Netter FH. Atlas of Human Anatomy. Elsevier/Saunders, 5. Aufl. 2010 |
| **G435** | From Perkin GD, Miller DC, Lane R, et al: Atlas of clinical neurology, ed 3, Philadelphia, 2011, Saunders. |
| **G714-002** | Jhaveri MD, Salzmann KL, Ross FS et al. Expertddx: Brain and Spine, 3. Aufl., Elsevier Inc. 2023 |
| **G715-010** | Lampignano J, Kendrick LE. Textbook of Radiographic Positioning and Related Anatomy, 11.A. Elsevier, 2024 |
| **G1164** | Winn, HR. Youmans & Winn Neurological Surgery, Eighth Edition. Elsevier Inc. 2023. |
| **G1167-002** | Waldman, SD. Atlas of Interventional Pain Management, 5.A. Elsevier, 2021 |
| **G1179** | May, DA. Musculoskeletal Imaging: The Core Requisites, 5th ed. Elsevier Inc. 2022. |
| **G1284** | Standring S (ed.). Gray's Anatomy: The Anatomical Basis of Clinical Practice. 42nd ed. Elsevier, 2021. |
| **G1300** | Yousem DM, Nadgir R, Lin DDM. Neuroradiology: The Core Requisites, Fifth Edition. 2025 Elsevier |
| **G1320-002** | Amarnath, C. et al.: Comprehensive Textbook of Clinical Radiology Volume III: Chest and Cardiovascular System. 1st Ed. Elsevier 2023. |
| **G1375** | Lourens Penning: Hals- und Lendenwirbelsäule in Biomechanik und Pathologie, Pflaum Verlag, 2000 |
| **G1378** | Benzon H, Rathmell JP, Wu CL, Turk D, Argoff CE, Hurley RW. Practical Management of Pain, 6.A. Elsevier, 2022 |
| **G1379** | Schemitsch E, McKee MD. Operative Techniques: Orthopaedic Trauma Surgery, 2.A. Elsevier, 2019 |
| **G1380** | White TO, Mackenzie SP. McRae's Orthopaedic Trauma and Emergency Fracture Management, 4.A. Elsevier, 2023 |
| **G1381** | Taylor J. The Lumbar Spine - An Atlas of Normal Anatomy and the Morbid Anatomy of Ageing and Injury, 1.A. Elsevier, 2020 |
| **G1382** | Bogduk N. Clinical and Radiological Anatomy of the Lumbar Spine, 6.A. Elsevier, 2022 |
| **G1383** | From Chong V. Skull Base Imaging. Philadelphia, PA: Elsevier; 2018, Fig. 14.10. |
| **G1384** | Abd-Elsayed A. Spinal Fusion Techniques: Atlas of Interventional Pain Management Series, 1.A. Elsevier, 2023 |

| | |
|---|---|
| **G1385** | Shen FH, Samartzis D, Fessler RG. Textbook of the Cervical Spine, 1.A. Elsevier, 2014 |
| **G1386** | Canale ST, Beaty JH. Campbell's operative orthopaedics. 11th ed. Philadelphia: Mosby; 2007. |
| **G1402** | Kirkland W. Davis, Donna G. Blankenbaker, Stephanie A. Bernard. Imagerie musculosquelettique non traumatique. © 2024 Elsevier Masson SAS |
| **H557-001** | Aronson LA, Martin DP. Anesthesia and bifid sternum repair in an infant. J Clin Anesth. 2013;25(4):324-326. doi:10.1016/j.jclinane.2012.11.010 |
| **H558-001** | Bauer JM. Pediatric Cervical Spine Instrumentation. Journal of the Pediatric Orthopaedic Society of North America. Volume 3, Issue 1, February 2021, 235 |
| **H559-001** | Benditz A. Therapieoptionen bei der Coccygodynie [Treatment options for coccygodynia]. Orthopädie (Heidelb). 2024;53(2):100-106. doi:10.1007/s00132-023-04467-2 |
| **H572-001/L138** | modified after Panjabi MM. The stabilizing system of the spine. Part I. Function, dysfunction, adaptation, and enhancement. J Spinal Disord. 1992;5(4):383-397. doi:10.1097/00002517-199212000-00001/Martha Kosthorst, Borken |
| **J787** | Colourbox.com |
| **L106** | Henriette Rintelen, Velbert |
| **L108** | Rüdiger Himmelhan, Heidelberg |
| **L112** | Mary Anna Barratt-Dimes |
| **L126** | Dr. med. Katja Dalkowski, Buckenhof |
| **L127** | Jörg Mair, Illustration, München |
| **L138** | Martha Kosthorst, Borken |
| **L141** | Stefan Elsberger, Planegg |
| **L143** | Heike Hübner, Berlin |
| **L157** | Susanne Adler, Lübeck |
| **L190** | Gerda Raichle |
| **L231** | Stefan Dangl, München |
| **L234** | Helmut Holtermann, Dannenberg |
| **L291** | Guido Göbbels, Studio 2G |
| **L329** | Felicitas Hübner, München |
| **M512** | Dr. Peter Banholzer, München |
| **M677** | Prof. Dr. med. C. Arning, Hamburg |
| **M818** | Prof. Dr. med Ingo Marzi, Klinik für Unfall-, Hand- und Wiederherstellungschirurgie, Klinikum der Johann Wolfgang-Goethe-Universität Frankfurt |
| **M848** | Dr. Nicolas Gumpert, Orthopaedicum Frankfurt |
| **M1134** | Prof. Dr. Dr. Dr. Dr.h.c. MA Emeka Nkenke, Wien |
| **M1255** | Priv.-Doz. Dr. med. Philipp Störmann, Klinikum der Johann Wolfgang-Goethe-Universität Frankfurt |
| **M1410** | Jan Neuer, Recklinghausen |
| **P132** | Dr. Dr. Sven Bastian Wilhelm, Düsseldorf |
| **P183** | Dr. med. Simon Weidert, München |
| **P187** | PD Dr. med. Markus Burkhardt, Homburg/Saar |
| **P618** | Dr. Christian Henke, Wiesbaden |
| **P660** | PD Dr. med. Martin Busch, Jena |
| **P901** | Dr. Friederike Schömig, Charité - Universitätsmedizin Berlin |
| **P902** | Dr. Matthias Pumberger, Charité - Universitätsmedizin Berlin |
| **R222** | W. Hepp, H. Kogel: Gefäßchirurgie, 2.A. Elsevier GmbH, Urban & Fischer Verlag, 2006 |
| **R232** | Mayatepek E. Pädiatrie, 1. Aufl., Urban & Fischer/Elsevier. 2007 |
| **R241** | A. Muntau: Intensivkurs Pädiatrie, 5.Aufl. Elsevier GmbH, Urban & Fischer Verlag 2009 |
| **R261** | Sitzer M, Steinmetz H. Lehrbuch Neurologie, Elsevier/Urban & Fischer, 1. Aufl. 2011. |
| **R261-001** | Sitzer M, Steinmetz H. Lehrbuch Neurologie, Elsevier/Urban & Fischer, 1. Aufl. 2011. (mit freundlicher Genehmigung von Prof. Dr. med. R. Wunsch, ehemaliger Chefarzt der Abteilung für Pädiatrische Radiologie, Sonografie und MRT, Vestische Kinder- und Jugendklinik Datteln, Universität Witten/Herdecke) |
| **R268** | J. Hildebrandt, M. Pfingsten: Rückenschmerz und Lendenwirbelsäule, Urban & Fischer, 2. Auflage, 2012 |
| **R276** | Schirmer, M.: Neurochirurgie. Elsevier/Urban & Fischer, 10. Aufl. 2005. |
| **R300** | Matzen P, et al.: Kinderorthopädie, 1. Auflage. Elsevier/Urban & Fischer 2007 |
| **R314-002** | Waschke J, Böckers TM, Paulsen F. Sobotta Lehrbuch Anatomie, 2. A. München: Elsevier, Urban & Fischer Verlag, 2019. |
| **R323** | Egmond/Schuitemaker: Extremitäten. 1.A., Elsevier, 2011 |
| **R324** | De Morree, Jan Jaap: Dynamik des menschlichen Bindegewebes. 2.A., Elsevier, 2013 |
| **R349** | Raschke/Stange: Alterstraumatologie – Prophylaxe, Therapie und Rehabilitation, 1. Aufl. 2009, Urban & Fischer Verlag/Elsevier GmbH |
| **R390** | Adam Greenspan: Skelettradiologie. Orthopädie, Traumatologie, Rheumatologie, Onkologie. |
| **R396** | Günther, Klaus-Peter/et al.: Orthopädie und Unfallchirurgie, 1. Aufl. Elsevier, 2011. |
| **R398** | Höfler, Kreipe, Moch. Lehrbuch Pathologie, 6. Aufl., Urban & Fischer/Elsevier 2019 |
| **R404** | Osborn, A. G./Hedlund, G. L./Salzman, K. L.: Osborn's Brain: Bildgebung, Pathologie und Anatomie. Elsevier/Urban & Fischer, 2. Aufl. 2019 |
| **R418** | Kainer, F. Sonografie-Atlas Geburtsmedizin/ Gynäkologie. Elsevier/Urban & Fischer, 1. Auflage 2020. |
| **R434** | Engelhardt, M. Sportverletzungen: Diagnose, Management und Begleitmaßnahmen 3.A. Elsevier, 2016. |
| **R441** | Couto C.G., Nelson R.W.: Innere Medizin der Kleintiere, Elsevier, 2. dt. Aufl. 2010 |
| **R467** | Horch, H./et al.: Praxis der Zahnheilkunde, Bd.10 Mund-Kiefer-Gesichtschirurgie, 4.A., Elsevier, 2007 |
| **R472** | Oestern, H.-J./Brokate, D.: Das Polytrauma - Präklinisches und klinisches Management. Elsevier/Urban & Fischer. 1. Aufl. 2008. |
| **R509** | Mettler Fred A. Klinische Radiologie: Basiswissen für alle Fachgebiete, 2.A. Elsevier, 2005 |
| **R510** | Biedermann H. Manuelle Therapie bei Kindern: Indikationen und Konzepte, 1.A. Elsevier, 2006 |
| **R511** | Klein P, Sommerfeld P. Biomechanik der Wirbelsäule: Grundlagen, Erkenntnisse und Fragestellungen, 1.A. Elsevier, 2007 |
| **S700** | Sobotta-Archiv: Sobotta. Atlas der Anatomie des Menschen, div. Aufl., Elsevier Urban & Fischer |
| **S700-L126** | Dr. med. Katja Dalkowski, Erlangen in Sobotta Atlas der Anatomie |
| **S700-L126/ E402-004** | Dr. med. Katja Dalkowski, Buckenhof in Sobotta Atlas der Anatomie/Drake, R. L. et al.: Gray's Anatomy for Students, 4th ed., Elsevier, 2020 |

| | |
|---|---|
| **S700-L126/ B500-M492-L316** | K. Dalkowski aus Paulsen/Waschke. Sobotta Atlas der Anatomie. 25 A. 2022 nach Vorlage von P. Kugler/R. Vogtmann aus Benninghoff/Drenckhahn. Anatomie. 16. A. 2004 © Elsevier GmbH |
| **S700-L127** | Jörg Mair, Illustration, München in Sobotta Atlas der Anatomie |
| **S700-L238** | Sonja Klebe, Großhelfendorf in Sobotta Atlas der Anatomie |
| **S702-L266** | S. Winkler aus Waschke/Böckers/Paulsen. Sobotta Anatomie: Das Lehrbuch. 2. A. 2019 © Elsevier GmbH |
| **S702-T786** | S. Lescher/J. Berkefeld aus Waschke/Böckers/Paulsen. Sobotta Anatomie: Das Lehrbuch. 2. A. 2019 © Elsevier GmbH |
| **T421** | Prof. Dr. med. Thomas Vogl, Institut für Diagnostische und Interventionelle Radiologie, Universitätsklinikum Frankfurt/Main |
| **T422** | Prof. Dr. med. Michael Forsting, Zentralinstitut für Röntgendiagnostik, Universitätsklinikum Essen |
| **T451** | Prof. Dr. med. S. Miller, Abteilung für Diagnostik, Radiologische Klinik, Universitätsklinikum Tübingen |
| **T801** | Universitätsklinikum des Saarlandes und Medizinische Fakultät der Universität des Saarlandes, Leitung Klinik für Diagnostische und Interventionelle Radiologie (Prof. Dr. med. Arno Bücker M.Sc.) |
| **T1099** | Prof. Dr. Michael Schirmer, Dr. Astrid Boldt-Gäth, Neurochirurgische Klinik, Städtisches Klinikum Solingen |
| **T1184** | Jens Bedke, Tübingen |
| **T1185** | Laura Lawaczeck, Tübingen |
| **T1291-002** | © Prof. Dr. B. Zernikow, Datteln |
| **T1364** | Universitätsklinikum Freiburg, Freiburg |
| **T1470** | © Prof. Virginia M. Diewert, mit freundlicher Genehmigung des Verlages. |
| **T1471** | Courtesy Dr. Marjorie Grafe, Department of Pathology, Oregon Health and Science University, Portland, OR. |
| **T1499** | Mit freundlicher Genehmigung von A. E. Chudley, Children's Hospital, University of Manitoba, Winnipeg, Manitoba, Kanada |
| **V595** | ÖSSUR Deutschland GmbH, Frechen |

# Inhaltsverzeichnis

KAPITEL

# 1 Grundlagen



## 1.1 Einteilung der Pathologien

In den ➤ Kapiteln 2–8 werden Pathologien in sechs verschiedene Sparten unterteilt. Zudem werden sonstige Erkrankungen aufgeführt, also die Erkrankungen und Beschwerdebilder, die sich nicht ohne Weiteres in eine der sechs Sparten einsortieren lassen.

- Knöcherne, kongenitale Erkrankungen
- Traumatische Erkrankungen
- Entzündliche Erkrankungen
- Degenerative Erkrankungen
- Neoplastische Erkrankungen
- Funktionsstörungen
- Sonstige Erkrankungen

Strukturelle Schädigungen von Bindegewebe können traumatisch, entzündlich, degenerativ oder durch Neoplasie entstehen. Funktionsstörungen oder kongenitale, knöcherne Erkrankungen können Degeneration und Entzündung begünstigen.

Sinnvoll ist es, jede Sparte bei jedem Patienten im Hinterkopf zu haben und während der Anamnese zu prüfen, in welche Sparte die Beschwerden des Patienten einsortiert werden können. Theoretisch können auch zwei Sparten in Frage kommen, zum Beispiel ein Trauma bei vorliegender kongenitaler Abweichung oder ein Trauma bei schon bestehender degenerativer Veränderung.

## 1.1.1 Knöcherne, kongenitale Erkrankungen

Unter knöchernen, kongenitalen Erkrankungen sind die knöchernen, angeborenen Fehl- oder Missbildungen zu finden, die zum einen eine relevante Inzidenz aufweisen und zum anderen eine klinische Relevanz in der manualtherapeutischen Praxis haben (➤ Abb. 1.1, ➤ Abb. 1.2).

Das Buch erhebt keinen Anspruch auf Vollständigkeit. Es gibt unzählige kongenitale Abweichungen, hypertrophe oder hypotrophe Knochenbildungen und zudem auch Tropismus,

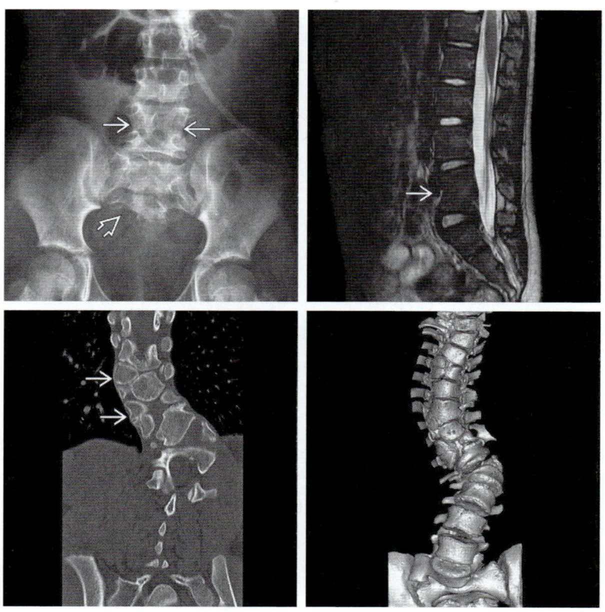

**Abb. 1.1** Oben links: Das a. p.-Röntgenbild zeigt eine Segmentationsstörung von LWK 4 und LWK 5 mit konsekutiver Blockwirbelbildung. Zudem ist das rechte Hemisakrum hypoplastisch. Oben rechts: Die sagittale T2w der LWS zeigt eine kongenitale Segmentationsstörung von LWK 4 und LWK 5. Unten links: Die koronare CT (Knochentechnik) zeigt multiple vertebrale Segmentationsstörungen mit mehreren rechtsseitigen Hemivertebrae, die keine ordnungsgemäße Segmentierung erfahren haben. Unten rechts: Die koronare Ansicht einer 3D-reformatierten CT (Knochentechnik) zeigt eine thorakal rechtskonvexe und thorakolumbal linkskonvexe Kyphoskoliose infolge multisegmentaler vertebraler Segmentationsstörungen. [E1402]

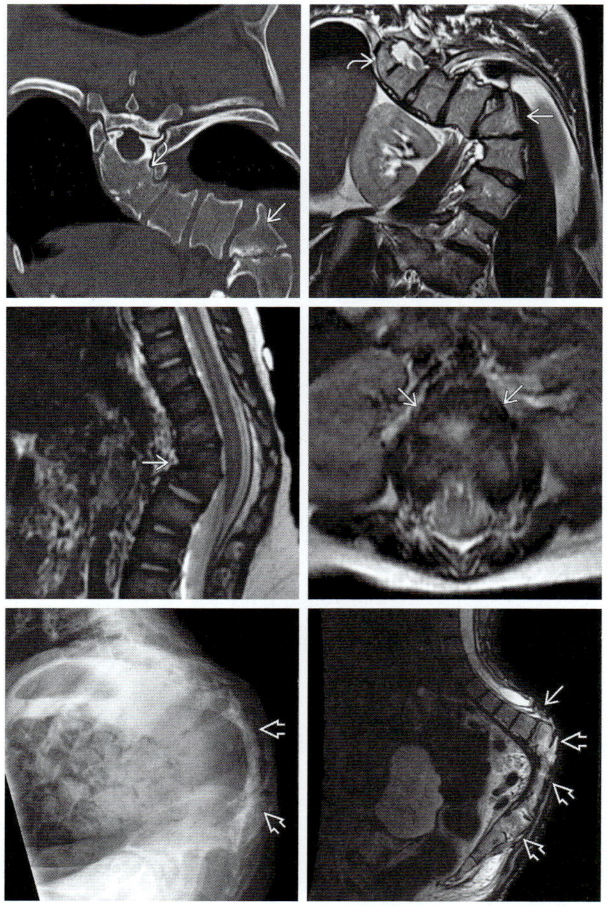

**Abb. 1.2** Oben links: Koronare CT (Knochentechnik). Bisegmentale Segmentationsstörung mit konsekutiver komplexer Kyphoskoliose. Ein Wirbelkörper in der mittleren BWS ist erheblich rotiert, seine vordere Kortikalis ist mit der Deckplatte des darunterliegenden Wirbelkörpers verschmolzen. Der linke lumbale Halbwirbel ist mit dem benachbarten Wirbel fusioniert. Oben rechts: In der koronaren T2w desselben Patienten lassen sich die Fehlbildungen der thorakalen und lumbalen Wirbelkörper ebenfalls gut erkennen. Es besteht eine ausgeprägte kongenitale linkskonvexe, spitzwinklige Skoliose. Mitte links: Sagittale T2w mit fokaler thorakolumbaler, kurzstreckiger Kyphose infolge einer Kombination aus anteriorer Wirbelkörperhypoplasie und Segmentationsstörung von BWK 12 und LWK 1. Mitte rechts: Bei diesem Patienten zeigt die axiale T2w eine Wirbelkörperfehlbildung mit Hypoplasie und fehlerhafter Segmentation vom BWK 12 und LWK 1 mit daraus resultierender kongenitaler Kyphose. Unten links: Seitliches Röntgenbild (bei hoch gelegener Myelomeningozele) mit schwerer kongenitaler Kyphose am thorakolumbalen Übergang aufgrund multisegmentaler lumbaler Segmentationsstörungen. Unten rechts: Die sagittale T1w desselben Patienten zeigt das ausgedünnte terminale Myelon auf Höhe der vormaligen, operativ versorgten Myelomeningozele im thorakolumbalen Übergang. Ausgedehnte Segmentationsstörungen der Wirbel tragen hier zu der kongenitalen Kyphose bei. [E1402]

also kleinere Abweichungen in Ausrichtung, Form oder Größe von Knochen ohne klinische Relevanz, z. B. Facettentropismus in der Lendenwirbelsäule.

Kongenitale Abweichungen können neben rein genetisch bedingten Ursachen auch Umwelteinflüssen unterliegen oder aus Krankheiten resultieren bzw. syndromal assoziiert sein.

Klinisch verursachen sie primär keine Beschwerden, bedingen jedoch Achsenabweichungen und Funktionsstörungen.

Erst nach der vierten Lebensdekade sind somit, in Zusammenhang mit aus der Erkrankung resultierenden degenerativen Veränderungen, Beschwerden zu erwarten. Ein Blockwirbel auf L4/L5 stellt zum Beispiel eine präarthrotische Disposition für L5/S1 dar, da hier die im betroffenen Segment fehlende Mobilität kompensiert werden muss.

Kongenitale Abweichungen treten oft gehäuft auf.

Komplexe Fehlbildungen wie ein Pes equinovarus, eine Skoliose oder ein Klippel-Feil-Syndrom (➤ Abb. 1.3) können auch zu einem früheren Zeitpunkt zu Beschwerden führen. In Zusammenhang mit anderen Erkrankungen wie Entzündungen, Neoplasien oder Traumen können sie zudem ein die Erkrankung negativ beeinflussender oder auch ein heilungsverzögernder Faktor sein.

Übermäßig starke Behaarung an untypischen Körperstellen kann ein Hinweis sein, zum Beispiel tieflumbal über einer Spina bifida occulta oder am Ellenbogen über Anlagestörungen des proximalen Radius.

Um eine kongenitale, knöcherne Erkrankung sicher festzustellen oder auszuschließen, benötigt man, sofern nicht schon von außen klar ersichtlich, ein Röntgenbild.

Knöcherne, kongenitale Erkrankungen werden nur operativ therapiert, wenn massive Abweichungen vorliegen. Eine Skoliose wird beispielsweise erst ab 40–50° (Cobb-Winkel) operativ versorgt. Bei ausgeprägten Fußdeformitäten ist eine Operation zu erwägen, wenn ein problemloses Laufen nicht möglich sein wird und bei starken Achsenabweichungen wie einem Genu varum oder Genu valgum, um Folgearthrosen zu vermeiden.

Es ist sinnvoll, sich in jeder Anamnese zu fragen, ob eine kongenitale Erkrankung entweder ursächlich für die Beschwerden des Patienten verantwortlich sein oder ein heilungsverzögernder Faktor sein könnte. Ist ein Patientenfall klar und eindeutig, geht man davon aus, dass dies nicht der Fall ist.

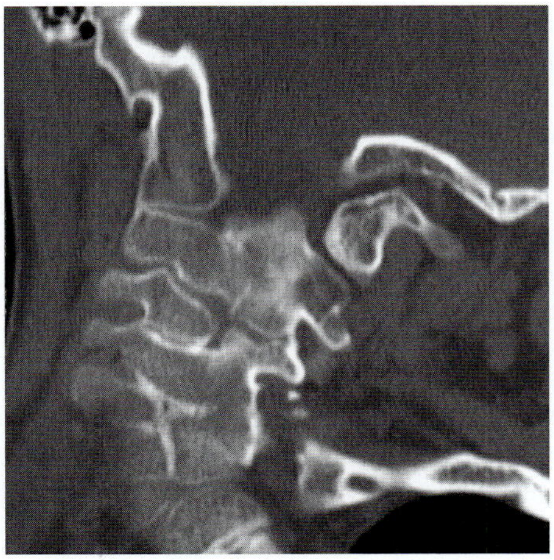

**Abb. 1.3** Die kongenitale koronale Knochen-CT zeigt ein Klippel-Feil-Syndrom mit ausgedehnten Fusionsanomalien der Halswirbelsäule mit Dextroskoliose. Auch eine Kyphose war vorhanden. [G714-002]

Spätestens, wenn es zu einer verzögerten, pathologischen Heilung kommt oder in der Untersuchung Bewegungsrichtungen atypisch erscheinen, sollte man den Gedanken wieder aufnehmen.

## 1.1.2 Traumatische Erkrankungen

Ein Trauma ist eine einmalige Überschreitung der aktuellen Belastbarkeit von Gewebe.

Als adäquates Trauma wird eine Krafteinwirkung bezeichnet, die in der betroffenen Region eine strukturelle Schädigung erwarten lässt.

➤ Abb. 1.4 zeigt eine Beckenringfraktur mit Symphysensprengung. Das rechte Hüftgelenk ist luxiert, die bestehende Iliumfraktur ragt bis in den iliosakralen Gelenkspalt.

Regionen mit verringerter Belastbarkeit durch Erkrankung, Entzündung, Degeneration oder andere Vorerkrankungen können auch durch ein inadäquates Trauma geschädigt werden, beispielsweise eine Wirbelfraktur bei bestehender Osteoporose.

Repetitive strain injuries, also Beschwerden oder Schädigungen durch sich wiederholende Reize, fallen unter Überlastungssyndrome und werden in den jeweiligen Kapiteln unter „Sonstige Erkrankungen" aufgeführt.

Hatte ein Patient ein Trauma, so folgt eine Traumaanalyse. Mit Hilfe von gezielten Fragen werden die Größe des vorliegenden Schadens sowie die in Frage kommenden anatomischen Strukturen festgestellt.

Standardmäßig sollten folgende Fragen gestellt werden:

- **Was ist wie und wo passiert?** Der Patient wird gebeten, den Unfallhergang zu beschreiben. Daraus ist die Schwere des Traumas ableitbar, zum Beispiel bei einem Sturz aus dem zweiten Stock im Vergleich zu einem Sturz beim Joggen. Zudem erhält der Therapeut einen ersten Hinweis auf die ggf. betroffenen Strukturen. Stürze und Schläge

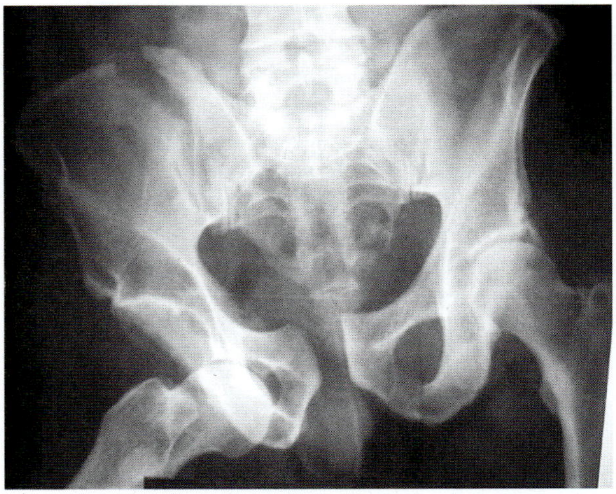

**Abb. 1.4** Beckenringfraktur mit Sprengung der Symphyse, rechtsseitige Hüftluxation und rechtsseitige Fraktur des Os ilium, einstrahlend in die ISG-Fuge. [F304]

weisen auf Kontusionen von Knochen oder Muskeln hin, bei einem Schleudertrauma hingegen können alle Strukturen der HWS Schaden nehmen.

- **Wann ist es passiert?** Diese Frage ist wichtig, um einschätzen zu können, ob die Beschwerden des Patienten in die zu erwartende Heilungsphase passen und der Beschwerdeverlauf auf eine physiologische oder pathologische Heilung hindeutet.
- **Wie waren Richtung, Größe und Geschwindigkeit der einwirkenden Kraft?** Hier werden weitere Hinweise über mögliche verletzte Strukturen und das Ausmaß der Schädigung gesucht. Zudem wird ersichtlich, ob es sich um ein adäquates Trauma gehandelt hat.
- **Gab es ein Geräusch oder Krepitationen?** Beides sind Hinweise für strukturelle Schädigung. Ein Beispiel hierfür ist ein Knackgeräusch bei einer Rippenfraktur.
- **Was war der erste Eindruck des Patienten?** Selektive Patienten können gut einschätzen, ob eine strukturelle Schädigung entstanden ist oder nicht.
- **Gibt es vergleichbare Erfahrungen oder Erinnerungen aus vergangenen Traumen?** Vergleiche, Erfahrungen und Erinnerungen erhöhen die Chance auf eine gute Einschätzung des Patienten.
- **Wie war die Situation der betroffenen Region vor dem Trauma?** Gab es Vorschädigungen? War der Patient komplett gesund und voll belastbar oder schon angeschlagen? Auch die Antwort auf diese Frage hilft bei der Unterscheidung zwischen adäquatem und inadäquatem Trauma.
- **Welche Beschwerden gab es und wie war die Belastbarkeit**
  - unmittelbar nach dem Trauma,
  - 5–10 Minuten danach,
  - einige Stunden danach
  - und am nächsten Tag?

  Hierdurch kann der Verlauf der Entzündungsphase beurteilt werden.
- **Gab es eine Schwellung oder ein Hämatom?** Während eine Schwellung auch bei Zellnot, also bei einer Bedrohung von Gewebe, entstehen kann, weist ein Hämatom auf Zelltod, d. h. auf eine tatsächliche Schädigung von Gewebe hin. Bei Schädigung tieferliegender Strukturen ist ein Hämatom jedoch nicht immer sichtbar.

**HINWEIS**

Schwellungen im Bereich der Wirbelsäule sind zumeist nicht von außen sichtbar. Hämatome sind bei Weichteilverletzungen zu sehen, bei Frakturen hingegen oft nicht von außen sichtbar.

- **Gab es Erste Hilfe bzw. eine Erstversorgung?** Durch eine professionelle Erstversorgung (➤ Kap. 1.7) kann die Einblutungsphase (➤ Kap. 1.6.3) vermindert werden. Somit können Folgebeschwerden reduziert werden.
- **Konnte die zum Zeitpunkt des Traumas ausgeübte Tätigkeit weiter ausgeübt werden?** Aktualität und Größe der Schädigung können beurteilt werden. Bei hoher Aktivität bei Sport oder Arbeit können Patienten durch Adrenalin- und Endorphinproduktion kleinere Beschwerden wegselektieren und ihre Aktivität weiter ausführen. Beschwerden entstehen dann erst Stunden nach der Beendigung. Eine große Schädigung zwingt hingegen zum Abbruch der jeweiligen Aktivität.

Die Therapie posttraumatischer Schädigungen kann, je nach Schwere, konservativ oder operativ erfolgen. Im Verlauf des Buches werden unterschiedliche Therapiemöglichkeiten aufgezeigt. Um die Belastbarkeit inner- und außerhalb der Therapie im Verlauf der Rehabilitation richtig einschätzen zu können, ist die Kenntnis von Heilungsphasen und der jeweiligen, daraus resultierenden Belastbarkeit unverzichtbar (➤ Kap. 1.6.3).

➤ Abb. 1.5 zeigt eine Rippenserienfraktur der 2.–11. Rippe links mit begleitender Humerusfraktur nach einem Hochrasanztrauma vor und nach osteosynthetischer Versorgung.

Die Frage, ob ein Trauma Auslöser der Beschwerden des Patienten war, gehört in jede Anamnese. Ist dem so, ist die Traumaanalyse der nächste Schritt. Kenntnis von funktioneller Anatomie, Heilungsphasen und Schmerzverarbeitung sind Voraussetzung für zielführende Analysen. In den weiteren Kapiteln werden die häufigsten Traumamechanismen in den einzelnen Regionen beschrieben, die Untersuchungstechniken mit größter Evidenz aufgeführt und konservative wie operative Behandlungsansätze erläutert.

## Frakturen

**RED FLAG**

Frakturzeichen sind eine Red flag (➤ Kap. 1.5.1). Der Patient ist zum Arzt zu überweisen.

Die medizinische Versorgung von Frakturen richtet sich nach dem Ausmaß und der Lokalisation der Schädigung. Während stabile Frakturlinien der Wirbelsäule nur mit Stützgurten versorgt werden, erfolgt bei instabilen bzw. dislozierten Frakturen eine operative, osteosynthetische Versorgung.

**HINWEIS**

Aktuelle operative Verfahren nach Frakturen des Bewegungsapparates werden durch die AO Surgery reference im Internet und als App für jede mögliche Fraktur ausführlich beschrieben, erläutert und bildlich dargestellt. Die Seite wird stets an neueste Verfahren angepasst (vgl. https://surgeryreference.aofoundation.org).

Während der Ruhigstellung erfolgt in der Regel keine manualtherapeutische Behandlung der betroffenen Region. Mobilisationen umliegender Gelenkregionen zur Vermeidung von Kontrakturen sind jedoch sinnvoll. Nach der Ruhigstellung ist das Erreichen der physiologischen Mobilität und Belastbarkeit das wichtigste therapeutische Ziel. Die Behandlung richtet sich nach der Belastbarkeit in den einzelnen Phasen der Wundheilung.

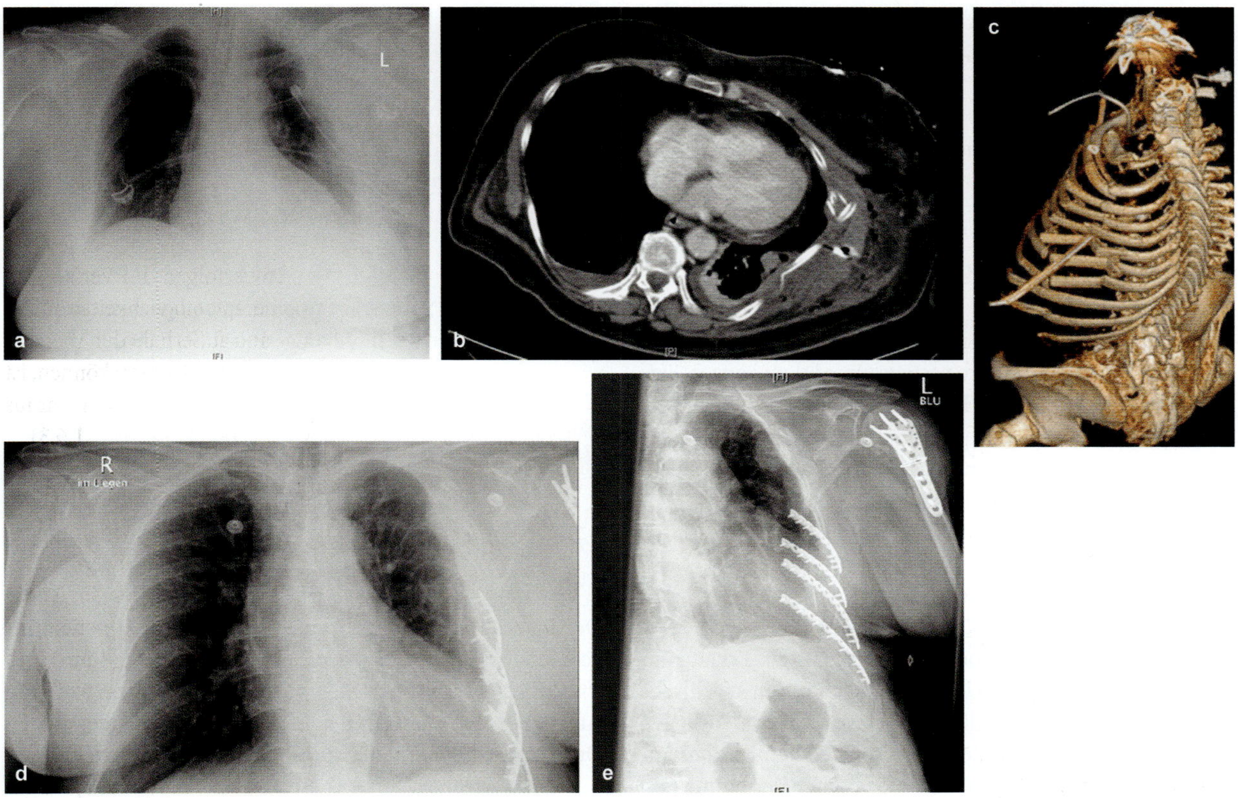


**Abb. 1.5** Instabiler Thorax durch eine Serienfraktur der 2. bis 11. Rippe links (a–c), teilweise als Stückfraktur mit stellenweiser Dislokation der Frakturränder um bis zu doppelter Rippenbreite (c). Prä- und postoperative Röntgen- bzw. CT-Bilder nach stabilisierender Plattenosteosynthese (d–e, MatrixRIB System Fa. SYNTHES). [P187]

Schmerzlinderung und Entstauung können Subziele sein. Bei Wirbelsäulenpatienten mit Bettruhe und ggf. Gipsschale steht die Thromboseprophylaxe im Vordergrund, bei älteren Patienten zudem die Orthostaseprophylaxe.

## Einteilung von Frakturen

### AO-Klassifikation

Die Einteilung von Frakturen erfolgt nach der Klassifikation der Arbeitsgemeinschaft für Osteosynthesefragen (AO-Klassifikation). Die Arbeitsgemeinschaft wurde bereits 1958 gegründet und hat die Einteilung seitdem nur verfeinert. Durch diese Einteilung wurde angestrebt, alle möglichen Frakturen des Skelettsystems zu beschreiben und die Therapie zu standardisieren.

Die AO-Einteilung beschreibt ursprünglich Frakturen von Humerus, Unterarm, Femur und Unterschenkel.

### OTA-Klassifikation

Mit der OTA-Klassifikation (Orthopaedic Trauma Association) aus dem Jahr 1996 wurde die AO-Klassifikation um die Regionen ergänzt, die dort noch nicht beschrieben wurden:

- Wirbelsäule und Becken
- Hand und Fuß
- Schädel

Jeder Knochen erhält eine Nummer.

**Beispiele:**

- Wirbelsäule 5
- 1. und 2. Halswirbel 50
- Halswirbelsäule 51
- Brustwirbelsäule 52
- Lendenwirbelsäule 53
- Becken 61

Mit den Buchstaben A–C wird ergänzt, ob die Fraktur durch Kompressions-, Distraktions- oder Rotationskräfte entstanden ist. In der oberen Halswirbelsäule bezeichnet A den Atlas, B den Axis und C Kombinationen.

Ziffern hinter den Buchstaben erläutern den Verlauf der Frakturlinien genauer.

**Beispiele:**

- 50-A2.1 beschreibt eine Fraktur des vorderen und hinteren Atlasbogens.
- 52-A1.1 beschreibt eine Deckplattenimpressionsfraktur der BWS.
- 61-C3 beschreibt eine bilaterale, komplette Sprengung des Beckenrings.

**HINWEIS**

Das letzte Kompendium der AO/OTA classification stammt aus dem Jahre 2018 und ist als PDF im Internet frei verfügbar. Auf 176 Seiten werden alle gelisteten Frakturen grafisch dargestellt, beschrieben und benannt.

Zur Einteilung von Frakturen von Schädel, Wirbelsäule und Beckenregion vgl. Baierlein 2011: 125–161 und Journal of Orthopaedic Trauma 2018.

Darüber hinaus haben viele Autoren eigene Einteilungen beschrieben. Diese werden aufgeführt, sofern dadurch ein Mehrwert in puncto Verständlichkeit entsteht.

### 1.1.3 Entzündliche Erkrankungen

Zu den entzündlichen Erkrankungen gehören neben den rheumatischen Erkrankungen auch postinfektiöse Erkrankungen. Eine Entzündung im Sinne einer Entzündungsphase innerhalb eines Heilungsprozesses ist physiologisch und zählt hingegen nicht dazu.

Rheumatische Erkrankungen werden in Band I dieser Buchreihe in ➤ Kap. 9 beschrieben.

#### Rheumatische Erkrankungen

Es gibt seropositive und seronegative rheumatische Erkrankungen. Bei den seropositiven ist es möglich, im Blut spezifische Antikörper festzustellen, die als Nachweis für das Vorliegen der Erkrankung dienen. Bei den seronegativen Erkrankungen erfolgt die Diagnose anhand spezifischer Symptome und klinischer Merkmale. Diese reichen von typischen Gelenkbeschwerden bzw. -veränderungen über Haut-, Darm-, Augen- bis zu Organveränderungen. Auch Röntgendiagnostik ist ein wichtiger Baustein für die Diagnostik von rheumatischen Erkrankungen. Als Beispiel sind die knöchernen Erosionen in den Iliosakralgelenken bei einem beginnenden Morbus Bechterew oder der Nachweis der typischen Versteifung der Wirbelsäule durch Syndesmophyten im fortgeschrittenen Stadium geeignet. Ob eine Erkrankung seropositiv oder seronegativ ist, ändert nichts an der Therapie.

Rheumatische Erkrankungen wechseln im Verlauf zwischen Schüben und Remissionen. Während eines Schubes sind die Entzündungswerte positiv, unter anderem ist hier die BSG (Blutsenkungsgeschwindigkeit) und der CRP-Wert (C-reaktives-Protein) erhöht. Zudem findet man eine erhöhte Anzahl von Immunglobulinen, insbesondere von IGG (Immunglobulin G).

Auslöser einer rheumatischen Erkrankung ist fast immer eine vorangegangene Infektion. Im Rahmen einer Immunreaktion markieren B-Lymphozyten neben den Antigenen fälschlicherweise auch körpereigene Zellen. Daher zählen die rheumatischen Erkrankungen zu den Autoimmunerkrankungen.

Rheumatische Erkrankungen sind durch folgende Merkmale gekennzeichnet:

- Schubweise auftretende Beschwerden
- Beschwerden in mehreren Gelenkregionen
- Beschwerden in unterschiedlichen Geweben (Gelenken, Muskeln, Faszien, Haut, Augen, Darm, weiteren Organen und sogar Gefäßen)
- Progredienter Verlauf

**HINWEIS**

Rheumatische Erkrankungen, die regelhaft auch die Wirbelsäule betreffen, werden unter dem Sammelbegriff der Spondylarthropathien zusammengefasst. Diese beinhalten die fünf Erkrankungen Morbus Bechterew, Psoriasis-Arthritis, Morbus Crohn, Colitis ulcerosa und Morbus Reiter. Jedoch können auch eine rheumatische Arthritis, eine juvenile Polyarthritis und weitere Erkrankungen aus dem rheumatischen Formenkreis die Wirbelsäule mitbetreffen.

➤ Abb. 1.6 zeigt Spondylarthropathien und typische knöcherne Veränderungen der Iliosakralgelenke bei Morbus Bechterew.

**RED FLAG**

Anzeichen auf eine rheumatische Erkrankung sind eine Red flag (➤ Kap. 1.5.1). Der Patient ist zum Arzt zu überweisen.

#### Exkurs: Immunabwehr und Autoimmunerkrankungen

Der menschliche Körper ist zu jedem Zeitpunkt mit unterschiedlichsten Erregern konfrontiert. Bakterien, Viren und Pilze sind in unserer Umgebung und gelangen über die Atemwege, den Darm und ggf. über die Haut in den Körper. Den Großteil der ständig stattfindenden Immunreaktionen bemerken wir nicht.

Die Immunabwehr des Menschen ist in mehrere Stufen aufgebaut. In einer ersten Stufe sind die Makrophagen (Fresszellen) zuständig. Sind sie in der Lage, das Antigen zu eliminieren, endet die Immunabwehr hier.

Sind sie dazu nicht in der Lage, leiten sie die Informationen über den Erreger weiter an die nächste Instanz, die T-Lymphozyten. Diese Informationen werden über Zytokine (Botenstoffe) weitergeleitet. Bei den Botenstoffen handelt es sich in der Regel um Interleukine oder um Tumornekrosefaktoren (TNF).

Die T-Lymphozyte gibt den Auftrag zur Abwehr entweder an die Makrophagen zurück oder leitet sie, wieder über Zytokine (Interleukine oder TNF), an die B-Lymphozyten weiter.

Die B-Lymphozyten produzieren spezifische Antikörper. Diese markieren die Antigene und hemmen sie in ihrer Funktion. Ab diesem Zeitpunkt geht der Körper gezielt gegen die Antigene vor. Antikörper und das Immunglobulin G aktivieren die Entzündung, TNF-alpha und Interleukin 1 und 6 aktivieren die Abwehr. In dem Moment, in dem B-Lymphozyten nicht nur Antigene, sondern körpereigene Zellen markieren, entsteht eine Autoimmunreaktion.

Auch die Anwesenheit bestimmter Gewebehormone, der Prostaglandine, hat Einfluss auf die Stärke einer Entzündungsreaktion. Während Prostaglandin 2 Entzündung fördert und Gerinnung hemmt, hemmt Prostaglandin 1 Entzündung und fördert Gerinnung. Prostaglandin 3 wiederum hemmt Prostaglandin 2.

Spezifische Merkmale der Zelloberflächenmembran, die **Humanen Leukozytenantigene** (HLA), können die Entstehung einer Autoimmunerkrankung begünstigen. Am bekanntesten ist hier das HLA-B27, welches häufig bei Patienten mit Morbus Bechterew oder Psoriasis-Arthritis nachweisbar ist. Humane

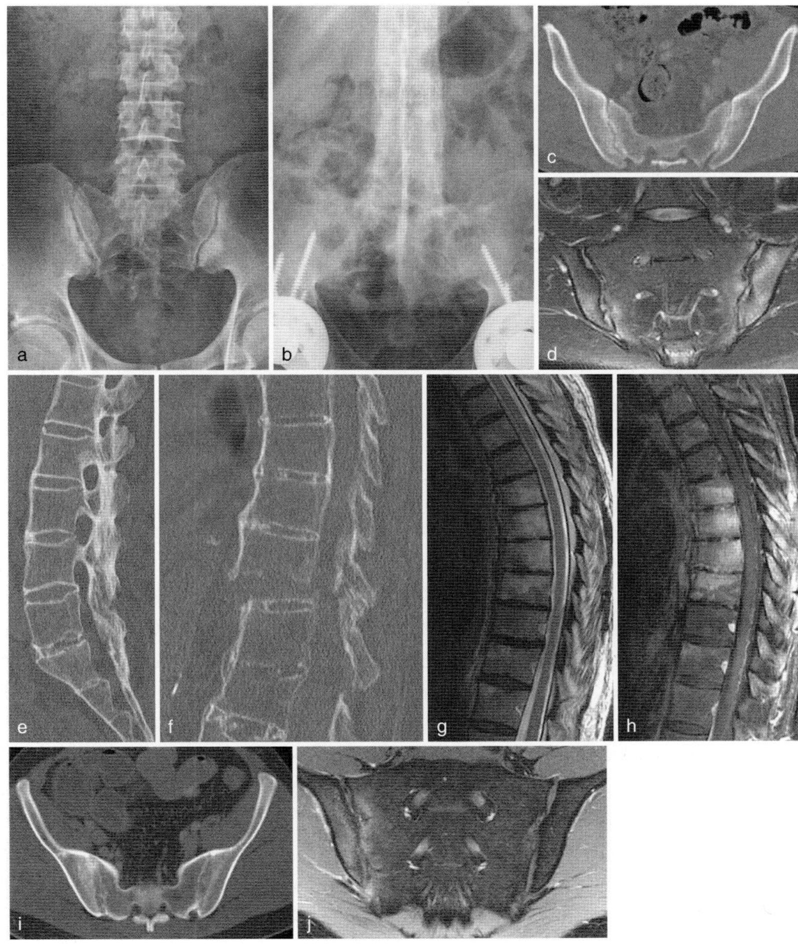


**Abb. 1.6** a) Röntgenbild mit Erosionen und subchondralen beckenseitigen Sklerosierungen; b) Röntgenbild mit Dolchzeichen (sklerotische Struktur der verwachsenen Procc. spinosi); c) CT mit frühen sklerotischen Veränderungen; d) MRT mit Darstellung der Krankheitsaktivität; e) CT mit verschmolzenen dorsalen Wirbelelementen und vertikalen Syndesmophyten; f) CT mit Drei-Säulen-Fraktur der LWS nach inadäquatem Trauma; g, h) MRT von Spondylarthropathien bei entzündlicher Darmerkrankung; i, j) MRT von Sakroiliitiden bei chronisch entzündlicher Darmerkrankung. [G1378]

Leukozytenantigene sind vererbbar, man trägt sie sein gesamtes Leben in sich.

Bei der Entstehung einiger Krankheitsbilder werden weitere genetische Faktoren diskutiert, auch Umweltfaktoren spielen eine Rolle.

Jedes Gewebe kann von Autoimmunerkrankungen betroffen sein. Die Ausbreitung und die Progredienz variieren je nach Entstehungszeitpunkt und Ort der Entstehung. Die unterschiedlichen Erkrankungen werden nach typischen betroffenen Geweben, nach Hauptbeschwerden und teilweise aufgrund des zugrunde liegenden Erregers benannt.

Häufigkeitsgipfel für die Entstehung von Autoimmunerkrankungen sind zwischen dem 15. und 30. Lebensjahr, ein zweiter Gipfel wird ab dem 50. Lebensjahr beschrieben. Grundsätzlich können Autoimmunerkrankungen aber in jedem Alter auftreten.

## Therapie rheumatischer Erkrankungen des Bewegungsapparates

Als Therapie rheumatischer Erkrankungen des Bewegungsapparates dienen

- nichtsteroidale Antirheumatika (NSAID, non-steroidal anti-inflammatory drugs),
- Kortison,
- Biologics,
- Methotrexat (MTX),
- Physiotherapie,
- Kältetherapie und
- Ergotherapie.

## Nichtsteroidale Antirheumatika

Viele nichtsteroidale Antirheumatika fungieren als Cyclooxygenase-2-Hemmer (Cox-2 Hemmer). Cyclooxygenase 2 ist ein synthetisierter Baustein des Prostaglandin 2.

**Prostaglandine** bestehen aus im Körper synthetisierten und zugeführten Bestandteilen. Ihr Aufkommen kann man medikamentös und durch Ernährung beeinflussen. Während Medikamente die synthetisierten Bausteine entzündungsfördernder Prostaglandine hemmen, kann man durch gezielte Ernährung die zuzuführenden Bausteine entzündungshemmender Prostaglandine (Dihomogammalinolensäure [DGLA] für Prostaglandin 1, Eicosapentaensäure für Prostaglandin 3) vervielfachen.

Omega-3-Fettsäuren (Nachtkerzenöl, Fischöl) enthalten DGLA als Baustein für **Prostglandin 1.** Lachs und atlantischer Hering enthalten Eicosapentaensäure als Baustein für **Prosta-**

**glandin 3.** Diese Nahrungsmittel sorgen für eine natürliche Entzündungshemmung.

Im Umkehrschluss sollten Omega-6-Fettsäuren und Fleisch- bzw. Milchprodukte, die als Lieferanten für Bausteine von **Prostaglandin 2** (Arachidonsäure) fungieren, bei Patienten mit starken oder anhaltenden inadäquaten Entzündungsreaktionen reduziert werden.

Beispiele für NSAID:

- Ibuprofen
- Etoricoxib (Arcoxia®)
- Diclofenac
- Paracetamol
- Acetylsalicylsäure (Aspirin®)

#### Kortison

Kortison ist ein starker Entzündungshemmer. Aufgrund der vielen möglichen Nebenwirkungen wird er in der Rheumatherapie vor allem als Low-dose-Therapie verwendet, also 3–5 mg Prednisolon pro Tag. Während eines starken Schubes kann die Dosierung erhöht werden. Bei chronisch entzündlichen Darmerkrankungen (Morbus Crohn, Colitis ulcerosa) oder bei Erkrankungen der Lunge (Sarkoidose oder nicht rheumatischen Erkrankungen wie Asthma bronchiale) wird Budesonid eingesetzt. Gelangt es in die Blutbahn, kommt es zum Firstpass-Effekt. Es wird in der ersten Leberpassage weitestgehend abgebaut, und Nebenwirkungen bleiben gering.

#### Biologics

Biologics werden in der Rheumatherapie genutzt, um die entzündungsfördernden Zytokine zu binden und zu neutralisieren. Seit 2003 ist zum Beispiel der TNF-alpha-Blocker zur Behandlung von Morbus Bechterew und Formen der Psoriasis zugelassen.

In der Forschung wird gezielt nach Zytokinen gesucht, die für bestimmte Erkrankungen typisch sind, und versucht, spezifisch hemmende Biologics zu entwickeln.

#### Methotrexat

MTX (Methotrexat) ist ein Analogon von Vitamin B9 (Folsäure). Folsäure ist wichtig für die Zellteilung innerhalb einer Immunreaktion. Durch Hemmung dieser Aktivität werden Entzündungsprozesse abgemildert.

#### Physiotherapie

Physiotherapie verbessert bzw. erhält die Gelenkfunktion der betroffenen und umliegenden Gelenke während der Remissionen. Während eines Schubes stehen entzündungshemmende und abschwellende Maßnahmen wie Kältetherapie, Manuelle Lymphdrainage und Detonisierung der Muskulatur im Vordergrund.

#### Ergotherapie

Ergotherapie dient der Erarbeitung von Kompensationsstrategien zur Bewältigung des Alltags, gewöhnt an Orthesen und greift in der Hand- und Fingertherapie zu ähnlichen Maßnahmen wie die Physiotherapie.

### Postinfektiöse Erkrankungen

Postinfektiöse Erkrankungen können durch endogene oder exogene Keime entstehen. Wird das Immunsystem mit einem bakteriellen Infekt nicht fertig, so breitet er sich aus und kann auch den Bewegungsapparat befallen. Beispiele sind eine Osteomyelitis (an Wirbelsäule und Extremitäten vorkommend) (➤ Abb. 1.7), eine Spondylitis tuberculosa oder ein Grisel-Syndrom.

Auch eine Sepsis kann Folge einer nicht funktionierenden oder fehlgeleiteten Immunreaktion sein.

Anzeichen für postinfektiöse Erkrankungen sind neben vorangegangenen oder bestehenden Infekterkrankungen (HNO-Infekte) überwärmte und gerötete, schmerzende Regionen im Skelettsystem. Die Schmerzen halten nachts an und werden bei Belastung stärker. Betroffene Gelenke sind in der Funktion beeinträchtigt, Schon- und Fehlhaltungen sind möglich. Die spezifischen Leitsymptome der einzelnen postinfektiösen Erkrankungen werden in ➤ Kap. 9 aufgeführt. Die Sepsis wird in Band I dieser Buchreihe besprochen.

**RED FLAG**

Anzeichen für eine postinfektiöse Erkrankung sind eine Red flag (➤ Kap. 1.5.1). Der Patient ist zurück zum Arzt zu überweisen.

Innerhalb einer Anamnese sollte der Manualtherapeut sich fragen, ob eine Autoimmunerkrankung oder ein postinfektiöses Geschehen ursächlich für die Beschwerden des Patienten verantwortlich oder ein heilungsverzögernder Faktor sein kann.

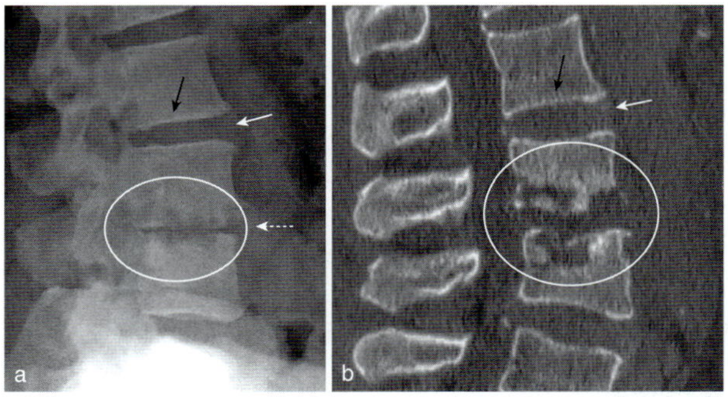


**Abb. 1.7** Diszitis/Osteomyelitis: a) Es kommt zu einer Zerstörung der Endplatten von L4 und L5 (oval) mit einer Verengung des dazwischen liegenden Bandscheibenraums bei L4–L5 (gestrichelter Pfeil). Man beachte zum Vergleich eine normale Endplatte (schwarzer Pfeil) und Festplattenplatz (durchgezogener weißer Pfeil) sowohl in (a) als auch in (b). b) Die sagittale CT eines anderen Patienten zeigt eine Zerstörung der Endplatten und eine subchondrale Zerstörung an L3–L4 (oval), was auf eine Diszitis mit Osteomyelitis hinweist. [E514-005]

## 1.1.4 Degenerative Erkrankungen

Degenerative Veränderung in Gelenken (Arthrose) sieht man vorwiegend bei älteren Menschen ab dem 50. Lebensjahr. Knöcherne, kongenitale Erkrankungen, belastende Tätigkeiten aus Sport, Hobby und Beruf, Traumen oder Entzündungen können eine Degeneration begünstigen und zu früherem Verschleiß führen (➤ Abb. 1.8).

Degenerative Erkrankungen verlaufen progredient. Kennzeichen sind ein morgendlicher Anlaufschmerz, Schmerzen bei zunehmender Belastung und eingeschränkte Gelenkfunktion.

Die Reihenfolge der Veränderungen im Gelenk läuft nach einem klaren Muster ab:

- Eingeschränkte Gelenkfunktion durch Kapselkontraktion im für das Gelenk typischen Kapselmuster mit verändertem kapsulärem Endgefühl (in der Wirbelsäule wenig reliabel).
- Gelenkspaltverschmälerung durch Knorpeldestruktion
- Entstehung von osteophytären Anbauten
- Ggf. Gelenkdeformität

Während die oben beschriebenen Beschwerden und ein vorliegendes Kapselmuster im Bereich der Extremitäten ein deutlicher Hinweis in Richtung Arthrose sind, welche durch das Alter des Patienten, Tätigkeiten in Beruf oder Freizeit, kongenitale Abweichungen etc. erhärtet werden können, sind diese im Bereich der Wirbelsäule weniger deutlich und die Beschwerden unspezifischer. Ein Röntgenbild ist die diagnostische Methode, um eine Spondylarthrose zu diagnostizieren und den Schweregrad festzustellen. Allerdings beweist das Röntgenbild lediglich das Vorhandensein einer Arthrose, nicht jedoch, dass die Beschwerden des Patienten auch daher rühren.

Neben den Wirbelgelenken (Facettengelenke, Zygapophysealgelenke) von C2/C3 bis L5/S1 können auch die oberen Kopfgelenke (C0/C1, C1/C2), die Unkovertebralgelenke (C2/C3 bis C6/C7) und die Bandscheiben (Osteochondrose, C2/C3 bis L5/S1) degenerieren (➤ Abb. 1.9).

Manuelle Therapie und Physiotherapie bieten gute Möglichkeiten, um Beschwerden zu lindern und die Progredienz zu verlangsamen. Mittel sind das Erarbeiten physiologischer Bewegungen, die Verbesserung bzw. der Erhalt der Mobilität und die Verbesserung der Gelenkstabilität durch Muskelaufbau. Bei rezidivierender aktivierter Arthritis können schmerzlindernde Maßnahmen wie Kältetherapie Beschwerden reduzieren. Hubarmes Bewegen im schmerzfreien Bereich, also dosiertes Cardiotraining, kann zudem Linderung bringen.

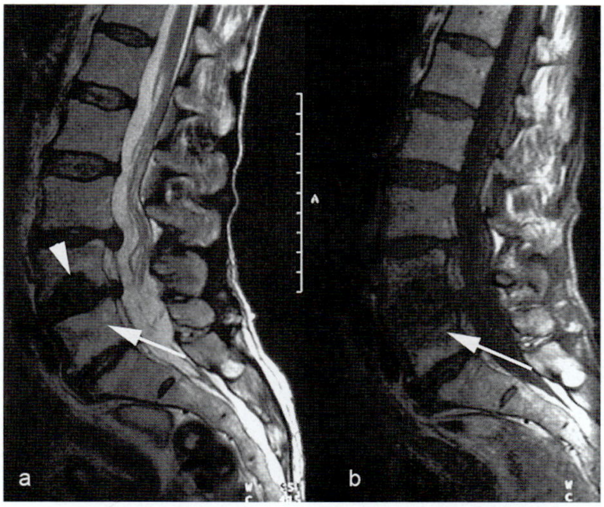


**Abb. 1.9** Erosive Osteochondrose: a) Sagittales T2-gewichtetes MR-Bild der LWS; b) Sagittales T1-gewichtetes MR-Bild der LWS. Im vorletzten Bewegungssegment Nachweis einer Grundplattendestruktion von LWK 4 (Pfeilspitze). Im Bereich der Grundplatte von LWK 4 bzw. der Deckplatte von LWK 5 typische Modic-1-Veränderungen, die sich im T1-Bild hypointens und im T2-Bild hyperintens darstellen. Diese Veränderungen entsprechen einem Ödem. [R268]

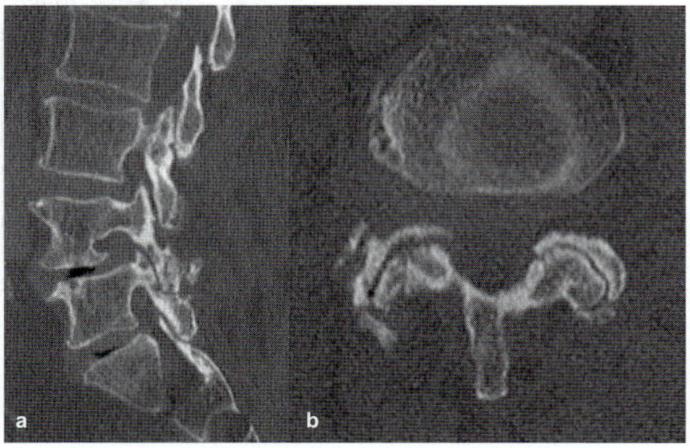


**Abb. 1.8** Sagittale (a) und axiale (b) CT-morphologische Darstellung einer fortgeschrittenen beidseitigen Spondylarthrose L4/5 (Pathria-Grad 3). [P901, P902]

Bei starken Beschwerden und fortgeschrittener Spondylarthrose kann medikamentöse Schmerztherapie (NSAID) sinnvoll sein.

Eine Beurteilung der beruflichen, sportlichen und sonstigen Aktivitäten und ihr Bezug auf die Region, in der ein Patient Beschwerden hat, ist sinnvoll, um zu eruieren, ob Degeneration Ursache oder zumindest ein heilungsverzögerter Faktor sein kann.

## 1.1.5 Neoplastische Erkrankungen

Eine Neoplasie ist eine Neubildung von Gewebe (Tumor) durch fehlgeleitetes Zellwachstum. Eine Neoplasie kann benigne (gutartig) oder maligne (bösartig) sein (➤ Abb. 1.10). Ziel des Buches ist, dass Therapeuten anamnestische Hinweise auf Neoplasien erkennen und betroffene Patienten zurück zum Arzt geschickt werden.

**HINWEIS**

Eine ausführliche Beschreibung der unterschiedlichen Knochentumoren findet sich in Band I dieser Buchreihe. In diesem Buch werden in den Kapiteln 2–8 jeweils die für die im Kapitel behandelte Region manualtherapeutisch relevanten Organtumoren beschrieben. Auch hier erhebt das Buch keinen Anspruch auf Vollständigkeit, da es unzählige Formen und Arten von Neoplasien gibt.

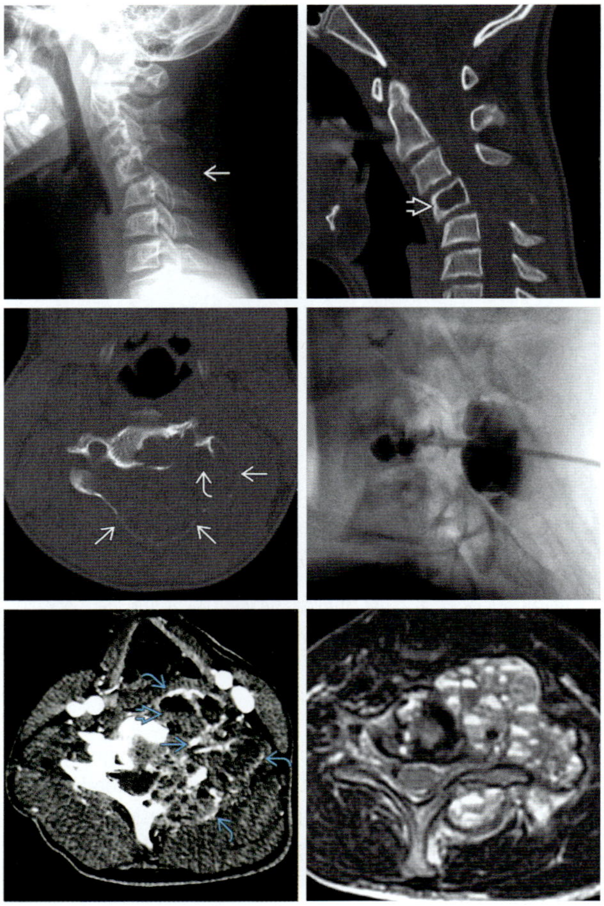

**Abb. 1.10** Oben links: Röntgenbild mit osteolytischer, expansiver Raumforderung im Proc. spinosus von HWK 4 mit Ausbreitung in die Procc. articulares und den dorsalen Wirbelkörper. Oben rechts: CT mit Osteolyse des HWK 4 beim selben Patienten. Mitte links: Axiale CT mit expansiven Knochenveränderungen der dorsalen Wirbelanteile. Mitte rechts: Subtraktionsangiografie im Rahmen einer präoperativen Sklerotherapie. Unten links: Axiale CT mit KM mit starker expansiver Raumforderung im Proc. articularis von HWK 5. Unten rechts: Axiale T2w bei demselben Patienten mit durch Septen separierte Zysten. [E1402]

Auch benigne Tumoren können je nach Lage und Größe für gesundheitliche Probleme sorgen. Maligne Tumoren können lebensbedrohlich sein, da sie umliegendes Gewebe infiltrieren und metastasieren können.

## Metastasierungswege

Maligne Tumorzellen neigen zur Metastasierung. Eine Metastasierung beschreibt die Verbreitung von Tumorzellen über die Blut- oder die Lymphbahnen.

### Metastasierung über die Blutbahn

Es finden sich folgende Typen von hämatogenen Metastasierungswegen (➤ Abb. 1.11):

- **Arterieller Typ:** aus der Lunge über das linke Herz zum zentralen Nervensystem (ZNS), zum Skelettsystem sowie zur Leber und Nebenniere; betrifft Tumoren der Lunge (z. B. Pancoast-Tumor, Bronchialkarzinom, Karzinoide).
- **Hohlvenen-Typ:** aus Leber und Niere über die Vena cava zur Lunge und von dort aus ggf. weiter wie beim arteriellen Typ; betrifft Tumoren der Leber und der Niere (Leberkarzinom, Nierenkarzinom).
- **Pfortader-Typ:** aus dem Gastrointestinaltrakt über die Vena portae zur Leber und von dort ggf. weiter wie beim Hohlvenen-Typ; betrifft Tumoren des Verdauungstrakts.
- **Vertebralvenen-Typ:** über das Vertebralvenensystem zur Wirbelsäule und ggf. zu den Extremitäten; betrifft Tumoren der Geschlechtsorgane (Mammakarzinom, Prostatakarzinom, Tumoren der Testikel, der Ovarien und des Uterus; vgl. Zalpour et al. 2022: 119).
- **Hämatogene Streuung von Extremitätentumoren:** über den venösen Weg zur Lunge, von dort ggf. wie der arterielle Typ.

### Metastasierung über die Lymphbahn

Gelangen Tumorzellen in die Lymphbahn, werden sie über das Lymphsystem zum nächsten Lymphknoten transportiert. Von hier aus können die Tumorzellen das umliegende Gewebe infiltrieren. Vermehren sich die Tumorzellen weiter, kann der Lymphknoten vernichtet werden, Tumorzellen gelangen dann über größere Lymphbahnen bis zur Vena cava. Von dort aus ist eine weitere Metastasierung wie beim Hohlvenen-Typ möglich (vgl. Zalpour et al. 2022: 119).

## Mögliche Hinweise auf Neoplasien

Folgende Symptome sind mögliche Hinweise auf Neoplasien:

- Bewegungsunabhängige Schmerzen: Der Begriff bezeichnet dauerhafte Schmerzen immer gleicher Intensität, die auch willkürlich weder reduzierbar noch provozierbar sind.
- Ungewollter, großer Gewichtsverlust in kurzer Zeit: mehrere Kilogramm Gewichtsreduktion in einigen Wochen bzw. mehr als 10 Prozent des Körpergewichts innerhalb von 6 Monaten, ohne dass der Patient etwas am Ernährungs- oder Bewegungsverhalten verändert hat.
- Unerklärliche subfebrile Temperaturen oder Fieber
- Unerklärliches nächtliches Schwitzen

Die beiden letztgenannten Symptome deuten auf eine erhöhte Körpertemperatur hin. Als subfebril bezeichnet man eine Körpertemperatur von 37 °C. Ab 38 °C spricht man von Fieber.

**RED FLAG**

Diese vier Symptome stellen schon jeweils als Einzelmerkmal eine Red flag dar (➤ Kap. 1.5.1). Diagnostik und Therapie von Neoplasien gehören in ärztliche Hand. Gibt es Anzeichen für eine mögliche maligne Erkrankung, so ist der Patient umgehend zum Arzt zu überweisen.

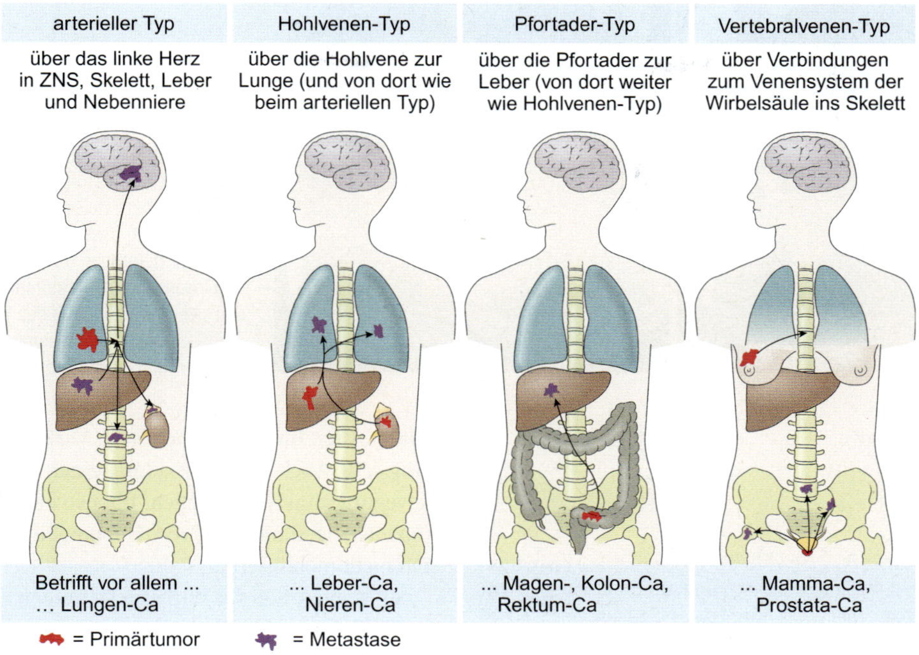


**Abb. 1.11** Hämatogene Metastasierung. Die vier häufigsten Metastasierungswege der Tumoren. [L190]

Die Symptome unerklärliches Fieber, Nachtschweiß und ungewollter Gewichtsverlust werden unter dem Begriff **B-Symptomatik** zusammengefasst. Ursprünglich geht dies auf die Ann-Arbor-Klassifikation von Hodgkin-Lymphomen und Non-Hodgkin-Lymphomen zurück. Demnach spricht man von einer B-Symptomatik, wenn mindestens eines dieser drei Symptome vorliegt und die Ursache nicht anders erklärt werden kann als durch das Lymphom. Liegt keines der drei Symptome vor, so spricht man von einer **A-Symptomatik.**

Die folgenden Punkte erhärten nur im Zusammenhang mit anderen Informationen aus Anamnese und Klinik den Verdacht auf Neoplasien:

- Verringerte allgemeine Belastbarkeit
- Alter
- Neoplasien in der Familie

Ziel des Buches ist es, auch die Leitsymptome der neoplastischen Erkrankungen zu kennen, die keine oben beschriebene Symptomatik aufweisen und deren Leitsymptome in Teilen konträr dazu sind.

Die Diagnostik von neoplastischen Erkrankungen erfolgt anhand von Blutwerten und Bildgebung. Auch im Blut gesunder Menschen gibt es Tumormarker. Erhöhte Werte weisen auf Tumoren hin. Im Röntgen sind osteolytisch oder osteoblastisch wirkende Tumoren darstellbar, Weichteiltumoren werden mit schnittbildgebenden Verfahren beurteilt (➤ Abb. 1.12).

Die Behandlung reicht von Bestrahlung und Chemotherapie bis zu operativer Entfernung.

Therapeutische Aufgabe ist das Erhalten und Trainieren von Belastbarkeit. Postoperativ ist regelmäßige Manuelle Lymphdrainage zur Therapie von Lymphstauungen empfehlenswert.

Innerhalb der Anamnese ist standardmäßig zu prüfen, ob es Anzeichen für eine neoplastische Erkrankung gibt. Zudem schickt man immer, wenn aufgrund des klinischen Musters kein klarer Hinweis auf eine Pathologie mit Indikation für Physiotherapie bzw. Manuelle Therapie besteht, für weitere Diagnostik zum Arzt zurück.

## 1.1.6 Funktionsstörungen

Funktionsstörungen werden anamnestisch abgefragt und in der manualtherapeutischen Untersuchung beurteilt. Große Bewegungseinschränkungen werden von Patienten schon in der Anamnese angegeben.

Die Funktionsuntersuchung eines Gelenks unterteilt sich in eine aktive und eine passive Untersuchung.

Kriterien der aktiven Untersuchung der Wirbelsäule sind:

- Bewegungsbereitschaft
- Bewegungsqualität/aktive Koordination des Bewegungswegs
- Bewegungsausmaß
- Schmerz

**HINWEIS**

Die aktive Bewegungsuntersuchung der Wirbelsäule sollte sowohl eindimensional als auch dreidimensional durchgeführt werden.

Kriterien der passiven Untersuchung sind:

- Bewegungsqualität/passive Stabilität während des Bewegungsweges

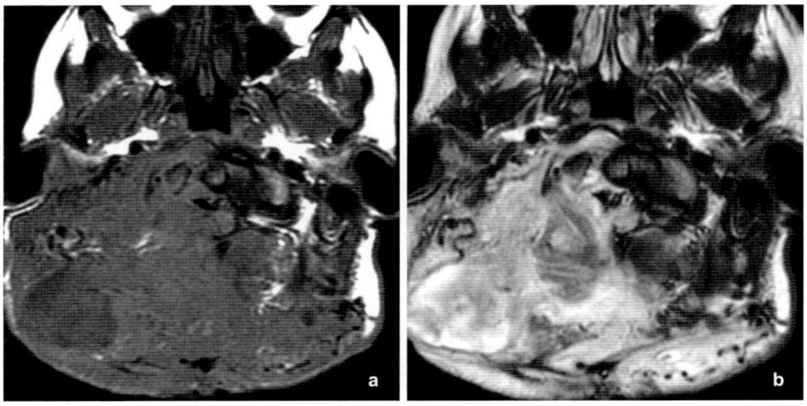


**Abb. 1.12** a) Bei einem NF1-Patienten mit einem langjährigen plexiformen Neurofibrom vergrößerte sich dieses rapide und wurde schmerzhaft. Die T1w zeigt eine ausgedehnte Raumforderung der Weichteile, die die Schädelbasis und obere Halswirbelsäule infiltriert. b) Die KM-T1w zeigt, dass die Raumforderung kräftig, aber sehr heterogen anreichert. Größe, Ausmaß und Invasivität der Raumforderung unterschieden sich signifikant von den Vorbefunden. Bioptisch wurde ein maligner peripherer Nervenscheidentumor festgestellt. [R904]

- (Bewegungsausmaß)
- Schmerz
- Endgefühl

**HINWEIS**

Das Endgefühl wird im Seitenvergleich und auf unterschiedlichen Etagen aufgenommen. Hier wird sowohl das dreidimensionale Ende als auch das Endgefühl der einzelnen Bewegungskomponenten am dreidimensionalen Ende getestet. Da das Bewegungsausmaß eines einzelnen Facettengelenks und vorliegende Einschränkungen im einzelnen Gelenk von sehr geringer Gradzahl sind, ist die Beurteilung des Endgefühls valider als die Beurteilung der segmentalen Mobilität (Bewegungsausmaß).

Die umliegende Muskulatur wird auf folgende Fähigkeiten getestet:
- Kraft
- Koordination
- (Dehnfähigkeit)

Funktionsstörungen von Gelenken werden zu jeder Wirbelsäulenregion in den Kapiteln 2–8 beschrieben. Gibt es Funktionsstörungen durch Traumen, Degeneration, Immobilisation, Überlastung oder nach ausgeheilten Infektionen, so besteht eine Indikation für Manuelle Therapie. Auch in den Remissionen bei rheumatischen Erkrankungen kann an der Funktion gearbeitet werden.

Liegen Funktionsstörungen aufgrund von Neoplasien, akuten postinfektiösen Entzündungen oder nicht ausgeheilten strukturellen Gewebeschädigungen (Knochen, Kapsel-Bandapparat, Muskulatur) vor, so besteht eine Kontraindikation für Manuelle Therapie.

## Gelenkfunktion

### Hypofunktion im Gelenk

Es gibt verschieden Arten von Hypofunktion in Gelenken.

#### Hypomobilität

Hypomobilität entsteht durch Kontraktur der Gelenkkapsel. Gründe können einseitiges Bewegungs- und Belastungsverhalten, Alter, Immobilisation nach Verletzung oder Entzündung sein. Auch die Entwicklung einer Arthrose begünstigt Bewegungseinschränkungen. Ebenso können osteophytäre Anbauten bei starker Arthrose Hypomobilität bedingen. Diese sind nicht mobilisierbar.

Zur Mobilisation der Wirbelsäule werden dreidimensionale Techniken genutzt. Hierbei kommen sowohl Full-range-of-motion- als auch End-range-of-motion-Techniken in Frage.

**HINWEIS**

Ob im jeweiligen Wirbelsäulenabschnitt die physiologische dreidimensionale Bewegungskopplung homonym (Rotation und Lateralflexion gleichgerichtet) oder heteronym (Rotation und Lateralflexion entgegengesetzt) ist, wird in den ➤ Kapiteln 2–8 erläutert.

#### Blockierung

Auch eine Blockierung sorgt für Hypofunktion. Hier ist eine Manipulation die zu nutzende Behandlungstechnik. Manipulationen zeichnen sich durch hohe Geschwindigkeit, wenig Bewegungsweg und wenig Kraft aus (high velocity low amplitude thrust).

#### Versteifung

Von einer Versteifung wird gesprochen, wenn keinerlei Bewegung im Gelenk möglich ist. Ursachen können kongenital, entzündlich oder degenerativ bedingt sein. Auch operative Versteifungen sind bei starker Degeneration mit andauernden Beschwerden möglich, zum Beispiel in der Wirbelsäule (Spondylodese) oder am Handgelenk. Manualtherapeutisch werden Kompensationsmechanismen erarbeitet.

### Hyperfunktion im Gelenk

#### Hypermobilität

Zu unterscheiden ist eine physiologische von einer pathologischen Hypermobilität. Von physiologischer Hypermobilität spricht man, wenn das Bewegungsausmaß über der Norm liegt, jedoch gute muskuläre Stabilität besteht. Die Mobilität verändert sich sportartspezifisch und hängt von der Nutzung des Gelenks im Alltag ab, Tänzer und Turner verfügen zum Beispiel über physiologische Hypermobilität. Pathologische Hypermobilität entsteht durch Fehl- oder Überbelastung, Traumen oder durch Kompensation etwa aufgrund vorliegender kongenitaler Erkrankungen.

#### Instabilität

Pathologische Hypermobilität wird auch als Instabilität bezeichnet. Muskuläre Stabilität wird trainiert, um den Kapsel- und Bandapparat zu unterstützen.

**HINWEIS**

Der Begriff Instabilität bedeutet in der Wirbelsäule etwas anderes als im Bereich der Extremitäten. Klinisch lumbale Instabilität und zervikale Instabilität werden in den ➤ Kapiteln 3 bzw. 6 ausführlich beschrieben.

#### Luxation

Eine Luxation liegt vor, wenn die Gelenkpartner nicht mehr miteinander artikulieren. Ein Vorstadium wird als Subluxation bezeichnet. Ursachen für Luxationen im Bereich der Wirbelsäule können Traumen oder im Bereich der Halswirbelsäule auch Spondylarthritiden/-arthrosen mit daraus resultierenden Deformierungen und zervikaler Spondylolisthesis sein.

## Muskelfunktion

### Hypofunktion der Muskulatur

#### Verkürzung

Von verkürzter Muskulatur spricht man, wenn die Dehnfähigkeit pathologisch eingeschränkt ist. Verkürzungen können aufgrund verminderter Dehnfähigkeit von Peri-, Epi- und Endomysium durch Immobilisation oder Fehlbelastung oder auch Entzündung und Verletzung durch Narbengewebe entstehen. Die kontraktilen Elemente eines Muskels, die Aktin- und Myosinfilamente, verkürzen nicht.

Zu den am häufigsten verkürzten Muskelgruppen im Bereich der Wirbelsäule gehören folgende Muskeln:

- M. quadratus lumborum
- M. trapezius
- Paravertebrale Rückenmuskulatur
- M. levator scapulae
- M. sternocleidomastoideus

Folgen für das Becken bzw. den oberen Rumpf können zudem die häufigen Kontrakturen folgender Muskeln haben:

- M. rectus femoris
- Hüftgelenksadduktoren
- Ischiocrurale Muskulatur
- M. piriformis
- M. pectoralis major (vgl. Janda 2000: 255–275).

#### Spastik

Auch eine Spastik aufgrund einer neurologischen Erkrankung kann durch starke Tonuserhöhung eines Muskels die Dehnfähigkeit einschränken. Eine spastische Kontraktur ist die Folge.

#### Kraftverlust

Kraftverlust kann nach Immobilisation bzw. Reduktion von Belastung nach Erkrankungen durch Trauma, Entzündung oder RSIs (Repetitive strain injuries) entstehen.

In der Untersuchung werden die Muskeln der betroffenen Region im Seitenvergleich beurteilt. Beachtet werden muss, dass eine geringe Seitendifferenz aufgrund von Vorzugsrotationen physiologisch ist.

Auch Nervenläsionen bei vorliegenden neurologischen Erkrankungen oder peripheren Entrapments können zu Kraftverlust führen.

Zur Differenzierung dieser Ursachen sind Kenntnisse in Anatomie und Neurophysiologie unverzichtbar. Lernziele und diagnostisches Vorgehen werden in ➤ Kap. 1.2 beschrieben.

#### Lähmung

Als Lähmung wird der totale Verlust der Muskelaktivität eines Muskels bezeichnet. Ein Konduktionsblock des versorgenden Nervs liegt vor.

#### Koordinationsstörungen

Intra- oder intermuskuläre Koordinationsstörungen können auf Verlust von propriozeptiven Fähigkeiten zurückzuführen sein. Aber auch neurologische Ursachen können zugrunde liegen. Entlastung bzw. Immobilisation sorgen für eine Reduktion der Koordinationsfähigkeit. In diesem Fall liegt die Ursache im Muskel. Aber auch verletzte Kapsel- oder Bandstrukturen können eine Ursache sein.

In der Wirbelsäule sind Koordinationsstörungen zumeist das Resultat von Instabilität. In der Lendenwirbelsäule liegt die Ursache dann in fehlender Aktivität des lokalen Systems, in der Halswirbelsäule an fehlender Aktivität des M. longus colli.

### Hyperfunktion der Muskulatur

Dehnfähigkeit über die Norm hinaus wird nicht als pathologisch bezeichnet. Zu Beschwerden kann sie führen, wenn keine ausreichende stabilisierende und koordinative Fähigkeit der dehnfähigen Muskeln besteht.

#### Synergist/Antagonist

Gelenkbeschwerden können entstehen, wenn die Kraft zwischen Synergist und Antagonist nicht ausgeglichen ist. Ein M. pectoralis major, der unverhältnismäßig mehr Kraft hat als der M. rhomboideus major, wird eine kyphosierte Körperhaltung verstärken.

Eine unausgeglichene Funktion von Synergist und Antagonist verändert Ruhepositionen und das Bewegungsverhalten im Gelenk. Beschwerden und bei andauernder Situation auch Degeneration der betroffenen Wirbelsäulenregion können die Folge sein.

Eine Einschätzung der Ursache von Funktionsstörungen ist notwendig, um zielgerichtet therapieren und die Strategie der Heilung (➤ Kap. 1.6.1) festlegen zu können.

### Untersuchung der Muskelfunktion

Bei Kraftverlust oder Lähmung durch Nervenläsionen oder neurologische Erkrankungen wird die Muskelfunktion durch Muskelfunktionstest nach Vladimir Janda getestet und nach Muskelfunktionswerten eingeteilt (➤ Tab. 1.1).

Um die verschiedenen Stufen testen zu können, bedarf es mehrerer Ausgangspositionen, um gegen Widerstand, gegen die Schwerkraft oder unter Aufhebung der Schwerkraft arbeiten lassen zu können.

Janda geht in den Stufen 5–2 jeweils von voller Beweglichkeit aus. Hintergrund ist, dass ein Muskel den großen Widerstand bei Stufe 5, den mittelgroßen bei Stufe 4, gegen die Schwerkraft bei Stufe 3 und unter Aufhebung der Schwerkraft bei Stufe 2 über den vollen Weg leisten muss, um mit der jeweiligen Stufe bewertet zu werden. Da es auf dem gesamten Bewegungsweg durch Hebelveränderungen unterschiedlich schwer für den Muskel ist, weiter zu bewegen, kann ein Muskel ggf. einer Phase der Bewegung maximalem Widerstand entgegenwirken, in einer anderen jedoch nicht. Muskulatur ist im mittleren Drittel einer Bewegungsamplitude am stärksten (vgl. Janda 2000: 3).

Natürlich gibt es auch andere Gründe, nicht im vollen, physiologischen Ausmaß bewegen zu können. Kapselkontrakturen oder Schmerzen können beispielsweise das volle Bewegungsausmaß verhindern. Daher ist es in der Muskelfunktionsuntersuchung empfehlenswert, das für den Patienten aktuell mögliche Bewegungsausmaß als volles Bewegungsausmaß zu bewerten.

Auch für die Gesichtsmuskulatur werden Muskelfunktionstests beschrieben. Bewertet wird hier jedoch die Muskelaktivität im Seitenvergleich, nicht die Kraft einzelner Muskeln. (➤ Tab. 1.2).

**Tab. 1.1** Einteilung der Muskelfunktion nach Janda

| | |
|---|---|
| Stufe 5 | Volle Beweglichkeit gegen großen Widerstand (100 % Muskelfunktion) |
| Stufe 4 | Volle Beweglichkeit gegen mittelgroßen Widerstand (75 % Muskelfunktion) |
| Stufe 3 | Volle Beweglichkeit gegen die Schwerkraft (50 % Muskelfunktion) |
| Stufe 2 | Volle Beweglichkeit, jedoch ohne Überwindung der Schwerkraft (25 % Muskelfunktion) |
| Stufe 1 | Anspannung des Muskels, ohne die Fähigkeit zu bewegen (10 % Muskelfunktion) |
| Stufe 0 | Keine Muskelkontraktion auslösbar |

Vgl. Janda 2000: 3.

**Tab. 1.2** Einteilung der Muskelfunktion im Gesichtsbereich nach Janda

| | |
|---|---|
| Stufe 5 | Normale Muskelfunktion, keine Asymmetrie gegenüber der anderen Seite |
| Stufe 4 | Fast normale Muskelfunktion, nur geringe Asymmetrie gegenüber der gesunden Seite |
| Stufe 3 | Die Kontraktionsfähigkeit der betroffenen Seite beträgt ca. 50 % des Bewegungsausmaßes gegenüber der gesunden Seite |
| Stufe 2 | Die Kontraktionsfähigkeit der betroffenen Seite beträgt ca. 25 % des Bewegungsausmaßes gegenüber der gesunden Seite |
| Stufe 1 | Bei Bewegungsversuch ist lediglich eine deutlich sichtbare Anspannung des Muskels sichtbar |
| Stufe 0 | Beim Bewegungsversuch ist keine Anspannung sichtbar |

Vgl. Janda 2000: 4.

## Endgefühl

Neben dem Bewegungsausmaß von Gelenken und der Dehnfähigkeit, Kraft und Koordinationsfähigkeit von Muskulatur ist die Beurteilung des Endgefühls ein wichtiger Bestandteil in der manualtherapeutischen Untersuchung. Das Endgefühl wird in der Wirbelsäule im Seitenvergleich und auf mehreren Bewegungssegmenten getestet.

### Physiologische Endgefühle der Wirbelgelenke

#### Festelastisches Endgefühl

Als festelastisches Endgefühl wird ein kapsuläres Endgefühl bezeichnet. Dieses ist im Bewegungsende bei Bewegungen in den Iliosakral-, Facetten-, Unkovertebralgelenken sowie den Kopf- und den Kiefergelenken physiologisch.

Im Falle einer Restriktion ist es fester, im Falle einer Blockierung deutlich fester als auf der Gegenseite und den umliegenden Bewegungssegmenten. In beiden Fällen ist zudem die Funktion eingeschränkt.

**EVIDENZ**

Valide Untersuchungen zur Beurteilung und Diagnose von Endgefühl, Bewegungsausmaß und etwaigen Blockierungen der Wirbelsäule gibt es nicht. Es gibt keinen Gold-Standard (➤ Kap. 1.4). Für die Beurteilung sind die interne Evidenz des Therapeuten und der Vergleich der Beschwerden des Patienten vor und nach der Behandlung ausschlaggebend.

#### Weichelastisches Endgefühl

Wird eine Bewegung durch einen auf Zug kommenden Muskel limitiert, so bezeichnet man das Endgefühl als weichelastisch. Als Beispiel kann eine dreidimensionale heteronyme Extension der mittleren Halswirbelsäule mit Spannung/Dehnposition des M. sternocleidomastoideus dienen.

Hartelastisches Endgefühl

Im Bereich der Extremitäten gibt es auch hartelastische Endgefühle. Beispiele hierfür werden in Band I dieser Buchreihe beschrieben.

### Pathologische Endgefühle

Veränderte Endgefühle geben Auskunft über veränderte Gelenkfunktion.

Leeres Endgefühl

Ein leeres Endgefühl liegt vor, wenn der Patient keine Bewegung bis zum Bewegungsende zulässt.

**RED FLAG**

Ein leeres Endgefühl kann ein Hinweis auf eine Fraktur oder einen Tumor sein (Red flag, ➢ Kap. 1.5.1).

Federndes Endgefühl

Ein federndes Endgefühl sieht man in Extremitätengelenken, wenn ein knorpeliger bzw. knöchern-knorpeliger Loose body die Bewegung limitiert, siehe Band I dieser Buchreihe.

## 1.1.7 Sonstige Erkrankungen

In ➢ Kap. 9 werden die sonstigen Erkrankungen aufgeführt und erläutert. Hier werden zum einen die Pathologien beschrieben, die in keine der vorangegangenen Sparten einzusortieren sind, zum anderen finden sich hier die Pathologien, die keiner Region fest zuzuordnen sind und für jede der Gelenkregionen aus ➢ Kapitel 2–8 interessant sind. Dies betrifft vor allem die rheumatischen, die postinfektiösen und die neoplastischen Pathologien.

**Zusammenfassung**

In jeder Anamnese sollte der Manualtherapeut überlegen, ob
- knöcherne, kongenitale Erkrankungen,
- traumatische Erkrankungen,
- entzündliche Erkrankungen,
- degenerative Erkrankungen,
- neoplastische Erkrankungen,
- oder Funktionsstörungen

Ursache der Beschwerden des Patienten sein oder als heilungsverzögernder Faktor in Frage kommen könnten. Auch die Einsortierung der Beschwerden in mehrere Sparten ist möglich. Ist eine Einteilung in keine der Sparten möglich, so wird nach sonstigen Erkrankungen gesucht.

Allgemeines Vorgehen wurde in diesem Kapitel, spezifisches Vorgehen in Untersuchung und Therapie wird in den ➢ Kapiteln 2–9 beschrieben.

Die Einteilung der Pathologien wurde gewählt, um eine bessere Übersicht der in der Anamnese und Untersuchung gewonnenen Eindrücke zu erhalten, wichtige Merkmale von Erkrankungen nicht zu übersehen und durch systematisches Vorgehen zielgerichtet Pathologien erkennen zu können.

Je erfahrener ein Therapeut ist, desto mehr wird er zur Mustererkennung übergehen und anhand von Leitsymptomatiken erkennen, was für die Beschwerden des Patienten verantwortlich sein kann. Erkennt man jedoch nicht sofort ein klares klinisches Muster, so ist das Betrachten aller möglichen Sparten bei der Suche nach Ursachen sinnvoll.

Auch wenn trotz einer klaren Diagnose und eines gut abgestimmten Therapieplans für Therapeut und Patient keine gewünschte Besserung bzw. Heilung erfolgt, sollte man nach möglichen heilungsverzögernden Faktoren suchen. Auch hier kann die Betrachtung der Sparten hilfreich sein.

# 1.2 Anatomie und Neuroanatomie

Anatomie und Neuroanatomie sind Basiselemente und für das Verständnis von Funktion und Pathologie unverzichtbar. Je größer das Wissen in diesen Bereichen ist, desto zielgerichteter werden Anamnese, körperliche Untersuchung und Therapie sein. Auch in Bezug auf die Einteilung von Beschwerden und Pathologien in die in ➢ Kap. 1.1 beschriebenen Sparten ist dies ein wichtiger Grundstein.

Um Folgen einer knöchernen, kongenitalen Abweichung (➢ Kap. 1.1.1) beurteilen zu können, muss die Funktion der veränderten und der umliegenden Gelenke bekannt sein.

Um eine Traumaanalyse durchführen zu können (➢ Kap. 1.1.2), müssen in Frage kommende Strukturen (Muskeln, Kapseln, Bänder, Knochen, Bandscheiben), anatomische Merkmale, Verlauf, Funktion und Innervation sowie ihr adaptives Vermögen bei potenzieller Schädigung bekannt sein.

In den ➢ Kapiteln 2–8 wird grundlegende deskriptive und funktionelle Anatomie jeweils zu Beginn eines Kapitels oder im Unterpunkt „Traumatische Erkrankungen" erläutert.

Weitere Lernziele sollten Ursprung, Ansatz, Funktion und Innervation von Muskulatur sein, Verlauf und limitierende Bewegungsrichtungen von Ligamenten und Gelenkkapseln, Ausrichtung und Bewegungsrichtungen von Gelenken inkl. Bewegungsausmaßen.

In der Neuroanatomie ist die Kenntnis, wie die einzelnen anatomischen Strukturen innerviert sind, Grundvoraussetzung, um Schmerzen interpretieren und in Schmerzarten (➢ Kap. 1.3) einordnen zu können. Wichtig ist sowohl, welcher Peripherenerv eine anatomische Struktur innerviert, als auch welchem/n Spinalnerven sie zuzuordnen ist. Kennmuskeln sollten bekannt sein.

## 1.2.1 Area nervosa

Als Area nervosa wird das Versorgungsgebiet eines einzelnen Periphernervs an Kopf, Rumpf oder den Extremitäten bezeichnet. Dazu gehören alle bindegewebigen Strukturen, die von ein und demselben Periphernerv versorgt werden.

## 1.2.2 Area radicularis

Als Area radicularis wird das Versorgungsgebiet eines einzelnen Spinalnervs am Kopf, Rumpf oder den Extremitäten bezeichnet. Dazu gehören alle bindegewebigen Strukturen, die von ein und demselben Spinalnerv versorgt werden.

Aus der Area radicularis leiten sich Dermatome, Myotome, Sklerotome, Viszerotome und Angiotome ab. Zur Analyse von ausstrahlenden Schmerzen sollten die Periphernervinnervation und der Verlauf der einzelnen Dermatome, Myotome und Sklerotome bekannt sein (➤ Abb. 1.13).

Area nervosa und Area radicularis sind nie deckungsgleich. Ein Periphernerv versorgt immer ein Gebiet mit multisegmentaler neuroanatomischer Zuordnung und bleibt somit nicht innerhalb einer Area radicularis. Anhand der Ausbreitung/Präsentation neurologischer Symptome kann erkannt werden, ob ein Periphernerv oder ein Spinalnerv betroffen ist.

Multisegmentale, bilaterale oder in diffusen Arealen auftretende neurologische Symptome weisen auf eine (zentral-) neurologische Erkrankung oder eine Ursache im Rückenmark hin. Die einzelnen Erkrankungen werden im Verlauf des Buches beschrieben.

## 1.2.3 Neuroanatomisches Segment

Ein neuroanatomisches Segment beschreibt einen Teil des Rückenmarks mit dem dazugehörigen aus der Radix ventralis und Radix dorsalis gebildeten Spinalnerv. Auf jeder Etage treten zwei Spinalnerven aus (rechts und links). Es gibt acht zervikale, zwölf thorakale, fünf lumbale, fünf sakrale und ein bis zwei kokzygeale Segmente.

### Plexusbildung

Einige Spinalnerven bilden sogenannte Plexūs. Das bedeutet, sie vereinigen sich, ziehen als Geflecht in die Peripherie und teilen sich dann in die einzelnen Periphernerven auf. Dies ist die Erklärung dafür, dass ein Periphernerv immer aus mehreren Segmenten gespeist wird:

- Plexus cervicalis: C1–C4
- Plexus brachialis: C5–Th1
- Plexus lumbalis: (Th12) L1–L3 (L4)
- Plexus sacralis: (L4) L5–S3 (S4)

### Austritt von Spinalnerven

Die Spinalnerven von C1 bis C7 treten beginnend mit C1 zwischen Okziput und HWK 1 jeweils über dem gleichnamigen Wirbelkörper aus. Da es acht zervikale Spinalnerven, jedoch nur sieben Halswirbelkörper gibt, kehrt es sich danach um. C8 tritt oberhalb von BWK 1 aus, Th1 unterhalb von BWK 1 (➤ Abb. 1.14).

Das Rückenmark endet mit dem Conus medullaris bei Frauen unterhalb des ersten, bei Männern unterhalb des zweiten Lendenwirbelkörpers. Aus diesem Grund laufen die Spinalnerven L2–S3 paarig als Spinalnervenbündel innerhalb der Dura mater nach kaudal bis zu ihrem jeweiligen Austritt unter dem gleichnamigen Wirbelkörper. Dieser Bereich wird als Cauda equina bezeichnet.

## 1.2.4 Kennmuskulatur

Als Kennmuskel wird ein Muskel bezeichnet, wenn er diagnostisch repräsentativ für ein oder zwei neuroanatomische Segmente genutzt werden kann. Beurteilt werden Kraft und Eigenreflexe.

**Beispiele:**

Der **M. quadriceps** wird aus dem Plexus lumbalis versorgt und wird (in unterschiedlichen Bereichen) den Areae radiculares von L2, L3 und L4 zugeordnet. Er wird vom N. femoralis innerviert, ist also auch Teil der Area nervosa des N. femoralis. Neben dem M. quadriceps versorgt der N. femoralis den M. psoas major, den M. iliacus, den M. sartorius und den M. pectineus. Er deckt somit Bereiche aus den Innervationsgebieten von (Th12) L1–L4 ab. Bei Beschwerden wird immer analysiert, ob betroffene Bereiche in Summe eher zu einer Area radicularis oder zu einer Area nervosa gehören. Da der M. quadriceps deutlich weniger Innervationsanteile aus L2 im Vergleich zu L3 und L4 bezieht, ist er Kennmuskel für L3, L4. Der Patellasehnenreflex ist repräsentativ für L3 und L4.

Der **M. biceps brachii** wird aus dem Plexus brachialis versorgt und wird den Areae radiculares von (C5), C6 zugeordnet. Er wird vom N. musculocutaneus versorgt, also der Area nervosa des N. musculocutaneus zugeordnet. Aufgrund des starken Bezugs zu C6 ist er Kennmuskel von C6. Der Bizepsreflex ist repräsentativ für C6, weitere C6-Reflexe sind der Brachioradialisreflex, der Radiusperiostreflex und der Daumenreflex.

In der Anamnese analysiert man Paresen, Parästhesien oder Taubheit danach, ob die Beschwerden innerhalb des Versorgungsgebietes von Periphernerven, einem oder mehreren Spinalnerven bestehen:

- Ein Patient hat eine Schwurhand bei Faustschluss. Dies deutet auf eine periphere Parese des N. medianus hin, eine Area nervosa ist betroffen.
- Ein Patient hat eine Parese des M. bizeps brachii. Dies deutet auf eine zervikale Radikulopathie von C6 hin. Der M. bizeps brachii ist Kennmuskel von C6.

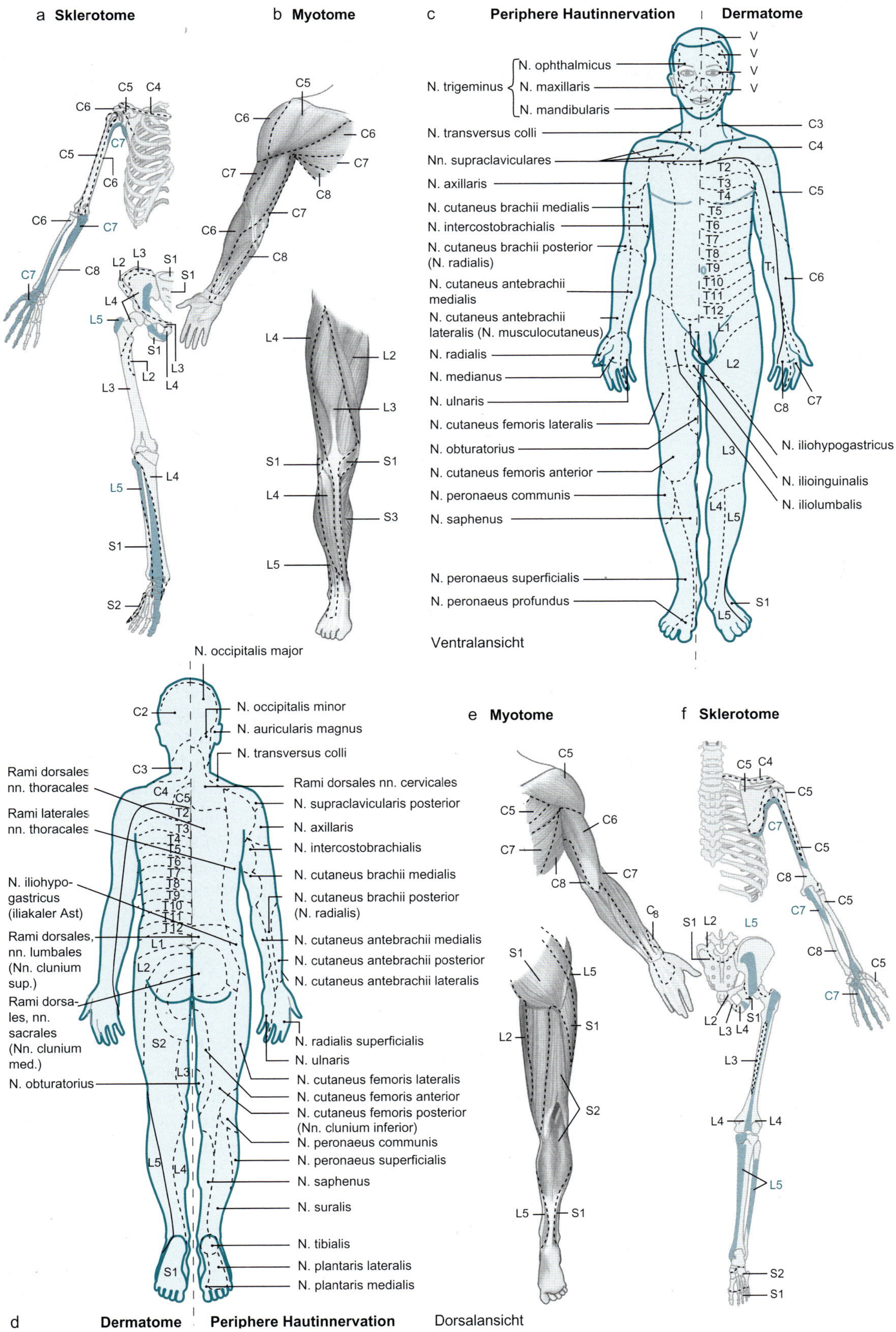


**Abb. 1.13** Darstellung der peripheren Hautinnervationsgebiete (Areae nervosae) sowie der Dermatome, Myotome und Sklerotome des Körpers (Areae radiculares) [R323]

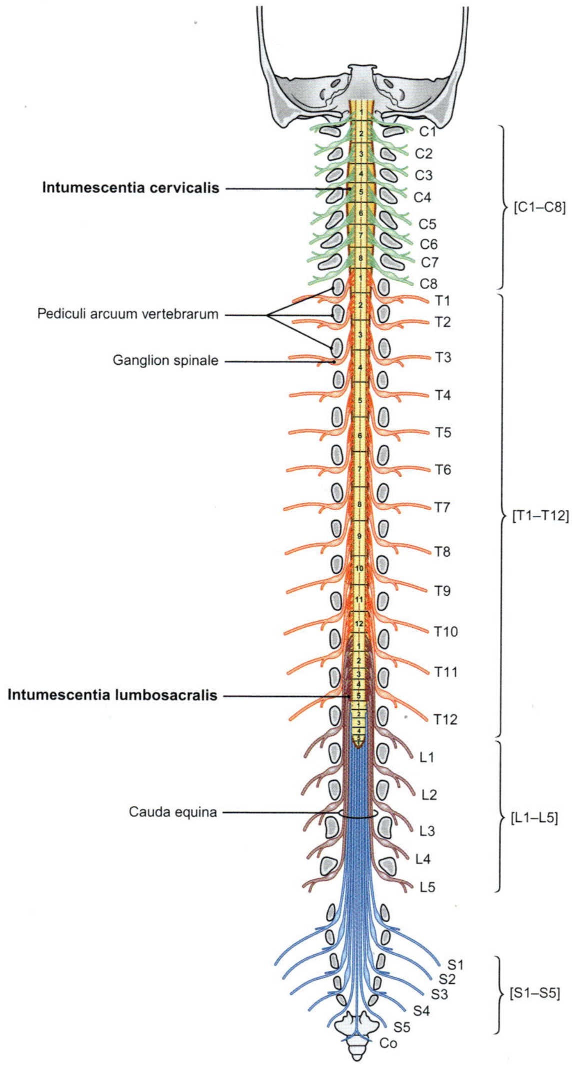


**Abb. 1.14** Rückenmarksegmente mit austretenden Spinalnerven. [S700-L126/E402-004]

- Ein Patient hat volare Parästhesien der Finger 1–3. Auch hier ist ein Entrapment des N. medianus, zum Beispiel im Karpaltunnel, wahrscheinlich. Die Parästhesien liegen in der Area nervosa des N. medianus.
- Ein Patient hat Parästhesien in den Spitzen des Daumens und des Zeigefingers. Es handelt sich um Parästhesien in der Area radicularis von C6. Eine zervikale Radikulopathie von C6 ist wahrscheinlich.
- Ein Patient klagt über multisegmentale Parästhesien in beiden Armen. Diese Beschwerden sind weder auf einen Periphernerv noch auf einen Spinalnerv zurückzuführen. Es kann eine zervikale Myelopathie mit Druck im Innern des Rückenmarks vorliegen (die zervikalen Fasern liegen im Innern des Rückenmarks, die sakralen und lumbalen im äußeren Anteil). Grund kann eine zentralneurologische Erkrankung (MS, ALS o. Ä.), ein Tumor, eine spinale Blutung oder ein spinaler Infarkt sein. Es besteht eine Red flag!

Diese Beispiele dienen lediglich der Erklärung, welche analytische Fähigkeit aus Wissen in Anatomie und Neuroanatomie resultieren kann. Die Leitsymptome von Beschwerden in anatomischen Strukturen und spezifischen Pathologien werden in den ➤ Kapiteln 2–9 ausführlich dargestellt.

Sind neben Anatomie und Neuroanatomie auch die einzelnen Schmerzarten bekannt (➤ Kap. 1.3), so kann in vielen Fällen schon anamnestisch festgestellt werden, was für die Beschwerden des Patienten ursächlich verantwortlich ist. Lokale Beschwerden können von ausstrahlenden Schmerzen aus Bindegewebe unterschieden und periphere Nervenentrapments von Radikulopathien und zentralneurologischen Erkrankungen unterschieden werden.

Um mit den in ➤ Kap. 1.3 beschriebenen Schmerzarten arbeiten zu können, ist es sinnvoll, die neuroanatomische Innervation der Strukturen in der Wirbelsäule zu kennen und zudem die Areae radiculares anhand von Myotom- bzw. Sklerotomzuordnungen zu erlernen.

## 1.2.5 Innervation der Wirbelsäulenregion

Der R. dorsalis aus dem Spinalnerv versorgt die Haut des Rückens sensibel und die Muskulatur des Rückens motorisch. Der R. meningeus aus einem oder mehreren Segmenten versorgt die Facettengelenke, den Diskus, die Muskulatur und die anderen Strukturen der Wirbelsäulenregion sensibel.

Strukturen der Wirbelsäule sind sensorisch überwiegend aus mehreren Segmenten, also multisegmental, können aber auch aus nur einem Segment, also monosegmental innerviert werden. Eine bilaterale Innervation ist genau wie eine unilaterale Innervation möglich. Das mittlere Drittel eines Discus intervertebralis ist multisegmental (drei Segmente) und bilateral innerviert, die äußeren Drittel multisegmental und unilateral.

Diese Innervationen sollten bekannt sein (➤ Abb. 1.15). Sie dienen als Basis für das Arbeitsmodell der Schmerzart Referred pain (➤ Kap. 1.3.6).

## 1.2.6 Fasertypen

Es gibt mehrere Autoren, die Nervenfasern benannt und unterteilt haben. Im weiteren Verlauf dieses Buches wird die Einteilung nach Lloyd und Hunt benutzt. In dieser werden Afferenzen nach Funktion unterteilt, Efferenzen werden, aufgrund der alleinigen motorischen Funktion, nicht weiter unterteilt.

### Afferente Nervenfasern nach Lloyd und Hunt

Für die neurologische Untersuchung sind folgende Fasertypen interessant:

- Ia-Fasern: Reflexaktivität der Eigenreflexe. Eigenreflexe werden im Seitenvergleich je nach Reflex mit einem Reflexhammer getestet.

| Anatomische Struktur | Neuroanatomische Innervation | Neigung zu Referred pain | Besonderheiten |
|---|---|---|---|
| Erläuterung: – verursacht keinen Referred pain; + verursacht selten Referred pain; ++ verursacht gelegentlich Referred pain; +++ verursacht oft Referred pain | | | |
| **Obere Halswirbelsäule** | | | |
| Kopfgelenke | | | |
| C0/C1 | (C1,) C2 – unilateral | +++ | C1 besitzt keine Referred area, also nicht relevant |
| C1/C2 | (C1,) C2, C3 – unilateral | ++ – +++ | C1 besitzt keine Referred area, also nicht relevant |
| Duralärmel C2 | C2 – unilateral | – | Klinisch nicht relevant |
| Lig. alare | C2 – unilateral | +++ | Cave: bei Trisomie ggf. Fehlbildungen |
| Lig. transversum atlantis | Nicht nozisensorisch innerviert | – | Cave: Rheumatoide Arthritis, Grisel-Syndrom, Trisomie 21 |
| **Halswirbelsäule** | | | |
| Facettengelenke | | | |
| C2/C3 | C2, C3, C4 – unilateral | + | |
| C3/C4 | C3, C4, C5 – unilateral | + | |
| C4/C5 | C4, C5, C6 – unilateral | + | |
| C5/C6 | C5, C6, C7 – unilateral | + | |
| C6/C7 | C6, C7, C8 – unilateral | + | |
| Unkovertebralgelenke | | | |
| C2/C3 | C2, C3, C4 – unilateral | + | |
| C3/C4 | C3, C4, C5 – unilateral | + | |
| C4/C5 | C4, C5, C6 – unilateral | + | |
| C5/C6 | C5, C6, C7 – unilateral | + | |
| C6/C7 | C6, C7, C8 – unilateral | + | |
| Bandscheiben | | | |
| C2/C3 | C2, C3, C4 | + | Laterale Drittel unilateral, mittleres Drittel bilateral |
| C3/C4 | C3, C4, C5 | + | Laterale Drittel unilateral, mittleres Drittel bilateral |
| C4/C5 | C4, C5, C6 | + | Laterale Drittel unilateral, mittleres Drittel bilateral |
| C5/C6 | C5, C6, C7 | ++ | Laterale Drittel unilateral, mittleres Drittel bilateral |
| C6/C7 | C6, C7, C8 | ++ | Laterale Drittel unilateral, mittleres Drittel bilateral |
| Duralärmel | | | |
| C3 | C3 – unilateral | + | |
| C4 | C4 – unilateral | + | |
| C5 | C5 – unilateral | ++ | |
| C6 | C6 – unilateral | +++ | |
| C7 | C7 – unilateral | +++ | |
| C8 | C8 – unilateral | + | |
| **Lendenwirbelsäule** | | | |
| Facettengelenke | | | |
| L1/L2 | Th12, L1, L2 – unilateral | + | |
| L2/L3 | L1, L2, L3 – unilateral | + | |
| L3/L4 | L2, L3, L4 – unilateral | + | |
| L4/L5 | L3, L4, L5 – unilateral | ++ | |
| L5/S1 | L4, L5, S1 – unilateral | ++ | |
| Iliosakralgelenk | Variabel aus L2–S5 möglich | + | Individuell multisegmentale Ausstrahlung möglich |

**Abb. 1.15** Neuroanatomische Innervation von Strukturen der Wirbelsäule durch ein oder mehrere Rr. meningei (uni- oder bilateral) zur Anwendung des Arbeitsmodells von Referred pain. Ausstrahlung nach den beschriebenen Regeln in Strukturen der Peripherie. Zur Vereinfachung können Sklerotome/Myotome genutzt werden, um Areale zu verstehen. [L329]

| Anatomische Struktur | Neuroanatomische Innervation | Neigung zu Referred pain | Besonderheiten |
|---|---|---|---|
| **Bandscheiben** | | | |
| L1/L2 | Th12, L1, L2 | + | Laterale Drittel unilateral, mittleres Drittel bilateral |
| L2/L3 | L1, L2, L3 | + | Laterale Drittel unilateral, mittleres Drittel bilateral |
| L3/L4 | L2, L3, L4 | + | Laterale Drittel unilateral, mittleres Drittel bilateral |
| L4/L5 | L3, L4, L5 | ++ | Laterale Drittel unilateral, mittleres Drittel bilateral |
| L5/S1 | L4, L5, S1 | ++ | Laterale Drittel unilateral, mittleres Drittel bilateral |
| **Duralärmel** | | | |
| L1 | L1 | + | |
| L2 | L2 | + | |
| L3 | L3 | + | |
| L4 | L4 | ++ | |
| L5 | L5 | +++ | |
| S1 | S1 | +++ | |
| **Unabhängig von der Wirbelsäulenregion** | | | |
| **Tiefe Muskulatur** | | | |
| Mm. multifidii | Je nach Höhe 3 Segmente unilat. | + | |
| Mm. rotatores breves | Je nach Höhe 3 Segmente unilat. | + | |
| Mm. semispinales | Je nach Höhe 3 Segmente unilat. | + | Aufgrund diverser Insertionen im Verlauf wechselnde Innervation |
| **Weitere Ligamente** | | | |
| Lig. longitudinale anterius | Je nach Höhe 3 Segmente unilat. | - | Aufgrund diverser Insertionen im Verlauf wechselnde Innervation |
| Lig. longitudinale posterius | Je nach Höhe 3 Segmente unilat. | - | Aufgrund diverser Insertionen im Verlauf wechselnde Innervation |
| Lig. flavum | Nicht nozisensorisch innerviert | - | |
| Dura mater | 6–12 Segmente bilateral | ++ | Vom Ort der Läsion 3–6 Segmente nach oben und unten |

**Abb. 1.15** *(Forts.)* Neuroanatomische Innervation von Strukturen der Wirbelsäule durch ein oder mehrere Rr. meningei (uni- oder bilateral) zur Anwendung des Arbeitsmodells von Referred pain. Ausstrahlung nach den beschriebenen Regeln in Strukturen der Peripherie. Zur Vereinfachung können Sklerotome/Myotome genutzt werden, um Areale zu verstehen. [L329]

- Ib-Fasern: Vibrationsempfinden. Vibrationsempfinden wird mit einer Stimmgabel nach Rydel-Seiffer getestet.
- II-Fasern: oberflächliche Oberflächensensibilität und tiefe Oberflächensensibilität. Oberflächliche Oberflächensensibilität wird mit einem großen, sterilen Wattestäbchen getestet. Tiefe Oberflächensensibilität wird mit einem sterilen Holzspatel getestet. Die Nutzung von Nadel und Pinsel ist aus hygienischen Gründen obsolet.
- IIIb-Fasern: IIIb-Fasern sind bei primärem Schmerz aktiv (➤ Kap. 1.3.6).
- IV-Fasern: IV-Fasern sind bei sekundärem Schmerz aktiv (➤ Kap. 1.3.6).

## 1.3 Schmerz

Nozizeptoren leiten potenziell Gewebe bedrohende (Zellnot) oder schädigende Reize (Zelltod) über afferente Leitungsbahnen zum Gehirn. Nozizeption dient somit der Weiterleitung und Verarbeitung nozizeptiver Reize. Diese kann unterschwellig, also ohne Schmerzwahrnehmung des Patienten, oder überschwellig, also mit Schmerzwahrnehmung des Patienten, stattfinden. Wird die Reizschwelle überschritten, so empfindet der Patient Schmerz.

Ab welcher Reizschwelle Schmerzen wahrgenommen werden, hängt von mehreren Faktoren ab. Die Selektivität des Patienten ist einer davon. Von einer niedrigen Selektivität spricht man, wenn der Patient ein **aspezifisches Arousal,** also ein nicht angepasstes Verhalten des vegetativen Nervensystems auf Reize, aufweist (➤ Kap. 1.5.5). Gründe für ein aspezifisches Arousal können sein:

- Psychosoziale Stressfaktoren
- Angst
- Schlafmangel
- Gestörtes Verhältnis zwischen Belastung und Belastbarkeit

Auch Medikamente und Ernährung können die Schmerzwahrnehmung beeinflussen (➤ Kap. 1.1.3).

### 1.3.1 Schmerzreize

Schmerz kann durch verschiedene Reize ausgelöst werden:

- **Mechanisch:** ein Sturz, Tritt, Schlag, Schnitt, Umknicken oder Verdrehen von Gelenken, aber auch starker Zug (Zellnot oder Zelltod)
- **Thermisch:** Verbrennungen, Erfrierungen, der Griff auf die heiße Herdplatte und Kältegefühl bei Minusgraden
- **Chemisch:** Säure, allergische Reaktionen auf Salben o. Ä.

### 1.3.2 Schmerzkomponenten

Es gibt mehrere Schmerzkomponenten:

- **Sensorische** Schmerzkomponente: Verarbeitung von Intensität, Art und Dauer.
- **Affektive** Schmerzkomponente: emotionale Reaktion des Patienten, abhängig von der emotionalen Ausgangslage des Patienten und der Stärke bzw. der Art des Schmerzes.
- **Vegetative** Schmerzkomponente: Eine vegetative Reaktion kann eine erhöhte oder erniedrigte Aktivität des vegetativen Nervensystems bedeuten.
- **Motorische** Schmerzkomponente: Schutzreflexe oder Schonhaltungen als Reaktion auf die Schmerzen.
- **Kognitive** Schmerzkomponente: Vergleiche, Erfahrungen, Erinnerungen an die Schmerzsituation aus früheren Ereignissen (vgl. Gallacchi et al. 2005: 57–59).

### 1.3.3 Schmerzäußerung

Schmerzumgang und Schmerzäußerung sind erlernbare Verhaltensmuster und abhängig von Erziehung, Kultur, Temperament, Alter, Geschlecht und Erfahrungen aus dem Umfeld. Sogar sportartspezifisch sind verschiedene Muster von Schmerzäußerung etabliert (Fußball, Handball, Kraftsport, Turnen, Ballett).

### 1.3.4 Schmerzmerkmale

Patienten beschreiben Schmerzen mit unterschiedlichen Merkmalen:

- Stechend
- Bohrend
- Pulsierend
- Brennend
- Einschießend
- Hell
- Dumpf
- Punktuell
- Großflächig

Das Erkennen und Bewerten dieser Beschreibungen sind wichtige therapeutische Voraussetzungen, um Ursachen auf den Grund gehen zu können.

### 1.3.5 Pathologische Schmerzwahrnehmung

Folgende pathologische Arten der Schmerzwahrnehmung werden beschrieben:

#### Hyperalgesie

Die Hyperalgesie beschreibt eine verstärkte Schmerzwahrnehmung adäquater Reize. Ein Reiz, der adäquat ist, um Schmerzen auszulösen, wird als inadäquat stark empfunden.

Unabhängig davon gibt es den Begriff der primären und sekundären Hyperalgesie bei anhaltenden Schmerzreizen. Diese Begriffe werden im weiteren Verlauf dieses Kapitels erläutert.

#### Allodynie

Die Allodynie beschreibt eine verstärkte Schmerzempfindung auf inadäquate, zum Beispiel taktile Reize. Im Normalfall würde ein solcher Reiz keinen Schmerz auslösen. Eine Allodynie kann bei akuten Entzündungen, zum Beispiel einem starken Sonnenbrand, vorliegen, aber auch einer Algodystrophie oder einer Erkrankung des zentralen oder peripheren Nervensystems zugrunde liegen.

#### Hyperpathie

Die Hyperpathie beschreibt anhaltendes Schmerzempfinden auf Berührungsreize. Eine Hyperpathie deutet auf eine Erkrankung des zentralen Nervensystems hin.

### 1.3.6 Schmerzarten

Eine weitere Voraussetzung, um Informationen aus Anamnese und Klinik richtig einschätzen, bewerten und einsortieren zu können, ist die Kenntnis von verschiedenen Schmerzarten. Im weiteren Verlauf dieses Buches wird als Arbeitsmodell mit folgenden Schmerzarten gearbeitet:

- Lokaler Schmerz
- Referred pain
- Neuropathischer Schmerz
- Phantomschmerz

Es gibt viele andere Einteilungen und Kategorisierungen von Schmerz, zum Beispiel die Einteilung in somatischen und psychogenen Schmerz, in akuten und chronischen Schmerz, die Trennung von viszeralem und parietalem Schmerz oder von radikulärem und pseudoradikulärem Schmerz. Außerdem werden spezifische Schmerzarten beschrieben, wie zum Beispiel entzündlicher Schmerz. In der Betrachtung ausstrahlender Schmerzen werden neben Referred pain und neuropathischem Schmerz in der Literatur auch Headsche Zonen, myofasziale

Triggerpunkte und Tenderpoints beschrieben. Diese Begriffe werden im weiteren Verlauf dieses Kapitels definiert.

Die gewählte Einteilung hat den Vorteil, dass nahezu alle Schmerzphänomene von Patienten in der manualtherapeutischen Praxis den vier Schmerzarten zugeordnet werden können. Die Unterteilung ermöglicht die Lokalisation der Schmerzursache, unabhängig davon, ob es sich um lokale oder ausstrahlende Beschwerden handelt. Eine Bewertung, welche anatomische Struktur als Schmerzquelle in Frage kommt, wird vereinfacht.

Trotzdem werden Verbindungen zu anderen Begriffen und Einteilungen hergestellt.

## Lokaler Schmerz

Als lokaler Schmerz wird Schmerz dann bezeichnet, wenn die Schmerzquelle und die Schmerzwahrnehmung an gleicher Stelle sind. Liegt ein lokaler Schmerz vor, so befindet sich die Schmerzquelle immer in einer bindegewebigen Struktur (Knochen, Muskeln, Kapsel, Bänder, Faszien, Faserknorpel). Hyaliner Gelenkknorpel und Fettgewebe sind nicht nozisensorisch innerviert. Nervengewebe ist kein Bindegewebe und kann keinen lokalen Schmerz verursachen.

Formen des lokalen Schmerzes sind primärer Schmerz und sekundärer Schmerz.

### Primärer Schmerz

Im Moment der Überschreitung der Reizschwelle kommt es zu Aktivität der IIIb-afferenten Nervenfasern. Der Patient nimmt einen hellen Schmerz wahr, der auf das Areal der Schädigung begrenzt ist. Eine gute Lokalisation der betroffenen Region ist möglich.

### Sekundärer Schmerz

5–10 Minuten nach Auftreten des Reizes werden die IV-afferenten Nervenfasern aktiviert. Es kommt zu sekundärem Schmerz. Der Schmerz wird vom Patienten als dumpf empfunden, das schmerzende Areal ist größer, eine genaue Lokalisation der betroffenen Region ist nicht mehr gut möglich.

Die Begriffe primärer und sekundärer Schmerz beschreiben also das, was der Patient empfindet. Um zu beschreiben, was genau nach einem nozizeptiven Reiz passiert, benötigt man weitere Begriffserklärungen.

### Primäre Hyperalgesie

Bei der primären Hyperalgesie unterscheidet man zwei Phasen:

- 1. Phase: Entzündungsmediatoren am Ort der Bedrohung bzw. Schädigung werden freigesetzt. Es kommt zu einer lokalen Hyperalgesie (Herabsetzung der Sensorenreizschwelle) im Gewebe und zu Vasodilatation.
- 2. Phase: Zusätzlich angelieferte Entzündungsmediatoren werden am Ort der Schädigung freigesetzt. Die Sensorenreizschwelle wird weiter herabgesetzt, die Vasodilatation hält an.

Bei geringen Gewebebedrohungen kann die Entzündungsreaktion schon nach der ersten Phase beendet sein. Ist das Problem auch nach der zweiten Phase nicht gelöst, kommt es zu einer sekundären Hyperalgesie.

### Sekundäre Hyperalgesie

Im dorsalen Spinalganglion wird mehr Substanz P (Entzündungsmediator) produziert und sowohl in die Peripherie zum Ort der Schädigung transportiert und ausgeschüttet als auch im Hinterhorn des Rückenmarks ausgeschüttet. Es kommt zu einer Hyperalgesie im gesamten neuroanatomischen Segment.

Beispiele für lokalen Schmerz sind:

- Tritt vor das Schienbein
- Stoßen des Kopfes
- Schnittwunde
- Schmerz nach einer Distorsion

## Referred pain

Synonyme für Referred pain sind **übertragener Schmerz** oder **fortgeleiteter Schmerz.**

Referred pain beschreibt einen Schmerz, bei dem Schmerzquelle und Schmerzwahrnehmung nicht an derselben Stelle sind. Es kommt zu einer Ausstrahlung. Diese bleibt in dem/n neuroanatomischen Segment/en, von dem/denen die ursächlich geschädigte oder bedrohte anatomische Struktur innerviert wird/werden. Sie bleibt in den betreffenden Areae radiculares, strahlt also nicht in den Bereich einer Area nervosa.

Genau wie bei lokalem Schmerz liegt die Ursache bzw. Gewebeschädigung in einer bindegewebigen Struktur. Nervengewebe kann keinen Referred pain verursachen.

**HINWEIS**

Die Erklärungen zu Referred pain sind ein Arbeitsmodell. Die Analyse der Schmerzen muss unbedingt im Zusammenhang mit der Klinik und den Informationen aus Anamnese und Untersuchung erstellt werden.
Neben Referred pain gibt es zudem andere Möglichkeiten für ausstrahlende Schmerzen:

- Neuropathische Schmerzen
- Schmerzen aus inneren Organen
- Typische Schmerzpunkte spezifischer Erkrankungen

Auf diese wird im weiteren Verlauf des Buches eingegangen.
Das Arbeitsmodell hilft, ausstrahlende Schmerzen zurückzuverfolgen, mögliche betroffene Strukturen zu identifizieren und ein besseres Verständnis von Schmerzweiterleitung zu entwickeln.

Die Ausstrahlung bei vorliegendem Referred pain folgt, bis auf wenige Ausnahmen, folgenden Regeln:

- Referred pain strahlt von proximal nach distal aus: Die Schmerzquelle, also das betroffene Gewebe, liegt proximaler als der Ort der Schmerzwahrnehmung. Als proximalster Punkt des Körpers ist der Umbilicus (Bauchnabel) festgelegt. Die nozisensorische Dichte nimmt von proximal nach distal zu.

- Referred pain strahlt von tief nach oberflächlich aus: Die nozisensorische Dichte nimmt von tief nach oberflächlich zu.
- Referred pain strahlt von Strukturen mit niedrigerer zu Orten mit höherer nozisensorischer Dichte aus.
- Referred pain überkreuzt nicht die Medianlinie: Liegt die Schmerzquelle auf der rechten Körperhälfte, so strahlt es auch in die rechte Körperhälfte aus.
- Referred pain bleibt immer im neuroanatomischen Segment: Das Gewebe, in dem der Schmerz wahrgenommen wird, wird von dem-/denselben Spinalnerv/en innerviert wie das Gewebe, in welchem die Schmerzquelle liegt.
- Referred pain überspringt keine Struktur im neuroanatomischen Segment: Die Ausstrahlung geht immer zur nächst distalen/oberflächlicheren Struktur im neuroanatomischen Segment.
- Liegt die nozisensorische Quelle in einer monosegmental nozisensorisch innervierten Struktur, so resultiert daraus monosegmentaler Referred pain.
- Liegt die nozisensorische Quelle in einer multisegmental nozisensorisch innervierten Struktur, so resultiert daraus multisegmentaler Referred pain.
- Liegt die nozisensorische Quelle in einer unilateral nozisensorisch innervierten Struktur, so resultiert daraus unilateraler Referred pain.
- Liegt die nozisensorische Quelle in einer bilateral nozisensorisch innervierten Struktur, so resultiert daraus bilateraler Referred pain.

Im letzten Fall muss der Schmerz auf beiden Seiten in puncto Ausbreitung und Stärke jederzeit genau gleich sein.

Nimmt man diese Regeln für ausstrahlenden Schmerz aus Bindegewebe als Arbeitsmodell, so kann man aus anamnestischen Informationen ursächlich betroffene Strukturen leichter analysieren und benennen. Voraussetzung hierfür ist die Kenntnis über die neuroanatomische Innervation der Strukturen des Körpers. Als Basis bzw. Leitlinie kann man mit dem Erlernen der Myotome für die Extremitäten beginnen, da Referred pain zumeist im Bereich von Faszien (Epimysium) wahrgenommen wird. Die neuroanatomische Innervation der einzelnen Strukturen der Wirbelsäule sollte bekannt sein (➤ Abb. 1.15).

**HINWEIS**

Referred pain aus Strukturen der Extremitäten strahlt oft nur großflächig in darüberliegende, oberflächliche Faszien aus, zum Beispiel aus der Sehne des M. supraspinatus in die Fascia deltoidea. Wird die betreffende Struktur provoziert, in diesem Fall etwa durch isometrisches Anspannen, so verspürt der Patient lokalen, scharf umgrenzten Schmerz. Nach distal ausstrahlende Schmerzen findet man hingegen häufiger aus Strukturen der Wirbelsäule in die Extremitäten. Diese Schmerzen werden auch als pseudoradikuläre Schmerzen bezeichnet.

➤ Abb. 1.16 zeigt typische Ausstrahlungsgebiete (Referred areas) der einzelnen neuroanatomischen Segmente.

### Referred area

Die Größe der Referred area, also die Ausbreitungsfläche eines Referred pain nach distal, variiert und ist abhängig von folgenden Faktoren:

- Der momentanen Belastbarkeit des Patienten
- Der Selektivität des Patienten

| Neuroanatomisches Segment | Kleine Referred Area | Weitere progrediente Ausbreitung bei größerer Referred Area | |
|---|---|---|---|
| C1 | Kein Referenzgebiet | | |
| C2 | Okzipital | Frontal | Temporal und/oder orbital |
| C3 | Dorsaler Nacken (Fascia nuchae) | | |
| C4 | Bereich des M. trapezius pars transversa | | |
| C5 | Proximaler lateraler Oberam | Gesamter lateraler Oberarm | |
| C6 | Proximaler ventraler Oberarm | Gesamter ventraler Oberarm | |
| C7 | Proximaler dorsaler Oberarm | Gesamter dorsaler Oberarm | |
| C8 | Ulnare Handkante | Kleinfinger | |
| Th1 | Humeroulnarregion | | |
| L1 | Leistenregion | Medialer Oberschenkel | |
| L2 | Leistenregion | Medialer Oberschenkel | |
| L3 | Proximaler ventraler Oberschenkel | Etwas fortlaufend nach kaudal | |
| L4 | Proximaler ventrolateraler Oberschenkel | Fortlaufend nach kaudal (medial) | |
| L5 | Bereich um den Trochanter major | Gesamter lateraler Oberschenkel | |
| S1 | Bereich um das Tuber ischiadicum | Dorsolateraler Oberschenkel | |

**Abb. 1.16** Typische Referred areas bei Referred pain aus Strukturen der Wirbelsäule in die Extremitäten. Ausbreitungsreihenfolge 1–3 von kleiner zu großer Referred area; abhängig von der Größe des Schadens und der Selektivität des Patienten. [L329]

- Der Größe des Schadens
- Ggf. der Dauer der Gewebebedrohung

Des Weiteren ist sie davon abhängig, wie weit sich die betreffende Area radicularis nach distal fortsetzt.

### Beispiele zur möglichen Analyse

**Beispiel 1: Schmerzen im Bereich des Trochanter major**
Es gab kein Trauma, keine Entzündung, keine Überlastung. Von einem lokalen Schmerz ist nicht auszugehen. Der Bereich wird von L5 innerviert. Als Ursache wird die nächst proximale und tiefer gelegene, bindegewebige anatomische Struktur vermutet, die auch unilateral und monosegmental von L5 innerviert wird. In Betracht kommt nur der Duralärmel von L5.

Alle anderen lumbalen Strukturen werden multisegmental innerviert, würden also auch multisegmental ausstrahlen. Ggf. liegt eine Bandscheibenproblematik mit zusätzlicher Klinik einer Protrusion oder eines Prolapses vor.

Referred pain aus dem Duralärmel von L5 kann sich auf den Bereich über dem Trochanter major (kleine Referred area) oder den gesamten lateralen Oberschenkel (große Referred area) projizieren.

**Beispiel 2: Schmerzen in der Leiste, Schmerzen lumbosakral, Schmerzen an der Knieinnenseite**
Der lumbosakrale Übergang besteht aus von den Segmenten L4, L5, S1 innervierten Strukturen. Die Leistenregion wird aus L1, L2, (L3) innerviert. Die Knieinnenseite wird auch aus L1, L2 innerviert. Da der lumbosakrale Übergang anders innerviert wird als die Leistenregion, kann der Leistenschmerz kein Referred pain aus dieser Region sein. Der Schmerz an der Knieinnenseite kann auch kein Referred pain sein, da die Adduktoren ebenfalls aus L1, L2 versorgt werden und Referred pain keine Struktur im Segment überspringt. Wenn die Adduktoren ebenfalls schmerzen würden, würde von Referred pain ausgegangen.

**Beispiel 3: Bilaterale Leistenschmerzen**
Etwas komplizierter gestaltet sich die Analyse von bilateralen Schmerzen in den Extremitäten. Hier gibt es folgende Möglichkeiten, am Beispiel bilateraler Leistenschmerzen:

- Lokaler Schmerz rechts und lokaler Schmerz links: Möglich wäre eine Hüftarthrose bds. Die Schmerzen wären nicht immer gleich stark und könnten mit Flexion, Adduktion, Innenrotation plus Kompression jeweils provoziert werden.
- Referred pain aus einer bilateral multisegmentalen Region im thorakolumbalen Übergang: In diesem Fall wären die Ausstrahlungen an beiden Seiten komplett identisch.
- Lokaler Schmerz auf einer Seite, Referred pain aus einer unilateral multisegmental innervierten Struktur des thorakolumbalen Überganges auf der anderen Seite.
- Referred pain aus zwei unilateral multisegmental innervierten Strukturen des thorakolumbalen Überganges.

Die letzten beiden Varianten sind unwahrscheinlich, werden jedoch aus didaktischen Gründen zum besseren Verständnis aufgeführt.

Je oberflächlicher und distaler eine bindegewebige Struktur liegt, desto seltener geht von ihr Referred pain aus.

## Neuropathischer Schmerz

Neuropathischer Schmerz tritt auf, wenn die Schmerzquelle in einer neurogenen Struktur liegt. Anders als lokaler Schmerz und Referred pain adaptiert neuropathischer Schmerz nicht. Er entsteht durch Entzündung, Druck oder Zug sowie durch Verletzung von Nerven.

Neuropathischer Schmerz wird als massiv, einschießend und unerträglich beschrieben. Man nimmt ihn ab der Stelle der Läsion im gesamten weiteren Verlauf des Nervs nach distal wahr.

**Beispiele:**

- Verletzung des N. ulnaris im Sulcus nervi ulnaris. Der Patient gibt massive, einschießende Schmerzen vom Ellenbogen bis zum kleinen Finger an.
- Druck des Discus intervertebralis von L5/S1 auf den sich im Neuroforamen befindlichen Duralärmel von L5 und somit auf den Spinalnerv von L5. Es folgen massive, einschießende Schmerzen im gesamten Bein von proximal nach distal bis zum großen Zeh. Natürlich ist neuropathischer Schmerz nicht die erste Reaktion von Nervenmaterial auf Druck. Die Reihenfolge von Symptomen bei Nervenläsionen wird im Verlauf dieses Buches ausführlich erläutert.
- Entzündung einer Zahnwurzel. Massive Schmerzen am Ort der Entzündung, keine Ausstrahlung, da die Läsion schon am distalen Ende des Nervs ist.

Neuropathischer Schmerz funktioniert nach dem On/Off-Prinzip. Macht der Patient eine Bewegung, die den Druck auf den Nerv erhöht, so kommt es zu einschießenden Schmerzen. Nimmt man den Druck, ist der Schmerz wieder weg. Anhaltender neuropathischer Schmerz besteht nur bei großen akuten Nervenläsionen und starken Nervenentzündungen.

**RED FLAG**
Persistierende neuropathische Schmerzen sind eine Red flag (➤ Kap. 1.5.1).

## Phantomschmerz

Phantomschmerz wird nur in den Extremitäten beschrieben und ist eine Form des neuropathischen Schmerzes nach Amputationen. Er ist vom Charakter her deshalb auch massiv, einschießend und unerträglich. Allerdings nimmt der Patient ihn im amputierten Bereich wahr.

In der Physiotherapie wird mittels sensorischer Reize versucht, Input an das afferente Nervensystem zu geben, um die Stelle der Amputation zu vermitteln.

Da die Kriegsversehrten des Zweiten Weltkriegs aussterben, gibt es mittlerweile deutlich weniger Patienten mit Amputationen. Motorradunfälle, Tumorerkrankungen und Kriegsverletzungen sind die häufigsten Ursachen für Amputationen. Amputationen bei Diabetes mellitus sind mittlerweile aufgrund von guten medikamentösen Einstellungen selten.

## Weitere Einteilungen von Schmerz

- **Radikulärer Schmerz:** Die Schmerzquelle liegt in der Radix, also Nervenwurzel. Es handelt sich also um neuropathischen Schmerz.
- **Pseudoradikulärer Schmerz:** Die Schmerzquelle liegt in der Wirbelsäule, es gibt eine Ausstrahlung. Die Schmerzquelle liegt nicht in der Radix, sondern in einer bindegewebigen Struktur. Es handelt sich um Referred pain.
- **Viszeraler Schmerz:** Die Schmerzquelle liegt in einem inneren Organ. Schmerzarten können je nach Organ und Größe des Schadens lokale Schmerzen oder Referred pain sein. Referred pain aus inneren Organen wird anhand von Headschen Zonen analysiert.
- **Parietaler Schmerz:** Die Schmerzquelle liegt im Bewegungsapparat. Schmerzarten können lokaler Schmerz, Referred pain, neuropathischer Schmerz oder Phantomschmerz sein.
- **Somatischer Schmerz:** Die Ursache liegt in einer tatsächlich bestehenden Schmerzquelle im Körper. Darunter fallen lokaler Schmerz, Referred pain, neuropathischer Schmerz oder Phantomschmerz.
- **Psychogener Schmerz:** Diese Beschreibung geht davon aus, dass der Patient Schmerzen wahrnimmt, ohne dass nozizeptive Reize verarbeitet werden. Es liegt keine Gewebebedrohung oder kein Gewebeschaden vor.
- **Übertragener Schmerz:** Synonym von Referred pain.
- **Fortgeleiteter Schmerz:** Synonym von Referred pain.

**RED FLAG**

Manualtherapeuten haben nicht die Kompetenz festzustellen bzw. davon auszugehen, dass es keinen somatischen Grund für die Beschwerden eines Patienten gibt. Daher sollte immer von einer somatischen Ursache ausgegangen werden. Findet der Therapeut auch nach sorgfältiger Anamnese und gründlicher Untersuchung keinerlei Ursache für die Beschwerden des Patienten, so ist der Patient zum Arzt zu überweisen.

**HINWEIS**

In der Anamnese versucht man Schmerzen zu analysieren. Aus dem sich ergebenden Verdacht resultiert die körperliche Untersuchung. Untersucht werden die wahrscheinlich betroffenen und die umliegenden Regionen.

## Schmerzorte bei übertragener Hyperalgesie

Sind viszerale oder parietale Strukturen geschädigt, so werden Hyperalgesien an anderen Orten als der Schmerzquelle bzw. dem Ort der Schädigung beschrieben.

- **Headsche Zonen:** Hautareale, in denen bei Erkrankungen innerer Organe Hyperalgesie entstehen kann, werden als Headsche Zonen bezeichnet. Jedem Organ ist eine Headsche Zone zugeordnet (➤ Abb. 1.17).
- **Myofasziale Triggerpunkte:** Muskel-, Kapsel- und Bandstrukturen, die eine atypische Druckdolenz (Hyperalgesie) aufweisen, wenn andere Strukturen mit gleicher neuroanatomischer Innervation geschädigt sind, werden als myofasziale Triggerpunkte bezeichnet.
- **Tenderpoints:** Darunter versteht man spezifische Punkte, die Druckdolenz aufweisen, wenn eine Fibromyalgie oder andere Formen der Kollagenosen vorliegen.

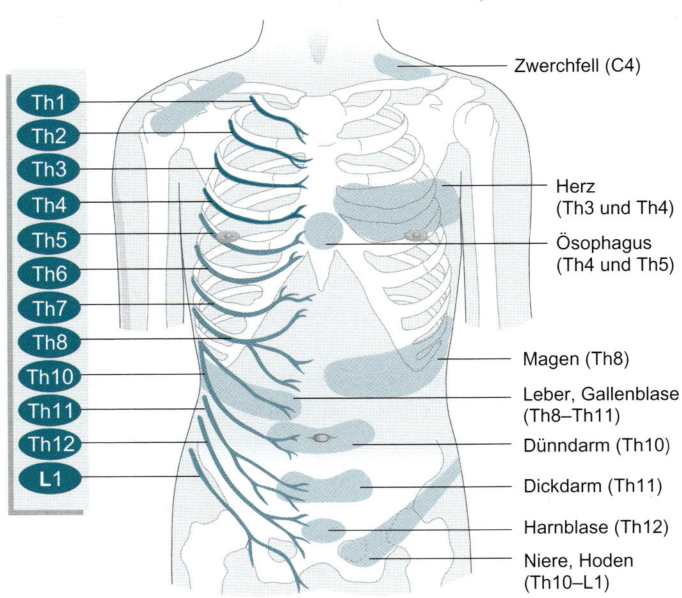


**Abb. 1.17** Headsche Zonen. [A300-157]

### Patientenbeispiele

Die folgenden Beispiele dienen der Erklärung, welche analytische Fähigkeit aus Wissen in Anatomie, Neuroanatomie und der Kenntnis von Schmerzarten resultieren kann.

**Beispiel 1:**
Ein Patient hat einen Schlag gegen die Rippen bekommen. Der Therapeut geht von einer Prellung oder Fraktur einer oder mehrerer Rippen aus. Die Schmerzart ist lokaler Schmerz.

**Beispiel 2:**
Ein Patient klagt über Schmerzen am rechten Trochanter major nach längerem Sitzen. Ein Slump-Test modifiziert in Seitlage mit Dehnung des Duralärmels von L5 provoziert die Schmerzen. Der Therapeut geht von Druck auf den Duralärmel von L5 im lateralen Rezessus durch die Bandscheibe L4/L5 oder im Foramen intervertebrale durch die Bandscheibe L5/S1 aus. Die Schmerzart ist Referred pain.

**Beispiel 3:**
Ein Patient klagt über Nackenschmerz und massive, einschießende Schmerzen in den Arm bis in die Spitzen von Daumen und Zeigefinger. Es ist von neuropathischem Schmerz von C6 durch eine zervikale Radikulopathie von C6 auszugehen.

Die Leitsymptome von Beschwerden in anatomischen Strukturen und spezifischen Pathologien werden in den ➤ Kapiteln 2–9 ausführlich dargestellt.

## 1.3.7 Schmerzen bei Klein- und Schulkindern

Ursprünglich galt die Regel, dass Klein- und Schulkinder ohne Trauma keine Schmerzen am Bewegungsapparat haben. Überlastungssyndrome wurden frühestens ab dem Jugendalter beschrieben, degenerative Veränderungen erst ab dem fortgeschrittenen Erwachsenenalter. Dies hat sich in den letzten 20 Jahren gewandelt. Durch körperliche Passivität zugunsten der Nutzung von Computern und sozialen Medien sieht man in der manualtherapeutischen Praxis zunehmend Kinder mit HWS- oder LWS-Beschwerden, zervikogenem Kopfschmerz oder Schmerzen in den Gelenken der Extremitäten nach der Aufnahme einer neuen sportlichen Aktivität.

Zudem sieht man in der manualtherapeutischen Praxis Kinder mit Überlastungssyndromen wie Shin Splint, Achillodynie oder Jumpers knee nach sehr hochfrequentem Training in Ballsportvereinen ohne Ausgleich im Sinne von Regeneration oder Athletiktraining.

Nichtsdestotrotz sollte die „alte Regel" als Grundsatz in der Diagnostik von Schmerzen bei Klein- und Schulkindern im Hinterkopf behalten werden!

Kommt ein Kind mit Schmerzen in die Praxis, sollte die erste Frage die nach einem Trauma sein. Wenn ja, folgt eine Traumaanalyse (➤ Kap. 1.1.2). Gab es kein Trauma, wird nach einem aktuellen oder zurückliegenden Infekt gefragt. Wenn ja, ist das Kind umgehend zum Arzt zu überweisen. Postinfektiöse Erkrankungen wären möglich (Osteomyelitis, Grisel-Syndrom o. Ä.).

Gab es weder ein Trauma noch aktuelle oder zurückliegende Infekte und liegt keine erkennbare Erklärung für die Schmerzen vor, wie starke Haltungsinsuffizienzen bei ausgeprägtem Bewegungsmangel oder deutlich überhöhte, einseitige (sportliche) Belastung, so ist das Kind umgehend zum Arzt zu überweisen. Eine neoplastische Erkrankung wäre möglich.

**RED FLAG**

Trotz des vollzogenen Wandels in puncto Aktivitätsmangel sollten Schmerzen des Bewegungsapparates bei Kindern weiterhin als ungewöhnlich erachtet und ernst genommen werden. Ohne eindeutige Erklärung stellen sie eine Red flag dar (➤ Kap. 1.5.1)!

# 1.4 Evidenz

Auch wenn es zum jetzigen Zeitpunkt keine konkrete Aussicht auf die Umsetzung der Vollakademisierung der Physiotherapie gibt, geht die Entwicklung in der Physiotherapie und den anderen Heilberufen weg von einer reinen Ausbildung und hin zum Upgrade durch Bachelor- und Masterstudiengänge. Die stufenweise Akademisierung der Heilberufe ist an eine evidenzbasierte Ausrichtung der Ausbildung und der Studiengänge geknüpft. Die Beurteilung der Qualität von Untersuchungs- und Behandlungstechniken ist ein wichtiger Baustein in der Physiotherapie und Manuellen Therapie. Auch wenn weniger qualitativ hochwertige Studien produziert werden als in der Medizin oder anderen Fachrichtungen, sollte der Anspruch sein, so studienbasiert bzw. evidenzbasiert wie möglich zu arbeiten.

Dieses Buch verweist auf zahlreiche, aktuelle Studien zu Untersuchungstechniken und Behandlungsverfahren. Gibt es aussagekräftige, gute Reviews älteren Datums und keine neueren Studien zum Thema, so werden auch diese aufgeführt.

Bei den in den Folgekapiteln beschriebenen manualtherapeutischen und medizinischen Verfahren ohne Studienbeleg werden die gängigsten Untersuchungen und Anwendungen beschrieben. Des Weiteren beruht das Buch auf 30 Jahren interner Evidenz in der manualtherapeutischen Praxis.

## 1.4.1 Evidenz von Untersuchungsverfahren

Am Beginn einer Untersuchung steht die Anamnese (➤ Kap. 1.8.1). Anhand der Schilderung des Patienten zu seinen Beschwerden und anhand gezielter Fragen versucht der Therapeut, ein Muster zu erkennen. Je mehr Wissen in Anatomie und Neuroanatomie, Pathologie und Leitsymptomatik und je mehr Kenntnis von Heilungsphasen und Schmerzarten vorhanden sind, desto eher ist er dazu in der Lage.

Besteht trotz sorgfältiger Anamnese kein klares Muster, so versucht der Therapeut die Beschwerden des Patienten in die in ➤ Kap. 1.1 beschriebenen Sparten zu sortieren. Die körperliche Untersuchung dient der Bestätigung der daraus resultierenden Vermutung. Außerdem dient sie dem Ausschluss etwaiger Kontraindikationen.

Um die Ergebnisse der körperlichen Untersuchung richtig bewerten zu können, ist es notwendig, die Aussagekraft und Qualität der einzelnen Techniken zu kennen.

## Testgütekriterien

Anhand von Testgütekriterien kann beurteilt werden, wie hoch die Aussagekraft von diagnostischen Tests ist. Unterschiedliche Testgütekriterien beschreiben, in welcher Hinsicht ein Test wertvolle Informationen liefern kann. Nachfolgend werden die für Manualtherapeuten ohne wissenschaftlichen Hintergrund wichtigsten Kriterien aufgeführt und erläutert. Die Beispiele beziehen sich auf die Extremitäten, weil es bei den Testgütekriterien im Hinblick auf die Untersuchung der Wirbelsäule Besonderheiten gibt (➤ Kap. 1.4.4).

### Reliabilität

Die Reliabilität beschreibt die Reproduzierbarkeit eines Tests mit wiederholt gleichem Ergebnis. Hierbei wird zwischen Intra-rater- und Inter-rater-Reliabilität unterschieden.

#### Intra-rater-Reliabilität

Die Intra-rater-Reliabilität misst die Übereinstimmung von Testergebnissen bei mehrfacher Durchführung des gleichen Tests durch einen Untersucher. Je mehr Probanden vom Untersucher getestet werden und je häufiger die Tests wiederholt werden, desto aussagekräftiger ist die Bewertung.

**Beispiel:**

Ein Therapeut untersucht bei 100 Patienten mit dem Supine-Lachmann (Lachmann-Test) das vordere Kreuzband und trifft die Aussage, ob es seiner Vermutung nach intakt oder gerissen ist. Diese Untersuchung wiederholt er mehrere Male.

*Auswertung:* Wie groß war die Reproduzierbarkeit seiner Ergebnisse, also wie häufig kam der Untersucher bei den Patienten wiederholt zum selben Ergebnis? Eine mögliche Fehlerquelle ist, dass sich der Therapeut ggf. an seine Voreinschätzungen erinnern kann.

#### Inter-rater-Reliabilität

Die Inter-rater-Reliabilität (auch als Inter-tester-Reliabilität bezeichnet) misst die Übereinstimmung von Testergebnissen bei Durchführung von Tests durch mehrere Untersucher. Je mehr Untersucher den Test durchführen und je mehr Patienten untersucht werden, desto aussagekräftiger ist die Bewertung. Die Inter-rater Reliabilität wird synonym auch als Objektivität bezeichnet. Zur Bewertung von Reliabilität ist eine standardisierte Ausführung des Tests notwendig!

**Beispiel:**

10 Therapeuten untersuchen bei 100 Patienten mit dem Supine-Lachmann-Test das vordere Kreuzband und treffen eine Aussage, ob es ihrer Vermutung nach intakt oder gerissen ist.

*Auswertung:* Wie groß war die Reproduzierbarkeit der Ergebnisse, also wie oft kamen die Untersucher zum selben Ergebnis? Klassifiziert und angegeben wird die Reliabilität mit dem Kappa-Koeffizienten. Die Einteilung des Kappa-Wertes erfolgt auf einer Skala von –1 bis +1.

**EVIDENZ**

Die Aussagekraft des Kappa Wertes ist in den Bereichen
- 0,81–1,00 sehr gut,
- 0,61–0,80 gut,
- 0,41–0,60 mittelmäßig,
- 0,21–0,40 leicht,
- 0,00–0,20 schwach,
- < 0,0 schlecht.

Ein diagnostischer Test ist nur für die Praxis tauglich, wenn er einen k-Wert von über 0,4 hat (vgl. May et al. 2006).

Der Supine-Lachmann-Test weist laut Mulligan et al. 2011 eine Inter-rater-Reliabilität von 0,6, laut Lichtenberg et al. 2018 eine Inter-rater-Reliabilität von 0,77 auf. Die Reproduzierbarkeit kann als mittelmäßig bis gut bewertet werden. Die Aussagen über Sensitivität und Spezifität können genutzt werden. Jedoch müssen auch hier das Studiendesign und somit die Aussagekraft der Studie kritisch begutachtet werden.

### Sensitivität (richtig-positive Rate eines Tests)

Ist der Test richtig positiv, wenn die Erkrankung tatsächlich vorliegt? Die Sensitivität gibt die Häufigkeit an, mit der eine vorliegende Erkrankung mit einem diagnostischen Test auch als vorliegende Erkrankung erkannt wird (vgl. Mangold 2006: 125–127).

**Beispiel 1:**

Ein Therapeut untersucht 100 Patienten mit vorliegender Ruptur des vorderen Kreuzbandes mit dem Supine-Lachmann-Test. Bei wie vielen Patienten kommt er zu dem richtig positiven Ergebnis, dass das Band gerissen ist?

**Beispiel 2**

Ein Therapeut untersucht 100 Patienten mit vorliegender Ruptur des vorderen Kreuzbandes mit dem Pivot-Shift-Test. Bei wie vielen Patienten kommt er zu dem richtig positiven Ergebnis, dass das Band gerissen ist?

### Spezifität (richtig-negative Rate eines Tests)

Ist der Test richtig negativ, wenn die Erkrankung nicht vorliegt? Die Spezifität gibt die Häufigkeit an, mit der eine nicht vorliegende Erkrankung mit einem diagnostischen Test auch als nicht vorliegende Erkrankung erkannt wird (vgl. Mangold 2006: 125–127).

**Beispiel 1:**

Ein Therapeut untersucht 100 Patienten mit intaktem vorderem Kreuzband mit dem Supine-Lachmann-Test. Bei wie vielen Patienten kommt er zu dem richtig negativen Ergebnis, dass das nicht Band gerissen ist?

**Beispiel 2:**

Ein Therapeut untersucht 100 Patienten mit intaktem vorderem Kreuzband mit dem Pivot-Shift-Test. Bei wie vielen Patienten kommt er zu dem richtig negativen Ergebnis, dass das nicht Band gerissen ist?

Die Bewertung von Sensitivität und Spezifität erfolgt in Prozent:

**Zu Beispiel 1:**

- Der Supine-Lachmann-Test ist bei 94 von 100 Patienten richtig positiv. Die Sensitivität liegt bei 94 %.
- Der Supine-Lachmann-Test ist bei 97 von 100 Patienten richtig negativ. Die Spezifität liegt bei 100 %.

Diese Ergebnisse werden wie folgt interpretiert:

- Ein positiver Supine-Lachmann-Test weist mit hoher Wahrscheinlichkeit auf eine Ruptur des vorderen Kreuzbandes hin. *Begründung:* Die Sensitivität liegt bei 94 %. Zudem gibt es nur bei 3 % der Patienten ein falsch-positives Ergebnis.
- Ein negativer Supine-Lachmann-Test weist mit hoher Wahrscheinlichkeit auf ein intaktes vorderes Kreuzband hin. *Begründung:* Die Spezifität liegt bei 97 %. Zudem gibt es nur bei 6 % der Patienten ein falsch-negatives Ergebnis.

**Zu Beispiel 2:**

- Der Pivot-Shift-Test ist bei 32 von 100 Patienten richtig positiv. Die Sensitivität liegt bei 32 %.
- Der Pivot-Shift-Test ist bei 100 von 100 Patienten richtig negativ. Die Spezifität liegt bei 100 %.

Diese Ergebnisse werden wie folgt interpretiert:

- Ein positiver Pivot-Shift-Test weist auf eine Ruptur des vorderen Kreuzbandes hin. *Begründung:* Die Spezifität liegt bei 100 %. Bei keinem der Patienten mit intaktem Kreuzband gab es ein falsch positives Ergebnis des Tests.
- Ein negativer Pivot-Shift-Test liefert hingegen keine klaren Hinweise, ob das vordere Kreuzband intakt ist oder nicht. *Begründung:* Sowohl bei 100 % der Patienten mit intaktem als auch bei 68 % der Patienten mit gerissenem vorderem Kreuzband war das Testergebnis negativ.

*Anmerkung:* In den oben genannten Beispielen wurde die Zahl der Patienten zur einfachen Erklärung auf 100 gebracht. Die Werte von Sensitivität und Spezifität beider Tests stammen aus einem systematischen Review von Benjaminse et al. 2006. Scholten et al. 2003 und Jackson et al. 2003 kommen in ihren Reviews zu ähnlichen Ergebnissen.

**HINWEIS**

Unterschiedliche Studien erzielen unterschiedliche Ergebnisse, da andere Untersucher andere Patienten in anderer Anzahl und möglicherweise mit anderer Ausführung der Tests untersucht haben. Wichtig ist, dass die genaue Ausführung des Tests in der Studie beschrieben und an einer repräsentativen Zahl von Patienten durchgeführt wurde. Höhere Aussagekraft als eine einzelne Studie liefern Reviews, also Arbeiten, in denen die Ergebnisse vieler (möglichst aller) Studien zur selben Fragestellung gesammelt und zusammenfassend analysiert werden.

### Validität

Mit der Validität wird die Glaubwürdigkeit eines Tests beurteilt:

- Passt der Test zur Fragestellung?
- Ist der Test geeignet, positive Testergebnisse mit hoher Zuverlässigkeit korrekt zu liefern?
- Ist der Test geeignet, negative Testergebnisse mit hoher Zuverlässigkeit korrekt zu liefern?
- Wird mit dem Test tatsächlich das untersucht, was untersucht werden soll?

Validität setzt voraus, dass Tests frei von Messfehlern sind. Ein valider Test muss also reproduzierbar sein und somit über eine hohe Reliabilität verfügen (vgl. Gross Portney und Watkins 2000: 79).

Es gibt mehrere Formen von Validität (vgl. Mangold 2013: 126). Die für die Beurteilung von manualtherapeutischen Untersuchungstests wichtigste Form ist die Kriteriumsvalidität.

#### Kriteriumsvalidität

Die Kriteriumsvalidität misst, inwieweit die Messergebnisse von Tests mit den Ergebnissen eines Referenztests übereinstimmen. Dieser Referenztest wird als **Gold-Standard** bezeichnet (vgl. Mangold 2006: 200).

##### Gold-Standard

Um die Möglichkeit zu haben, Sensitivität und Spezifität zu beurteilen, muss es eine Untersuchungsmöglichkeit geben, die zu 100 Prozent beweisen kann, ob eine Erkrankung vorliegt oder nicht.

**Beispiel:**

Der Gold-Standard zur Feststellung oder zum Ausschluss einer Ruptur des vorderen Kreuzbandes ist eine Arthroskopie. Selbst eine Magnet-Resonanz-Tomografie (MRT) erfüllt nicht die Anforderungen eines Gold-Standards. Sieht man in der MRT ein rupturiertes vorderes Kreuzband, so kann man von einer Ruptur ausgehen. Erscheint das vordere Kreuzband in der MRT intakt, so kann es dennoch rupturiert sein. Eine MRT verfügt also in der Diagnostik des vorderen Kreuzbandes über eine gute Spezifität, jedoch über eine nicht 100-prozentige Sensitivität.

**HINWEIS**

Die Qualität von Studien zur Ermittlung von Validität ist auch davon abhängig, ob ein wirklicher Gold-Standard zugrunde gelegt wurde.

### Praktikabilität

Praktikabilität bewertet die Anwendbarkeit eines Tests (vgl. Mangold 2013: 126–127):

- Wie hoch sind die Kosten der Durchführung?
- Wie zeitaufwendig ist die Durchführung?
- Wie gut lässt er sich in der Praxis anwenden?

**Beispiel:**

Unmittelbar nach einem Trauma mit Verdacht auf Ruptur des vorderen Kreuzbandes ist der vordere Schubladentest aufgrund der erforderlichen 90° Flexion wenig praktikabel. Ein Supine-Lachmann-Test aus 15–20° Flexion hingegen ist auch unmittelbar nach einem Trauma anwendbar.

## 1.4.2 Evidenz von Therapieverfahren

Um sinnvoll und zielgerichtet therapieren zu können, muss bekannt sein, welche Qualität und welche zu erwartenden Effekte manualtherapeutische Techniken und Verfahren haben. Die Bewertung von Therapieverfahren ist wesentlich komplexer als die Bewertung von Reliabilität, Sensitivität und Spezifität von Untersuchungsverfahren.

Aussagekräftige Studien müssen diverse Qualitätsmerkmale erfüllen:

### Testgruppen

Soll eine Studie herausfinden, ob ein Medikament, ein Therapieverfahren oder eine Behandlungsmethode effektiv ist, so benötigt man eine Therapiegruppe und eine Kontrollgruppe. In der Therapiegruppe sind die Patienten, die die zu bewertende Therapie erhalten, in der Kontrollgruppe Patienten, die sie nicht erhalten.

Geht es um ein Medikament, kann die Kontrollgruppe ein Placebo erhalten oder alternativ kein Medikament.

Geht es um manualtherapeutische Techniken oder Behandlungsverfahren, so kann die Kontrollgruppe eine andere Therapie erhalten oder keine Therapie.

Ein Problem bei dem Vergleich zwischen der Therapiegruppe und der Kontrollgruppe ist, dass auch Placebos Effekte haben können. Auch die Wirkung anderer Verfahren kann nicht als Null eingestuft werden. Erhalten Patienten der Kontrollgruppe ein anderes Therapieverfahren, so können die Effekte nur miteinander verglichen werden. Es ist dann nicht möglich zu beurteilen, wie die zu bewertende Therapie im Vergleich zu keiner Therapie wäre.

### Randomisierung

Die Randomisierung beschreibt die zufällige Verteilung von Patienten in die beiden Gruppen (Therapie- bzw. Kontrollgruppe). Alle Teilnehmer müssen also eine gleiche Chance haben, in beiden Gruppen zu landen. Idealerweise ist der studienverantwortliche Therapeut nicht in das Randomisierungsverfahren involviert.

Würde keine Randomisierung erfolgen, so bestünde die Gefahr, dass es zu einer willkürlichen Verteilung käme und Patienten mit zum Beispiel besserer Prognose in der Therapiegruppe landen würden (vgl. Mangold 2013: 70).

### Dropouts

Mit Dropouts ist die Abbruchrate von Patienten gemeint, die Teil einer Studie waren. Je höher die Abbruchrate, desto schlechter die Validität der Studie. Je schlechter die Verteilung der die Studie verlassenden Patienten, desto geringer die Validität.

### Intention-to-Treat-Analyse

Wichtig ist, dass alle Patienten der beiden Gruppen in die Analyse der Studie miteinbezogen wurden, unabhängig davon, ob sie die Studie abgebrochen haben, die Kriterien der Studie wirklich erfüllten oder die Behandlung tatsächlich erhielten.

Wurden nicht alle teilnehmenden Patienten tatsächlich erfasst, kann der Wert der Ergebnisse reduziert sein. Ablehnungen der Therapie oder Nebenwirkungen würden nicht berücksichtigt (vgl. Mangold 2013: 73).

### Verblindung

Wichtig für die Bewertung einer Studienqualität ist, ob es eine einfache oder doppelte Verblindung gegeben hat.

#### Einfache Verblindung

Die Patienten wissen nicht, ob sie in der Therapie- oder Kontrollgruppe sind.

#### Doppelte Verblindung

Weder die Patienten noch der Therapeut weiß, welche Patienten in der Therapie- oder Kontrollgruppe sind. Patienten der Therapiegruppe könnten im Wissen dessen von hohen Erwartungen der Therapie beeinflusst werden. Patienten der Kontrollgruppe könnten von Ängsten, dass ihnen nicht oder schlechter geholfen werden kann, beeinflusst werden.

Therapierende könnten sich bei der Therapie mit der neuen Methode mehr Mühe geben als mit der herkömmlichen Therapie der Kontrollgruppe.

#### Verblindung des Erfassers der Zielgrößen

Auch der Therapeut, der das Outcome, also die Zielgrößen der Studienergebnisse erfasst, sollte verblindet sein. Im besten Fall ist er nicht der Therapeut, der die Therapie durchgeführt hat (vgl. Mangold 2013: 76–77).

### Bewertungskriterien

Ein weiterer Aspekt von Studien zu therapeutischen Verfahren ist, dass sowohl ein als auch mehrere Kriterien bewertet werden können, etwa Schmerzen, Funktion, Kraft, Sportfähigkeit und vieles mehr.

Ein Problem ist, dass die Bewertung mancher Parameter durch den Patienten subjektiv ist. Arbeitet man zum Beispiel mit einer Schmerzskala von 1–10, so kann ein und derselbe Schmerz von unterschiedlichen Patienten auch unterschiedlich bewertet werden. Zudem war der Schmerz zu Beginn unterschiedlich. Generell schwer zu beurteilen ist, ob die Veränderung der zu untersuchenden Aspekte kausal oder temporär bedingt ist, also durch die Anwendung bedingt oder von anderen Faktoren verändert wurde. Eine Bewertung von Sportfähigkeit, Funktion und Kraft erfolgt anhand des Vorniveaus.

Je größer die Testgruppen, desto hochwertiger die Aussage der Studie.

#### Follow up

Je länger das Follow up, also die Erhebung von Daten zur Wirksamkeit, desto besser.

#### Systematische Reviews

Ein systematischer Review hat eine höhere Aussagekraft als eine Primärstudie. Ein systematischer Review sammelt die Ergebnisse möglichst aller Einzelarbeiten zu einer Fragestellung und liefert und analysiert die Ergebnisse in ihrer Gesamtheit.

In Suchmaschinen zur Studiensuche kann gezielt nach Reviews gesucht werden.

## 1.4.3 Interne Evidenz

Neben der externen Evidenz durch Studien zu Untersuchung und Therapie spielt auch die interne Evidenz des Therapeuten eine Rolle. Je mehr Erfahrung der Therapeut auf dem zu behandelnden Gebiet aufweist (Berufserfahrung und Häufigkeit des Krankheitsbildes innerhalb der Tätigkeit), desto genauer werden die Untersuchungsergebnisse und desto zielgerichteter die Therapie sein.

## 1.4.4 Evidenz in der Untersuchung und Behandlung der Wirbelsäule

### Untersuchung der Wirbelsäule

#### Sensitivität und Spezifität

Die Sensitivität und Spezifität von klinischen Tests im Bereich der Wirbelsäule ist in vielen Fällen nicht messbar. Dies liegt am fehlenden Gold-Standard für viele manualtherapeutische Fragestellungen in Bezug auf Funktion, Schmerz und mögliche Degeneration:

- Ist ein Facettengelenk blockiert oder nicht?
- Ist ein Endgefühl pathologisch verändert oder nicht?
- Ist die Mobilität eines Facettengelenks eingeschränkt oder nicht?

Auch die tatsächliche Ursache von Schmerz im Bereich der Wirbelsäule ist schwer zu validieren:

- Kommt der Schmerz aus der Kapsel des Facettengelenks oder aus der Bandscheibe?

Bei nahezu jeder Bewegung und jedem Test werden mehrere Strukturen belastet, eine Separation einzig durch klinische Tests ist schwierig.

Ein weiteres Problem liegt in der Aussagekraft bildgebender Verfahren in Bezug auf Degeneration. Eine MRT ist beispielsweise in der Lage abzubilden, ob eine Degeneration der Facettengelenke oder der Bandscheibe vorliegt. Jedoch ist dadurch nicht erwiesen, dass die Beschwerden des Patienten damit kausal in Verbindung stehen. Dies liegt daran, dass degenerative Veränderungen auch bei einer Großzahl der beschwerdefreien Patienten nachweisbar sind.

**EVIDENZ:**

In einem systematischen Review fassten Brinjikji et al. Ergebnisse aus 33 Studien zusammen. Untersucht wurden Bildgebungen von insgesamt 3110 asymptomatischen Patienten (vgl. Brinjikji et al. 2015).

**Ergebnisse:**

- 37 % der 20-Jährigen und 96 % der 80-Jährigen zeigten Bandscheibendegenerationen.
- 30 % der 20-Jährigen und 84 % der 80-Jährigen hatten eine Bulging disc.
- 29 % der 20-Jährigen und 43 % der 80-Jährigen hatten eine lumbale Protrusion.
- 19 % der 20-Jährigen und 29 % der 80-Jährigen hatten anuläre Risse.

**Konklusion:**

Degeneration der Strukturen der Wirbelsäule ist auch bei Patienten ohne Beschwerden normal und somit Teil normaler Alterungsprozesse und nicht an Schmerzen geknüpft. Bildgebungen bei Schmerzpatienten sind unbedingt im Kontext mit Klinik und Symptomen zu betrachten. In jedem Fall sollte die Frage gestellt werden, ob die Beschwerden zu den Ergebnissen der Bildgebung passen!

Daraus resultiert, dass die Anzahl von Studien geringer ist als im Bereich der Extremitäten. Zudem ist die Qualität der Studien oft schlecht (Studiendesign).

Anamnese, typische klinische Muster und interne Evidenz des Therapeuten helfen bei der richtigen Einschätzung. Die klinischen Muster und spezifischen Symptome der Erkrankungen und Funktionsstörungen der Wirbelsäule werden im Verlauf dieses Buches eingehend erläutert.

In der Beurteilung von Traumafolgen hingegen stellen bildgebende Verfahren den Gold-Standard dar. Frakturen können im Röntgenbild und durch Tomografien dargestellt werden, Rippenfrakturen können auch sonografisch dargestellt werden. Luxationen, Bandrupturen, Blutungen können ebenfalls tomografisch nachgewiesen werden. Das Gleiche gilt für Neoplasien, kongenitale und entzündliche Veränderungen.

Im Verlauf der ➤ Kapitel 2–9 wird die Aussagekraft von klinischen Tests und bildgebenden Verfahren jeweils erläutert. Diagnostische Standards werden aufgeführt.

#### Reliabilität

Auch die Inter-rater-Reliabilität der Tests zur Beurteilung von Funktion und Endgefühl der Wirbelgelenke (Facettengelenke, Unkovertebralgelenke, Kopfgelenke) und der Iliosakralgelenke ist überwiegend schlecht. Ursachen können in der unterschiedlichen Ausführung der Tests, den kleinen Bewegungsamplituden, der Qualität der Fixation und der dreidimensionalen Ausführung liegen.

### Beurteilung der Therapie der Wirbelsäule

Sinnvolle Evidenz im Bereich der Wirbelsäule beurteilt Erfolge therapeutischer Verfahren (auch im Vergleich). Hier sind die wissenschaftlichen Möglichkeiten mit denen in der Beurteilung der Therapie der Extremitäten vergleichbar. Fehlerquellen wurden in ➤ Kap. 1.4.2 unter „Bewertungskriterien" dargelegt.

## 1.5 Das Flaggensystem

Das Flaggensystem beschreibt Warnhinweise, die das weitere therapeutische Vorgehen beeinflussen können.

Zum einen werden die Beschwerden des Patienten auf Hinweise auf ernsthafte Erkrankungen geprüft, zum anderen wird das private und berufliche Umfeld des Patienten auf psychosoziale und andere Stressfaktoren durchsucht, die ein heilungsverzögernder Faktor sein könnten.

Genau wie die Einteilung der Beschwerden des Patienten in die in ➤ Kap. 1.1 erläuterten pathologischen Sparten hilft es also dabei, Beschwerden besser analysieren und Heilungsfortschritte besser einschätzen zu können.

### 1.5.1 Red flags

Unterschiedliche Autoren haben verschiedene Definitionen für Red flags. Auch die Einschätzung darüber, ob ein oder mehrere Red flags vorliegen müssen, um den Patienten zum Arzt (zurück) zu schicken, variiert.

Im weiteren Verlauf des Buches werde ich mit folgender eigener Definition mit Einteilung in drei Kategorien (*A, B* und *C*) arbeiten:

Eine Red flag ist ein klinischer Hinweis, ein Symptom, ein Testergebnis oder eine Reihe von Hinweisen, Symptomen oder Testergebnissen, welcher/e auf eine ernsthafte Pathologie hinweisen könnte/n. Der Patient ist umgehend zum Arzt (zurück) zu überweisen.

Unter ernsthafte Pathologien fallen die Pathologien, die in jedem Fall (auch) in ärztliche Hand gehören:

- Neoplasien
- Zentralneurologische Erkrankungen
- Autoimmunerkrankungen
- Andere Systemerkrankungen
- Frakturen
- Postinfektiöse Erkrankungen
- Gefäßerkrankungen (Aneurysmen, Blutungen, zervikale vaskuläre Pathologien)
- Verdacht auf Herzinfarkt
- Verdacht auf Schlaganfall

### Klinische Hinweise

Bei klinischen Hinweisen müssen die Hinweise, die schon als Einzelmerkmal auf eine ernste Pathologie hindeuten können (in der Folge mit *A* markiert), von denen unterschieden werden, die nur im Kontext bzw. bei gemeinsamem Auftreten mit anderen Symptomen oder Hinweisen ein klares Warnsignal darstellen (in der Folge mit *B* markiert). Zudem werden Hinweise benannt, die die Wahrscheinlichkeit auf das Auftreten einer Erkrankung erhöhen (Prädispositionen, in der Folge mit *C* markiert). Hinweise der Kategorie *C* werden zur Kenntnis genommen und im Hinterkopf behalten.

Die Beschwerden, die mit *A* gekennzeichnet sind, sind als Red flag zu sehen. Der Patient ist zum Arzt zu schicken.

Die Hinweise, die mit *B* gekennzeichnet sind, können in Zusammenhang mit weiteren Hinweisen aus Anamnese, Untersuchung und Klinik zum Red flag werden, stellen als Einzelmerkmal jedoch keines dar.

Weitere Red flags stellen die spezifischen Leitsymptome einzelner, ernsthafter Pathologien dar *(A)*. Auf diese wird im Verlauf des Buches eingegangen.

#### Klinische Hinweise auf Neoplasien

- Großer Gewichtsverlust in kurzer Zeit, ungewollt *A*
- Unerklärliches Fieber oder subfebrile Temperatur *A*
- Unerklärlicher Nachtschweiß *A*
- Bewegungsunabhängige Schmerzen (24 Stunden anwesend, nicht provozierbar, nicht reduzierbar) *A*
- Spezifische Leitsymptome bestimmter Neoplasien *A*
- Allgemeines Unwohlsein *B*
- Stark reduzierte allgemeine Belastbarkeit *B*
- Alter *C*
- Neoplasien in der Familie *C*
- Neoplastische Vorerkrankungen *C*

### Klinische Hinweise auf zentralneurologische Erkrankungen

- Multisegmentale, bilaterale, afferente Störungen *A*
- Afferente und efferente Störungen, die nicht einem Periphernerv oder einem Spinalnerv zuzuordnen sind *A*
- Generalisierte Muskelschwäche *A*
- Unerklärliche Gangunsicherheit, Fallneigung, Gleichgewichtsstörungen *A*
- Spastik *A*
- Hyperkinetische Bewegungsmuster *A*
- Hypokinetische Bewegungsmuster *A*
- Unerklärliche Sprachstörungen *A*
- Unerklärliche Sehstörungen *A*
- Absencen, Synkopen *A*
- Spezifische Leitsymptome bestimmter zentralneurologischer Erkrankungen (➤ Kap. 9.4) *A*
- Pathologischer Nystagmus *A*
- Schwindel *B*
- Zentralneurologische Erkrankungen in der Familie *C*

### Klinische Hinweise auf Autoimmunerkrankungen

- Entzündliche Beschwerden mehrerer Gelenke *A*
- Schübe und Remissionen der entzündlichen Aktivität *A*
- Beteiligung von Haut, Darm, Muskulatur, Faszien, Augen etc. Im Einzelfall *B*, bei mehreren betroffenen Geweben/Organen *A*
- Spezifische Leitsymptome bestimmter Autoimmunerkrankungen (Band I, ➤ Kap. 9.6.1) *A*
- Autoimmunerkrankungen in der Familie *C*
- Positive humane Leukozytenantigene (z. B. HLAB-27) *C*

### Klinische Hinweise auf sonstige Systemerkrankungen

- Spezifische Leitsymptome der einzelnen Pathologien (➤ Kap. 9.7 in diesem Buch und ➤ Kap. 9.10 in Band I dieser Buchreihe) *A*

### Klinische Hinweise auf Frakturen

- Offene, sichtbare Frakturen *A*
- Sichtbare Dislokationen *A*
- Adäquates Trauma *A*
- Fehlende Bewegungsbereitschaft *B*

Im weiteren Verlauf des Buches werden in den ➤ Kapiteln 2–8 unter dem jeweiligen Unterkapitel „Traumatische Erkrankungen" zudem weitere, spezifische klinische Zeichen einzelner Frakturen erläutert.

### Klinische Zeichen für postinfektiöse Erkrankungen

- Erwärmte, gerötete, geschwollene Knochen oder Gelenkregionen ohne vorangegangenes Trauma *A*
- Spezifische Leitsymptome einzelner postinfektiöser Erkrankungen *A*
- Anwesende oder vorangegangene Infekte *B*
- Anhaltende Beschwerden, die bei Bewegung und Belastung stärker werden *B*

### Klinische Hinweise auf Gefäßerkrankungen

#### Abdominelles Aortenaneurysma

- Thorakolumbale Schmerzen *B*
- Schmerzen in den dorsalen Oberschenkeln *B*
- Kombination *A*

**Dissektion**

- Scharfe stechende thorakolumbale Schmerzen *A*

**Stenose**

- Bilaterale sensible Störungen *A*
- Bilaterale motorische Störungen *A*
- Distale Pulslosigkeit *A*
- Hochgradige Erschöpfung *B*
- Blässe *B*
- Thorakolumbale Schmerzen *B*

**HINWEIS**

Die oben genannten Symptome werden in der Literatur generell bei akuten arteriellen Verschlüssen unter den 6 P's zusammengefasst:
- Pain (Schmerz)
- Paleness (Blässe)
- Pulselessness (Puslosigkeit distal des Verschlusses)
- Prostration (Zustand totaler Erschöpfung)
- Paraesthesia (stellvertretend für sensible [afferente] Störungen)
- Paralysis (stellvertretend für motorische [efferente] Störungen)

#### Zervikale vaskuläre Pathologien

- Kopfschmerzen, die als unerträglich beschrieben werden *A*
- Synkopen *A*
- Pathologischer Nystagmus *A*
- Okzipitaler Kopfschmerz *B*
- Drehschwindel *B*
- Nackenschmerz *B*
- Parästhesien im Gesicht *B*

#### Verdacht auf Herzinfarkt

- Brustschmerz mit Engegefühl *A*
- Todesangst, Angstschweiß *A*
- Schmerzen im linken Arm *B*
- Schmerzen im Unterkiefer *B*
- Schmerzen im Ober- oder Unterbauch *B*
- Blass-graue Gesichtsfarbe *B*
- Geschwächter Patient *B*
- Übelkeit, Erbrechen *B*

Verdacht auf Schlaganfall

Plötzlich auftretende
- Sprachstörungen *A*
- Sprachverständnisstörungen *A*
- Sehstörungen *A*
- Lähmungen *A*
- Taubheit *A*
- Gangunsicherheit *A*
- Massive Kopfschmerzen *A*

### Hinweise aus der Untersuchung

Auch Hinweise aus der Untersuchung können eine Red flag bedeuten, ohne schon beweisend für eine ernsthafte Pathologie zu sein.

#### Mögliche Hinweise auf eine Neoplasie

- Leeres Endgefühl *A*
- Sichtbare oder tastbare Hypertrophie von Knochen *A*
- Rezidivierende Serienblockierungen in Wirbelsäulenregionen, die neuroanatomisch der Innervation eines Organs zuzuordnen sind *B*

#### Mögliche Hinweise auf eine zentralneurologische Erkrankung

- Areflexie oder Hyporeflexie mehrerer Reflexe *A*
- Auffälligkeiten im Mirroring und Placing *A*
- Gestörtes Thermoempfinden *A*
- Gestörtes Kraftempfinden *A*
- Multisegmentale Muskelfunktionsdefizite *A*
- Auffällige zentralneurologische Untersuchung *A* (➤ Kap. 1.8.2)

#### Mögliche Hinweise auf eine Fraktur

- Positiver Klopftest *A*
- Positive Frakturtests (z. B. Ottawa ankle/knee rules) *A*
- Atypische Bewegungsmuster in der passiven Untersuchung *B*
- Leeres Endgefühl *A*

Im weiteren Verlauf des Buches werden in den ➤ Kapiteln 2–8 unter dem jeweiligen Unterkapitel „Traumatische Erkrankungen“ zudem weitere, spezifische Untersuchungen nach Frakturen erläutert.

#### Mögliche Hinweise auf Gefäßerkrankungen

Abdominelles Aortenaneurysma
- Distale Pulslosigkeit *A*
- Unterschenkelblutdruck, Differenz im Seitenvergleich von 10 mmHg *B*

Zervikale vaskuläre Pathologien
- Eingeschränktes Gesichtsfeld *A*
- Pathologischer Nystagmus *A*

### Unspezifische Red flags

- Ein weiterer Grund, eine Red flag zu hissen, ist ein unsicheres, ungutes Gefühl des Therapeuten. *A:* Es ist Therapeuten manchmal sowohl aufgrund anamnestischer Informationen als auch aufgrund von Untersuchungstechniken nicht bewusst, was genau stört oder für ein ungutes Gefühl sorgt. Dennoch ist da irgendetwas, was für Zweifel an einer Indikation für Manuelle Therapie sorgt. Ein schlechtes Bauchgefühl ist eine absolute Kontraindikation für Manuelle Therapie.
- Unklare Kasuistiken. *A:* Der Therapeut erkennt kein Muster und ist auch nach Einteilung in die Sparten der Pathologie und der Untersuchung nicht in der Lage zu erkennen, was für die Beschwerden verantwortlich ist. Immer wenn ein Therapeut kein klares Bild zu den Ursachen der Beschwerden hat, sollte zum Arzt (zurück) geschickt werden. Eine Alternative ist in diesem Fall, sich eine zweite Meinung innerhalb des Praxisteams einzuholen. Erkennen auch die anderen Therapeuten im Team keine klare Ursache, so ist der Patient wegzuschicken!

**HINWEIS**

Meinungsaustausch innerhalb des Praxisteams erhöht die Kompetenz jedes Therapeuten. Die wöchentliche Vorstellung komplexer Patientenfälle ist sinnvoll für Patient und Therapeut.

Weitere Red flags, spezifische Merkmale und Untersuchungsstrategien werden in den Folgekapiteln beschrieben.

**RED FLAG**

Auf Red flags wird im Verlauf dieses Buches mit Hilfe dieses Kastens eingegangen.

## 1.5.2 Yellow flags

Als Yellow flags werden Hinweise auf psychosoziale Verhaltensmuster bezeichnet, die zu einer Chronifizierung von Krankheiten im Bewegungsapparat führen können. Beispiele hierfür sind neben Angst und Depressionen auch den Heilungsverlauf negativ beeinflussende Verhaltensmuster wie zu passives Verhalten in puncto Bewegung und Belastung. Zu wenig Belastung innerhalb einer Heilungsphase (➤ Kap. 1.6.3) kann sich ebenso heilungsverzögernd auswirken wie zu viel Belastung.

Innerhalb eines Therapieplans werden vom Therapeuten neben den Aufgaben des Therapeuten auch die Aufgaben des Patienten festgelegt. Dazu können neben Übungsaufträgen zu Stabilisation und Muskelaufbau auch Automobilisationen,

Cardiotraining, Umstellung der Ernährung, Regulation des Schlaf-Wach-Rhythmus etc. gehören.

Angst und Umgang mit Erkrankungen ist von Einflüssen wie Erfahrungen, Vergleichen und Erinnerungen geprägt, aber auch von Berichten anderer, Internetrecherche und der generellen Verfassung des Patienten abhängig.

Immer wenn der Therapieverlauf und die Heilung nicht physiologisch ablaufen, muss spätestens zum Zeitpunkt einer Belastungs- und Belastbarkeitsanalyse auch an Yellow flags gedacht werden.

**YELLOW FLAG**

Auf Yellow flags wird im Verlauf dieses Buches mit Hilfe dieses Kastens eingegangen.

## 1.5.3 Blue flags

Als Blue Flags werden die Arbeitsplatzfaktoren beschrieben, die mit der beruflichen Tätigkeit an sich zu tun haben. Zu hohe oder zu niedrige Auslastung, zu viel oder zu wenig Verantwortung, zu viel oder zu wenig Unterstützung bzw. Hilfe durch andere im Team können Stressfaktoren darstellen. Auch die Sorge vor Rezidiven oder Verschlechterung von Beschwerden bei Wiederaufnahme oder Weiterführung der beruflichen Tätigkeit kann zu Stress führen und fällt unter die Blue flags.

Blue flags können auch dazu führen, dass Patienten lieber später als früher wieder zurück an den Arbeitsplatz möchten. Auch dies kann Heilung verzögern.

## 1.5.4 Black flags

Unter Black flags werden finanzielle Faktoren des Arbeitsplatzes verstanden. Angst vor Einkommensausfall oder Arbeitsplatzverlust können ein heilungsverzögernder Faktor sein.

Blue und Black flags werden im weiteren Verlauf des Buches nicht mehr explizit angesprochen. Innerhalb einer Belastungs- und Belastbarkeitsanalyse bei verzögerter, pathologischer Heilung sollten sie jedoch immer berücksichtigt werden.

## 1.5.5 Mögliche vegetative Folgen von Yellow, Blue und Black flags

Yellow, Blue und Black flags können Auslöser einer länger bestehenden vegetativen Dysfunktion sein. Sympathikus und Parasympathikus sind nicht in der Lage, adäquat auf Reize zu reagieren, die Trophik wird schlechter, es besteht keine Homöostase. Diese Art der vegetativen Dysfunktion wird im weiteren Verlauf des Buches als aspezifisches Arousal (ASA) bezeichnet.

### Vegetatives Nervensystem

Gemeinsam mit dem hormonellen System reguliert das vegetative Nervensystem, bestehend aus Sympathikus und Parasympathikus, die Homöostase. Das vegetative Nervensystem ist in der Lage, schnell auf Reize zu reagieren, das hormonelle System reguliert deutlich langsamer.

Die Schaltzentrale des vegetativen Nervensystems ist die Formatio reticularis im Hirnstamm. Von dort aus wird das vegetative Tuning gesteuert. Die Formatio reticularis hat afferente und efferente Verbindungen zum Neokortex, zum Kleinhirn und den Hirnnerven. Afferente Informationen kommen zudem aus allen Sinnesorganen und Hirnarealen, efferente Informationen laufen bis ins gesamte Rückenmark.

Das zur Formatio reticularis aufsteigende System wird als aszendierendes retikuläres aktivierendes System (ARAS), das von der Formatio reticularis absteigende System als deszendierendes retikuläres aktivierende System (DRAS) bezeichnet.

- **ARAS:** ARAS-Aktivität bedeutet ergotropes Tuning. Ergotrop ist man, wenn man Leistung abrufen muss – bei der Arbeit, im Sport, bei Aktivitäten. Während ergotroper Phasen ist die Aktivität des Sympathikus hoch, die des Parasympathikus niedrig.
- **DRAS:** DRAS-Aktivität bedeutet trophotropes Tuning. Trophotrop ist man in Erholungsphasen, im Schlaf, wenn Verdauungs- und Regenerationsprozesse laufen. Während trophotroper Phasen ist die Aktivität des Sympathikus niedrig, die des Parasympathikus hoch.
- **Parasympathikus:** Parasympathische Fasern liegen ausschließlich in den inneren Organen.
- **Sympathikus:** Jedes neuroanatomische Segment besitzt ein präganglionäres Neuron in den Seitenhörnern des Rückenmarks. Seitenhörner gibt es von C8–L2. Von dort laufen die sympathischen Informationen zum Grenzstrangganglion. Sympathische Fasern gibt es auch im Bewegungsapparat.

### Arousal

Der Begriff Arousal bezeichnet das aktuelle Aufmerksamkeitsniveau des vegetativen Nervensystems (Sympathikus und Parasympathikus). Das vegetative Nervensystem ist immer bestrebt, ein Gleichgewicht im Körper zu erreichen – die Homöostase. Hierzu reagiert es auf interne und externe Reize.

#### Spezifisches Arousal

Spezifisches Arousal bedeutet eine hohe Aktivität des vegetativen Nervensystems bei hoher Selektivität. Dies ermöglich uns hohe Leistung bei Arbeit, Sport und Spiel.

**Beispiele:**

- Hoch koordinierte, komplexe Bewegungsabläufe.
- Höchstleistungen im Sport.

- Konzentrierte Arbeit bei Vorträgen, Programmierung oder Analysen.
- Ein Patient mit spezifischem Arousal kann sich im Konzertsaal beim Spielen eines Sinfonieorchesters auf ein Instrument konzentrieren und den Klang herausfiltern.

#### Aspezifisches Arousal (ASA)

Aspezifisches Arousal bedeutet eine hohe Aktivität des vegetativen Nervensystems bei niedriger Selektivität. Es gibt keine optimale Arbeit des vegetativen Nervensystems. Es herrscht keine Homöostase. Dies führt zu wenig zielgerichtetem Handeln.

**Beispiele:**

- Keine Konzentration beim Lernen oder Lesen eines Buches möglich.
- Keine maximale Leistungsfähigkeit.
- Der Patient kann im Orchester Nebengeräusche wie Husten oder ähnliche Geräusche nicht filtern.

Ein mehrere Wochen bestehendes ASA mit vorliegenden Gewebeschädigungen oder Pathologien kann durch dauerhaft schlechte Trophik pathologische Veränderungen in den gesamten neuroanatomischen Segmenten, von denen die geschädigten Strukturen versorgt werden, hervorrufen. Die bekannteste aus diesem Phänomen resultierende Erkrankung ist ein CRPS (Complex Regional Pain Syndrome, früher Morbus Sudeck).

Kennzeichen eines ASA sind:

1. Hektisches, nervöses Erscheinungsbild
2. Niedrige Reizschwelle
3. Schlechte Konzentrationsfähigkeit
4. Einschlafstörungen
5. Durchschlafstörungen
6. Müdigkeit/Abgeschlagenheit
7. Trockene Schleimhäute von Augen, Nase und Mund

Ein ASA reduziert die Belastbarkeit und kann heilungsverzögernde Folgen haben.

**HINWEIS**

In der Anamnese sollten die Punkte 4–7 abgefragt werden. Die Punkte 1–3 beurteilt man anhand der Beobachtung des Patienten.

#### Therapie eines ASA

Bei der Therapie eines ASA gibt es folgende Ansätze:

- **Aufklärung, Beratung:** Erklärung des Krankheitsbildes, Erläuterung der Therapiestrategie, prognostische Einschätzung und Evaluierung von Möglichkeiten im Berufs- und Privatleben zur Beseitigung der Yellow, Blue und Black flags.
- **Entspannungstechniken:** autogenes Training, progressive Muskelentspannung nach Jacobson, aber auch Spaziergänge, Musikhören etc. können individuell entspannend wirken.
- **Gesunde Ernährung:** Meidung von Alkohol, Nikotin, Reduktion von raffiniertem Zucker, Fett und Milchprodukten.
- **Regelmäßiger Schlaf-Wachrhythmus:** Es geht nicht darum, ob man früh oder spät aufsteht oder ins Bett geht, sondern darum, beides möglichst immer zu ähnlichen Zeiten zu tun.
- **Cardiotraining:** angepasst an die Erkrankung/Heilungsphasen.
- **Private Timeslots mit hoher Priorität terminieren:** Diese sollten für Dinge genutzt werden, die ausschließlich guttun. Sie sind individuell und können aktiv oder passiv sein.
- **Reduzierung der negativ beeinflussenden Faktoren/ Stressmanagement:** Es kann eine Liste erstellt werden, wer/was dem Patienten guttut und wer/was nicht guttut. Dann wird angestrebt, die Faktoren zu verändern, die zu dem Zeitpunkt veränderbar sind. Dieser Vorgang liegt in der Hand des Patienten.
- **Aktives Mitwirken** an der Therapie.

**HINWEIS**

Betroffenen Patienten sollten tatsächlich erreichte Erfolge innerhalb des Rehabilitationsprozesses regelmäßig vor Augen geführt werden. Verbesserte Gelenkfunktion, Rückgang von Schwellung und Schmerzen, verbesserte Kraft und bessere ADL-Funktion (Activities of Daily Living) sollten hervorgehoben werden.

## 1.6 Wundheilung

Um nach Anamnese und körperlicher Untersuchung eine fundierte prognostische Einschätzung treffen und innerhalb der Behandlung beurteilen zu können, ob der Heilungsverlauf physiologisch oder pathologisch ist, ist es notwendig, die einzelnen Heilungsphasen zu kennen und zu wissen, welche Beschwerden zu welchem Zeitpunkt des Heilungsverlaufs normal sind. Wissen über Heilungsphasen sorgt auch dafür, Belastbarkeit zu den einzelnen Zeiten der Rehabilitation einschätzen und die Aufgaben von Therapeut und Patient daran anpassen zu können.

### 1.6.1 Strategien von Heilung

Es ist wichtig, das adaptive Vermögen verschiedener Gewebearten zu kennen und zu wissen, ob Heilung im Sinne von Regeneration überhaupt stattfinden kann. Neben schlechtem oder fehlendem adaptivem Vermögen kann auch die Größe des Schadens oder das Bewegungs- und Belastungsverhalten von Patienten darüber entscheiden, ob Regeneration möglich ist.

#### Regeneration

Regeneration bedeutet vollständige Heilung mit ursprünglichem Gewebe. Der Zustand nach den Heilungsphasen ist mit dem Originalzustand des Ursprungsgewebes vergleichbar. Regeneration wird auch als Wundheilung bezeichnet.

## Reparation

Als Reparation wird die Heilung mit Narben- oder Ersatzgewebe bezeichnet. Reparation findet statt, wenn Gewebe mit schlechtem adaptivem Vermögen verletzt ist, das Bewegungs- und Belastungsverhalten nach Schädigung von Gewebe mit hohem adaptivem Vermögen nicht optimal ist oder sonstige heilungsverzögernde Faktoren den Heilungsprozess negativ beeinflussen. Reparation findet auch statt, wenn ein Gewebeschaden so groß ist, dass Regeneration nicht möglich ist. Reparation wird auch als Defektheilung bezeichnet.

## Kompensation

Kompensation findet statt, wenn keine Heilung möglich ist, zum Beispiel bei einer Arthrose. Man unterscheidet zwischen körpereigener und therapeutischer Kompensation:
- Körpereigene Kompensation: Osteophytenbildung zur passiven Stabilisation im Endstadium von Arthrose
- Therapeutische Kompensation: Erarbeitung von aktiven Kompensationsmechanismen im Alltag

## Restauration

Restauration beschreibt die normalen Prozesse von Zellabbau, Zellteilung, Zellaufbau und Integration neuer Zellen, die jederzeit in unserem Körper ablaufen. Restauration ist physiologisch und nicht Teil der Bindegewebsheilung.

Restauration von Knochen kann pathologisch gestört sein, etwa bei einer primären Osteoporose Typ 1. Bei dieser Erkrankung ist der Knochenumsatz hoch, allerdings ist der Zellabbau aktiver als der Zellaufbau, und die osteoklastische Aktivität überwiegt.

Voraussetzungen für eine vollständige Regeneration von Bindegewebe sind:
- Hohes adaptives Vermögen des verletzten Gewebes
- Adäquates Belastungs- und Bewegungsverhalten während der unterschiedlichen Heilungsphasen
- Adäquates Tuning des vegetativen Nervensystems
- Angepasste Ernährung

Kollagenes Bindegewebe wie Kapseln, Bänder, Faszien und Muskulatur inklusive Sehnen haben ein sehr hohes adaptives Vermögen. Regeneration ist möglich, wenn die oben genannten Punkte erfüllt sind und der Schaden nicht zu groß ist.

Regeneration ohne operative Intervention ist nicht möglich bei
- kompletten Muskelrupturen,
- kompletten Sehnenabrissen.

Bei kompletten Bandrupturen ist die Strategie der Heilung vom Ligament und der Versorgung abhängig.

**Beispiele**
- Eine Bandscheibe kann nach Rissen durch eine Protrusion oder einen Prolaps nicht komplett regenerieren. Narbengewebe wird gebildet, die Bandscheibe wird dauerhaft weniger Wasser binden. Eigentlich ist das adaptive Gewebe hoch, die Belastung im Alltag für eine Regeneration jedoch zu hoch. Die Strategie der Heilung ist Reparation.
- Ein komplett rupturiertes Lig. alare kann nicht eigenständig heilen. Erfolgt keine operative Rekonstruktion, so ist die Strategie die Kompensation der entstandenen Instabilität.
- Eine stabile Wirbelkörperfraktur kann komplett regenerieren. Die Strategie der Heilung ist die komplette Regeneration. Instabile Frakturen hingegen müssen operativ versorgt werden.

**Erläuterung**
- Knochen hat ein sehr hohes adaptives Vermögen und heilt durch die Kallusbildung bis zu 120 %. Dies bedeutet, dass die Knochendichte am Ort der Schädigung nach der Verletzung höher ist als vorher. Eine alte Fraktur ist zeitlebens im Röntgenbild sichtbar. Es ist daher fraglich, ob bei der Heilung von Knochen Regeneration die richtige Beschreibung ist, da der Zustand aufgrund der zugenommenen Dichte nicht wie ursprünglich ist. Benutzt wird der Begriff von vielen Autoren dennoch, da die maximale Belastbarkeit des Knochens nach der Heilung wiederhergestellt ist und durch die vergrößerte Dichte kein funktioneller Nachteil zu entstehen scheint.
- Heilung von dislozierten Frakturen ist ohne operative Interventionen (Osteosynthese) nicht möglich.
- Hyaliner Knorpel, also der Knorpel der Gelenkflächen, hat prinzipiell das höchste adaptive Vermögen aller Gewebe (> 600 %). Allerdings verhindert das vorherrschende Gelenkmilieu, insbesondere auch durch vorhandene Druck- und Zugkräfte, dass Heilung möglich ist. Züchtet man entnommenen hyalinen Knorpel auf speziellen Nährböden, so ist die Wachstumsrate immens. Auf Knorpelzelltransplantationen wird in Band I dieser Buchreihe eingegangen.
- Faserknorpel, wie man ihn in den Bandscheiben, den Menisken, dem Diskus des Handgelenks, der Symphyse, dem Sternoklavikulargelenk und dem Kiefergelenk findet, hat ein schlechtes adaptives Vermögen. Bei Schädigung kann der Ursprungszustand nicht wiederhergestellt werden. Die Heilung findet mit Narben- bzw. Ersatzgewebe statt. Die Strategie der Heilung ist Reparation.

Zur Arbeit eines Manualtherapeuten gehört in jeder Behandlung die Frage, ob der Patient „good in time" ist, also ob die Therapie nach Plan verläuft. Verläuft eine Heilung pathologisch, so kann die Therapie angepasst werden. Zudem sollte dann erneut untersucht und erörtert werden, ob man die Beschwerden des Patienten richtig analysiert hat. Kommt man zum selben Schluss wie in der Erstuntersuchung, sucht man nach heilungsverzögernden Faktoren. Hierzu dient die Belastungs- und Belastbarkeitsanalyse (➢ Kap. 1.8.5). Beste Heilungsvoraussetzungen hat der Patient, der adäquat belastet (wird), also weder zu viel noch zu wenig.

**Zusammenfassung**

- Kapseln, Bänder, Faszien und Muskeln inkl. Sehnen haben ein hohes adaptives Vermögen. Bei Schädigungen von < 80 % des Gewebequerschnitts ist die Strategie der Heilung bei angepasstem Bewegungs- und Belastungsverhalten die vollständige Regeneration.
- Knochen heilt, wenn keine instabile oder dislozierte Fraktur vorliegt, zu 120 %, dennoch wird in der Literatur von Regeneration gesprochen.
- Hyaliner Gelenkknorpel heilt innerhalb des Gelenks nicht. Strategie der Heilung ist Kompensation.
- Faserknorpel hat ein schlechtes adaptives Vermögen. Strategie der Heilung ist Reparation.

## 1.6.2 Bindegewebe

### Aufbau von Bindegewebe

Bevor der Heilungsablauf von Bindegewebe besprochen und die Einteilung in mehrere Heilungsphasen vorgenommen werden kann, sollte Grundwissen zum Aufbau von Bindegewebe vorhanden sein.

Es gibt viele Arten von Bindegewebe. In der Manuellen Therapie sind faserige straffe Bindegewebe, Knorpelgewebe und Knochengewebe am relevantesten. Zu den faserigen straffen Bindegeweben gehören Kapseln und Faszien (ungeformte Bindegewebe), aber auch Sehnen und Bänder (geformte Bindegewebe). Knorpelgewebe wird in hyalines, elastisches und kollagenfaseriges Knorpelgewebe unterteilt. Der grundlegende Aufbau ähnelt sich sehr und wird hier anhand von faserigem, straffem Bindegewebe kurz dargestellt.

Bindegewebe besteht aus Zellen und extrazellulärer Matrix.

#### Zellen

Bindegewebszellen sind vor allem Fibroblasten und Fibrozyten. Die Fibroblasten sind produzierende Zellen. Sie synthetisieren Zellen und Bestandteile der Grundsubstanz. Fibrozyten sind ortsansässige inaktive Zellen, die nicht mehr synthetisieren.

Je nach Gewebetyp sind auch andere Zellen vorhanden, zum Beispiel Chondroblasten und Chondrozyten (zusätzlich zu Fibroblasten und Fibrozyten) im Faserknorpel (Bandscheibe, Meniskus etc.).

#### Extrazelluläre Matrix

Die extrazelluläre Matrix besteht aus kollagenen und elastischen Fasern und Grundsubstanz. Gemeinsam sorgen sie für Belastbarkeit und Widerstand gegen Verformung.

##### Kollagene und elastische Fasern

Es gibt verschiedene Typen von kollagenen und elastischen Fasern mit unterschiedlichem Anforderungsprofil. Während in den beschriebenen faserigen straffen Bindegeweben vor allem Kollagen Typ I mit Widerstandsfähigkeit gegen Zugkräfte vorhanden ist, findet sich in Faserknorpel zudem Kollagen Typ II mit Widerstandsfähigkeit gegen Druckkräfte.

Kollagen Typ III ist vorläufiges Kollagen. Es wird schon in den frühen Heilungsphasen produziert und später zu Kollagen Typ I umgewandelt. Kollagen Typ III ist weniger belastbar.

##### Grundsubstanz

Die Grundsubstanz besteht aus Proteoglykanaggregaten, Wasser und Elektrolyten. Proteoglykane bestehen aus Glykosaminoglykanen. An eine zentrale Hyaluronsäurekette sind mittels Verbindungs- und Vernetzungsproteinen Sulfate angelagert (Keratansulfat, Heparansulfat, Chondroitinsulfat) und bilden Glykosaminoglykane. Proteoglykanaggregate binden Wasser und sorgen somit für zusätzliche Stabilität von Bindegewebe.

### Eigenschaften von Bindegewebe

#### Viskoelastizität

Bindegewebe kann viskös und elastisch auf Verformung reagieren.

#### Thixotropie

Je mehr Bindegewebe bewegt wird, desto besser wird es durchblutet. Dies erhöht die Elastizität und reduziert die Viskosität. Verbleibt das Gewebe wieder in Ruhe, so geht es wieder in einen visköseren Zustand über. Dieses Phänomen wird als Thixotropie bezeichnet. Bei Immobilisation oder Passivität verliert Bindegewebe seine viskoelastischen Eigenschaften. Kontrakturen entstehen.

Vor dem Ausüben von Sport sollten Patienten sich aufwärmen, um das Bindegewebe vorzubereiten und elastischer zu machen. Im elastischen Zustand ist die Belastbarkeit von Bindegewebe deutlich erhöht.

## 1.6.3 Heilungsphasen

Die Wundheilung kann in vier Heilungsphasen unterteilt werden (➢ Abb. 1.18): die Entzündungsphase, Proliferationsphase, Konsolidierungsphase und die Umbauphase.

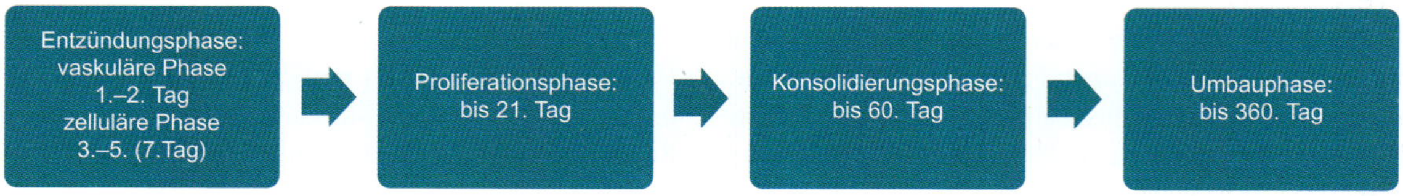


**Abb. 1.18** Die vier Heilungsphasen der Wundheilung. [M1410]

## Entzündungsphase

Die erste Heilungsphase ist die Entzündungsphase. Die Entzündungsphase als Start der Wundheilung ist physiologisch und nicht vergleichbar mit pathologischen Entzündungen bei Infekten oder Autoimmunerkrankungen. Die Entzündungsphase dauert je nach Größe des Schadens und je nach den umliegenden Einflüssen zwischen 5 und 7 Tagen.

Während einer Entzündungsphase nach Gewebeschädigung hat der Patient mittelstarke bis starke Schmerzen.

Zum besseren Verständnis wird die Entzündungsphase in zwei Phasen unterteilt:

- Vaskuläre Phase
- Zelluläre Phase

### Vaskuläre Phase

#### Einblutungsphase

Die Einblutungsphase dauert etwa bis 15 Minuten nach einer Verletzung und beschreibt den starken Blutstrom durch die in der Regel bei Gewebeschädigungen mitbetroffenen Blutgefäße. Alle Bestandteile des Blutes verteilen sich im Gewebe. Bei großen Verletzungen mit starken Schmerzen und großer Einblutung kann es sinnvoll sein, die Einblutungsphase einzudämmen (➤ Kap. 1.7). Grundsätzlich ist sie jedoch physiologisch und ein wichtiger Bestandteil der Wundheilung. Es ist also von Fall zu Fall abzuwägen, ob ein Eingreifen in den physiologischen Heilungsprozess sinnvoll ist.

#### Gerinnungsphase

Im weiteren Verlauf der vaskulären Phase steht die Blutgerinnung im Vordergrund. Freigesetztes Kalzium und weitere Gewebefaktoren initiieren diesen Prozess. Eine reflektorische Vasokonstriktion der Gefäße, eine durch Fibrin gebildete Wundmatrix und die anwesenden Thrombozyten forcieren den Gerinnungsprozess.

Eine Degranulation der Thrombozyten setzt die Wachstumsfaktoren connective tissue growth factor (CTGF), platelet-drived growth factor (PDGF), epidermal growth factor (EGF) und den insuline-like growth factor 1 (IGF-1) frei. Mittels Chemotaxis gelangen dadurch neutrophile Granulozyten, Monozyten und Makrophagen (jeweils Leukozyten) zum Abbau von verletzten Zellen und Gewebe und zur Vermeidung bzw. Bekämpfung drohender Infektionen zum Ort der Entzündung. Die Synthese von Prostaglandinen und Thromboxan wird katalysiert.

Nach der zunächst eingetretenen Vasokonstriktion wird die Permeabilität (Durchlässigkeit der Gefäße) durch Vasodilatation nun erhöht. Es kommt zu den bekannten Entzündungsparametern Rubor (Rötung), Calor (Temperaturanstieg), Tumor (Schwellung). Dolor (Schmerz) wird unmittelbar bei Verletzung durch Prostaglandine hervorgerufen und an den freien Nervenendigungen ausgelöst. Es folgen primäre und sekundäre Hyperalgesie und primärer und sekundärer Schmerz (➤ Kap. 1.3.6).

Leukozyten sind in dieser Phase in erhöhtem Maße anwesend, forcieren den Abbau des verletzten Gewebes und leiten gemeinsam mit Zytokinen (Interleukinen) die notwendige Immunabwehr ein (➤ Kap. 1.1.3).

Durch die Vasodilatation steigen der PH-Wert und der Sauerstoffgehalt im Blut, die Makrophagen setzen weitere Wachstumsfaktoren frei. Diese locken, wiederum mittels Chemotaxis, Endothelzellen, Epithelzellen und Fibroblasten in das entzündete Gebiet.

Die Zellteilung von zunächst Kollagen Typ III durch Myofibroblasten beginnt. Kollagen Typ III ist eine Vorstufe des Kollagen Typ I.

### Zelluläre Phase

Während in den ersten zwei Tagen der Entzündung (vaskuläre Phase) die Gerinnung der wichtigste Prozess in der Wundheilung ist, steht in den Tagen 3–5 (bzw. 7) das Zellwachstum zum bindegewebigen Verschluss der Wunde im Vordergrund.

Immer mehr Myofibroblasten und Fibroblasten werden gebildet, mehr Kollagen Typ III wird produziert. Makrophagen sind immer weniger vorzufinden.

Da während der Entzündungsphase Stabilität des Gewebes durch Kollagen erzeugt wird und noch kaum Glykosaminoglykane und Proteoglykane synthetisiert werden, ist die Belastbarkeit in dieser Phase sehr gering.

**HINWEIS**

Immobilisation und Entlastung müssen in dieser Zeit im Vordergrund stehen. Während bei inadäquaten Entzündungen mit massiver Schwellung und starken Schmerzen abgewogen werden muss, ob es Sinn macht, mit physikalischer Therapie Entzündung zu normalisieren, sollte bei normalem Heilungsverlauf in dieser Phase nicht therapiert werden.

### Proliferationsphase

Bei physiologischem Heilungsverlauf dauert die Proliferationsphase bis etwa zum 21. Tag. Während der Proliferationsphase hat der Patient noch Schmerzen, allerdings weniger stark als in der Entzündungsphase. Die Schmerzen nehmen zum Ende der Proliferationsphase ab.

Der Übergang von der Entzündungsphase zur Proliferationsphase ist fließend, da schon während der Entzündungsphase durch Myofibroblasten Kollagen proliferiert wird.

Der Wundverschluss findet von außen nach innen statt, da sich die Fibroblasten zunächst nur am äußeren Wundrand befinden. Monozyten, Lymphozyten und Makrophagen verlassen mehr und mehr den Ort des Geschehens, Fibrozyten und Myofibrozyten sind vermehrt und nach einigen Tagen, neben Mastzellen am Wundrand, allein anwesend.

In der Proliferationsphase steht die Neubildung von Kollagen im Vordergrund. Neu gebildete Fasern sind noch dünn und liegen nah beieinander. Die Organisation des Kollagens ist abhängig von nun für die Heilung wichtigen Belastungsreizen. Aufgrund der immer noch kaum synthetisierten Grundsubstanz mit Glykosaminoglykanen und Proteoglykanen ist die Belastbarkeit jedoch noch gering.

**HINWEIS**

Zur Behandlung der Wirbelsäule sind dreidimensionale Mobilisationen im schmerzfreien Bereich zur Erarbeitung der physiologischen Gelenkmechanik erlaubt. Hubarmes, aktives Bewegen ist sinnvoll.

### Konsolidierungsphase

Bei physiologischer Heilung dauert die Konsolidierungsphase etwa bis zum 60. Tag. In der Konsolidierungsphase sollte der Patient keine Schmerzen mehr haben.

Die Stabilisierung des Kollagens steht im Vordergrund. Die Fibroblasten produzieren nun vermehrt Grundsubstanz. Myofibroblasten ziehen sich zurück, Fibroblasten sind vermehrt anwesend. Die Belastbarkeit des Gewebes steigt zunehmend.

Die Grundsubstanz sorgt für mehr Abstand zwischen den kollagenen Fasern, die Dicke und Widerstandsfähigkeit der Kollagene nimmt zu. Die Durchblutung ist weitestgehend im Normalzustand, die Zahl der anwesenden Zellen nimmt ab. Nichtsdestotrotz wird weiterhin viel Kollagen produziert. Zudem wird das vorab produzierte Kollagen III in Kollagen Typ I umgewandelt. Auch hierdurch steigt die Belastbarkeit.

**HINWEIS**

Auch die Belastbarkeit innerhalb der Therapie kann gesteigert werden. Innerhalb dieser Phase können Tätigkeiten wie Joggen oder leichtes Heben wieder ins Training integriert werden (Woche 4, 5 oder 6, je nach Verletzung). Voll Sportfähig (High-Impact-Sportarten, Maximalbelastung) ist der Patient in dieser Phase jedoch nach größeren Verletzungen noch nicht. Kontrakturen müssen in dieser Phase beseitigt werden.

### Umbauphase

Die Umbauphase ist erst nach etwa 360 Tagen vollends beendet. Bis zu 120 Tage dauert die Produktion von Kollagen an, danach wird die Produktionsrate immer geringer. Nach 150 Tagen ist der Großteil des produzierten Kollagen Typ III durch dickeres und hochwertigeres Kollagen Typ I ersetzt. Der Kollagenanteil im verletzten Gewebe hat sich im Vergleich zum Zellanteil normalisiert. Wurde während der Konsolidierungsphase und bis zu diesem Zeitpunkt zu wenig mobilisiert (aktiv und passiv), so sind die entstandenen Kontrakturen nur noch schwer zu therapieren. Je länger immobilisiert wurde, desto schlechter die Prognose.

**HINWEIS**

Die Sportfähigkeit ist nach größeren strukturellen Schädigungen zumeist innerhalb des ersten Drittels der Umbauphase wiederhergestellt. Siehe hierzu auch ➤ Kap. 1.10 (Mittlere Rehabilitationszeiten). Falls die volle Belastbarkeit bereits in der Konsolidierungsphase erreicht ist, sind in der Umbauphase keine therapeutischen Maßnahmen mehr notwendig.

Zum Thema Heilungsphasen und Wundheilung vergleiche auch van den Berg 2011: 67–73 und Siegenthaler und Blum 2006: 1008.

Wichtig ist, dass der Manualtherapeut zu jeder Zeit weiß, in welcher Phase der Heilung sich der Patient befindet. Nur bei adäquater Belastung kann bestmöglicher Therapieerfolg erzielt werden.

**HINWEIS**

Es ist ratsam, den Patienten schon zu Beginn der Therapie darauf hinzuweisen, dass bei physiologischer Heilung nach etwa 21 Tagen keine Schmerzen mehr anwesend sein werden, die Belastbarkeit des Gewebes jedoch noch nicht gegeben ist und Sport und viele ADLs weiterhin nicht erlaubt sein werden. Ansonsten ist es schwer, Patienten zu weiterer Entlastung zu bewegen, wenn Beschwerdefreiheit besteht.

**Zusammenfassung**

- Während der **Entzündungsphase** ist die Belastbarkeit des Gewebes sehr gering. Immobilisation und Entlastung sollten im Vordergrund der Therapie stehen. Der Patient hat mittelstarke bis starke Schmerzen.
- Während der **Proliferationsphase** sorgt Kollagen Typ III für etwas mehr Belastbarkeit. Mobilisationen und belastungsarmes aktives Bewegen im schmerzfreien Bereich sind möglich und wichtig für eine gute Organisation der kollagenen Fasern. Die Schmerzen nehmen ab, sind aber weiterhin vorhanden.
- In der **Konsolidierungsphase** kann die Belastung gesteigert werden. Entstandene Kontrakturen müssen beseitigt werden, vorsichtige Druckbelastung oder

hublastiges Bewegen kann begonnen werden. Joggen oder leichtes Heben ist, je nach Verletzung, ab Woche 4, 5 oder 6 wieder möglich. Der Patient hat keine Schmerzen mehr.

- Im ersten Drittel der **Umbauphase** beginnt die volle Sportfähigkeit des Patienten. Der Zeitpunkt variiert je nach Verletzung und Sportart. Die volle Wiederherstellung des Gewebes erfolgt jedoch erst nach 360 Tagen. Kontrakturen können nur noch schwer beseitigt werden.

## 1.7 Erstversorgung bei Verletzungen

### 1.7.1 Grundlagen

Ist ein Therapeut bei einer Verletzung zugegen, zum Beispiel als Betreuer einer Sportveranstaltung, so ist zunächst zu entscheiden, ob ein Arzt hinzugezogen werden muss. Im medizinischen Notfall sollte ein Krankenwagen gerufen werden. Der Notruf sollte an Dritte delegiert werden, um keine weitere Zeit bei der Erstversorgung zu verlieren.

In der Sportbetreuung wird man (sportartabhängig) mit zum Teil schweren und unerwarteten Verletzungen konfrontiert. Häufig ist bei Amateursportarten kein Arzt zugegen, das bedeutet, der Therapeut ist eigenständig verantwortlich für die medizinische Versorgung. Die Erfahrung zeigt, dass sowohl im Verletzungsfall als auch im medizinischen Notfall, beispielsweise von Zuschauern, die Erwartungshaltung der Anwesenden vorherrscht, dass der anwesende Therapeut zuständig ist.

Bei minderschweren Verletzungen, die dennoch ärztliche Diagnose bzw. Therapie erfordern, kann nach der Erstversorgung der Weg zum Arzt oder ins Krankenhaus selbst bestritten werden.

Die Patienten mit Verletzungen, die warten können, sollten bis zum nächsten Werktag auf die ärztliche Diagnose warten.

**HINWEIS**

- Vor der Sportbetreuung als hauptverantwortlicher Therapeut sollten Erfahrungen durch Assistenzen bei kompetenten Therapeuten gesammelt werden.
- Eine sportphysiotherapeutische Ausbildung ist empfehlenswert.
- Ein Start in Sportarten mit wenig schweren Verletzungen wie zum Beispiel Volleyball ist ratsam.
- Kenntnis in Erster Hilfe ist absolute Voraussetzung.

Folgende Handlungen sollten bei der aufgelisteten Klinik umgesetzt werden:

Notruf

- Bewusstlosigkeit
- Schädel-Hirn-Trauma
- Polytraumen
- Offene Frakturen
- Luxationen der großen Gelenke
- Starke Schmerzen
- Starke Blutungen
- Ungutes Gefühl des Therapeuten

**RED FLAG**

Die oben genannten Symptome sind jeweils Red flags der Kategorie *A* (➤ Kap. 1.5.1).

- Wunsch des Patienten

Begleitung ins Krankenhaus

- Verdacht auf Frakturen
- Verdacht auf Luxationen großer Gelenke
- Verdacht auf Muskel- oder Sehnenrisse
- Verdacht auf multiple Verletzungen des Kapsel-Band-Apparates
- Verletzungen der Augen
- Ungutes Gefühl des Therapeuten
- Wunsch des Patienten
- Notwendigkeit einer Schmerzmedikation

Eigenständiger Arztbesuch

- Verdacht auf einfache Kapsel- oder Bandläsionen
- Verdacht auf Muskelverletzungen geringeren Grades
- Anhaltende oder progrediente Schmerzen
- Anhaltende oder progrediente Schwellung
- Wunsch des Patienten

### 1.7.2 Bewusstlosigkeit

Ist der Patient bewusstlos, so ist oberste Priorität, die Atemwege freizuhalten. Andere Anwesende sollten zudem delegiert werden, unverzüglich den Rettungsdienst zu alarmieren. Im Falle einer Hirnblutung ist der Patient ggf. in Lebensgefahr.

Verhindert die Zunge den Zugang der Luft zur Luftröhre, so kann mit einer Extension der oberen Kopfgelenke versucht werden, die Zunge zu reponieren. In jedem Fall sollte vermieden werden, in den Mund zu fassen, da beim Patienten ein Beißreflex ausgelöst werden kann. Die Bisskraft im Reflexfall ist enorm und kann bis zum Verlust von Fingern beim Therapeuten führen.

Sind die Atemwege nach dem beschriebenen Manöver nicht wieder frei, so ist es sinnvoll, einen Tubus einzuführen. Dieser sollte fester Bestandteil eines jeden Betreuerkoffers sein. Auch wenn das Intubieren eine Tätigkeit ist, die in ärztliche Hand gehört, kann ein Tubus bis zum Eintreffen des Rettungsdienstes womöglich Leben retten. Vorab wird mit einem sterilen Holzspatel etwaiges Erbrochenes entfernt.

Sind die Atemwege frei, ist der Patient in die stabile Seitenlage zu legen. Der Luftstrom ist regelmäßig zu kontrollieren (vgl. Eder und Hoffmann 2006: 86).

## 1.7.3 Versorgung eines stumpfen Traumas

Die wohl häufigste Verletzungsart, der Therapeuten in der Sportbetreuung ausgesetzt sind, sind wohl stumpfe Traumen, also Verletzungen, bei denen die Haut nicht verletzt ist und somit keine äußere Blutung vorliegt. Distorsionen durch Stürze auf die Seite (Rad, Motorrad, Pferd) und Kontusionen durch Stürze auf den Rücken, die Rippen oder den Schädel sind oft schmerzhaft, bei größerem Schaden kommt es zu starker Schwellung (im Bereich der Wirbelsäule und der Rippen von außen oft nicht sichtbar).

Die wichtigsten Ziele sind daher die Linderung der Schmerzen und die Eindämmung der Einblutungsphase. Wie in ➤ Kap. 1.6.3 erläutert, ist die Einblutungsphase physiologisch und wichtiger Bestandteil der Entzündungsphase. In diese Phase sollte nur bei starken Verletzungen eingegriffen werden. In der Sportbetreuung erfolgen Interventionen zudem, um die Wettkampffähigkeit zu erhalten. Dies erfolgt unter Beeinflussung der physiologischen Heilung und muss im Einzelfall entschieden werden.

### PECH-Regel

Die Erstversorgung erfolgt in der Regel durch Anwendung der PECH-Regel. Diese besteht aus:

- **P**ause (Beenden der ursächlichen Aktivität)
- **E**isbehandlung
- Kompressionsbandagierung (**C**ompression)
- **H**ochlagerung der betroffenen Extremität

In der englischen Literatur wird dieses Vorgehen synonym mit dem **RICE-Principle** beschrieben (**r**est, **i**ce, **c**ompression, **e**levation).

Bei betroffener Wirbelsäule oder stumpfen Traumen im Bereich des Beckens, der Rippen oder des Schädels werden Sportler in der Regel aus dem Wettkampf genommen. Liegepositionen und ggf. Eisbehandlung sind die Mittel der Wahl.

### Eisbehandlung

In der Einblutungsphase, also in den ersten 15 Minuten nach einem Trauma, kommt es zur starken Vasodilatation. Eine zu starke Einblutung kann durch steigenden Druck die Funktion der zur Heilung beitragenden Zellen negativ beeinflussen und umliegendes Gewebe schädigen, verkleben und in der Funktion hemmen. Da eine zu starke Einblutung somit den Heilungsverlauf verzögert und insbesondere bei Sportlern die Rehabilitationszeit verlängern würde, ist nach starkem Trauma eine Eisbehandlung sinnvoll. Des Weiteren hemmt Eis den Schmerz.

In der Erstbehandlung empfehle ich Chloraethyl. Zum einen gewährleistet es eine Temperatur von ca. –20 °C, welche die am besten geeignete Temperatur zur Schmerzlinderung ist. Zum anderen gewährleistet der Sprühkopf der Glasflasche millimetergenaues Vereisen. So wird die umliegende Haut geschont.

**HINWEIS**

Im Bereich der Wirbelsäule findet Eis am ehesten bei Kontusionen von Becken, Wirbelkörpern und Rippen Anwendung. Isolierte ligamentäre oder kapsuläre Verletzungen sieht man selten.

**CAVE**

Chloraethyl darf nicht in offene Wunden geraten oder in der Nähe von Augen, Nase und Mund verwendet werden. Chloraethyl und andere Eissprays dürfen weder zu nah an der Haut noch zu lange ohne Unterbrechung genutzt werden. Hautschädigungen durch Erfrierungen können die Folge sein. Eine einmalige Anwendung, wie zum Beispiel im Fußball üblich, ist kontraproduktiv, da Kurzzeiteis zur reaktiven Hyperämisierung und somit schlussendlich zu stärkerer Einblutung führt.

**HINWEIS**

**Anwendung von Chloraethyl**

- Mit 30 cm Abstand.
- Es darf keine Eiskruste zu sehen sein.
- 10–15 Sekunden sprühen.
- 5–10 Sekunden Pause.
- Maximale Anwendungszeit 1 Minute.

Der Nachteil von herkömmlichen Eissprays ist, dass sie oft zu kalt sind (bis –55 °C) und somit die Haut gefährden. Des Weiteren ermöglicht der Sprühkopf keine genaue Arbeit.

### Kompressionsverband mit Eiswasser

Im Anschluss an eine Chloraethylbehandlung sollte ein Kompressionsverband um das betroffene Gelenk oder die betroffene Muskulatur gelegt werden. Man kann dazu einen Schwamm oder einen Schaumstoff von zwei Seiten anlegen und mit einer elastischen Binde mit etwas Kompression umwickeln. Diesen Kompressionsverband tränkt man alle 2–3 Minuten mit Eiswasser, um die Kühlung beizubehalten. Hierzu nutzt man Eiswasser aus der Eis-Box. Diese wurde vorab mit kaltem Wasser und möglichst vielen Eiswürfeln gefüllt. Benutzt man die Box mit Eiswasser, so können die Binde und das Polstermaterial vorab schon im Eiswasser gelagert werden.

Alternativ nutzt man Kunststoffflaschen. Diese füllt man zu Hause zu etwa einem Viertel mit Wasser und lagert sie im Gefrierschrank. Vor der Betreuung füllt man sie mit kaltem Wasser auf. Die Behälter lagert man in der Kühlbox. Ich bevorzuge diese Alternative. Erstens läuft so kein Wasser aus, und zweitens kann man den Kompressionsverband gezielter bewässern. Die Binden und das Polstermaterial lagert man ebenfalls in der Eis-Box. So ist auch für andere Materialien, die gekühlt, aber nicht nass werden sollen, Platz.

Die Kühlung sollte mindestens 20–30 Minuten aufrecht erhalten bleiben. Dann bleibt die unerwünschte Hyperämisierung aus.

**CAVE**

Eiswasser darf nicht in offene Wunden geraten.

### Coolpacks

Coolpacks nutzt man nach Kontusionen des Kopfes und ggf., um Patienten nach einer Erstversorgung zu ermöglichen, die Kühlung noch weiter aufrecht zu erhalten. Hier empfehlen sich Einmalprodukte. Auch hier sollte man möglichst nahe an den angestrebten –20 °C sein. Niedrigpreisige Präparate weichen oft stark davon ab.

## 1.7.4 Versorgung offener Wunden

Unabhängig davon, ob der Rettungsdienst verständigt wurde, ist das Ziel, Blutungen zu stillen oder einzudämmen. Die Versorgung offener Wunden sollte grundsätzlich behandschuht erfolgen.

### Schürfwunden

Schürfwunden sollten zunächst desinfiziert werden. Octenisept® oder ähnliche Sprays eignen sich hierfür gut. Danach sollte die Wunde mit einer sterilen Kompresse und einer Mullbinde oder bei kleinerer Wunde mit einem sterilen Pflaster abgeklebt werden. Wird weiter Sport betrieben, kann man die Versorgung mit klassischem Tape fixieren. In Sportarten wie Handball ist es üblich, zur Erreichung schnellerer Rückkehr auf das Feld Wunden einfach mit Tape zu umwickeln. Dies birgt Infektionsrisiken und sollte vermieden werden. Ein erfahrener Therapeut versorgt kleinere Blessuren in wenigen Sekunden. Mit größeren Verletzungen hingegen sollte nicht weitergespielt werden.

Auch am Rumpf kommen Schürfwunden und offene Wunden vor. Beispiele sind Stürze bei Inline-Skatern, Joggern oder Radfahrern. Auch Stollen von Fußballern können in seltenen Fällen Rumpfverletzungen herbeiführen. Im Stabhochsprung können sie durch eine Landung neben der Matte entstehen.

### Schnittwunden

Schnittverletzungen können durch Fingernägel, Stollen oder Netzhaken von Toren auftreten. Kleinere Schnittwunden versorgt man mit Cutstrips, stark klebenden Pflasterstreifen. Auch hier macht es Sinn, die Wunde zunächst zu desinfizieren. Zudem kleben Strips auf blutenden Wunden schlecht, daher ist der vorherige Versuch, die Blutung zu stillen, sinnvoll.

Als auch für den Therapeuten zugängliches Hilfsmittel kann hier herkömmliches Nasenspray ohne Öle dienen. Der darin enthaltene Wirkstoff Xylometazolinhydrochlorid führt zu Vasokonstriktion.

Größere und tiefere Cuts werden im Sport mit Adrenalin (Epinephrin) im Verhältnis 1 : 1000 blutstillend behandelt. Es wird entweder selbst mit Natriumchlorid (NaCl) vermischt oder schon in der Apotheke in einer Sprühflasche im richtigen Verhältnis aufbereitet. Ein großes steriles Wattestäbchen wird dann besprüht und die Wunde damit ausgestrichen.

Da Cutstrips schnell an den Einmalhandschuhen des Therapeuten kleben, bringt man sie am besten mit einer Pinzette an.

Bei Cutverletzungen ist zu prüfen, ob die therapeutische Versorgung ausreicht oder es sinnvoll ist, im Krankenhaus nähen oder kleben zu lassen. Auch kosmetische Gründe können dies erfordern. Der Wunsch des Patienten ist zu berücksichtigen.

**CAVE**

Für die Verwendung von Adrenalin (Suprarenin®) besteht ein Arztvorbehalt. Physiotherapeuten dürfen es weder benutzen noch besitzen. Die Nutzung ist nur auf direkte Weisung und im Beisein eines Arztes erlaubt.
Allerdings ist die Nutzung durch Therapeuten in der Sportbetreuung längst zum Habitus geworden. Es sollte jedoch klar sein, dass zu viel Adrenalin zur Gewebeschädigung (Nekrose) führen kann. Wird dem Patienten ein Schaden zugeführt, so haftet der Therapeut vollumfänglich.

### Druckverband

Starke Blutungen sollten mittels Kompressionsverbandes versorgt werden. Zunächst deckt man die betroffene Stelle mit einer sterilen Kompresse ab. Darüber legt man eine noch verpackte Mullbinde. Die der Kompression dienende Mullbinde wird dann mit starkem Druck mit einer elastischen Binde umwickelt. Kann die Blutung nicht gestillt werden, so ist der Rettungsdienst zu rufen.

### Kreislaufbeschwerden

Um Kreislaufbeschwerden vorzubeugen, ist auf eine ausreichende Trinkmenge vor und während der sportlichen Aktivität sowie auf zielgerichtete Nahrung vor dem Sport zu achten. Bei beginnenden Kreislaufproblemen ist Traubenzucker zu supplementieren.

## 1.7.5 Betreuerkoffer

Ein Betreuerkoffer sollte individuell und sportartspezifisch gepackt werden. Nach jedem Einsatz ist er wieder aufzufüllen. Auf Haltbarkeit der Inhalte ist zu achten. Am sinnvollsten ist es, eine Bestandsliste mit Haltbarkeitsdaten zu führen und diese nach jedem Auffüllen zu aktualisieren. Der Therapeut muss genau wissen, was wo genau zu finden ist, um im Verletzungsfall schnell und zielgerichtet handeln zu können.

Die in der Literatur beschriebenen und von den Lieferanten befüllten Inhalte variieren deutlich. Grund sind persönliche therapeutische Präferenzen und die zu betreuende Sportart. Zudem wird der Inhalt von Erfahrungen aus der Vergangenheit, also der internen Evidenz des Therapeuten, bestimmt. Folgende Inhalte sollten meines Erachtens nicht fehlen:

#### Schutz des Therapeuten

- Einmalhandschuhe
- Desinfektionsmittel
- FFP2-Masken

#### Tapeversorgung

**Klassisches Tape**

- Einmalrasierklingen
- Unterzugbinden (Gazofix®)
- Klebende, elastische Binden (Acrylastic®, Omniplast®)
- Tape, 3,5 cm (Leukotape®, Omnitape®)
- Verbandsschere
- Ggf. Tape-Cutter
- Ggf. Leukospray®
- Ggf. Leukotape® Remover

**Kinesiotape**

Kinesiotape wird zur sensorischen Stimulation der Haut benutzt. Es gibt tonisierende Anlagen, detonisierende Anlagen, schmerzlindernde Anlagen und drainierende Anlagen.

- Kinesiotape
- Cross Tapes
- Titanschere

#### Massage

Zur Sport-, Wettkampf- und Entmüdungsmassage benötigt man Folgendes:

- Massagelotion wärmend
- Massagelotion kühlend
- Massagelotion neutral
- Ggf. schmerzlindernde und entzündungshemmende Salben

#### Wundversorgung

- Desinfektionsspray (Octenisept®)
- Sterile Kompressen
- Sterile Mullbinden
- Sterile Pflaster unterschiedlicher Größen
- Normale Pflaster
- Fingerstrips
- Blasenpflaster
- Elastische Binden
- Sterile Wattepads

#### Stillen von Blutungen

- Xylometazolinhydrochlorid (Nasenspray ohne Öl)
- Suprarenin 1 : 1000 (siehe Hinweis im Cave-Kasten!)
- Nasenstifte (Stryphnasal®)
- Cutstrips (Leukostrip®)
- Sterile, große Wattestäbchen

#### Kühlung

- Chloraethyl
- Einmal-Coolpacks
- Eisbox mit Hot Ice
- Polstermaterial für Kompressionsverband (Schwämme oder Schaumstoff)
- Elastische Binden
- Ggf. wiederverwendbare Coolpacks

#### Weitere Materialien

- Verbandsschere
- Titanschere
- Sterile Lanzetten
- Pinzetten
- Neurologische Lampe
- Reflexhammer
- Blutdruckmessgerät
- Splints zur Frakturschienung
- Fingerschienen
- Stifneck
- Jumpers knee strap
- Zahnbox (zum Zahnerhalt)
- NaCl 0,9 % (zum Ausspülen der Augen)
- Traubenzucker
- Dreiecktuch
- Notfalldecke
- Beatmungsmaske
- Ggf. Defibrillator

#### Sportlerkoffer

Es bietet sich an, den Sportlern aufzutragen, zudem für einen eigenen Koffer zu sorgen. Darin enthalten sein sollten auch frei erhältliche Schmerzmedikamente, Einmal-Coolpacks und Verbandszeug.

## 1.8 Anamnese, Untersuchung, Therapie

### 1.8.1 Anamnese

Jeder manualtherapeutische Patientenkontakt beginnt mit einer ausführlichen Anamnese. Durch gezielte Fragen versucht der Therapeut herauszufinden, was für die Beschwerden des Patienten verantwortlich sein kann. Mit Kenntnis in Anatomie, Neurophysiologie und Pathologie sowie von Heilung und heilungsverzögernden Faktoren ist es möglich, Beschwerden von Patienten genau zu analysieren und die Diagnose schon vor der körperlichen Untersuchung auf wenige Möglichkeiten einzugrenzen.

In der Folge werden sinnvolle Fragen aufgeführt. Nicht bei jedem Patienten muss jede Frage gestellt werden. Sieht man ein klares Muster, zum Beispiel die Klinik einer kleinen lumbalen Protrusion, und wirkt der Patient zudem selektiv (d. h. er kann Art, Lokalisation und Auftreten der Beschwerden genau schildern), so kann man schnell zur körperlichen Untersuchung übergehen.

### Patientendaten

Name und Anschrift des Patienten zur Führung einer Patientenakte und zur möglichen Abrechnung werden erhoben.

### Geburtsdatum

Das Alter des Patienten ist wichtig, da Pathologien unterschiedliche Inzidenzen in ihrer Entstehung haben. Somit ist das Alter eine zusätzliche Information, die für die Analyse wichtig sein kann.

Wichtig ist zudem, ob der Patient volljährig ist. Rechtfertigende Einwilligungen in die Behandlung müssen bei Minderjährigen von den Sorgepflichtigen unterschrieben werden. Minderjährige gesetzlich Versicherte sind von Zuzahlungen befreit.

### Beruf und Hobbies

Beruf und Hobbies zeigen auf, welchen Belastungsanforderungen der Patient unterliegt und welche Anforderungen spätestens nach der Rehabilitation wieder auf den Patienten zukommen. Es muss abgewogen werden, ob Beruf, Sport und Hobbies während der Rehabilitation ausgeübt werden können.

### Erster Eindruck

Der erste Eindruck des Patienten kann wertvolle Informationen liefern. Auch der Gang vom Wartebereich zum Behandlungsraum sollte beobachtet werden.

- Bestehen Schonhaltungen oder gibt es Beeinträchtigungen des Gangbildes?
- Sieht man dem Patienten Schmerzen an (Mimik, Gestik)?
- Wie ist der Ernährungszustand des Patienten (kachektisch, adipös, leptosom, muskulös)?
- Wie sieht die Haut aus (trocken, feucht, fettig)?

### Bekannte Erkrankungen

Bestehen bekannte Erkrankungen? Diese können ggf. ein heilungsverzögernder Faktor oder sogar Ursache der Beschwerden sein.

### Operationen

Gab es operative Eingriffe in der Beschwerderegion oder in umliegenden Regionen? Auch diese können Ursache/Auslöser oder ein heilungsverzögernder Faktor sein.

### Medikamente

- Nimmt der Patient unabhängig von der Erkrankung regelmäßig Medikamente ein?
- Wie ist der Einfluss dieser Medikamente auf Heilung?
- Nimmt der Patient Medikamente in Bezug auf die Beschwerden?
- Sind die Medikamente ärztlich verordnet oder nimmt der Patient sie in Eigenverantwortung?

Schmerzmittel können das klinische Bild und die Heilung verändern.

**HINWEIS**

Anwendungsgebiete, Nebenwirkungen, Wechselwirkungen, Anwendungsbeschränkungen, Warnhinweise etc. können kostenfrei unter www.rote-liste.de eingesehen werden.

### Medizinische Diagnose

- Hat der Patient einen Arzt aufgesucht oder kommt er im Erstkontakt zum Therapeuten?
- Welche Diagnose hat der Arzt gestellt?

**CAVE**

Auch bei vorliegender ärztlicher Diagnose sind Anamnese und körperliche Untersuchung unverzichtbar! Therapeuten arbeiten auf eigene Verantwortung. Eine eigene Einschätzung ist zwingend erforderlich. Diagnosen können falsch sein, ernsthafte Erkrankungen können übersehen worden sein. Eine manualtherapeutische Untersuchung ist Voraussetzung für die Erstellung eines Therapieplans.

#### Differenzialdiagnosen

Gibt es Differenzialdiagnosen, die nach Meinung des Arztes in Frage kommen?

#### Bildgebende Verfahren

Liegen aktuelle oder ältere Röntgenbilder, MRT, CT oder Ähnliches von der Beschwerderegion vor? Befunde sollten gelesen und Bilder wenn möglich betrachtet werden. Aus Ergebnissen von Bildgebungen können sich Kontraindikationen ergeben.

### Beschwerden

Die Beschwerden des Patienten werden inklusive der Entstehungsgeschichte erfasst.

Beschwerden können
- Schmerzen,
- Bewegungseinschränkungen,
- Kraftverlust,
- Parästhesien,
- Taubheit,
- Schwindel

oder komplexe Beschreibungen wie
- Gangunsicherheit,
- Verlust von Koordinationsfähigkeit,
- Gleichgewichtsprobleme

beinhalten.

Häufig geben Patienten mehrere, teils zu unterschiedlichen Zeitpunkten entstandene Beschwerden an.

## Zeitlinie Vorgeschichte

Wenn es in der betroffenen Region schon früher oder länger Beschwerden gegeben hat, so macht es Sinn, eine Zeitlinie zum Beschwerdeverlauf zu erstellen. Wie waren die Beschwerden vor einem Jahr, vor einigen Monaten oder Wochen, wie unmittelbar vor dem Entstehen der jetzigen Beschwerden?

Vorgeschädigtes Gewebe kann auch bei einem inadäquaten Trauma zu Verletzungen führen. Bestehende Arthrosen können Heilung verzögern.

## Zeitlinie Beschwerdeverlauf

Diese Zeitlinie hilft bei der Einschätzung, ob die Beschwerden progredient oder regredient verlaufen. Es wird deutlich, ob der Heilungsverlauf physiologisch oder pathologisch ist.

**Beispiele:** (➤ Tab. 1.3, ➤ Tab. 1.4)

*Beurteilung:* Die Heilung verläuft physiologisch. Nach der Proliferationsphase (nach 21 Tagen) waren die Schmerzen weg, beginnende Sportfähigkeit ist zur Mitte der Konsolidierungsphase wieder hergestellt.

*Beurteilung:* Der Beschwerdeverlauf ist progredient, es findet keine Heilung statt. Während es beim Trauma nur lokalen Schmerz gab, folgte am nächsten Tag Referred pain am Tuber ischiadicum (monosegmental und unilateral L5), nach einer Woche Parästhesien der Großzehe (II-afferente Fasern L5), mittlerweile sogar Taubheit und neuropathische Schmerzen. Eine Radikulopathie von L5 mit V. a. Bandscheibenprolaps liegt vor.

## Provozierbarkeit

Sind die Beschwerden durch spezifische Bewegungen oder Belastungen provozierbar oder reduzierbar? Die Kenntnis von Biomechanik hilft bei der Analyse der in Frage kommenden Strukturen.

**RED FLAG**

Bewegungsunabhängige Schmerzen sind eine Red flag. Schmerzen, die weder provozierbar noch reduzierbar sind, können auf eine mögliche Neoplasie hinweisen (➤ Kap. 1.1.5).

## Aspezifisches Arousal (ASA)

Gibt es Hinweise für ein ASA (➤ Kap. 1.5.5), so ist der erste Schritt die Beseitigung. Yellow, Blue, und Black Flags sind abzufragen und Strategien zur Beseitigung oder zum besseren Umgang zu beraten.

## Red flags

Gibt es Hinweise auf Red flags der Kategorie *A* oder *B?*

## Sonstiges

Unter Sonstiges sollte alles vermerkt werden, was dem Therapeuten auffällt und was unter den bisherigen Punkten nicht erfasst wurde. Auch erste Gedanken hinsichtlich möglicher Pathologien können hier erfasst werden.

**Tab. 1.3** Zustand nach Sturz auf das Sakrum vor 6 Wochen

| Vor 6 Wochen | Vor 5 Wochen | Vor 3 Wochen | Heute |
|---|---|---|---|
| Starke Schmerzen und Schwellung | Schmerzen geringer, aber anwesend, Schwellung rückläufig | Keine Schwellung und keine Schmerzen mehr | Sitzen, Gehen und Joggen sind schmerzfrei möglich |

**Tab. 1.4** Rückenschmerzen nach Heben von Getränkekisten vor 2 Wochen

| Vor 2 Wochen | Am nächsten Morgen | Vor 1 Woche | Heute |
|---|---|---|---|
| Starker Rückenschmerz, tieflumbal | Rückenschmerz und Schmerzen am Tuber ischiadicum rechts | Rückenschmerz, Schmerzen am Tuber ischiadicum rechts, Parästhesien am großen Zeh rechts | Rückenschmerz, Schmerzen am Tuber ischiadicum rechts, Taubheit am großen Zeh rechts, zeitweise neuropathische Schmerzen |

### Bisherige Therapie

- Gab es bisher schon therapeutische Maßnahmen?
  - Medikamente
  - Physiotherapie
  - Physikalische Therapie
  - Sonstiges
- Wenn es schon therapeutische Maßnahmen gegeben hat, inwieweit haben sie geholfen bzw. das Beschwerdebild verändert?

### Konklusionen

Zu diesem Zeitpunkt der Anamnese sollte der Therapeut aus den gewonnenen Erkenntnissen Konklusionen ziehen.
Hier gibt es zwei Möglichkeiten:

- Mustererkennung: Der Therapeut erkennt ein klares Muster der Beschwerden und ist sich sicher, was für die Beschwerden des Patienten verantwortlich ist. Es folgen die Zielstellungen der Untersuchung und die Festlegung der Untersuchungsmittel.
- Einteilung der Beschwerden: Der Therapeut erkennt noch kein klares Muster. Es folgt die Einteilung in die verschiedenen Sparten der Pathologie (➢ Kap. 1.1).

➢ Abb. 1.19 hilft bei der Einschätzung, in welche Sparte die Beschwerden des Patienten am ehesten einzusortieren sind.

**CAVE**

Auch Kombinationen von Sparten sind möglich. Ein Arthrose-Patient kann auch einen Tumor haben, ein Trauma-Patient kann eine vorliegende rheumatische Grunderkrankung haben usw.

#### Kongenitale Erkrankungen

- Könnten kongenitale Erkrankungen ursächlich für die Beschwerden verantwortlich sein?
- Könnte der Heilungsverlauf durch eine kongenitale Erkrankung negativ beeinflusst werden?
- Welche kongenitalen Abweichungen gibt es in der betroffenen Region, die sich negativ auf die Heilung auswirken könnten?

#### Traumatische Erkrankungen

Gab es ein Trauma? Wenn ja, erfolgt eine Traumaanalyse (➢ Kap. 1.1.2).

#### Entzündliche Erkrankungen

- Gibt es Hinweise auf eine entzündliche Erkrankung wie Autoimmunerkrankungen?
- Gab es in letzter Zeit bakterielle Infekte oder bestehen diese fort?
- Gibt es Hinweise auf eine postinfektiöse Erkrankung?

#### Degenerative Erkrankungen

- Gibt es Hinweise auf Arthrose? (➢ Kap. 1.1.4)
- Könnten degenerative Veränderungen ursächlich für die Beschwerden verantwortlich oder ein negativ beeinflussender und heilungsverzögernder Faktor sein?

#### Neoplastische Erkrankungen

- Gibt es Hinweise auf eine Neoplasie? (➢ Kap. 1.1.5)
- Sind die Beschwerden des Patienten atypisch und unklar?

**RED FLAG**

Hinweise auf Neoplasien sind eine Red flag.

#### Functio laesa

Gibt es zu erwartende Funktionsstörungen (Hypo- oder Hyperfunktion)? (➢ Kap. 1.1.6)

#### Sonstiges

Gibt es Hinweise auf Erkrankungen, die keiner der o. g. Sparten zuzuordnen sind? (➢ Kap. 1.1.7)

Erkennt der Therapeut nach Einteilung der Beschwerden in die einzelnen Sparten ein Muster, so folgen die Zielstellung der Untersuchung und die Festlegung der Untersuchungsmittel.

**RED FLAG**

Unklare Kasuistiken sind eine Red flag. Hat der Therapeut nach Anamnese und trotz Einteilung keine Idee, was für die Beschwerden des Patienten verantwortlich sein könnte, so ist der Patient zum Arzt zu überweisen. Alternativ kann zunächst ein anderer Therapeut zurate gezogen werden.

## 1.8.2 Untersuchung

Jede Untersuchung beginnt standardmäßig mit einer ausführlichen Anamnese. In den im Verlauf des Buches beschriebenen Untersuchungsstrategien werden die klinischen Untersuchungen aufgeführt, die explizit sinnvoll sind, um die nach der Anamnese entstandene Verdachtsdiagnose zu untermauern oder zu widerlegen.

Selbstverständlich gehört zur standardmäßigen Untersuchung der Wirbelsäule neben einer allgemeinen Inspektion im Stand auch die Untersuchung von Bewegungsqualität, -quantität und etwaigen Ausweichbewegungen in der aktiven Bewegungsuntersuchung. Diese sich wiederholenden Maßnahmen werden nicht bei jedem Krankheitsbild wiederholt aufgeführt.

Die körperliche Untersuchung dient der Bestätigung der aus der Anamnese gewonnenen Erkenntnisse und dem Ausschluss von etwaigen Kontraindikationen. Sie eignet sich nicht als alleiniges diagnostisches Mittel.

Generell sollten vor Anwendung eines Untersuchungsverfahrens klare Vermutungen bestehen, die es zu belegen gilt.

| A Anamnestische Informationen<br>B Mögliche Klinik/Befunde | Aus den Informationen resultierender Verdacht/resultierende Möglichkeit | Handlungsempfehlung therapeutisch | Handlungsempfehlung medizinisch | Anmerkungen |
|---|---|---|---|---|
| | **Kongenitale Erkrankungen** | | | |
| A<br>Bekannte syndromale Erkrankung<br>Bekannte knöcherne kongenitale Abweichungen in anderen Regionen<br>Unklare Schmerzen > 40. Lebensjahr | | Überweisung zum Arzt | Bildgebung | Die Therapie richtet sich nach dem spezifischen Krankheitsbild. Die einzelnen Erkrankungen werden im Verlauf dieses Buches ausführlich beschrieben. |
| B<br>Sichtbare knöcherne Deformierungen<br>Sichtbare Achsabweichungen<br>Heilungsverzögerung oder unklare Schmerzen ohne Trauma, Entzündung, Überlastung, Neoplasien oder Degeneration | | | | |
| | **Traumatische Erkrankungen** | | | |
| A<br>Zurückliegendes Trauma | Strukturelle Schädigung | Traumaanalyse, siehe Kap. 1.1.2 | Weitere Diagnostik mittels Bildgebung | Die Therapie richtet sich nach dem spezifischen Krankheitsbild. Die einzelnen Erkrankungen werden im Verlauf dieses Buches ausführlich beschrieben. |
| B<br>Schmerzen<br>Schwellung (ggf. nicht sichtbar)<br>Hämatom<br>Bewegungseinschränkung<br>Instabilitätsgefühl<br>Fehlende Bewegungsbereitschaft<br>Keine Bereitschaft/Möglichkeit zu belasten | <br>Entzündung<br>Entzündung<br>Entzündung<br>Entzündung<br>Ruptur/Fraktur<br>Fraktur<br>Fraktur | Ggf. Überweisung zum Arzt<br>Anamnestisches Vorgehen und Traumaanalysen mit Differenzialdiagnostik der einzelnen in Frage kommenden Strukturen nach traumatischen Ereignissen werden in den Kapiteln 2–8 zu jeder Region in separaten Tabellen im jeweiligen Abschnitt „traumatische Erkrankungen" aufgeführt. | Röntgen, MRT, CT, Sono | |
| | **Entzündliche Erkrankungen** | | | |
| | **Rheumatische Erkrankungen** | | | |
| A<br>Schübe und Remissionen<br>Beschwerdebeginn zwischen 15. und 20. oder ab 50. Lebensjahr (Beginn jederzeit möglich) | | Überweisung zum Arzt (internistischer oder orthopädischer Rheumatologe) | Labor, Röntgen<br>Ggf. weitere Konsile (Gastroenterologie, Dermatologie, Ophthalmologie) | Red flag<br>Die Therapie richtet sich nach dem spezifischen Krankheitsbild. Die einzelnen Erkrankungen werden in Band I dieser Buchreihe beschrieben.<br>Grundlagen rheumatischer Erkrankungen siehe Kap. 1.1.3 |
| B<br>Mehrere Gelenke betroffen<br>Ggf. Haut-, Darm-, Augen-, Sehnenbeschwerden<br>Ggf. Organbeschwerden | | | | |

**Abb. 1.19** Anamnestische Einschätzung. [L329]

| A Anamnestische Informationen<br>B Mögliche Klinik/Befunde | Aus den Informationen resultierender Verdacht/resultierende Möglichkeit | Handlungsempfehlung therapeutisch | Handlungsempfehlung medizinisch | Anmerkungen |
|---|---|---|---|---|
| | **Entzündliche Erkrankungen** | | | |
| | **Infektionen** | | | |
| A<br>Zurückliegender Infekt (HNO, Lunge) – endogene Keime<br>Zurückliegende OP, Injektion, Infusion, offene Wunden – exogene Keime<br>Kein Trauma (Ausnahme: offene Wunde) | | Überweisung zum Arzt | Labor<br>Antibiose<br>Ggf. Ruhigstellung | Red flag<br>Therapie: Beseitigung der Infektion durch Antibiose und Ruhigstellung<br>Ggf. manualtherapeutische Behandlung im Anschluss<br>Infektionen siehe Kap. 1.1.2 und 9.1 |
| B<br>Schmerzen<br>Rötung<br>Schwellung<br>Überwärmung<br>Funktionseinschränkung | | | | |
| | **Degenerative Erkrankung** | | | |
| A<br>Hohes Alter<br>Belastender/s Beruf/Hobby<br>Mögliche bekannte kongenitale Erkrankung | Arthrose | Segmentale Untersuchung | Ggf. Röntgen | Die Therapie richtet sich nach den betroffenen Gelenken und wird in den Kapiteln 2–8 für jede Region ausführlich beschrieben. |
| B<br>Morgendliche Schmerzen<br>Belastungsschmerz, Bewegungseinschränkung | | | | |
| | **Neoplastische Erkrankungen** | | | |
| A<br>Ggf. B-Symptomatik, siehe Kap. 1.1.5<br>Ggf. bekannte (frühere) Neoplasien | | Überweisung zum Arzt | Labor<br>Bildgebung | Red flag<br>Knochentumoren werden in Band I dieser Buchreihe beschrieben.<br>Organtumoren werden nach Region in den Kapiteln 2–8 beschrieben. |
| B<br>Unklare Schmerzen<br>Ggf. bewegungsunabhängige Schmerzen (siehe B-Symptomatik)<br>Ggf. Spontanfrakturen | | | | |
| | **Funktionsstörungen** | | | |
| | **Blockierung** | | | |
| A<br>Einseitige Haltung oder stärkere Belastung | | Segmentale Untersuchung | | Informationen zu Vorkommen und Therapie von Funktionsstörungen werden in den Kapiteln 2–8 für jede Region der Wirbelsäule beschrieben. |
| B<br>Blockierungsgefühl<br>(Schmerzhafte) Bewegungseinschränkung | | | | |
| | **Restriktion** | | | |
| A<br>Einseitiges Haltungs- und Bewegungsverhalten<br>Einseitiges Training<br>Zurückliegendes Trauma | | Segmentale Untersuchung | | |
| B<br>Bewegungseinschränkungen | | | | |
| Unklare anamnestische Informationen und Beschwerden | Keine Annahme/ Verdacht | Überweisung zum Arzt | Weitere Diagnostik | Red flag |

**Abb. 1.19** *(Forts.)* Anamnestische Einschätzung. [L329]

**Beispiel:**
Eine 48-jährige Patientin klagt über lumbale Rückenschmerzen. Das Röntgenbild zeigt Spondylarthrosen auf L4/L5 und L5/S1. Die Bildgebung weist zwar eine Arthrose auf, ist aber kein Beleg dafür, dass die Beschwerden der Patientin auch daher rühren. Auch bei einem Großteil der beschwerdefreien Patienten dieses Alters sind Spondylarthrosen nachweisbar. Die Beschwerden könnten auch aufgrund von Bandscheibenläsionen oder aus Funktionsstörungen resultieren. Auch hier ist das Gesamtbild aus Anamnese, Funktionsuntersuchung und Bildgebung zu analysieren.

**HINWEIS**

Ein englisches Sprichwort besagt: „If your only tool is a hammer, every problem looks like a nail" (dt.: Wenn dein einziges Werkzeug ein Hammer ist, sieht jedes Problem wie ein Nagel aus). Dies bedeutet: Wird nur ein einziges diagnostisches Mittel angewendet, ohne dass die Beschwerden mittels Anamnese, sich daraus ergebendem Verdacht und der daraus abgeleiteten klinischen Untersuchung analysiert wurden, so hält man das Resultat der Untersuchung auch für die Ursache der Beschwerden. Hat man jedoch einen fundierten breitgefächerten Gesamteindruck, so können Fehlerquellen reduziert werden.

**Beispiel:**
Eine 26-jährige Patientin klagt über die Klinik einer großen lumbalen Protrusion. Sie beschreibt nächtliches Aufwachen durch rechtslaterale tieflumbale Schmerzen, morgendliche rechtslaterale tieflumbale Schmerzen und Schmerzen nach kurzem Sitz. Außerdem berichtet sie Schmerzen im Bereich des rechten Trochanter major. Eine MRT zeigt eine große Protrusion auf L5/S1, ein Slump-Test modifiziert in Seitlage provoziert Referred pain vom Duralärmel L5 im Bereich des rechten Trochanter major. Es kann von einer großen Protrusion L5/S1 als Ursache der Beschwerden ausgegangen werden. Morgendliche tieflumbale Rückenschmerzen, die auch bei Belastung stärker werden, könnten auch in einem Morbus Bechterew begründet sein. Gemeinsam mit MRT und klinischer Untersuchung ist die Ursache jedoch klar. Bei einem Morbus Bechterew hingegen könnten knöcherne iliosakrale Erosionen im Röntgenbild und in vielen Fällen ein HLAB-27 Aufschluss geben. Typisch wären hier auch Begleitsymptome wie eine Iritis, Knie- oder Sprunggelenksbeschwerden, Achillodynien, Plantarfasziitiden und ggf. Durchfälle und Hautprobleme.

Innerhalb der Untersuchung werden nur die Untersuchungstests durchgeführt, die aus den Zielstellungen resultieren.

## Zielstellungen der Untersuchung

Nach einer ausführlichen Anamnese hat der Therapeut eine klare Vermutung, was für die Beschwerden des Patienten verantwortlich sein kann. Zielstellung ist, die Vermutung anhand der Untersuchung zu untermauern oder sogar zu bestätigen.

**Beispiel:**
Nach der Anamnese besteht der Verdacht auf Fraktur der 7. Rippe rechts.

- **Untersuchungszielstellung:** Stelle fest/schließe aus, ob eine Fraktur der 7. Rippe rechts vorliegt.
- **Untersuchungsmittel:** Sichtbefund, Analyse der Schmerzen (Lokalisation und Stärke), provozierende Palpation, kostovertebrale und kostotransversale Untersuchung, Klopftest. Eine gesicherte Diagnose besteht bei offenen Frakturen, Disposition der Fragmente und sichtbaren Eindellungen. Bei bestehendem, ungesichertem Verdacht (positiver Klopftest, reduzierte Bewegungsbereitschaft, atemabhängige und bewegungsabhängige Beschwerden) ist eine Bildgebung (Sonografie oder Röntgenuntersuchung) zu veranlassen.

**CAVE**

Bei der Analyse der Tests muss beachtet werden, dass die Sensitivität und Spezifität manualtherapeutischer Tests nie bei 100 Prozent liegt. Bei sehr deutlich anwesenden Zeichen kann das Vorliegen einer Erkrankung ggf. bewiesen werden, das Nicht-Vorliegen einer Erkrankung jedoch in der Regel nicht.

Klinische Testergebnisse beschreiben lediglich die Wahrscheinlichkeit für das Vorliegen einer Erkrankung. Sie müssen immer in Relation mit den Informationen aus Anamnese und Klinik bewertet und ggf. mit medizinischer Diagnostik belegt werden.

Die wissenschaftliche Beurteilung klinischer Untersuchungstests für die Wirbelsäule ist dadurch erschwert, dass es oft keinen Gold-Standard gibt. Tests müssen in Einklang mit den anamnestischen Informationen gesetzt werden.

Die wissenschaftliche Aussagekraft von Tests in Bezug auf die Testgütekriterien sollte bekannt sein (➤ Kap. 1.4.1).

## Arthrogene Untersuchung

### Aktive Bewegungsuntersuchung

Kriterien der aktiven Bewegungsuntersuchung sind:
- Bewegungsbereitschaft
- Bewegungsqualität
- Schmerzen
- Bewegungsausmaß

### Passive Bewegungsuntersuchung

Die passive Bewegungsuntersuchung wird im Bereich der Extremitäten mit einer passiv angulären Untersuchung, im Bereich der Wirbelsäule mit dreidimensionalen regionalen und segmentalen Techniken durchgeführt. Kriterien sind:
- Bewegungsbereitschaft
- Bewegungsqualität
- Schmerzen
- Bewegungsausmaß
- Endgefühl
- Krepitationen (HWS und Extremitäten)

### Untersuchung der Stabilität

Stabilität wird anhand von spezifischen Stabilitätstests und bei Verdacht auf klinisch lumbale Instabilität oder zervikale Instabilität mit dem Stabilizer untersucht.

### Muskuläre Untersuchung

Folgende muskuläre Komponenten können untersucht werden:
- Kraft
- Dehnfähigkeit
- Koordination
- Ausdauer

### Neurologische Untersuchung

Bei der Untersuchung einer Radikulopathie können folgende Parameter relevant sein:
- Vibrationsempfinden
- Eigenreflexe
- Oberflächliche Oberflächensensibilität
- Tiefe Oberflächensensibilität
- Kraft
- Neuropathischer Schmerz (Straight leg raise, Upper limb tension Tests)

Bei anderen neurologischen Erkrankungen zusätzlich zu testende Parameter:
- Kraftempfinden
- Mirroring
- Placing
- Temperaturempfinden
- Hirnnerventests

In der zentralneurologischen Untersuchung werden folgende Tests durchgeführt:
- Rhomberg-Test
- Unterberger Tretversuch
- Gangprobe nach Babinsky-Weil
- Untersuchung des Gangbildes
- Hautantsche Probe
- Probe von Barré
- Dysdiadochokinese
- Finger-Nase-Versuch
- Ferse-Knie-Versuch
- Ferse-Unterschenkel-Versuch

### HNO-Untersuchung

Bei Verdacht auf paroxysmalen Lagerungsschwindel wird zuerst zentralneurologisch untersucht. Bei negativem Ergebnis folgen:
- Dreh-Stopp-Probe
- Lagerungstests

### Sonstiges

Unter Sonstiges werden weitere Untersuchungsergebnisse und Auffälligkeiten dokumentiert.

**HINWEIS**

Insbesondere bei älteren Patienten, vor allem bei bestehenden HWS- oder LWS-Beschwerden, sollte standardmäßig der Blutdruck gemessen werden. Bluthochdruck stellt einen Risikofaktor für vaskuläre Pathologien dar. Zervikale vaskuläre Pathologien sind eine Red flag für intensive Manuelle Therapie der Halswirbelsäule. Im Bereich der Lendenwirbelsäule könnte ein abdominelles Aortenaneurysma vorliegen. Eine medizinische Diagnostik für den zu therapierenden Bereich ist bei Bluthochdruck zwingend erforderlich.

## 1.8.3 Therapieplan

Anhand der Ergebnisse der Untersuchung wird ein Therapieplan erstellt. Der Therapieplan enthält die folgenden Punkte:
- **Ziele des Therapeuten:** Therapeutische Ziele in Bezug auf Schmerzen, Beweglichkeit, Stabilität, Kraft und Belastbarkeit werden festgelegt.
- **Zeitlinie Prognose:** Für alle Ziele des Therapeuten wird vorab festgelegt, zu welchem Zeitpunkt der Rehabilitation welche Fortschritte zu erwarten sind und wie lange es dauern wird, bis die Ziele erreicht werden können. Kenntnis von Heilungsphasen und die richtige Beurteilung der Strategie von Heilung sind Voraussetzung.
- **Zeitlinie Therapie:** Der Therapeut sollte vorab festlegen, welche therapeutischen Maßnahmen und Aufträge für den Patienten in welcher Phase der Therapie vorgesehen sind und möglich sein sollten. Anhand der Zeitlinien ist es möglich, in jeder Behandlung zu prüfen, ob die Heilung physiologisch und der Therapieverlauf wie geplant verläuft.
- **Ziele des Patienten:** Wichtig ist, auch die Ziele des Patienten zu erfassen und zu berücksichtigen. Sind diese unrealistisch bzw. nicht erreichbar, so ist dies zu kommunizieren und zu erklären. Die Ziele des Therapeuten und des Patienten sollten weitestgehend übereinstimmen.

## 1.8.4 Therapie

Während der Therapie wird versucht, die Zeitlinie so gut wie möglich einzuhalten. Die Belastbarkeit während der einzelnen Heilungsphasen wird beachtet. Alle therapeutischen Maßnahmen und Aufgaben für den Patienten werden nach jedem Termin dokumentiert.

In jeder Behandlung wird analysiert, ob der Patient „good in time" ist, der Heilungsverlauf also physiologisch ist. In jeder Behandlung wird dokumentiert, wie es dem Patienten im Vergleich zum Behandlungsbeginn geht, wobei alle Behandlungsparameter berücksichtigt werden.

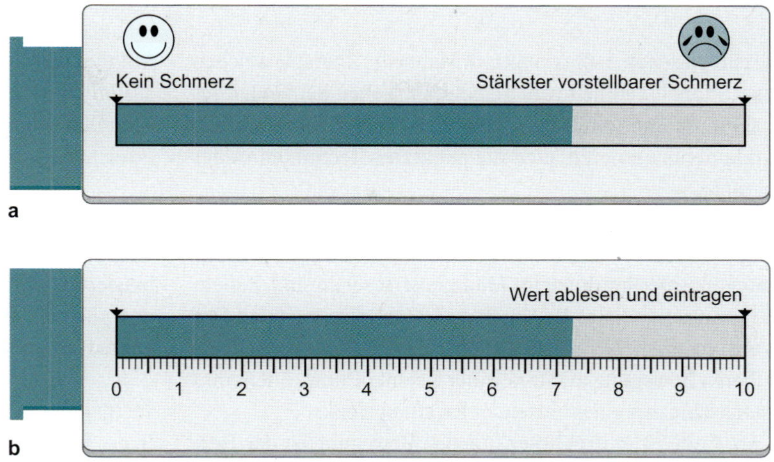


**Abb. 1.20** Schmerzskala mit Patientenseite (VAS) und Therapeutenseite mit Dokumentationshilfe (NAS). [L157]

Schmerz kann anhand einer numerischen Analogskala (NAS) oder visuellen Analogskala (VAS) dokumentiert werden. Beide Methoden messen von „keine Schmerzen" bis zu „unerträglichen Schmerzen" (➤ Abb. 1.20).

Es kann sinnvoll sein, eine numerische Skala hinzuzufügen, in der die Schmerzen zu Beginn der Therapie als 10 bezeichnet werden. Dann kann eine Besserung in Richtung Null, aber auch eine Verschlechterung in Richtung 20 erfasst werden.

Verläuft die Therapie nicht nach Plan, sollte der Therapeut sich folgende Fragen stellen:

- War die Belastung während der Therapie zu hoch?
- War die Belastung während der Therapie zu gering?
- War die Diagnose richtig?
- Ist der Schaden ggf. zu groß?

**Beispiel:**
Die Konklusion aus Anamnese und Untersuchung war eine aus einem Sturz resultierende Spondylarthritis. In Wirklichkeit besteht eine stabile Wirbelfraktur. Anders als gedacht, kann bei normaler Belastung keine Heilung stattfinden. Eine Orthese für mehrere Wochen ist notwendig.

War auch nach nochmaliger Analyse und Untersuchung die Einschätzung richtig und die Therapie durch Therapeut und Patient optimal umgesetzt, folgt eine Belastungs- und Belastbarkeitsanalyse.

### 1.8.5 Belastungs-Belastbarkeitsanalyse

Gesucht wird nach allen möglichen Faktoren, die die Belastung für den Patienten erhöhen bzw. die Belastbarkeit verringern können und somit den Heilungsverlauf negativ beeinflussen können.

Belastung erhöhende Faktoren

- Arbeit
- Sport
- Hobby
- Ernährung
- Nikotin
- Alkohol
- Drogen
- Medikamente
- Yellow flags

Belastbarkeit reduzierende Faktoren

- Yellow flags
- Blue flags
- Black flags
- Trophik
- Mechanische Obstruktion
- Dispositionen
- Systemerkrankungen
- Ernährung
- Operationen
- Narbengewebe
- Allgemeinzustand
- Alter

Mit dieser Analyse wird versucht, die Gründe für die pathologische Heilung zu eruieren. Sollte auch nach gründlicher Belastungs-Belastbarkeitsanalyse kein Grund für den verzögerten Heilungsverlauf gefunden werden, so sollte eine Zweitmeinung eingeholt werden.

## 1.9 Ziele der Manuellen Therapie

Die Ziele der Manuellen Therapie sind das bestmögliche Rehabilitieren individueller Patientenbeschwerden. Dabei geht das Behandlungsspektrum weit über rein manuelle Techniken hinaus.

### 1.9.1 Manualtherapeutische Konzepte

Die europäischen Ausbildungen in Manueller Therapie weichen konzeptionell deutlich voneinander ab. Neben der Dauer der Ausbildung und somit der Tiefe des jeweiligen theoretischen Fundaments variieren auch die genutzten Techniken in der Therapie.

Ich empfehle für die Mobilisation der Wirbelsäule die Nutzung von dreidimensionalen Techniken, da eindimensionale Bewegungsmechanismen im Alltag äußerst selten sind. Zudem ist eindimensionales Bewegen zwar osteokinematisch (im Raum) möglich, entspricht aber nie einer arthrokinematisch sauberen Bewegung im Sinne einer Gelenköffnung oder eines Gelenkschlusses eines einzelnen Facettengelenks.

Am Ende einer dreidimensionalen Bewegung ist das Hervorheben einer einzelnen Komponente jedoch möglich und ggf. auch sinnvoll. Eine Ausnahme bilden die oberen Kopfgelenke. Hier werden die Leitbewegungen auch eindimensional mobilisiert (Lateralflexion C0/C1 und Rotation C1/C2).

Ich bin jedoch der Auffassung, dass die im Buch aufgeführten Therapieempfehlungen so klar und zielgerichtet sind, dass sie ohne Weiteres in jedes andere manualtherapeutische Konzept übertragen werden können. Im Vordergrund manualtherapeutischer Empfehlungen steht, welche Bewegungskomponenten eines Gelenks zu welchem Zeitpunkt bearbeitet werden sollten.

Die Therapieempfehlungen im Verlauf des Buches beschreiben gängige Standards unter Beachtung der Belastbarkeit in den einzelnen Heilungsphasen (➤ Kap. 1.6.3) und beschränken sich auf die wesentlichen Bestandteile der Therapie.

Generell ist es sinnvoll, auch umliegende Muskulatur und Gelenkregionen zu untersuchen und bei Auffälligkeiten zu behandeln. Dies sollte zum Standard jeder Therapie gehören. Im Vordergrund sollte jedoch die Therapie der betroffenen Region zählen, insbesondere da bei verordneten Leistungen häufig weniger Therapieeinheiten zur Verfügung stehen, als zur vollständigen Rehabilitation notwendig wären.

Innerhalb des Funktionstrainings sind die Verbesserung von muskulärer Stabilität sowie das Erarbeiten von regionaler und allgemeiner Mobilität feste Bestandteile der Wirbelsäulentherapie. Darüber hinaus sollte der Patient in den für ihn individuellen wichtigen Bereichen Training, Mobility, Ernährung, Stressmanagement und Umgang mit Schmerzen beraten werden.

Da sich diese Komponenten in nahezu jeder manualtherapeutischen Therapieempfehlung wiederholen, habe ich, sofern keine besonders dringende Notwendigkeit für einzelne Maßnahmen dieser Art besteht, darauf verzichtet, sie explizit zu benennen. Sie sollten jedoch als obligatorisch angesehen werden.

**HINWEIS**

Patientenabhängig können individuelle Therapiepläne deutlich von den beschriebenen Standards abweichen. Im Zweifel ist eine Absprache mit dem behandelnden Arzt empfehlenswert.

### 1.9.2 Manualtherapeutische Techniken

Mit manualtherapeutischen Techniken wird versucht, die Position von Gelenkachsen zu optimieren und das physiologische Bewegungsausmaß in betroffenen Gelenken wieder zu erreichen.

#### Dreidimensionale Mobilisationen

Facettengelenke der Wirbelsäule werden dreidimensional mobilisiert. Dies ist regional und segmental möglich. Möglich ist es zudem, an einem dreidimensionalen Bewegungsende eine Dimension mobilisierend hervorzuheben.

#### Techniken aus Verriegelung

In der Halswirbelsäule nutzt man zudem Techniken aus Verriegelung, um einzelne Bewegungskomponenten zu mobilisieren.

#### Traktionen

Traktionen in der Wirbelsäule werden nur noch manipulativ genutzt (Traktionsmanipulation C0/C1, ggf. zervikale Traktionsmanipulationen). Mobilisierenden oder anhaltenden Traktionen konnte in Studien kein Nutzen nachgewiesen werden

#### Manipulationen

Manipulationstechniken werden zum Beseitigen von Gelenkblockierungen genutzt.
Regeln für Manipulationen:

- Hohes Tempo
- Wenig Bewegungsweg
- Wenig Kraft

Im Bereich der Extremitäten werden, je nach Gelenkart, Rollgleitmobilisationen und Translationen angewendet. Ebenso werden Traktion und Kompression im Wechsel zur Stoffwechselförderung genutzt (siehe Band I dieser Buchreihe).

### 1.9.3 Training

Training zum Muskelaufbau, zur Verbesserung von Kondition und Koordination sowie zur muskulären Stabilisation sind wichtige Bestandteile eines manualtherapeutischen Behandlungsplans. Die Erstellung eines Trainingsplans mit an Heilungsphasen und Belastbarkeit angepasster Steigerung gehört in therapeutische Hand.

**Beispiele:**

- Mattenprogramm
- Eindimensionales Gerätetraining
- Dreidimensionales Gerätetraining
- Langhanteltraining
- Kurzhanteltraining
- Sportartspezifisches Training
- Mobility
- Training mit dem Stabilizer (bei klinisch lumbaler oder zervikaler Instabilität)

Begleitet werden sollte Training immer auch von Ausdaueranteilen. Vor anspruchsvollem Krafttraining ist ein Warm-up notwendig.

### 1.9.4 Tuning

Um optimale Therapieergebnisse zu erzielen, sollten Patienten zudem zu den Bereichen Ernährung, Schlaf-Wachrhythmus, Entspannung/Stressmanagement beraten und in Automobilisationen angeleitet werden. Der Umgang mit der Erkrankung sollte regelmäßig besprochen und der Patient motiviert werden. Bisher erzielte Erfolge sollten hervorgehoben und heilungsverzögernde Faktoren besprochen und wenn möglich beseitigt werden.

### 1.9.5 Behandlung benachbarter Gelenkregionen

Um eine Möglichkeit zur optimalen Heilung zu haben ist es wichtig, dass benachbarte Bewegungssegmente/Gelenke physiologisch bewegen können und gute muskuläre Stabilität aufweisen.

Die Untersuchung der umliegenden Gelenkregionen auf Mobilität und Stabilität sollte obligatorisch sein. Gefundene Funktionsstörungen sollten in die Therapie miteinbezogen werden. Wichtig ist jedoch, den Fokus auf die ursächlich betroffenen Bereiche zu richten und sich nicht im Anspruch der Ganzheitlichkeit zu verlieren.

Sollte es zu einer verzögerten Heilung kommen, die auch nach Durchführung der Belastungs- und Belastbarkeitsanalyse nicht erklärbar ist, so sollte den umliegenden Regionen neue Aufmerksamkeit geschenkt werden.

## 1.10 Mittlere Rehabilitationszeiten

Die mittlere Rehabilitationszeit beschreibt die durchschnittliche Dauer vom Zeitpunkt der Verletzung bis zur Wiedererlangung der vollen Wettkampffähigkeit im Sport (Back to competition). Sie ist nicht gleichzusetzen mit der vollen Belastbarkeit.

Je länger die Zeit bis zur vollen Belastbarkeit, desto länger der Trainingsaufwand ab diesem Zeitpunkt, um wieder auf Ursprungsniveau wettkampffähig zu sein.

Lediglich bei kleinen Verletzungen wie z. B. Muskelverhärtungen oder Muskelzerrungen ist die mittlere Rehabilitationszeit mit unter 7 Tagen zum Zeitpunkt der vollen Belastbarkeit erreicht, da innerhalb dieser kurzen Zeiträume keine Trainingsrehabilitation bei voller Belastbarkeit notwendig ist, um auf das ursprüngliche Leistungsniveau zurückzukehren.

**HINWEIS**

- Konservative und operative Rehabilitationszeiten gleicher Läsionen können voneinander abweichen.
- Unterschiedliche operative Verfahren können unterschiedliche Rehabilitationszeiten nach sich ziehen.

➢ Abb. 1.21 zeigt die mittleren Rehabilitationszeiten aller gängigen Verletzungen der Wirbelsäule. Zeitangaben „von … bis" beziehen sich auf einen variablen Zeitraum, der bei konservativer Nachbehandlung von der Größe der Läsion und bei operativen Strategien von der Größe der Läsion und dem gewählten operativen Verfahren abhängt. Die mittleren Rehabilitationszeiten bei Verletzungen der Extremitäten werden in Band I dieser Buchreihe tabellarisch aufgeführt.

1

| Verletzung | Mittlere Rehabilitationszeit Konservativ | Operativ |
|---|---|---|
| **Iliosakralgelenke und Becken** | | |
| Kapselläsion iliosakral | 6–8 Wochen | |
| Sprengung des Iliosakralgelenks | – | 10–12 Wochen |
| Verletzung der Symphyse | 6–8 Wochen | – |
| Symphysensprengung | – | 14–16 Wochen |
| Beckenkontusion | 2–4 Wochen | – |
| Sakrokokzygeale Instabiität, traumatische | Geringe Instabilität: 3–6 Wochen<br>Starke Instabilität: unmittelbar nach Deblockierung | – |
| Stabile Beckenfraktur | 8–12 Wochen | – |
| Instabile Beckenfraktur ohne Metallentfernung | – | 8–16 Wochen |
| Beckenfraktur, Metallentfernung (Fixateur interne) | – | 7–10 Monate |
| Sakrumfraktur | – | 8–16 Wochen |
| Kokzyxfraktur | 6–8 Wochen | > 8 Wochen |
| Geburtstrauma mit Instabilität | Wochen bis Monate, unterliegt hormonellen Einflüssen, erst nach dem Abstillen möglich | – |
| Piriformis-Syndrom, traumatisches | 3–6 Wochen | – |
| **Lendenwirbelregion** | | |
| Kapselläsion der lumbalen Facettengelenke | 6–8 Wochen | – |
| Lumbale Wirbelfrakturen | 3–4 Monate | > 12 Wochen |
| Bandscheibenläsion | 6–12 Wochen | – |
| Luxationen | – | > 12 Wochen |
| **Brustwirbelregion** | | |
| Kapselläsion der thorakalen Facettengelenke | 6–8 Wochen | – |
| Thorakale Wirbelfrakturen | 3–4 Monate | > 12 Wochen |
| Bandscheibenläsion | 6–12 Wochen | – |
| Luxationen | – | > 12 Wochen |
| **Rippen und Sternum** | | |
| Kapsel- und Bandläsionen | 6–8 Wochen | – |
| Rippenprellung | 2–4 Wochen | – |
| Rippenfraktur, solitäre | 6 Wochen bis 3 Monate | – |
| Rippenserienfrakturen | – | > 12 Wochen |
| Sternumfrakturen | 12–14 Wochen | > 12 Wochen |
| Z. n. Thorakotomie | – | > 3 Monate |
| **Halswirbelsäulenregion** | | |
| Kapselläsionen der zervikalen Facetten- oder Unkovertebralgelenke | 6–8 Wochen | – |
| Zervikale Wirbelfrakturen | 3–4 Monate | > 12 Wochen |
| Bandscheibenläsionen | 8–12 Wochen | – |
| **Hochzervikalregion** | | |
| Kapselläsionen der Kopfgelenke | 6–8 Wochen | – |
| Läsion eines Lig. alare | 6–8 Wochen | – |
| Läsion eines Lig. transversum | 6–8 Wochen | – |
| Frakturen des Atlas oder Axis | 3–4 Monate | > 12 Wochen |

**Abb. 1.21** Mittlere Rehabilitationszeiten. [L329]

| Verletzung | Mittlere Rehabilitationszeit Konservativ | Operativ |
|---|---|---|
| **Kieferregion und Schädel** | | |
| Diskus-, Kapsel- und Bandläsionen | 6–8 Wochen | – |
| Ventrale Kiefergelenksluxation | 6–8 Wochen | – |
| Dorsale Kiefergelenksluxation | 6–8 Wochen | – |
| Zentrale Kiefergelenksluxation | > 8 Wochen | – |
| Kiefergelenkssubluxation | 4–6 Wochen | – |
| Frakturen des Unterkiefers | – | 3–4 Monate |
| Frakturen des Gesichtsschädels | 6–8 Wochen | 3–4 Monate |
| Frakturen der Schädelbasis | – | 3–4 Monate |
| Frakturen des Schädeldachs | 6–8 Wochen | 3–4 Monate |
| Commotio cerebri | 1–2 Wochen | – |
| Schädel-Hirn-Trauma | 1–8 Wochen | Mehrere Monate |

**Abb. 1.21** *(Forts.)* Mittlere Rehabilitationszeiten. [L329]

KAPITEL

# 2 Iliosakralgelenke und Becken



## 2.1 Grundlagen

### 2.1.1 Anatomische Grundlagen

Das Becken (Pelvis) besteht aus dem Os sacrum und den paarig angelegten Ossa coxae. Das Os sacrum befindet sich dorsal zwischen den beiden Ossa coxae und besteht aus fünf synostotisch verwachsenen Knochen. Lateral liegen die miteinander verwachsenen Procc. transversi als Massa lateralis. Mit dem gelenkig am kaudalen Ende des Os sacrum anschließenden Os coccygis setzt sich das Sakrum nach kaudal fort. Es besteht aus drei bis fünf rudimentären Wirbelknochen, der proximale Anteil wird als Basis ossis coccygis, der kaudale spitz auslaufende Anteil als Apex ossis coccygis bezeichnet.

Dorsal der synostotisch verwachsenen Corpora des Sakrums liegt als Fortsetzung des Canalis vertebralis der Canalis sacralis, er mündet dorsal kaudal. Ventral liegen vier jeweils paarig angelegte Foramina sacralia anteriora, dorsal die Foramina sacralia posteriora.

Lateral kranial liegen die Gelenkflächen zum jeweiligen Os coxae als Facies auricularis. Hier ist das Sakrum gelenkig über die Iliosakralgelenke mit dem rechten und linken Os coxae verbunden. Die inkongruenten Amphiarthrosen werden neben straffem Kapselgewebe durch die starken Ligg. sacroiliaca anteriora und posteriora verstärkt.

Die Ossa coxae werden jeweils aus dem Os ilium, Os ischii und Os pubis gebildet. Alle drei Knochen gehen fließend ineinander über und vereinen sich im Azetabulum, der Gelenkpfanne des Hüftgelenks.

Die Synostose der Knochen im Beckenring erfolgt bis zum 5.–7. Lebensjahr, im Azetabulum bis zum vollendeten 15. Lebensjahr. Die vollständige Verknöcherung der Wirbel von Sakrum und Kokzyx erfolgt erst mit Abschluss des Wachstums.

Beide Ossa coxae sind ventral kaudal über den Discus interpubicus in der Symphysis pubica miteinander verbunden. Der Discus interpubicus ist ein Faserknorpel und vom Aufbau mit den Menisken, den Bandscheiben, dem Diskus des Handgelenks, dem sternoklavikularen Diskus und dem Diskus des Kiefergelenks vergleichbar. Die Symphyse wird kranial durch das Lig. pubicum superius und kaudal durch das Lig. arcuatum pubis gesichert.

Funktionell wird das Becken in ein kleines Becken (Pelvis minor) und ein großes Becken (Pelvis major) unterteilt. Grenze ist die Linea terminalis, die den Beckenring beschreibt. Oberhalb der Linie befindet sich das Pelvis major. Es gehört funktionell zum Bauchraum.

### Das männliche Becken

Das männliche Becken ist im Vergleich zum weiblichen hoch und schmal. Die Crista iliaca reicht bis zur Höhe des Processus spinosus von L4. Der Schambeinwinkel beträgt unter 90°.

### Das weibliche Becken

Das weibliche Becken ist im Vergleich zum männlichen Becken niedrig und breit. Die Crista iliaca reicht nur bis zur Höhe des Proc. spinosus von L5. Der Schambeinwinkel beträgt mehr als 100°.

## Wichtige Beckengrößen

### Conjugata vera obstetrica

Die Conjugata vera obstetrica beschreibt den kürzesten Abstand zwischen dem Promontorium des Os sacrum und dem Hinterrand der Symphyse. Sie beträgt ca. 11 cm. Sie ist relevant für die Geburt, da sie den kleinsten Diameter des Beckens darstellt und ausreichend Platz für den Kindskopf bieten muss.

### Conjugata vera anatomica

Die Conjugata vera anatomica beschreibt den Abstand zwischen dem Promontorium des Os sacrum und dem Oberrand der Symphyse. Sie beträgt ca. 11–12 cm.

### Conjugata diagonalis

Die Conjugata diagonalis beschreibt den Abstand vom Promontorium des Os sacrum bis zum Unterrand der Symphyse. Sie beträgt ca. 13–14 cm.

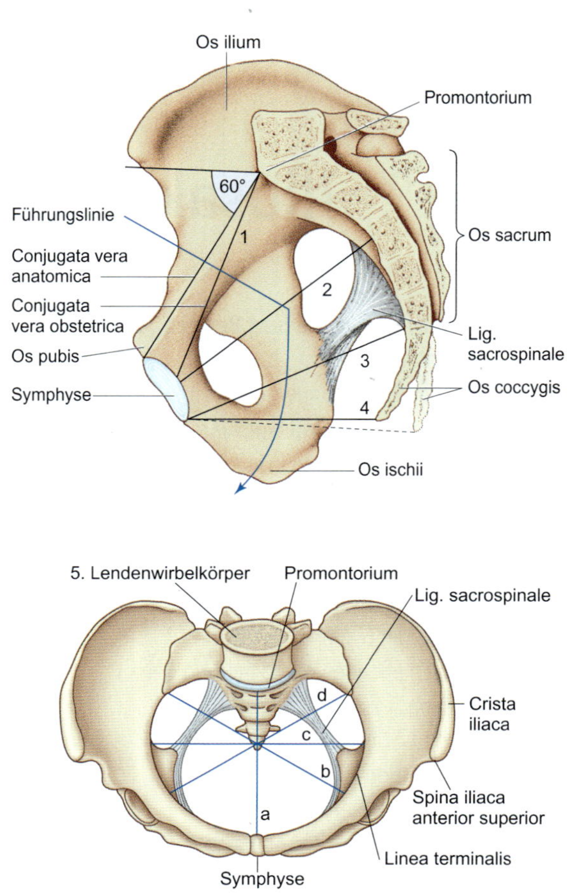


**Abb. 2.1** Beckenebenen und -durchmesser im Überblick. Die Zahlen 1–4 bezeichnen die Beckenebenen. Sie spielen ähnlich wie die Beckendurchmesser (a–d) vor allem in der Geburtsmedizin eine wichtige Rolle. 1) Beckeneingangsebene (Conjugata vera anatomica und obstetrica); 2) Beckenweite; 3) Beckenenge; 4) Beckenausgangsebene; a) Conjugata anatomica (Abstand zwischen Oberrand der Symphyse und Promontorium, b) Diameter obliqua I (schräger Innendurchmesser des Beckens I), c) Diameter transversa (querer Innendurchmesser des Beckens), d) Diameter obliqua II (schräger Innendurchmesser des Beckens II). [L234]

### Weitere Beckengrößen

Weitere (in der Geburtsmedizin) wichtige Beckengrößen sind die Beckeneingangsebene (entspricht der Conjugata vera obstetrica und anatomica), die Beckenenge und die Beckenausgangsebene. ➤ Abb. 2.1 zeigt alle wichtigen Beckengrößen.

## Beckenausgänge

### Foramen obturatum

Das Foramen obturatum wird kranial ventral durch das Os pubis und kaudal dorsal durch das Os ischii begrenzt. Es wird durch die Membrana obturatoria verschlossen. Ventral liegt der Canalis obturatorius, durch den die gleichnamigen Gefäße und Nerven ziehen (A. obturatoria, V. obturatoria, N. obturatorius).

### Lacuna vasorum und Lacuna musculorum

Beide ventralen Beckenausgänge (Lacuna vasorum und Lacuna musculorum) werden durch Ligamente gebildet.

- Lig. inguinale: Das Lig. inguinale verläuft zwischen Spina iliaca anterior superior (SIAS) und Tuberculum pubicus und wird durch das Lig. lacunare verstärkt.
- Lig. lacunare: Das Lig. lacunare liegt medial kaudal vom Lig. inguinale am Tuberculum pubicum und verbindet es mit dem Ramus superior ossis pubis.
- Arcus iliopectineus: Der Arcus iliopectineus liegt in der Mitte unter dem Lig. inguinale und zieht zur Eminentia iliopubica.

#### Lacuna vasorum

Die Lacuna vasorum liegt medial des Arcus iliopectineus und bildet die Durchtrittsstelle für die A. und V. femoralis.

#### Lacuna musculorum

Die Lacuna musculorum liegt lateral des Arcus iliopectineus und bildet die Durchtrittsstelle für den M. iliopsoas und den N. femoralis.

### Foramen ischiadicum majus

Das Foramen ischiadicum majus wird durch das Lig. sacrospinale gebildet. Das Ligament läuft vom Os sacrum zur Spina ischiadica. Der M. piriformis zieht durch das Foramen und unterteilt es in einen supra- und infrapiriformen Anteil.

#### Foramen suprapiriforme

Durch das Foramen suprapiriforme laufen folgende Strukturen:

- A. glutea superior
- V. glutea superior
- N. gluteus superior

#### Foramen infrapiriforme

Durch das Foramen infrapiriforme laufen folgende Strukturen:

- A. glutea inferior
- V. glutea inferior
- N. gluteus inferior
- N. ischiadicus
- N. musculi quadrati femoris
- N. cutaneus femoris posterior
- N. pudendus
- A. pudenda interna
- V. pudenda interna
- N. obturatorius internus

Die letzten vier Strukturen ziehen erst durch das Foramen infrapiriforme, umrunden dann die Spina ischiadica und treten dann durch das Foramen ischiadicum minus wieder ins Becken ein.

### Foramen ischiadicum minus

Das Foramen ischiadicum minus liegt zwischen dem Lig. sacrospinale und dem Lig. sacrotuberale. Folgende Strukturen treten durch das Foramen ischiadicum minus wieder ins Becken ein (s. o.):

- N. pudendus
- A. pudenda interna
- V. pudenda interna
- N. obturatorius internus

Zudem läuft der M. obturator internus hindurch und setzt an der Fossa trochanterica des Femurs an.

Die Beckenausgänge sind in ➤ Abb. 2.2 dargestellt.

**HINWEIS**

In etwa 20 % der Fälle durchzieht der N. ischiadicus den M. piriformis und begünstigt ein Piriformissyndrom.

### Innervation der Iliosakralgelenke

In der Literatur werden unterschiedliche Innervationen der Kapsel des Iliosakralgelenks angegeben. Einigkeit herrscht darüber, dass die Gelenkkapsel multisegmental aus lumbalen und sakralen neuroanatomischen Segmenten erfolgt. Zudem geht man bei der Versorgung der ventralen Kapsel und der Ligg. sacroiliaca anteriora von einer Innervation aus höheren Segmenten als bei der hinteren Kapsel und den Ligg. sacroiliaca posteriora aus.

**EVIDENZ**

Scholz et al. konnten 2017 eine wesentlich umfassendere Innervation als erwartet, die zudem mit sehr variabler Verteilung einhergeht, nachweisen:

An zehn formalinisierten Körperspenden wurde die Innervation des dorsalen ISG und des dorsalen Kapsel-Band-Apparats untersucht. Die gefundenen Nerven wurden makroskopisch identifiziert, zu ihren Ursprungssegmenten zurückverfolgt und mit der Literatur abgeglichen. Die dargestellten Nerven konnten in unterschiedlicher Häufigkeit einer Versorgungsinnervation von L2–S5 zugeordnet werden. Die Innervation konnte also aus bis zu 9 Segmenten erfolgen (vgl. Scholz et al. 2017).

Schlussfolgerung:

Eine mögliche Ausstrahlung (Referred pain) aus dem Iliosakralgelenk (subchondraler Knochen, Kapsel, Ligamente) kann individuell stark variieren und ist multisegmental ausgeprägt.

## 2.1.2 Grundlagen der Untersuchung der Iliosakralgelenke

Es erfolgt eine konsequente Trennung der Untersuchung zweier Fragestellungen:

- Kommt der Schmerz des Patienten ursächlich aufgrund einer nozisensorischen Quelle im Iliosakralgelenk (subchondraler Knochen, Kapsel, Ligamente) zustande?
- Gibt es eine Funktionsstörung (Restriktion, Blockierung) im Iliosakralgelenk?

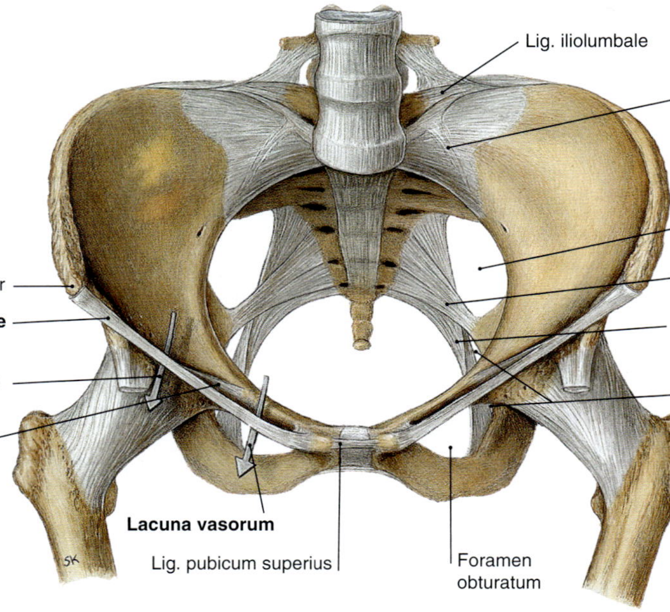


**Abb. 2.2** Beckenausgänge: Foramen obturatum, Lacuna vasorum, Lacuna musculorum, Foramen ischiadicum majus (wird durch den M. piriformis [nicht dargestellt] in ein Foramen supra- und infrapiriforme unterteilt) und Foramen ischiadicum minus. [S700-L238]

## Untersuchung einer möglichen nozisensorischen Quelle im Iliosakralgelenk

Einigkeit herrscht in den vorliegenden Studien, dass es keinen einzelnen klinischen Test gibt, mit dem valide untersucht werden kann, ob die Schmerzen eines Patienten ursächlich aus einer nozisensorischen Quelle im Iliosakralgelenk kommen. Begründung ist, dass es keinen Test gibt, der ausschließlich das Iliosakralgelenk provoziert. Alle Tests belasten zusätzlich zumindest auch das Hüftgelenk, den lumbosakralen Übergang oder myofasziale Strukturen.

Welche Tests zum Cluster gehören sollten und wie hoch die Sensitivität und Spezifität der Cluster ist, wird different angegeben. Auch die Ausführung bei gleicher Benennung von Tests wurde von unterschiedlichen Autoren teilweise nicht identisch durchgeführt.

### Laslett

Laslett et al. kommen zu dem Schluss, dass sich ein Cluster von sechs Tests gut eignet, um zu entscheiden, ob eine Schmerzquelle im ISG vorliegt oder nicht.
Genutzt wurden:

- Kompressionstest
- Distraktionstest
- Thigh Thrust Test/Femoral Shear Test
- Gaenslen-Test
- Sacral Thrust Test
- Cranial Shear Test

Zusätzlich wurden das Hüftgelenk und die Lendenwirbelsäule untersucht.

**EVIDENZ**

Zwei von vier (Distraktionstest, Kompressionstest, Thigh Thrust Test, Sacral Thrust Test) oder drei von sechs positiven Tests erhärten die Annahme auf eine primäre nozisensorische Quelle im ISG (vgl. Laslett et al. 2005).

### Van der Wurff et al.

Annahme: Sind drei oder mehr der fünf Tests positiv, so geht man von einer ursächlichen Schmerzquelle im Iliosakralgelenk aus (Gelenkkapsel, Ligamente oder subchondraler Knochen). Sind weniger als drei der Tests positiv, so geht man von einer anderen Ursache für die Schmerzen des Patienten aus. Folgende Tests sollten Bestandteil der Testreihe sein:

- Kompressionstest
- Distraktionstest
- Thigh Thrust Test/Femoral Shear Test
- Gaenslen-Test
- Patrick-Test

**EVIDENZ**

In einem systematischen Review von 2000 kamen van der Wurff et al. zu der Auffassung, dass nur zwei der fünf Tests (Gaenslen-Test und Thigh Thrust Test) als reliabel einzustufen sind. Untersucht wurde die Inter-rater-Reliabilität (vgl. van der Wurff et al. 2000). Eine Untersuchung von Sensitivität und Spezifität war somit nicht sinnvoll.
Kokmeyer et al. bewerteten die Reliabilität bei standardisierter Testausführung 2002 mit einem Kappa-Koeffizienten von 0,7 jedoch als gut.

Stendal Robinson (2007) beschrieb Kappa-Koeffizienten von 0,43–0,84 für die Tests zur Schmerzprovokation. Drei bis fünf positive Tests wurden als reliabel erachtet.
Daraufhin folgten 2006 und 2011 Untersuchungen zu Sensitivität und Spezifität:
- Untersuchung des Iliosakralgelenks mit einem Cluster aus fünf Tests (vgl. van der Wurff et al. 2006):
  - Sensitivität: 65 %–93 %
  - Spezifität: 72 %–99 %
- Untersuchung des Iliosakralgelenks mit einem Cluster aus fünf Tests (vgl. van der Wurff et al. 2011):
  - Sensitivität: 85 %
  - Spezifität: 87 %

#### Saueressig

Ein systematischer Review mit Meta-Analyse von Saueressig et al. aus dem Jahr 2021 bescheinigt dem Cluster eine deutlich schlechtere Sensitivität, allerdings wurde folgende Testreihe untersucht (entspricht den Tests von Laslett):
- Kompressionstest
- Distraktionstest
- Thigh Thrust Test/Femoral Shear Test
- Gaenslen-Test
- Patrick-Test
- Sacral Thrust Test

**EVIDENZ**

Untersuchung des Iliosakralgelenks mit einem Cluster aus fünf Tests (vgl. Saueressig et al. 2021):
- Sensitivität: 35 %
- Spezifität: 92 %

**HINWEIS**

- In den besprochenen Studien geht man davon aus, dass eine nozisensorische Quelle in einem ISG neben einer Kapselläsion oder subchondralen Schmerzen auch durch eine Gelenkblockierung ausgelöst werden kann. Gelenkblockierungen der Iliosakralgelenke werden in ➤ Kap. 2.7.2 besprochen.
- Die aufgeführten Tests dienen lediglich der Suche nach der nozisensorischen Quelle. Sie eignen sich nicht, um eine Funktionsstörung festzustellen. Tests zur Feststellung einer Funktionsstörung werden in ➤ Kap. 2.7 aufgeführt und erläutert.

**Zusammenfassung**

**Untersuchung einer möglichen nozisensorischen Quelle im Iliosakralgelenk**

Die klinische Untersuchung zur Bestätigung oder Wiederlegung der Annahme, dass die Schmerzen eines Patienten ihre Ursache in einer nozisensorischen Quelle des Iliosakralgelenks haben, sollte ein Cluster von mindestens fünf Tests beinhalten. Während die Sensitivität kontrovers diskutiert wird, wird den Tests durchgehend eine gute Spezifität bescheinigt. Die Inter-rater-Reliabilität wird in neueren Studien als gut angegeben.

### Untersuchung auf Funktionsstörungen oder Blockierung

Auch für die Untersuchung zur Feststellung auf eine mögliche Funktionsstörung im Sinne einer Restriktion (Bewegungseinschränkung) oder Blockierung eines Iliosakralgelenks ist es sinnvoll, mehrere klinische Tests zu nutzen.
- Spine Test: Im Stand wird der Patient gebeten, das kontralaterale Bein im Knie zu flektieren. Die Bewegung/Kippung des Beckens zur nichtbetroffenen Seite wird normalerweise im betroffenen ISG aufgefangen. Der Patient wird gebeten, mehrfach nachzufedern. Ist das ISG blockiert, so ist das federnde Auffangen der entstehenden Kräfte nicht möglich. Es kommt zu einer kompensatorischen Lateralflexion der Lendenwirbelsäule zur betroffenen Seite.
- Joint-play-Test: Ist das Gelenk blockiert, so gibt es kein joint play.
- Test für Ilium anterior und Ilium posterior: Bewegungsbereitschaft, Bewegungsausmaß und Endgefühl werden im Seitenvergleich getestet.

### Palpations- und Bewegungstests

Palpations- und Bewegungstests sollten in der evidenzbasierten Manuellen Therapie keine Anwendung mehr finden.

**EVIDENZ**

Palpations- und Bewegungstests (Vorlauftest, Rücklauftest etc.) haben aufgrund ihrer sehr niedrigen Reliabilität keinerlei Aussagekraft und sollten nicht als Untersuchungsmittel genutzt werden (vgl. Potter und Rothstein 1985, Vincent-Smith et al. 1999, van der Wurff 2000). Stendal Robinson (2007) beschrieb Kappa-Koeffizienten von –0,06 für Palpationstests.
Auch wenn diverse weitere Autoren (Dreyfuss et al., Bowman und Gribble u. a.) zu gleichen Ergebnissen gekommen sind und die Konklusion somit eindeutig ist, sind Palpations- und Bewegungstests leider bis heute Bestandteil physiotherapeutischer, manualtherapeutischer, sportphysiotherapeutischer und osteopathischer Ausbildung an vielen deutschen Schulen.

## 2.2 Knöcherne, kongenitale Erkrankungen

Allgemeines Basiswissen zu knöchernen kongenitalen Erkrankungen wird in ➤ Kap. 1.1.1 vermittelt.

**HINWEIS**

Studien zur Inzidenz der einzelnen kongenitalen Normabweichungen sind rar, Angaben dazu finden sich im Buchtext daher nur, wenn repräsentative Quellen vorliegen.
Therapeutische Verfahren sind nicht detailliert darstellbar, da die Ausprägung der Abweichungen unterschiedlich und die Klinik variabel ist.

## 2.2.1 Allgemeine Normabweichungen

**Synonyme** Hypo- bzw. Hyperplasie des Beckens.

**Ätiologie** Kongenital.

**Epidemiologie** Selten.

**BEFUNDE**

**Sichtbefund**

- Je nach Lokalisation und Ausprägung sicht- bzw. tastbare Hyper- oder Hypoplasien des knöchernen Beckens

**Röntgenbefund**

- Sichtbare Abweichung von der Norm im Sinne von Hyper- oder Hypoplasien des knöchernen Beckens

### Beschreibung

Zusätzlich zu den unten separat besprochenen kongenitalen Abweichungen werden in der Literatur multiple Abweichungen von der Norm beschrieben. Sowohl das Os sacrum als auch die Ossa coxae können Abweichungen im Sinne von Hypo- oder Hyperplasien aufweisen. Becken können kleiner, größer, niedriger, höher, breiter oder schmaler ausgebildet sein. Klinisch relevant sind diese seltenen Abweichungen bei Beckenverengungen insbesondere für Geburtsvorgänge.

Resultiert aus einer Normabweichung eine aphysiologische Ausrichtung des Azetabulums, so liegt eine präarthrotische Deformität im Sinne einer Hüftdysplasie vor.

Normabweichungen des Beckens können separat, gemeinsam mit anderen Abweichungen der Wirbelsäule oder syndromal bedingt auftreten.

### Untersuchung

Röntgen.

### Therapie

#### Konservativ

Kausal können Normabweichungen des Beckens konservativ nicht therapiert werden. Kompensatorisch sollte eine ggf. beeinträchtigte Funktion in Hüft-, Iliosakral- und lumbalen Facettengelenken mobilisiert werden. Bei vorhandenen muskulären Defiziten ist zudem ein Stabilitätstraining durchzuführen.

#### Operativ

Bei starker Symptomatik und drohenden Folgeschäden können Umstellungsosteotomien ein operatives Mittel sein.

#### Postoperative Rehabilitation

Die postoperative Rehabilitation ist stark abhängig von der durchgeführten Versorgung und sollte dem Nachbehandlungsschema des Operateurs folgen.

## 2.2.2 Beckenverengungen

**Ätiologie** Kongenital.

**Epidemiologie** Selten.

**BEFUNDE**

**Sichtbefund**

- Ggf. veränderte Michaelis-Raute

**Röntgenbefund**

- Die Beckenveränderungen sind in der Röntgenuntersuchung darstellbar
- Die wichtigen Beckengrößen können gemessen werden

### Beschreibung

#### 1 Allgemein verengtes Becken

- Infantiles/juveniles Becken
- Zwergbecken bei Kleinwuchs
- Viriles, androides Becken (bei der Frau)
- Hohes Assimilationsbecken

#### 2 Gerade verengtes Becken

- Plattes Becken (nicht kongenital, sondern durch Rachitis, Osteomalazie)
- Spondylolisthetisches Becken (kongenital möglich bei Spondylolyse)

#### Kombinationen

- Allgemein verengtes oder plattrachitisches Becken (Kombination aus 1 und 2)

#### 3 Schräg verengtes Becken

Schräg verengte Becken können folgende Ursachen haben:
- Rachitis (nicht kongenital)
- Koxitis (nicht kongenital)
- Skoliose
- Luxationen (nicht kongenital)
- Naegele-Becken (einseitige ISG-Ankylose, auch entzündlich möglich)
- Ostitisch-synostotisches Becken (nicht kongenital)

### 4 Quer verengtes Becken

- Robert-Becken (beidseitige ISG-Ankylose)
- Protrusionsbecken

### 5 Unregelmäßig verengtes Becken

Die Ursachen für unregelmäßig verengte Becken sind in der Regel nicht kongenital. Mögliche Ursachen sind:
- Osteomalazie
- Rachitis
- Osteodystrophie
- Exostose
- Frakturen

### 6 Trichterbecken

Ein Trichterbecken beschreibt die Kombination aus einer Verengung durch infantiles oder viriles Becken und ausgeprägter Kyphose.

Zu Beckenverengungen vgl. Pschyrembel 2020: 203–204.

## Untersuchung

**Manualtherapeutisch** Bei der Inspektion kann die Form der **Michaelis-Raute** Hinweise auf mögliche Beckenveränderungen liefern (➤ Abb. 2.3). Die Michaelis-Raute (Lendenraute) ist eine sichtbare rautenförmige Figur des Oberflächenreliefs der Haut am unteren Rücken. Sie wird durch den Proc. spinosus von L3 (oder L4), die Spinae iliacae posteriores superiores (SIPS) und durch die Prominenz des Vertebrae coccygeae III/IV am kranialen Ende der Crena interglutealis (Rima ani, Analrinne) gebildet. Über den SIPS sind häufig Fossae lumbales laterales (Lendengrübchen) sichtbar.

Namensgeber ist der Gynäkologe **Gustav Adolph Michaelis** (1798–1848). Die untere Hälfte der Michaelis-Raute entspricht dem Trigonum sacrale. Physiologisch ist eine Raute im Sinne von zwei gleichschenkligen Dreiecken. Eine Papierdrachenform weist auf ein platt-rachitisches Becken hin, während eine oben und unten spitz zusammenlaufende längliche Raute auf ein allgemein verengtes Becken hindeuten kann. Schräg verengte Becken weisen eine asymmetrische Rautenform auf.

Ist beim **Joint-play-Test** eines oder beider Iliosakralgelenke bei hartem Endgefühl keinerlei Mobilität feststellbar, so geht man von einer Ankylose aus.

**HINWEIS**
Bei einer Blockierung des Iliosakralgelenks geht man von einem festen/fest-elastischen Endgefühl aus.

**Medizinisch** Röntgen.

## Therapie

### Konservativ

Kausal können Beckenverengungen konservativ nicht therapiert werden. Kompensatorisch sollte eine ggf. beeinträchtigte Funktion in Hüft-, Iliosakral- und lumbalen Facettengelenken mobilisiert werden. Bei vorliegenden muskulären Defiziten ist zudem ein Stabilitätstraining durchzuführen.

**HINWEIS**
Auch wenn Folgen kongenitaler Abweichungen in der Regel erst ab dem 40. Lebensjahr zu Symptomen führen (➤ Kap. 1.1.1), kann die Azetabulumdysplasie (bei der Frau) schon ab Ende der dritten Lebensdekade zu Schmerzen führen. Weitere Spätfolgen von Normvarianten des Beckens können Arthrosen von Hüfte, ISG und LWS sowie Bandscheibenschäden sein. Beckenverengungen können zu Komplikationen während des Geburtsvorgangs führen.

### Operativ

Bei starker Symptomatik und drohenden Folgeschäden können Umstellungsosteotomien ein operatives Mittel sein.

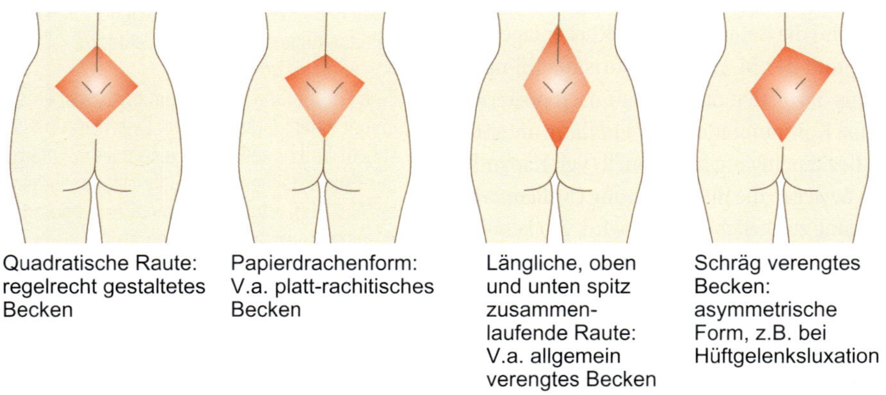


**Abb. 2.3** Michaelis-Raute: Formveränderungen weisen auf Beckenanomalien hin. [L234]

### Postoperative Rehabilitation

Die postoperative Rehabilitation ist stark abhängig von der durchgeführten Versorgung und sollte dem Nachbehandlungsschema des Operateurs folgen.

## Dystokie durch verengte Becken

Man geht davon aus, dass ca. 40 Prozent der durchgeführten sekundären Schnittentbindungen (Kaiserschnitt nach gescheitertem Versuch der physiologischen Entbindungen) durch ein Missverhältnis zwischen Kindskopf und mütterlichem Becken notwendig werden. Eine pathologische Beckenveränderung ist jedoch nur in gut 1 Prozent aller Geburten die Ursache (vgl. Hopp und Kalache 2015).

**HINWEIS**

**Dystokie** ist der Fachbegriff für einen pathologischen Geburtsverlauf.

## Geburtsdilemma

Als Geburtsdilemma wird eine Hypothese bezeichnet, bei der davon ausgegangen wird, dass das weibliche Becken evolutionär beim Wechsel von vier auf zwei Beine durch Anpassungsprozesse schmaler wurde, während die menschliche Schädelgröße zunahm (Hirnentwicklung).

Fischer et al. (2015) fanden jedoch heraus, dass Frauen mit größeren Köpfen auch über einen vergrößerten Geburtskanal verfügen, während kleine Frauen mit größerem Risiko für ein Missverhältnis zwischen Becken der Mutter und Schädel des Kindes einen runderen Beckeneingang aufweisen, der erschwerend für die Geburt ist.

## Exkurs: iliosakraler Einfluss auf die Geburt

### Eröffnungsphase, Eintritt des Kindskopfes ins Becken

In der Eröffnungsphase sollte der Beckeneingang funktionell weit gestellt werden. Sind die Beine gestreckt (Rückenlage), so ziehen der M. iliacus und der M. rectus femoris die Ilii nach anterior. Im Verhältnis dazu steht das Sakrum nach posterior (Kontranutation). Eine Kontranutation bzw. ein Ilium anterior beidseits öffnet den Beckeneingang funktionell (vgl. Kapandji 2009: 62). Außerdem bewegen die Ilii in Richtung Outflare, wodurch der Beckeneingang zusätzlich geweitet wird. Rückenlage oder Gang eignen sich für diese Phase der Geburt. Der Kopf ist in einer Querposition und zumeist nicht flektiert.

### Durchtritt des Kopfes durch das Becken

Während des Durchtritts des Kopfes durch das Becken flektiert die Halswirbelsäule des Kindes leicht und rotiert ca. 90°. Das Gesicht zeigt in Bezug auf das Becken nach dorsal, der Hinterkopf nach ventral. Der Körper folgt dieser Rotation nach und nach. In dieser Phase werden die Iliosakralgelenke durch den Kindskopf in Neutralposition gehalten.

### Austreibungsphase, Geburt des Kopfes

In der Austreibungsphase sollte der Beckenausgang funktionell weit gestellt werden. Sind die Beine gebeugt, so ziehen die ischiocruralen Muskeln die Ilii nach posterior. Im Verhältnis dazu steht das Sakrum nach anterior (Nutation). Eine Nutation bzw. ein Ilium posterior beidseits öffnet den Beckenausgang funktionell (vgl. Kapandji 2009: 62). Außerdem bewegen die Ilii in Richtung Inflare, wodurch der Beckenausgang zusätzlich geweitet wird. Rückenlage mit gebeugten Beinen oder eine Hockposition (Gebärhocker, Sitz im Wasser) eignen sich für diese Phase der Geburt. Im Beckenausgang extendiert die Halswirbelsäule. In der Reihenfolge Hinterhaupt, Vorderhaupt, Stirn, Gesicht und Kinn wird der Kopf des Kindes geboren.

### Geburt des Körpers

Die Geburt des Körpers erfolgt durch eine erneute Rotation des Körpers um etwa 90°. Zunächst tritt die ventral symphysennah liegende Schulter heraus, in der Folge die dorsale. Der restliche Körper wird mit der nächsten Wehe geboren (vgl. Zalpour 2022: 604).

Die Bewegungen der Iliosakralgelenke während des Geburtsvorgangs sind in ➤ Abb. 2.4 dargestellt.

**HINWEIS**

- Der beschriebene Geburtsvorgang bezieht sich auf die Norm. Abweichungen verschiedenster Art kommen vor. Mobile Iliosakralgelenke, eine normale Beckenweite der Mutter und eine physiologische Kopfgröße des Kindes sowie eine physiologische pränatale intrauterine Lage des Kindes sind gleichermaßen Voraussetzung für eine physiologische Geburt.
- Bei vorliegenden iliosakralen Funktionsstörungen ist es sinnvoll, diese in den Wochen vor der Geburt durch Mobilisationen in Seitlage (Ilium anterior und posterior) oder Rückenlage (Ilium posterior) zu beseitigen.
- Eine Kontranutation (Sacrum posterior) entspricht funktionell immer einem Ilium outflare. Eine Nutation (Sacrum anterior) entspricht funktionell immer einem Ilium inflare. Die Ausrichtungen der Gelenkflächen (Facies auricularis) sorgen dafür, dass die Ilii bei Nutation enger zusammengezogen und bei Kontranutation auseinandergerückt werden.

**CAVE**

Manipulationen können wehenfördernd wirken und sind daher im 3. Trimenon zu vermeiden.

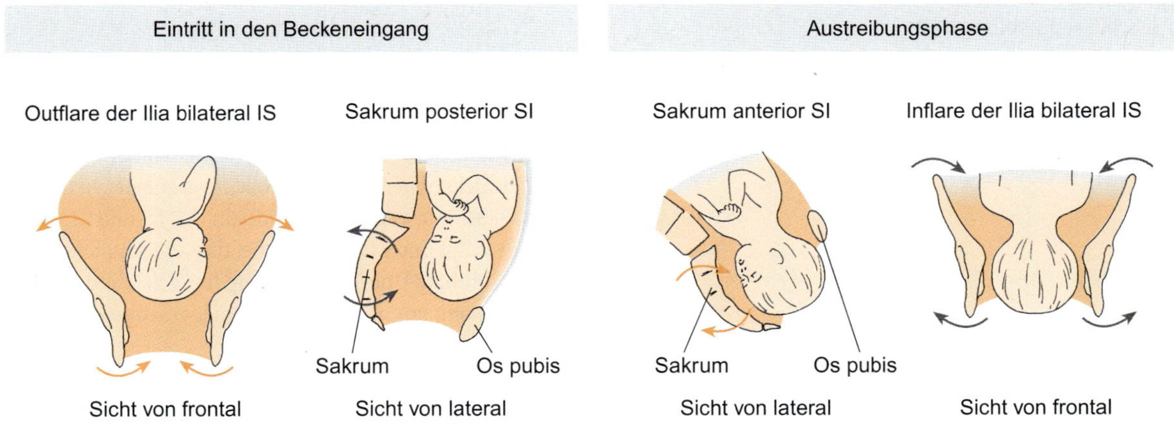


**Abb. 2.4** Bewegungen der Iliosakralgelenke während des Geburtsvorgangs. IS = iliosakral, SI = sakroiliakal. [L190]

## 2.2.3 Azetabulumdysplasie

Dysplasien des Azetabulums gehören zur Gruppe der Hüftdysplasien und werden daher in Band I dieser Buchreihe in ➢ Kap. 4 (Hüftgelenk) besprochen.

## 2.2.4 Aplasie der Symphyse

**Ätiologie** Kongenital.

**BEFUNDE**

**Leitsymptomatik**
- Ggf. Unterbauchschmerzen und Schmerzen beim Gang, insbesondere bei Sprung- und Sprintaktivitäten

**Röntgenbefund**
- Abstand zwischen den beiden Schambeinbögen zwischen 3 und 9 cm

### Beschreibung

Die Aplasie der Symphyse ist eine sehr seltene kongenitale Erkrankung mit Unterentwicklung der Symphyse und vermehrtem Abstand zwischen den Schambeinbögen. Die Erkrankung kommt im Erwachsenenalter so gut wie nicht vor, da sich der Symphysenspalt noch bis über das Jugendalter wieder verschmälert.

### Differenzialdiagnosen

Differenzialdiagnostisch kommt eine Symphysensprengung in Betracht (➢ Kap. 2.3.4).

### Untersuchung

**Manualtherapeutisch** Palpation, Symphysen-Stresstest.

**Medizinisch** Röntgen.

### Therapie

#### Konservativ

Konservativ fehlen die therapeutischen Möglichkeiten.

#### Operativ

Bei starken Beschwerden kann über eine Versteifung nachgedacht werden.

## 2.2.5 Überschießende Verknöcherung der Synchondrosen

**Ätiologie** Kongenital.

**BEFUNDE**

**Sichtbefund**
- Keiner

**Röntgenbefund**
- Darstellung möglich

### Beschreibung

Auch überschießende Verknöcherungen der Synchondrosen werden in der Literatur beschrieben (vgl. Matzen 2007: 177). Sie gehören im engen Sinne nicht zu den kongenitalen Erkrankungen, da die Verknöcherung des Beckenrings erst im 5.–7.

Lebensjahr stattfindet und die azetabuläre Verknöcherung erst im 15. Lebensjahr vollzogen ist.

### Untersuchung

Röntgen.

### Therapie

Häufig sind überschießende Verknöcherungen der Synchondrosen Zufallsbefunde bei der Röntgenuntersuchung. Sie bleiben oftmals klinisch stumm.

## 2.2.6 Lumbalisation

**Synonyme** Lumbosakrale Übergangsstörung (kann auch eine Sakralisation sein), Fusionsstörung S1.

**Ätiologie** Kongenital.

**Epidemiologie**

**EVIDENZ**

Im Rahmen einer Doktorarbeit an der LMU München wurden Magnetresonanztomografien von 1500 Patienten ausgewertet: 10,4 % (156 Patienten) wiesen eine lumbosakrale Übergangsstörung auf, 46 % davon wiesen eine Variante der Lumbalisation auf (vgl. Seegmüller 2009: 22).

**BEFUNDE**

**Sichtbefund**
- Keiner

**Röntgenbefund**
- Fusionsstörung S1/S2 im Sinne einer Lumbalisation oder Hemilumbalisation von S1

**MRT-Befund**
- Genaue Beurteilung möglich

### Beschreibung

Lumbalisationen oder Hemilumbalisationen gehören zu den **lumbosakralen Übergangsstörungen.** Bei einer vollständigen Lumbalisation stellt sich der Wirbel von S1 als eigenständiger, nicht mit dem Sakrum fusionierter Wirbel dar. Es gibt eine Bandscheibe und Facettengelenke zwischen S1 und S2. Die Facettengelenke sind in der Regel frontal ausgerichtet.

### Klassifikation

#### Vollständige Lumbalisation

An beiden Querfortsätzen liegt eine fehlende knöcherne Fusion bzw. fehlende Gelenkverbindung mit S2 vor. Sind die Procc. costales nicht hypertroph ausgebildet, so entspricht dies einer Wirbelsäule mit sechs Lendenwirbeln (L1-L5 und S1). Die Diagnose erfolgt unter der Annahme, dass es sich nicht um eine thorakolumbale Übergangsstörung handelt. Eine gesicherte Diagnose kann nur nach Tomografie der gesamten Wirbelsäule erfolgen.

#### Unvollständige Lumbalisation

Es liegt eine uni- oder bilaterale Gelenkverbindung mit dem Os sacrum vor, die andere Seite ist bei einseitiger Gelenkverbindung knöchern fusioniert. Die unvollständige Lumbalisation wird auch als Hemilumbalisation bezeichnet.

#### Kombination

Auf einer Seite liegt eine fehlende knöcherne Fusion/Gelenk mit dem Os ilium, auf der anderen Seite ein Gelenk oder eine knöcherne Fusion vor.

#### Beginnende Lumbalisation

Es liegt eine bilaterale Fusion der Massa lateralis der Norm entsprechend vor, jedoch mit „Squaring" und akzessorischer, hypoplastischer Bandscheibe zwischen SWK 1 und SWK 2 in der sagittalen Aufnahme. Coronar ein- oder beidseitig ist eine Fusionslinie/Segmentationslinie in der Massa lateralis erkennbar.

Zu Formen der Lumbalisation vgl. Seegmüller 2009: 22.

#### Mögliche Pathomechanismen

Bei einer Lumbalisation sind pathomorphologische Veränderungen der zusätzlichen Bandscheibe S1/S2 im Sinne von Bulging, Protrusion, Prolaps und Sequester möglich (➤ Kap. 3.6). Im Falle einer Protrusion/eines Prolapses auf dieser Etage können die Nerven von S1 im Neuroforamen (Foramen intervertebrale) und die Nerven von S2 einseitig im lateralen Rezessus getroffen werden (lumbale Radikulopathie [➤ Kap. 3.8]).

### Differenzialdiagnosen

Differenzialdiagnostisch kommt eine thorakolumbale Übergangsstörung in Betracht.

### Untersuchung

**Manualtherapeutisch** Die Diagnose einer lumbosakralen Übergangsstörung ist durch eine segmentale Funktionsuntersuchung nicht gesichert zu stellen. Selbst wenn von C0/C1 nach kaudal Segment für Segment untersucht wird, können etwaige thorakolumbale Übergangsstörungen für Fehlinterpretationen sorgen. Mögliche weitere kongenitale Abweichungen wie zum Beispiel Hals- oder Lendenrippen (wenn auch selten) können die Orientierung zudem erschweren.

**Medizinisch** In der Röntgenuntersuchung können Hinweise auf lumbosakrale Übergangsstörungen nachgewiesen werden. Eine genauere Diagnose ist oft erst durch eine MRT möglich. Um sicher auszuschließen, dass es sich nicht differenzialdiagnostisch um eine thorakolumbale Übergangsstörung handelt, müsste eine Tomografie der gesamten Wirbelsäule erfolgen.

### Therapie

#### Konservativ

Eine Lumbalisation bleibt zunächst klinisch stumm. Mögliche Folgepathologien wie zum Beispiel Diskusläsionen oder klinisch lumbale Instabilität werden manualtherapeutisch behandelt und in den entsprechenden Kapiteln erläutert.

#### Operativ

Operative Eingriffe sind nur bei stark ausgeprägten Folgepathologien indiziert. Die Indikationsstellung wird in den Kapiteln der einzelnen Pathologien erläutert.

## 2.2.7 Sakralisation

➤ Kap. 3.2.1

## 2.2.8 Spina bifida, sakrale

Eine Spina bifida kann in jedem Abschnitt der Wirbelsäule vorkommen, eine sakrale Spina bifida macht jedoch nur 11 % der Fälle aus. In der Lendenwirbelsäule kommt sie am häufigsten vor, daher wird das Krankheitsbild in ➤ Kap. 3.2.5 ausführlich beschrieben.

## 2.2.9 Weitere kongenitale Abweichungen des Sakrums

Nastoulis et al. beschrieben 2019 in einem systematischen Review neben der häufigsten Abweichung, der sakralen Übergangsstörung (Sakralisation, Lumbalisation), diverse weitere kongenitale Anomalien des Sakrums.

### Variationen der Ausprägung des Hiatus sacralis

**Ätiologie** Kongenital.

**BEFUNDE**

**Sichtbefund**
- Keiner, aber Tastbefund möglich

**Röntgenbefund**
- In der Röntgenuntersuchung ist die Abweichung darstellbar

#### Beschreibung

Beschrieben wurden Lokalisationen des Hiatus von S2 bis S5, wobei die Norm auf Höhe S4 zu finden ist.
Die Form des Hiatus variierte zwischen
- einem umgekehrten V,
- einem umgekehrten U,
- einer Hantelform (Dumbel),
- weiteren irregulären Formen.

Auch eine vollständige Abwesenheit des Hiatus wurde beschrieben.

### Variationen der Anzahl der Foramina sacralia anteriora und posteriora

**Ätiologie** Kongenital.

**BEFUNDE**

**Sichtbefund**
- Keiner

**Röntgenbefund**
- In der Röntgenuntersuchung ist die Abweichung darstellbar

**EVIDENZ**

Physiologisch gibt es jeweils vier Foramina sacralia anteriora und posteriora pro Seite. Nastoulis et al. 2019 beschrieben Patienten mit jeweils drei Foramina.

### Sakrale Spina bifida occulta 2. Grades

**Ätiologie** Kongenital.

**BEFUNDE**

**Sichtbefund**
- Keiner

**Röntgenbefund**
- In der Röntgenuntersuchung ist die Abweichung darstellbar

2

### Beschreibung

Bei der sakralen Spina bifida occulta ist der Canalis sacralis dorsal unterhalb von S2 eröffnet.

### Seitliche Deviationen im Sakrumverlauf

**Ätiologie** Kongenital.

**BEFUNDE**

**Sichtbefund**
- Keiner

**Röntgenbefund**
- In der Röntgenuntersuchung ist die Abweichung darstellbar

### Beschreibung

Hierbei handelt es sich um zum Teil deutliche Deviationen des Sakrums nach rechts oder links.

## 2.2.10 Kaudales Regressionssyndrom

**Synonym** Kreuzbeinaplasie.

**Ätiologie** Formationsstörung mit fehlender Kreuzbeinanlage

**BEFUNDE**

**Sichtbefund**
- Fehlende Konturen des Os sacrum
- Ggf. „Eindellung" der Haut

**Röntgenbefund**
- Komplett fehlende Anlage des Os sacrum und Os coccygis
- Aufrichtung der Colli femores

### Beschreibung

Ein kaudales Regressionssyndrom beschreibt eine komplette Aplasie von Sakrum und Kokzyx (➤ Abb. 2.5). In der Folge sieht man aufgerichtete Colli femoris zur statischen Stabilisierung.

### Untersuchung

**Manualtherapeutisch** Sichtbefund und Palpation.

**Medizinisch** Röntgenuntersuchung.

### Therapie

Die therapeutische Strategie ist Kompensation.

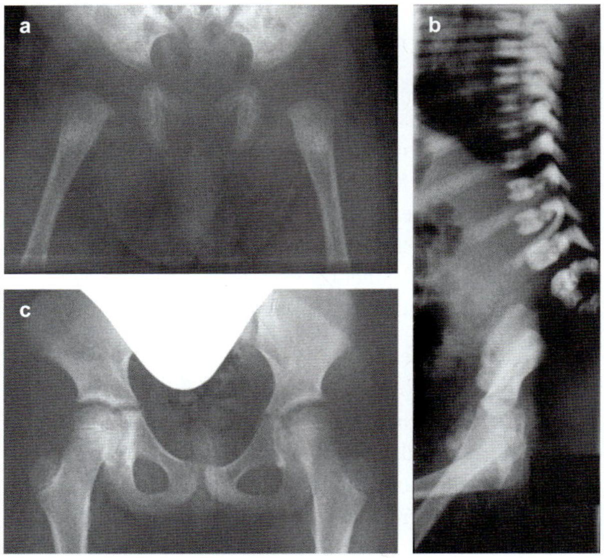


**Abb. 2.5** Kaudales Regressionssyndrom (Aplasie des Kreuzbeins): a) und b) Neugeborenes Mädchen; c) 7-jähriges Mädchen. Aufrichtung der Schenkelhälse zur statischen Stabilisierung. [R300]

## 2.2.11 Tethered-Cord-Syndrom

**Synonym** Kurzes Filum terminale.

**Ätiologie** Kommt bei Patienten mit Myelomeningozelen vor.

**BEFUNDE**

**Leitsymptomatik**

Begleiterkrankungen aufgrund von Behinderung des Wachstums:
- Progrediente motorische und sensible Ausfälle der unteren Extremitäten (oft unilateral)
- Klumpfüße
- Störungen der Sphinkterfunktion von Blase und Darm

### Beschreibung

Beim Tethered-Cord-Syndrom handelt es sich um eine angeborene Verkürzung des Filum terminale im Canalis sacralis.

### Differenzialdiagnosen

Differenzialdiagnostisch kommen kongenitale Abweichungen der Extremitäten, Nervenläsionen und Syndrome mit Wachstumsstörungen (3M-Syndrom, Kleinwuchs, Rachitis etc.) in Betracht.

### Untersuchung

CT, MRT.

### Therapie

#### Konservativ

Konservativ können nur die Begleiterkrankungen therapiert werden.

#### Operativ

Operativ erfolgt eine Durchtrennung des Filum terminale. Dieses Verfahren ist jedoch nicht immer erfolgreich.

## 2.2.12 Sakrale und kokzygeale Rippen

**Ätiologie** Kongenital.

**BEFUNDE**

**Sichtbefund**
- Keiner

**Röntgenbefund**
- In der Röntgenuntersuchung ist die Abweichung darstellbar

### Beschreibung

Neben dem bekannten kongenitalen Phänomen der Hals- oder Lendenrippen werden vereinzelt in der Literatur auch sakrale und kokzygeale Rippen beschrieben. Es handelt sich um akzessorische Rippenanlagen (vgl. Vyhnanek et al. 1962).

**Zusammenfassung**

**Knöcherne, kongenitale Erkrankungen in der Beckenregion**

In der Beckenregion werden zahlreiche kongenitale, knöcherne Abweichungen beschrieben. Die meisten davon kommen sehr selten vor. Häufig sind Azetabulumdysplasien/Hüftdysplasien (siehe Band I dieser Buchreihe) und lumbosakrale Übergangsstörungen.

Lumbosakrale Übergangsstörungen können Folgepathologien (Bandscheibenläsionen, Facettengelenksarthrosen) verursachen. Während eine Lumbalisation eine klinisch lumbale Instabilität begünstigt und eine Bandscheibenpathomorphologie auf S1/S2 ermöglicht, können infolge einer Sakralisation Pathologien aufgrund von kompensatorisch bedingter Überlastung auf L4/L5 und ggf. auch in den Iliosakralgelenken entstehen.

Kongenitale Verengungen des weiblichen Beckens können (sekundäre) Schnittentbindungen erfordern, machen jedoch nur etwa 1 Prozent aller Dystokien aus.

Viele Normabweichungen im Sinne einer Veränderung der Beckengröße und Form bleiben lange klinisch stumm.

# 2.3 Traumatische Erkrankungen

Basiswissen zu traumatischen Erkrankungen inkl. Traumaanalyse und Informationen zu Fraktureinteilungen wird in ➤ Kap. 1.1.2 vermittelt.

In ➤ Abb. 2.6 ist das grundlegende anamnestische und diagnostische Vorgehen nach traumatischen Ereignissen in der Beckenregion dargestellt.

Die Beckenregion ist weniger von (Sport-)Verletzungen betroffen als die untere Extremität. Läsionen des Kapsel-Band-Apparates werden selten beschrieben. Frakturen entstehen durch Auto-, Rad- oder Motorradunfälle, Stürze aus größerer Höhe oder Verschüttungen.

**HINWEIS**

Das Wiedererlangen von voller Belastbarkeit und Sportfähigkeit ist das Ziel der konservativen Therapie und der postoperativen Rehabilitation nach jeder Verletzung im Bereich des Beckens und der Iliosakralgelenke. Die in der Folge beschriebenen Rehabilitationszeiten sind Empfehlungen, die individuell deutlich abweichen können. Inadäquates Belastungsverhalten ist der Hauptgrund für länger andauernde Rehabilitation. Im Profisport wird hingegen häufig eine frühere Rückkehr entschieden, hier ggf. unter erhöhter Rezidivgefahr.
Vor Freigabe der sportlichen Wettkampfbelastung sind unbedingt Bewegungs-, Lauf- (Schnelligkeit und Ausdauer), Stabilitäts- und Sprungtests durchzuführen. Die Mobilität sollte vollständig wiederhergestellt sein!

Bei starken Schmerzen und großer Entzündung nach einem Trauma ist eine medikamentöse Therapie mit Einsatz von Analgetika und Antiphlogistika vom Arzt abzuwägen. Neben den gewünschten Effekten stellt sie immer auch eine Beeinflussung der physiologischen Heilung dar.

**YELLOW FLAG**

Bei Zustand nach Traumen sollte anamnestisch geprüft werden, ob Yellow, Blue oder Black flags vorliegen. Sie können ein heilungsverzögernder Faktor sein. Insbesondere Sorgen und Ängste bei möglicher längerfristiger Arbeitsunfähigkeit oder Sportunfähigkeit können Yellow flags auslösen.

## 2.3.1 Kapselläsionen

**BEFUNDE**

**Traumamechanismus**
- Landung auf zwei Beinen nach Sprung aus großer Höhe
- Sturz auf die Seite (Inflare des unten liegenden Iliosakralgelenks)
- Sturz auf das Sakrum

**Leitsymptomatik und Sichtbefund**
- Lokale Schmerzen
- Ggf. Hämatom

**Mögliche weitere Symptome und Sichtbefunde**
- Schmerzen beim Gang
- Sprint und Sprünge sind nicht möglich
- Ipsilaterale, individuell variable, multisegmentale Ausstrahlung ins Bein möglich

| Anamnestische Informationen/allgemeine mögliche klinische Befunde |
|---|
| **Weitere Befunde möglich/Ausbleiben einzelner Befunde möglich** |
| Z. n. nach Trauma: Schmerzen, Hämatom, Bewegungseinschränkung (ISG/Hüfte), verringerte Gelenkbelastbarkeit, ggf. Schwellung (oft nicht von außen sichtbar)<br>> **Traumaanalyse,** siehe Kap. 1.1.2 |

| Traumamechanismus/mögliche betroffene Struktur | Untersuchung (therapeutisch oder ärztlich) | Therapie/Handlungsempfehlung |
|---|---|---|
| **Verletzungen anderer/weiterer Strukturen theoretisch möglich** | **Therapeutische Untersuchungstechniken unter Beachtung von Sensitivität, Spezifität und Reliabilität** | **Nachbehandlungsschemata können individuell abweichen<br>Entscheidungen pro/kontra OP müssen individuell getroffen werden** |
| Landung auf zwei Beinen nach Sprung aus großer Höhe, Sturz auf die Seite, Sturz auf das Sakrum<br>> **Kapselverletzung eines Iliosakralgelenks,** siehe Kap. 2.3.1 | Palpation, 5er-Cluster zur Bestimmung der Schmerzquelle<br>Analgesierende Injektion zur Bestimmung der Schmerzquelle | Konservativ: Reduktion von Belastung und Reduktion von Bewegung in der Entzündungsphase, aktive Beckenbewegungen und Mobilisation im schmerzfreien Bereich in der Proliferationsphase, Training der Rumpf- und Hüftmuskulatur und Erarbeiten von Sportfähigkeit ab der Konsolidierungsphase |
| Landung auf zwei Beinen nach Sprung aus großer Höhe, Sturz auf die Seite, Hochrasanztrauma, Sturz auf das Sakrum<br>> **Sprengung eines Iliosakralgelenks,** siehe Kap. 2.3.2 | Röntgen<br>Ausschluss von Begleitverletzungen (Organschäden, Gefäßverletzungen, Frakturen, Nervenläsionen) durch Sonografien und Tomografien | Operativ: Schraubenversorgung von lateral<br>Teilbelastung ab Proliferationsphase möglich |
| Sturz auf das Becken, Landung auf einem Bein nach Sprung aus großer Höhe, Geburtstrauma<br>> **Verletzung der Symphyse,** siehe Kap. 2.3.3 | Provozierende Palpation, Federungstest für die Symphyse, Röntgen im Einbeinstand, Sonografie zur Beurteilung der Adduktoren | Konservativ: Reduktion von Belastung und Reduktion von Bewegung in der Entzündungsphase |
| Sturz auf das Becken, Landung auf einem Bein nach Sprung aus großer Höhe, Geburtstrauma, Hochrasanztrauma<br>> **Symphysensprengung,** siehe Kap. 2.3.4 | Palpation im Einbeinstand, Röntgen, Ausschluss von Begleitverletzungen, Sonografie des Unterbauchs | Operativ: Plattenosteosynthese oder Cerclage<br>Bei Kindern Banding mit PDS-Kordel möglich |
| Sturz auf das Becken oder das Sakrum<br>> **Beckenkontusion,** siehe Kap. 2.3.5 | Funktionsuntersuchung des Iliosakralgelenks, klinische Untersuchung der umliegenden Muskulatur, Röntgen zum Ausschluss von Frakturen, ggf. Sonografie zum Ausschluss von Weichteilverletzungen | Konservativ: Reduktion von Belastung, Reduktion von Bewegung in der Entzündungsphase |
| Sturz vom Pferd, Sturz aufs Sakrum und Kokzyx, Tritt ins Gesäß<br>> **geringe sakrokokzygeale Instabilität,** siehe Kap. 2.3.6 | Palpation in Bauchlage, Röntgen zum Ausschluss einer Fraktur | Anleitung zur Automassage der Dammregion (M. levator ani) |
| Sturz vom Pferd, Sturz aufs Sakrum und Kokzyx, Tritt ins Gesäß<br>> **starke sakrokokzygeale Instabilität,** siehe Kap. 2.3.6 | Palpation in Bauchlage, Röntgen zum Ausschluss einer Fraktur | Manipulation (anale Technik) |
| Hochrasanztraumen, Stürze aus großer Höhe oder aus großem Tempo, Verschüttungen, inadäquate Traumen bei älteren Patienten<br>> **Frakturen des Beckenrings,** siehe Kap. 2.3.7 | Untersuchung nach ATLS-Kriterien:<br>Traumaanalyse, Überprüfung der Vitalparameter, Sichtbefund, FAST-Sonografie, Labor, Röntgen, CT | Konservativ: stabile Frakturen (Typ A)<br>Operativ: Instabile Frakturen (Typ B, C)<br>Das OP-Verfahren ist abhängig vom Frakturtyp |
| Sturz auf das Gesäß, Sturz vom Pferd auf Sakrum und Kokzyx, Tritt ins Gesäß<br>> **Frakturen des Sakrums,** siehe Kap. 2.3.7 | Röntgen | Konservativ: stabile Frakturen (Typ A)<br>Operativ: instabile Frakturen (Typ B, C)<br>Das OP-Verfahren ist abhängig vom Frakturtyp |
| Sturz vom Pferd, Sturz aufs Sakrum und Kokzyx, Tritt ins Gesäß<br>> **Kokzyxfraktur,** siehe Kap. 2.3.7 | Palpation in Bauchlage, Röntgen | Konservativ: Reduktion von Belastung<br>Operativ: nur bei starker Dislokation oder therapieresistenten Schmerzen |
| Geburtstraumen<br>> **Instabilität (iliosakral und/oder symphyseal),** siehe Kap. 2.3.8 | Röntgen zum Ausschluss von iliosakralen oder symphysealen Sprengungen | Mobilisation iliosakral bei Funktionsstörungen, Oszillationen, lumbales Stabilitätstraining, Kräftigung der Rumpfmuskulatur, Muskellockerung, Automobilisationen |
| Sturz auf das Gesäß<br>> **Piriformis-Syndrom,** siehe Kap. 2.3.9 | Anamnese, Ausschluss der Differenzialdiagnose lumbale Radikulopathie bzw. Referred pain Duralärmel S1<br>Provozierende Palpation, ggf. MRT | Detonisierung und Dehnung M. piriformis, iliosakrale Mobilisation, Mobilisation der Hüftgelenke und der LWS |

**Abb. 2.6** Anamnese und Diagnostik traumatischer Erkrankungen der Iliosakralgelenke und des Beckens. [L329]

| Allgemeine Therapiebausteine (spezifische Therapiepläne im jeweiligen Kapitel) | | | |
|---|---|---|---|
| Immer unter Berücksichtigung der Belastbarkeit in den Heilungsphasen, siehe Kap. 1.6.3 | | | |
| Frühphase:<br>ggf. Manuelle Lymphdrainage,<br>ggf. Ruhigstellung mit Beckenring → | Mobilisation der Iliosakralgelenke<br>Segmentale Mobilisation der LWS in Seitlage (Extension aus Bauchlage erst ab der Konsolidierungsphase)<br>Mobilisation der Hüftgelenke → | Stabilitätstraining, posturales Training → | Training der Muskulatur des unteren Rückens, Training der Hüftmuskulatur<br>Training von posturalen Fähigkeiten, Lauf- und Sprungtraining, Erarbeiten von Sportfähigkeit |

**Abb. 2.6** *(Forts.)* Anamnese und Diagnostik traumatischer Erkrankungen der Iliosakralgelenke und des Beckens. [L329]



## Anatomische Grundlagen

Die Iliosakralgelenke sind Amphiarthrosen (straffe Gelenke). Die Gelenkflächen (Facies auricularis) des Iliums und des Sakrums sind inkongruent und durch eine starke Kapsel und durch die kräftigen Ligg. sacroiliaca anteriora und posteriora deutlich verstärkt. Das Os sacrum liegt keilförmig zwischen den beiden Ilii. Daraus resultiert eine feste Sicherung. Die Iliosakralgelenke haben eine maximale Bewegungsamplitude von 4(–8)°. Das Endgefühl ist festelastisch.

Die Körperachse ist durch die Lordosen/Kyphosen und die Sakrumposition so ausgelegt, dass durch das Körpergewicht bei Stand, Gang und Sprung eine Nutationskraft entsteht. Um dieser im Alltag dauerhaft einwirkenden Nutationskraft auf das Sakrum entgegenwirken zu können, gibt es zusätzlich zu den oben beschriebenen Kapsel- und Bandstrukturen weitere passive und aktive Nutationshemmer:

- Passive Nutationshemmer: Sowohl das Lig. sacrotuberale als auch das Lig. sacrospinale kommen bei Nutation auf Spannung und verstärken die Gelenkkapsel.
- Aktive Nutationshemmer: Sowohl der M. piriformis als auch der M. coccygeus kommen bei Nutation auf Spannung und wirken nutierenden Kräften entgegen.

**HINWEIS**

Bei einer Landung auf zwei Beinen kommt es zur Belastung aller die Nutation hemmenden Strukturen. Aufgrund der massiven Sicherung kommt es hier selten zu Verletzungen der iliosakralen Gelenkkapseln. Im Verletzungsfall kann jede der oben beschriebenen Strukturen einzeln oder in Kombination Schaden nehmen.
Es ist jedoch wichtig zu wissen, dass es nach Sprung aus großer Höhe diverse andere anatomische Regionen und Strukturen gibt, die weniger belastbar sind als die Iliosakralgelenke. So kommt es eher zu Frakturen, Kapsel- oder Bandläsionen in der Fuß- und Knieregion oder zu thorakolumbalen Kompressionsfrakturen als zu iliosakralen Verletzungen.

## Differenzialdiagnosen

Differenzialdiagnostisch kommen Frakturen und eine Iliosakralgelenksprengung in Betracht.

## Untersuchung

### Manualtherapeutisch

**Palpation**
Eine provozierende Palpation zur Lokalisation der Schmerzregion wird durchgeführt.

**Klinische Tests**
Die klinische Untersuchung erfolgt mit den zu Beginn des Kapitels erläuterten Tests zur Beurteilung von Funktion und Schmerzquelle.

**Medizinisch** Von ärztlicher Seite ist eine analgesierende Gelenkinjektion möglich, um eine nozisensorische Quelle im ISG auszuschließen oder zu bestätigen.

## Therapie

### Konservativ

**Entzündungsphase:**
- Reduktion von Belastung
- Reduktion von Bewegung
- Grundsätzlich keine Manuelle Therapie
- Bei inadäquater Entzündung und starken Schmerzen:
  - Cryotherapie –32 °C
  - Lymphdrainage

**Proliferationsphase:**
- Mobilisationen in Ilium anterior und Ilium posterior im schmerzfreien Bereich
- Automobilisationen im schmerzfreien Bereich

**Konsolidierungsphase:**
- Intensive Mobilisationen in Ilium anterior und Ilium posterior, Restriktionen müssen beseitigt werden
- Mobilisation der unteren LWS und der ipsilateralen Hüfte

### Operativ

Eine operative Intervention erfolgt bei Läsionen der iliosakralen Kapsel nicht. Eine Ausnahme stellt eine Sprengung des Iliosakralgelenks (➤ Kap. 2.3.2) dar.

**Mittlere Rehabilitationszeit** 6–8 Wochen.

## 2.3.2 Sprengung eines Iliosakralgelenks

**BEFUNDE**

**Traumamechanismus**
- Sturz auf die Seite
- Landung auf zwei Beinen nach Sprung aus großer Höhe
- Hochrasanztrauma (Verkehrsunfall)
- Sturz auf das Sakrum

**Leitsymptomatik und Sichtbefund**
- Starke, dorsale Schmerzen
- Sichtbare Dislokation des Beckens
- Einblutung (Hämatom)
- Unfähigkeit zu gehen
- Ggf. ipsilaterale, individuell variable, multisegmentale Ausstrahlung ins Bein

### Differenzialdiagnosen

Differenzialdiagnostisch kommen Beckenkontusionen, einfache Kapselverletzungen und Beckenfrakturen in Betracht.

### Mögliche Begleitverletzungen

- Radikulopathie mit Ausstrahlung in ein oder beide Bein/e
- Symphysensprengung
- Beckenfrakturen
- Gefäßverletzungen
- Verletzung der Beckenorgane

### Untersuchung

**Manualtherapeutisch** Patienten mit Verdacht auf Sprengung der Iliosakralgelenke haben ein massives Trauma erlitten. Die Untersuchung gehört in ärztliche Hand. Ein Sichtbefund sollte zur Einschätzung reichen.

**CAVE**

Nach Hochrasanztraumen und schweren Beckenverletzungen ist der Rettungsdienst zu alarmieren!

**Medizinisch** Nach Sichtbefund erfolgt eine eingehende medizinische Untersuchung. Neben der vermuteten ISG-Sprengung müssen Organschäden, Gefäßverletzungen, Frakturen und Nervenläsionen ausgeschlossen werden. Es erfolgen Bildgebungen, neurologische und vaskuläre Untersuchungen. Obligatorisch erfolgt eine sonografische Untersuchung des Unterbauchs.

**HINWEIS**

Im Therapieverlauf sollten mehrere Röntgenkontrollen erfolgen.

### Therapie

#### Konservativ

Die Therapie erfolgt operativ.

#### Operativ

Eine Sprengung eines Iliosakralgelenks kann von lateral versorgt werden. Es erfolgt eine Verschraubung von Ilium und Sakrum auf Höhe von SWK 1 (➤ Abb. 2.7). Der Zugang kann perkutan von lateral aus Seiten-, Rücken- oder Bauchlage oder offen parasakral aus Bauchlage erfolgen.

Bei älteren Patienten werden Unterlegscheiben benötigt, bei jüngeren Patienten mit großem Korpus von S2 ist auch eine Verschraubung in SWK 2 möglich (vgl. Bühren et al. 2016: 332). Die seltenen ISG-Sprengungen bei Kindern können auch mittels Banding mit PDS-Kordel versorgt werden (vgl. Zimmermann et al. 1992).

Die iliosakrale Schraube wird nur bei Kindern (nach ca. 12 Wochen) entfernt. Bei Erwachsenen ist eine Metallentfernung nur bei Beschwerden durch das Osteosynthesematerial indiziert (vgl. Bühren et al. 2016: 335).

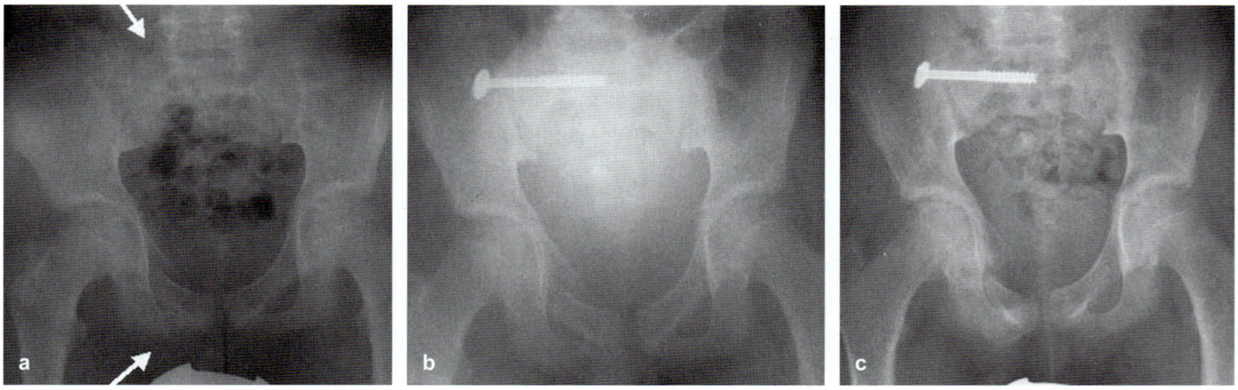


**Abb. 2.7** a) Sprengung des rechten Iliosakralgelenks, Fraktur von Os ischii und Os pubis. 14-jähriger Junge nach Verkehrsunfall. b) Stabilisierung der ISG-Fuge mittels gelenkübergreifender Schraubenosteosynthese. c) Zwölf Wochen nach dem Unfall, vor der Schraubenentfernung: Ausheilung der Frakturen. [R300]

### Postoperative Rehabilitation

Operativ versorgte Verletzungen des Beckenrings sind in der Regel übungsstabil. Eine Teilbelastung mit 15 kg ist möglich, jedoch abhängig von möglichen weiteren Verletzungen.

Die postoperative Rehabilitation kann wie folgt durchgeführt werden:

**Entzündungsphase:**
- Keine Manuelle Therapie iliosakral
- Gangschule mit 15 kg Teilbelastung
- Aktive Thromboseprophylaxe

**Proliferationsphase:**
- Keine Manuelle Therapie iliosakral
- Gangschule mit 15 kg Teilbelastung
- Aktive Thromboseprophylaxe
- Mobilisation der Hüftgelenke im schmerzfreien Bereich

**Konsolidierungsphase:**
- Wochen 4–6
  - Keine Manuelle Therapie iliosakral
  - Gangschule mit 15 kg Teilbelastung
  - Aktive Thromboseprophylaxe
  - Endgradige Mobilisation der Hüftgelenke
  - Mobilisation lumbal in Seitlage
- Ab Woche 7
  - Gangschule mit Vollbelastung
  - Endgradige Mobilisation der Hüftgelenke
  - Mobilisation lumbal in Seitlage
  - Muskelaufbau in offener und geschlossener Kette

**Umbauphase:**
- Erarbeiten von Sportfähigkeit
- Bei Kindern Mobilisation des betroffenen ISG nach Metallentfernung (ab 13. Woche)

**HINWEIS**

Die Nachbehandlung ist abhängig von
- der Konsolidierung des Knochens,
- dem Allgemeinbefinden des Patienten,
- möglichen Begleitverletzungen,
- der osteosynthetischen Versorgung und
- dem Zeitpunkt einer möglichen Metallentfernung.

**Mittlere Rehabilitationszeit** 10–12 Wochen.

## 2.3.3 Verletzung der Symphyse

**BEFUNDE**

**Traumamechanismus**
- Sturz auf das Becken
- Landung auf einem Bein nach Sprung aus großer Höhe
- Geburtstrauma

**Leitsymptomatik**
- Lokale Schmerzen

**Mögliche weitere Symptome und Befunde**
- Hämatom
- Druckdolenz
- Schmerzen beim Gang
- Schmerzen im Einbeinstand
- Läsionen der Adduktoren

### Differenzialdiagnosen

Differenzialdiagnostisch kommen Frakturen des Os pubis und eine Symphysensprengung (➤ Kap. 2.3.4) in Betracht.

### Untersuchung

**Manualtherapeutisch** Provozierende Palpation. Provokationstest/Federungstest für die Symphyse in Rückenlage.

**Medizinisch** Röntgen im Einbeinstand zum Ausschluss einer Symphysensprengung und zum Ausschluss von Frakturen des Os pubis. Ggf. Sonografie zur Beurteilung der Hüftadduktoren.

### Therapie

Konservativ

**Entzündungsphase:**
- Reduktion von Belastung
- Reduktion von Bewegung

**Proliferationsphase:**
- Bewegen und Belasten im schmerzfreien Bereich

**Konsolidierungsphase:**
- Mobilisation der Hüftgelenke
- Mobilisation der Iliosakralgelenke
- Erarbeiten von Sportfähigkeit

**Mittlere Rehabilitationszeit** 6–8 Wochen.

## 2.3.4 Symphysensprengung

**BEFUNDE**

**Traumamechanismus**
- Sturz auf das Becken
- Landung auf einem Bein nach Sprung aus großer Höhe
- Geburtstrauma
- Hochrasanztrauma (Verkehrsunfall)

**Leitsymptomatik**
- Lokale Schmerzen
- Unfähigkeit zu gehen

**Mögliche weitere Symptome und Befunde**
- Hämatom

Die Symphysensprengung ist in ➤ Abb. 2.8 dargestellt.

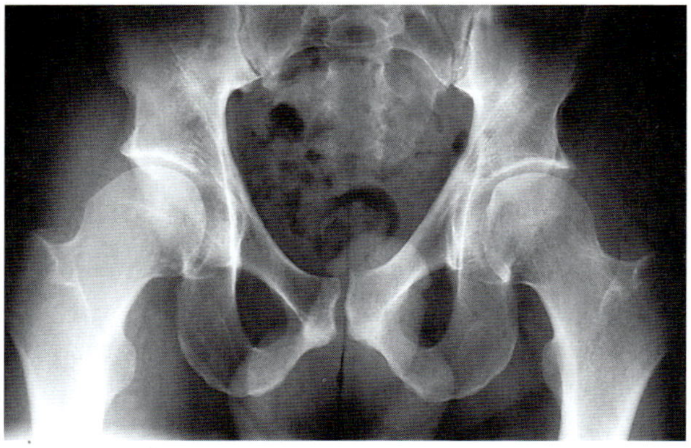

**Abb. 2.8** Symphysensprengung/Symphyseninstabilität mit Höhertreten des Os pubis links im Einbeinstand. [R434]

## Differenzialdiagnosen

Differenzialdiagnostisch kommen Frakturen des Os pubis in Betracht.

## Mögliche Begleitverletzungen

Beckenfrakturen, Femurfrakturen, Verletzungen der Hüftadduktoren, Gefäßverletzungen (A. und V. obturatoria), Läsion des N. obturatorius, Iliosakralgelenksprengungen.

## Untersuchung

**Manualtherapeutisch** Palpatorisch wird die Höhe des rechten und linken Os pubis im Einbeinstand untersucht.

**RED FLAG**

Nach Hochrasanztraumen und schweren Beckenverletzungen ist der Rettungsdienst zu alarmieren!

**Medizinisch** Röntgenuntersuchung. Mögliche Begleitverletzungen müssen diagnostisch ausgeschlossen werden. Obligatorisch erfolgt eine sonografische Untersuchung des Unterbauchs.

## Therapie

### Konservativ

Die Therapie erfolgt operativ.

### Operativ

Die osteosynthetische Versorgung erfolgt mit Einbringung einer Plattenosteosynthese, alternativ mittels Cerclage. Bei Kindern kann eine Versorgung mittels Banding mit PDS-Kordel erfolgen (vgl. Zimmermann et al. 1992).

**HINWEIS**

Operativ können auch Fixateurs externes eingesetzt werden. Die Rehabilitationszeit ist jedoch verlängert und für Patienten erschwert. Im Fallbeispiel einer 30-jährigen Patientin mit Z. n. intrapartaler Symphysensprengung wurde die Symphyse mittels Anlage eines supraazetabulären Fixateur externe über einen Zeitraum von 12 Wochen durchgeführt. Im Anschluss wurde für weitere 4 Wochen eine Beckenschlinge verordnet. Gehen mit Vollbelastung war nach 14 Wochen möglich. Die Rehabilitationszeit verlängert sich auf 16–20 Wochen (vgl. Müller et al. 2021).

Eine Metallentfernung ist bei Erwachsenen nur bei vollständigem Versagen des Implantats indiziert (vgl. Jordan et al. 2020). Bei Kindern kann das Banding nach 8–12 Wochen entfernt werden. Ein Fixateur externe wird nach ca. 12 Wochen entfernt (vgl. Müller et al. 2021).

### Postoperative Rehabilitation

Operativ versorgte Verletzungen des Beckenrings sind in der Regel übungsstabil. Eine Teilbelastung mit 15 kg ist möglich, jedoch abhängig von möglichen weiteren Verletzungen.

**Entzündungsphase:**
- Keine Manuelle Therapie iliosakral
- Gangschule mit 15 kg Teilbelastung
- Aktive Thromboseprophylaxe

**Proliferationsphase:**
- Keine Manuelle Therapie iliosakral
- Gangschule mit 15 kg Teilbelastung
- Aktive Thromboseprophylaxe
- Mobilisation der Hüftgelenke im schmerzfreien Bereich

**Konsolidierungsphase:**
- Wochen 4–8
  - Mobilisation iliosakral
  - Gangschule mit 15 kg Teilbelastung
  - Aktive Thromboseprophylaxe
  - Endgradige Mobilisation der Hüftgelenke
  - Mobilisation lumbal in Seitlage

**Umbauphase:**
- Gangschule mit Vollbelastung
- Endgradige Mobilisation der Hüftgelenke
- Mobilisation lumbal in Seitlage
- Muskelaufbau in offener und geschlossener Kette
- Erarbeiten von Sportfähigkeit
- Bei Kindern Mobilisation des betroffenen ISG nach Metallentfernung (ab 13. Woche)

**Mittlere Rehabilitationszeit** 14–16 Wochen.

## 2.3.5 Beckenkontusion

**BEFUNDE**

**Traumamechanismus**
- Sturz auf das Becken oder das Sakrum

**Leitsymptomatik und Sichtbefund**
- Lokale Schmerzen
- Ggf. Hämatom

**Mögliche weitere Symptome und Befunde**
- Begleitende Muskelkontusion nach Sturz auf die Seite
- Begleitende lumbale Verletzungen

### Differenzialdiagnosen

Differenzialdiagnostisch kommen Frakturen und Muskelkontusionen in Betracht.

### Untersuchung

**Manualtherapeutisch** Die Iliosakralgelenke werden auf Funktion untersucht. Die umliegende Muskulatur wird untersucht (Isometrie, Dehntests). Frakturzeichen werden überprüft. Zum Ausschluss von Frakturen sollte eine Überweisung zum Arzt zwecks Bildgebung erwogen werden.

**Medizinisch** Röntgenuntersuchung zum Ausschluss von Frakturen, bei Verdacht auf begleitende Weichteilverletzung MRT oder Sonografie.

### Therapie

#### Konservativ

In der Regel sind keine konservativen Maßnahmen erforderlich.
**Entzündungsphase:**
- Reduktion von Belastung
- Reduktion von Bewegungen

**Proliferationsphase:**
- Alle schmerzfreien Aktivitäten sind erlaubt

**Ab Konsolidierungsphase:**
- Keine Einschränkung

**Mittlere Rehabilitationszeit** 2–4 Wochen.

## 2.3.6 Sakrokokzygeale Instabilität

**Synonym** Coccygodynie.

**Ätiologie** Eine Instabilität der Art. sacrococcygeale kann traumatisch oder durch anhaltende Überlastung bei sitzenden Tätigkeiten entstehen.

**BEFUNDE**

**Traumamechanismus**
- Sturz vom Pferd auf Sakrum und Kokzyx, nachdem ein Pferd „gestiegen", also auf die beiden Hinterbeine gegangen ist; der Patient stürzt nach hinten vom Pferd
- Sturz auf Sakrum und Kokzyx (Ausrutschen)
- Tritt ins Gesäß
- Andauernde Überbelastung (RSI) durch sitzende Tätigkeit, Reiten etc.

**Leitsymptomatik**
- Lokale Schmerzen, ggf. stark
- Druckdolenz
- Schmerzen im Sitz
- Ausweichhaltung im Sitz

### Beschreibung

Eine sakrokokzygeale Instabilität resultiert aus Traumen oder andauernder Überlastung des Steißbeins und kann für andauernde, ggf. starke lokale Schmerzen im Sinne einer Coccygodynie sorgen.

### Klassifikation

Es werden Instabilitäten nach ventral und dorsal jeweils mit zwei Ausprägungen unterschieden (➤ Abb. 2.9). Die Einteilung erfolgt nach Benditz-König (vgl. Benditz 2024):
- Typ a: ein langes kokzygeales Segment mit ventraler Dislokation von > 15°
- Typ b: Dislokation mehrerer kokzygealer Segmente nach ventral
- Typ c: geringe Dislokation nach dorsal
- Typ d: deutliche Dislokation nach dorsal

**HINWEIS**
Typ d wird in 50 % der Fälle operiert.

### Differenzialdiagnosen

Differenzialdiagnostisch kommt eine Kokzyx-Fraktur in Betracht.

### Untersuchung

**Manualtherapeutisch** In der Anamnese wird nach einem möglichen Trauma und der Lokalisation der Schmerzen gefragt. Im Anschluss folgt eine lokalisierende und provozierende

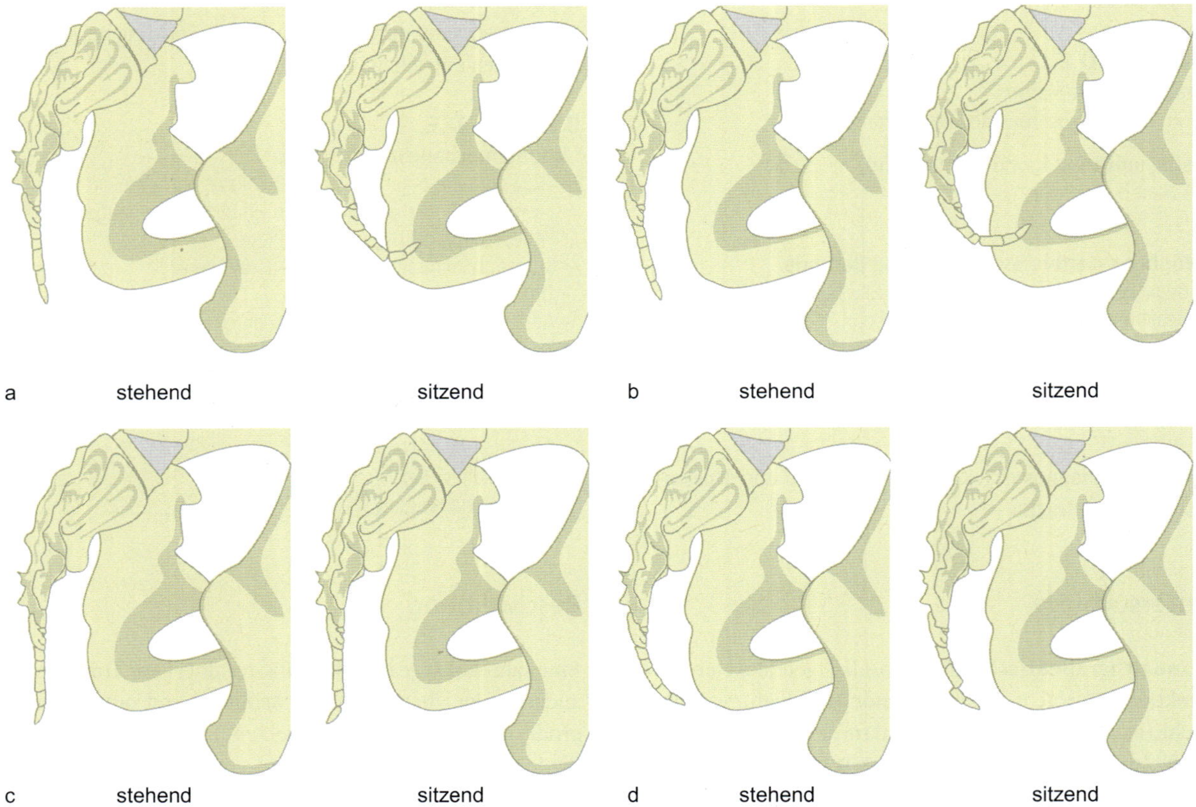


**Abb. 2.9** Sakrokokzygeale Instabilität der Typen a–d nach Benditz-König. [H559-001, L138]

Palpation in Bauch- oder Seitlage. Dabei wird vorsichtig mit dem Mittelfinger entlang der Rima ani nach kaudal palpiert. Geht man nach manualtherapeutischer Befunderhebung weiter von einer Steißbeinproblematik aus, so ist zur gezielten Diagnostik zum Arzt zu überweisen.

**RED FLAG**

Die genaue Diagnose ist nur mit seitlichen Röntgenaufnahmen möglich. Eine Fraktur oder eine totale Luxation wäre eine absolute Kontraindikation für Manuelle Therapie. Eine Therapie ohne Röntgendiagnostik ist nicht zulässig.

**Medizinisch** Durch die Röntgenuntersuchung können Instabilitäten in Typ a–d nach Benditz-König unterteilt werden. Frakturen und totale Luxationen können ausgeschlossen werden. Am sinnvollsten wäre eine dynamische seitliche Aufnahme im Sitzen und im Stehen (➤ Abb. 2.9), diese wird jedoch von den wenigsten Ärzten gefertigt. Nachteil an den üblicherweise seitlichen Aufnahmen im Liegen und Stehen ist, dass der Patient in diesen Positionen in der Regel keine Schmerzen hat.

## Therapie

### Konservativ

Konservativ wird, neben oraler Analgetikagabe (NSAID), zunächst mit Sitzkissen (Keilkissen/Ringkissen) und Wärmetherapie behandelt.

Manualtherapeutisch gibt es, je nach Diagnose, zwei Behandlungsansätze:

#### Geringe Instabilität

Bei nur geringer Instabilität (Typ a und c) kann die Ursache in einem Spasmus des M. levator ani liegen. In diesem Fall ist eine Massage der langen Fasern des Muskels indiziert. Aufgrund der Lage im Intimbereich sollte der Patient hierfür im bekleideten Zustand zur Automassage mit kreisenden Bewegungen und zur Druckpunktmassage der schmerzhaften Stellen des Muskels angeleitet werden. Eine Dammmassage durch den Therapeuten sollte nur in Ausnahmefällen und nach schriftlicher Aufklärung nebst unterzeichneter rechtfertigender Einwilligung erfolgen. Anlass hierfür besteht lediglich, wenn der Patient zur Automassage körperlich nicht in der Lage ist.

#### Starke Instabilität

Bei starker Instabilität (Typ b und d) kann eine manuelle Korrektur versucht werden. In diesem Fall wird der Patient mit durch ein Handtuch bedecktem Becken auf den Bauch gelegt. Der behandschuhte Zeigefinger des Therapeuten dringt rektal ein und greift das Steißbein gemeinsam mit dem außen liegenden Daumen. Die Korrektur sollte zunächst sehr vorsichtig zur Ermittlung von Schmerzen angedeutet, unmittelbar danach zügig durchgeführt werden. Gelegentlich findet man ein blockiertes Endgefühl. In diesem Fall kann ein kleiner Impuls (high velocity low thrust) im Sinne einer Kippmanipulation nötig sein.

**CAVE**

Die rechtliche Grundlage zur Erlaubnis der Durchführung von rektalen Techniken sollte geklärt sein. Eine in Schriftform verfasste Aufklärung nebst rechtfertigender Einwilligung, bei Minderjährigen aller Erziehungsberechtigten, ist zwingend einzuholen.
Empfehlung: Die Behandlung sollte nur im Beisein einer Begleitperson oder einer Sprechstundenhilfe erfolgen.

Je nach Instabilitätstyp und der Dauer der Erkrankung können Beschwerden auch nach erfolgreicher Therapie noch Wochen anhalten. Nach manueller Korrektur gibt es jedoch auch Fälle, in denen die Beschwerden unmittelbar verschwinden.

#### Operativ

Bei therapieresistenten Beschwerden (Typ b und d) kann eine operative Korrektur nötig sein. Eine OP sollte unabhängig vom Typ, sofern durch den Patienten tolerierbar, erst nach 6 Monaten mit konservativem Therapieversuch erfolgen. Mittel der Wahl ist dann eine **Kokzygektomie**.

#### Postoperative Rehabilitation

Eine postoperative therapeutische Intervention ist nicht indiziert.

**Mittlere Rehabilitationszeit**

- Geringe Instabilität (Automassagen der Dammregion): 3–6 Wochen
- Starke Instabilität (Manipulation): unmittelbar nach Deblockierung

## 2.3.7 Frakturen

**YELLOW FLAG**

Bei Zustand nach Frakturen sollte anamnestisch geprüft werden, ob Yellow, Blue oder Black flags vorliegen. Sie können ein heilungsverzögernder Faktor sein.

**RED FLAG**

Frakturzeichen sind eine Red flag. Der Patient ist zum Arzt zu überweisen. Informationen zum Flaggensystem sind im ➤ Kap. 1.5 aufgeführt.

**BEFUNDE**

**Traumamechanismen**
- Hochrasanztraumen (z. B. Verkehrsunfälle)
- Stürze aus großer Höhe oder aus großem Tempo
- Verschüttungen
- Inadäquate Traumen bei älteren Patienten

**Allgemeine Leitsymptome und Befunde bei Beckenfrakturen**
- Starke lokale Schmerzen
- Fehlende Bewegungsbereitschaft
- Unfähigkeit zu gehen

**Mögliche weitere Befunde**
- Hämatom
- Sichtbare Dislokation
- Offene Wunden
- Klopfschmerz

### Frakturen des Beckenrings

#### Beschreibung

Frakturen des Beckenrings entstehen durch große Krafteinwirkungen (Hochrasanztraumen) und resultieren zum großen Teil aus Verkehrsunfällen. Während sie bei Autounfällen durch Stauchung über die Beine entstehen, sind sie bei Motorrad- und Fahrradunfällen zumeist Folge eines Sturzes auf die Seite. Auch Fußgänger, die von einem Fahrzeug erfasst werden, können betroffen sein (➤ Abb. 2.10).

Als weitere Ursache kommen Stürze aus großer Höhe auf das Becken und Verschüttungen in Betracht. Bei älteren Patienten können auch inadäquate Krafteinwirkungen durch Stürze beim normalen Gehen für Frakturen sorgen.

In Folge der großen notwendigen Krafteinwirkungen sind Läsionen von Muskulatur, Gefäßen, Nerven und inneren Organen (Blase, Uterus, Rektum) häufige Begleitverletzungen.

**HINWEIS**

60–80 % aller Beckenverletzungen sind polytraumatisiert. Ursachen (vgl. Breusch et al. 2019: 398):
- > 50 % Verkehrsunfälle
- Ca. 30 % Sturz aus großer Höhe
- Ca. 10 % Verschüttungen

Die Versorgung richtet sich nach dem Ausmaß und der Lokalisation der Schädigung. Während stabile Frakturen nur mit Beckenschlingen (Orthesen) therapiert werden, erfolgt bei instabilen bzw. dislozierten Frakturen eine operative, osteosynthetische Versorgung. Plattenosteosynthesen, Zugschraubenfixationen, Cerclagen und Fixateurs externes können, je nach Fraktur, genutzt werden.

#### Klassifikation

Die Einteilung erfolgt nach der AO/OTA-Klassifikation:

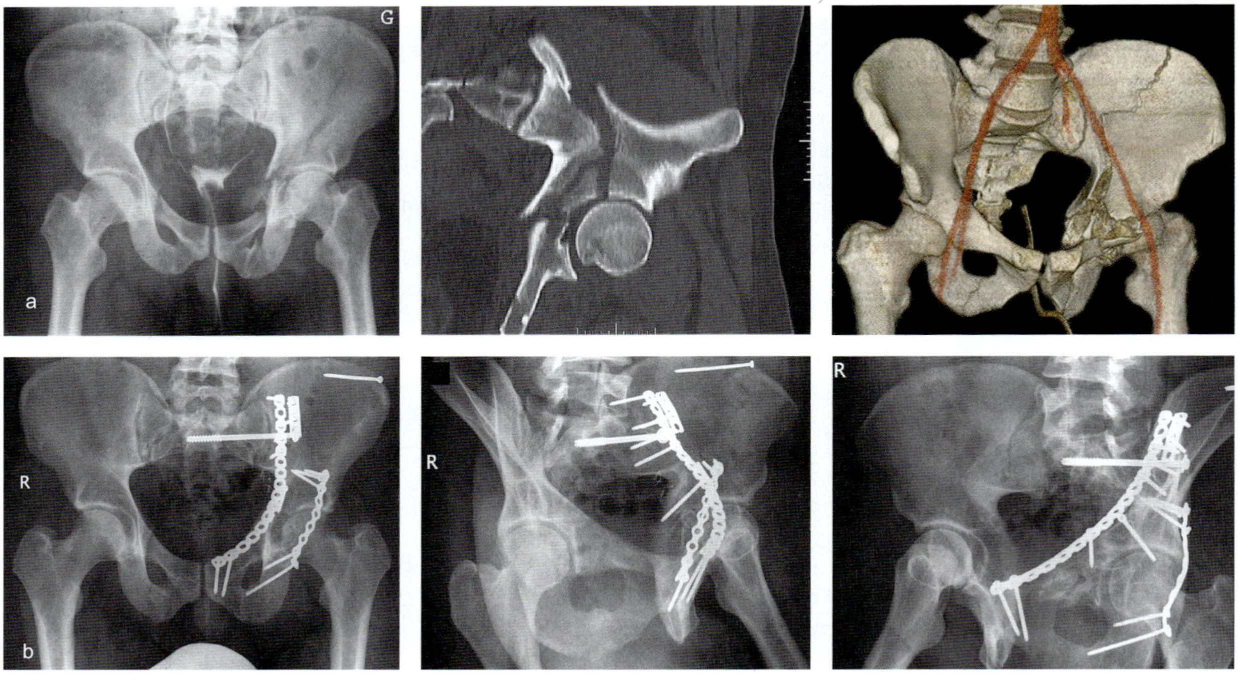


**Abb. 2.10** 31-jähriger, polytraumatisierter Patient nach Verkehrsunfall mit kombinierter Beckenring- und Azetabulumfraktur (Zwei-Pfeiler-Fraktur links mit primärer Ischiadikusläsion, zusätzlich Beckenringfraktur-Typ-C, transalar links und transpubisch beidseits). a) Unfallbilder (Beckenübersicht, CT-MPR und 3D-CT); b) Bei Kreislaufstabilität keine Indikation zur Notfallversorgung, sondern definitive Versorgung über ilioinguinalen und Kocher-Langenbeck-Zugang. Postoperative Röntgenkontrollen mit Beckenübersicht, Ala-/Obturator-Aufnahmen. [R472]

### Klassifikation

61 Becken
A dorsaler Beckenring intakt, ossärer Ausriss
B inkomplette Unterbrechung des dorsalen Beckenrings, partiell instabil, Verletzung des ventralen Rings
C komplette Unterbrechung des dorsalen Beckenrings, instabil, Verletzungen des ventralen Rings

### Frakturen mit intaktem dorsalem Beckenring

Frakturen mit intaktem dorsalem Beckenring werden in folgenden Ausprägungen und an folgenden Lokalisationen beschrieben:

- Frakturen mit unbedeutendem Knochenanteil, auch als Avulsionsfrakturen (61-A1)
  - Spina iliaca (61-A1.1)
  - Crista iliaca (61-A1.2)
  - Tuber ischiadicum (61-A1.3)
- Beckenschaufelfrakturen ausgelöst durch einen direkten Schlag (61-A2)
  - Fraktur Ala ossis ilii (61-A2.1)
  - Unilaterale Fraktur des ventralen Beckenrings (61-A2.2)
  - Bifokale (bilaterale) Fraktur des ventralen Beckenrings (61-A2.3)
- Querfrakturen des Os sacrum und Os coccygeum (61-A3)
  - Sakrokokzygeale Dislokation (61-A3.1)
  - Fraktur des Os sacrum, nicht disloziert (61-A3.2)
  - Fraktur des Os sacrum, disloziert (61-A3.3)

### Frakturen mit inkompletter Unterbrechung des dorsalen Beckenrings

Frakturen mit inkompletten Unterbrechungen des dorsalen Beckenrings werden wie folgt unterteilt:

- Inkomplette Unterbrechung des dorsalen Rings, unilateral in Außenrotation (61-B1); diese Verletzungen werden auch als **Open-Book-Verletzung** bezeichnet.
  - Ruptur der Ligg. sacroiliaca anteriora und Verletzung des ventralen Rings (61-B1.1)
  - Fraktur des Os sacrum mit Verletzung des ventralen Rings (61-B1.2)
- Inkomplette Unterbrechung des dorsalen Rings, unilateral in Innenrotation (61-B2); diese Verletzungen werden auch als **laterale Kompressionsverletzungen** bezeichnet. Sie entstehen zum Beispiel durch Sturz auf die Seite.
  - Impressionsfraktur des ventralen Os sacrum und Verletzungen des ventralen Rings (61-B2.1)
  - Partielle Fraktur oder Subluxation eines Iliosakralgelenks mit Verletzung des ventralen Rings (61-B2.2)
  - Inkomplette dorsale Fraktur des Os ilium und Verletzung des ventralen Rings (61-B2.3)

- Bilaterale, inkomplette Unterbrechung des dorsalen Rings (61-B3).
  - Bilateral (open-book) (61-B3.1)
  - Unilateral geöffnet, heterolateral komprimiert (61-B3.2)
  - Bilateral komprimiert (61-B3.3)

### Frakturen mit kompletter Unterbrechung des dorsalen Beckenrings

Frakturen mit kompletter Unterbrechung des dorsalen Beckenrings werden wie folgt unterteilt:

- Unilateral, komplette Unterbrechung des Beckenrings (61-C1)
  - Fraktur durch das Os ilium (61-C1.1)
  - Fraktur durch das Iliosakralgelenk (61-C1.2)
  - Fraktur durch das Os sacrum (61-C1.3)
- Bilateral, ipsilateral komplett, kontralateral inkomplett (61-C2)
  - Komplette Fraktur durch das Os ilium (61-C2.1)
  - Komplette Fraktur durch das Iliosakralgelenk (61-C2.2)
  - Komplette Fraktur durch das Os sacrum (61-C2.3)
- Bilateral, komplette Sprengung des Beckenrings (61-C3)
  - Beidseitig extrasakral (61-C3.1)
  - Einseitig durch das Os sacrum und kontralateral extrasakral (61-C3.2)
  - Beidseitig durch das Os sacrum (61-C3.3)

Zur Einteilung von Frakturen des Beckenrings vgl. Baierlein 2011: 146–153 und Journal of Orthopaedic Trauma 2018.

### Weitere Frakturklassifikationen des Beckenrings

#### Klassifikation nach Tile

Tile (1996) unterteilt in drei Hauptgruppen (vgl. Tile 1996):

- 61-A stabil
- 61-B rotationsinstabil, vertikal stabil
- 61-C rotationsinstabil, vertikal instabil

Die ausführliche Klassifikation beschreibt er wie folgt:

- Typ A stabile Frakturen (61-A)
- Typ B rotationsinstabil, vertikal stabil (61-B)
  - Außenrotationsinstabilität, Open-Book-Verletzung (61-B1)
    - Ipsilaterale Verletzung ventral und dorsal (61-B2.1)
    - (Sonderformen: **Locked-Symphysis-Fraktur, Tilt Fracture [Wishbone-Verletzung]**)
  - Kontralaterale Verletzung ventral und dorsal (Bucket-Handle-Fraktur) (61.B2.2)
- Typ C rotationsinstabil, vertikal instabil (61-C)
  - Unilaterale Verletzung (61-C1)
    - Fraktur durch das Os ilium (61-C1.1)
    - Luxation eines Iliosakralgelenks oder Luxationsfraktur (61-C1.2)
    - Fraktur des Os sacrum (61-C1.3)

#### Klassifikation nach Young und Burgess

Die Klassifikation nach Young und Burgess erfolgt nach Traumamechanismus (vgl. Burgess et al. 1990):

- LC Laterale Kompressionsverletzung
- APC anterior posteriore Kompressionsverletzung
- VS vertikale Scherungsverletzung
- CMI kombinierte Verletzungsmuster

Die ausführliche Klassifikation beschreiben die Autoren wie folgt:

- Dorsale Krafteinwirkung, ipsilaterale Impressionsfraktur des Os sacrum, quere Fraktur des Os pubis (LC-1)
- Ventrale Krafteinwirkung, ipsilaterale Fraktur des Os ilium, ventrale quere Fraktur des Os pubis (LC-2)
- Ventrale Krafteinwirkung, ipsilaterale Impressionsfraktur des Os sacrum oder Fraktur des Os ilium, kontralaterale Außenrotationsverletzung mit Ruptur der ventralen iliosakralen Bänder und der Ligg. sacrospinale und sacrotuberale, ventrale, quere Fraktur des Os pubis (LC-3)
- Symphysensprengung, Dehnung der Ligg. sacroiliaca ohne Ruptur (APC-1)
- Symphysensprengung oder ventrale, quere Fraktur des Os pubis, ventrale Öffnung des Iliosakralgelenks, Ruptur der Ligg. sacroiliaca anteriora, sacrospinale oder sacrotuberale (APC-2)
- Symphysensprengung oder ventrale, quere Fraktur des Os pubis, komplette Abtrennung eines Hemipelvis, keine Vertikalverschiebung, vollständige Luxation des Iliosakralgelenks, vollständige Ruptur der Ligg. sacroiliaca anteriora und Ligg. sacroiliaca posteriora (APC-3)
- Symphysenruptur oder ventrale, quere Fraktur des Os pubis, vertikale Dislokation durch ein Iliosakralgelenk oder durch das Os ilium oder Os sacrum (jeweils seltener) (VS)

### Besondere Frakturbezeichnungen

Über die oben beschriebenen Einteilungen hinaus gibt es folgende, spezielle Frakturbezeichnungen:

- **Malgaigne-Fraktur:** Eine Malgaigne-Fraktur beschreibt eine Fraktur des vorderen und hinteren Beckenrings auf einer Seite, einen instabilen vertikalen Verschiebungsbruch mit Verlagerung der betroffenen Beckenhälfte nach dorsal und kranial.
- **Duverney-Fraktur:** Eine Duverney-Fraktur (Duverney-Thieme-Querbruch) beschreibt eine Querfraktur der Ala ossis ilii (Beckenschaufel).
- **Spreizfraktur:** Als Spreizfraktur bezeichnet man eine Beckenfraktur mit Beteiligung beider Obturatorringe.
- **Locked-Symphysis:** Als Locked-Symphysis wird eine laterale Kompressionsverletzung, bei der die Symphyse übereinander geschoben/verschoben und in dislozierter Stellung fixiert bleibt, bezeichnet (➤ Abb. 2.11).
- **Crescent Fracture:** Eine Crescent Fracture (Halbmondverletzung) ist eine transiliakale Luxationsfraktur (➤ Abb. 2.12).
- **Tilt Fracture:** Eine Tilt Fracture (Wishbone-Verletzung) ist eine Fraktur, bei der ein frakturiertes Fragment des Os pubis um 90° nach innen gedreht ist. Sie tritt überwiegend

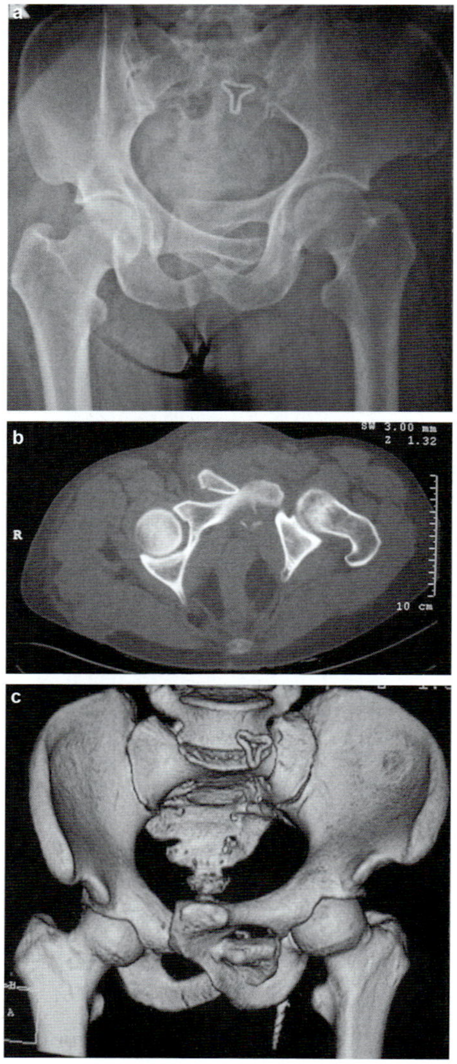


**Abb. 2.11** Locked-Symphysis: a) Anteroposterior-, b) CT- und c) 3D-Rekonstruktionsröntgenaufnahmen zeigt eine überlappende Dislokation der Symphysenfuge. Das rechte Os pubis war im linken Obturatorring verriegelt. [F1205]

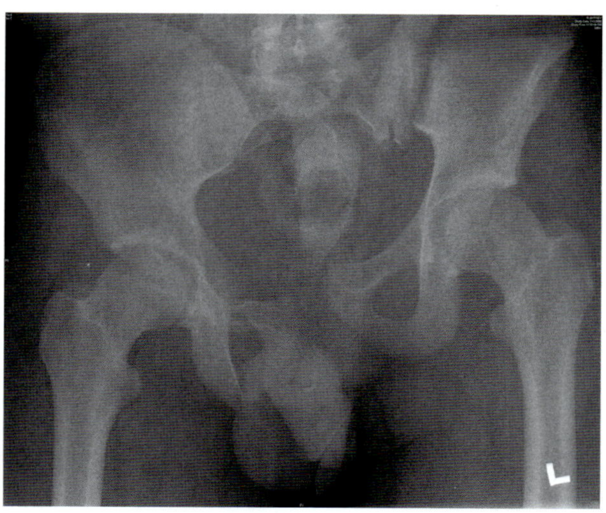


**Abb. 2.12** Crescent Fracture (Halbmondfraktur), instabil. [G1379]

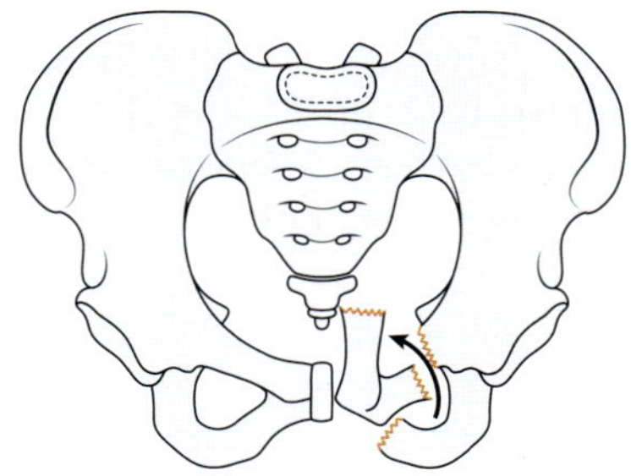

**Abb. 2.13** Tilt Fracture. [G1380]

bei jungen Frauen auf und kann zu Begleitverletzungen des Urogenitaltrakts führen (➤ Abb. 2.13).

- **Bucket-Handle-Verletzung:** Eine Bucket-Handle-Verletzung ist eine kontralaterale Fraktur mit partieller Iliosakralgelenksluxation und kranialer Rotation des vorderen Beckenrings. Das Frakturbild erinnert an einen Henkel eines Eimers. Sie wird daher auch als **Eimerhenkel-Verletzung** bezeichnet.

## Azetabulumfrakturen

Frakturen des Azetabulums werden aufgrund ihrer Relevanz für das Hüftgelenk in Band I dieser Buchreihe in ➤ Kap. 4 (Hüftgelenk) beschrieben.

## Frakturen des Sakrums

**BEFUNDE**

**Traumamechanismus**
- Sturz auf das Gesäß
- Sturz vom Pferd auf Sakrum und Kokzyx, nachdem ein Pferd „gestiegen", also auf die beiden Hinterbeine gegangen ist; der Patient stürzt nach hinten vom Pferd
- Tritt in das Gesäß

**Leitsymptomatik**
- Starke lokale Schmerzen
- Unfähigkeit zu sitzen

**Mögliche weitere Symptome und Befunde**
- Klopfschmerz
- Unfähigkeit zu gehen
- Hämatom
- Radikulopathie(n)

### Klassifikation

Auch wenn Sakrumfrakturen zu den Frakturen des Beckenrings nach AO/OTA-Klassifikation gehören, gibt es weitere Einteilungen:

### Einteilung nach Denis

- Zone I Fraktur: transalare Sakrumlängsfraktur. Die Fraktur verläuft lateral der Foramina durch die Massa lateralis.
- Zone II Fraktur: transforaminale Sakrumlängsfraktur. Die Fraktur verläuft durch die Foramina.
- Zone III Fraktur: zentrale Sakrumlängsfraktur. Die Fraktur verläuft zentral durch das Os sacrum; der Canalis sacralis ist betroffen (vgl. Denis et al. 1988) (➤ Abb. 2.14).

### Klassifikation der Zone-III-Frakturen von Denis nach Roy-Camille

Roy-Camille hat die Zone-III-Fraktur nach Denis in drei Typen unterteilt (vgl. Roy-Camille 1985):

- Typ I: Fraktur mit einfacher Flexionsdeformität des Sakrums
- Typ II: Fraktur mit partieller Translation und hyperkyphotischer Deformität
- Typ III: Fraktur mit kompletter Translation ohne Frakturenfragmentkontakt

### Ergänzung durch Strange-Vognsen

Strange-Vognsen et al. haben die Klassifikation von Roy-Camille et al. um eine vierte Variante ergänzt (vgl. Strange-Vognsen et al. 1991):

- Typ IV: Fraktur mit segmentaler Zertrümmerung des Wirbelkörpers von S1 durch „axial-loading" der Lendenwirbelsäule in den oberen Teilen des Os sacrum.

### Besondere Frakturbezeichnung

Eine isolierte Querfraktur des Os sacrum wird als **Suicidal jumper's fracture** bezeichnet.

Zur Einteilung von Frakturen des Sakrums vgl. Baierlein 2011: 160–162 und Journal of Orthopaedic Trauma 2018.

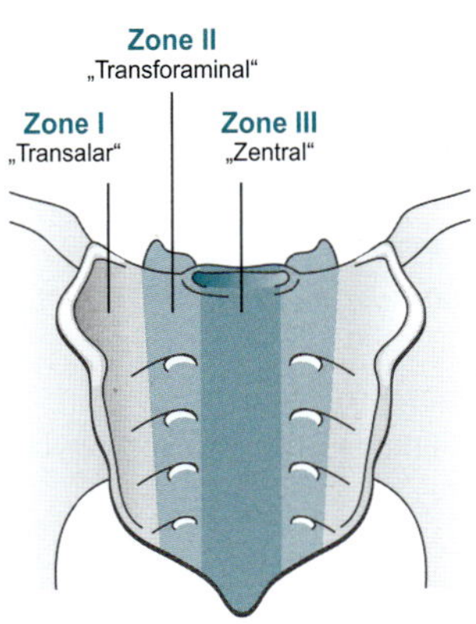


**Abb. 2.14** Klassifikation der Sakrumfrakturen nach Denis (Zonen I–III). [L106]

## Untersuchung

Bei Verdacht auf Beckenfrakturen gehört die Diagnostik in ärztliche Hand, ein Rettungswagen ist zu rufen. Das diagnostische Vorgehen erfolgt nach medizinischen Standards:

- Die klinische Untersuchung von Beckenfrakturen erfolgt nach ATLS-Kriterien (Advanced Trauma Life Support, vgl. Breusch et al. 2019: 400):
  - Analyse des Traumamechanismus
  - Überprüfung der Vitalparameter
  - Sichtung von etwaigen
    - Prellmarken und Wunden
    - Instabilitäten (Palpation)
    - Fehlstellungen oder Beinverkürzung
    - Hämatomen
    - Blutaustritten aus Damm, Harnröhre, Anus
- FAST-Sonografie (Fast Assessment with Sonography for Trauma)
  - Herz
  - Organe des Oberbauchs
  - Nieren
  - Blase
  - Retroperitoneum
  - Beurteilt werden etwaige
    - freie Flüssigkeit
    - Hämatome
- Labor
  - Blutbild
  - Elektrolyte
  - Gerinnungsfaktoren
  - Klinische Chemie
  - Überprüfung, ob Blutkonserven gekreuzt werden müssen
- Röntgen
  - Beckenübersicht
  - Inlet-Outlet-Aufnahmen
  - Sakrum und Kokzyx seitlich
- Frakturen und mögliche Dislokationen werden beurteilt
- CT mit 3D-Rekonstruktion
- Es erfolgt eine Darstellung der Frakturmorphologie und der Verletzung von Beckenorganen; Kontrastmittel eignet sich zur Darstellung des Urogenitaltrakts und der Gefäße des Beckens
- Ausschluss von weiteren Begleitverletzungen; ausgeschlossen werden müssen:
  - Gefäßverletzungen
  - Nervenläsionen
  - intraabdominelle Verletzungen
  - Verletzungen des Urogenitaltrakts
  - Verletzungen des Rektums
  - Verletzungen des Anus

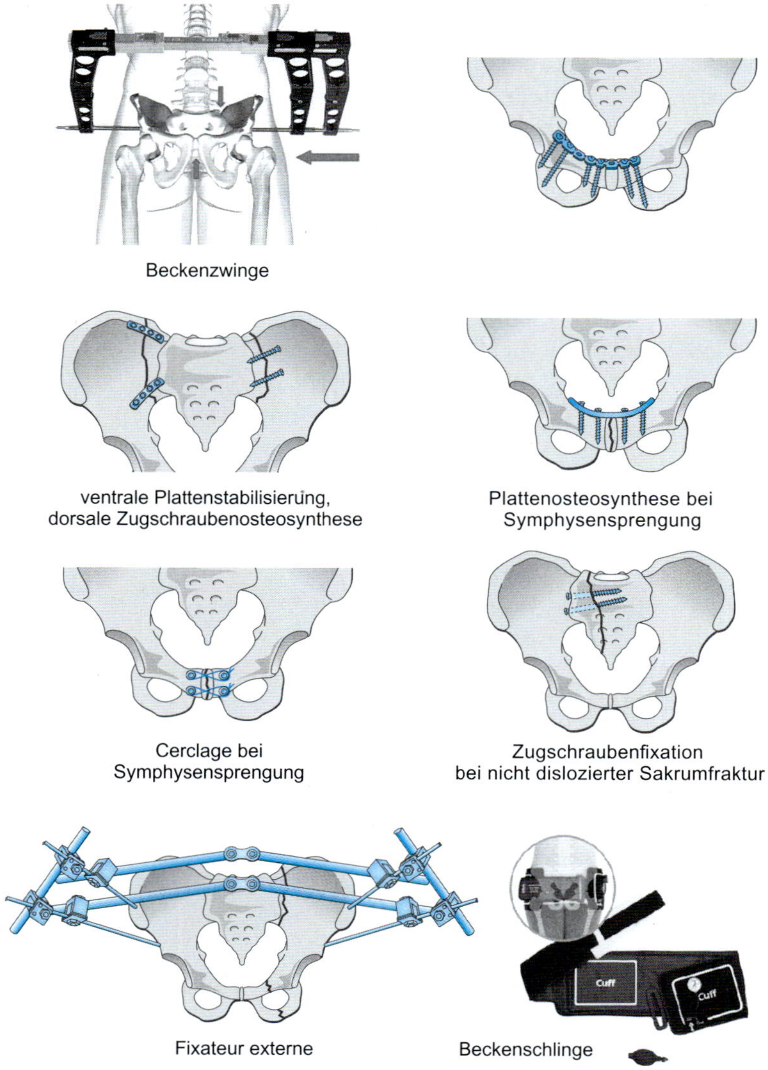


**Abb. 2.15** Operative Versorgung bei Beckenringfrakturen. [L106]

## Therapie

Die Therapie von Frakturen des Beckenrings erfolgt nach medizinischen Standards (vgl. Breusch et al. 2019: 400). Da Beckenfrakturen durch große Krafteinwirkungen entstehen, beginnt die Versorgung des Patienten mit der Durchführung folgender Standards:

- Sicherung der Vitalfunktionen.
- Mögliche Schockbehandlung.
- Entscheidung über Notfallmaßnahmen.
- Bei instabilem Kreislauf und klinischer Instabilität des Beckens erfolgt die Stabilisierung zunächst durch Beckenschlinge, Beckenzwinge, ggf. auch durch einen Fixateur externe (➤ Abb. 2.15).

### Konservativ

Stabile Frakturen des Beckens (Frakturen Typ A) können konservativ versorgt werden.

**Entzündungsphase:**

- Bettruhe
- Aktive Thromboseprophylaxe
- Bei älteren Patienten Orthosthaseprophylaxe (über die Arme)
- Keine Manuelle Therapie

**Proliferationphase:**

- Frühfunktionelle Nachbehandlung
- Muskeltraining unter Thromboembolieprophylaxe
- Mobilisation der Hüftgelenke im schmerzfreien Bereich
- Mobilisation der LWS in Seitlage im schmerzfreien Bereich
- Gangschule und zunehmende Belastung nach individuellem Nachbehandlungsschema

**Konsolidierungsphase:**
- Muskeltraining unter Thromboembolieprophylaxe
- Mobilisation der Hüftgelenke
- Mobilisation der LWS in Seitlage und Bauchlage im schmerzfreien Bereich
- Mobilisation der Iliosakralgelenke nach 8 Wochen
- Gangschule und zunehmende Belastung nach individuellem Nachbehandlungsschema

**Umbauphase:**
- Erarbeitung von Vollbelastung nach individuellem Nachbehandlungsschema

**Mittlere Rehabilitationszeit** 8–12 Wochen.

### Operativ

Instabile Frakturen (Typ B, C) werden operativ versorgt. Die Versorgung richtet sich nach der Lage und dem Ausmaß der Fraktur(en) und erfolgt nach medizinischen Standards.

Je nach Frakturmuster können Stabilisationen mit folgenden Osteosyntheseversorgungen erfolgen:
- Beckenzwingen (temporär)
- Plattenosteosynthesen
- Zugschraubenosteosynthesen
- Cerclagen

Bei stabilem Allgemeinzustand kann die operative Versorgung als Frühversorgung innerhalb der ersten 7 Tage erfolgen. Begleitverletzung können ggf. zweizeitig erfolgen.

Zur operativen Versorgung von Frakturen des Beckenrings vgl. Breusch et al. 2019: 400–402, 492–495 und Bonnaire et al. 2013: 649–706.

Zusätzlich erfolgt die Versorgung möglicher Begleitverletzungen.

Äußere Spanner (Beckenzwingen) sollten nach maximal 6 Wochen entfernt werden. Fixateurs internes werden nur bei Kindern entfernt oder wenn sie einseitig vorliegen. Die Entfernung erfolgt dann nach 6–9 Monaten. Symphysenplatten oder Iliosakralschrauben werden nur bei dadurch verursachten Beschwerden entnommen (vgl. Bühren et al. 2016: 335).

### Postoperative Rehabilitation

Die postoperative Rehabilitation variiert stark und ist abhängig vom
- Allgemeinzustand des Patienten,
- der vorliegenden Fraktur,
- dem durchgeführten OP-Verfahren,
- Begleitverletzungen.

Grundsätzlich kann sie wie folgt durchgeführt werden:

**Entzündungsphase:**
- Bettruhe
- Aktive Thromboseprophylaxe
- Bei älteren Menschen Orthostaseprophylaxe, ggf. Atemtherapie
- Passiv anguläre Bewegungen der Extremitäten

**Proliferationphase:**
- Woche 2
  - Bettruhe
  - Aktive Thromboseprophylaxe
  - Bei älteren Menschen Orthostaseprophylaxe, ggf. Atemtherapie
  - Passiv anguläre Bewegungen der Extremitäten
- Woche 3
  - Aktive Thromboseprophylaxe
  - Bei älteren Menschen Orthostaseprophylaxe, ggf. Atemtherapie
  - Teilbelastung (befundabhängig)
  - Rollgleitmobilisationen der Hüfte im schmerzfreien Bereich
  - Mobilisation der LWS in Seitlage

**Konsolidierungsphase:**
- Wochen 4, 5 und 6
  - Aktive Thromboseprophylaxe
  - Bei älteren Menschen Orthostaseprophylaxe, ggf. Atemtherapie
  - Teilbelastung (befundabhängig)
  - Endgradige Rollgleitmobilisationen der Hüfte
  - Mobilisation der LWS in Seitlage
- Ab Woche 7
  - Aktive Thromboseprophylaxe
  - Vollbelastung (befundabhängig)
  - Endgradige Rollgleitmobilisationen der Hüfte
  - Mobilisation der LWS in Seitlage und Bauchlage
  - Muskelaufbau in offener und geschlossener Kette
  - Eine Mobilisation iliosakral erfolgt nur, wenn keine iliosakralen Fixationen durchgeführt wurden

**Umbauphase:**
- Muskelaufbau in offener und geschlossener Kette
- Erarbeiten von Sportfähigkeit

**Bei einseitigem Fixateur interne:** Volle Sportfähigkeit erst nach Metallentfernung

**Mittlere Rehabilitationszeit** Die mittlere Rehabilitationszeit nach Schraubenosteosynthesen und Plattenversorgungen (Os coxae und Os sacrum) kann von 8–16 Wochen variieren. Die mittlere Rehabilitationszeit bei einseitigem Fixateur interne wird erst nach 7–10 Monaten erreicht.

## Kokzyxfraktur

**Ätiologie** Eine Fraktur des Os coccygis (Steißbein) sieht man vor allem nach Reitunfällen bei Kindern (Mädchen > Jungen).

**BEFUNDE**

**Traumamechanismus**

- Sturz vom Pferd auf Sakrum und Kokzyx, nachdem ein Pferd „gestiegen", also auf die beiden Hinterbeine gegangen ist; der Patient stürzt nach hinten vom Pferd
- Sturz auf Sakrum und Kokzyx (Ausrutschen)
- Tritt ins Gesäß

**Leitsymptomatik**

- Starke, lokale Schmerzen
- Ausgebreitetes Hämatom
- Unfähigkeit zu sitzen (Kokzygodynie)
- Selten Radikulopathien

**Mögliche weitere Symptome und Befunde**

- Klopfschmerz

### Differenzialdiagnosen

Differenzialdiagnostisch kommt eine sakrokokzygeale Instabilität in Betracht (➤ Kap. 2.3.6).

### Untersuchung

**Manualtherapeutisch** Provozierende Palpation in Bauchlage.

**Medizinisch** Röntgen.

### Therapie

#### Konservativ

- Analgetika
- Bettruhe in der Entzündungsphase
- Kein Sitz in der Proliferationsphase

#### Operativ

Nur bei starker Dislokation oder therapieresistenten Beschwerden ist eine operative Intervention indiziert. In diesem Fall erfolgt eine Kokzygektomie.

#### Postoperative Rehabilitation

Eine postoperative therapeutische Rehabilitation ist nicht indiziert.

**Mittlere Rehabilitationszeit** Konservativ: 6–8 Wochen; operativ: > 8 Wochen.

## 2.3.8 Geburtstraumen

### Symphysensprengung

Intrapartale Symphysensprengungen sind sehr seltene, aber schwerwiegende Komplikationen einer Geburt. Müller et al. (2020) geben die Inzidenz mit 0,03–3 % der Geburten an.

**HINWEIS**

Symphysensprengung ➤ Kap. 2.3.4.

### Instabilität der Iliosakralgelenke

Neben der physiologischen hormonellen Umstellung während der Schwangerschaft mit Lockerung der Kapsel-Bandstrukturen im Becken kann eine Geburt mit langem Verbleib des Kindskopfes im Becken sowie die Geburt eines im Verhältnis zum Becken großen Kopfes zur Instabilität der Iliosakralgelenke und der Symphyse führen. Rezidivierende Blockierungen und Arthritiden der Iliosakralgelenke können die Folge sein.

### Therapie

**Manualtherapeutisch**

- Mobilisation/Manipulation bei Funktionsstörung/Blockierung
- Oszillationen zur Schmerztherapie
- Lumbales Stabilitätstraining (lokale Muskulatur)
- Kräftigung der Muskulatur des unteren Rückens (globale Muskulatur)
- Muskellockerung
- Automobilisationen

**Medizinisch**

- Infiltrationen
- Beckengurt (Orthese)

**Mittlere Rehabilitationszeit** Die mittlere Rehabilitationszeit unterliegt neben dem Effekt der therapeutischen Maßnahmen auch hormonellen Einflüssen. Eine Rückkehr zur normalen kapsuloligamentären Festigkeit vollzieht sich erst nach dem Abstillen der Patientin. Je nach Ausprägung der Instabilität kann die mittlere Rehabilitationszeit somit von Wochen bis Monate andauern.

**Zusammenfassung**

**Frakturen der Beckenregion**

Große Verletzungen der Beckenregion im Sinne von Frakturen und Gelenksprengungen entstehen durch Hochrasanztraumen wie Verkehrsunfälle, Stürze aus großer Höhe oder Verschüttungen. Es besteht eine hohe Gefahr für Begleitverletzungen von inneren Organen, Gefäßen und Nerven. Bei Verdacht auf Frakturen oder Gelenksprengung gehört die Diagnostik in ärztliche Hand, nach Hochrasanztraumen ist der Rettungsdienst zu rufen.

Die Therapie erfolgt nach medizinischen Standards. Während stabile Frakturen mit Beckenschlingen konservativ therapiert werden können, müssen instabile und dislozierte Frakturen und Gelenksprengungen (ISG, Symphyse) osteosynthetisch versorgt werden.

Die postoperative Rehabilitation ist abhängig vom Ausmaß und der Lokalisation der Verletzung, möglichen Begleitverletzungen und dem Allgemeinzustand des Patienten und folgt individuellen Nachbehandlungsschemata. Die mittlere Rehabilitationszeit ist dementsprechend variabel.

## 2.3.9 Muskelläsionen

Muskelläsionen werden, inklusive der Untersuchungs- und Behandlungsstrategien, in Band I dieser Buchreihe ausführlich beschrieben.

Überlastung im Sinne von einer die momentane Belastbarkeit überschreitenden übermäßigen Aktivität (Dauerbelastung) oder eine einmalige, zumeist phasische Muskelkontraktion kann zu Läsionen von Muskeln der Beckenregion (Hüftmuskulatur) im Sinne von Verhärtung, Zerrung, Faserriss, Bündelriss oder in seltenen Fällen zur Komplettruptur führen.

### Piriformis-Syndrom

**Ätiologie** Neben traumatischen Ereignissen werden falsche Körperhaltung und häufiges langes Sitzen als mögliche Ursache diskutiert.

**BEFUNDE**

**Traumamechanismus**
- Sturz auf das Gesäß

**Leitsymptomatik**
- Gesäßschmerz
- Neuropathischer Schmerz des N. ischiadicus

#### Beschreibung

Beim Piriformis-Syndrom handelt es sich um ein Kompressionssyndrom des N. ischiadicus durch Hypertonus des M. piriformis.

**HINWEIS**

In etwa 20 % der Fälle läuft der N. ischiadicus durch den M. piriformis. In 80 % der Fälle verlässt er das Foramen ischiadicum majus unter dem M. piriformis (infrapiriform).

#### Untersuchung

Eine valide Untersuchung ist schwierig. Druckdolenz im Bereich des M. piriformis oder sonografischer Nachweis von vermehrter Flüssigkeit können Hinweise sein. Zudem ist ein MRT des Beckens möglich.

Anamnestisch und ggf. mit unterstützender Bildgebung (MRT) sollte differenzialdiagnostisch Referred pain aus dem Duralärmel S1 bzw. eine lumbale Radikulopathie ausgeschlossen werden.

#### Therapie

- Iliosakrale Mobilisation
- Detonisierung und Dehnung des M. piriformis
- Mobilisation der Hüftgelenke
- Mobilisation der LWS

**HINWEIS**

Fälschlicherweise wird die Diagnose Piriformis-Syndrom häufig bei Patienten gestellt, die isolierte Schmerzen in der Glutealregion ggf. in Kombination mit Schmerzen im dorsalen Oberschenkel beschreiben. Sind Nerven für Schmerzen verantwortlich, so entsteht jedoch neuropathischer Schmerz. Neuropathische Schmerzen sind massiv einschießende Schmerzen im gesamten Nervenverlauf ab der Stelle der Schädigung bis ganz nach distal (Schmerzarten ➤ Kap. 1.3.6). Ist der N. ischiadicus für Schmerzen verantwortlich, so müssten neuropathische Schmerzen bis in den Fuß vorliegen. Schmerzen gluteal und im dorsalen Oberschenkel sind hingegen am ehesten auf Referred pain aus S1 zurückzuführen (Referred areas bei Referred pain siehe ➤ Abb. 1.16). Die in Frage kommende auslösende Struktur ist der Duralärmel von S1. Dieser kann im lateralen Rezessus Druck von der Bandscheibe L5/S1 bekommen.
Auch eine deutliche Druckdolenz im Bereich des M. piriformis ist nicht beweisend für ein Pirifomis-Syndrom. Bei Schmerzen werden Neurotransmitter (Substance P) in das gesamte Gebiet der Schmerzwahrnehmung transportiert. Somit sinkt die nozizeptive Reizschwelle auch, wenn es sich um Referred pain handelt.
Das Piriformis-Syndrom ist somit eine der häufigsten Fehl- bzw. Verlegenheitsdiagnosen in der Orthopädie.

**Mittlere Rehabilitationszeit** 3–6 Wochen.

# 2.4 Entzündliche Erkrankungen

## 2.4.1 Rheumatische Erkrankungen

Grundlagen rheumatischer Erkrankungen werden in ➤ Kap. 1.1.3 erläutert.

**BEFUNDE**

**Allgemeine Leitsymptome und Befunde**
- Schübe und Remissionen der entzündlichen Aktivität wechseln sich ab.
- Multiple Regionen des Körpers sind betroffen.
- Gelenke, Muskeln oder Faszien können betroffen sein.
- Darm, Haut, Augen oder innere Organe können betroffen sein.

Es gibt viele rheumatische Erkrankungen. Die Gelenke der Wirbelsäule und des Beckens sind jedoch insbesondere bei den

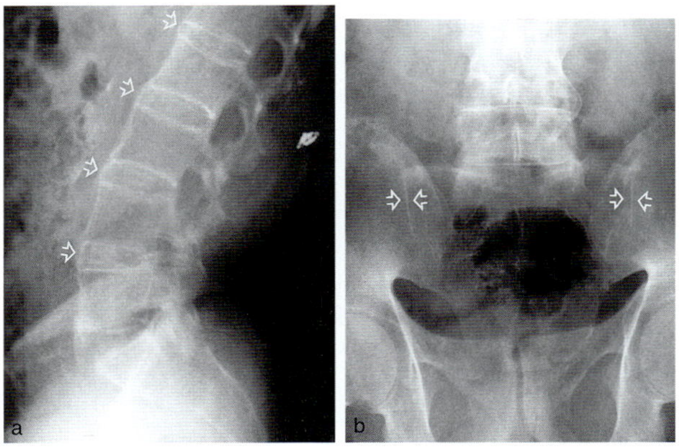


**Abb. 2.16** Morbus Bechterew: a) Die seitliche LWS-Aufnahme zeigt verkalkte überbrückende Spangen über die Diskusräume hinweg (Pfeile), die das typische Bild der „Bambusstab"-Wirbelsäule verursachen. b) Die a.p.-Aufnahme des Beckens zeigt die Iliosakralgelenke nicht klar einsehbar (Pfeile), da beide Kreuzbein-Darmbein-Gelenke fusioniert sind. [R509]

fünf Erkrankungen aus der Gruppe der **Spondylarthritiden** betroffen:

- Morbus Bechterew (➤ Abb. 2.16)
- Morbus Reiter
- Psoriasis-Arthritis
- Morbus Crohn
- Colitis ulcerosa

Jedoch können auch eine rheumatische Arthritis, eine juvenile Polyarthritis und weitere Erkrankungen aus dem rheumatischen Formenkreis die Wirbelsäule mitbetreffen.

**HINWEIS**

- Ein Morbus Bechterew zeigt in der Röntgenuntersuchung charakteristisch iliosakrale Erosionen (Knochendefekte) und Sklerosierungen (Knochenverdichtungen). Dieser Befund wird auch als **buntes Bild** bezeichnet. Im späteren Verlauf kommt es zu einer knöchernen Überbrückung des Gelenks, was an einem fehlenden Gelenkspalt (➤ Abb. 2.16) erkennbar ist.
- In der Frühphase, wenn die Erkrankung im Röntgenbild noch nicht darstellbar ist, kann eine MRT sinnvolle Hinweise liefern.
- Leitsymptom ist morgendlicher, tiefsitzender Rückenschmerz, der bei Bewegung rückläufig ist. Damit gleicht die Leitsymptomatik der einer lumbalen Protrusion.
- Nur etwa 5 % der Patienten mit dieser Leitsymptomatik lassen sich nach genauerer Diagnostik einer der fünf Spondylarthropathien zuordnen.

Aufgrund der Relevanz für alle Regionen des Körpers werden die rheumatischen Erkrankungen in Band I dieser Buchreihe umfassend und in Summe erläutert.

### 2.4.2 Postinfektiöse Erkrankungen

**BEFUNDE**

**Leitsymptomatik und Befunde**
- Persistierende Schmerzen, die bei Belastung stärker werden
- Geschwollene, gerötete und überwärmte Gelenk- oder Muskelregionen

**Anamnestische Informationen**
- Zurückliegende Infekte oder vorangegangene offene Wunden oder Operationen

Postinfektiöse Erkrankungen können sowohl durch endogene als auch durch exogene Keime entstehen. Leitsymptomatik sind persistierende Schmerzen, die bei Belastung stärker werden. Oft findet man geschwollene, gerötete und überwärmte Regionen nach zurückliegendem oder andauerndem infektiösem Geschehen. Die Schwellung bzw. Rötung ist jedoch, anders als bei postinfektiösen Pathologien der Extremitäten, im Bereich des Beckens und der Wirbelsäule oft nicht sichtbar. Häufigstes Krankheitsbild ist die postinfektiöse Osteomyelitis.

Aufgrund der Relevanz für alle oder zumindest mehrere Regionen der Wirbelsäule werden die postinfektiösen Erkrankungen der Wirbelsäule in ➤ Kap. 9.1 ausführlich erläutert.

## 2.5 Degenerative Erkrankungen

Basiswissen zu degenerativen Erkrankungen wird in ➤ Kap. 1.1.4 vermittelt.

### 2.5.1 Iliosakralgelenksarthrose

**Synonyme** Sakroiliakalarthrose, ISG-Arthrose.

**Ätiologie** Arthrose kann grundsätzlich in jedem Gelenk vorkommen. Während sie in den meisten Gelenken als idiopathisch (ohne erkennbare Ursache) beschrieben wird, kommt eine idiopathische Arthrose eines Iliosakralgelenks selten vor. Die Iliosakralgelenke degenerieren eher posttraumatisch oder nach rheumatischen bzw. postinfektiösen Prozessen. Lumbosakrale Übergangsstörungen und Pathologien der Lendenwirbelsäule können die Entstehung begünstigen (➤ Abb. 2.17).

**BEFUNDE**

**Leitsymptomatik**
- Lokale Schmerzen (Höhe Gelenkspalt S2)
- Morgendlicher Anlaufschmerz
- Belastungsschmerz

**Mögliche weitere Symptome und Befunde**
- Progredienter Mobilitätsverlust
- Bei aktivierter Arthritis anhaltender, entzündlicher Schmerz
- Ggf. ipsilaterale, individuell variable, multisegmentale Ausstrahlung ins Bein

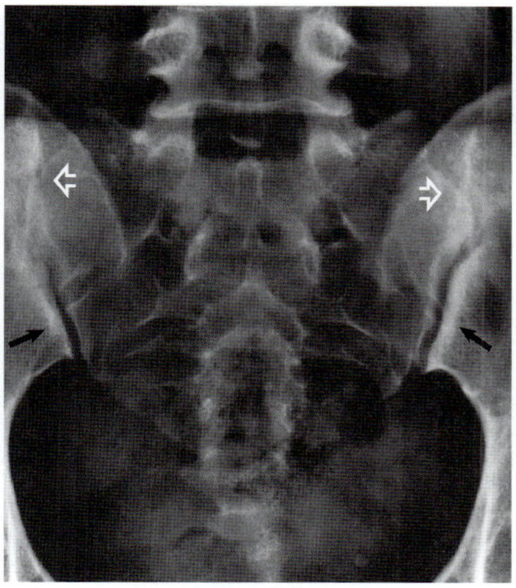

**Abb. 2.17** Arthrose der Iliosakralgelenke. Der echte diarthrotische (synoviale) Gelenkspalt der ISG-Fuge umfasst nur etwa 50 % des röntgenologisch sichtbaren Spaltraums. Der obere Anteil ist eine Syndesmose (Wackelgelenk). [R390]

### Untersuchung

**Manualtherapeutisch** Die klinische Untersuchung erfolgt mit den zu Beginn des Kapitels erläuterten Tests zur Beurteilung von Funktion und Schmerzquelle.

**Medizinisch** In der Röntgenuntersuchung können Gelenkspaltverengungen und Sklerosierungen dargestellt werden.

### Therapie

#### Konservativ

**Manualtherapeutisch**
- Mobilisation in Ilium anterior und posterior
- Mobilisation lumbal
- Mobilisation der Hüften
- Detonisierung verspannter Muskulatur
- Lumbales Stabilitätstraining
- Anleitung zu Eigenübungen und Automobilisation
- Lasertherapie

**Medizinisch** Analgetika-Infiltrationen.

#### Operativ

Eine operative Intervention steht nur bei starken, progredienten und therapieresistenten Beschwerden an. Minimalinvasiv kann mit Einbringung von drei dreieckigen Titanstiften eine Arthrodese vollzogen werden.

#### Postoperative Rehabilitation

**Entzündungsphase:**
- Keine Manuelle Therapie
- Reduktion von Belastung
- Reduktion von Bewegung
- Frühfunktionelle Mobilisation möglich

**Proliferationsphase:**
- Mobilisationen im schmerzfreien Bereich
  - Mobilisation der Hüftgelenke
  - Mobilisation des kontralateralen Iliosakralgelenks
  - Mobilisation der LWS
- Gangschule

**Konsolidierungsphase:**
- Endgradige Mobilisationen
  - Mobilisation der Hüftgelenke
  - Mobilisation des kontralateralen Iliosakralgelenks
  - Mobilisation der LWS
- Training in offener und geschlossener Kette
- Normales Belastungs- und Bewegungsverhalten nach 6 Wochen
- Sportfähigkeit nach 8–10 Wochen

## 2.6 Neoplastische Erkrankungen

Grundlagen neoplastischer Erkrankungen werden in ➢ Kap. 1.1.5 erläutert.

**BEFUNDE**

**Allgemeine Leitsymptomatik und Befunde von Neoplasien**
- Unerklärliche Schmerzen
- Unerklärliche Schwellung

**Möglicher weiterer Befund**
- B-Symptomatik

**Leitsymptomatik von Beckentumoren**
- Unklare Schmerzen im Becken
- Unklare Schmerzen lumbosakral oder sakral

**Mögliche weitere Symptome und Befunde**
- Sign of the buttock
- Sakrale Radikulopathien
- Störung von Blasen- oder Darmfunktion
- Anale oder vaginale Blutungen

**Differenzialdiagnosen**
- Überlastungssyndrome
- Degenerative Veränderungen

### 2.6.1 Knochentumoren

Primäre Knochentumoren der Wirbelsäule und des Beckens sind selten. Häufiger sind Primärtumoren der inneren Organe und Metastasierungen aus den inneren Organen. Primärtumoren der Extremitäten metastasieren hämatogen zunächst zur Lunge. Typische hämatogene Metastasierungswege werden in ➢ Kap. 1.1.5 beschrieben.

**HINWEIS**

Aufgrund der Relevanz für alle Regionen des Körpers werden Knochentumoren in Band I dieser Buchreihe gesondert und ausführlich aufgeführt.

In der Folge werden die Organtumoren beschrieben, die in der manualtherapeutischen Praxis auftauchen und zum Teil Beschwerden mit sich bringen, die den Verdacht auf manualtherapeutisch relevante Wirbelsäulen- oder Beckenpathologien lenken könnten. Es besteht also kein Anspruch auf Vollständigkeit. Tumoren wie Peniskarzinome, Vulvakarzinome etc. werden aufgrund der fehlenden manualtherapeutischen Relevanz ausgelassen.

### 2.6.2 Prostatakarzinom

**Epidemiologie** Das Prostatakarzinom ist weltweit die häufigste maligne Krebserkrankung des Mannes. Die Inzidenz wird in Deutschland mit über 60.000 Neuerkrankungen pro Jahr (Robert-Koch-Institut) und mit > 107 : 100.000 Neuerkrankungen pro Jahr (vgl. Frey et al. 2013) angegeben.

**BEFUNDE**

**Leitsymptomatik**

**Frühstadium**

- Cave: Im Frühstadium zumeist keine Symptome

**Spätstadium**

- Symptome durch Verengung der Harnröhre:
  - Vermehrter Harndrang
  - Probleme zu Beginn des Urinierens
  - Unterbrochener, schwacher Harnfluss
  - Schmerzhafte Ejakulation
  - Blut im Urin oder der Samenflüssigkeit
- Ggf. starke Schmerzen im unteren Rücken, der Beckenregion und den Oberschenkeln
- Erektionsstörungen
- Verminderte Samenflüssigkeit

#### Beschreibung

Anders als eine benigne Vergrößerung der Prostata liegen Prostatakarzinome zumeist am äußeren Prostatarand (➢ Abb. 2.18). Das ist der Grund dafür, dass die Erkrankung lange klinisch stumm bleibt. Als gesicherte Risikofaktoren gelten folgende Faktoren:

- Alter
- Erstgradige familiäre Vorbelastung
- Afroamerikanische Herkunft
- Genetische Mutationen (z. B. BRCA 1/2)

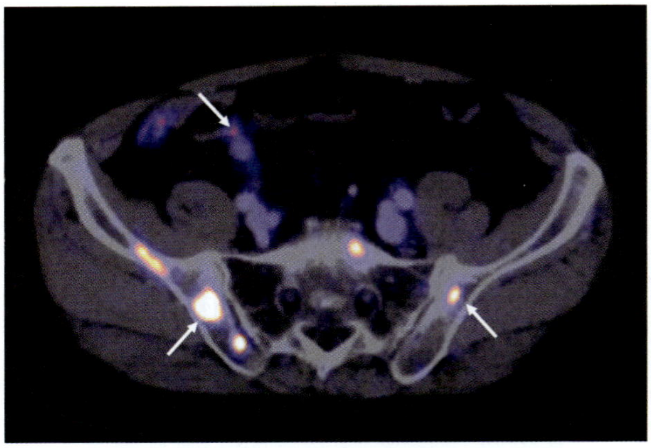

**Abb. 2.18** PSMA-PET/CT bei metastasiertem Prostatakarzinom. Disseminierte ossäre Metastasen im Beckenskelett beidseits mit intensiver PSMA-Expression sowie PSMA-exprimierende Lymphknotenmetastasen rechts iliakal intern (Pfeile). [T1184, T1185]

#### Untersuchung

##### Früherkennung

Männer ab dem 45. Lebensjahr (bei erstgradiger familiärer Vorbelastung ab dem 40. Lebensjahr) sollten jährlich eine Untersuchung zur Prostatakarzinomfrüherkennung mittels digital-rektaler Untersuchung (DRU) durchführen lassen. Die zusätzliche Bestimmung des PSA-Wertes (prostataspezifisches Antigen) ist sinnvoll, wird jedoch von den gesetzlichen Krankenkassen nicht übernommen.

Mittels transrektalen Ultraschalls können die Homogenität und die Organgrenzen der Prostata beurteilt werden. Aufgrund der geringen Sensitivität und Spezifität spielt die Untersuchung in der Früherkennung jedoch eine untergeordnete Rolle.

##### PSA-Wert

Der PSA-Wert wird durch mehrere Faktoren beeinflusst:

- Alter
- Größe der Prostata
- Medikamente
- Infekte des Urogenitaltrakts
- Begleiterkrankungen

Eine Diagnose nur anhand des PSA-Wertes ist daher nicht valide. Dennoch hat sich die zusätzliche Bestimmung zu

- der Risikoklassifizierung des nichtmetastasierenden Prostatakarzinoms,
- der Detektion des Prostatakarzinomrezidivs und
- dem Therapiemonitoring des metastasierenden Prostatakarzinoms

als sinnvoll erwiesen.

Wichtig ist zudem nicht die Bewertung eines einzelnen PSA-Wertes, sondern die Beurteilung seiner zeitlichen Dynamik.

Eine multiparametrische MRT (mMRT) weist eine wesentlich höhere Sensitivität und Spezifität auf als die transrektale Ultraschalluntersuchung. Ziel ist, eine invasive Diagnostik mittels Biopsie zu vermeiden.

### Therapie

Die Therapie ist abhängig vom Stadium und der Ausbreitung der Erkrankung. Bei einem lokal begrenzten Prostatakarzinom kann die Prostata mittels radikaler Prostatektomie gemeinsam mit den anhängenden Samenbläschen komplett entfernt werden. Parallel kann, je nach Stadium, eine pelvine Lymphadenektomie durchgeführt werden.

Eine Alternative stellt die Strahlentherapie dar. Bei metastasierten und kastrationsresistenten Prostatakarzinomen kommen zudem Hormontherapien, Testosteroninhibitoren und Chemotherapeutika zum Einsatz (vgl. Serve et al. 2022: 314–322).

**Mortalität** Die 5-Jahres-Überlebensrate liegt bei 89–91 %.

## 2.6.3 Hodentumoren

**Synonym** Hodengeschwulst.

**Epidemiologie** Maligne Hodentumoren bilden 5 % aller urogenitalen Malignome. Die Inzidenz in westlichen Ländern wird mit 3–10 : 100.000 angegeben. Bei Männern zwischen 25 und 40 Jahren sind sie die häufigste Malignomerkrankung.

**BEFUNDE**

**Leitsymptomatik**
- Skrotale Schmerzen
- Größenzunahme des Hodens (selten auch Hodenverkleinerung)
- Schwellung
- Schweregefühl, Ziehen in der Leiste
- Ggf. lokale Schmerzen durch Metastasierung

### Beschreibung

Maligner Tumor mit sehr schneller Zellwachstumsrate.

### Untersuchung

Neben der Palpation der Hoden sollte eine klinische Untersuchung auf pathologische Lymphknoten und der Brustdrüsen erfolgen.

### Therapie

Aufgrund der schnellen Wachstumsrate hat eine umgehende Entfernung des betroffenen Hodens zu erfolgen (inguinal). Je nach Stadium folgen Chemotherapie, Strahlentherapie und eine retroperitoneale Entfernung von Lymphknoten.

**HINWEIS**

Bei einem bestehenden Kinderwunsch sollte, spätestens vor Beginn einer Chemotherapie, eine Kryokonservierung angeboten werden.

Zu Hodentumoren vgl. Serve et al. 2022: 328–334.

**Mortalität** Die 5-Jahres-Überlebensrate liegt bei 96 %.

## 2.6.4 Zervixkarzinom

**Ätiologie** Nach heutigen Erkenntnissen ist die Voraussetzung für die Erkrankung an einem Zervixkarzinom die Infektion mit humanen High-risk-Papillomaviren (HR-HPV).

**HINWEIS**

Die HPV-Impfung wird bei Mädchen und Jungen zwischen 9 und 14 Jahren vor Aufnahme der sexuellen Aktivität empfohlen. Versäumte Impfungen sollten spätestens bis zum 17. Lebensjahr nachgeholt werden.

Folgende Begleitfaktoren, bei denen ein erhöhtes Erkrankungsrisiko angenommen wird, sind zudem:
- Rauchen
- Früher Beginn der sexuellen Aktivität
- Promiskuität
- Große Geburtenzahl
- Erworbene Immunschwäche

**Epidemiologie** Das Zervixkarzinom ist das vierthäufigste Karzinom bei der Frau. In Deutschland kommen jährlich ca. 4400 Neuerkrankungen hinzu. Die Inzidenz in anderen Ländern variiert zwischen 3,6 und 45 : 100.000.

**BEFUNDE**

**Leitsymptomatik**
- Cave: Im Frühstadium zumeist keine Symptome

**Im Spätstadium mögliche Symptome**
- Blutungen, zum Beispiel nach dem Geschlechtsverkehr
- Blutungen oder Zwischenblutungen nach Belastungen wie Radfahren, Reiten oder hartem Stuhlgang
- Atypisch starke Monatsblutungen, Zwischenblutungen oder Schmierblutungen (bei Frauen > 35. Lebensjahr)
- Unterbauchschmerzen
- Übelriechender Ausfluss
- Unerklärliche Gewichtsabnahme

### Beschreibung

80 % aller Zervixkarzinome sind Plattenepithelkarzinome, 20 % Adenokarzinome oder andere seltene Histologien. Nach Infektion mit humanen Papillomaviren verändert sich das nicht verhornende Plattenepithel der Portio uteri.

### Untersuchung

Bei Verdacht auf Zervixkarzinom wird eine histologische Untersuchung zur Diagnosesicherung durchgeführt, wobei bei kolposkopisch sichtbaren Läsionen eine gezielte Biopsie, bei zytologisch auffälligem oder suspektem Befund zunächst eine Schlingenexzision durchgeführt wird.

Die klinische Untersuchung wird durch eine vaginale Sonografie und eine Sonografie der Nieren vervollständigt. Bei histologischem Befund (ab Stadium IB2) wird eine MRT des Beckens sowie eine CT des Thorax und des Abdomens durchgeführt.



### Therapie

Je nach Stadium und Ausprägung und unter Berücksichtigung eines noch bestehenden Kinderwunsches stehen unterschiedliche Therapieverfahren zur Verfügung:

#### Therapie von präinvasiven Läsionen

- Laservaporisation mit Zervixkürettage
- Schlingen- oder Laserkonisation mit gleichzeitiger Zervixkürettage

#### Therapie invasiver Zervixkarzinome

Die Therapie von invasiven Zervixkarzinomen ist stark abhängig vom Stadium, der Abgrenzung des Karzinoms und den bestehenden Risikofaktoren. Von Radiochemotherapie über das Entfernen des Karzinoms bis hin zur radikalen Hysterektomie mit Entfernung umliegender Lymphknoten kann nach Leitlinien in genau festgelegten Stufen alles indiziert sein.

Zu Zervixkarzinomen vgl. Serve et al. 2022: 358–366.

**Mortalität** Ca. 1600 Frauen sterben in Deutschland jährlich an Zervixkarzinomen. Die 5-Jahres-Überlebensrate liegt bei 64 %.

## 2.6.5 Ovarialkarzinom

**Synonym** Eierstockkrebs.

**Epidemiologie** Die Inzidenz in Deutschland liegt bei 11–13 : 100.000 Neuerkrankungen pro Jahr, nimmt jedoch etwas ab.

**BEFUNDE**

- Individuell unterschiedlich und unspezifisch
- Ggf. Zunahme des Bauchumfangs ohne Gewichtszunahme
- Vermehrtes Wasserlassen
- Blutungen außerhalb der Menstruation

### Beschreibung

Ovarialkarzinome zeigen kein typisches klinisches Bild. Die Beschwerden variieren und sind unspezifisch. Daher existiert auch bis dato kein Früherkennungsprogramm. Zwei Drittel der Patientinnen befinden sich zum Zeitpunkt der Diagnose bereits im fortgeschrittenen Stadium, was die hohe Mortalitätsrate erklärt.

### Untersuchung

Die gynäkologische Untersuchung besteht aus einer Spekulum- bzw. Tastuntersuchung (vaginal und rektal) und einer transvaginalen und transabdominalen sonografischen Untersuchung. Bei Verdacht auf Ovarialkarzinom sollten zudem die gängigen Lymphknoten palpiert und ein Perkussionstest des Thorax und Abdomens durchgeführt werden.

### Therapie

Die Therapie wird nach einem Drei-Säulen-Konzept durchgeführt. Es beinhaltet die operative Entfernung des Karzinoms/des Ovars, eine Systemtherapie (adjuvante Chemotherapie) und die Erhaltungstherapie (Bevacizumab, Olaparib).

**HINWEIS**

Ziel der Erhaltungstherapie ist es, den Effekt der Chemotherapie längstmöglich zu erhalten, den Tumor also zu kontrollieren, und Rezidive, wenn möglich, zu vermeiden.

Zu Ovarialkarzinomen vgl. Serve et al. 2022: 352–353.

**Mortalität:** Die 5-Jahres-Überlebensrate liegt bei 44 %.

## 2.6.6 Harnblasenkarzinom

**Synonym** Urothelkarzinom, wobei es auch ein Urothelkarzinom des Nierenbeckens und des Harnleiters gibt.

**Ätiologie** Risikofaktoren sind Rauchen (aktiv und passiv), Kontakt mit aromatischen Aminen, polyzyklischen Kohlenwasserstoffen (aus der Farbindustrie).

**Epidemiologie** Das Harnblasenkarzinom gehört zu den häufigsten Neoplasien in Europa. 2016 wurden in Deutschland 12.220 Neuerkrankungen bei Männern und 4249 bei Frauen geschätzt. Es liegt eine deutliche Androtropie vor.

**BEFUNDE**

**Leitsymptomatik (Erstsymptome, jedoch nicht zwangsläufig Frühsymptome)**
- Schmerzlose Makrohämaturie
- Dysurische Beschwerden

**Spätstadium**
- Schmerzhafte Miktionen
- Rezidivierende Blutungen
- Kachexie
- Anämie
- Urämie

### Beschreibung

Bei Blasenkarzinomen handelt es sich überwiegend um Urothelkarzinome. Selten werden Adenokarzinome oder Plattenepithelkarzinome der Blase beschrieben (< 10 %).

### Untersuchung

Eine Sonografie eignet sich als diagnostisches Mittel größerer Harnblasenkarzinome, eine ergänzende CT- oder MRT-Urografie kann notwendig sein. Generell ist eine Zystokopie bei Makro- oder anhaltender Mikrohämaturie gängiger Standard. Eine Urinzytologie wird durchgeführt. Bei muskelinvasiven Tumoren sollten CTs von Thorax, Abdomen und Becken erfolgen.

### Therapie

Die Therapie beim muskelinvasiven Harnblasenkarzinom ist die radikale Zystektomie. Bei Männern werden neben der Harnblase auch die Prostata und die Samenblasen entfernt, bei Frauen die Vaginalvorderwand, der Uterus und die Adnexe.

**Mortalität** Die Prognose des Harnblasenkarzinoms ist schlecht. Die Überlebensrate liegt bei 30 %. Jährlich kommt es in Deutschland zu etwa 6000 Todesfällen.

Zu Harnblasenkarzinomen vgl. Serve et al. 2022: 308–312.

### 2.6.7 Rektumkarzinom

Rektumkarzinome gehören zu den kolorektalen Karzinomen. Sie werden in ➢ Kap. 3.10.2 beschrieben.

**Zusammenfassung**

**Organtumoren der Beckenregion**

Organtumoren der Beckenregion können neben spezifischen Symptomen auch zu unklaren Schmerzen im Bereich des Beckens führen und sind somit für die manualtherapeutische Praxis relevant.

Bei unklaren Diagnosen oder Tumorverdacht ist der Patient zum Arzt zu überweisen.

## 2.7 Funktionsstörungen

Allgemeines Basiswissen zu Funktionsstörungen wird in ➢ Kap. 1.1.6 vermittelt. Die Funktionsuntersuchung wird in ➢ Kap. 2.1.2 („Grundlagen der Untersuchung der Iliosakralgelenke") beschrieben.

### Anatomische Grundlagen

Die Bewegungsachse des Iliosakralgelenks liegt horizontal auf Höhe des zweiten Sakralwirbels. Bewegungsrichtungen sind Ilium anterior (Kontranutation) und Ilium posterior (Nutation). Bei einem Ilium anterior bewegt das Ilium nach ventral und lateral, bei einem Ilium posterior nach dorsal und medial. Die Komponenten kaudal oder kranial können, abhängig von der Position und dem Griff des Therapeuten, wahlweise hinzugefügt werden. In der Manuellen Therapie wird hauptsächlich um diese Bewegungsachse behandelt.

Betrachtet werden sollte zudem auch die Bewegungsfähigkeit in Inflare (SIAS bewegen nach medial, Tuber nach lateral) und Outflare (SIAS bewegen nach lateral, Tuber nach medial). Ein Ilium anterior geht physiologisch mit einem Outflare einher, ein Ilium posterior mit einem Inflare.

### 2.7.1 Restriktionen

Restriktionen (Bewegungseinschränkungen) in den Iliosakralgelenken werden häufig beschrieben. Aphysiologische Restriktionen können nur anhand von Endgefühl im Seitenvergleich bewertet werden. Die Bewegungsamplitude ist zu klein 4(–8)°, um eine Einschränkung anhand der Bewegungsquantität bewerten zu können.

Die Therapie von Restriktionen erfolgt durch Mobilisationen. Diese können über das Ilium (Ilium anterior, Ilium posterior) oder über das Sakrum (Nutation, Kontranutation) durchgeführt werden.

### 2.7.2 Blockierungen

Blockierungen der Iliosakralgelenke kommen durch traumatische Ereignisse oder durch nicht angepasstes Haltungs- und Bewegungsverhalten zustande. Auch degenerativ, postrheumatisch und postinfektiös können Blockierungen entstehen.

**EVIDENZ**

Es gibt keine aussagekräftigen Studien zur Häufigkeit von Blockierungen der Iliosakralgelenke. Grund ist, dass es keinen Gold-Standard gibt, der sicher belegen könnte, ob eine Blockierung vorliegt oder nicht. Möglich wäre, die Reliabilität der Untersuchungsergebnisse zu testen.

Die Arbeit mit Blockierungen basiert auf interner Evidenz des Therapeuten. Bestätigung sind ein verändertes Endgefühl, ein vergrößertes Bewegungsausmaß und ein besseres Gefühl des Patienten nach der Nutzung manipulativer Techniken. Eine Schmerzlinderung nach Manipulationen kann jedoch auch durch eine allgemeine vegetative Reaktion entstehen.

Blockierungen werden mit Manipulationstechniken behandelt.

Für die Beseitigung einer Blockierung eines Iliosakralgelenks eignen sich folgende Techniken:

- Ilium anterior mit Bein über Ilium (Bauchlage, ggf. mit angestelltem kontralateralem Bein)
- Kontranutation mit Bein über Sakrum (Bauchlage, ggf. mit angestelltem kontralateralem Bein)
- Kubis I, Ilium anterior (Seitlage, für das oben liegende ISG, Technik über das Ilium)
- Kubis II, Kontranutation (Seitlage, für das oben liegende ISG, Technik über das Sakrum [kontralaterale Apex ossis sacri])
- Kubis III, Nutation (Seitlage, für das unten liegende ISG, Technik über das Sakrum [ipsilaterale Basis ossis sacri])

In der Literatur werden zahlreiche weitere Manipulationstechniken für die Iliosakralgelenke beschrieben. Viele davon sind eher als Mobilisation mit Impuls zu werten, da sie aufgrund eines zu geringen Hebels nicht in der Lage sind, wirkliche arthrogene Blockierungen zu lösen. Einige weitere Techniken bringen die Gefahr mit sich, statt des gewollten Effekts eher tieflumbal anzukommen.

**HINWEIS**

- Die Iliosakralgelenke sind wichtig für die Kraftübertragung vom mobilen Rumpf auf den starren Beckenring. Ohne diesen „Puffer" ist kein normaler Gang möglich. Patienten mit blockiertem Iliosakralgelenk hinken zwangsläufig und haben somit ein auffälliges Gangbild. In der Standbeinphase erfolgt eine Lateralflexion der LWS zur betroffenen Seite. Übersehen kann man dies nur bei Patienten mit sehr kleinschrittigem Gang (alte Patienten, Patienten mit Morbus Parkinson etc.)
- Die Diagnose „Blockierung eines Iliosakralgelenks" wird häufig falsch und bei Patienten mit völlig normalem Gangbild gestellt.

Sakrokokzygeale Blockierungen können als Folge von Instabilität entstehen. Die Ursache ist oft traumatisch, daher werden sie in ➤ Kap. 2.3.6 erläutert.

## 2.7.3 Instabilität

Posttraumatisch, postentzündlich oder durch nicht angepasstes Haltungs- und Belastungsverhalten können Instabilitäten der Iliosakralgelenke im Sinne von Hyperfunktion, resultierend aus Kapsel-Bandlaxität, entstehen. Eine weitere Ursache können hormonell bedingte Graviditäts-Instabilitäten oder postpartale Instabilitäten (Geburtstraumen) sein (➤ Kap. 2.3.8).

Die Behandlungsstrategie ist Kompensation und erfolgt durch lumbales Stabilisationstraining, Training der Beckenboden- und der Hüftmuskulatur. Starke (traumatische) Instabilitäten können in der Frühphase mit einer Beckenschlinge stabilisiert werden.

Geburtstraumatische Instabilitäten und Instabilitäten aufgrund der hormonellen Umstellung während der Schwangerschaft unterliegen auch postpartal hormonellen Einflüssen. Bei starken Beschwerden sollte daher ein verfrühtes Abstillen in Betracht gezogen werden, um den Prozess der Rückbildung zu beschleunigen.

Sakrokokzygeale Instabilitäten entstehen oft traumatisch und werden daher in ➤ Kap. 2.3.6 beschrieben.

## 2.7.4 Funktionelle Auswirkungen verschiedener Beckentypen

Beckentypen resultieren aus der Position des Sakrums im Raum. Der individuelle Beckentyp wird im Stand auf zwei Beinen beurteilt. Gutmann und einige Jahre später auch Erdmann beschrieben im Wesentlichen drei verschiedene Beckentypen (➤ Abb. 2.19), welche typische funktionelle Folgen für die angrenzenden Gelenke (Hüften, Knie, Sprunggelenke und Wirbelsäule) und Muskulatur mit sich bringen und Pathologien begünstigen können. Zwischentypen sind möglich. Die Beurteilung nach Gutmann und Erdmann erfolgt anhand von Röntgenbildern von der Seite, aufgenommen im Stand auf zwei Beinen. Beurteilt wird der Sakrumneigungswinkel (α in ➤ Abb. 2.19) und der Winkel vom dorsalen Sakrumverlauf zur Horizontalen (δ in ➤ Abb. 2.19).

### Hohes Assimilationsbecken

**Synonym** Instabiles Becken.

#### Beschreibung

Der α-Winkel liegt zwischen 15° und 30°, der δ-Winkel liegt zwischen 50° und 70°. Das Sakrum befindet sich in einer vertikalen Position, die Wirbelsäule hat einen steilen, entlordosierten Verlauf. Das Lot aus dem Promontorium verläuft, genau wie das dahinter verlaufende Kopflot, hinter dem Azetabulum. Die lumbosakralen Bandscheiben sind stark entwickelt, die iliolumbalen Ligamente hingegen schwach ausgeprägt. Grund sind die geringen translatorischen Kräfte, resultierend aus der aufrechten Position der Wirbelsäule. Bei Patienten mit hohem Assimilationsbecken findet man hypermobile/instabile Iliosakralgelenke und lumbosakrale Übergangssegmente.

Dieser Beckentyp begünstigt Bandscheibenpathologien auf L5/S1. Gutmann und Erdmann beschreiben ihn vor allem bei hypermobilen Frauen.

### Physiologisches Becken

**Synonym** Normales Becken.

#### Beschreibung

Der α-Winkel liegt zwischen 35° und 45°, der δ-Winkel liegt zwischen 35° und 45°. Das Sakrum befindet sich in einer vertikalen Position, die Lendenwirbelsäule hat einen steilen, entlordosierten Verlauf. Das Lot aus dem Promontorium verläuft

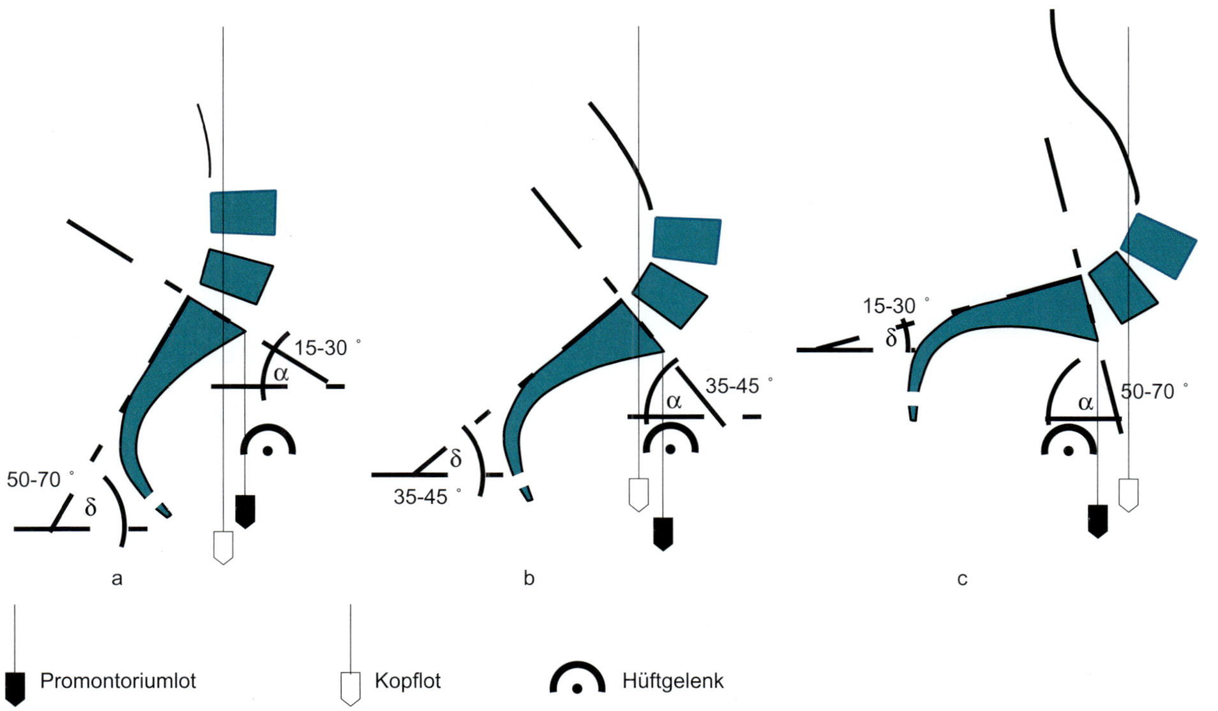


**Abb. 2.19** Beckentypen nach Erdmann und Gutmann: a) hohes Assimilationsbecken; b) normales Becken; c) horizontales Becken. [R323]

senkrecht durch das Azetabulum, das Kopflot liegt hinter dem Azetabulum. Die Bandscheibe von L5/S1 ist schmaler als die Bandscheibe von L4/L5. Sie ist ventral etwas höher als dorsal (Keilform).

Ein hohes Assimilationsbecken und ein horizontales Becken werden auch als Becken mit pathologischem Sakrumstand bezeichnet, ein physiologisches Becken auch als Becken mit physiologischem Sakrumstand (➤ Abb. 2.20) (vgl. Zalpour et al.2022: 334).

## Horizontales Becken

**Synonym** Überlastungsbecken.

### Beschreibung

Der α-Winkel liegt zwischen 50° und 70°, der δ-Winkel liegt zwischen 15° und 30°. Das Sakrum befindet sich in einer horizontalen Position, die Lendenwirbelsäule bildet eine starke Lordose aus. Aus dieser Position resultieren starke translatorische Kräfte auf den lumbosakralen Übergang. Folge können rezidivierende oder anhaltende Restriktionen und Blockierungen der Iliosakralgelenke und der Gelenke des lumbosakralen Übergangs sein. Die iliolumbalen und iliosakralen Bänder mit Gelenkkapsel sind stark ausgebildet. Das Promontoriumlot und das Kopflot verlaufen ventral des Azetabulums. Die Hüft- und Kniegelenke unterliegen starken Belastungen. Aus einem horizontalen Becken können verfrühte degenerative Veränderungen in LWS, den Iliosakral- und Extremitätengelenken entstehen.

Zu den Beckentypen vgl. Gutmann 1956, Erdmann 1964, sowie Egmond und Schuitemaker 2011: 550, 551.

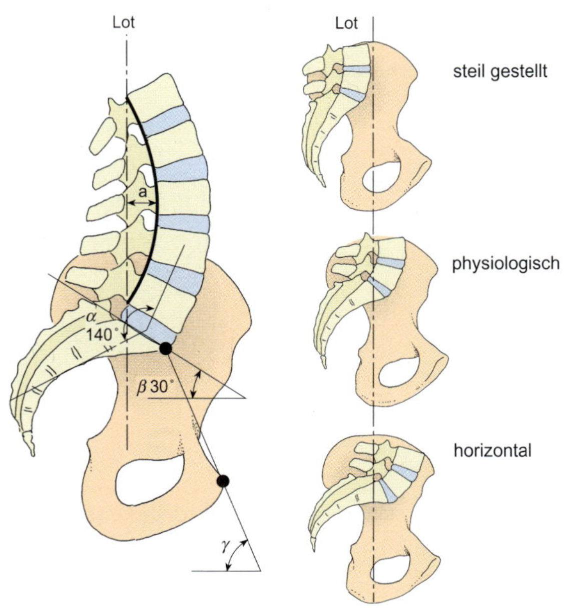


**Abb. 2.20** Physiologischer und pathologischer Sakrumstand. [L190]

2

### 2.7.5 Beckenverwringung

Cramer beschrieb 1958 die Beckenverwringung, eine physiologische Anpassung des Beckens, die kompensatorische Folge einer tieflumbalen Protrusion sein kann (➤ Abb. 2.21).

Im Einbeinstand rotiert und lateroflektiert das Sakrum heteronym im Raum, so dass es an einer Seite sakroiliakal nutiert (linkes ISG in ➤ Abb. 2.21) und an der anderen kontranutiert. Das Ilium der Nutationseite steht posterior und außenrotiert, das Azetabulum dreht nach außen.

In der Untersuchung erscheint die Außenrotation des Hüftgelenks vermehrt, allerdings hat sich nur die Nullstellung nach außen verlagert. Das entsprechende Iliosakralgelenk (in ➤ Abb. 2.19 links) weist häufig arthrogene Blockierungen auf.

**Zusammenfassung**

**Funktionsstörungen der Beckenregion**

Die Beckenfunktion hängt vom jeweiligen Beckentyp ab. In den Iliosakralgelenken sind Funktionsstörungen im Sinne von Restriktionen und Blockierungen möglich. Instabilitäten entstehen nach Geburten, postinfektiös oder posttraumatisch.

## 2.8 Sonstige Erkrankungen

### 2.8.1 Hernien

Als Hernie wird der Austritt von Baucheingeweiden (zumeist von Darmanteilen) mit ihrem Peritoneum durch angeborene oder erworbene Bruchpforten bezeichnet. Für die Beckenregion sind Leisten- und Schenkelhernien relevant. Seltener sieht man eine Hernia ischiadica oder Hernia obturatoria.

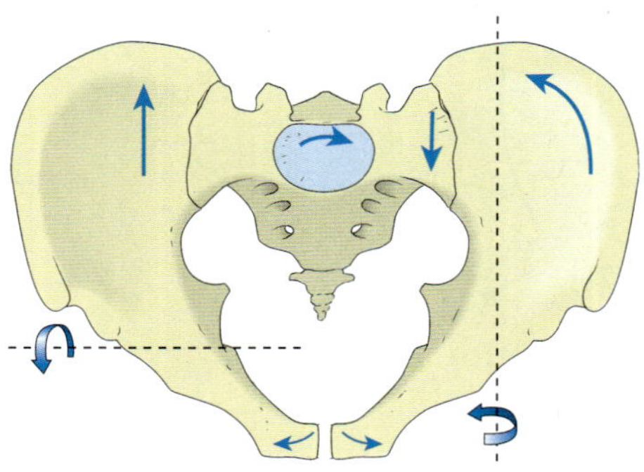

**Abb. 2.21** Funktionsstörung im Hüftgelenk durch Beckenverwringung. [L190]

**HINWEIS**

- Weitere Hernien werden entsprechend ihrer Lokalisation in den ➤ Kapiteln 3 und 4 beschrieben.
- Leisten- und Schenkelhernien können Leistenschmerzen verursachen und sind somit differenzialdiagnostisch bei V. a. Erkrankungen des Hüftgelenks in Betracht zu ziehen.

#### Leistenhernie

**Synonyme** Leistenbruch, Inguinalhernie, Hernia inguinalis.

**Ätiologie** Die direkte, mediale Leistenhernie ist immer erworben. Die indirekte, laterale Leistenhernie kommt angeboren und erworben vor.

**Epidemiologie** Die Leistenhernie ist die mit Abstand häufigste Hernienform. Es besteht eine deutliche Androtropie (8 : 2). Männer haben aufgrund des vorhandenen Funiculus spermaticus einen weiteren Leistenkanal als Frauen.

**BEFUNDE**

**Leitsymptomatik**

- Leistenschmerz

**Mögliche weitere Symptome und Befunde**

- Sichtbare Vorwölbungen an der Bruchpforte

#### Beschreibung

Bei der Leistenhernie handelt es sich um eine Hernie oberhalb des Lig. inguinale, die durch den Leistenkanal austritt (➤ Abb. 2.22).

**Direkte, mediale Leistenhernie**

Die direkte, mediale Leistenhernie tritt durch eine Bruchpforte im Bereich der Fossa inguinalis medialis, medial der epigastrischen Gefäße, hervor. Sie liegt im Hesselbach-Dreieck, einer physiologischen Schwachstelle der Bauchwand. Eine direkte, mediale Leistenhernie ist immer erworben.

Der Bruchsack hat Kontakt zum Leistenkanal und verläuft medial des Samenstrangs. Er besteht aus zwei Schichten, die mit Peritoneum bedeckten Darmschlingen stülpen sich mit der Fascia transversalis durch die Bruchpforte.

**Indirekte, laterale Leistenhernie**

Die indirekte, laterale Leistenhernie tritt durch die Bruchpforte am Anulus inguinalis profundus, lateral der epigastrischen Gefäße, hervor. Die indirekte, laterale Leistenhernie neigt zum Eintreten ins Skrotum durch den Processus vaginalis peritonei. Dieser kann nach dem Abwandern der Hoden aus der Leistenregion nicht verschlossen sein (angeboren) oder aus multiplen Ursachen später erweitern (erworben).

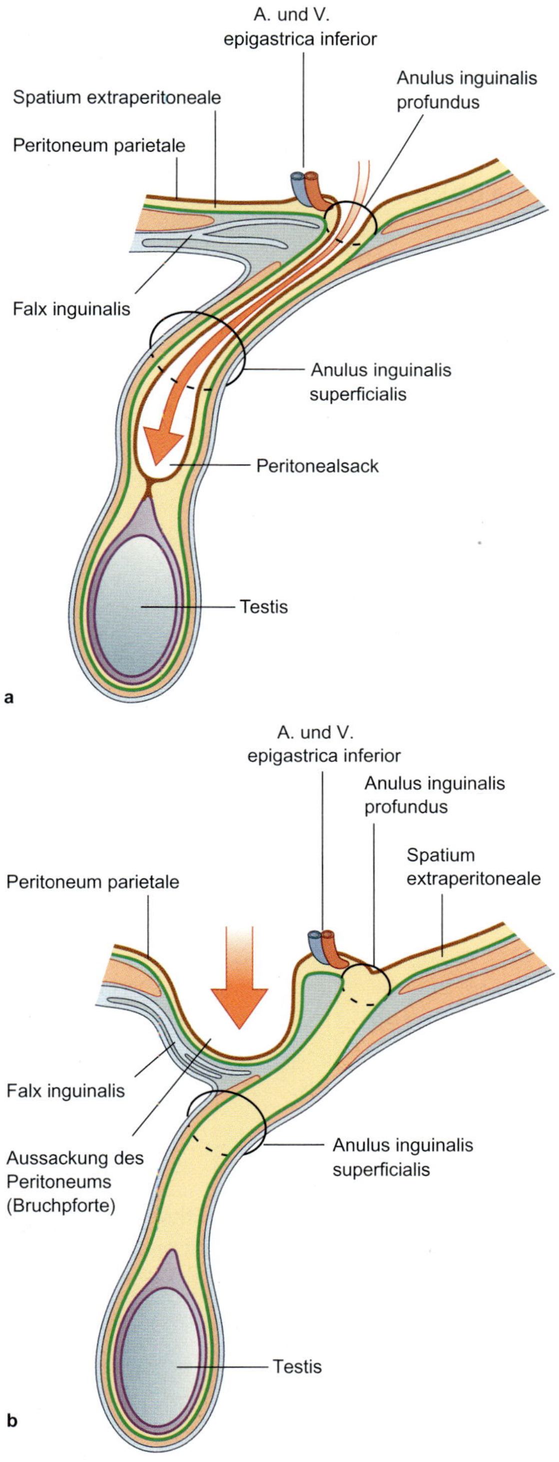


**Abb. 2.22** Leistenhernien: a) indirekter Leistenbruch; b) direkter Leistenbruch (Spatium extraperitoneale = Extraperitonealraum; Peritoneum parietale = Bauchfell, das den Bauchraum von innen auskleidet; Anulus inguinalis profundus = innerer Leistenring; Anulus inguinalis superficialis = äußerer Leistenring; Falx inguinalis = Leistensichel; Testis = Hoden). [E402-005]

### Differenzialdiagnosen

Differenzialdiagnostisch kommen eine Supravesikalhernie, Erkrankungen des Hüftgelenks, eine Varikozele und Hydrozele in Betracht.

### Untersuchung

Zunächst erfolgt ein Sichtbefund. Im Anschluss folgt eine Palpation am Anulus inguinalis superficialis. Ist der Bruch tastbar, so wird getestet, ob er in die Ursprungsposition zurückgeschoben werden kann. Ist er nicht tastbar, wird der Patient zum Husten aufgefordert. Intraabdomineller Druck kann die Hernie dann in Richtung Bruchpforte bewegen. Palpatorisch kann zwischen direktem und indirektem Leistenbruch unterschieden werden.

Mittels Sonografie kann man sicher beurteilen, welche Form einer Leistenhernie vorliegt. Auch eine MRT ist eine Option.

### Therapie

Die Therapie erfolgt in der Regel operativ. Während direkte Bruchpforten komplett verschlossen werden, muss bei indirekten Bruchpforten bei Männern ausreichender Platz für den Samenstrang verbleiben.

Unterschieden werden offene von laparoskopischen Verfahren.

#### Offene Verfahren

- Shouldice-OP: Es wird offen operiert und auf die Einlage eines Netzes verzichtet. Dies wird vor allem bei jungen Menschen angewandt.
- OP nach Lichtenstein: Es wird eine Patch-Plastik (Netzeinlage) genutzt.

#### Laparoskopische Verfahren

- Transabdominelle präperitoneale Hernioplastik
- Total extraperitoneale Hernioplastik

Beide Verfahren nutzen ebenfalls eine Patch-Plastik. Vorteil ist die spannungsfreie Naht. Die Rezidivquote ist niedrig, die Techniken sind auch bei großen Bruchpforten möglich.

## Schenkelhernie

**Ätiologie** Erworben.

**Epidemiologie** Gynäkotropie. Seltene Hernienform (ca. 5 %).

**BEFUNDE**

**Leitsymptomatik**
- Unspezifischer Leistenschmerz
- Ausstrahlung in den Oberschenkel

2

### Beschreibung

Die Bruchpforte von Schenkelhernien liegt unterhalb des Lig. inguinale. Der Bruch tritt durch die Lacuna vasorum oder (deutlich seltener) durch die Lacuna musculorum **(Hesselbach-Hernie)** aus. Der Bruch breitet sich vom Anulus femoralis im Canalis femoralis in Richtung des Hiatus saphenus aus. Aufgrund der engen Bruchpforte besteht die Gefahr der Inkarzeration mit daraus resultierender Nekrose des betroffenen Darmabschnitts und mechanischem Ileus.

### Differenzialdiagnosen

Differenzialdiagnostisch kommen Erkrankungen des Hüftgelenks, Leistenhernien, Lipome, ein Aneurysma der A. femoralis und Lymphadenopathie in Betracht.

### Untersuchung

Die Untersuchung erfolgt sonografisch, alternativ durch CT.

### Therapie

Die Therapie erfolgt operativ. In offenen und minimalinvasiven Verfahren wird die Bruchpforte durch Netzeinlagen oder durch Verengung per Naht stabilisiert.

## Hernia ischiadica

**Ätiologie** Erworben.

**Epidemiologie** Selten.

**BEFUNDE**

**Leitsymptomatik**
- Ischialgie

**Weitere mögliche Befunde je nach Inhalt des Bruchsacks**
- Ileus
- Harnstau

### Beschreibung

Die Bruchpforte verläuft durch das Foramen ischiadicum majus. Der Bruchsack kann neben Darm auch Anteile eines Ovars, des Ureters oder des Omentum majus enthalten.

### Differenzialdiagnosen

Differenzialdiagnostisch kommen ein Piriformis-Syndrom, ein Ileus anderer Genese und eine Obstruktion der Harnwege in Betracht.

### Untersuchung

CT.

### Therapie

Die Therapie erfolgt operativ. Die Bruchpforte kann mittels Netzeinlage oder Faszienplastik geschlossen werden. OP-Zugänge können gluteal oder transperitoneal erfolgen.

## Hernia obturatoria

**Ätiologie** Erworben.

**Epidemiologie** Sehr selten.

**BEFUNDE**

**Leitsymptomatik**
- Parästhesien an der Oberschenkelinnenseite
- Ggf. Lähmung der Adduktoren

### Beschreibung

Die Bruchpforte der seltenen Hernia obturatoria liegt im Foramen obturatum.

### Untersuchung

MRT, CT.

### Therapie

Die Therapie erfolgt operativ.

Zur Hernia obturatoria vgl. Thiele et al. 2011 und Li et al. 2021.

## 2.8.2 Varikozele

**Synonym** Varicocele testis.

**Ätiologie** Erworben.

**Epidemiologie** Häufigste männliche Erkrankung der Blutgefäße, zumeist linksseitig auftretend. Betrifft 8–10 % aller Männer.

**BEFUNDE**

**Mögliche Symptome und Befunde**
- Lokale Schmerzen
- Hodenschmerzen
- Atrophie des betroffenen Hodens
- Verlust der Libido
- Gynäkomastie
- Verminderte Fruchtbarkeit

Eine Varikozele kann klinisch stumm bleiben.

## Beschreibung

Eine Varikozele ist eine Krampfaderbildung der Hodenvenen.

## Differenzialdiagnosen

Differenzialdiagnostisch kommt eine Hydrozele in Betracht.

## Untersuchung

Eine Varikozele ist in der Regel als wulstiger Strang im Skrotum tastbar. Eine sonografische Untersuchung kann den Befund bestätigen.

## Therapie

Eine operative Intervention ist bei Schmerzen, verminderter Samenqualität und bei Störungen des Hormonhaushalts indiziert. Rechtsseitige oder beidseitige Varikozelen werden immer operiert. Möglich ist die Verödung oder die komplette Varikozelektomie.

### 2.8.3 Hydrozele

**Synonyme** Wasserbruch, Hydrocele testis.

**Ätiologie** Angeboren oder erworben.

**Epidemiologie** Angeborene Hydrozele: unvollständiger Verschluss des Processus vaginalis testis. Erworbene Hydrozele: Die Pathogenese ist nicht eindeutig geklärt. Entzündungen von Hoden oder Nebenhoden sowie posttraumatische Reaktionen werden diskutiert.

**BEFUNDE**

**Leitsymptomatik**

- Skrotale Schmerzen
- Schwellung des Skrotums

## Beschreibung

Eine Hydrozele ist eine übermäßige Flüssigkeitsansammlung im Skrotum.

## Differenzialdiagnosen

Differenzialdiagnostisch kommt eine Varikozele in Betracht.

## Untersuchung

Die Untersuchung erfolgt sonografisch.

## Therapie

Angeborene Hydrozelen werden operativ ausgeräumt, um in der Folge Hernien zu vermeiden. Der offene Processus vaginalis testis wird verengt. Erworbene Hydrozelen werden nur operativ ausgeräumt, wenn Beschwerden vorliegen.

**Zusammenfassung**

**Sonstige Erkrankungen im Beckenbereich**

Hernien gibt es an unterschiedlichen Lokalisationen. Die häufigste Form in der Beckenregion ist die Leistenhernie, die indirekt oder direkt in den Leistenkanal eintreten kann, gefolgt von der Schenkelhernie. Deutlich seltener sieht man die Hernia ischiadica oder die Hernia obturatoria. Hernien sollten bei Verdacht auf Hüft- oder Beckenpathologien differenzialdiagnostisch immer in Betracht gezogen werden. Während Leisten- und Schenkelhernien Leistenschmerz verursachen können, kann eine Hernia ischiadica eine Ischialgie auslösen, eine Hernia obturatoria zu Parästhesien bzw. Taubheit oder sogar zu Lähmung der Adduktoren führen.

Varikozelen und Hydrozelen beim Mann sind häufig und können ebenfalls Beschwerden in der Leistenregion verursachen. Nicht immer sind die klinischen Bilder der oben genannten Erkrankungen eindeutig.

KAPITEL

# 3 Lendenwirbelsäule

## 3.1 Anatomische Grundlagen

### 3.1.1 Entwicklung und Verknöcherung der Wirbelsäule

Üblicherweise liegen in jedem Wirbelbogen zwei und in jedem Wirbelkörper ein Ossifikationzentrum. Aufgrund individuell unterschiedlicher Vaskularisation können im Wirbelkörper jedoch auch zwei Ossifikationszentren liegen. In diesem Fall vereinen diese sich zeitnah. Der knöcherne Bogenschluss erfolgt durch Verschmelzung der Bogenkerne innerhalb des 2. Lebensjahres von kranial nach kaudal. Die Verschmelzung von Wirbelbögen und Wirbelkörpern erfolgt bis zum Vorschulalter. Die Apophysenkerne der Procc. spinosi und Procc. transversi und in der LWS der Procc. costales sind erst nach Ende des 10. Lebensjahres im Röntgenbild darstellbar. Die ursprünglich noch aus hyalinem Knorpel bestehenden Wirbelkörper sind, mit Ausnahme der Deckplatten, schon zum Zeitpunkt der Geburt verknöchert. Die Knorpelzellen der Grund- und der Deckplatten sind für das vertikale Wachstum verantwortlich. Die Deckplatten bleiben hyalinknorpelig und werden von einem zunächst ebenfalls knorpeligen apophysären Ring, der **Apophysis anularis,** umrandet. Die Deckplatten verbinden den Discus intervertebralis (Bandscheibe) mit dem Wirbelkörper, wobei sie auf Dauer eine festere Verbindung mit dem Diskus eingehen als mit dem Wirbelkörper. Die Knorpelzellen der Grund- und Deckplatten bestimmen das vertikale Wachstum. Der apophysäre Ring bringt nach etwa 10 Jahren einen ringförmigen Knochenkern hervor, der bis zum Ende des Knochenwachstums mit dem Wirbelkörper verwächst.

**HINWEIS**

- Die Apophysis anularis wird in vielen Anatomiebüchern auch als Epiphysis anularis bezeichnet. Allerdings sind Epiphysen (auch in den Extremitäten) hyalin überknorpelt und für das vertikale Wachstum (Längenwachstum) zuständig. Da dem knöchernen Ring eine Überknorpelung fehlt und ihm zudem keine Anteile am vertikalen Wachstum der Wirbelsäule zugesprochen werden, ist Apophysis anularis die treffendere Bezeichnung.
- Die Procc. transversi der Hals- und Brustwirbelsäule liegen in der Lendenwirbelsäule nur rudimentär vor und werden hier als Procc. accessorii bezeichnet. Den Insertionspunkt für die Muskulatur des spinotransversalen und transversospinalen Systems der Wirbelsäule liefern in der Lendenwirbelsäule die Procc. costales, rudimentäre Rippen, die jedoch mit dem jeweiligen Corpus vertebrae verwachsen sind. In Fort- und Weiterbildung wird der Proc. costalis der Lendenwirbelsäule oft fälschlicherweise Proc. transversus genannt.

### 3.1.2 Entwicklung des Myelons

Das Myelon (Rückenmark) geht embryologisch aus dem Neuralrohr hervor. Ab dem 3. Schwangerschaftsmonat erfolgt das Wachstum von Wirbelsäule und Myelon in unterschiedlichem Tempo, während es in den ersten zwei Monaten identisch verläuft. Daher erfolgt ab diesem Zeitpunkt der Aszensus (Aufstieg) des Conus medullaris (Ende des Rückenmarks). Schon ab der Geburt endet das Rückenmark bei Frauen am Unterrand des ersten, bei Männern am Unterrand des zweiten Lendenwirbelkörpers.

## 3.2 Knöcherne, kongenitale Erkrankungen

Allgemeines Basiswissen zu knöchernen kongenitalen Erkrankungen wird in ➤ Kap. 1.1.1 vermittelt.

Etwa 20 % aller Menschen weisen Normvarianten der Wirbelsäule auf, allein 10 % zeigen lumbosakrale Übergangsstörungen (vgl. Matzen et al. 2007: 345).

### 3.2.1 Segmentationsstörungen

**Ätiologie** Segmentationsstörungen resultieren aus ausbleibender oder nicht komplett vollzogener Segmentation des Mesenchyms der Wirbelsäule bzw. der Chorda dorsalis. Bei kompletten Segmentationsstörungen entstehen Blockwirbel, bei inkompletten Segmentationsstörungen entstehen Skoliosen oder pathologische Kyphosen bzw. Lordosen (➤ Abb. 4.1).

#### Blockwirbel, lumbale

**BEFUNDE**

**Sichtbefund**

- Bei kompletten Wirbelkörpersynostosen: keine
- Bei multisegmentalen, ventralen Wirbelkörpersynostosen: Flexionsposition der Lendenwirbelsäule

**Röntgenbefund**

- Darstellung der Abweichung

#### Beschreibung

Als Blockwirbel bezeichnet man Segmentationsstörungen im Sinne von Synostosen der Wirbelkörper (➤ Abb. 3.1). Blockwirbel in der Lendenwirbelsäule können mono- oder multisegmental auftreten. Multisegmentale **ventrale Synostosen** führen zu einer kyphotischen Fixierung, während **komplette Wirbelkörpersynostosen** in der Regel eine vertikale Anordnung der verwachsenen Wirbel ohne Tendenz zu Kyphose oder Lordose aufzeigen.

#### Untersuchung

**Manualtherapeutisch** Manualtherapeutisch erfolgt die segmentale dreidimensionale Untersuchung. Ein Blockwirbel zeigt keine Bewegungsmöglichkeit auf dem/n betroffenem/n

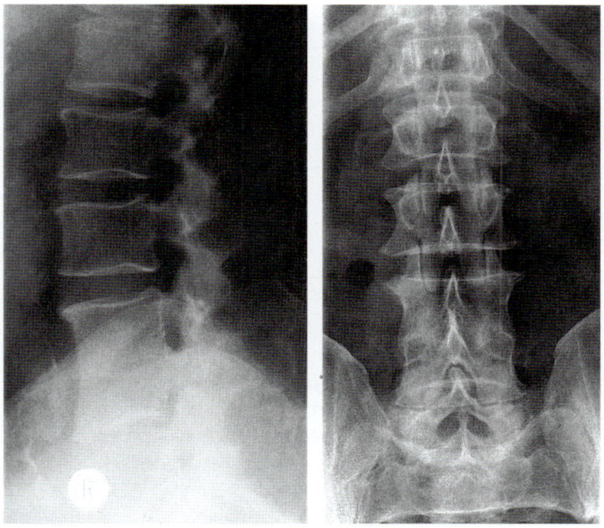

**Abb. 3.1** Blockwirbelbildung am 4. und 5. Lendenwirbel: a) Seitenansicht; b) Ansicht im a.p.-Strahlengang. [R276]

Segment/en. Das Endgefühl ist hart. Aufgrund der geringen Reliabilität der manualtherapeutischen Untersuchung sollte bei Verdacht eine Röntgenuntersuchung folgen.

**Medizinisch** Röntgen.

### Therapie

Eine kausale Therapie gibt es nicht. Aus lumbalen Blockwirbelbildungen können als Folge von Instabilitäten der umliegenden Bewegungssegmente durch Kompensation Bandscheibenpathologien und Arthrosen der Facettengelenke (Spondylarthrosen) entstehen. Die therapeutischen Möglichkeiten werden in den entsprechenden Kapiteln erläutert.

## Sakralisation

**Synonyme** Blockwirbel L5/S1, lumbosakrale Übergangsstörung (kann auch eine Lumbalisation sein).

**Ätiologie** Kongenital.

**Epidemiologie**

**EVIDENZ**

Im Rahmen einer Doktorarbeit an der LMU München wurden MRT-Aufnahmen von 1500 Patienten ausgewertet: 10,4 % (156 Patienten) wiesen eine lumbosakrale Übergangsstörung auf, 54 % davon wiesen eine Variante der Sakralisation auf (vgl. Seegmüller 2009: 22).

**BEFUNDE**

**Sichtbefund**
- Keiner

**Röntgenbefund**
- Fusion von L5 mit dem Sakrum im Sinne einer Sakralisation oder Hemisakralisation

**MRT-Befund**
- Genaue Beurteilung möglich

### Beschreibung

Sakralisationen oder Hemisakralisationen gehören zu den **lumbosakralen Übergangsstörungen.** Bei einer Sakralisation ist die Lendenwirbelsäule insgesamt weniger mobil, die fehlende Mobilität auf L5/S1 muss auf L4/L5 kompensiert werden. Bandscheibenpathologien und Facettengelenkarthrosen können die Folge sein

### Klassifikation

Sakralisationen werden in vollständige und unvollständige (Hemisakralisation) eingeteilt:
- **Vollständige Sakralisation:** bilaterale, vollständige Fusion beider vergrößerter Procc. costales von L5 mit der Massa lateralis des Os sacrum. Bei einer vollständigen Sakralisation stellt sich der Wirbel von L5 als fusionierter Teil des Sakrums dar. Es gibt keine Bandscheibe und keine Facettengelenke zwischen L5 und S1.
- **Unvollständige Sakralisation (Hemisakralisation):** unilaterale Fusion eines vergrößerten Proc. costalis von L5 mit der Massa lateralis des Os sacrum (➤ Abb. 3.2).
- **Kombination:** auf einer Seite vollständige knöcherne Fusion des vergrößerten Proc. costalis mit dem Sakrum, auf der anderen Seite unvollständige Fusion (Gelenkverbindung) oder normal großer Querfortsatz.
- **Beginnende Sakralisation:** Hypertrophe Procc. costales beidseits, die in der Regel mit stark ausgeprägten iliolumbalen Ligamenten an das Os ilium und das Os sacrum angebunden sind.

Zu Formen der Sakralisation vgl. Seegmüller 2009: 22.

### Differenzialdiagnosen

Differenzialdiagnostisch kommt eine thorakolumbale Übergangsstörung in Betracht.

### Untersuchung

**Manualtherapeutisch** Die Diagnose einer lumbosakralen Übergangsstörung ist durch eine segmentale Funktionsuntersuchung nicht gesichert zu stellen. Selbst wenn von C0/C1 nach kaudal Segment für Segment getestet wird, können etwaige thorakolumbale Übergangsstörungen für Fehlinterpretationen sorgen. Mögliche weitere kongenitale Abweichungen wie zum

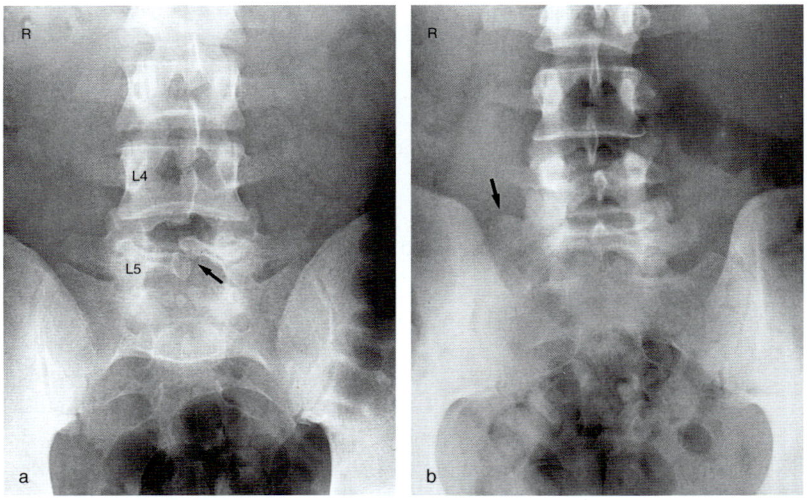


**Abb. 3.2** Normvarianten der Lendenwirbelsäule: a) Man sieht in der a.p.-Aufnahme einen inkompletten Bogenschluss (Spina bifida) von L5 (Pfeil). b) Rechtsseitige Sakralisation von L5 (Pfeil). [R509]

Beispiel Hals- oder Lendenrippen (wenn auch selten) können die Orientierung zudem erschweren.

**Medizinisch** In der Röntgenuntersuchung können Hinweise auf lumbosakrale Übergangsstörungen nachgewiesen werden. Die gesicherte Diagnose ist oft erst durch eine MRT möglich. Um sicher auszuschließen, dass es sich nicht differenzialdiagnostisch um eine thorakolumbale Übergangsstörung handelt, müsste eine Tomografie der gesamten Wirbelsäule erfolgen.

### Therapie

#### Konservativ

Eine Sakralisation bleibt zunächst klinisch stumm. Eine kausale Therapie gibt es nicht. Aus Sakralisationen können Bandscheibenpathologien und Arthrosen der Facettengelenke (Spondylarthrosen) (L4/L5) oder Arthrosen der Iliosakralgelenke als Folge von Instabilitäten durch Kompensation entstehen. Die therapeutischen Möglichkeiten werden in den entsprechenden Kapiteln erläutert.

#### Operativ

Operative Eingriffe sind nur bei stark ausgeprägten Folgepathologien indiziert. Die Indikationsstellung wird in den Kapiteln der einzelnen Pathologien erläutert.

## Unilaterale Bogensynostosen

**BEFUNDE**

**Sichtbefunde**
- Skoliotische Fehlpositionen in Lateralflexion und ggf. Rotation

**Röntgenbefund**
- Darstellung der Abweichung

### Beschreibung

Unilaterale Synostosen der Wirbelbögen kommen mono- und multisegmental vor. Multisegmentale unilaterale Synostosen der Wirbelbögen führen zu skoliotischen Abweichungen.

**HINWEIS**
Bilaterale Bogensynostosen sind mit Blockwirbeln vergleichbar, eine Seitenabweichung zeigt sich oftmals nicht.

### Untersuchung

**Manualtherapeutisch** Manualtherapeutisch erfolgt die segmentale dreidimensionale Untersuchung. Ein Blockwirbel zeigt keine Bewegungsmöglichkeit auf dem/n betroffenem/n Segment/en. Das Endgefühl ist hart. Aufgrund der geringen Reliabilität sollte bei Verdacht eine Röntgenuntersuchung folgen.

**Medizinisch** Röntgen.

### Therapie

Eine kausale Therapie gibt es nicht. Aus lumbalen Blockwirbelbildungen können als Folge von Instabilitäten durch Kompensation Bandscheibenpathologien und Arthrosen der Facettengelenke (Spondylarthrosen) der umliegenden Bewegungssegmente entstehen. Die therapeutischen Möglichkeiten werden in den entsprechenden Kapiteln erläutert.

## 3.2.2 Lumbalisation

➢ Kap. 2.2.6.

## 3.2.3 Formationsstörungen

**Ätiologie** Formationsstörungen resultieren aus Fehlanlagen der Wirbel oder aus Fehlanlagen einzelner Sklerotome. Formationsstörungen reichen von kleineren Formvarianten eines Wirbels, meist im Sinne einer Hypoplasie, bis zur **Asomie** (Fehlen eines Wirbelkörpers) (➤ Abb. 3.3).

**BEFUNDE**

**Sichtbefund**

- Bei solitärem lateralem Halbwirbel (Keilwirbel): häufig sichtbare Fehlstellung in Lateralflexion (Skoliose)
- Bei solitärem ventralem Halbwirbel (Keilwirbel): häufig sichtbare Fehlstellung (Kyphose)
- Bei multisegmentalem Halbwirbel (Keilwirbel): kein Sichtbefund

**Röntgenbefund**

- Darstellung der Abweichung

### Beschreibung

Bei Formationsstörungen handelt es sich um einen häufig seitlichen Defekt eines oder mehrerer Wirbel mit heterolateralen Halbwirbeln in Keilform (Keilwirbel).

- Solitäre laterale Halbwirbel (Keilwirbel) führen zu progredienten Skoliosen.

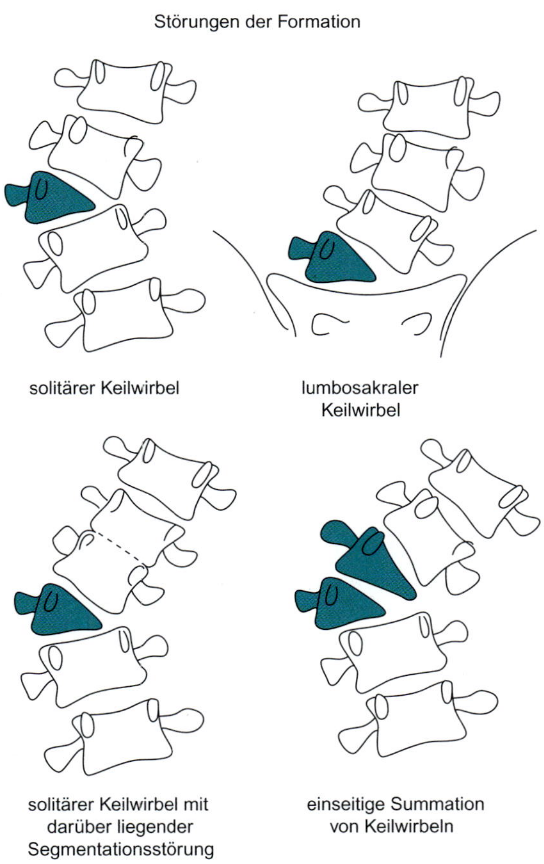


**Abb. 3.3** Formationsstörungen der Wirbelsäule. [R300]

- Solitäre ventrale Halbwirbel (Keilwirbel) führen zu progredienten Kyphosen.
- Solitäre ventrolaterale Halbwirbel (Keilwirbel) führen zu progredienten Kyphoskoliosen.
- Segmentale Halbwirbel kompensieren sich in der Regel ohne nennenswerte Haltungsabweichung.

## 3.2.4 Spondylolyse

**Synonyme** Pars defekt, Pedikeldefekt.

**Ätiologie** Kongenital, traumatisch, entzündlich, neoplastisch und degenerativ möglich.

**Epidemiologie** In 80 % LWK 4 oder 5, Androtropie 2 : 1.

**BEFUNDE**

**Sichtbefund**

- Keiner

**Röntgenbefund**

- Scotty dog (Typisches Bild eines Pedikeldefekts bei Spondylolyse)
- Ggf. Spondylolisthesis (häufige Folge, ➤ Kap. 3.9.1)

### Beschreibung

Spondylolyse ist die Bezeichnung für einen offenen Bogen eines isolierten Wirbelkörpers. In der Literatur wird der Begriff Spondylolyse oft synonym zu einem bilateralen Pedikeldefekt, also zu einer seitlichen Dysraphie (Spaltbildung), verwandt. Pedikeldefekte können angeboren oder erworben sein. Dorsale mono- oder multisegmentale Dysraphien werden unter dem Begriff Spina bifida occulta geführt (➤ Kap. 3.2.5).

**HINWEIS**

Klinisch relevant wird eine monosegmentale Spondylolyse erst, wenn aus ihr eine Spondylolisthesis (➤ Kap. 3.9.1) resultiert.

### Differenzialdiagnosen

Differenzialdiagnostisch kommen eine erworbene Spondylolyse oder eine Spina bifida occulta in Betracht.

### Untersuchung

**Manualtherapeutisch** Eine Spondylolyse ohne Spondylolisthesis kann mittels klinischer Tests nicht diagnostiziert werden.

**Medizinisch** In der Röntgenuntersuchung sieht man in schrägen, dorsalen Aufnahmen (45°) den Pedikeldefekt. Das Bild wird als Scotty dog bezeichnet (➤ Abb. 3.4). Die Konturen des Wirbelbogens gleichen einem Hund (Scottish Terrier), die Defektlinie stellt das Halsband dar:

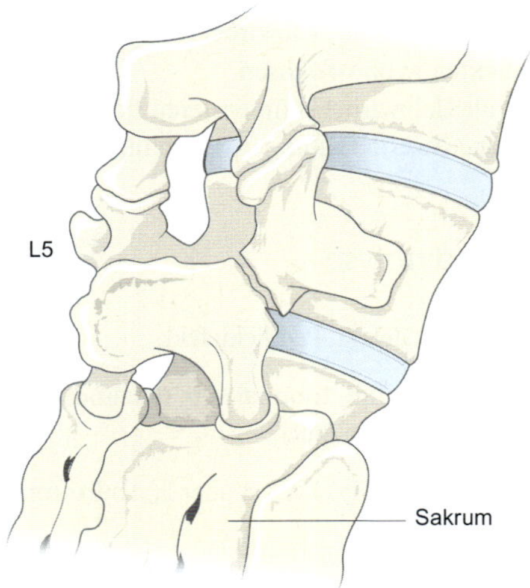


**Abb. 3.4** Schräge, posteriore Darstellung eines lumbalen Wirbels mit Pedikeldefekt (Scotty dog mit Halsband). [G1381]

- Proc. spinosus = Rumpf
- Proc. articularis inferior (homolateral) = Vorderbeine
- Pedikel = Hals
- Defekt = Halsband
- Proc. articularis superior = Ohren
- Ansatz am Wirbelkörper = Kopf
- Proc. articularis inferior (heterolateral) = Hinterbeine

## Therapie

Eine Spondylolyse ohne Spondylolisthesis bedarf keiner Therapie. Die Therapie einer Spondylolisthesis wird in ➤ Kap. 3.9.1 erläutert.

## 3.2.5 Spina bifida

**Synonyme** Offener Rücken, Dysraphie der Wirbelsäule.

**Ätiologie** Eine Spina bifida entsteht durch eine fehlerhafte Ausbildung des Neuralrohrs zur Neuralrinne zwischen dem 21. und 28. Entwicklungstag. Die Ursache ist ungeklärt. Diskutiert wird eine Störung des Folsäurestoffwechsels in Kombination mit einem genetischen Defekt.

**Epidemiologie** Die Spina bifida ist eine der häufigsten kongenitalen Erkrankungen der Wirbelsäule. Sie betrifft 2–9 ‰ in Mitteleuropa und Nordamerika, 2,6 ‰ in Deutschland. In 50 % der Fälle handelt es sich um Meningomyelozelen. In Zweitschwangerschaften mit Spina bifida beim ersten Kind ist das Risiko deutlich erhöht.

**BEFUNDE**

**Spina bifida occulta (1)**
**Sichtbefund**
- Ggf. vermehrte Behaarung über der Spaltbildung
- Ggf. kutane Hämangiome

**Spina bifida cystica: Meningozele (2)**
**Sichtbefund**
- Wulstige dorsale Ausstülpung

**Spina bifida cystica: Myelozele (3)**
**Sichtbefund**
- Wulstige dorsale Ausstülpung

**Spina bifida cystica: Myelomeningozele (4)**
**Sichtbefund**
- Wulstige dorsale Ausstülpung, offen oder gedeckt

**Röntgenbefund (1–4)**
- Dorsale Spaltbildung der Wirbelsäule, mono- oder multisegmental

Eine genaue Beurteilung und Einteilung erfolgt durch eine MRT.

### Beschreibung

Spina bifida ist ein Oberbegriff für Fehlbildungen, die mit einer dorsalen Spaltbildung der Wirbelsäule einhergehen. Dazu gehören die **Spina bifida occulta** und die Formen der **Spina bifida cystica.**

#### Spina bifida occulta

Bei einer Spina bifida occulta besteht lediglich eine dorsale Dysraphie (Spaltbildung) der Wirbelsäule. Diese ist von außen in der Regel nicht sichtbar.

#### Spina bifida cystica

Folgende Formen der Spina bifida cystica werden unterschieden:

##### Meningozele

Bei einer Meningozele liegt zusätzlich zur dorsalen Spaltbildung der Wirbelsäule eine wulstige Ausstülpung der Hirnhäute (Dura mater, Arachnoidea, Pia mater) vor. Die neurogenen Strukturen der Cauda equina und das Myelon (Rückenmark) sind bei physiologischem Verlauf intakt, neurologische Ausfälle liegen in der Regel nicht vor. Der Verschluss von Neuralplatte zum Neuralrohr ist vollständig abgeschlossen. Die Zystenwand ist mit Haut bedeckt, darunter liegt die Arachnoidea.

##### Myelozele

**Synonym** Spina bifida cystica aperta.

Bei einer Myelozele liegt zusätzlich zur dorsalen Spaltbildung der Wirbelsäule mit Ausstülpung der Arachnoidea auch eine plattenförmige Vorwölbung der Nervenwurzeln der Cauda equina oder des Myelons vor.

### Myelomeningozele

**Synonym** MMC.

Die Myelomeningozele ist die schwerste Form der Spina bifida cystica. Die Nervenwurzeln der Cauda equina sind hernienförmig vorgewölbt, das Rückenmark ist gespalten, pathologisch verändert und die Differenzierung fehlt. Die Medullarplatte liegt frei. Es können Läsionen von Hirnhäuten und Myelon unterschiedlichen Schweregrades vorliegen.

Myelomeningozelen kommen, je nach Schweregrad, offen, gedeckt, rupturiert, nichtrupturiert, zystisch oder plan vor. Klinisch sind Nervenläsionen zu erwarten, die sich, je nach Ausmaß der Erkrankung, in den Befunden deutlich unterscheiden. Möglich sind folgende Befunde:

- Paresen bis zum Verlust der Gehfähigkeit
- Sensible Ausfälle
- Beckenbodenlähmungen
- Stuhl- oder Harninkontinenz
- Myelodysplastische Platt-, Klump-, Hackenfüße
- Hüftluxationen
- Hüft- und Kniebeugekontrakturen (Froschdeformität)
- Querschnitt (selten)

Myelomeningozelen treten auch in Kombination mit Lipomen, Dermoiden (epidermale oder dermale Zysten) oder Teratomen (Keimzelltumoren) auf. Man sieht sie auch in Begleitung eines **kaudalen Regressionssyndroms,** einer **Arthrogrypose** oder **Diastematomyelie** (sagittale Spaltung des Rückenmarks).
Folgende Folgeerkrankungen werden beschrieben:

- Hydrocephalus internus
- Neurogene Blase
- Lähmung von Darmpassagen
- Anfallsleiden
- Deformitäten von Extremitäten und Wirbelsäule

Zu Spina bifida cystica vgl. auch Breusch et al. 2019: 647 und Matzen et al. 2007: 568–571.

### Weitere Begriffsbezeichnungen

In der Literatur findet man einige weitere Einteilungen und Begriffsbezeichnungen von Formen der Spina bifida cystica:

- **Myelozystozele:** Eine Myelozystozele zeigt eine Flüssigkeitsansammlung im Canalis vertebralis, das Rückenmark ist aufgetrieben, der Bruch ist ausgelagert. Rückenmark und Dura mater sind geschlossen.
- **Myelozystomeningozele:** Eine Myelozystomeningozele weist neben einer Flüssigkeitsansammlung im Canalis vertebralis auch intradurale Flüssigkeit auf. Das Rückenmark und die Dura verlagern sich in die zystische Ausstülpung.
- **Myeloschisis:** Als Myeloschisis wird eine spinale Dysraphie mit offenliegender Neuralplatte bezeichnet.

➤ Abb. 3.5 zeigt Formen der Spina bifida cystica.

**HINWEIS**

Das Krankheitsbild Spina bifida kommt in allen Regionen der Wirbelsäule, jedoch in unterschiedlicher Häufigkeit, vor (vgl. Breusch et al. 2019: 648):
- Zervikal 1 %
- Thorakal 3 %
- Thorakolumbal 21 %
- Lumbal 41 %
- Sakral 11 %.

## Untersuchung

### Pränataldiagnostik

Die Erstdiagnostik erfolgt pränatal. Hinweise liefert eine Sonografie. Im Fruchtwasser kann bei 90 % der Betroffenen eine hohe Konzentration von AFP (Alpha-1-Fetoprotein) nachgewiesen werden. Bei positivem Befund folgt, neben der Substitution von Folsäure, eine durchgehende sonografische Überwachung der Entwicklung des Kindes (Schädel, Rücken, Nacken, ableitende Harnwege).

### Diagnose nach der Geburt

Unmittelbar nach der Geburt folgt eine neurologische und pädiatrische Untersuchung in Bauchlage. Unterschieden werden vorliegende MMC-Paralysen ohne Reflexaktivität unterhalb der MMC (Typ I) von MMC mit querbandförmigem Ausfall der Sensibilität, Motorik und Reflexaktivität auf Höhe der Myelodysplasie mit distalem Mosaik einzelner funktionierender Rückenmarksanteile (Typ II).

### Röntgen

In der Röntgenuntersuchung können das Ausmaß und die Lokalisation der Dysraphie beurteilt werden. Etwaige weitere Deformitäten der Wirbelsäule können dargestellt werden.

### MRT

In der MRT ist eine detaillierte Darstellung der Erkrankung möglich.

### EMG und Elektrostimulation

Vor und nach operativen Eingriffen wird mit Elektromyelografie und Elektrostimulation untersucht.

Zur Diagnostik bei Spina bifida vgl. Breusch et al. 2019: 648.

### Präoperative Diagnostik

Ist ein operatives Vorgehen indiziert, folgen präoperativ standardmäßig diverse Untersuchungen. Laboruntersuchungen inklusive der Bestimmung der Blutgruppe werden veranlasst. Kreuzblut sollte in ausreichender Menge vorgehalten werden.

3

3

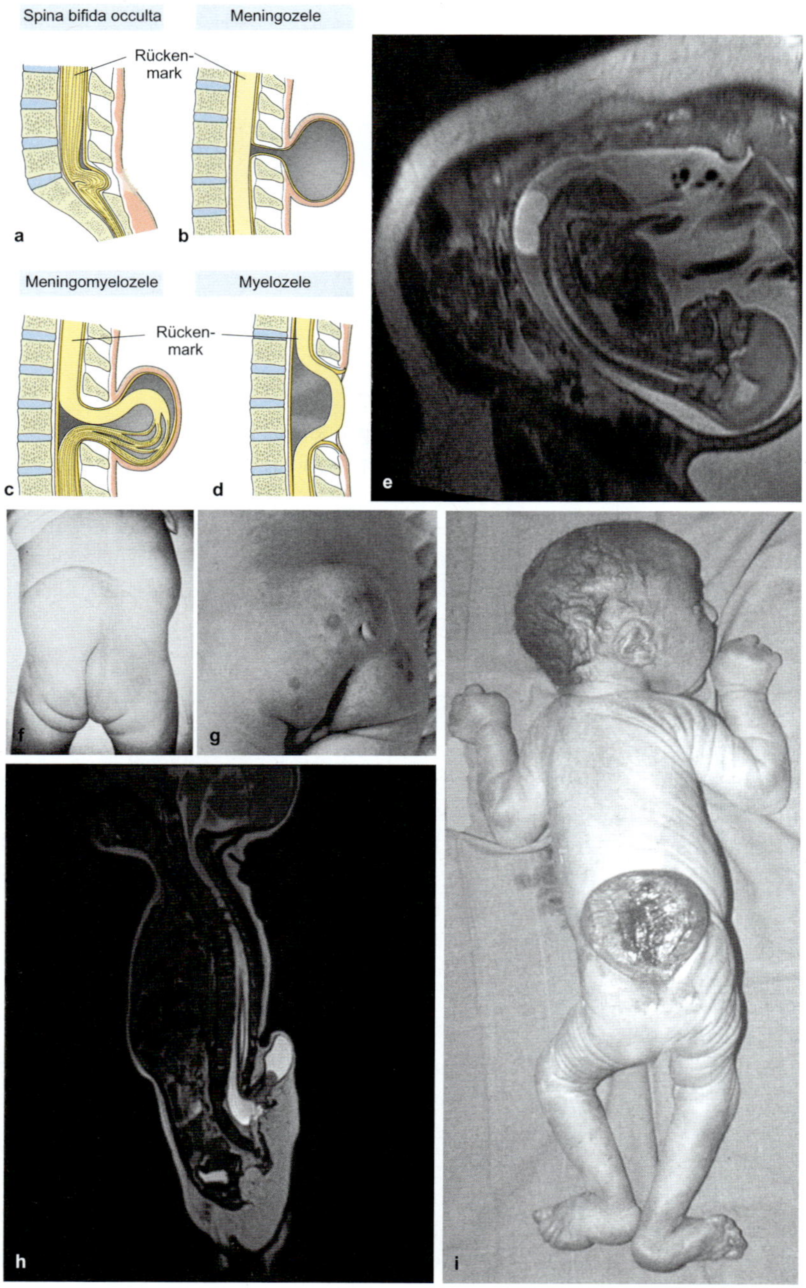


**Abb. 3.5** Formen der Spina bifida cystica: a) Spina bifida occulta; b) Meningozele; c) Meningomyelozele; d) Myelozele; e) Fetale MRT mit Dysraphie der Wirbelsäule; f) und g) Fest, gut umgrenzte tumorartig erscheinende Schwellung im linken Gesäß; h) Makulaerosionen, Hautanhängsel und Pilonidalgrübchen; i) Neugeborenes mit thorakaler Myelomeningozele. [L138, T1471]

Bilder zur Fotodokumentation werden angefertigt, Röntgenuntersuchungen der Wirbelsäule und des Thorax werden ebenso wie eine sonografische Untersuchung des Schädels durchgeführt. Bei unklaren Fragestellungen erfolgt eine MRT. Direkt vor dem Eingriff wird ein Abstrich von der Neuralplatte genommen.

## Elterngespräche

Auch wenn die Diagnose in den meisten Fällen zu einem Zeitpunkt erfolgt, in dem ein Schwangerschaftsabbruch gesetzlich nicht mehr zulässig ist, wird zwischen zwei Arten von Elterngesprächen unterschieden:

- Zum einen gibt es das frühe Diagnosegespräch, in dem Eltern beraten und unterstützt werden, um eine Entscheidung zum Fortführen oder zum Abbruch der Schwangerschaft treffen zu können.
- Darüber hinaus werden Elterngespräche geführt, um Eltern auf die Erkrankung und den Umgang mit möglichen Einschränkungen des Kindes vorzubereiten.

Nach der Geburt erfolgt die ausführliche Diagnostik mit anschließenden Elterngesprächen zur Aufklärung über die Art und das Ausmaß der Erkrankung, die zu erwartenden Auswirkungen und Einschränkungen in verschiedenen Lebensabschnitten des Kindes, die angedachte Therapie und mögliche Komplikationen.

Je nach Ausmaß der Erkrankung sollten Eltern über folgende Inhalte informiert und aufgeklärt werden:

- Stuhlinkontinenz
- Neurogene Blase mit sakralem Miktionszentrum und Urininkontinenz
- Gastroösophagealer Reflux
- Kleinhirnzeichen
- Tethered-Cord-Syndrom
- Wirbelsäulen- und Gelenkdeformitäten
- Paresen
- Sensible Störungen

## Therapie

### Perinatale Versorgung

In Bauchlage oder Seitlage wird die Zele (sofern offen) mit kochsalzgetränkten Kompressen versorgt. Eine prophylaktische antibiotische Behandlung wird empfohlen.

### Problemstellungen in der Therapie der Meningomyelozele

Eine Meningomyelozele ist eine komplexe Fehlbildung. Entwicklungsstörungen des Gehirns, ein Hydrozephalus und zusätzliche Fehlbildungen des Rückenmarks sind möglich. Folgestörungen wie Skoliosen, Kontrakturen und Hydronephrosen können vorliegen und sich progredient entwickeln.

Postoperativ können durch Narbenbildung oder mechanisch bedingt Spätschäden am Rückenmark entstehen (vgl. Matzen et al. 2007: 572).

### Konservativ

Die Therapie sollte in jedem Fall multidisziplinär erfolgen. Folgende Fachrichtungen sollten involviert sein:

- Orthopädie
- Neurochirurgie
- Neurologie
- Pädiatrie
- Urologie
- Physiotherapie
- Ergotherapie
- Orthopädietechnik

Orthopädisches/Therapeutisches Hauptziel ist die altersgerechte Aufrichtung und das Erreichen der Gehfähigkeit, ggf. mit Orthesen, ohne Rollstuhlversorgung. Darüber hinaus sollten Folge-/Begleitläsionen physiotherapeutisch behandelt werden.

### Operativ

Operationen dienen dem chirurgischen Verschluss der Zele. Die bei der Geburt vorliegenden neurologischen Störungen können dadurch in der Regel jedoch nicht reduziert werden. Ziel ist es eher, die vorhandene neurologische Funktion zu erhalten. Der Abfluss von Liquor soll unterbrochen und eine aufsteigende bakterielle Infektion verhindert werden. ➤ Abb. 3.6 zeigt die typische Lagerung zur Operation.

Darüber hinaus können auch Operationen zur Beseitigung von Kontrakturen, Hüftgelenksluxationen oder zur Therapie von Klumpfüßen/Fußdeformitäten indiziert sein.

**HINWEIS**
An Verfahren zum intrauterinen Defektverschluss wird gearbeitet.

### Postoperative Rehabilitation

In den ersten (5) Tagen wird das Kind in Seit- oder Bauchlage in einem Inkubator versorgt, danach kann die weitere Versorgung im Kinderbett erfolgen. Aufrechte Positionen sollten, auch beim Stillen, zwecks Druckminimierung zunächst vermieden werden. Ein erster Verbandswechsel erfolgt nach einer Woche. Im Anschluss sollten regelmäßige Verbandswechsel mit Kochsalzlösung erfolgen.

Ein wesentlicher Bestandteil der Nachsorge ist die regelmäßige sonografische Untersuchung des Schädels zur Beurteilung der möglichen Entwicklung eines Hydrocephalus internus. Bei gravierendem Hydrozephalus kann ein ventrikuloperitonealer Shunt mit graviditätsassistiertem Ventil Druck minimieren.

Eine mögliche Komplikation ist das Austreten von Liquor aus der Wunde oder sogar durch die Haut. Bei Verdacht auf ursächlich zu hohen Hirndruck kann der oben beschriebene Shunt Abhilfe leisten. Besteht dieser Verdacht nicht, muss der Durchflussort lokal verschlossen werden. Eine weitere mögliche postoperative Komplikation sind Infektionen. Diese können lokal bleiben oder bis zur Meningitis bzw. Ventrikulitis

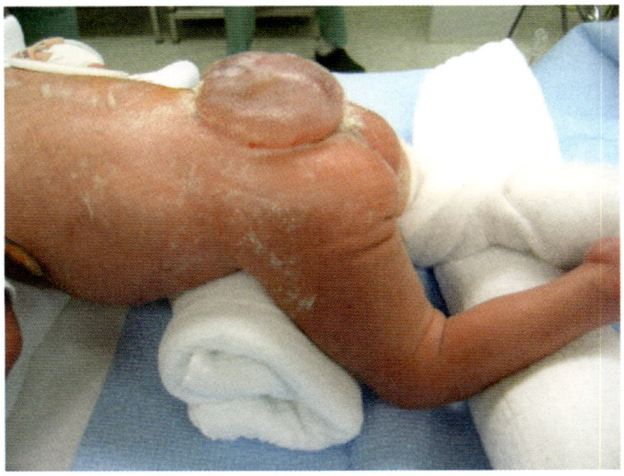

**Abb. 3.6** Lagerung zur Operation. [R300]

führen. Bei Infektion ist eine spezifische Antibiose nach Antibiogramm einzuleiten.

Nach komplettem Wundverschluss kann eine Narbenbehandlung durch den Manualtherapeuten erfolgen. Meiner Erfahrung nach eignet sich ein kreuzend angelegtes Narbentape (Kinesiotape) verblüffend gut, um Einziehungen der Narbe zu beheben. Die Anlage sollte bei guter Hautverträglichkeit bis zu einer Woche auf der Narbe verbleiben und 3- bis 4-mal geklebt werden.

#### Orthopädische Nachsorge

Ziel der orthopädischen Nachsorge ist es, die Gehfähigkeit zu erreichen. Ist dies nicht möglich, wird angestrebt, einen aufrechten Sitz zu erreichen, der möglich sein soll, ohne Folgeschäden in der Wirbelsäule nach sich zu ziehen.

Diese Ziele können nur interdisziplinär mit Therapeuten (Redression von Kontrakturen) und Orthopädietechnikern (Orthesen, Rollstühle, Sitzkissen, Lagerungsorthesen und Polstermaterialien) umgesetzt werden, siehe oben. Operativ sind möglicherweise Tenotomien oder im Erwachsenenalter auch Arthrodesen sinnvoll. Eine manualtherapeutische Nachbehandlung ist dann zwingend indiziert.

**HINWEIS**
Trotz interdisziplinärer Bemühungen ist die Lebenserwartung durch Herzkreislauferkrankungen und aufsteigende Infekte der Harnwege eingeschränkt (vgl. Matzen et al. 2007: 575).

## 3.2.6 Skoliose, lumbale

Es gibt thorakale, thorakolumbale, lumbale Skoliosen und Skoliosen mit thorakaler und lumbaler Beteiligung. Skoliosen können angeboren oder erworben sein. Kongenitale Skoliosen werden zusammenfassend in ➢ Kap. 4.2.5, idiopathische Skoliosen in ➢ Kap. 4.8.1 beschrieben.

## 3.2.7 Lendenrippe

**Synonyme** Lumbalrippe, Costa lumbalis.

**Ätiologie** Kongenital.

**Epidemiologie** Selten.

**BEFUNDE**

**Sichtbefund**
- Keiner

**Röntgenbefund**
- Darstellung der akzessorischen Rippenanlage

### Beschreibung

Lendenrippen sind akzessorische Rippenanlagen, die anstelle eines Proc. costalis von LWK 1 oder 2 (selten) anzutreffen sind oder an diesem ansetzen. Sie weisen kein Caput costae auf und bleiben zumeist klinisch stumm. Größe und Länge können variieren. Im Traumafall und sehr selten auch ohne stattgehabtes Trauma können Lendenrippen Nierenbeschwerden verursachen.

### Differenzialdiagnosen

Differenzialdiagnostisch kommen Pseudarthrosen der Procc. costales und Frakturen in Betracht.

### Untersuchung

Röntgen.

### Therapie

Lendenrippen bedürfen in der Regel keiner Therapie. Bei anhaltenden Nierenbeschwerden muss eine Exzision in Betracht gezogen werden.

## 3.2.8 Facettentropismus

**Synonym** Facet tropism.

**Ätiologie** Kongenital.

**BEFUNDE**

**Sichtbefund**
- Keiner

**Röntgenbefund**
- Darstellung der variierenden Ausrichtung der Facetten möglich

### Beschreibung

Facettentropismus ist die Bezeichnung für eine variable, von der Norm abweichende Ausrichtung (vor allem lumbaler) Facettengelenke im Raum. Facettentropismus liegt zumeist asymmetrisch vor.

Physiologisch stehen die Facettengelenke von L4/L5 und L5/S1 in frontaler, die darüberliegenden Gelenke in zunehmend sagittaler Ausrichtung. Vor allem sagittal stehende Facettengelenke auf L4/L5 und L5/S1 können Diskuspathologien und Arthrosen begünstigen. Eine Spondylolisthesis (➢ Kap. 3.9.1) kann ebenso entstehen wie eine verfrühte Spondylarthrose. Bei Zustand nach Spondylodese (operative Versteifung eines

Bewegungssegments) wird umliegenden Gelenken mit Facettentropismus eine Neigung zur postoperativen Arthrose nachgesagt.

### Untersuchung

Röntgen.

### Therapie

Eine kausale Therapie gibt es nicht. Folgeerkrankungen sollten therapiert werden.

**Zusammenfassung**

**Knöcherne, kongenitale Erkrankungen der Lendenwirbelsäule**

Etwa 20 % der Menschen weisen Normvarianten der Wirbelsäule auf. Neben lumbalen Übergangsstörungen (Sakralisation, Lumbalisation) sind Formen der Spina bifida die häufigsten Varianten. Zudem werden zahlreiche mono- oder multisegmentale Segmentationsstörungen oder Formationsstörungen beschrieben.

Auch wenn kongenitale Erkrankungen klinisch oft keine Symptome machen, können durch sie entstandene Haltungsabweichungen langfristig zu Pathologien (Bandscheibenpathologien, Spondylarthrosen) der Lendenwirbelsäule führen.

Die meisten Abweichungen der Lendenwirbelsäule werden kausal nicht therapiert, Folgeerkrankungen müssen jedoch behandelt werden. Eine Ausnahme bildet die Spina bifida cystica: Je nach Ausprägung müssen neben dem operativen Verschluss der Zele auch weitere Interventionen durchgeführt werden.

## 3.3 Traumatische Erkrankungen

Basiswissen zu traumatischen Erkrankungen inkl. Traumaanalyse und Informationen zu Fraktureinteilungen wird in ➤ Kap. 1.1.2 vermittelt.

In ➤ Abb. 3.7 ist das grundlegende anamnestische und diagnostische Vorgehen nach traumatischen Ereignissen in der Lendenwirbelsäulenregion dargestellt.

Die Lendenwirbelsäulenregion ist weniger von (Sport-) Verletzungen betroffen als die untere Extremität. Isolierte Läsionen des Kapsel-Band-Apparates werden selten beschrieben. Frakturen entstehen durch Auto-, Rad- oder Motorradunfälle, Anpralltraumen und Stürze aus größerer Höhe.

**HINWEIS**

Das Wiedererlangen von voller Belastbarkeit und Sportfähigkeit ist das Ziel der konservativen Therapie und der postoperativen Rehabilitation nach jeder Verletzung im Bereich der Lendenwirbelsäule. Die in der Folge beschriebenen Rehabilitationszeiten sind Empfehlungen, die individuell deutlich abweichen können. Inadäquates Belastungsverhalten ist der Hauptgrund für länger andauernde Rehabilitation. Im Profisport wird häufig eine frühere Rückkehr entschieden, hier ggf. unter erhöhter Rezidivgefahr.

Vor Freigabe der sportlichen Wettkampfbelastung sind unbedingt Bewegungs-, Lauf- (Schnelligkeit und Ausdauer), Stabilitäts- und Sprungtests durchzuführen, die Mobilität sollte vollständig wiederhergestellt sein!

Bei starken Schmerzen und großer Entzündung nach einem Trauma ist eine medikamentöse Therapie mit Einsatz von Analgetika und Antiphlogistika vom Arzt abzuwägen. Neben den gewünschten Effekten stellt sie immer auch eine Beeinflussung der physiologischen Heilung dar.

**YELLOW FLAG**

Bei Zustand nach Traumen sollte anamnestisch geprüft werden, ob Yellow, Blue oder Black flags vorliegen. Sie können ein heilungsverzögernder Faktor sein. Insbesondere Sorgen und Ängste bei möglicher längerfristiger Arbeitsunfähigkeit oder Sportunfähigkeit können Yellow flags auslösen.

### 3.3.1 Kapselläsionen

**BEFUNDE**

**Traumamechanismus**
- Falsch durchgeführte Manipulation
- Begleitverletzung nach Sturz, Verkehrsunfall oder Schlag (Primärverletzungen von Bandscheiben, Knochen, Muskulatur)

**Leitsymptomatik**
- Dumpfe, diffuse lokale Schmerzen
- Stechender, scharf umgrenzter Schmerz bei homonymer Flexion zur heterolateralen Seite
- Ggf. Referred pain, unilateral, multisegmental (drei Segmente)

#### Beschreibung

Isolierte Läsionen einer Gelenkkapsel eines einzelnen Facettengelenks durch ein traumatisches Ereignis kommen so gut wie nicht vor. Ausnahme ist eine durch zu viel Kraft bzw. zu großen Bewegungsweg falsch ausgeführte manipulative Behandlungstechnik als Auslöser. Bei keiner alltäglichen Bewegung und bei keinem üblichen Traumamechanismus kommt es zu alleinigem Zug auf die Kapsel eines Facettengelenks. Bewegungen können regional weiterlaufen, so dass Kräfte verteilt bzw. abgefangen werden können. Bei Anpralltraumen durch Stürze oder Verkehrsunfälle können Kapseln gemeinsam mit Bandscheiben, Wirbeln oder Muskulatur verletzen. In diesem Fall steht die Therapie der Begleitverletzungen im Vordergrund.

| Anamnestische Informationen/allgemeine mögliche klinische Befunde |
|---|
| **Weitere Befunde möglich/Ausbleiben einzelner Befunde möglich** |
| Z. n. nach Trauma: Schmerzen, Hämatom, lumbale Bewegungseinschränkung, verringerte Belastbarkeit der Facettengelenke, ggf. Schwellung (oft nicht von außen sichtbar)<br>➤ **Traumaanalyse,** siehe Kap. 1.1.2 |

| Traumamechanismus/mögliche betroffene Struktur | Untersuchung (therapeutisch oder ärztlich) | Therapie/Handlungsempfehlung |
|---|---|---|
| **Verletzungen anderer/weiterer Strukturen theoretisch möglich** | **Therapeutische Untersuchungstechniken unter Beachtung von Sensitivität, Spezifität und Reliabilität** | **Nachbehandlungsschemata können individuell abweichen<br>Entscheidungen pro/kontra OP müssen individuell getroffen werden** |
| Fehlerhaft durchgeführte Manipulation (zu viel Kraft, zu viel Weg), Begleitverletzung nach Sturz, Verkehrsunfall oder Tritt/Schlag<br>➤ **Kapselverletzung eines Facettengelenks,** siehe Kap. 3.3.1 | Regionale und segmentale lumbale Untersuchung<br>Ggf. bildgebende Verfahren zum Ausschluss von Begleitverletzungen | Konservativ: Reduktion von Belastung und Reduktion von Bewegung in der Entzündungsphase, aktives Bewegen und schmerzfreie segmentale Mobilisation in der Proliferationsphase, endgradige segmentale Mobilisation, Training der Muskulatur und Erarbeiten von Sportfähigkeit ab der Konsolidierungsphase |
| Sprung/Sturz aus großer Höhe, Verkehrsunfälle, Stürze, Tritte/Schläge (selten), inadäquates Trauma bei Osteoporose<br>➤ **lumbale Frakturen,** siehe Kap. 3.3.2 | Anamnese mit Traumaanalyse, Inspektion, Beurteilung der Schmerzen, neurologische Untersuchung<br>Röntgen in zwei Ebenen, bei unklaren Befunden und zum Ausschluss von Begleitverletzungen MRT/CT<br>Bestimmung von Laborparametern | Konservativ: bei stabilen Frakturen ohne signifikante neurologische Befunde<br>Operativ: bei instabilen Frakturen, bei vorhandenen oder Gefahr für neurologische Schäden, mehrere Verfahren möglich |
| Verkehrsunfälle, Stürze, Schläge/Tritte (selten), Hebetraumen<br>➤ **Bandscheibenläsionen,** siehe Kap. 3.3.3 | Anamnese mit Traumaanalyse, Inspektion, Beurteilung der Schmerzen, neurologische Untersuchung<br>MRT, ggf. Röntgen zum Ausschluss von Frakturen | Konservativ: bei geringer Schädigung<br>Operativ: selten und bei Begleitverletzungen (Frakturen, Luxationen) |
| Verkehrsunfälle, Stürze, Schläge/Tritte (selten)<br>➤ **Luxationen,** siehe Kap. 3.3.4 | Anamnese mit Traumaanalyse, Inspektion, Beurteilung der Schmerzen, neurologische Untersuchung<br>Röntgen in zwei Ebenen, bei unklaren Befunden und zum Ausschluss von Begleitverletzungen MRT/CT<br>Bestimmung von Laborparametern | Operativ: Spondylodese |

| Allgemeine Therapiebausteine (spezifische Therapiepläne im jeweiligen Kapitel) | | | |
|---|---|---|---|
| **Immer unter Berücksichtigung der Belastbarkeit in den Heilungsphasen, siehe Kap. 1.6.3** | | | |
| Frühphase: ggf. Ruhigstellung mit Rückenorthese | ➔ Segmentale Mobilisation der Facettengelenke<br>Mobilisation der Iliosakral- und Hüftgelenke | ➔ Lumbales Stabilitätstraining<br>Automobilisationen | ➔ Training der Muskulatur des unteren Rückens, Training der Hüft- und Glutealmuskulatur<br>Training von posturalen Fähigkeiten, Lauf- und Sprungtraining, Erarbeiten von Sportfähigkeit |

**Abb. 3.7** Anamnese und Diagnostik traumatischer Erkrankungen der Lendenwirbelsäule. [L329]

## Differenzialdiagnosen

Differenzialdiagnostisch kommen, insbesondere bei ausstrahlenden Beschwerden, Frakturen der Facettengelenke und Läsionen der Bandscheiben in Frage.

**HINWEIS**

Das laterale Drittel der Bandscheibe ist genau wie das Facettengelenk und die Gelenkkapsel unilateral und multisegmental aus drei Segmenten innerviert. Beispiel L5/S1: L4, L5, S1.

## Untersuchung

**Manualtherapeutisch** Zunächst wird die Lendenwirbelsäule regional belastet in homonyme Flexion und Extension untersucht. Danach wird die segmentale Untersuchung der Facettengelenke von L1/L2 bis L5/S1 durchgeführt (➤ Kap. 3.8). Bei homonymer Flexion nach links öffnet das rechte Facettengelenk maximal, bei homonymer Extension nach rechts schließt es. Die Bewegungsbereitschaft, das Bewegungsausmaß, das Endgefühl und Schmerz sind die zu beurteilenden Kriterien.

**HINWEIS**

- L4/L5 und L5/S1 können nur unbelastet untersucht werden (Flexion in Seitlage, Extension in Bauchlage). Im Sitzen limitieren die iliolumbalen Ligamente das jeweilige Bewegungsende und nicht die Gelenkkapsel. Das Endgefühl kann somit nicht getestet werden.
- Eine heteronyme Untersuchung wird nur durchgeführt, wenn homonym keine Beschwerden festgestellt werden. Heteronyme Bewegungen sind osteokinematisch (regional im Raum) möglich, arthrokinematisch jedoch weder mit einer sauberen Gelenköffnung noch mit einem sauberen Gelenkschluss verbunden.

**Medizinisch** Bei Verdacht auf eine isolierte Verletzung der Kapsel eines Facettengelenks und fehlenden Frakturzeichen erfolgt keine weitere Untersuchung. Bildgebende Verfahren werden zum Ausschluss von Begleitverletzungen wie Frakturen, Diskusrupturen und Muskelläsionen eingesetzt.

## Therapie

### Konservativ

Die Therapie erfolgt konservativ.
**Entzündungsphase:**
- Reduktion von Belastung
- Reduktion von Bewegung

**Proliferationsphase:**
- Aktives Bewegen im schmerzfreien Bereich
- Segmentale Mobilisation im schmerzfreien Bereich

**Konsolidierungsphase:**
- Endgradige segmentale Mobilisation
- Training des lokalen und globalen Muskelsystems
- Erarbeiten von Sportfähigkeit

**Umbauphase:**
Die volle Belastbarkeit ist vor Beginn der Umbauphase erreicht.

**Mittlere Rehabilitationszeit** 6–8 Wochen.

**Zusammenfassung**

**Kapselläsionen der lumbalen Facettengelenke**

Isolierte Verletzungen der Gelenkkapseln der Facettengelenke sind selten und fast nur durch fehlerhaft durchgeführte manipulative Techniken erklärbar. Darüber hinaus entstehen sie als Begleitverletzungen nach traumatischen Ereignissen. Die Therapie erfolgt konservativ, die volle Sportfähigkeit wird innerhalb der Konsolidierungsphase nach 6–8 Wochen erreicht, es sei denn, die Rehabilitation der Begleitverletzungen erfordert mehr Zeit.

## 3.3.2 Frakturen

**YELLOW FLAG**

Bei Zustand nach Frakturen sollte anamnestisch geprüft werden, ob Yellow, Blue oder Black flags vorliegen. Sie können ein heilungsverzögernder Faktor sein.

**RED FLAG**

Frakturzeichen sind eine Red flag (➤ Kap. 1.5.1). Der Patient ist zum Arzt zu überweisen.

**BEFUNDE**

**Traumamechanismus**
- Kompressionsverletzungen: Sprung/Sturz aus großer Höhe
- Distraktionsverletzungen (Flexions- oder Extensionstraumen): Verkehrsunfälle (Anpralltraumen), Stürze, Schläge/Tritte (selten)
- Rotationsverletzungen: Sturz vom Motorrad, Fahrrad, Pferd oder der Leiter
- Inadäquates Trauma bei Osteoporose

**Allgemeine Leitsymptome und Befunde**
- Starke lokale Schmerzen
- Deutlich eingeschränkte Bewegungsbereitschaft

**Mögliche weitere Befunde**
- Hämatom
- Sichtbare Dislokation
- Offene Wunden
- Klopfschmerz

### Beschreibung

Frakturen der Lendenwirbelsäule entstehen in der Regel durch Hochrasanztraumen oder starke Krafteinwirkung von außen. Neben Sprüngen/Stürzen aus großer Höhe gehören Verkehrsunfälle zu den häufigsten Ursachen. In seltenen Fällen führen auch Schläge mit harten Gegenständen oder Tritte zu Wirbelfrakturen. Bei vorliegender Osteoporose können auch inadäquate Traumen Frakturen verursachen, auch Spontanfrakturen sind möglich. Sportverletzungen sorgen nur selten für Frakturen der Lendenwirbelsäule. Sportarten wie Turnen, Reiten, Stabhochsprung oder Gewichtheben können ein Risiko mit sich bringen.

Die Versorgung richtet sich nach dem Ausmaß und der Lokalisation der Schädigung. Während stabile Frakturen ohne neurologische Schädigung konservativ versorgt werden, müssen instabile Frakturen und Frakturen mit Nervenläsionen osteosynthetisch versorgt werden. Fixateurs internes (Spondylodesen), Wirbelkörperersatz oder Kyphoplastien (Spondyloplastien) können, je nach Ausmaß und Lokalisation der Fraktur, indiziert sein.

### Klassifikation

Die Einteilung erfolgt nach der AO/OTA-Klassifikation. Sie beinhaltet Läsionen des Diskus und der Ligamente:

**Klassifikation**

5 Wirbelsäule
53 Lendenwirbelsäule
A Kompressionsverletzungen der Wirbelkörper (Typ I)
B Distraktionsverletzungen mit Schädigung der vorderen und hinteren Wirbelelemente
- Flexionsverletzung (Typ II)
- Extensionsverletzung (Typ III)

C Rotationsverletzungen (Typ IV)

## Kompressionsfrakturen

**Synonym** Impaktionsfrakturen.
Kompressionfrakturen des Wirbelkörpers der Lendenwirbelsäule werden wie folgt unterteilt:

- Kompressions-/Impaktionsfrakturen (53-A1) (➤ Abb. 3.8)
  - Deckplattenimpressionen (53-A1.1)
  - Keilfrakturen (53-A1.2)
  - Wirbelkörperimpaktion/-kollaps (53-A1.3)
- Spaltfrakturen (53-A2)
  - Sagittaler Spaltbruch (53-A2.1)
  - Frontaler Spaltbruch (53-A2.2)
  - Zangenförmig (Kneifzangenbruch) (53-A2.3)
- Berstungsfrakturen (53-A3)
  - Inkomplette Berstungsfraktur (53-A3.1)
  - Berstungsspaltfraktur (53-A3.2)
  - Komplette Berstungsfraktur (53-A3.3) (➤ Abb. 3.9)

## Distraktionsfrakturen

Distraktionsfrakturen der vorderen und hinteren Elemente der Lendenwirbelsäule werden wie folgt unterteilt:

- Flexions-Distraktions-Verletzung des hinteren Anteils, vorwiegend ligamentär (53-B1)
  - Ventrale Schädigung in Form einer transversalen Zerreißung der Bandscheibe (53-B1.1)
  - Ventrale Schädigung in Form der Fraktur des Wirbelkörpers (Typ A) (53-B1.2)

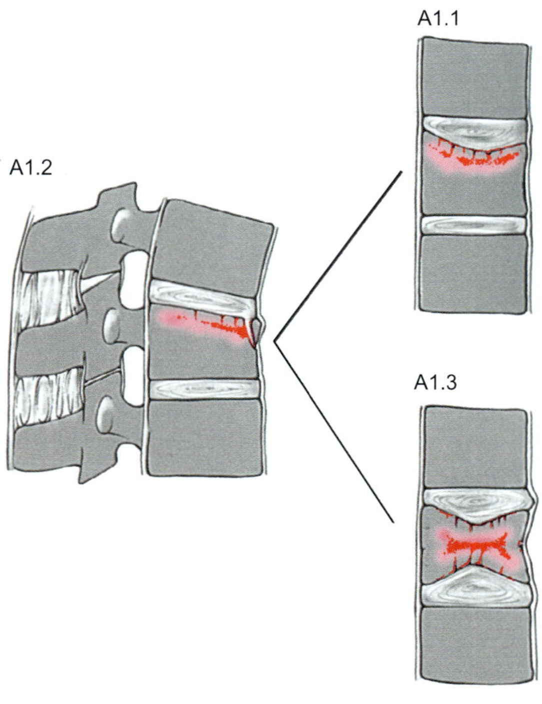


**Abb. 3.8** Impaktionsfrakturen vom Typ A1. [L108]

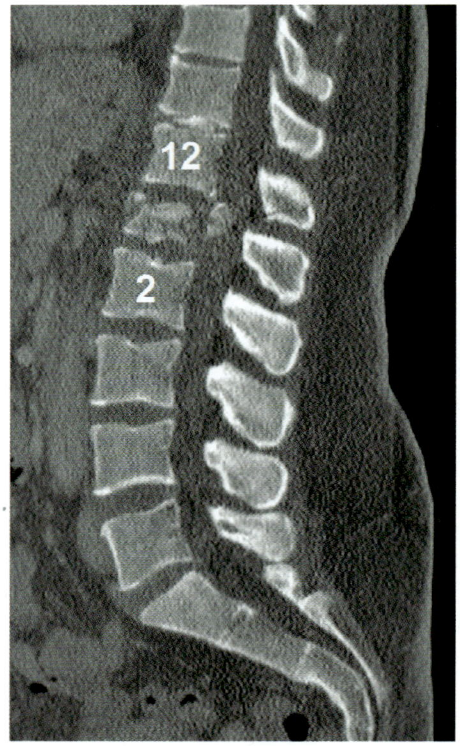


**Abb. 3.9** Spiral-CT mit LWK 1-Berstungsfraktur mit Hinterkantenfragment im Spinalkanal. [T1099]

- Flexions-Distraktions-Verletzung des hinteren Anteils, vorwiegend ossär (53-B2)
  - Ventrale Schädigung in Form einer horizontalen Zerreißung des Wirbels, horizontale 2-Säulen-Fraktur (53-B2.1)
  - Ventrale Schädigung in Form einer horizontalen Zerreißung der Bandscheibe (53-B2.2)
  - Ventrale Schädigung in Form einer Fraktur des Wirbelkörpers (Typ A) (53-B2.3)
- Hyperextensionsverletzung, vorderer Teil, durch die Bandscheibe (53-B3)
  - Hyperextensionssubluxation (53-B3.1)
  - Hyperextensionsspondylolyse (53-B3.2)
  - Hintere Luxation (53-B3.3)

## Rotationsfrakturen

Rotationsverletzungen der Lendenwirbelsäule werden wie folgt unterteilt:

- Kompressionsfraktur des Wirbelkörpers (Typ A) mit Rotation (53-C1)
  - Rotationskeilbruch (53-C1.1)
  - Rotationsspaltbruch (53-C1.2)
  - Rotationsberstungsbruch (53-C1.3)
- Distraktionsverletzung (Typ B) mit Rotation: Flexions- und Subluxationsverletzungen (53-C2)
  - Rotation mit transligamentärer Flexions-Distraktionsverletzung (B1) (53-C2.1)

- Rotation mit transossärer Distraktion (Typ B2) (53-C2.2)
- Hyperextensions-Scherverletzung mit Rotation mit ventraler Distraktion durch die Bandscheibe (Typ B3) (53-C2.3)

• Rotations-Scherverletzungen (53-C3)
  - Quer verlaufend, Slice-Fraktur (53-C3.1)
  - Schräg verlaufend (53-C3.2)

### Weitere Fraktureinteilungen

#### Klassifikation nach Denis

Die Fraktureinteilung nach Denis basiert auf seinem 3-Säulen-Modell von 1989 und beschreibt thorakolumbale Frakturen (vgl. Denis 1983) (➤ Abb. 3.10):

- A Vordere Säule: Lig. longitudinale anterius, vordere zwei Drittel der Wirbelkörper und Bandscheiben
- B Mittlere Säule: hinteres Drittel der Wirbelkörper und Bandscheiben, Lig. longitudinale posterius
- C Hintere Säule: Wirbelbögen, Ligg. interspinalia, supraspinalia und flavia

Anhand dieses 3-Säulen-Modells beschreibt Denis vier unterschiedliche Typen von thorakolumbalen Frakturen (vgl. Denis 1984):

- Typ I Kompression: Verletzung der vorderen Säule, die mittlere Säule ist intakt
- Typ II Berstungsfraktur: Zerstörung von vorderer und mittlerer Säule

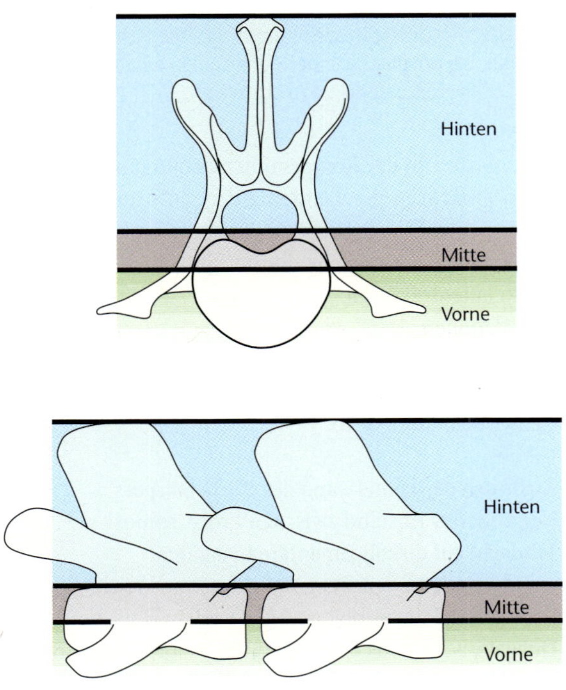


**Abb. 3.10** Grafische Darstellung des 3-Säulen-Modells nach Denis für die radiologische Einteilung von Wirbelfrakturen. [R441]

- Typ III Flexions-Distraktionsverletzung (seatbelt type fracture): Verletzung der hinteren und mittleren Säule
- Typ IV Frakturdislokation: Beteiligung aller drei Säulen durch Kompression, Distraktion, Rotation oder Scherkräfte

#### Klassifikation nach Wolter

Wolter klassifiziert Verletzungen nach ihrer Lokalisation in Bezug auf die drei Säulen und ihre Beteiligung diskoligamentärer Strukturen sowie auf begleitende Einengungen des Spinalkanals (vgl. Wolter 1985):

- Knöcherne Wirbelsäule
  - A ventrale Säule
  - B mittlere Säule
  - C hintere Säule
  - D diskoligamentäre Strukturen
- Einengung des Spinalkanals
  - 0 keine Einengung
  - 1 Einengung bis zu einem Drittel
  - 2 Einengung bis zu zwei Dritteln
  - 3 Einengung von mehr als zwei Dritteln

### Besondere Frakturbezeichnungen

#### Chance-Fraktur

Eine Chance-Fraktur ist eine Distraktions-Flexions-Fraktur. Die Frakturlinie verläuft durch den Proc. spinosus, die Pedikel und den Wirbelkörper. Das Lig. longitudinale anterius ist intakt (vgl. Chance 1948). Chance-Frakturen sieht man zumeist im thorakolumbalen Übergang. Begleitend können intraabdominelle Organe (Pankreas, Duodenum) und Mesenterium verletzen.

Chance-Frakturen der Lendenwirbelsäule werden auch Sicherheitsgurtverletzungen genannt, sie sind häufiges Resultat von Autounfällen (➤ Abb. 3.11).

#### Kneifzangenbruch

Als Kneifzangenbruch wird ein dislozierter frontaler Spaltbruch des kranialen Wirbelkörpers bezeichnet. Ein Abdruck des kranialen Wirbelkörpers ist als Kontur im verletzten Wirbel zu erkennen.

Zur Einteilung von Frakturen der Lendenwirbelsäule vgl. Baierlein 2011: 135–141 und Journal of Orthopaedic Trauma 2018.

## Mögliche Begleitverletzungen

Als Begleitverletzungen kommen Diskusläsionen, Muskelläsionen und Verletzungen innerer Organe in Betracht.

## Differenzialdiagnosen

Differenzialdiagnostisch kommen Kontusionen und Diskusverletzungen in Betracht. Gab es kein Trauma, kommen

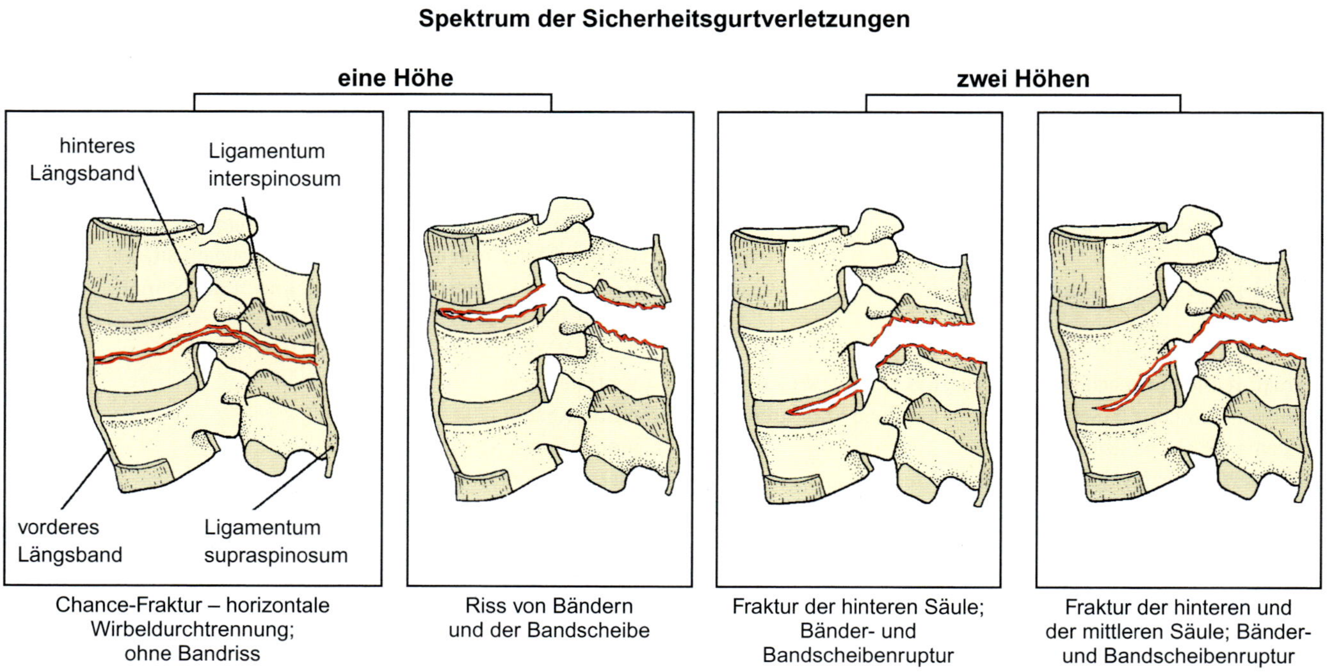


**Abb. 3.11** Das Spektrum der Sicherheitsgurtverletzungen mit Beteiligung der Lendenwirbelsäule (Chance-Fraktur). [R390]

osteoporotische Frakturen, Metastasen, ein Plasmozytom, Osteomalazie, hämatologische Erkrankungen und Deckplatteneinbrüche bei Morbus Scheuermann als Ursache in Frage.

## Untersuchung

Bei Verdacht auf Frakturen der Lendenwirbelsäule wird wie folgt untersucht:

**Manualtherapeutisch** Die klinische Untersuchung hat folgenden Aufbau:

- Anamnese mit Traumaanalyse.
- Inspektion von
  - Schonhaltung,
  - Bewegungsbereitschaft,
  - Achsenabweichungen/Dislokationen,
  - Gibbus,
  - Prellmarken, Hämatomen,
  - offenen Wunden.
- Beurteilung der Schmerzen: Folgende Aspekte gehören zur Beurteilung bestehender Schmerzen:
  - Schmerzlokalisation
  - Schmerzart (lokaler Schmerz, Referred pain, neuropathischer Schmerz)
  - Schmerzprovokation durch Klopftest oder Druck.
- Neurologische Untersuchung: Die Höhe der Läsion wird dokumentiert. Die Bewegungsfähigkeit der Beine wird überprüft. Sensibilität und Reflexe werden getestet. Bestehende neuropathische Beschwerden werden dokumentiert.

**CAVE**

Ein Straight-leg-raise-Test zur Beurteilung des Ausmaßes von neuropathischen Schmerzen ist posttraumatisch kontraindiziert!

**RED FLAG**

Bei Verdacht auf Frakturen ist der Patient umgehend zum Arzt zu überweisen. Nach Hochrasanztraumen, bei Verdacht auf instabile Frakturen, bei organischen oder signifikanten neurologischen Befunden ist der Rettungsdienst zu alarmieren.

**Medizinisch** In der Röntgenuntersuchung in zwei Ebenen können Frakturen der Lendenwirbelsäule ausgeschlossen werden.

Kennzeichen für instabile Frakturen sind:

- Deckplattenfrakturen
- Translationen
- Luxationen
- Deformierung
- Keilwirbelbildung > 20°
- Gibbus
- Ausbruch der Hinterwand des Wirbelkörpers
- Vergrößerter Abstand zwischen Procc. spinosi
- Verdacht auf diskoligamentäre Instabilität

Bei unklaren Befunden, zum Ausschluss von Weichteilläsionen und Organschäden erfolgt eine MRT oder CT.

Obligatorisch ist das Bestimmen der Laborparameter Hämoglobin (Hb), Hämatokrit (Hkt) und die Bestimmung der Blutgruppe für evtl. Kreuzblut. Bei pathologischen Frakturen (ohne adäquates Trauma) werden die Blutsenkungsgeschwindigkeit (BSG) und die alkalische Phosphatase (AP) bestimmt.

Zur medizinischen Diagnostik bei Verdacht auf Wirbelfrakturen vgl. Breusch et al. 2019: 359.

## Therapie

### Konservativ

**Manualtherapeutisch** Stabile Frakturen ohne signifikante neurologische Befunde können konservativ behandelt werden. Frakturen der Lendenwirbelsäule entstehen in der Regel aufgrund axialer Kompressionskräfte (Sprung aus großer Höhe). Anders als thorakal oder thorakolumbal hinterlassen Frakturen zwischen LWK 3 und LWK 5 zumeist keine Kyphosierung und können konservativ behandelt werden (vgl. Schnake et al. 2013).

Die empfohlene konservative Behandlung von Frakturen im Lendenwirbelbereich variiert, vor allem in Bezug auf eine mögliche beginnende Immobilisation und ihre Dauer.

**EVIDENZ**

Es gibt keinerlei Unterschiede im klinischen oder funktionellen Outcome zwischen der konservativen Nachbehandlung stabiler/semistabiler Frakturen mittels frühfunktioneller Mobilisation mit 3-Punkt-Korsett gegenüber einer initialen Immobilisation für eine Woche mit folgender Mobilisation mit 3-Punkt-Korsett (vgl. Gercek et al. 2009).

Da es keine Unterschiede im Outcome gibt, ist Bezug nehmend auf die Belastbarkeit in der Entzündungsphase eine beginnende Immobilisation vorzuziehen. Die Behandlung wird wie folgt durchgeführt.

**Entzündungsphase:**
- Bettruhe (2–5 Tage)
- Immobilisation, alternativ frühfunktionelle Mobilisation mit 3-Punkt-Korsett
- Aktive Thromboseprophylaxe
- Ggf. Orthostaseprophylaxe (vor allem bei älteren Patienten)

**Proliferationsphase:**
- Mobilisation (Gangschule) mit 3-Punkt-Korsett
- Mobilisation umliegender Gelenke im schmerzfreien Bereich
- Aktive Thromboseprophylaxe

**Konsolidierungsphase:**
- Lumbale, segmentale Mobilisation in Seitlage nach 6, in Bauchlage erst nach 8 Wochen
- Mobilisation der umliegenden Gelenke
- Lumbales Stabilisationstraining mit dem Stabilizer
- Erweiterung der Gehstrecke
- Beginnendes Training an Geräten in geschlossener Kette nach 6(–8) Wochen, abhängig vom Röntgenbefund

**Umbauphase:**
- Arbeitsfähigkeit nach 3 Monaten
- Sportfähigkeit nach 3–4 Monaten

**Medizinisch**
- Thromboseprophylaxe
- Analgetika

**Mittlere Rehabilitationszeit** 3–4 Monate.

### Operativ

Die Wahl eines operativen Verfahrens zur Therapie von Frakturen der Lendenwirbelsäule hängt von der vorliegenden Fraktur und etwaigen Begleitverletzungen ab. Eine absolute OP-Indikation besteht bei instabilen Frakturen und Frakturen mit Gefahr für oder mit vorhandenen neurologischen Schäden. Auch der Operateur beeinflusst aufgrund von individuellen Vorzügen/Routinen die Auswahl, zumal es zu wenig Evidenz zum validen Vergleich verschiedener Verfahren gibt.

**EVIDENZ**

- Instabile Frakturen und Frakturen mit neurologischen Schädigungen oder einer Gefahr für neurogene Strukturen werden operativ mit einer dorsalen transpedikulären Stabilisation mittels Fixateur interne durchgeführt. Bei massivem Schaden eines Wirbelkörpers kann eine Stabilisation mittels Wirbelkörperersatz indiziert sein (vgl. Schnake et al. 2013).
- In einem systematischen Review verglichen Vercoulen et al. quantitative Daten zu verschiedenen chirurgischen Verfahren zur Behandlung von traumatischen Frakturen der Brust- und Lendenwirbelsäule. Bei Berstungsfrakturen vom Typ A3/A4 ohne gravierende neurologische Defizite erwies sich die posteriore perkutane Technik (PP) als sicherste und praktikabelste Option. Bei Bedarf kann sie mit einer anterioren Augmentation kombiniert werden, um eine sekundäre Kyphose bei Gelenkfrakturen oder betroffenen Deckplatten zu verhindern.
- Eine posteriore offene Technik (PO) ist bei fast allen Frakturarten möglich. Zwingend notwendig ist sie, wenn eine zusätzliche posteriore Dekompression oder Fusion erforderlich ist, was mit minimalinvasiveren Methoden nicht erreicht werden kann.
- Insgesamt führen chirurgische Eingriffe nicht zu neurologischen Verschlechterungen.
- Randomisierte Studien zum echten Vergleich chirurgischer Verfahren untereinander liegen kaum vor (vgl. Vercoulen et al. 2024).

Neben der Einbringung eines Fixateur interne (➤ Abb. 3.12) oder einer Spondylodese mittels OLIF-Technik (➤ Kap. 3.5.2) kann eine Spongiosaplastik (➤ Abb. 3.13) oder eine Augmentation mit Knochenzement (Kyphoplastie, Spondyloplastie) ergänzend genutzt werden, um Sekundärkyphosen zu verhindern. Zur Vorbereitung wird der Wirbelkörper mit einem eingeführten Ballon aufgerichtet.

### Postoperative Rehabilitation

Es gibt keine einheitlichen Leitlinien zur postoperativen Rehabilitation von Wirbelsäulenoperationen. Nachbehandlungsschemata von Operateuren weichen individuell stark voneinander ab (vgl. Schröter et al. 2014). Die postoperative

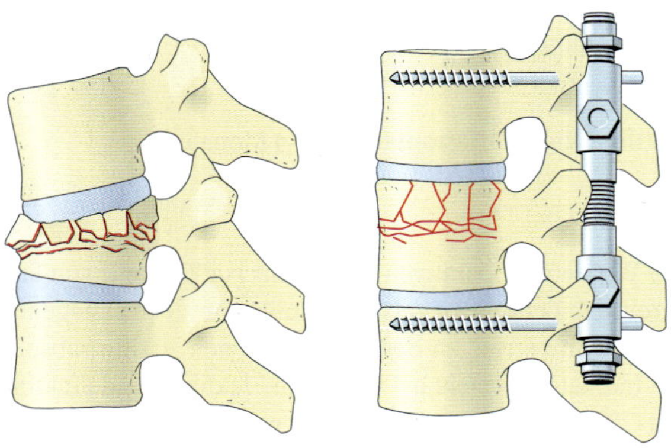

**Abb. 3.12** Instabile Wirbelkörperfraktur der LWS, links vor, rechts nach der Stabilisierung mit einer dorsalen transpedikulären Stabilisierung (Spondylodese). Dieser Fixateur interne ist völlig von Weichteilen bedeckt und von außen nicht sichtbar. [L190]

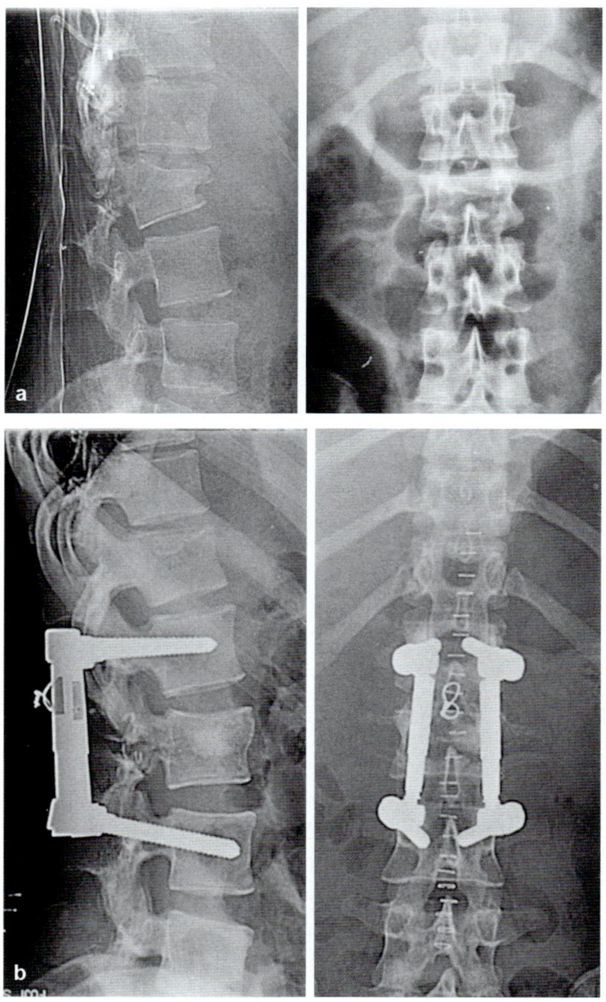


**Abb. 3.13** Transpedikuläre Spongiosaplastik: a) Typische B1.2-Fraktur des LWK 2 mit Kompression des Wirbelkörpers und Zerreißung zwischen den Dornfortsätzen unter Mitnahme des Unterrands des Proc spinosus von L1; b) Stabilisierung durch Fixateur interne, Auffüllen des aufgerichteten Wirbelkörpers mit transpedikulär eingebrachter Spongiosa. Die Cerclage befestigt den osteoligamentären Dornfortsatzabriss. [T801]

Rehabilitation ist abhängig vom Ausmaß der Verletzung, dem gewählten operativen Verfahren und etwaigen Begleitverletzungen.

Die postoperative Rehabilitation nach Versorgung mit Fixateur interne kann wie folgt durchgeführt werden:

**Entzündungsphase:**

- Während der Entzündungsphase sind aktives Bewegen und aufrechtes Sitzen im schmerzfreien Bereich bereits erlaubt.
- Bewegungswechsel zwischen Liegen, Sitzen und Stehen sind empfehlenswert.
- Bei zunehmenden Schmerzen sollte die Belastung reduziert werden.
- In der Entzündungsphase sollte noch keine manualtherapeutische Behandlung stattfinden.
- Je nach Mobilität sind aktive Thromboseprophylaxe und Orthostaseprophylaxe sinnvoll.

**Proliferationsphase:**

- Während der Proliferationsphase wird die Belastung weitergeführt. Die einzige Steigerung der Aktivität resultiert daraus, dass mehr Bewegung schmerzfrei möglich ist.

**Konsolidierungs- und Umbauphase:**

- In den Wochen 5–12 kann die Belastung schrittweise gesteigert werden. Beginnendes Training, auch in der medizinischen Trainingstherapie, ist im schmerzfreien Rahmen erlaubt.
- Manualtherapeutisch werden alle umliegenden Gelenke vom TLÜ bis zu den Hüftgelenken mobilisiert, zudem werden tonusregulierende Maßnahmen durchgeführt.

**HINWEIS**

Nach lumbalen Wirbelfrakturen sind Anschlussheilbehandlungen möglich.

**Mittlere Rehabilitationszeit** > 12 Wochen.

## Zusammenfassung

### Frakturen der Lendenwirbelsäule

Frakturen im Bereich der Lendenwirbelsäule können durch Distraktions-, Kompressions- oder Rotationsverletzungen entstehen. Bei unklaren Befunden sollte neben einer Röntgenuntersuchung zum Ausschluss von Organ- oder Weichteilläsionen auch eine MRT oder CT erfolgen. Laborparameter sollten obligatorisch bestimmt werden. Während stabile und nicht dislozierte Frakturen konservativ behandelt werden können, werden instabile und dislozierte Frakturen operativ und zumeist mittels Spondylodese versorgt.

### 3.3.3 Bandscheibenläsionen

**Synonym** Diskusläsionen.

**BEFUNDE**

**Traumamechanismus**
- Distraktionsverletzungen (Flexions- oder Extensionstraumen): Verkehrsunfälle (Anpralltraumen), Stürze, Schläge/Tritte (selten)
- Rotationsverletzungen: Sturz vom Motorrad, Fahrrad, Pferd oder der Leiter
- Hebetraumen

**Allgemeine Leitsymptome und Befunde**
- Starke lokale Schmerzen
- Deutlich eingeschränkte Bewegungsbereitschaft

**Mögliche weitere Befunde**
- Hämatom
- Sichtbare Dislokation
- Offene Wunden

#### Beschreibung

Bandscheibenläsionen werden gemeinsam mit den Frakturen in der AO/OTA-Klassifikation eingeteilt (➢ Kap. 3.3.2). Bei kompletten horizontalen Rupturen besteht Luxationsgefahr. Isolierte traumatische Verletzungen der Bandscheibe sind selten.

In medizinischen Gutachten ist die Bewertung, ob ein Trauma ursächlich verantwortlich für einen isolierten Diskusschaden sein kann, schwierig. Hierbei werden verschiedene medizinische Aspekte einbezogen (vgl. Widder et al. 2011: 445):
- Schwere des Traumas
- Zeit zwischen Trauma und Erstsymptomen
- Befunde (MRT bzw. intraoperativ)
- Etwaige Vorschädigungen

Um eine Bandscheibe nachhaltig zu verletzen, benötigt es ein adäquates Trauma und eine Krafteinwirkung, die in der Regel zeitgleich auch Frakturen nach sich zieht. Es wird angenommen, dass bei den meisten isolierten posttraumatisch symptomatischen Diskusläsionen eine Vorschädigung im Sinne einer Diskuspathomorphologie vorliegt (➢ Kap. 3.6).

Ein adäquates Trauma wird angenommen bei
- Stürzen/Sprüngen aus großer Höhe,
- Stürzen beim Heben/Tragen schwerer Lasten,
- Auffahrunfällen bei hoher Geschwindigkeit (Hochrasanztrauma),
- Sportunfällen mit großer direkter Krafteinwirkung.

Hebetraumen können vor allem bei bestehender Vorschädigung zu weiteren Rissbildungen in den Anulusfasern führen (➢ Kap. 3.6, Diskuspathomorphologie).

#### Mögliche Begleitverletzungen

Als Begleitverletzungen kommen Frakturen, Muskelläsionen und Verletzungen innerer Organe in Betracht.

#### Differenzialdiagnosen

Differenzialdiagnostisch kommen Kontusionen und Frakturen in Betracht.

#### Untersuchung

**Manualtherapeutisch** Die klinische Untersuchung hat folgenden Aufbau:
- Anamnese
  - Beschwerdehistorie zur Bewertung etwaiger Vorerkrankungen (Bulging, Protrusion)
  - Traumaanalyse.
- Inspektion von
  - Schonhaltung,
  - Bewegungsbereitschaft,
  - Achsenabweichungen/Dislokationen,
  - Hämatomen,
  - offenen Wunden.
- Beurteilung der Schmerzen: Folgende Aspekte gehören zur Beurteilung bestehender Schmerzen:
  - Schmerzlokalisation
  - Schmerzart (lokaler Schmerz, Referred pain, neuropathischer Schmerz)
  - Schmerzprovokation durch Traktion oder Kompression.
- Neurologische Untersuchung: Die Höhe der Läsion wird dokumentiert. Die Bewegungsfähigkeit der Beine wird überprüft. Sensibilität und Reflexe werden getestet. Bestehende neuropathische Beschwerden werden dokumentiert.

**CAVE**

Ein Straight-leg-raise-Test zur Beurteilung des Ausmaßes von neuropathischen Schmerzen ist posttraumatisch kontraindiziert!

**RED FLAG**

Bei Verdacht auf große Bandscheibenläsionen/Luxationen ist der Patient umgehend zum Arzt zu überweisen, ggf. ist der Rettungsdienst zu alarmieren.

**Medizinisch** In der Röntgenuntersuchung in zwei Ebenen können Luxationen dargestellt und Frakturen ausgeschlossen werden. Das Ausmaß von Schädigungen der Bandscheibe kann in einer MRT beurteilt werden. Es folgen zudem Untersuchungen zum Ausschluss von Begleitverletzungen, siehe unter Untersuchung bei Verdacht auf Frakturen in ➢ Kap. 3.3.2.

#### Therapie

##### Konservativ

Bandscheibenverletzungen mit geringem Ausmaß ohne Luxation oder Dislokation können konservativ behandelt werden.

Die Therapie wird wie folgt durchgeführt:

**Entzündungsphase:**
- Bei größerer Schädigung Bettruhe
- Reduktion von Belastung
- Reduktion von Bewegung
- Beckenkippen im schmerzfreien Bereich in Seitlage

**Proliferationsphase:**
- Mobilisation umliegender Gelenke
- Lumbales Stabilisationstraining (mit dem Stabilizer) im schmerzfreien Bereich
- Gehen und Sitzen im schmerzfreien Bereich

**Konsolidierungsphase:**
- Endgradige segmentale Mobilisation in Seitlage, bei großen Läsionen erst nach 6 Wochen
- Mobilisation umliegender Gelenke
- Lumbales Stabilisationstraining (mit dem Stabilizer)
- Mattenprogramm und beginnende Trainingstherapie
- Erweiterung der Gehstrecke

**Umbauphase:**
- Erarbeiten der Sportfähigkeit

**Mittlere Rehabilitationszeit** 6–12 Wochen.

### Operativ

Traumatische Verletzungen der lumbalen Bandscheibe mit OP-Indikation sind selten. Sie entstehen bei Hochrasanztraumen in Kombination mit Frakturen und weiteren Begleitverletzungen.

Die OP-Strategie richtet sich nach dem Ausmaß der Schädigung. Bei Distraktions- und Rotationsverletzungen bestehen zumeist auch Frakturen. Die operativen Möglichkeiten werden in ➤ Kap. 3.3.2 beschrieben. Isolierte Verletzungen eines Diskus im Sinne eines Prolapses bzw. Sequesters werden bei bestehender OP-Indikation versorgt wie ein Diskusprolaps ohne vorangegangenes Trauma (➤ Kap. 3.6).

Auch die postoperative Rehabilitation und die mittleren Rehabilitationszeiten werden in den oben genannten Kapiteln erläutert.

**Zusammenfassung**

**Traumatische Verletzung der lumbalen Bandscheibe**

Traumatische Läsionen der lumbalen Bandscheibe können durch Distraktions- oder Rotationsverletzungen entstehen und treten oft gemeinsam mit Frakturen auf. In der Regel können Verletzungen der Bandscheibe konservativ behandelt werden. Nach Hochrasanztraumen mit großen Schädigungen oder Luxation kann eine operative Versorgung indiziert sein.

## 3.3.4 Luxationen

**BEFUNDE**

**Traumamechanismus**
- Distraktionsverletzungen (Flexions- oder Extensionstraumen): Verkehrsunfälle (Anpralltraumen), Stürze, Schläge/Tritte (selten)
- Rotationsverletzungen: Sturz vom Motorrad, Fahrrad, Pferd oder der Leiter

**Allgemeine Leitsymptome und Befunde**
- Starke lokale Schmerzen
- Deutlich eingeschränkte Bewegungsbereitschaft

**Mögliche weitere Befunde**
- Hämatom
- Sichtbare Dislokation
- Offene Wunden
- Klopfschmerz
- Radikulopathie
- Kauda-Syndrom

### Beschreibung

Luxationen im Lumbalbereich können durch Distraktions- oder Rotationsverletzungen entstehen. Die Einteilung erfolgt innerhalb der AO/OTA-Klassifikation und wird in ➤ Kap. 3.3.2 ausführlich beschrieben. Luxationen können aus einer kompletten Zerreißung (horizontal) einer Bandscheibe oder aus einer dislozierten Fraktur (➤ Abb. 3.14) entstehen.

### Mögliche Begleitverletzungen

Da Luxationen in der Regel aus Hochrasanztraumen resultieren, können neben Frakturen und Zerreißungen der Bandscheibe auch Muskel- und Organverletzungen vorliegen.

### Differenzialdiagnosen

Differenzialdiagnostisch kommen Kontusionen und einfache Bandscheibenverletzungen in Betracht. Gab es kein Trauma,

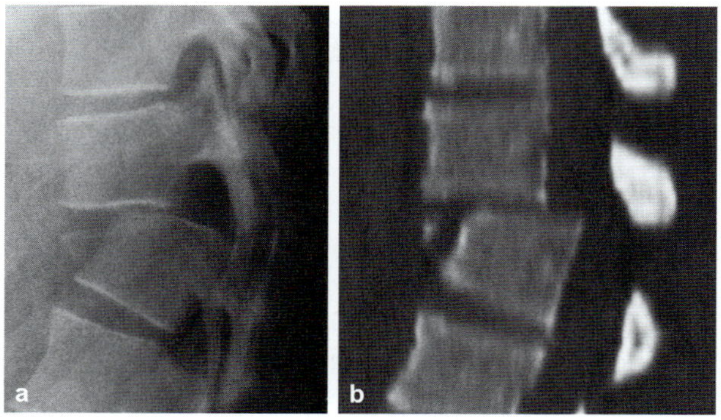


**Abb. 3.14** Luxationsfraktur (Flexions-Distraktionstyp): a) Seitaufnahme des thorakolumbalen Übergangs; b) Sagittale CT-Rekonstruktion. [R390]

kommen osteoporotische Frakturen, Metastasen, ein Plasmozytom, Osteomalazie, hämatologische Erkrankungen und Deckplatteneinbrüche bei Morbus Scheuermann in Frage.

### Untersuchung und Therapie

Die Untersuchung und Therapie bei Zustand nach Luxationen der Lendenwirbelsäule folgt der in ➢ Kap. 3.3.2 unter Frakturen beschriebenen Vorgehensweise.

**Zusammenfassung**

**Luxationen der Lendenwirbelsäule**

Luxationen können durch Distraktions- oder Rotationstraumen entstehen. Eine Luxation ist sowohl bei Zerreißung einer lumbalen Bandscheibe als auch als Folge stark dislozierter Frakturen möglich. Die Therapie erfolgt operativ.

## 3.3.5 Muskelläsionen

Muskelläsionen werden, inklusive der Untersuchungs- und Behandlungsstrategien, in Band I dieser Buchreihe ausführlich beschrieben.

Im Bereich der Lendenwirbelsäule sind isolierte Verletzungen von Rückenmuskeln selten. Läsionen im Bereich der Bauchmuskulatur, insbesondere des M. rectus abdominis, des M. obliquus internus und externus abdominis kommen hingegen in der Praxis vor.

Überlastung im Sinne von einer die momentane Belastbarkeit überschreitenden übermäßigen Aktivität (Dauerbelastung) oder einer einmaligen, zumeist phasischen oder exzentrischen Muskelkontraktion kann zu Läsionen von Bauchmuskeln (Verhärtung, Zerrung, Faserriss, Bündelriss) oder in seltenen Fällen zur Komplettruptur führen.

**BEFUNDE**

**Leitsymptomatik**
- Lokale Schmerzen bei Anspannung
- Druckdolenz
- Ruheschmerz bei größerer Verletzung

# 3.4 Entzündliche Erkrankungen

## 3.4.1 Rheumatische Erkrankungen

Grundlagen rheumatischer Erkrankungen werden in ➢ Kap. 1.1.3 erläutert.

**BEFUNDE**

**Allgemeine Leitsymptome und Befunde**
- Schübe und Remissionen der entzündlichen Aktivität wechseln sich ab.
- Multiple Regionen des Körpers sind betroffen.
- Gelenke, Muskeln oder Faszien können betroffen sein.
- Darm, Haut, Augen oder innere Organe können betroffen sein.

Es gibt viele rheumatische Erkrankungen. Die Gelenke der Wirbelsäule und des Beckens sind jedoch insbesondere bei den fünf Erkrankungen aus der Gruppe der **Spondylarthritiden** betroffen:
- Morbus Bechterew
- Morbus Reiter
- Psoriasis-Arthritis
- Morbus Crohn
- Colitis ulcerosa

Jedoch können auch eine rheumatische Arthritis, eine juvenile Polyarthritis und weitere Erkrankungen aus dem rheumatischen Formenkreis die Wirbelsäule mitbetreffen.

Aufgrund der Relevanz für alle Regionen des Körpers werden die rheumatischen Erkrankungen in Band I dieser Buchreihe umfassend und in Summe erläutert.

## 3.4.2 Postinfektiöse Erkrankungen

**BEFUNDE**

**Leitsymptomatik und Befunde**
- Persistierende Schmerzen, die bei Belastung stärker werden
- Geschwollene, gerötete und überwärmte Gelenk- oder Muskelregionen

**Anamnestische Informationen**
- Zurückliegende Infekte oder vorangegangene offene Wunden oder Operationen

Postinfektiöse Erkrankungen können sowohl durch endogene als auch durch exogene Keime entstehen. Leitsymptomatik sind persistierende Schmerzen, die bei Belastung stärker werden. Oft findet man geschwollene, gerötete und überwärmte Regionen nach zurückliegendem oder andauerndem infektiösem Geschehen. Die Schwellung bzw. Rötung ist jedoch, anders als bei postinfektiösen Pathologien der Extremitäten, im Bereich des Beckens und der Wirbelsäule oft nicht sichtbar. Häufigstes Krankheitsbild ist die postinfektiöse Osteomyelitis.

Aufgrund der Relevanz für alle oder zumindest mehrere Regionen der Wirbelsäule werden die postinfektiösen Erkrankungen der Wirbelsäule in ➢ Kap. 9.1 ausführlich erklärt.

3

## 3.5 Degenerative Erkrankungen

Basiswissen zu degenerativen Erkrankungen wird in ➤ Kap. 1.1.4 vermittelt.

### 3.5.1 Spondylarthrose, lumbale

**Synonyme** Facettengelenksarthrose, Facettensyndrom, Zygapophyseal-Arthrose.

**Ätiologie** Übergewicht, entzündliche Erkrankungen und posttraumatische Folgen können zu Spondylarthrosen führen. Auch kongenitale Erkrankungen (z. B. Skoliosen) können ein ätiologischer Faktor sein.

**BEFUNDE**

**Leitsymptomatik**
- Lumbale paravertebrale Schmerzen
- Morgendliche Schmerzen
- Funktionseinschränkung
- Belastungsschmerz

**Mögliche weitere Befunde**
- Muskulärer Hypertonus
- Lumbale Radikulopathie (durch facettäre Osteophyten)
- Ggf. Referred pain (unilateral und multisegmental aus drei Segmenten)

#### Beschreibung

Eine Spondylarthrose als Ursache für Beschwerden in der Lendenwirbelregion ist nur schwer sicher zu diagnostizieren. Dies liegt zum einen daran, dass sie in der Regel mit anderen Pathologien (Diskuspathomorphologien) einhergeht und die Facettengelenke zudem die gleiche nozisensorische Innervation aufweisen wie der laterale Diskus und ein großer Teil der Muskulatur. Von einer Spondylarthrose sind zumeist ältere Patienten betroffen, entzündliche Erkrankungen und posttraumatische Entwicklungen können jedoch verfrüht dazu führen.

#### Differenzialdiagnosen

Differenzialdiagnostisch kommen eine Spondylarthritis, Diskuspathomorphologien oder extravertebrale abdominelle Erkrankungen in Betracht. In der gängigen Fachliteratur werden auch Radikulopathien und Plexusaffektionen genannt, diese sind jedoch anamnestisch abgrenzbar.

#### Untersuchung

**Manualtherapeutisch** Nach der Anamnese folgt eine Inspektion im Stand. Im Anschluss wird die regionale und segmentale dreidimensionale Funktionsuntersuchung der LWS durchgeführt. Grundsätzlich sollte von L1–L4 immer belastet (im Sitzen) untersucht werden, es sei denn, es spricht etwas dagegen (Schmerzen, Pathologien). Die Bewegungssegmente L4/L5 und L5/S1 hingegen können nur in Seitlage (3D-Flexion) bzw. Bauchlage (3D-Extension) untersucht werden. Im Sitzen würden die vertikalen Anteile der Ligg. iliolumbale L4/L5 und die horizontalen Anteile L5/S1 verriegeln, eine Aufnahme von kapsulärem Endgefühl wäre nicht möglich.

Kriterien der segmentalen Untersuchung sind Bewegungsbereitschaft, Bewegungsausmaß, Endgefühl und Schmerz. Die größte Schmerzprovokation ist in homonymer Extension zur betroffenen Seite zu erwarten, da hier das Gelenk komplett schließt (facettärer Impact).

Um Bewegungsausmaß und Endgefühl beurteilen zu können, sollte im Seitenvergleich und im Vergleich zu benachbarten Bewegungssegmenten getestet werden.

**EVIDENZ**

Erfahrungen in der Arbeit mit Auszubildenden zeigen, dass Sensitivität und Spezifität der Untersuchung von Funktionsstörungen nicht repräsentativ sind und die Reliabilität auch bei gleicher Grifftechnik gering ist. Eine Spondylarthrose kann durch die klinische Untersuchung nicht sicher diagnostiziert werden. Eine Abgrenzung zur Osteochondrosis intervertebralis durch klinische Diagnostik ist nicht möglich. Im Zusammenhang mit der Anamnese kann der Verdacht jedoch erhärtet werden.
Stadien der Diskuspathomorphologie sind anamnestisch klarer erkennbar und sollten differenzialdiagnostisch bewertet werden.

**Medizinisch** Zur Beurteilung der Facettengelenke ist eine Röntgenuntersuchung Standard. Allerdings ist auch die Diagnose einer Spondylarthrose mittels Röntgen nicht beweisend für die Ursache der Patientenbeschwerden. Eine MRT eignet sich zur Beurteilung der Bandscheiben.

Eine Alternative bietet die Diagnostik durch gezielte Injektion von Lidocain (Besserung für ca. 2 Stunden), danach Mepivacain (Besserung für 4–6 Stunden) (vgl. Breusch et al. 2019: 342).

#### Therapie

##### Konservativ

**Manualtherapeutisch**
- Segmentale Mobilisation
- Mobilisation umliegender Gelenke (TLÜ, ISG, Hüftgelenke)
- Automobilisationen
- Lumbales Stabilitätstraining
- Trainingstherapie
- Gewichtsreduktion

**Medizinisch** Neben der oralen NSAID-Gabe stellen Infiltrationen mit autologem konditioniertem Serum (ACS) oder

Kortison (Triam) mögliche medizinische Interventionen dar. Kortisoninjektionen sollten jedoch maximal viermal pro Jahr verabreicht werden.

#### Operativ

Eine operative Intervention erfolgt nur bei progredienten, therapieresistenten starken Beschwerden und eindeutiger Diagnose. In diesem Fall ist eine Spondylodese abzuwägen.

#### Postoperative Rehabilitation

Es gibt keine einheitlichen Leitlinien zur postoperativen Rehabilitation von Wirbelsäulenoperationen. Nachbehandlungsschemata von Operateuren weichen individuell stark voneinander ab (vgl. Schröter et al. 2014). Die postoperative Rehabilitation ist abhängig vom Ausmaß der Verletzung, dem gewählten operativen Verfahren und etwaigen Begleitverletzungen.

Bei **Zustand nach Spondylodese** kann die Rehabilitation wie folgt durchgeführt werden:

**Entzündungsphase:**

- Während der Entzündungsphase sind aktives Bewegen und aufrechtes Sitzen im schmerzfreien Bereich bereits erlaubt.
- Bewegungswechsel zwischen Liegen, Sitzen und Stehen sind empfehlenswert.
- Bei zunehmenden Schmerzen sollte die Belastung reduziert werden.
- In der Entzündungsphase sollte noch keine manualtherapeutische Behandlung stattfinden.
- Je nach Mobilität sind aktive Thromboseprophylaxe und Orthostaseprophylaxe sinnvoll.

**Proliferationsphase:**

- Während der Proliferationsphase wird die Belastung weitergeführt. Die einzige Steigerung der Aktivität resultiert daraus, dass mehr Bewegung schmerzfrei möglich ist.

**Konsolidierungs- und Umbauphase:**

- In den Wochen 5–12 kann die Belastung schrittweise gesteigert werden. Beginnendes Training, auch in der medizinischen Trainingstherapie, ist im schmerzfreien Rahmen erlaubt.
- Manualtherapeutisch werden alle umliegenden Gelenke vom TLÜ bis zu den Hüftgelenken mobilisiert, zudem werden tonusregulierende Maßnahmen durchgeführt.

## 3.5.2 Osteochondrosis intervertebralis, lumbale

**Synonym** Bandscheibendegeneration.

**BEFUNDE**
- Keine klare Leitsymptomatik
- Ggf. Rückenschmerzen

### Beschreibung

Eine Osteochondrosis intervertebralis ist eine degenerative Veränderung einer Bandscheibe und der angrenzenden Wirbelkörper.

### Klassifikation

#### Modic-Klassifikation

Eine Klassifikation nach Modic kann anhand einer MRT durchgeführt werden:

- Typ I – Ödem des deckplattennahen Wirbelkörpers (erosiv oder aktiviert)
- Typ II – Fettgewebskonversion
- Typ III – Sklerosierung

### Differenzialdiagnosen

Differenzialdiagnostisch kommen eine Spondylodiszitis oder Spondylarthrose in Betracht.

### Untersuchung

**Manualtherapeutisch** Eine Abgrenzung zur Spondylarthrose durch klinische Diagnostik ist nicht möglich. Alter, Konstitution, Belastung im Beruf und Vorerkrankungen der Bandscheiben können Hinweise sein.

**Medizinisch** In der Röntgenuntersuchung und der CT können Höhenminderungen, ein Vakuumphänomen und ggf. auch Verkalkungen der Bandscheiben dargestellt werden. In der Spätphase sind subchondrale Sklerosierungen und ggf. auch Spondylophyten darstellbar. Ventrale Spondylophyten sind ab dem 40. Lebensjahr physiologisch. Sie haben keinerlei klinische Relevanz.

In der MRT zeigt sich ein reduziertes T2w-Signal aufgrund der fortgeschrittenen Dehydration der Bandscheibe. Des Weiteren lassen sich hier die Merkmale der Modic-Klassifikation darstellen.

### Therapie

#### Konservativ

- Segmentale Mobilisation
- Mobilisation umliegender Gelenke (TLÜ, ISG, Hüftgelenke)
- Lumbales Stabilitätstraining
- Trainingstherapie
- Gewichtsreduktion

3

### Operativ

Eine Operation ist das letzte therapeutische Mittel bei bestehender Osteochondrosis intervertebralis. Das operative Verfahren ist abhängig vom Ausmaß der Erkrankung und den möglicherweise daraus resultierenden Begleitsymptomen (Radikulopathie, Kauda-Syndrom) und reicht von Spondylodesen bis zu Bandscheibenprothesen.

#### Lumbale Spondylodese mittels Fixateur externe

Eine Spondylodese ist in folgenden Fällen indiziert (vgl. Jerosch 2019: 230):

- Symptomatische Makroinstabilität
- Hinweise auf symptomatische Mikroinstabilität
- Degenerative Deformität mit foraminaler Wurzelkompression
- Isthmische Spondylolisthesen (➤ Kap. 3.9.1).

#### Lumbale Spondylodese mittels OLIF-Technik

Eine Fusion mittels OLIF-Technik (Oblique Lumbar Interbody Fusion) ist in folgenden Fällen indiziert (vgl. Jerosch 2019: 246):

- Degenerative Bandscheibenerkrankungen
  - Osteochondrose mit Foramenstenose
  - Medianer Bandscheibenvorfall
- Deformitäten
  - Spondylolisthese
  - Skoliose
  - Kyphose
- Traumatische Läsionen
  - Wirbelfrakturen
  - Diskoligamentäre Instabilitäten
- Entzündliche Erkrankungen
  - Spondylodiszitis
  - Spondylitis
- Neoplastische Erkrankungen
  - Metastasen
  - Primärtumoren der Wirbelsäule
- In der Revisionschirurgie
  - Pseudarthrosen
  - Cagedislokation oder-sinterung

#### Lumbale Bandscheibenvollprothesen

Die präoperative Evaluation des Zwischenwirbelraums, der Höhenminderung und individuellen Parameter wie der Knochendichte ist zwingend erforderlich. Unerfahrene Operateure sollten zunächst nur Eingriffe bei Patienten, deren Bandscheibenhöhe noch > 50 % besteht, übernehmen (vgl. Bertagnoli et al. 2011: 138).

Mittlerweile gibt es viele unterschiedliche lumbale Vollprothesen, wie zum Beispiel:

- Charité-Prothese
- ProDisc-L-Prothese
- FlexiCore-Prothese
- Activ-L-Prothese
- Maverick-Prothese

Die Evidenz und Empfehlungen zu unterschiedlichen Prothesen variieren stark.

### Postoperative Rehabilitation

Die postoperative Rehabilitation richtet sich nach dem durchgeführten Verfahren und folgt dem Nachbehandlungsschema des Operateurs.

Bei **Zustand nach lumbaler Bandscheibenprothese** wird die postoperative Rehabilitation wie folgt durchgeführt:

Der stationäre Aufenthalt beträgt 5–7 Tage. Patienten können ab dem 1. postoperativen Tag aufstehen. Sitzen ist erlaubt, Hyperextension und das Tragen von Gewichten sollte vermieden werden. Umliegende Gelenke können ab der 2. Woche in Seitlage mobilisiert werden. Die komplette Festigkeit erreicht die Prothese nach 3 Monaten. Ab diesem Zeitpunkt kann Sportfähigkeit erarbeitet werden

**HINWEIS**

Die Nachbehandlung von Spondylodesen mittels Fixateurs externes wird in ➤ Kap. 3.3.2 beschrieben. OP-Verfahren und Nachbehandlung nach lumbaler Dekompression und lumbaler Nukleoplastie werden in ➤ Kap. 3.6.5 erläutert.

## 3.5.3 Degenerative Retrolisthesis

Zum Verständnis des Krankheitsbildes einer degenerativen Retrolisthesis und ihrer möglichen Auswirkungen sollte das Thema lumbale Radikulopathie (➤ Kap. 3.8) verstanden sein. Daher wird es erst in ➤ Kap. 3.9.2 beschrieben.

## 3.5.4 Baastrup-Syndrom

**Synonyme** Kissing Spine, Osteoarthrosis interspinosa.

**Ätiologie** Hyperlordose, Hypermobilität, kongenitale, sagittale Verbreiterung der lumbalen Procc. spinosi, Höhenabnahme des Bandscheibenraums.

**BEFUNDE**

**Leitsymptomatik**

- Druckdolenz betroffener Dornfortsätze
- Extensionsschmerz

### Beschreibung

Ein Baastrup-Syndrom ist nicht als eigenständiges Krankheitsbild, sondern als Folge einer stark ausgeprägten lumbalen Degeneration bei bestehender Hyperlordose zu sehen. Aufgrund starker Höhenabnahme durch Osteochondrosis intervertebralis tangieren die Procc. spinosi mit großem Druck. Es resultiert ein lumbaler Schmerz, der durch manuellen Druck und Extension verstärkt wird.

### Untersuchung

Eine Röntgenuntersuchung in Extension zeigt das Kissing-Spine-Phänomen und in der Regel Spondylosen, Spondylarthrosen und intervertebrale Osteochondrosen.

### Therapie

#### Konservativ

**Manualtherapeutisch** Delordosierende Mobilisationen und Kräftigungen.

**Medizinisch** Bei starken Beschwerden ggf. Analgetika (NSAID) oder Infiltrationen.

#### Operativ

Sehr selten bei therapieresistenten Beschwerden ist eine keilförmige Verkleinerung der betroffenen Procc. spinosi erforderlich. Bei ausgeprägter Arthrose sind ggf. weitere Maßnahmen erforderlich (➤ Kap. 3.5.1 und ➤ Kap. 3.5.2).

#### Postoperative Rehabilitation

Die postoperative Rehabilitation richtet sich nach den durchgeführten Maßnahmen und folgt dem Nachbehandlungsschema des Operateurs.

**Zusammenfassung**

**Degenerative Erkrankungen der Lendenwirbelsäule**

Im Lumbalbereich können die Facettengelenke, die Wirbelkörper und die Bandscheiben von Degeneration betroffen sein. Eine Degeneration der Facettengelenke als Ursache für Patientenbeschwerden ist schwer sicher zu diagnostizieren: zum einen, weil viele asymptomatische Patienten in Bildgebungen Arthrosen der Facettengelenke (Spondylarthrosen) aufweisen, zum anderen, weil die Symptomatik der einer Osteochondrosis intervertebralis ähnelt.

In der Regel erfolgt die Therapie konservativ, bei lumbaler Radikulopathie durch Stenosen, zum Beispiel kann bei degenerativer Retrolisthesis eine operative Intervention erforderlich sein.

## 3.6 Lumbale Bandscheibenpathomorphologie

**Synonym** Lumbale Diskuspathomorphologie.

### 3.6.1 Grundlagen

#### Allgemeiner Aufbau und Funktion der lumbalen Bandscheibe

Im Wesentlichen gleicht der Aufbau der lumbalen Bandscheibe dem in ➤ Kap. 1.6.2 beschriebenen allgemeinen Aufbau von Bindegewebe. Allerdings gibt es einige Besonderheiten.

Der innere Teil der Bandscheibe wird als Nucleus pulposus, der äußere Teil als Anulus fibrosus bezeichnet. Diese grobe Trennung eines gelartigen Kerns von einer lamellenartigen Hülle verfließt bis zum Erreichen des Erwachsenenalters immer mehr zu einer homogenen faserknorpeligen Struktur. Sie hilft jedoch beim Verständnis von Aufbau und Funktion.

Der Anulus fibrosus wird in eine Innenzone und eine Außenzone unterteilt. Während der Nucleus pulposus und die Innenzone des Anulus fibrosus kaudal und kranial mit den jeweiligen hyalinknorpeligen Deckplatten verwachsen sind, haben die Fasern der Außenzone des Anulus fibrosus Kontakt zur Apophysis anularis, dem anulären Außenrand der Wirbelkörper. Dieser ist nicht von den Deckplatten ausgekleidet. Aufgrund dieser unterschiedlichen Fixation mit differenter Festigkeit kommt es, bei durch Translation entstehenden Kräften zwischen diesen Schichten, in einer lumbalen Bandscheibe im Rahmen einer üblichen Pathomorphologie fast immer zwischen der Innen- und Außenzone der Anulusfasern zu ersten Schäden. Diese Läsionen entstehen dorsal, da die ventralen und lateralen Fasern deutlich dicker sind und typische Flexionsmuster zu dorsalen Kraftentwicklungen führen. Die Anulusfasern bilden zwischen 15 und 25 Laminae und verlaufen von Schicht zu Schicht gekreuzt und jeweils 30–65° zur Vertikallinie. Somit können Zugkräfte aus allen Richtungen aufgefangen werden (➤ Abb. 3.15).

#### Sharpey-Fasern

Die Fasern der äußersten Schicht der Außenzone des Anulus fibrosus und somit die äußere Ummantelung der Bandscheibe werden als Sharpey-Fasern bezeichnet. Sie sind dicker und widerstandsfähiger als die übrigen Anulusfasern. Erst wenn sie geschädigt werden, kann Bandscheibenmaterial aus der Bandscheibe prolabieren.

#### Zellen

Im äußeren Bereich der Bandscheibe finden sich überwiegend Fibroblasten und Fibrozyten, im Innern der Bandscheibe vor

3

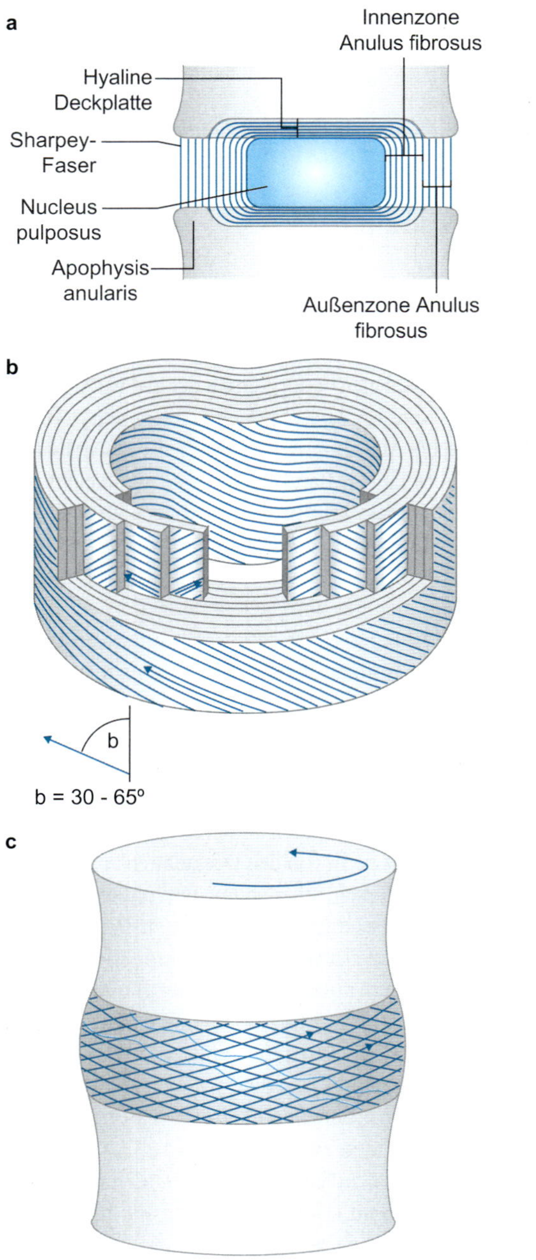


**Abb. 3.15** a) Struktur des Diskus mit Ansatz der Anulus-fibrosus-Fasern. Die äußersten Lamellen setzen mithilfe von Sharpey-Fasern am knöchernen Ring der Apophysen an. b) Richtung der Kollagenfasern der konzentrischen Anulus-fibrosus-Lamellen. Die Orientierung der Fasern wechselt in den aufeinanderfolgenden Schichten, wobei die Faserrichtung in einem Winkel von 30–65° zur Vertikalen verläuft. c) Bewegungen in der Wirbelsäule führen selektiv zur Dehnungsspannung der Kollagenfasern des Anulus, so wie hier für eine Rechtsrotation angegeben. [R324]

allem Chondroblasten und Chrondrozyten, im Embryonal- und Säuglingsalter auch Notochordalzellen. Die Fibroblasten produzieren (synthetisieren) neben Fibrozyten auch wichtige Bestandteile der Grundsubstanz.

## Matrix

Die Matrix besteht aus kollagenen und elastischen Fasern, Grundsubstanz (Proteoglykanaggregaten) und Wasser:

### Kollagen Typ I und II

Im äußeren Bereich der Bandscheibe findet sich viel Kollagen Typ I mit der Hauptfunktion, Zugkräften entgegenzuwirken. Im Innern der Bandscheibe findet man überwiegend Kollagen Typ II mit der Hauptfunktion, Druckkräften entgegenzuwirken.

### Grundsubstanz

In einer gesunden Bandscheibe findet sich viel Grundsubstanz. Die Proteoglykanaggregate bestehen aus einer zentralen Hyaluronsäurekette, an die mittels Verlinkungs- und Vernetzungsproteinen Eiweißketten (aus Sulfaten bestehende Glykosaminoglykane) angelagert sind. Am Anfang der Ketten findet sich Keratansulfat, am Ende der Ketten Chondroitinsulfat. Die überwiegend negative Ladung der Proteoglykanaggregate eignet sich, um Wasser zu binden.

### Wasser

Je mehr gebundenes Wasser sich in der Bandscheibe befindet, desto mehr **Formstabilität** hat sie. In der gesunden Bandscheibe werden Druckkräfte (Körpergewicht) auf den Nucleus pulposus in Zugkräfte auf die Anulusfasern umgeleitet, da Wasser in alle Richtungen verteilt wird und die Fasern auf Spannung kommen (➤ Abb. 3.16). Formstabilität sorgt für passive segmentale Stabilität bei Bewegungen, der Abstand zwischen zwei Wirbeln wird möglichst konstant gehalten.

#### Wassermenge

Damit die nötige Menge an Wasser in der Bandscheibe ist und es dennoch einen steten Wasseraustausch geben kann, existieren mehrere Faktoren, die dafür sorgen, dass Wasser in die Bandscheibe hinein bzw. aus der Bandscheibe heraus transportiert werden kann.

Faktoren, die Wasser in die Bandscheibe hineinbringen:

- Bewegungsabhängiger Transport
- Bindungskraft der Proteoglykane (durch negative Ladung)

Faktoren, die Wasser aus der Bandscheibe herausbringen:

- Kompressionskräfte (Körpergewicht)
- Abstoßungskräfte der Glykosaminoglykane untereinander
- Dehnungsrezeptoren im kollagenen Netzwerk (sorgen für Stopp der Wasserzufuhr, wenn die maximale Wassermenge erreicht ist)

#### Hydration und Dehydration

Tagsüber durch Sitz, Stand und Gang überwiegen die Kompressionskräfte, es kommt zum Dehydrationsprozess, so dass die Bandscheibe abends physiologisch über etwas weniger Wasser verfügt. Der Dehydrationsprozess wird durch die Bindungskraft der Proteoglykanaggregate begrenzt. Eine gesunde Band-

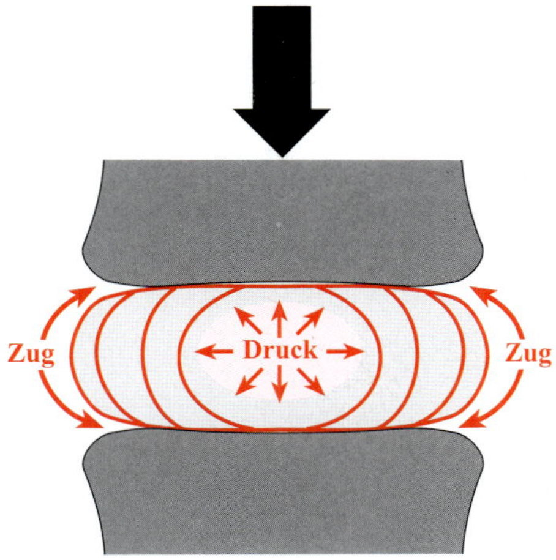


**Abb. 3.16** Formstabilität: Im gesunden Diskus werden Druckkräfte auf den Nucleus pulposus durch Verteilung von Wasser in alle Richtungen in Zugkräfte auf den Anulus fibrosus umgewandelt. [R511]

scheibe verliert so im Tagesverlauf in etwa 10–12 % Wasser, eine degenerierte sogar bis zu 25 % (vgl. van den Berg 2011: 169).

Nachts im Liegen überwiegen die Bindungskräfte der Proteoglykanaggregate, es kommt zum Hydrationsprozess, so dass die Bandscheibe morgens physiologisch über etwas mehr Wasser verfügt. Der Hydrationsprozess wird durch die Dehnungsrezeptoren im kollagenen Netzwerk begrenzt. Die Wassermenge in der gesunden lumbalen Bandscheibe ist somit morgens annähernd optimal. Im Tagesverlauf wird während der Belastungsphasen Wasser aus der Bandscheibe herausgepresst, während der Entlastungsphasen gelangt wieder mehr Wasser ins Innere der Bandscheibe. Etwa 70 % des Wassers nehmen an diesem Kreislauf teil. Am Ende des Tages besteht ein Defizit, da die Belastung überwiegt (vgl. van den Berg 2011: 168).

### Piezoelektrische Aktivität

Neben dem beschriebenen bewegungsabhängigen Transport von Wasser in die Bandscheibe hinein und aus der Bandscheibe heraus gibt es einen weiteren Grund, warum Bewegung für die Bandscheibe wichtig ist. Bewegung sorgt für wechselnde Spannungszustände, da positiv und negativ geladene Bestandteile mit wechselnder Belastung innerhalb der Bandscheibe verschoben werden. Dieses Phänomen von wechselnden Spannungen nennt man piezoelektrische Aktivität. Ist die piezoelektrische Aktivität hoch, ist die Syntheserate der Fibroblasten (und Chondroblasten) ebenfalls erhöht. Es entstehen mehr Zellen und Bausteine der Grundsubstanz.

### Nährstoffversorgung

Während der Austausch von Flüssigkeit wie oben beschrieben vor allem durch bewegungs- bzw. druckabhängigen Transport stattfindet, sind die Hauptprinzipien der Nährstoffversorgung der Bandscheibe Diffusions- und Osmoseprozesse. Im Gegensatz zu einer embryonalen Bandscheibe, die voller Kapillaren ist, ist die adoleszente Bandscheibe annähernd avaskulär, lediglich am äußeren Ring gibt es einige **Anastomosen,** die aus den Gefäßen der Wirbelkörper und denen der Ligg. longitudinales anteriores und posteriores resultieren.

### Innervation

Die ventrale Bandscheibe wird sowohl aus dem R. ventralis als auch aus Fasern des sympathischen Grenzstrangs (R. communicans albus und griseus) versorgt. Der dorsale Anteil der Bandscheibe und somit der klinisch relevantere wird aus Fasern des N. sinuvertebralis versorgt (➤ Abb. 3.17). Die Innervation erfolgt hier multisegmental aus drei Segmenten: aus dem Spinalnerv, der auf Höhe der Bandscheibe durch das entsprechende Foramen intervertebrale austritt, dem darüberliegenden und etwas weniger aus dem darunterliegenden Segment. Die Bandscheibe L5/S1 wird also aus L4, L5 und S1 innerviert.

Mit Blick auf die Frontalebene sind die lateralen Drittel der Bandscheibe unilateral und das mittlere Drittel der Bandscheibe bilateral nozisensorisch innerviert.

Unterteilt man die Bandscheibe mit Blick auf die Transversalebene in drei ovale Ringe, sind die äußeren beiden Ringe nozisensorisch innerviert, der innere Ring nicht.

**HINWEIS**

Laut van den Berg werden Bezug nehmend auf Kääpä et al. 1994, Ashton et al. 1994 und Ohtori et al. 2001 nur die äußeren 7 mm bzw. das äußere Drittel in der Transversalebene innerviert (vgl. van den Berg 2011: 167).
Da anuläre Risse zwischen Innen- und Außenzone des Anulus fibrosus und Läsionen der Innenzone des Anulus jedoch Schmerzen verursachen (siehe Klinik von kleinen und großen Protrusionen), kann jedoch angenommen werden, dass die Innervation von außen nach innen mehr als 7 mm umfasst.

### Funktion

Die lumbale Bandscheibe hat zahlreiche wichtige Funktionen in der Lumbalregion:

- Wichtiger Faktor für segmentale, passive Stabilität
- Auffangen bzw. Puffern von Stoß- und Kompressionskräften
- Auffangen von Zug- und Rotationskräften
- Limitierung von endgradigen Bewegungen

**HINWEIS**

Einige Autoren gehen davon aus, dass die Bandscheibe für das Bewegungsausmaß in der Lendenwirbelsäule zuständig ist, während die Facettengelenke die Bewegungsrichtung bestimmen. Aus manualtherapeutischer Sicht ist dies fraglich, da sich das Endgefühl bei einer segmentalen Untersuchung eines Facettengelenks bei 3D-Flexion (Gelenköffnung) und 3D-Extension (Gelenkschluss) unterscheidet und ähnlich wie bei peripheren Gelenken durch Mobilisationen verändert werden kann.

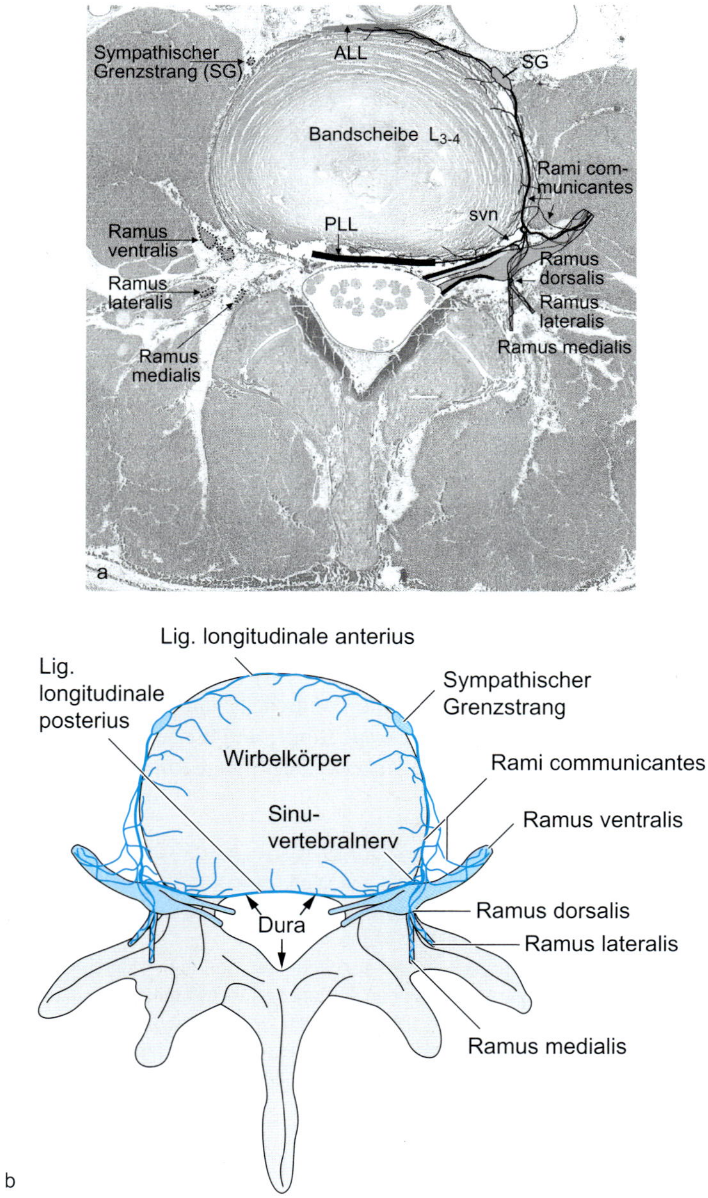


**Abb. 3.17** a) Schematische Zeichnung der Innervation im Lumbalbereich der Wirbelsäule superponiert auf einen histologischen Cryomacrotom-Schnitt (28 µm) durch die Bandscheibe L3/4; b) Schematische Zeichnung der Innervation im Lumbalbereich der Wirbelsäule. ALL = Lig. longitudinale anterius, PLL = Lig. longitudinale posterius [L127]

## Stadien der Bandscheibenpathomorphologie

Einseitiges Haltungs- und Belastungsverhalten, zumeist zwischen dem 18. und 35. Lebensjahr, führt zur Veränderung der Beschaffenheit des lumbalen Discus intervertebrale. In diesem Lebensabschnitt verändert sich der Tagesablauf von Patienten durch Studium bzw. Ausbildung und möglichen Wohnortwechsel mit Abnahme von Sport- und Freizeitaktivitäten oft in die Richtung von mehr passivem (Sitzen) und weniger aktivem Haltungs- und Belastungsverhalten.

Bei anhaltenden Gegebenheiten entstehen pathomorphologische Veränderungen der lumbalen Bandscheiben (vor allem von L4/L5 und L5/S1) in der Reihenfolge **Bulging disc, kleine Protrusion, große Protrusion, Prolaps** und ggf. **Sequester**.

**HINWEIS**

Waren vor 20 Jahren noch nahezu alle Patienten mit diskuspathomorphologischen Veränderungen in bzw. ab dieser Altersklasse (18–35) anzusiedeln, so sieht man heute in der Praxis auch Jugendliche mit diagnostizierter/m Protrusion oder Prolaps. Grund hierfür sind Medien und soziale Medien, die dafür sorgen, dass schon Kinder und Jugendliche auch außerhalb der Schulzeit mehrere Stunden täglich im Sitzen verbringen.

Aufgrund der Veränderungen der Beschaffenheit und der Zusammensetzung des Discus intervertebrale kommt es zu einer herabgesetzten Belastbarkeit und zu veränderter bzw. abgenommener Reaktionsfähigkeit auf mechanische Kräfte wie Druck, Zug und Translation.

Pathomorphologische Veränderungen der lumbalen Bandscheiben und die damit verbundenen Beschwerden verlaufen in der Regel progredient. In Stadien geringfügiger Veränderungen der Diskusbeschaffenheit klagen Patienten über rezidivierende Beschwerden, bei großen Schäden hingegen über dauerhafte Schmerzen.

Pathologien, die unmittelbar aus einer Erkrankung des lumbalen Diskus resultieren können, sind die klinisch lumbale Instabilität (➤ Kap. 3.7) und die lumbale Radikulopathie (➤ Kap. 3.8).

**YELLOW FLAG**

Bei bestehenden Bandscheibenpathologien, insbesondere bei symptomatischen großen Protrusionen und Prolapsen, sollte anamnestisch geprüft werden, ob Yellow, Blue oder Black flags vorliegen. Sie können ein heilungsverzögernder Faktor sein. Insbesondere Sorgen und Ängste bei möglicher längerfristiger Arbeitsunfähigkeit oder Sportunfähigkeit können Yellow flags auslösen.

## Einteilung von Bandscheibenpathomorphologien

Bandscheibenpathomorphologien können in physiologische und pathologische Veränderungen unterteilt werden (➤ Abb. 3.18). Physiologisch bedeutet hier, dass die Strategie der Heilung die vollständige Regeneration ist, also der Ursprungszustand der Bandscheibe vollständig wiederhergestellt werden kann. Pathologische Veränderungen beschreiben die Stadien der Bandscheibenpathomorphologie, in denen die Strategie der Heilung die Reparation ist. Der Ursprungszustand der Bandscheibe kann nicht komplett wiederhergestellt werden, ein Teil der Veränderungen bleibt bestehen.

**HINWEIS**

Strategien von Heilung wurden in ➤ Kap. 1.6.1 besprochen.

### Physiologische Bandscheibenveränderungen

Die einzige physiologische Veränderung ist die Bulging disc (➤ Kap. 3.6.2). Die Strategie der Heilung ist Regeneration.

### Pathologische Bandscheibenveränderungen

Zu den pathologischen Bandscheibenveränderungen gehören die kleine Protrusion, die große Protrusion, der Prolaps und der Sequester. Die Strategie der Heilung ist Reparation.

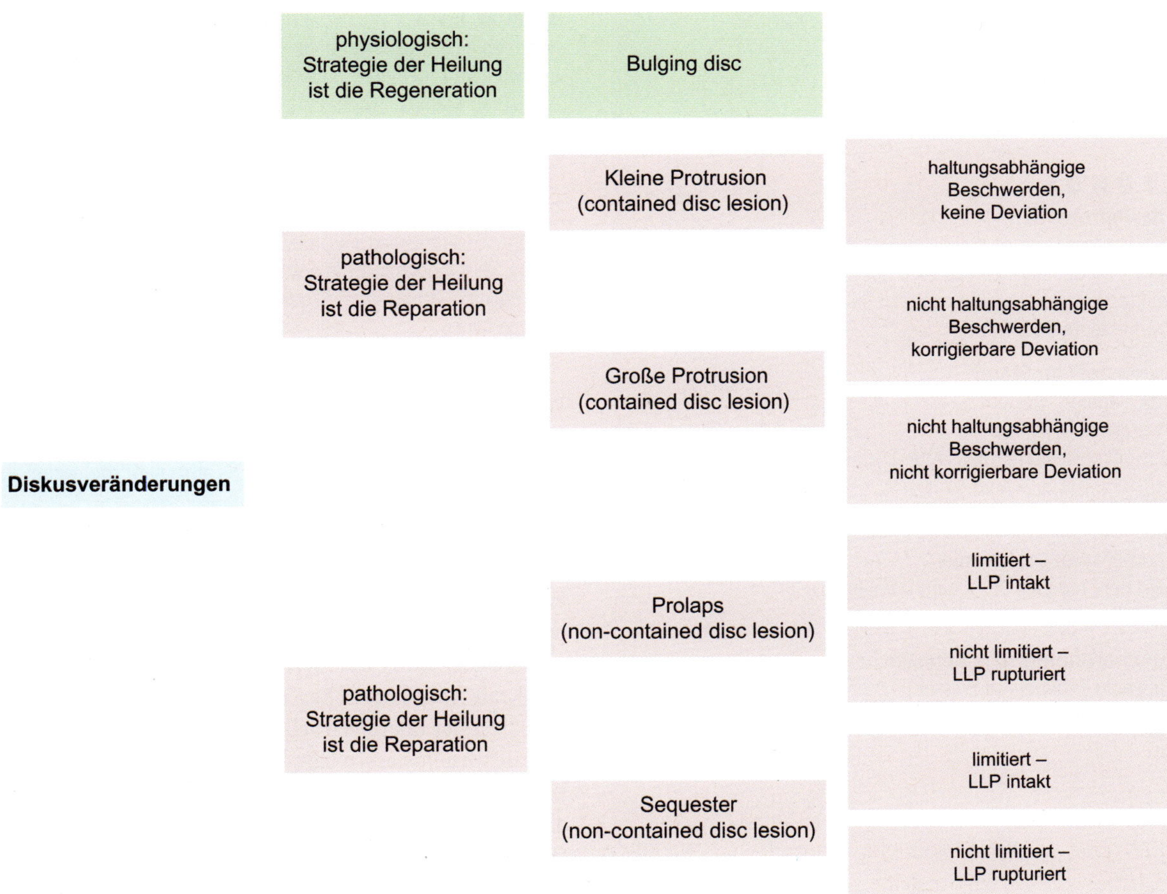


**Abb. 3.18** Einteilung/Stadien von Bandscheibenpathomorphologien. LLP = Lig. longitudinale posterius. [M1410]

Da die Klinik einer Protrusion auch schon in einem Stadium besteht, in dem noch keine Vorwölbung darstellbar ist, ist das Synonym **Contained disc lesion** die genauere Formulierung.

**Definition Contained disc lesion** Es gibt Schäden in den Anulusfasern, die Sharpey-Fasern sind jedoch intakt. Bandscheibenmaterial kann die Bandscheibe nicht verlassen.

Kleine Protrusionen sorgen für haltungsabhängige Beschwerden, bei aktiven Bewegungen kann keine Ausweichbewegung beobachtet werden. Große Protrusionen können auch haltungsunabhängig für Beschwerden sorgen. Bei aktiven Bewegungen können Deviationen beobachtet werden. Diese Ausweichbewegungen können therapeutisch korrigierbar oder nicht korrigierbar sein.

Bei einem Prolaps oder Sequester sind die dorsalen Sharpey-Fasern ebenfalls rupturiert. Beide Krankheitsbilder gehören zu den **Non-contained disc lesions.**

**Definition Non-contained disc lesions** Es gibt große Schäden in den Anulusfasern. Die dorsalen Sharpey-Fasern sind rupturiert. Bandscheibenmaterial kann aus der Bandscheibe austreten.

Das aus der Bandscheibe austretende Material kann durch das Lig. longitudinale posterius limitiert oder bei begleitender Ruptur des Bandes auch nicht mehr limitiert werden. Häufiger sind Läsionen, die nicht limitiert sind.

## 3.6.2 Bulging disc

**BEFUNDE**

**Leitsymptomatik**
- Rückenschmerzen nach langem Sitzen (6–8 Stunden)
- Verschwinden der Beschwerden nach kurzem Bewegen (Gehen)
- Verkürzung der schmerzfreien Zeit im Sitzen
- Progrediente Beschwerden

**Flexionstest im Stand**
- Beschleunigte Flexion
- Verzögerte Deflexion
- Ggf. unkoordinierter (phasierter Deflexionsweg)

**Merkmale**
- Alle Bewegungen endgradig ausführbar
- Sportfähigkeit des Patienten
- Kein Referred pain aus einem Duralärmel
- Keine Radikulopathie

**Pathomorphologische Kennzeichen**
- Zu wenig gebundenes Wasser
- Verlust von Formstabilität

### Beschreibung

Eine Bulging disc ist die erste pathomorphologische Veränderung der lumbalen Bandscheibe als Folge von länger (mehrere Monate) bestehendem verändertem Haltungs- und Bewegungsverhalten zugunsten von sitzender Tätigkeit mit reduzierter körperlicher Aktivität. Die Aktivität des Patienten reicht nicht aus, um den bewegungsabhängigen Transport anzukurbeln. Die zunehmende Passivität führt zu einem verringerten Transport von Wasser und Nährstoffen.

Aufgrund von mangelnder Bewegung gibt es weniger wechselnde piezoelektrische Aktivität und somit eine geringere Syntheserate der Fibroblasten. Es kommt zu einer verminderten Synthese von Grundsubstanz. In der Folge sind weniger negativ geladene Proteoglykane bzw. Proteoglykanaggregate vorhanden, und es wird weniger Wasser gebunden.

Es kommt es zu einer Höhenabnahme, und es gibt weniger gebundenes Wasser in der Bandscheibe. Daraus resultieren eine Abnahme des intradiskalen Drucks, ein Verlust von Formstabilität und eine verstärkte Belastung der dorsalen Anulusfasern und des dorsalen kollagenen Netzwerks durch Translation nach anterior.

Patienten mit einer Bulging disc sieht man aufgrund der geringen Symptomatik selten in der manualtherapeutischen oder medizinischen Praxis.

**HINWEIS**
- Neben einseitigem Haltungs- und Belastungsverhalten können auch eine allgemeine Immobilisation aus anderem Grund (Verletzung, Krankheit) oder eine segmentale Hypofunktion des betroffenen Bewegungssegments (Restriktion, Blockierung) zu einer Bulging disc führen.
- Auch eine Degeneration der lumbalen Deckplatten (Osteochondrosis intervertebralis) wirkt sich negativ auf die Trophik und den Wasserhaushalt im Diskus aus. Eine Degeneration des Diskus passt jedoch nicht in das klinische Muster von Bulging disc, Protrusion, Prolaps und Sequester und wird in ➤ Kap. 3.5.2 besprochen.

Während langen Sitzens wird durch die Kompressionskraft des Körpergewichts immer mehr Wasser über die Deckplatten in die Wirbelkörper zurück gepresst. Es gibt nicht mehr genügend Proteoglykanaggregate, um ausreichend Wasser zu binden und in der Bandscheibe zu halten. Bewegungsabhängiger Transport findet zudem nicht bzw. nur eingeschränkt statt. Je länger der Patient sitzt, desto weniger Wasser ist in der Bandscheibe, und der Dehydrationsprozess wird verstärkt. Aufgrund des Verlusts von Formstabilität und der einwirkenden anterolisthierenden Kraft (translatorische Kraft nach ventral, ➤ Abb. 3.19) transliert der obere Wirbelkörper etwas nach anterior, die dorsalen Anulusfasern bzw. das dorsale kollagene Netzwerk kommen auf Zug. Nach langem Sitzen (6–8 Stunden) führt dies zu lokalen Schmerzen. Nach dem Aufstehen und kurzem Gang sind die Schmerzen wieder weg. Das lokale muskuläre System korrigiert die Translationsposition, und der Zug auf die dorsalen Fasern ist weg.

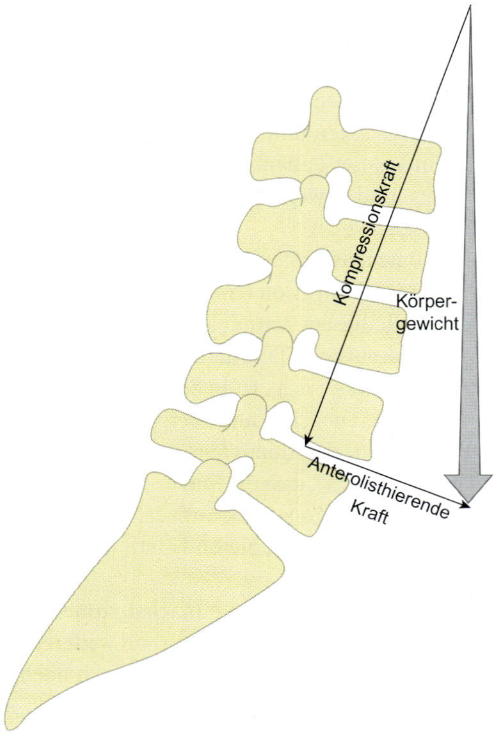


**Abb. 3.19** Anterolisthierende Kräfte. [L138]

Nachts findet der normale Hydrationsprozess statt. Patienten wachen morgens mit der idealen Wassermenge auf, morgendliche Beschwerden bestehen nicht. Die Beschwerden einer Bulging disc sind haltungs- und bewegungsabhängig.

**HINWEIS**

In der unteren Lendenwirbelsäule (L4/L5 und L5/S1) ist die Ausrichtung der Facettengelenke frontal. Eine nennenswerte Anterolisthesis des oberen Wirbelkörpers ist nicht möglich (Ausnahme ist eine bestehende Spondylolyse im Sinne eines bilateralen Pedikeldefekts, ➤ Kap. 3.9.1), da die Procc. articulares superiores des unteren Wirbels die Procc. articulares inferiores des oberen Wirbels in der Frontalebene stoppen würden. Gleitet der obere Wirbel aufgrund einer Bulging disc nach anterior, wird die Bewegung jedoch schon von den dorsalen Anulusfasern gestoppt, bevor die Facettengelenke impaktieren.

## Differenzialdiagnosen

Differenzialdiagnostisch kommen eine klinisch lumbale Instabilität und Funktionsstörungen der LWS in Betracht.

## Untersuchung

**Manualtherapeutisch** Die Untersuchung beginnt mit einer Anamnese und dem Flexionstest im Stand. Anschließend erfolgt die regionale und segmentale Untersuchung der Lendenwirbelsäule. Auch umliegende Gelenkregionen werden untersucht. Zudem wird die lumbale Stabilität mit dem Stabilizer getestet (➤ Kap. 3.7).

**Flexionstest im Stand bei einer Bulging disc**

Der Flexionstest im Stand zeigt bei einer Bulging disc folgendes typisches Bild:

- Es kommt zu einer **Beschleunigung** während der Flexionsbewegung: Aufgrund der Höhenminderung und dem Verlust von Formstabilität gibt es keine passive segmentale Stabilität mehr. Nach beginnender Flexion mit Verlagerung des Köpergewichts nach ventral gibt es eine beschleunigte Flexion, bis die dorsalen Anulusfasern auf Spannung kommen und die Bewegung bremsen. Der Rest der Flexionsbewegung ist unauffällig. Die Beschleunigung kann mit folgendem Bild verdeutlicht werden: Jemand hebt eine Kommode mit einer Schublade von der Rückseite aus an. Nach beginnender Kippung der Kommode wird die Schublade aufgehen, bis sie durch ihre Halterung gestoppt wird.
- Es kommt zu einer **verzögerten Deflexion:** Nach ausgeführter Flexion ist das Bewegungssegment noch etwas nach ventral transliert. Bevor die Deflexion beginnen kann, muss diese Translation zurückgeführt werden. Die verzögerte Deflexion kann mit folgendem Bild verdeutlicht werden: Bevor die Kommode wieder zurück in die aufrechte Position gebracht werden kann, muss die Schublade wieder geschlossen werden.
- Ggf. sieht man schon einen **nicht koordinierten („phasierten") Deflexionsweg:** Parallel zur Diskuspathomorphologie entwickelt sich eine klinisch lumbale Instabilität (➤ Kap. 3.7).

**Medizinisch** In Röntgenaufnahmen kann eine Höhenminderung der Bandscheibe festgestellt werden. In einer T2-Wichtung in einer MRT stellt sich die betroffene Bandscheibe aufgrund des fehlenden Wassers im Gegensatz zu benachbarten Bandscheiben schwarz dar **(Black disc).**

## Therapie

### Konservativ

Wie bereits beschrieben, ist eine Bulging disc eine physiologische Veränderung der Bandscheibe. Liegt keine Degeneration der Deckplatten vor, so ist die Strategie der Heilung die vollständige Regeneration.

**Manualtherapeutisch** Die Therapie einer Bulging disc wird wie folgt durchgeführt:

- Veränderung des Haltungs- und Bewegungsverhaltens durch

- funktionelles Belasten,
- Bewegen in Arbeitspausen,
- Vergrößerung der täglichen Gehstrecke,
- sportliche Aktivität.

• Automobilisationen.
• Lumbales Stabilitätstraining.

Weitere mögliche Therapieinhalte:

• Bei bestehenden Funktionsstörungen (Hypofunktionen durch Restriktionen bzw. Blockierungen) sollten manualtherapeutische Mobilisationen bzw. Manipulationen auf dem betroffenen Segment und bei Bedarf auch an umliegenden Gelenkregionen durchgeführt werden.
• Bei bestehendem aspezifischem Arousal sollte dieses ebenso wie etwaige Folgen beseitigt werden (➤ Kap. 1.5.5).

**Medizinisch** Eine medizinische Therapie (Analgetika) ist in der Regel nicht notwendig.

### Operativ

Eine operative Intervention ist nicht indiziert.

**Prognose** Nach 6 Wochen bis 3 Monaten (abhängig von der Dauer der Erkrankung) kann der Normalzustand wiederhergestellt sein.

## 3.6.3 Kleine Protrusion

**Synonyme** Contained disc lesion, Bandscheibenvorwölbung.

**BEFUNDE**

**Leitsymptomatik**
• Rückenschmerzen nach längerem Sitzen (2–4 Stunden)
• Verschwinden der Beschwerden nach einigen Minuten Bewegen (Gehen)
• Verkürzung der schmerzfreien Zeit im Sitzen
• Progrediente Beschwerden
• Schmerzen nach dem morgendlichen Aufwachen

**Flexionstest im Stand**
• Unauffällige Flexion
• Steife Deflexion
• Eingeschränkte Extension
• Unkoordinierter (phasierter) Deflexionsweg

**Merkmale**
• Sportfähigkeit des Patienten
• Ggf. eingeschränkte Lateralflexion
• Kein Referred pain aus einem Duralärmel
• Keine Radikulopathie

**Pathomorphologische Kennzeichen**
• Vertikale (zirkuläre) Risse zwischen Innen- und Außenzone des dorsalen Anulus fibrosus
• Intakte Sharpey-Fasern (contained disc lesion)
• Zu viel ungebundenes Wasser
• Wasser migriert in die Risse
• Entstehen einer Vorwölbung

### Beschreibung

Eine Protrusion ist die progrediente Folge einer unbehandelten Bulging disc. Sie entsteht bei anhaltender Belastung der dorsalen Anulusfasern und des dorsalen kollagenen Netzwerks. Verändert der Patient mit bestehender Bulging disc sein Haltungs- und Bewegungsverhalten nicht, so kommt es zu ersten Rissen.

Ab dem Moment der ersten Risse **(rim lesions)** spricht man von einer kleinen Protrusion (contained disc lesion), da der Patient schon ab diesem Zeitpunkt die typische Klinik bzw. Leitsymptomatik aufweist. Eine durch Bildgebung darstellbare Vorwölbung entwickelt sich erst in der Folge.

Die ersten Risse entstehen am Übergang zwischen der Innen- und Außenzone des Anulus fibrosus. Aufgrund der schon beschriebenen Tatsache, dass die Innenzone mit den hyalinen Deckplatten, die Außenzone jedoch mit der Apophysis anularis verwachsen ist, ist zwischen diesen Fasern die Belastbarkeit am geringsten.

Diese ersten Risse verlaufen zunächst zumeist vertikal (zirkulär) zwischen den beiden Zonen. Im weiteren Verlauf bilden sich auch beginnende, zunächst jedoch noch kleine horizontale, multilaminäre (radiale) Risse (➤ Abb. 3.20).

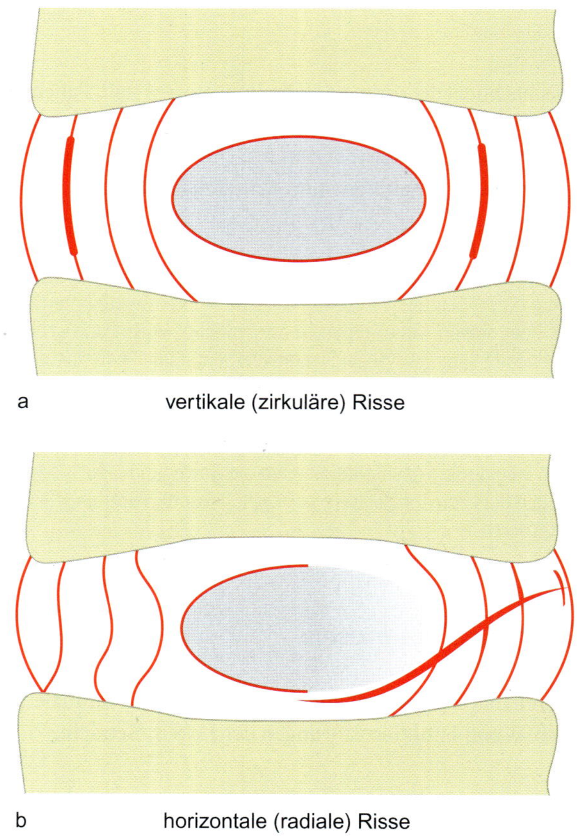


**Abb. 3.20** Risse im Anulus fibrosus. Oben: vertikaler (zirkulärer) Riss (rim lesion) bei kleiner Protrusion; unten: horizontale (radiale) Risse bei großer Protrusion. [L138]

Ab diesem Zeitpunkt ändert sich die Beschaffenheit des Diskus gravierend. Es kommt zwar nach wie vor deutlich weniger Wasser in die Bandscheibe hinein, geringe Mengen jedoch kontinuierlich. Während dieses Wasser bei einer Bulging disc direkt wieder zurück in die Deckplatten und den Wirbelkörper gepresst wird, migriert es bei einer Protrusion in die Risse. Dieser Prozess wird nicht mehr gestoppt. Durch die Risse sind auch die Dehnungsrezeptoren im kollagenen Netzwerk geschädigt, und sie melden nicht mehr, wenn die Bandscheibe mit ausreichend Wasser gefüllt ist. Die noch vorhandenen Proteoglykanaggregate reichen nicht aus, um das Wasser im Innern der Bandscheibe zu binden. Die Folge ist, dass mehr und mehr ungebundenes Wasser in die Risse migriert und eine Vorwölbung entsteht. Erst jetzt ist eine Protrusion in Bildgebungen darstellbar. Im Innern der Bandscheibe hingegen ist wenig Wasser, das Milieu ist trocken.

Nach wie vor gibt es zu wenig piezoelektrische Aktivität und reduzierte Synthese von Grundsubstanz. Durch die vorhandene „Trockenheit" im Innern der Bandscheibe kommt es zu Schäden, gleichbedeutend mit Funktionsverlust, in den noch vorhandenen Proteoglykanen **(cracks).** Das verstärkt den beschriebenen Prozess.

Die Beschwerden des Patienten entstehen nun, weil im Sitzen das Wasser in Richtung der Risse gepresst wird. Mehr und mehr Wasser migriert in die Risse, und der Druck auf die verletzten Anulusfasern steigt. Steht der Patient auf, muss er sich einige Minuten bewegen, um Wasser in der Bandscheibe zu verteilen und in die Deckplatten und die Wirbelkörper zurück zu pressen. Ist der Druck minimiert, sind die Schmerzen nach einigen Minuten weg.

Patienten mit einer kleinen Protrusion sind sportfähig, da unter Bewegung das vorhandene Wasser gut verteilt ist und sowohl Faktoren einwirken, die Wasser in die Bandscheibe hineinbringen, als auch Faktoren, die es zurück in die Wirbelkörper pressen. Zudem ist während des Sports die lokale Muskulatur aktiv und sorgt für segmentale Stabilität. Der Druck auf die verletzten Fasern ist gering.

Patienten mit einer kleinen Protrusion haben weder Referred pain aus einem Duralärmel noch eine lumbale Radikulopathie. Die kleinen Läsionen ermöglichen nicht so viel Migration von Wasser, dass aus der dadurch entstehenden Vorwölbung ein Duralärmel im lateralen Rezessus oder im Foramen intervertebrale erreicht werden könnte.

Nachts wird der physiologische Hydrationsprozess durch die verletzten Dehnungsrezeptoren nicht mehr gestoppt. Der Patient wacht morgens mit zu viel Wasser in der Bandscheibe und mit zu viel Druck auf die verletzten Fasern auf. Die morgendlichen Schmerzen verschwinden nach einigen Minuten Bewegung.

**CAVE**

Morgendlicher tieflumbaler Anlaufschmerz, der sich bei Bewegung bessert, ist gleichermaßen die Leitsymptomatik eines Morbus Bechterew. Daher müssen unbedingt auch die anderen Leitsymptome einer Protrusion und Leitsymptome rheumatischer Erkrankungen abgefragt werden. Da nur etwa 5 % der Patienten mit diesen Schmerzen der Gruppe der Spondylarthropathien zugeordnet werden können, werden Erkrankungen wie Morbus Bechterew oft übersehen und erst sehr viel später diagnostiziert.
Kennzeichen und Leitsymptome rheumatischer Erkrankungen werden in Band I dieser Buchreihe beschrieben.

## Differenzialdiagnosen

Differenzialdiagnostisch kommen Spondylarthropathien, insbesondere Morbus Bechterew, und Funktionsstörungen der LWS in Betracht.

## Untersuchung

**Manualtherapeutisch** Die Untersuchung beginnt mit einer Anamnese und dem Flexionstest im Stand. Anschließend erfolgt die regionale und segmentale Untersuchung der Lendenwirbelsäule. Auch umliegende Gelenkregionen werden untersucht. Zudem wird die lumbale Stabilität mit dem Stabilizer getestet (➤ Kap. 3.7).

### Flexionstest im Stand bei einer kleinen Protrusion

Der Flexionstest im Stand zeigt bei einer kleinen Protrusion folgendes typisches Bild:

- Die Flexionsbewegung ist unauffällig: Es gibt kein Wasserdefizit mehr in der Bandscheibe. Während eine Bulging disc über zu wenig gebundenes Wasser verfügt, verfügt eine Bandscheibe mit kleiner Protrusion über zu viel ungebundenes Wasser. Es gibt keinen großen Verlust von Formstabilität und somit keine beschleunigte Flexion.
- Die Deflexion ist nicht mehr verzögert: Das Bewegungssegment befindet sich am Ende der Flexion nicht mehr in Translation nach anterior.
- Es kommt zu einer steifen Deflexionsbewegung: In Flexion wird das ungebundene Wasser nach dorsal gedrückt, einiges davon migriert in die Risse. Während der Deflexion muss langsam Wasser verteilt werden, ansonsten würde der Diskus weiter geschädigt. Patienten beschreiben ein starkes Druckgefühl während der langsam ausgeführten Deflexionsphase. Manche Patienten stützen sich mit den Händen auf die Oberschenkel, um so bei der Aufrichtung zu helfen.
- Die Extension ist eingeschränkt. Reste von Wasser verbleiben auch noch am Ende der Deflexion in den Rissen, somit steigt der Druck in den verletzten Fasern.
- Man sieht einen nicht koordinierten („phasierten") Deflexionsweg: Parallel zur Diskuspathomorphologie entwickelt sich eine klinisch lumbale Instabilität (➤ Kap. 3.7).

- Die Patienten haben noch keine Deviation während des Tests (Ausweichbewegung von der betroffenen Seite weg).

**Medizinisch** In Röntgenaufnahmen kann eine Höhenminderung der Bandscheibe festgestellt werden. In einer T2-Wichtung in einer MRT können die kleine Protrusion und intradiskale Verletzungen ggf. dargestellt werden.

**HINWEIS**

Die Morphologie der Bandscheibe bei bestehender Protrusion verändert sich im Tagesverlauf. Patienten haben typischerweise nach 2–4 Stunden im Sitzen Schmerzen. Zu diesem Zeitpunkt ist Wasser in die Risse migriert und der Diskus protrusioniert. Es ist fraglich, ob dies in Phasen von Entlastung in einer MRT in Rückenlage immer valide dargestellt werden kann.



## Therapie

### Konservativ

Eine kleine Protrusion ist eine pathologische Veränderung der Bandscheibe. Eine vollständige Regeneration ist nicht möglich. Die Strategie der Heilung ist die Reparation mit Ersatzgewebe.

Die Therapie bei bestehender kleiner Protrusion wird wie folgt durchgeführt:

**Entzündungsphase:**

- Reduktion von Zeit im Sitzen
- Aktives Bewegen
- Beckenkippen in Seitlage im schmerzfreien Bereich
- Zügige Spaziergänge, mehrmals täglich, zur Ankurblung des Dehydrationsprozesses und zur Aktivierung des lokalen stabilisierenden muskulären Systems

**Proliferationsphase:**

- Segmentale Mobilisation im schmerzfreien Bereich
- Beseitigung von regionalen Hypofunktionen (Mobilisation umliegender Gelenkregionen)
- Anleitung zur Automobilisation im schmerzfreien Bereich
- Stabilisationstraining mit dem Stabilizer
- Veränderung des Haltungs- und Bewegungsverhaltens durch
  - funktionelles Belasten,
  - Bewegen in Arbeitspausen,
  - Vergrößerung der täglichen Gehstrecke,
  - Rückentraining (Mattenprogramm und Trainingstherapie),
  - sportliche Aktivität.

**Konsolidierungsphase:**

- Endgradige segmentale Mobilisation
- Zunehmende Erarbeitung von Extension

**Medizinisch** Eine medizinische Therapie (Analgetika) ist in der Regel nicht notwendig, kann aber bei Bedarf erwogen werden.

### Operativ

Eine operative Intervention ist nicht indiziert.

**Prognose** Die Strategie der Heilung ist die Reparation des Gewebes. Auch bei bestmöglicher Heilung der Bandscheibe bleibt die Belastbarkeit der Bandscheibe erniedrigt. Auch wenn Bandscheibengewebe generell über ein ausreichendes adaptives Vermögen verfügt, sind die Belastung im Alltag und der damit verbundene Wechsel zwischen Druck und Zug zu groß, um eine vollständige Regeneration zu ermöglichen. Ein Höhenverlust bleibt bestehen, ein geringer Verlust von Formstabilität bleibt zurück, die Heilung verletzter Fasern findet mit Ersatzgewebe statt. Dies hat Konsequenzen für die Position der IAR (Instantaneous Axis of Rotation, ➤ Abb. 3.21). Eine Protrusion ist daher eine präarthrotische Deformität. Anhaltendes Rückentraining ist empfehlenswert.

**HINWEIS**

Die Instantaneous Axis of Rotation beschreibt die Bewegungsachse bei Flexion und Extension in der Lendenwirbelsäule. In jeder Phase der Bewegung verändert sich die Position der Bewegungsachse etwas. Verbindet man die Punkte der einzelnen Achsen, so erhält man eine typische Zentrode. Die Zentrode verändert sich bei degenerativen Veränderungen der Bandscheibe deutlich. Diese veränderte Zentrode gilt als Zeichen für eine präarthrotische Deformität.

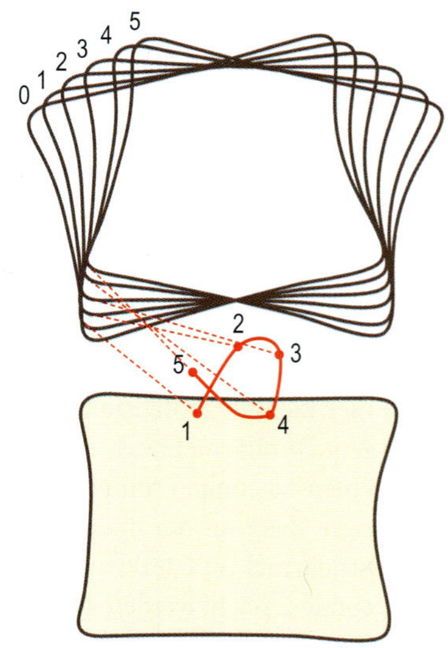


**Abb. 3.21** Instantaneous Axis of Rotation. [G1382]

### 3.6.4 Große Protrusion

**Synonyme** Contained disc lesion, Bandscheibenvorwölbung.

**BEFUNDE**

**Leitsymptomatik**
- Rückenschmerzen nach kurzem Sitzen (20 Minuten bis 1 Stunde)
- Längere Zeit Bewegung notwendig, um Beschwerden zu lindern
- Ggf. haltungsunabhängige Beschwerden
- Progrediente Beschwerden
- Nächtliches Aufwachen durch Schmerzen
- Schmerzen nach dem morgendlichen Aufwachen
- Ggf. heterolateraler Shift im Stand
- Referred pain aus einem Duralärmel
- Ggf. Klinik einer Radikulopathie

**Flexionstest im Stand**
- Heterolaterale Deviation während des Flexionsweges
- Eingeschränkte Flexion
- Steife Deflexion
- Eingeschränkte Extension
- Unkoordinierter (phasierter) Deflexionsweg

**Merkmale**
- Patient nicht mehr sportfähig
- Alle aktiven Bewegungen endgradig eingeschränkt

**Pathomorphologische Kennzeichen**
- Vertikale (zirkuläre) Risse zwischen Innen- und Außenzone des dorsalen Anulus fibrosus
- Horizontale (radiale) Risse mit großer multilaminärer Schädigung
- Intakte Sharpey-Fasern (contained disc lesion)
- Zu viel ungebundenes Wasser
- Wasser migriert in die Risse
- Entstehung einer großen Vorwölbung

#### Beschreibung

Dauert das Haltungs- und Belastungsverhalten des Patienten trotz bestehender kleiner Protrusion an, so entwickeln sich größere Schäden im Diskus. Es entstehen nun auch horizontale (radiale) Risse mit multilaminärem Verlauf (➤ Abb. 3.20). Aufgrund der großen Schäden im Diskus kann der Patient nur noch kurz sitzen, bevor ihn die Schmerzen zum Aufstehen zwingen. Es kann mehr Wasser in die Risse migrieren, so dass die Vorwölbung so groß sein kann, dass es Druck auf einen Duralärmel im lateralen Rezessus oder im Foramen intervertebrale mit daraus resultierendem monosegmentalem unilateralem Referred pain gibt. Eine Radikulopathie ist schon möglich, jedoch selten. Aufgrund der großen Gewebeschädigung ist der Patient nicht mehr sportfähig. Nachts wird das Hydrationsphänomen nun gar nicht mehr limitiert, so dass betroffene Patienten schon nachts mit Schmerzen aufwachen. Auch die morgendlichen Schmerzen bestehen weiterhin. Längere Bewegung ist notwendig, um Beschwerden zu lindern.

➤ Abb. 3.22 zeigt eine große Protrusion auf L4/L5.

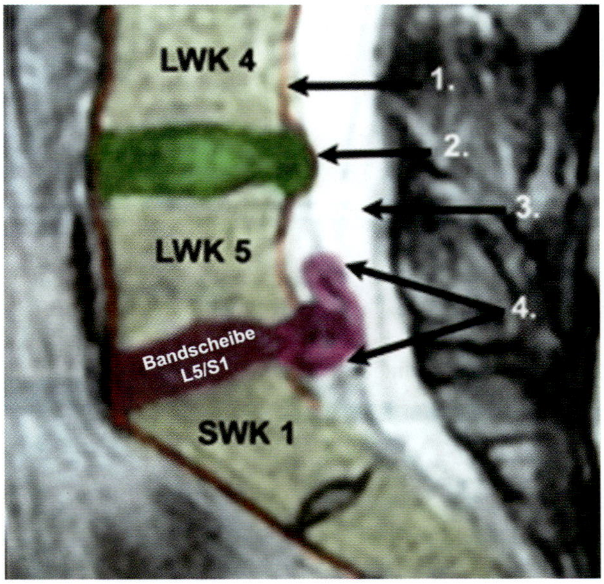


**Abb. 3.22** MRT der LWS mit großer Protrusion L4/L5 und Prolaps L5/S1. [M848]

#### Differenzialdiagnosen

Differenzialdiagnostisch kommen Spondylathropathien, insbesondere Morbus Bechterew, und Funktionsstörungen der LWS in Betracht.

#### Untersuchung

**Manualtherapeutisch** Die Untersuchung beginnt mit einer Anamnese und dem Flexionstest im Stand. Eine komplette segmentale Untersuchung der LWS ist nicht möglich, da der Patient nicht in Bauchlage gelegt werden sollte. Es besteht die Gefahr einer weiteren Schädigung. Die homonyme Flexion aus Seitlage kann jedoch untersucht werden. Es folgt die Untersuchung umliegender Gelenke. Zudem wird die lumbale Stabilität mit dem Stabilizer getestet (➤ Kap. 3.7).

Bei Verdacht auf Referred pain aus einem Duralärmel wird ein modifizierter Slump-Test in Seitlage durchgeführt. Bei Verdacht auf lumbale Radikulopathie folgt eine gezielte neurologische Untersuchung. Der modifizierte Slump-Test in Seitlage und die neurologische Untersuchung bei Verdacht auf lumbale Radikulopathie werden in ➤ Kap. 3.8 näher beschrieben.

**Flexionstest im Stand bei einer großen Protrusion**
Der Flexionstest im Stand zeigt bei einer großen Protrusion ein ähnliches, aber progredientes Bild im Vergleich zur kleinen Protrusion:
- Der Patient deviiert während der Flexionsbewegung nach heterolateral, um Druck von den geschädigten Fasern zu nehmen.
- Die Flexion ist endgradig eingeschränkt.

3

- Es kommt weiterhin zu einer steifen Deflexionsbewegung.
- Die Extension ist stark eingeschränkt.
- Man sieht einen nicht koordinierten („phasierten") Deflexionsweg.

Je nach Ausmaß der Schädigung kann die Deviation therapeutisch korrigierbar sein. Manche Patienten mit großer Protrusion zeigen auch schon einen heterolateralen Shift im Stand.

**Medizinisch** In Röntgenaufnahmen kann eine Höhenminderung der Bandscheibe festgestellt werden. In einer T2-Wichtung in einer MRT können die große Protrusion und intradiskale Verletzungen dargestellt werden.



## Therapie

### Konservativ

**Manualtherapeutisch** Eine große Protrusion ist eine pathologische Veränderung der Bandscheibe. Eine vollständige Regeneration ist nicht möglich. Die Strategie der Heilung ist Reparation mit Ersatzgewebe.

Die Therapie bei bestehender großer Protrusion wird wie folgt durchgeführt:

**Entzündungsphase:**
- Reduktion von Belastung
- Reduktion von Bewegung
- Beckenkippen in Seitlage im schmerzfreien Bereich
- Wenn die Schmerzen es zulassen, Spaziergänge mehrmals täglich zur Ankurblung des Dehydrationsprozesses und zur Aktivierung des lokalen stabilisierenden muskulären Systems

**Proliferationsphase:**
- Segmentale Mobilisation im schmerzfreien Bereich
- Beseitigung von regionalen Hypofunktionen (Mobilisation umliegender Gelenkregionen)
- Anleitung zur Automobilisation im schmerzfreien Bereich
- Stabilisationstraining mit dem Stabilizer
- Veränderung des Haltungs- und Bewegungsverhaltens durch funktionelles Belasten im schmerzfreien Bereich

**Konsolidierungsphase:**
- Endgradige segmentale Mobilisation
- Bewegen in Arbeitspausen
- Vergrößerung der täglichen Gehstrecke
- Rückentraining (Mattenprogramm und Trainingstherapie)
- Automobilisationen
- Nach 6–8 Wochen Erarbeiten von Sportfähigkeit

**Medizinisch** Eine medizinische Therapie (Analgetika) kann bei Bedarf erwogen werden.

### Operativ

Eine operative Intervention ist nicht indiziert. Eine Ausnahme stellt eine Radikulopathie mit therapieresistenten neuropathischen Schmerzen, kompletten Lähmungen der Kennmuskulatur oder Ausfall der Blasen- bzw. Darmfunktion dar. Diese ist bei einer großen Protrusion jedoch äußerst selten.

**Prognose** Die Prognose gleicht der einer kleinen Protrusion. Die Strategie der Heilung ist die Reparation des Gewebes. Auch bei bestmöglicher Heilung der Bandscheibe bleibt die Belastbarkeit der Bandscheibe erniedrigt. Auch wenn Bandscheibengewebe generell über ein ausreichendes adaptives Vermögen verfügt, ist die Belastung im Alltag und der damit verbundene Wechsel zwischen Druck und Zug zu groß, um eine vollständige Regeneration zu ermöglichen. Ein Höhenverlust bleibt bestehen, ein geringer Verlust von Formstabilität bleibt zurück, die Heilung verletzter Fasern findet mit Ersatzgewebe statt. Dies hat Konsequenzen für die Position der IAR (Instantaneous Axis of Rotation, ➤ Abb. 3.21). Eine Protrusion ist daher eine präarthrotische Deformität. Anhaltendes Rückentraining ist empfehlenswert.

## 3.6.5 Prolaps

**Synonyme** Non-contained disc lesion, Nucleus pulposus prolaps (NPP), Bandscheibenvorfall.

**HINWEIS**

Der Begriff Nucleus pulposus prolaps ist irreführend. Früher ging man davon aus, dass es sich beim prolabierten Material ausschließlich um Nucleusmaterial handelt. Heute weiß man, dass es sich um Bandscheibenbestandteile bestehend aus Grundsubstanz, defekten Kollagenfasern, Nucleus- und Anulusmaterial und vor allem aus Wasser handelt. Der Schaden in der Bandscheibe ist groß, eine Trennung von Nucleus und Anulus ist kaum mehr möglich.

**BEFUNDE**

**Leitsymptomatik**
- Durchgehende Rückenschmerzen (24 h)
- Starke Schmerzen bei Belastung
- Sitzen kaum möglich
- Deutlich eingeschränkte Bewegungsbereitschaft
- Heterolateraler Shift im Stand
- Referred pain aus einem Duralärmel
- Ggf. Klinik einer Radikulopathie
- Sehr selten Kauda-Syndrom

**Flexionstest im Stand**
- Keine Bereitschaft zur Ausführung des Flexionstests im Stand

**Merkmale**
- Alle aktiven Bewegungen stark eingeschränkt

**Pathomorphologische Kennzeichen**
- Komplette Destruktion des Diskus
- Ruptur der Sharpey-Fasern
- Diskusmaterial prolabiert nach außen
- Limitiert oder nicht limitiert durch das Lig. longitudinale posterius

## Beschreibung

Dauert das Haltungs- und Belastungsverhalten des Patienten trotz bestehender großer Protrusion an, so entwickeln sich immer größere Schäden im Diskus. Auch die Sharpey-Fasern können dem immer größer werdenden Druck durch in die Risse migriertes Wasser nicht mehr standhalten. Es kommt zu einem Prolaps (non-contained disc lesion), Bandscheibenmaterial und Wasser treten aus dem Innern des Diskus aus.

Bei einem Prolaps ist die Raumforderung so groß, dass es fast immer zu Druck auf einen Duralärmel mit daraus resultierendem Referred pain kommt. Häufig entwickelt sich auch eine lumbale Radikulopathie (➤ Kap. 3.8). Patienten mit akutem Prolaps haben 24 Stunden Schmerzen, die Bewegungsbereitschaft nimmt ab. Alle Bewegungen sind schmerzhaft, und es ist kaum möglich, länger in ein und derselben Position zu bleiben. ➤ Abb. 3.22 und ➤ Abb. 3.23 zeigen jeweils einen Prolaps auf L5/S1.

## Untersuchung

**Manualtherapeutisch** Anamnestisch ist vor allem die Vorgeschichte im Sinne der Entwicklung einer Diskuspathomorphologie von Bedeutung.

**RED FLAG**

24 Stunden anwesende starke Schmerzen in der unteren Lendenwirbelsäule ohne vorangegangene Entwicklung der Klinik einer Bandscheibenpathomorphologie sind eine Red flag. Der Patient ist zum Arzt zu überweisen.

Eine klinische regionale und segmentale Untersuchung ist aufgrund der Schmerzen ebenso wie eine Untersuchung mit dem Stabilizer oft nicht gut möglich. Ein Flexionstest im Stand wird nicht durchgeführt. Bei Verdacht auf Referred pain aus einem Duralärmel wird ein modifizierter Slump-Test in Seitlage durchgeführt. Bei Verdacht auf lumbale Radikulopathie folgt eine gezielte neurologische Untersuchung.

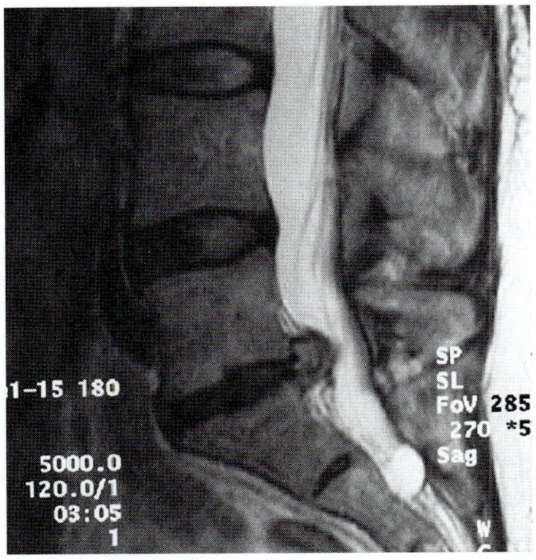


**Abb. 3.23** Das sagittale T2-gewichtete MRT-Bild zeigt einen nach dorsal reichenden Prolaps auf Höhe L5/S1. [E597]

**CAVE**

Unglücklicherweise wird von vielen Untersuchern bei Verdacht auf einen Prolaps standardmäßig ein Straight-leg-raise-Test durchgeführt, auch wenn in der Anamnese kein neuropathischer Schmerz beschrieben wird. Dieser ist jedoch dazu da, das Ausmaß von bereits vorhandenen neuropathischen Schmerzen zu bestimmen. Eine Durchführung ohne bereits vorhandene neuropathische Schmerzen kann bewirken, dass diese ab dem Moment der Ausführung da sind. In diesen Fällen ist der betroffene Nerv durch die Untersuchung weiter geschädigt worden.

Der modifizierte Slump-Test in Seitlage und die neurologische Untersuchung bei Verdacht auf lumbale Radikulopathie werden in ➤ Kap. 3.8 näher beschrieben.

Aufgrund der starken Schmerzen sollte der Patient zur Prüfung einer Medikation und ggf. zur weiteren Diagnostik zum Arzt überwiesen werden.

**Medizinisch** Die Standarduntersuchung bei Verdacht auf einen akuten Prolaps ist eine MRT. Bei efferenten Störungen (Muskelausfall oder -schwäche, Blasen- oder Darmfunktionsstörungen) ist ein neurologisches Konsil empfehlenswert.

## Therapie

Die Strategie der Therapie (konservativ oder operativ) ist abhängig von der Klinik des Patienten.

### Konservativ

Ein Prolaps ist eine pathologische Veränderung der Bandscheibe. Eine vollständige Regeneration ist nicht möglich. Die Strategie der Heilung ist Reparation mit Ersatzgewebe.

**Manualtherapeutisch** Die konservative Therapie bei bestehendem Prolaps wird wie folgt durchgeführt:

**Entzündungsphase:**
- Bettruhe
- Viel Stufenlagerung
- Kein Sitzen
- Kleine Gänge innerhalb der Wohnung
- Reduktion von Belastung
- Reduktion von Bewegung
- Beckenkippen in Seitlage im schmerzfreien Bereich

**Proliferationsphase:**
- Segmentale eindimensionale Flexion im schmerzfreien Bereich
- Mobilisation umliegender Gelenkregionen
- Anleitung zur Automobilisation im schmerzfreien Bereich

**Konsolidierungsphase:**
- Stabilisationstraining mit dem Stabilizer

- Veränderung des Haltungs- und Bewegungsverhaltens durch
  - funktionelles Belasten,
  - Bewegen in Arbeitspausen (wenn nicht AU),
  - Vergrößerung der täglichen Gehstrecke (im schmerzfreien Bereich).
- Nach 6 Wochen:
  - Endgradige segmentale Mobilisation
  - Rückentraining (Mattenprogramm und Trainingstherapie)
  - Automobilisationen

**Umbauphase:**
- Manipulationen des betroffenen Segments frühestens nach 3 Monaten
- Erarbeiten von Sportfähigkeit

**Medizinisch** Üblicherweise werden Analgetika verschrieben (Diclofenac, Etoricoxib oder auch Ibuprofen). Alternativ finden lumbale transforaminale (bei Druck auf das dorsale Spinalganglion im Neuroforamen) oder interlaminäre (bei Druck auf den Nerv im lateralen Rezessus) Kortison-Injektionen Anwendung. Zusätzlich zu Steroiden werden Lokalanästhetika zugeführt. Die Injektion wird unter Bildwandlerkontrolle durchgeführt. Laut Jerosch besteht folgende Indikationsstellung (vgl. Jerosch 2019: 120):

1. Anamnestisch, klinisch und ggf. elektrophysiologisch nachgewiesene Beschwerden
2. Therapieresistente konservative therapeutische und metabolische Maßnahmen

Die Indikationsstellung sollte jedoch streng gestellt werden. Kortison hemmt neben der antiinflammatorischen Wirkung die Fibroblastenaktivität und fungiert als Analgetikum. Durch weiter reduzierte Syntheserate der Fibroblasten wird die Heilung der Bandscheibe erschwert, die Pathomorphologie ggf. sogar gefördert. Zu stark analgesierende Wirkung kann zudem inadäquates Haltungs- und Bewegungsverhalten fördern. Lumbale transforaminale oder interlaminäre Injektionen sollten als letzte Maßnahme gelten, um eine operative Intervention zu vermeiden.

## Operativ

Eine absolute OP-Indikation besteht bei lumbaler Radikulopathie mit kompletten Lähmungen von Kennmuskeln (Konduktionsblock) und gravierenden Störungen der Blasen- oder Darmfunktion sowie bei Kauda-Syndrom. Eine relative Kontraindikation besteht bei therapieresistenten neuropathischen Schmerzen.

**CAVE**

Bei bestehendem efferentem Konduktionsblock mit Komplettlähmung von Kennmuskulatur ist Eile geboten. Wird der Druck auf das Nervenmaterial nicht innerhalb von 3–4 Tagen genommen, so kann die Störung irreversibel sein! Betroffene Patienten sollten darüber aufgeklärt sein und angewiesen werden, morgens und abends Fersen- (L5) und Zehenspitzengang (S1) zu testen. Ist dies nicht möglich, so sollte eine Klinik aufgesucht werden, die auch an Wochenenden operiert. Diese sollte vorab empfohlen werden.

### Operative Verfahren

Bei akutem Prolaps finden abhängig von der Klinik des Patienten und dem Ausmaß der Schädigung mehrere operative Verfahren Anwendung:

**Lumbale Nukleoplastie**

Die Indikation für eine lumbale Nukleoplastie besteht neben lumbalen Schmerzen mindestens zu 50 % aus ausstrahlendem radikulärem Schmerz und einer mittels MRT bestätigten großen Protrusion, einem Prolaps oder Sequester (vgl. Jerosch 2019: 186).

**Endoskopische Dekompression**

Endoskopische Dekompressionen zeigen laut vielen Autoren gute Resultate, können jedoch auch Narbengewebe hervorrufen, das symptomatisch werden kann (vgl. Jerosch 2019: 200). Folgende Indikationen bestehen (vgl. Jerosch 2019, 2002):

- Sequestrierte oder nicht sequestrierte intra- und extraforaminelle Bandscheibenvorfälle
- Sequestrierte oder nicht sequestrierte Rezidivvorfälle
- Laterale Spinalkanalstenose (Foramen- und Rezessusstenose)
- Zentrale Spinalkanalstenose
- Laterale Spinalkanalstenose durch Zysten der Facettengelenke

**Offene, mikrochirurgische Verfahren**

Auch offene mikrochirurgische Verfahren zur Beseitigung prolabierten oder sequestrierten Materials finden Anwendung. Der chirurgische Anspruch ist geringer, die Vor- und Nachteile im Vergleich zur endoskopischen Dekompression werden kontrovers diskutiert.

**HINWEIS**

Die Nachbehandlung von Spondylodesen mittels Fixateurs externes wird in ➤ Kap. 3.3.2 beschrieben. OP-Verfahren und Nachbehandlung von lumbalen Bandscheibenprothesen werden in ➤ Kap. 3.5.2 erläutert.

### Postoperative Rehabilitation

Bei **Zustand nach lumbaler Nukleoplastie** wird die postoperative Rehabilitation wie folgt durchgeführt:

**Entzündungsphase:**
- Sportverbot
- Lendenorthese

**Proliferationsphase:**
- Sportverbot
- Segmentale Mobilisation im schmerzfreien Bereich
- Mobilisation umliegender Segmente
- Lumbales Stabilitätstraining (Stabilizer und Mattenprogramm)

**Konsolidierungsphase:**
- Endgradige segmentale Mobilisation
- Erarbeiten der vollen Sportfähigkeit

Nachbehandlungsschemata nach **endoskopischer Dekompression** und **offenen mikrochirurgischen Verfahren** weichen deutlich voneinander ab, einheitliche Leitlinien liegen nicht vor. Folgendes Vorgehen eignet sich grundsätzlich, wobei individuelle Empfehlungen des Operateurs und Beschwerden des Patienten beachtet werden sollten:

**Entzündungs- und Proliferationsphase:**

- Überwiegend Bettruhe
- Kein Sitzen in der Entzündungsphase, so wenig wie möglich in der Proliferationsphase
- Keine Manuelle Therapie
- Thromboseprophylaxe
- Orthostaseprophylaxe

**Konsolidierungsphase:**

- Steigerung der Gehstrecke
- So wenig Sitzen wie möglich, Steigerung des Tagesmaximums jede Woche um ca. 10 Minuten
- Regelmäßige Entlastung in Rückenlage oder Stufenlagerung
- Segmentale Mobilisation
- Mobilisation umliegender Gelenke
- Training mit dem Stabilizer
- Mattenprogramm
- Dosiertes Gerätetraining nach 6–8 Wochen

**Umbauphase:**

- Erarbeiten von Sportfähigkeit

**Prognose** Die Prognose nach konservativer bzw. operativer Therapie in Bezug auf die akuten Schmerzen, auf Referred pain aus einem Duralärmel und die Beseitigung einer lumbalen Radikulopathie ist gut. Die Strategie der Heilung ist Reparation, Veränderungen der Bandscheibe bleiben zurück. Patienten neigen zu rezidivierenden Rückenschmerzen und sollten zu andauerndem Training im Sinne von lumbalem Stabilitätstraining und Automobilisationen motiviert werden.

## 3.6.6 Sequester

**BEFUNDE**

**Leitsymptomatik**

- Durchgehende Rückenschmerzen (24 h)
- Starke Schmerzen bei Belastung
- Sitzen kaum möglich
- Deutlich eingeschränkte Bewegungsbereitschaft
- Heterolateraler Shift im Stand
- Referred pain aus einem Duralärmel
- Klinik einer Radikulopathie, auch multisegmental möglich
- Ggf. Kauda-Syndrom

**Flexionstest im Stand**

- Keine Bereitschaft zur Ausführung des Flexionstests im Stand

**Merkmale**

- Alle aktiven Bewegungen stark eingeschränkt

**Pathomorphologische Kennzeichen**

- Komplette Destruktion des Diskus
- Ruptur der Sharpey-Fasern
- Diskusmaterial prolabiert nach außen
- Abgeklemmte (sequestrierte) Diskusanteile
- Limitiert oder nicht limitiert durch das Lig. longitudinale posterius

### Beschreibung

Ein Sequester ist das fortgeschrittenste Stadium der Bandscheibenpathomorphologie (➤ Abb. 3.24). Ausgetretenes (prolabiertes) Bandscheibenmaterial wird (zumeist bei Extensionsbewegungen) abgeklemmt und gelangt frei in den Epiduralraum. Ein Sequester geht fast immer mit einer Ruptur des Lig. longitudinale posterius einher (nicht limitiert). Bei Flexion kann der Sequester nach kranial wandern, wodurch multisegmentale Radikulopathien entstehen können. Auch ein Kauda-Syndrom ist möglich.

### Untersuchung

**Manualtherapeutisch** Ein Sequester ist zumeist so schmerzhaft, dass eine direkte Überweisung zum Arzt erfolgt. Ist eine manualtherapeutische Untersuchung möglich, ist vor allem die Anamnese im Sinne der Entwicklung einer Diskuspathomorphologie von Bedeutung.

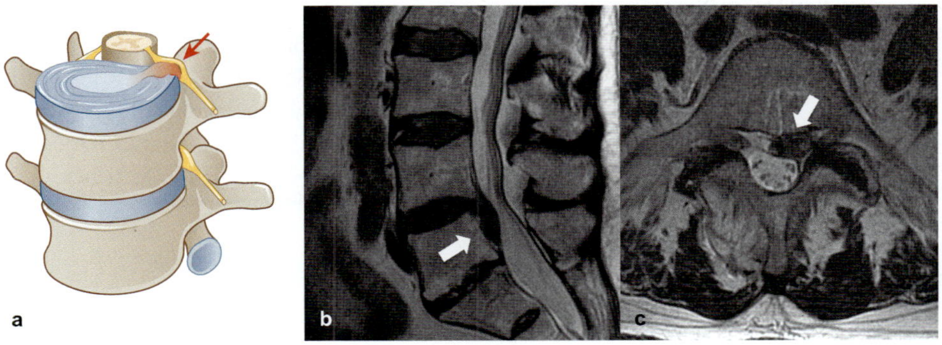


**Abb. 3.24** a) Prolaps L4/L5 mit Druck auf das dorsale Spinalganglion im Neuroforamen; b) MRT, sagittal und T2-gewichtet und c) MRT, axial und T2-gewichtet zeigen eine nach kaudal sequestrierte Bandscheibe. [L126, R261]

**RED FLAG**

24 Stunden anwesende starke Schmerzen in der unteren Lendenwirbelsäule ohne vorangegangene Entwicklung der Klinik einer Bandscheibenpathomorphologie sind eine Red flag. Der Patient ist zum Arzt zu überweisen.

Eine klinische regionale und segmentale Untersuchung ist aufgrund der Schmerzen ebenso wie eine Untersuchung mit dem Stabilizer oft nicht gut möglich. Bei Verdacht auf Referred pain aus einem Duralärmel wird ein modifizierter Slump-Test in Seitlage durchgeführt. Bei Verdacht auf lumbale Radikulopathie folgt eine gezielte neurologische Untersuchung.

Der modifizierte Slump-Test in Seitlage und die neurologische Untersuchung bei Verdacht auf lumbale Radikulopathie werden in ➤ Kap. 3.8 näher beschrieben.

**Medizinisch** Die Standarduntersuchung bei Verdacht auf einen Sequester ist eine MRT. Bei efferenten Störungen (Muskelausfall oder -schwäche, Blasen- oder Darmfunktionsstörungen) sowie bei Verdacht auf ein Kauda-Syndrom ist ein neurologisches Konsil empfehlenswert.

## Therapie

Die Strategie der Therapie (konservativ oder operativ) ist abhängig von der Klinik des Patienten. Sowohl die konservativen als auch die operativen Therapieempfehlungen gleichen der Therapie bei akutem Prolaps und werden in ➤ Kap. 3.6.5 erläutert. Eine Nukleoplastie kommt hier jedoch nicht in Frage; operative Intervention sind die endoskopische Dekompression oder offene chirurgische Verfahren.

Ein Sequester ist eine pathologische Veränderung der Bandscheibe. Eine vollständige Regeneration ist nicht möglich. Die Strategie der Heilung ist Reparation mit Ersatzgewebe.

**Prognose** Die Prognose nach konservativer bzw. operativer Therapie in Bezug auf die akuten Schmerzen, auf Referred pain aus einem Duralärmel und die Beseitigung einer lumbalen Radikulopathie ist gut. Die Strategie der Heilung ist Reparation, Veränderungen der Bandscheibe bleiben zurück. Patienten neigen zu rezidivierenden Rückenschmerzen und sollten zu andauerndem Training im Sinne von lumbalem Stabilitätstraining und Automobilisationen motiviert werden.

**HINWEIS**

**Bandscheibenpathomorphologie**

- Die beschriebenen Stadien und Leitsymptome sind als Arbeitsmodell anzusehen, durch welches die pathomorpholgischen Veränderungen der einzelnen Stadien verständlich werden und die daraus resultierende, typischerweise auftretende Klinik nachvollzogen werden kann. Individuelle Symptome können davon abweichen.
- Durch traumatische Ereignisse, zum Beispiel das Heben schwerer Gegenstände oder abrupte Extensionsbewegungen, können größere Schäden entstehen und Stadien der Pathomorphologie übersprungen werden.
- Die beschriebenen Therapieansätze beziehen sich auf die Patienten, die die typische Klinik mit den beschriebenen Leitsymptomen aufweisen. Ein großer Teil der Erwachsenen hat klinisch stumme, jedoch in Bildgebungen nachweisbare degenerative Veränderungen von Bandscheiben, Facettengelenken und Wirbelkörpern (➤ Kap. 1.4.4 und vgl. Brinjikji et al. 2015). Klinisch stumme Patienten sollten nach Zufallsbefund zu lumbalem Stabilitätstraining zur Eindämmung einer etwaigen Progredienz motiviert werden.
- Bei symptomatischen Patienten mit später erfolgter MRT konnte ich feststellen, dass die Diagnose mittels Anamnese, klinischer Untersuchung und Flexionstest im Stand nur in den seltensten Fällen vom Bildbefund abweicht.
- Die Sensitivität des Flexionstests im Stand kann laut meiner internen Evidenz aus knapp 30 Berufsjahren als gut betrachtet werden. Die Spezifität ist jedoch mangelhaft. Der Flexionstest im Stand muss unbedingt im Kontext aus Anamnese, klinischer Untersuchung und ggf. Bildgebung betrachtet werden. In diesem Kontext ist er sehr hilfreich, als alleiniges Mittel hat er jedoch keine diagnostische Relevanz.

**Zusammenfassung**

**Bandscheibenpathomorphologie der Lendenwirbelsäule**

Pathomorphologische Veränderungen der tieflumbalen Bandscheiben betreffen zumeist Patienten zwischen dem 18. und 35. Lebensjahr, in seltenen Fällen auch Jugendliche. Die Ursache liegt in länger anhaltenden Veränderungen des Haltungs- und Bewegungsverhaltens. Bandscheibenpathomorphologien verlaufen progredient. Während eine Bulging disc noch komplett regenerieren kann, bleibt als Strategie der Heilung nach Protrusionen, Prolaps oder Sequester lediglich die Reparation. Ab einer großen Protrusion sind Patienten nicht mehr sportfähig. Lumbale Radikulopathien sieht man zumeist erst ab einem Prolaps.

Die Therapie kann zumeist konservativ erfolgen, eine absolute OP-Indikation besteht bei kompletten Lähmungen von Kennmuskeln, Verlust von Blasen- oder Darmfunktion und bei Kauda-Syndrom. Eine relative OP-Indikation besteht bei therapieresistenten neuropathischen Schmerzen.

Bandscheibenbeschwerden älterer Patienten sind am ehesten degenerativ bedingt (Osteochondrose) und werden in ➤ Kap. 3.5.2 beschrieben.

## 3.7 Klinisch lumbale Instabilität

Klinisch lumbale Instabilität und ihre Bedeutung werden in der Medizin kontrovers diskutiert. Nichtsdestotrotz ist die Kenntnis der Funktion lumbaler Muskulatur und ihrer Pathomechanismen von Bedeutung, zumal sich eine Instabilität zwangsläufig parallel zu einer Bandscheibenpathomorphologie entwickelt.

### 3.7.1 Systeme zur Kontrolle lumbaler Stabilität

Die Stabilität der Lendenwirbelsäule wird durch ein passives Subsystem, ein aktives Subsystem und ein kontrollierendes Subsystem gewährleistet (➤ Abb. 3.25).

#### Passives Subsystem

Das passive Subsystem limitiert endgradige Bewegungen. Es sorgt für ein stabiles Bewegungsende. Folgende anatomische Strukturen sind, sofern keine pathomorphologischen Veränderungen vorliegen, an der Gewährleistung der passiven lumbalen Stabilität beteiligt:

- Facettengelenke: beteiligt an der Limitierung der Extension
- Gelenkkapseln: beteiligt an der Limitierung der Flexion, Rotation und Lateralflexion
- Bandscheiben: beteiligt an der passiven Stabilität aller Bewegungsrichtungen
- Ligamente
  - Lig. longitudinale anterius: beteiligt an der Limitierung der Extension
  - Lig. longitudinale posterius, Lig. interspinale, Lig. flavum: beteiligt an der Limitierung der Flexion

##### Passive Stabilität in Extension

Physiologisch wird bei Extension der dorsale Diskus komprimiert, ventrale Fasern kommen auf Zug. Die Facettengelenke schließen, das Lig. longitudinale anterius kommt auf Zug.

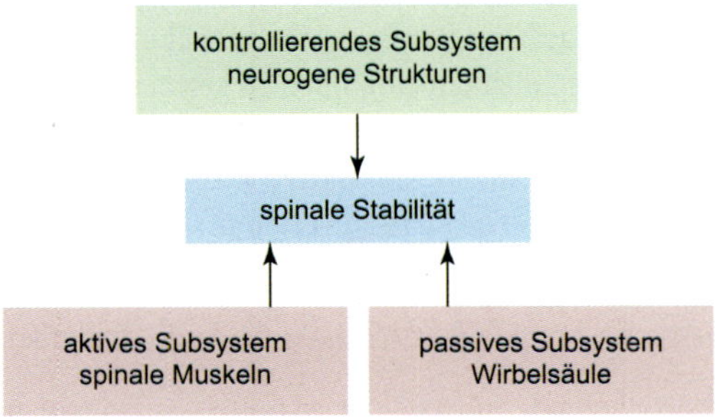


**Abb. 3.25** Lumbale Stabilität (vgl. Panjabi 1992). [M1410]

##### Passive Stabilität in Flexion

Physiologisch wird bei Flexion die ventrale Bandscheibe komprimiert, dorsale Fasern kommen auf Zug. Die Gelenkkapseln der Facettengelenke und das Lig. longitudinale posterius kommen auf Zug, das Lig. interspinale und das Lig. flavum verstärken die Stabilität.

##### Passive Stabilität bei Rotation, Lateralflexion und mehrdimensionalen Bewegungen

Bei Rotation, Lateralflexion und mehrdimensionalen Bewegungen kommen jeweils einzelne Anteile der Gelenkkapseln der Facettengelenke und unterschiedliche Anteile der Anulusfasern bzw. des kollagenen Netzwerks der Bandscheibe auf Zug. Je nach Bewegung verstärken Ligamente die Stabilität.

##### Untersuchung des passiven Systems

Die Untersuchung des passiven Systems erfolgt durch Anamnese und die regionale sowie segmentale Untersuchung der LWS.

#### Aktives Subsystem

Das aktive Subsystem wird von der spinalen Muskulatur gebildet und stabilisiert einzelne Bewegungssegmente während aller Bewegungen (lokales System) oder puffert größere Kräfte (globales System). Es sorgt für einen stabilen Bewegungsweg.

Das aktive Subsystem kann in zwei Untersysteme aufgeteilt werden.

##### Das lokale System

Das lokale Muskelsystem besteht aus der Muskulatur der tiefen Muskelschichten. Beteiligt sind monosegmental oder gering multisegmental verlaufende Rückenmuskeln und die tiefliegende Bauchmuskulatur. Zum lokalen aktiven System gehören folgende Muskeln:

- Mm. multifidii
- Mm. rotatores breves
- Mm. interspinales
- Mm. intertransversarii (gleicher Name wie thorakal, allerdings zwischen den Procc. costales verlaufend)
- M. longissimus, Pars lumbale
- M. quadratus lumborum
- M. transversus abdominis

Funktionierendes lokales System
Die Muskulatur des lokalen Systems zeichnet sich durch folgende Merkmale aus:

- Sie sorgt für segmentale Stabilität.
- Sie ist zuständig für die Kontrolle der neutralen Zone (➤ Abb. 3.26).

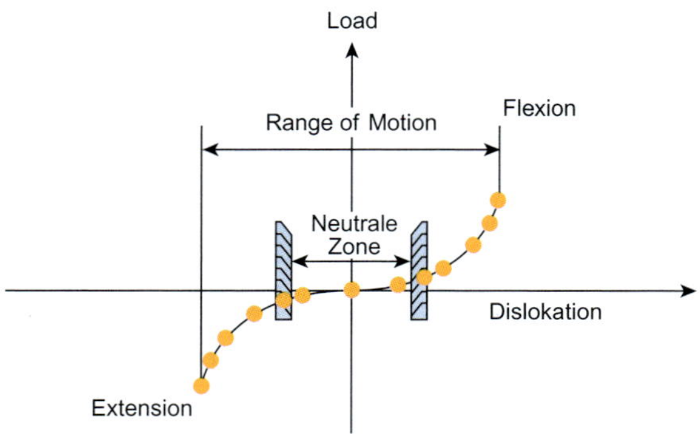


**Abb. 3.26** Neutrale Zone und Range of Motion. [H572-001, L138]

- Sie spannt unabhängig von der Bewegungsrichtung an.
- Sie sorgt für kontinuierliche Kraftlieferung.
- Sie arbeitet nur bei Belastung bzw. bei Bewegung.
- Sie benötigt propriosensorischen Input.

In der Praxis bedeutet dies, dass sowohl die rechtsseitige als auch die linksseitige lokale Muskulatur immer zeitgleich arbeitet. Somit ist sie nicht für einzelne Bewegungen, sondern für die segmentale Stabilität während aller Bewegungen zuständig.

### Untersuchung des lokalen Systems

Die Untersuchung des lokalen Systems besteht aus Anamnese, Flexionstest im Stand und Untersuchung mit dem Stabilizer.

- Anamnese: Abfragen möglicher Symptome einer Bandscheibenpathomorphologie
- Flexionstest im Stand
  - Ggf. Hinweise auf Stadien einer Bandscheibenpathomorphologie
  - Ggf. phasierte nicht koordinierte Deflexion
- Untersuchung mit dem Stabilizer
  Bauchlage (Nicht bei V. a. große Protrusion, Prolaps, Sequester)
  Rückenlage:
  - Unilaterale Abduktion beider Beine
  - Bilaterale Abduktion der Beine
  - Unilaterales extendieren beider Beine
    - Mit schleifender/n Ferse/n
    - Mit abgehobener/n Ferse/n
  - Bilaterales Extendieren beider Beine
    - Mit schleifender/n Ferse/n
    - Mit abgehobener/n Ferse/n

Zudem wird untersucht, ob der Patient in der Lage ist, eine stabile Vierfüßlerstand- und Bridging-Position einzunehmen und aus diesen Positionen langsame Bewegungen mit ein oder zwei Extremitäten durchzuführen.

**EVIDENZ**

Signifikante Studien zur beschriebenen Testreihe liegen nicht vor. In der Praxis zeigt sich, dass Patienten in Stadien einer Bandscheibenpathomorphologie schlechtere Testergebnisse aufweisen als Patienten ohne Beschwerden.

### Das globale System

Das globale Muskelsystem besteht aus der Muskulatur der oberflächlichen Muskelschichten. Beteiligt sind die multisegmental verlaufenden Rückenmuskeln und die oberflächliche Bauchmuskulatur. Zum globalen System gehören folgende Muskeln:

- M. erector spinae
- M. iliocostales
- M. obliquus externus abdominis
- M. obliquus internus abdominis
- M. rectus abdominis

### Funktionierendes globales System

Die Muskulatur des globalen Systems zeichnet sich durch folgende Merkmale aus:

- Sie ist zuständig für die Kontrolle der Range of Motion (ROM).
- Ihre Aktivität ist richtungsabhängig.
- Die Kraftlieferung ist nicht kontinuierlich.
- Sie bildet Synergisten und Antagonisten für jedes Bewegungsmuster.
- Sie kann konzentrisch und exzentrisch arbeiten.
- Sie puffert bzw. stabilisiert nur bei größeren Kräften.

In der Praxis bedeutet dies, dass die Muskulatur des globalen Systems für die Richtung von Bewegungen im Raum verantwortlich ist. Endgradige Bewegungen werden limitiert, so dass das globale System als Unterstützung des passiven Subsystems anzusehen ist.

**HINWEIS**

Die beschriebene Funktion der beiden muskulären Systeme ist der Grund dafür, dass aktive Bewegungen nur regional durchgeführt werden können. Eine aktive, segmentale lumbale Bewegung ist nicht möglich.

### Untersuchung des globalen Systems

Die Untersuchung des globalen Systems besteht aus Anamnese, aktiver Bewegungsuntersuchung und Krafttests.

## Kontrollierendes Subsystem

Das kontrollierende Subsystem besteht aus motorischen Nerven, die die Muskulatur des lokalen und globalen Systems ansteuern, und aus sensorischen Nerven, die Informationen zu Bewegungsverlauf und Bewegungsende rückmelden, um ggf. über Reflexmechanismen eingreifen zu können. Funktioniert das kontrollierende Subsystem aufgrund von neurologischen Erkrankungen nicht, so geht aktive Stabilität unmittelbar, passive Stabilität perspektivisch verloren.

### Untersuchung des kontrollierenden Subsystems

Das kontrollierende Subsystem wird mittels Anamnese, neurologischer und ggf. zentralneurologischer Untersuchung durchgeführt. Bei V. a. neurologische Störungen/Erkrankungen ist der Patient zum Arzt zu überweisen.

## 3.7.2 Arten lumbaler Instabilität

Zum Verständnis der lumbalen Instabilität ist die Kenntnis der Definition von „neutraler Zone" und „Range of Motion" (ROM) notwendig. Die **neutrale Zone** ist der Teil des Bewegungswegs, während dessen ein minimaler Bewegungswiderstand herrscht. Die **Range of Motion (ROM)** ist als komplettes Bewegungsausmaß, z. B. von Flexion zu Extension, definiert (➤ Abb. 3.26).

Laut Bogduk gibt es zwei Arten von Instabilität (vgl. Bogduk 1987: 315 ff.).

### Instabiler Bewegungsweg

**Synonym** Aktive Instabilität.

**BEFUNDE**

**Leitsymptome und Befunde**
- Ggf. diskontinuierlicher (phasierter) Bewegungsverlauf beim Flexionstest im Stand
- Unspezifische Rückenschmerzen
- Ggf. Klinik einer Bulging disc oder kleinen Protrusion

#### Fehlfunktion des passiven Subystems

Von einem instabilen Bewegungsweg spricht man bei einer vergrößerten neutralen Zone. Der Widerstand der Gelenkflächen nimmt ab. Die Ursache kann im passiven und/oder aktiven Subsystem liegen. Krankheitsbilder, die für einen instabilen Bewegungsweg sorgen können, sind, aufgrund des Verlusts von Formstabilität und vermehrter Translation im Verhältnis zur Angulation bei Bewegungen, eine Bulging disc und ggf. eine kleine Protrusion.

#### Fehlfunktion des lokalen Systems

Zudem sorgt eine Fehlfunktion des lokalen Systems für eine vergrößerte neutrale Zone. Man spricht auch von aktiver Instabilität. Die Muskulatur des lokalen Systems benötigt propriosensorischen Input. Ohne regelmäßige Bewegung kommt es zu Atrophien und Fehlfunktionen. Zudem wird die Muskulatur des lokalen Systems durch Pathologien und Nozisensorik gehemmt. Da eine Bandscheibenpathomorphologie durch verändertes Haltungs- und Bewegungsverhalten entsteht und zudem mit Nozisensorik einhergeht, entwickelt sich parallel eine klinisch lumbale Instabilität mit instabilem Bewegungsweg. Die neutrale Zone ist vergrößert, es besteht eine aktive Instabilität.

**HINWEIS**

Der Begriff **aktive Instabilität** ist irreführend, da auch eine Bulging disc oder eine kleine Protrusion durch vermehrte Translation für eine vergrößerte neutrale Zone sorgen. Da sich jedoch parallel zur Bandscheibenpathomorphologie eine Funktionsstörung des lokalen Systems entwickelt, ist dieser Begriff im Gegensatz zur **passiven Instabilität** sinnvoll.

Bei einem instabilen Bewegungsweg kommt es bei Bewegungen zu einer vermehrten Translation im Verhältnis zur Angulation. Der Rhythmus und der Verlauf sind diskontinuierlich. Die aphysiologischen Bewegungen sorgen auf Dauer für unspezifischen Rückenschmerz.

In ➤ Abb. 3.27 (in Anlehnung an Brumagne 2002) wird die Flexionsbewegung einmal mit nicht funktionierendem lokalem System und aktiver segmentaler Instabilität und in der Folge mit funktionierendem lokalem System und vorhandener segmentaler Stabilität dargestellt. Die Flexionsbewegung wird in beiden Fällen vom globalen System durchgeführt.

#### Therapie einer Instabilität mit instabilem Bewegungsweg

Das lokale System wird wie folgt behandelt (Einschränkungen der Belastbarkeit bei vorhandenen Stadien von Bandscheibenpathomorphologie müssen beachtet werden!):

**Wochen 1–3**
- Training mit dem Stabilizer

**Ab Woche 4**
- Mattenprogramm zum lumbalen Stabilisationstraining
- Trainingstherapie
- Sportartspezifisches Training

Bei bestehender Bandscheibenpathomorphologie erfolgt parallel die Therapie wie in ➤ Kap. 3.6 beschrieben.

### Instabiles Bewegungsende

**Synonym** Passive Instabilität.

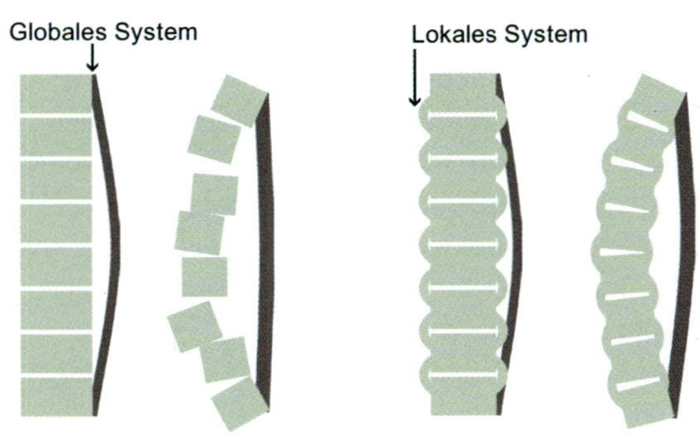


**Abb. 3.27** Aktive segmentale Instabilität. [F937-002, M1410]

3

**BEFUNDE**

**Leitsymptomatik und Befunde**

- Vergrößerte ROM
- Unspezifische Rückenschmerzen
- Ggf. Klinik von großer Protrusion, Prolaps oder Sequester

### Fehlfunktion des passiven Subsystems

Von einem instabilen Bewegungsende spricht man bei einer vergrößerten ROM. Die Ursache ist strukturell bedingt, Strukturen des passiven Subsystems hemmen bzw. limitieren die Bewegung nicht mehr. Krankheitsbilder, die für ein instabiles Bewegungsende sorgen, sind eine große Protrusion und ein Prolaps bzw. Sequester. Auch traumatisch bedingt kann es durch Verletzung passiver Strukturen zu einem instabilen Bewegungsende kommen.

### Fehlfunktion des globalen Systems

Eine ursächliche Fehlfunktion des globalen Systems kann auch eine vergrößerte Range of Motion nach sich ziehen. Bewegungen werden nicht mehr in submaximaler Position gestoppt, in der Folge können morphologische Veränderungen passiv stabilisierender Strukturen entstehen.

### Therapie einer Instabilität mit instabilem Bewegungsende

Läsionen des passiven Systems im Sinne einer Bandscheibenpathomorphologie werden wie in ➤ Kap. 3.6 beschrieben therapiert. Die Therapie von Läsionen von Ligamenten und von Kapseln der Facettengelenke wird in ➤ Kap. 3.3 beschrieben. Liegt eine Fehlfunktion des globalen Systems vor, so besteht die Therapie aus Trainingstherapie und sportartspezifischem Training.

**Zusammenfassung**

**Klinisch lumbale Instabilität**

Es gibt zwei Arten von klinisch lumbaler Instabilität: einen instabilen Bewegungsweg und ein instabiles Bewegungsende. Bei einem instabilen Bewegungsweg kommt es zur Vergrößerung der neutralen Zone. Ursachen können neben einer Bulging disc und einer kleinen Protrusion Fehlfunktionen des lokalen Systems sein. Bei einem instabilen Bewegungsende liegt eine vergrößerte Range of motion vor. Patienten haben eine große Protrusion, einen Prolaps oder Sequester oder posttraumatische Läsionen.

Eine klinisch lumbale Instabilität mit vergrößerter neutraler Zone entwickelt sich progredient innerhalb einer Bandscheibenpathomorphologie. Zu geringe propriosensorische Informationsdichte durch verändertes Haltungs- und Bewegungsverhalten und das lokale System hemmende Nozisensorik sind die Ursachen.

# 3.8 Lumbale Radikulopathie

## Grundlagen

### Neuroanatomie

Wie in ➤ Kap. 3.1.1 bereits beschrieben, läuft das weibliche Rückenmark (Myelon, Medulla spinalis) am Unterrand des ersten, das männliche am Unterrand des zweiten Lendenwirbelkörpers mit dem Conus medullaris aus. Schon vorher treten die lumbalen und sakralen und kokzygealen Nervenfasern aus dem Rückenmark aus (Efferenzen) bzw. ins Rückenmark ein (Afferenzen). Die gebildeten Spinalnerven verlaufen als Cauda equina ummantelt von Pia mater, Arachnoidea und Dura mater im Canalis vertebralis nach kaudal (Efferenzen) bzw. aus der Peripherie nach kranial (Afferenzen).

Die lumbalen Radizes treten auf Höhe BWK 9–11, die sakralen auf Höhe BWK 12–LWK 1 und die kokzygealen auf Höhe LWK 1–LWK 2 aus dem Rückenmark aus bzw. ins Rückenmark ein (vgl. Trepel 2008: 95, ➤ Abb. 3.28).

In das Hinterhorn treten für jedes neuroanatomische Segment paarig angelegt die Fila radicularia dorsalia in Form von gebündelten Axonen ein. Sie kommen aus der Radix dorsalis, die weiter distal das dorsale Spinalganglion, in dem die Zellkörper der Afferenzen liegen, formt. Über diesen Weg gelangen sensible, afferente Informationen zum Rückenmark und von dort über aufsteigende Bahnen zum Gehirn. Aus dem Vorderhorn treten paarig angelegt die Fila radicularia ventralia aus und bilden fortlaufend die Radix ventralis. Über diesen Weg gelangen efferente, motorische Informationen vom Gehirn über das Rückenmark in die Peripherie. Radix dorsalis (mit dorsalem Spinalganglion) und Radix ventralis bilden gemeinsam den Spinalnerv. Der Spinalnerv wird vom Duralärmel ummantelt.

**HINWEIS**

Auch wenn wie erläutert die afferenten, sensiblen Nervenfasern aus der Peripherie in Richtung des Rückenmarks und somit von distal (kaudal) nach proximal (kranial) verlaufen und die efferenten, motorischen Nervenfasern vom Rückenmark in die Peripherie, wird bei der weiteren neuroanatomischen Beschreibung zur Vereinfachung immer zusammenfassend der Weg von Radix ventralis und dorsalis von proximal (kranial) nach distal (kaudal) beschrieben.

#### Verlauf der Radizes und der Spinalnerven am Beispiel von L5

**Verlauf als Teil der Cauda equina**

Die Fila radicularia von L5 treten auf Höhe von BWK 11 aus dem Rückemark aus bzw. ins Rückenmark ein. Radix ventralis und Radix dorsalis laufen zusammen innerhalb von Dura mater, Arachnoidea und Pia mater als Teil der Cauda equina nach kaudal.

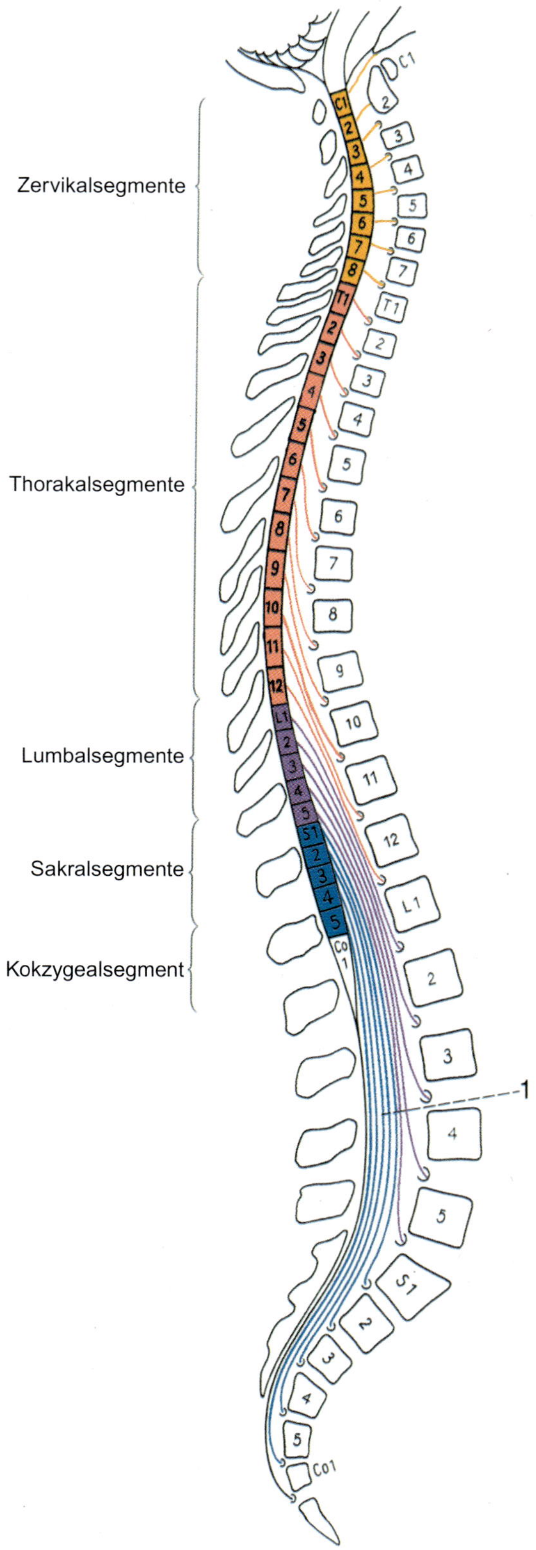


**Abb. 3.28** Lage des Rückenmarks im Wirbelkanal. Topografische Beziehungen der Rückenmarkssegmente zu den Wirbelsäulensegmenten (schematischer Medianschnitt). [S700]

### Verlauf in der Entrance Zone im lateralen Rezessus

Auf Höhe des unteren Drittels von LWK 4 verlassen sie die Dura mater und laufen, nun ummantelt vom eigenen Duralärmel, als Spinalnerv von L5, parallel der Dura mater weiter durch den Canalis vertebralis. Hier verlaufen sie ganz ventral und lateral im **Recessus lateralis.** Innerhalb des Canalis vertebralis passiert der Nerv die Bandscheibe von L4/L5 **(Weichteil-Recessus-lateralis)** und den Wirbelkörper von L5 **(knöcherner Recessus lateralis).** Der Verlauf im Recessus lateralis wird auch als **Entrance Zone** bezeichnet, da der Nerv hier im eigenen Duralärmel, außerhalb der Dura mater in den Canalis vertebrae eintritt.

### Verlauf in der Middle Zone im Foramen intervertebrale

Auf Höhe des Diskus intervertebralis von L5/S1 tritt der Spinalnerv von L5 durch das Foramen intervertebrale von L5/S1 aus. Im Foramen besteht der Spinalnerv aus dem dorsalen Spinalganglion als Teil der Radix dorsalis mit den Fasern der Afferenzen sowie aus der Radix ventralis mit den Fasern der Efferenzen. Dieser Bereich des Nervenverlaufs wird auch als **Middle Zone** bezeichnet.

### Verlauf in der Exit Zone

Distal des Foramen intervertebrale verläuft der Nerv, nun als Periphernerv, weiter nach kaudal. Der Bereich des Austritts aus dem Foramen intervertebrale wird auch als **Exit Zone** bezeichnet.

➢ Abb. 3.29 zeigt den Verlauf des Nervs von L5 durch den Weichteil-Recessus-lateralis, den knöchernen Recessus lateralis (Entrance Zone), durch das Foramen intervertebrale (Middle Zone) und im weiteren Verlauf in die Peripherie (Exit Zone).

## Nervenbedrohung durch lumbale Bandscheiben

Bandscheibenpathomorphologien als Auslöser für lumbale Radikulopathien sieht man aufgrund der dort höchsten statischen Belastung primär auf den Etagen L4/L5 und L5/S1.

Aus der beschriebenen Anatomie können folgende Aussagen abgeleitet werden:

- Der Nerv von L5 kann sowohl von der Bandscheibe L4/L5 im Weichteil-Recessus-lateralis in der Entrance Zone als auch von der Bandscheibe L5/S1 im Foramen intervertebrale in der Middle Zone bedroht werden.
- Der Nerv von S1 kann von der Bandscheibe L5/S1 im Weichteil-Recessus-lateralis in der Entrance Zone bedroht werden.
- Die Bandscheibe von L5/S1 kann also sowohl den Nerv von S1 im Weichteil-Recessus-lateralis (Entrance Zone) als auch den Nerv von L5 im Foramen intervertebrale (Middle Zone) bedrohen.
- Eine Bedrohung des Nervs von S1 im Foramen intervertebrale ist hingegen nicht möglich. Er tritt durch das Foramen intervertebrale von S1/S2 aus, eine Bandscheibe gibt es hier physiologisch nicht. Eine Ausnahme bilden

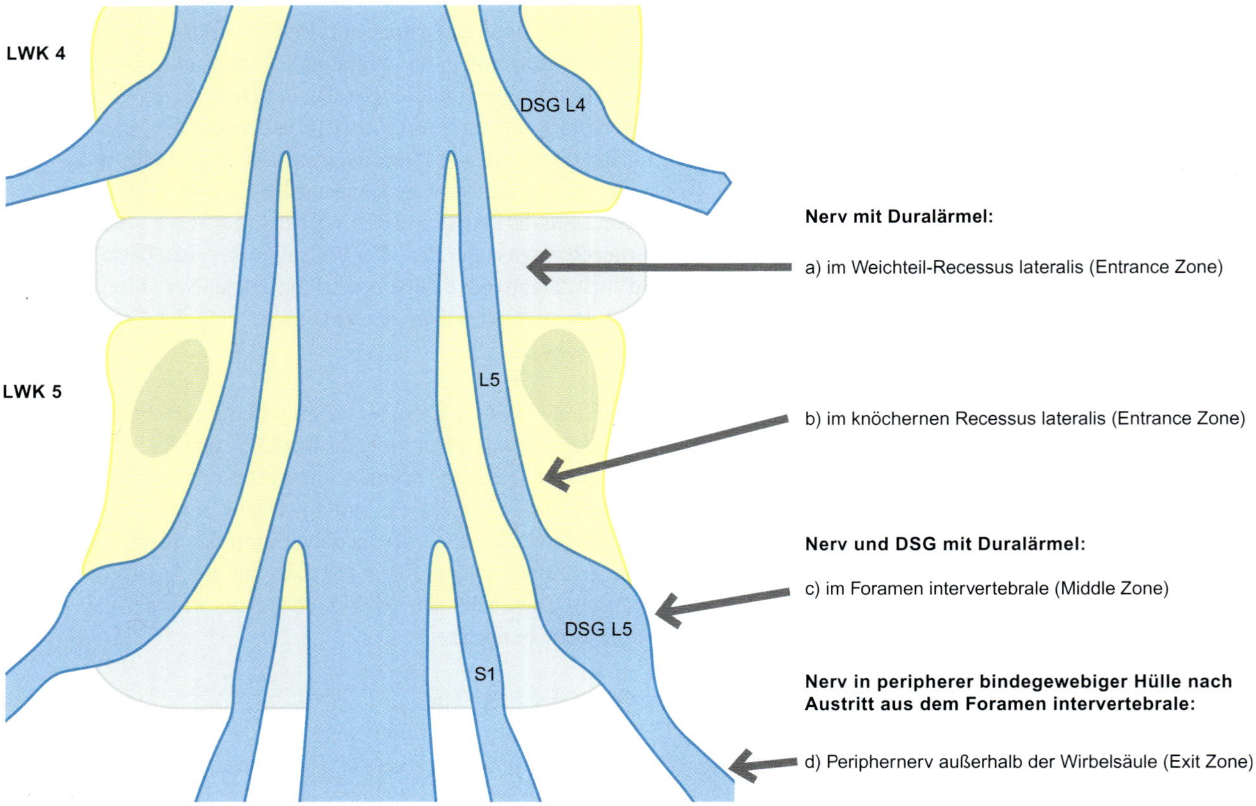


**Abb. 3.29** Topografie des Verlaufs von Spinalnerven. DSG = dorsales Spinalganglion. [M1410]

eine vollständige Lumbalisation von S1 (➤ Kap. 2.2.6) oder mögliche Neoplasien (Beckentumoren, ➤ Kap. 2.6).

- Der Nerv von L4 wird nicht bzw. äußerst selten im Foramen intervertebrale L4/L5 (Middle Zone) von der Bandscheibe L4/L5 bedroht. Ab L4 aufsteigend treten die Spinalnerven höher im Foramen intervertebrale und somit kranial der gleichnamigen Bandscheibe aus.

## Durchblutung

Das Rückenmark wird ventral durch eine zentral gelegene A. spinalis anterior versorgt und dorsal durch die beiden Aa. spinales posteriores dextra und sinistra.

Die Radix dorsalis und das dorsale Spinalganglion werden von der A. radicularis posterior (R. radicularis posterior), die Radix ventralis aus der A. radicularis anterior (R. radicularis anterior) versorgt. Die A. radicularis posterior hat im Vergleich zur A. radicularis anterior ein deutlich geringeres Lumen und eine deutlich dünnere Intimawand (➤ Abb. 3.30, Darstellung der Durchblutung auf BWS-Höhe).

## Dicke der afferenten Nervenfasern

Die Einteilung afferenter Nervenfasern nach Lloyd und Hunt wurde in ➤ Kap. 1.2.6 beschrieben. Bei einer lumbalen Radikulopathie mit Druck im lateralen Rezessus reagieren zunächst die Nervenfasern, die das meiste Blut benötigen. Je dicker die Nervenfaser, desto mehr Blut wird benötigt. Die Nervenfaserdicke ist abhängig von der Dicke der Myelinisierung. Die am dicksten myelinisiertesten Fasern sind die schnellsten Nervenfasern und benötigen das meiste Blut (➤ Tab. 3.1).

## Dicke der afferenten Zellkörper

Bei einer lumbalen Radikulopathie mit Druck im Foramen intervertebrale reagieren zunächst die Zellkörper der afferenten Nerven, die das meiste Blut benötigen, da im Foramen intervertebrale das dorsale Spinalganglion (DSG) liegt, in welchem die Zellkörper der Afferenzen liegen.

Je größer das Gesamtlumen eines Nervs, desto größer der Zellkörper und der Blutbedarf. Das Lumen von Nerven errechnet sich anhand von Länge multipliziert mit dem Durchmesser. Die längsten Nervenfasern laufen nach ganz distal im neuroanatomischen Segment, die längsten Nervenfasern von z. B. L5 laufen bis in die Spitze des großen Zehs, hier unterscheiden sich Ia-, Ib-, II- und IIIb-Fasern nicht. Allerdings gibt es einen anderen relevanten Unterschied. Während Ia-, Ib-, und IIIb-Fasern auf spinaler Ebene bzw. im Rückenmark enden und dort über Interneurone verschaltet werden, laufen die II-Fasern als einzige ohne Verschaltung bis zum Gehirn.

Die II-Fasern haben wie in ➤ Tab. 3.1 dargestellt die drittgrößte Dicke (nach Ia- und Ib-Fasern), sind aber mit Abstand die längsten Fasern und haben somit das größte Gesamtlumen

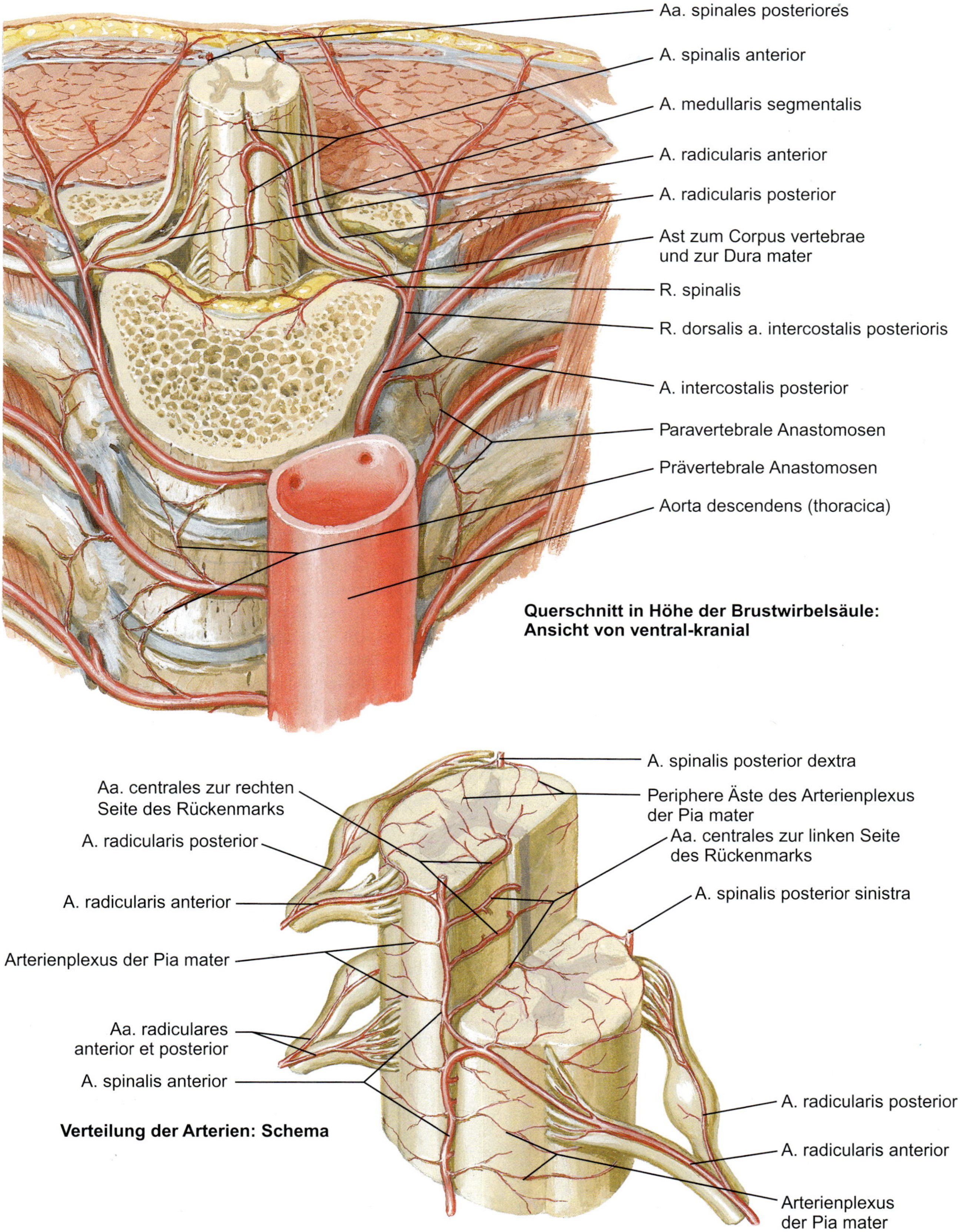


**Abb. 3.30** Oben: Durchblutung des Rückenmarks; unten: Durchblutung von Radix dorsalis und Radix ventralis. [G343]

**Tab. 3.1** Dicke und Leitgeschwindigkeit von afferenten Nervenfasern

| Faser | Dicke | Geschwindigkeit m/sek |
|---|---|---|
| Ia-Fasern | ca. 17 µ | 70–120 |
| Ib-Fasern | ca. 16 µ | 70–100 |
| II-Fasern | ca. 8 µm | 15–40 |
| IIIb-Fasern | ca. 3 µm | 5–15 |
| Vgl. Duus 1995: 6 | | |



und die größten Zellkörper. Die Zellkörper der einzelnen II-Fasern sind unterschiedlich groß, da sie innerhalb von z. B. L5 unterschiedlich weit nach distal laufen. Die II-Fasern, die bis ganz nach distal im Segment laufen, haben das größte Gesamtlumen und somit die größten Zellkörper.

### Auslöser von lumbalen Radikulopathien

Hauptauslöser lumbaler Radikulopathien ist Druck durch eine Bandscheibe. Ab einer großen Protrusion ist eine Radikulopathie möglich, bei einem tieflumbalen Prolaps oder Sequester entsteht sie regelhaft (➤ Kap. 3.6).

Weitere, jedoch deutlich seltenere Auslöser für lumbale Radikulopathien sind:

- Im lateralen Rezessus:
  - Intradurales Hämatom
  - Verklebungen
  - Narbengewebe
  - Neoplasien
  - Degenerative Retrolisthesis
- Im Foramen intervertebrale:
  - Intraforaminales Hämatom
  - Kompression durch Osteophyten am Facettengelenk
  - Verklebungen
  - Narbengewebe
  - Neoplasien

### Entstehung von lumbalen Radikulopathien

Eine lumbale Radikulopathie entsteht zumeist durch Druck einer lumbalen Bandscheibe bei bestehender/m großer Protrusion, Prolaps oder Sequester. Als Folge des Drucks kommt es zu einer verminderten Blutversorgung der Nervenfasern (Druck im lateralen Rezessus) oder Zellkörper (Druck im Foramen intervertebrale). Zu Beeinträchtigungen kommt es zunächst in den Fasern bzw. Zellkörpern, die das meiste Blut benötigen.

**HINWEIS**

In den folgenden Erläuterungen zur lumbalen Radikulopathie werden die häufigsten Symptomverläufe dargestellt und neurophysiologisch verständlich gemacht. Individuelle Beschwerdeverläufe, die vom beschriebenen Konzept abweichen, sind möglich, aber selten. Beschwerden, die nicht in die unten beschriebenen Abläufe passen, sollten zunächst als Red flag gewertet werden!

In der Folge werden zum besseren Verständnis, anders als bisher üblich, zunächst die Entwicklungen von Symptomketten beschrieben und erklärt. Erst im Anschluss werden die Leitsymptome jeweils in Befundkästen erneut zusammengefasst.

### Druck im lateralen Rezessus auf Höhe L4/L5

Bei bestehender/m großer Protrusion, Prolaps oder Sequester der Bandscheibe L4/L5 kann es zu Druck auf den sich auf dieser Höhe in der Entrance Zone im Weichteil-Recessus-lateralis befindlichen Duralärmel und Nerv von L5 kommen. In diesem Fall protrusioniert bzw. prolabiert die Bandscheibe nach dorsal. Zu diesem Zeitpunkt weist der Patient schon die entsprechende Klinik einer Bandscheibenpathomorphologie auf (➤ Kap. 3.6).

Zunächst kommt es zu monosegmentalem unilateralem Referred pain (➤ Kap. 1.3.6) aus dem Duralärmel von L5. Bei einer kleinen Referred area beschreibt der Patient Schmerzen im Bereich des Trochanter major, bei einer großen Referred area am gesamten lateralen Oberschenkel bis zum Knie. Die Größe der Referred area ist abhängig von der Größe des Schadens und der Selektivität des Patienten.

Gibt es noch mehr oder noch länger Druck, so kommt es zur arteriellen Versorgungsnot. Während die großlumige und mit dicker Intimawand ausgestattete A. radicularis anterior die Radix ventralis noch ohne Probleme versorgen kann, hat die mit deutlich geringerem Lumen und dünnerer Intimawand ausgestattete A. radicularis posterior durch den vorhandenen Druck Probleme, die Radix dorsalis mit ausreichend Blut zu versorgen. Im Bereich des Recessus lateralis liegen die Fasern der Afferenzen. Es reagieren zuerst die Nervenfasern, die das meiste Blut benötigen. Es kommt zu spontanen Entladungen bei bestehender Versorgungsnot der Ia- und Ib-Fasern und somit zu einem abgeschwächten Reflexverhalten (Hyporeflexie) der L5-Reflexe (Fußrückenreflex und Tibialis-posterior-Reflex) und einem abgeschwächten Vibrationsempfinden im L5-Gebiet. Beides merkt der Patient nicht.

Alle Ib-Fasern sind gleich dick, haben also jeweils dieselbe Versorgungsnot. Am besten messbar ist das Vibrationsempfinden jedoch am Ort der höchsten sensorischen Dichte für Ib-Fasern in L5, am medialen Kalkaneus. Bei anhaltendem oder stärkerem Druck kommt es zum Konduktionsblock. Die L5-Reflexe sind nicht mehr auslösbar (Areflexie), und der Patient hat kein Vibrationsempfinden mehr.

Gibt es noch längeren oder noch stärkeren Druck, so reagieren die Fasern mit der nächstgrößten Dicke, die II-Fasern. Da alle II-Fasern im lateralen Rezessus gleich dick sind, gibt es spontane Entladungen bei bestehender Versorgungsnot aller II-Fasern in L5, es kommt zu Parästhesien. Der Patient kann diese jedoch nur im Bereich der höchsten sensorischen Dichte für II-Fasern in L5, am ventromedialen Unterschenkel, wahrnehmen. Später, bei anhaltendem oder weiter steigendem

Druck, kommt es zu einem Konduktionsblock. Der Patient beschreibt Taubheit am ventromedialen Unterschenkel.

**HINWEIS**

Würde der Patient in Bezug auf die Parästhesien ein größeres L5-Areal als nur den ventromedialen Unterschenkel beschreiben, so wäre dies ein Zeichen für große Selektivität.

Gibt es noch längeren oder noch stärkeren Druck, so kommt es zu einem Alarmzustand der IIIb-Fasern aufgrund von zu starker Versorgungsnot des Nervs und ggf. zu großem Druck auf den Nerv. Der Patient beschreibt rezidivierende massive neuropathische Schmerzen im gesamten Verlauf von L5 bei positivem Zeichen von Laseque nach durchgeführtem Straight-leg-raise-Test.

Bis zu diesem Zeitpunkt kann die A. radicularis anterior nach wie vor ausreichend Blut liefern, die efferenten motorischen Fasern sind noch nicht betroffen. Erst bei weiter anhaltendem oder noch stärker werdendem Druck kommt es zu Schwäche, in der Folge zum Konduktionsblock mit Lähmung der Kennmuskulatur als Folge einer Versorgungsnot der efferenten Fasern durch die A. radicularis anterior.

**BEFUNDE**

Bei Druck im lateralen Rezessus L4/L5 sind progrediente Beschwerden in folgender Reihenfolge zu erwarten:

- Klinik einer/s großen Protrusion, Prolapses oder Sequesters
- Referred pain aus dem Duralärmel von L5 (Trochanter-major-Region oder gesamter lateraler Oberschenkel)
- Hyporeflexie (Fußrückenreflex, Tibialis-posterior-Reflex) und reduziertes Vibrationsempfinden (medialer Kalkaneus), später Areflexie und Verlust von Vibrationsempfinden
- Parästhesien am ventromedialen Unterschenkel, später Taubheit
- Rezidivierende neuropathische Schmerzen
- Schwäche der Kennmuskulatur, später Lähmung

Die II-Fasern können schon vor Auftreten eines Konduktionsblocks der Ia- und Ib-Fasern auffällig sein, jedoch nicht vor Beginn der Abschwächung der Ia- und Ib-Faser-Qualität.

## Druck im lateralen Rezessus auf Höhe L5/S1

Bei Druck im lateralen Rezessus von L5/S1 kommt es chronologisch zur gleichen Reihenfolge von Symptomen wie eben beschrieben, jedoch nun im neuroanatomischen Segment S1: Bei bestehender/m großer Protrusion, Prolaps oder Sequester der Bandscheibe L5/S1 kann es zu Druck auf den sich auf dieser Höhe in der Entrance Zone im Weichteil-Recessus-lateralis befindlichen Duralärmel und Nerv von S1 kommen. In diesem Fall protrusioniert bzw. prolabiert die Bandscheibe nach dorsal. Zu diesem Zeitpunkt weist der Patient die entsprechende Klinik einer Bandscheibenpathomorphologie auf (➤ Kap. 3.6).

Zunächst kommt es zu monosegmentalem unilateralem Referred pain (➤ Kap. 1.3.6) aus dem Duralärmel von S1. Bei einer kleinen Referred area beschreibt der Patient Schmerzen im Bereich des Tuber ischiadicum, bei einer großen Referred area am gesamten dorsalen Oberschenkel. Die Größe der Referred area ist abhängig von der Größe des Schadens und der Selektivität des Patienten.

Gibt es noch mehr oder noch länger Druck, so kommt es zur arteriellen Versorgungsnot. Während die großlumige und mit dicker Intimawand ausgestattete A. radicularis anterior die Radix ventralis noch ohne Probleme versorgen kann, hat die mit deutlich geringerem Lumen und dünnerer Intimawand ausgestattete A. radicularis posterior durch den vorhandenen Druck Probleme, die Radix dorsalis mit ausreichend Blut zu versorgen. Im Bereich des Recessus lateralis liegen hier die Fasern der Afferenzen. Es reagieren zuerst die Nervenfasern, die das meiste Blut benötigen. Es kommt zu spontanen Entladungen bei bestehender Versorgungsnot der Ia- und Ib-Fasern und somit zu einem abgeschwächten Reflexverhalten (Hyporeflexie) des S1-Reflexes (Achillessehnenreflex) und einem abgeschwächten Vibrationsempfinden im S1-Gebiet. Beides merkt der Patient nicht.

Alle Ib-Fasern sind gleich dick, haben also jeweils dieselbe Versorgungsnot. Am besten messbar ist das Vibrationsempfinden jedoch am Ort der höchsten sensorischen Dichte für Ib-Fasern in S1, am Malleolus lateralis. Bei anhaltendem oder stärkerem Druck kommt es zum Konduktionsblock. Der Achillessehnenreflex ist nicht mehr auslösbar (Areflexie), und der Patient hat kein Vibrationsempfinden mehr.

Gibt es noch längeren oder noch stärkeren Druck, so reagieren die Fasern mit der nächstgrößten Dicke, die II-Fasern. Da alle II-Fasern im lateralen Rezessus gleich dick sind, gibt es spontane Entladungen bei bestehender Versorgungsnot aller II-Fasern in S1, es kommt zu Parästhesien. Der Patient kann diese nur im Bereich der höchsten sensorischen Dichte für II-Fasern in S1, an der dorsolateralen Wade, wahrnehmen. Später, bei anhaltendem oder weiter steigendem Druck, kommt es zu einem Konduktionsblock. Der Patient beschreibt Taubheit an der dorsolateralen Wade.

**HINWEIS**

Würde der Patient in Bezug auf die Parästhesien ein größeres S1-Areal als nur die dorsolaterale Wade beschreiben, so wäre dies ein Zeichen für große Selektivität.

Gibt es noch längeren oder noch stärkeren Druck, so kommt es zu einem Alarmzustand der IIIb-Fasern aufgrund von zu starker Versorgungsnot des Nervs und ggf. zu großem Druck auf den Nerv. Der Patient beschreibt rezidivierende massive neuropathische Schmerzen im gesamten Verlauf von S1 bei positivem Zeichen von Laseque nach durchgeführtem Straight-leg-raise-Test.

Bis zu diesem Zeitpunkt kann die A. radicularis anterior nach wie vor ausreichend Blut liefern, die efferenten motorischen Fasern sind noch nicht betroffen. Erst bei weiter anhaltendem oder noch stärker werdendem Druck kommt es zu Schwäche, in der Folge zum Konduktionsblock mit Lähmung der Kennmuskulatur als Folge einer Versorgungsnot der efferenten Fasern durch die A. radicularis anterior.

**BEFUNDE**

Bei Druck im lateralen Rezessus L5/S1 sind progrediente Beschwerden in folgender Reihenfolge zu erwarten:

- Klinik einer/s großen Protrusion, Prolapses oder Sequesters
- Referred pain aus dem Duralärmel von S1 (Tuber-ischiadicum-Region oder gesamter dorsaler Oberschenkel)
- Hyporeflexie (Achillessehnenreflex) und reduziertes Vibrationsempfinden (Malleolus lateralis), später Areflexie und Verlust von Vibrationsempfinden
- Parästhesien an der dorsolateralen Wade, später Taubheit
- Rezidivierende neuropathische Schmerzen
- Schwäche der Kennmuskulatur, später Lähmung

Die II-Fasern können schon vor Auftreten eines Konduktionsblocks der Ia- und Ib-Fasern auffällig sein, jedoch nicht vor Beginn der Abschwächung der Ia- und Ib-Faser-Qualität.

## Druck im Foramen intervertebrale L5/S1

Bei bestehender/m großer Protrusion, Prolaps oder Sequester der Bandscheibe L5/S1 kann es zu Druck auf den sich auf dieser Höhe im Foramen intervertebrale befindlichen Duralärmel und Nerv von L5 kommen. In diesem Fall protrusioniert bzw. prolabiert die Bandscheibe nach dorsolateral. Zu diesem Zeitpunkt weist der Patient die entsprechende Klinik einer Bandscheibenpathomorphologie auf (➤ Kap. 3.6).

Zunächst kommt es zu monosegmentalem unilateralem Referred pain (➤ Kap. 1.3.6) aus dem Duralärmel von L5. Bei einer kleinen Referred area beschreibt der Patient Schmerzen im Bereich des Trochanter major, bei einer großen Referred area am gesamten lateralen Oberschenkel bis zum Knie. Die Größe der Referred area ist abhängig von der Größe des Schadens und der Selektivität des Patienten.

Gibt es noch mehr oder noch länger Druck, so kommt es zur arteriellen Versorgungsnot. Während die großlumige und mit dicker Intimawand ausgestattete A. radicularis anterior die Radix ventralis noch ohne Probleme versorgen kann, hat die mit deutlich geringerem Lumen und dünnerer Intimawand ausgestattete A. radicularis posterior durch den vorhandenen Druck Probleme, die Radix dorsalis mit ausreichend Blut zu versorgen. Im Bereich des Foramen intervertebrale liegen die Zellkörper der Afferenzen im dorsalen Spinalganglion. Es reagieren zuerst die Zellkörper, die das meiste Blut benötigen. Wie schon im Abschnitt „Grundlagen" zu Beginn des Kapitels beschrieben, benötigen die Zellkörper der II-Fasern aufgrund ihrer Größe das meiste Blut. Die II-Fasern, die bis ganz nach distal in den großen Zeh laufen, haben das größte Gesamtlumen und die größten Zellkörper. Sie reagieren als erstes mit spontanen Entladungen bei bestehender Versorgungsnot. Der Patient beschreibt Parästhesien am großen Zeh. Bei länger anhaltendem oder stärker werdendem Druck kommt es zum **Dying-back-Phänomen.** Während die II-Fasern, die bis ganz nach distal laufen, einen Konduktionsblock bekommen, zeigen nun die II-Fasern, die etwas weiter proximal enden, Versorgungsnot. Der Patient beschreibt Taubheit im großen Zeh und Parästhesien am medialen Fußrand.

Gibt es noch längeren oder noch stärker werdenden Druck, so kommt es zu spontanen Entladungen der Ia- und Ib-Fasern. Da auch hier die Zellkörper der Fasern, die nach ganz distal in L5 laufen, größer sind und mehr Blut benötigen, ist die Abnahme des Vibrationsempfindens (Ib-Fasern) zunächst nur distal messbar (Großzehengrundgelenk). Zudem zeigt sich in der Untersuchung eine Abschwächung (Hyporeflexie) der L5-Reflexe (Fußrückenreflex, Tibialis-posterior-Reflex). Im weiteren Verlauf kommt es zu einem Konduktionsblock mit Areflexie und Verlust des Vibrationsempfindens.

Gibt es noch längeren oder noch stärkeren Druck, so kommt es zu einem Alarmzustand der IIIb-Fasern aufgrund von zu starker Versorgungsnot des Nervs und ggf. zu großem Druck auf den Nerv. Der Patient beschreibt rezidivierende massive neuropathische Schmerzen im gesamten Verlauf von L5 bei positivem Zeichen von Laseque nach durchgeführtem Straight-leg-raise-Test.

Bis zu diesem Zeitpunkt kann die A. radicularis anterior nach wie vor ausreichend Blut liefern, die efferenten motorischen Fasern sind noch nicht betroffen. Erst bei weiter anhaltendem oder noch stärker werdendem Druck kommt es zu Schwäche, in der Folge zum Konduktionsblock mit Lähmung der Kennmuskulatur als Folge einer Versorgungsnot der efferenten Fasern durch die A. radicularis anterior.

**BEFUNDE**

Bei Druck im Foramen intervertebrale L5/S1 sind progrediente Beschwerden in folgender Reihenfolge zu erwarten:

- Klinik einer/s großen Protrusion, Prolapses oder Sequesters
- Referred pain aus dem Duralärmel von L5 (Trochanter-major-Region oder gesamter lateraler Oberschenkel)
- Parästhesien am großen Zeh, später Dying-back-Phänomen
- Hyporeflexie (Fußrückenreflex, Tibialis-posterior-Reflex) und reduziertes Vibrationsempfinden (Großzehengrundgelenk), später Areflexie und Verlust von Vibrationsempfinden
- Rezidivierende neuropathische Schmerzen
- Schwäche der Kennmuskulatur, später Lähmung

Die Ia- und Ib-Fasern können schon vor Auftreten eines Dying-back-Phänomens der II-Fasern auffällig sein, jedoch nicht vor Beginn der Abschwächung der II-Faser-Qualität.

## Druck im Foramen intervertebrale von S1/S2

Da es auf S1/S2 physiologisch keine Bandscheibe gibt, tritt im Foramen intervertebrale von S1/S2 in der Regel auch keine lumbale Radikulopathie auf. Beschreibt ein Patient jedoch das klinische Muster einer Bandscheibenpathomorphologie sowie die in der Folge beschriebenen progredienten Beschwerden, so ist von einer vollständige Lumbalisation von S1 mit Ausbildung einer Bandscheibe S1/S2 auszugehen (➤ Kap. 2.2.6).

Bei bestehender/m großer Protrusion, Prolaps oder Sequester der Bandscheibe S1/S2 bei bestehender vollständiger

Lumbalisation von S1 kann es zu Druck auf den sich auf dieser Höhe im Foramen intervertebrale befindlichen Duralärmel und Nerv von S1 kommen. In diesem Fall protrusioniert oder prolabiert die Bandscheibe nach dorsolateral. Zu diesem Zeitpunkt weist der Patient die entsprechende Klinik einer Bandscheibenpathomorphologie auf (➤ Kap. 3.6).

Zunächst kommt es zu monosegmentalem unilateralem Referred pain (➤ Kap. 1.3.6) aus dem Duralärmel von S1. Bei einer kleinen Referred area beschreibt der Patient Schmerzen im Bereich des Tuber ischiadicum, bei einer großen Referred area am gesamten dorsalen Oberschenkel. Die Größe der Referred area ist abhängig von der Größe des Schadens und der Selektivität des Patienten.

Gibt es noch mehr oder noch längeren Druck, so kommt es zur arteriellen Versorgungsnot. Während die großlumige und mit dicker Intimawand ausgestattete A. radicularis anterior die Radix ventralis noch ohne Probleme versorgen kann, hat die mit deutlich geringerem Lumen und dünnerer Intimawand ausgestattete A. radicularis posterior durch den vorhandenen Druck Probleme, die Radix dorsalis mit ausreichend Blut zu versorgen. Im Bereich des Foramen intervertebrale liegen hier die Zellkörper der Afferenzen im dorsalen Spinalganglion. Es reagieren zuerst die Zellkörper, die das meiste Blut benötigen. Wie schon im Abschnitt „Grundlagen" zu Beginn des Kapitels beschrieben, benötigen die Zellkörper der II-Fasern aufgrund ihrer Größe das meiste Blut. Die II-Fasern, die bis ganz nach distal in den kleinen Zeh laufen, haben das größte Gesamtlumen und die größten Zellkörper. Sie reagieren als erstes mit spontanen Entladungen bei bestehender Versorgungsnot. Der Patient beschreibt Parästhesien am kleinen Zeh. Bei länger anhaltendem oder stärker werdendem Druck kommt es zum **Dying-back-Phänomen.** Während die II-Fasern, die bis ganz nach distal laufen, einen Konduktionsblock bekommen, zeigen nun die II-Fasern, die etwas weiter proximal enden, Versorgungsnot. Der Patient beschreibt Taubheit im kleinen Zeh und Parästhesien am lateralen Fußrand.

Gibt es noch längeren oder noch stärker werdenden Druck, so kommt es zu spontanen Entladungen der Ia- und Ib-Fasern. Da auch hier die Zellkörper der Fasern, die nach ganz distal in S1 laufen, größer sind und mehr Blut benötigen, ist die Abnahme des Vibrationsempfindens (Ib-Fasern) zunächst nur distal messbar (Kleinzehengrundgelenk). Zudem zeigt sich in der Untersuchung eine Abschwächung (Hyporeflexie) des S1-Reflexes (Achillessehnenreflex). Im weiteren Verlauf kommt es zu einem Konduktionsblock mit Areflexie und Verlust des Vibrationsempfindens.

Gibt es noch längeren oder noch stärkeren Druck, so kommt es zu einem Alarmzustand der IIIb-Fasern aufgrund von zu starker Versorgungsnot des Nervs und ggf. zu großem Druck auf den Nerv. Der Patient beschreibt rezidivierende massive neuropathische Schmerzen im gesamten Verlauf von S1 bei positivem Zeichen von Laseque nach durchgeführtem Straight-leg-raise-Test.

Bis zu diesem Zeitpunkt kann die A. radicularis anterior nach wie vor ausreichend Blut liefern, die efferenten motorischen Fasern sind noch nicht betroffen. Erst bei weiter anhaltendem oder noch stärker werdendem Druck kommt es zu Schwäche, in der Folge zum Konduktionsblock mit Lähmung der Kennmuskulatur als Folge einer Versorgungsnot der efferenten Fasern durch die A. radicularis anterior.

**BEFUNDE**

Bei Druck im Foramen intervertebrale S1/S2 bei bestehender vollständiger Lumbalisation von S1 sind progrediente Beschwerden in folgender Reihenfolge zu erwarten:

- Klinik einer/s großen Protrusion, Prolapses oder Sequesters
- Referred pain aus dem Duralärmel von S1 (Tuber-ischiadicum-Region oder gesamter dorsaler Oberschenkel)
- Parästhesien am kleinen Zeh, später Dying-back-Phänomen
- Hyporeflexie (Achillessehnenreflex) und reduziertes Vibrationsempfinden (Kleinzehengrundgelenk), später Areflexie und Verlust von Vibrationsempfinden
- Rezidivierende neuropathische Schmerzen
- Schwäche der Kennmuskulatur, später Lähmung

Die Ia- und Ib-Fasern können schon vor Auftreten eines Dying-back-Phänomens der II-Fasern auffällig sein, jedoch nicht vor Beginn der Abschwächung der II-Faser-Qualität.

**RED FLAG**

- Symptome einer Radikulopathie S1 im Foramen intervertebrale (Referred pain aus dem Duralärmel von S1 mit Parästhesien im kleinen Zeh) mit unklaren Schmerzen in der Beckenregion ohne Klinik einer Bandscheibenpathomorphologie sind eine Red flag! Es kann sich um einen Beckentumor handeln, der Patient ist umgehend zum Arzt zu überweisen.
- Auch wenn individuelle Beschwerdeverläufe möglich sind, sollten Beschwerdehistorien, die von den oben erläuterten Reihenfolgen abweichen, als Red flag gewertet werden.

**HINWEIS**

Bei Druck im Foramen intervertebrale kann es bei forcierter Extension oder durch Heben schwerer Gegenstände aus Flexion zu einem temporären schnellen Druckaufbau kommen. In diesem Fall können neuropathische Schmerzen entstehen, auch wenn zu diesem Zeitpunkt noch kein regelmäßiger Alarmzustand der IIIb-Fasern besteht.

## Untersuchung

**Manualtherapeutisch** Die Untersuchung bei Verdacht auf lumbale Radikulopathie unterteilt sich in mehrere Schritte:

- Anamnese
- Bestimmung des Stadiums einer möglichen Bandscheibenpathomorphologie
- Provokationstest für den Duralärmel (Slump-Test modifiziert in Seitlage)
- Neurologische Untersuchung
- Regionale und segmentale Untersuchung der LWS

### Anamnese

Die Symptome des Patienten werden aufgenommen und in Stadien von Bandscheibenpathomorphologie und Radikulopathie eingeteilt. Der Ort der Läsion wird anamnestisch ermittelt.

### Bestimmung des Stadiums einer möglichen Bandscheibenpathomorphologie

Die Untersuchung erfolgt wie in ➤ Kap. 3.6.4–3.6.6 beschrieben.

3

**RED FLAG**

Beschreibt der Patient Leitsymptome einer Radikulopathie ohne Leitsymptome einer Protrusion, eines Prolapses oder Sequesters, so ist der Patient unmittelbar zum Arzt zu überweisen.

### Provokationstest für den Duralärmel

Gibt es Druck durch eine Bandscheibe, so ist die erste betroffene Struktur der den Nerv ummantelnde Duralärmel. Der Duralärmel kann mittels Slump-Tests provoziert werden. Allerdings sollte dieser modifiziert in Seitlage ausgeführt werden, da Patienten ab dem Stadium einer großen Protrusion nicht im Sitzen in Flexionspositionen gebracht werden sollten.

Der Test ist positiv, wenn der in der Anamnese beschriebene monosegmentale unilaterale Referred pain aus dem Duralärmel auftritt:

- Duralärmel L5
  - Kleine Referred area: Bereich des Trochanter major
  - Große Referred area: gesamter lateraler Oberschenkel
- Duralärmel S1
  - Kleine Referred area: Bereich des Tuber ischiadicum
  - Große Referred area: gesamter dorsaler Oberschenkel

Wenn es in der Anamnese bei bestehendem Referred pain aus einem Duralärmel noch keine Parästhesien gibt, so kann anamnestisch nicht ermittelt werden, ob der Druck im lateralen Rezessus oder im Foramen intervertebrale ist. Hinweis kann eine dem modifizierten Slump-Test hinzugefügte Flexion der HWS (Neri) und Dorsalextension des oberen Sprungelenks (Bragard) am Ende der Slump-Position sein. Ist der Neri-Test provozierender als der Bragard-Test, so kann dies ein Hinweis auf eine Läsion im lateralen Rezessus sein. Ist der Bragard-Test provozierender als der Neri-Test, so kann dies ein Hinweis auf eine Läsion im Foramen intervertebrale sein. Beide Ergänzungstests haben jedoch eine nur geringe Sensitivität/Spezifität.

**CAVE**

Besteht in der Anamnese auch neuropathischer Schmerz, so wird auf den modifizierten Slump-Test verzichtet, da die Belastung für den Nerv zu groß wäre.

### Neurologische Untersuchung

Das Ausmaß der neurologischen Untersuchung der unteren Extremität richtet sich nach den Symptomen des Patienten. Untersucht werden nur die neurologischen Parameter, die schon auffällig sein könnten, und die Parameter, bei denen die Symptome des Patienten belegen, dass sie schon auffällig sind. In diesem Fall bestimmt man das Ausmaß, um in Folgeuntersuchungen vergleichen zu können.

Beim Test von Reflexen macht es Sinn, auch Reflexe anderer Segmente zu testen, um die generelle Reflexaktivität beurteilen zu können. Beim Test von Sensibilität können ebenfalls auch weitere Regionen zum Vergleich getestet werden.

Bei einer lumbalen Radikulopathie kommen folgende Untersuchungen in Betracht:

- Untersuchung der Eigenreflexe (Ia-Fasern)
  - Mittel: Reflexhammer
    - L5 – Fußrückenreflex, Tibialis-posterior-Reflex
    - S1 – Achillessehnenreflex
- Untersuchung des Vibrationsempfindens (Ib-Fasern)
  - Mittel: Stimmgabel nach Rydel-Seiffer
    - Druck im lateralen Rezessus L5 – medialer Kalkaneus
    - Druck im Foramen intervertebrale L5 – Großzehengrundgelenk
    - Druck im lateralen Rezessus S1 – Malleolus lateralis
    - Druck im Foramen intervertebrale S1 (eigentlich nicht möglich) – Kleinzehengrundgelenk
- Untersuchung der oberflächlichen und tiefen Oberflächensensibilität (II-Fasern)
  - Mittel: steriles Wattestäbchen, steriler Holzspatel
    - Druck im lateralen Rezessus L5 – ventromedialer Unterschenkel
    - Druck im Foramen intervertebrale L5 – Großzehe und medialer Fußrand
    - Druck im lateralen Rezessus S1 – dorsolaterale Wade
    - Druck im Foramen intervertebrale S1 (eigentlich nicht möglich) – Kleinzehe und lateraler Fußrand
- Untersuchung des Ausmaßes neuropathischer Schmerzen (IIIb-Fasern)
  - Mittel: Straight-leg-raise-Test mit möglichem Zeichen von Laseque
- Untersuchung von Kraft (Efferenzen)
  - Mittel: Kennmuskeltests, Bewertung des Muskelfunktionswertes nach Jandar
    - L5 M. extensor hallucis longus
    - S1 M. gastrocnemius

**CAVE**

- Ein Straight-leg-raise-Test sollte nur dann ausgeführt werden, wenn in der Anamnese auch schon neuropathische Schmerzen beschrieben wurden. Ansonsten besteht die Gefahr, den Nerv durch den Test weiter zu schädigen. Der Patient hat die neuropathischen Schmerzen dann ggf. ab der Durchführung des Tests. Ein Straight-leg-raise-Test dokumentiert lediglich den Zeitpunkt, ab wann die schon bekannten neuropathischen Schmerzen (positives Zeichen von Laseque zwischen 30° und 60° Hüftflexion) auftreten.
- In manchen Büchern wird dem Straight-leg-raise-Test ein Bragard- oder Neri-Test hinzugefügt. Dies sollte zwingend

unterlassen werden! Beide Tests sind Ergänzungstests des Slump-Tests und haben mit dem Straight-leg-raise-Test nichts zu tun. Resultiert aus dem Test kein neuropathischer Schmerz bei bis zu 60° Hüftflexion, so sollte unter keinen Umständen weiter provoziert werden.
- Wenn ein Patient neuropathischen Schmerz beschreibt, wird auf den modifizierten Slump-Test in Seitlage zur Bestätigung des zusätzlich anwesenden Referred pain aus dem Duralärmel verzichtet, um den Nerv nicht unnötig zu provozieren.

Andere neurologische Zeichen haben nichts mit einer lumbalen Radikulopathie zu tun:
- Gestörtes Kraftempfinden
- Gestörtes Thermoempfinden
- Gestörtes Mirroring und Placing
- Ataktisches Gangbild
- Myoklonien
- Allodynien
- Hyperpathien

**RED FLAG**

Liegen die obigen Befunde vor, ist der Patient zum Arzt zu überweisen. Es besteht eine Red flag.

➤ Abb. 3.31 zeigt die neuroanatomische Zuordnung anhand von Dermatomen. Hier sind die Bereiche, die bei den entsprechenden Radikulopathie-Formen Befunde liefern, ersichtlich.

**Regionale und segmentale Untersuchung der LWS**

Im Anschluss an die neurologische Untersuchung wird die Lendenwirbelsäule regional und segmental untersucht.

**Fallbeispiele**

**Beispiel 1:** Ein Patient hat klinische Merkmale eines Prolapses. Darüber hinaus beschreibt er lediglich Schmerzen im Bereich des Trochanter major (Referred pain aus dem Duralärmel L5).

Konklusion: Theoretisch kann er eine lumbale Radikulopathie mit bereits betroffenen Ia- und Ib-Fasern durch Druck im lateralen Rezessus L4/L5 haben. Bei Druck im lateralen

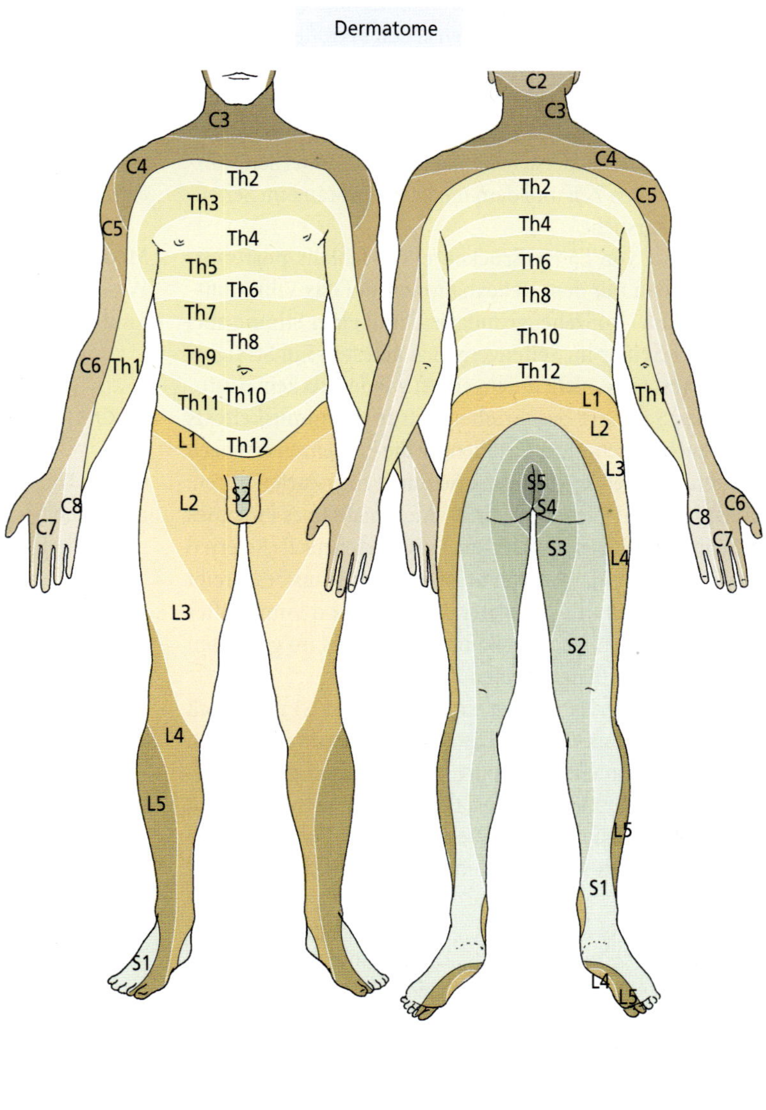


**Abb. 3.31** Dermatome der Spinalnerven an Hals, Rumpf und Extremitäten. [L190]

3

Rezessus reagieren die I-Fasern zuerst, was der Patient nicht merkt. Alternativ kann der Druck auch im Foramen intervertebrale L5/S1 sein. Eine Radikulopathie würde dann mit Parästhesien beginnen. Dies ist jedoch noch nicht der Fall.

In der neurologischen Untersuchung werden die Reflexe von L5 (Fußrückenreflex, Tibialis-posterior-Reflex) mit dem Reflexhammer und das Vibrationsempfinden am medialen Kalkaneus mit einer Stimmgabel nach Rydel-Seiffer im Seitenvergleich untersucht. Sensibilität muss nicht getestet werden, da Störungen der II-Fasern mit spürbaren Parästhesien beginnen. Ein Straight-leg-raise-Test muss nicht durchgeführt werden, da kein neuropathischer Schmerz beschrieben wurde. Kennmuskeltests müssen nicht durchgeführt werden, da die Efferenzen erst nach aufgetretenem neuropathischem Schmerz zu erwarten wären.

**Beispiel 2:** Ein Patient beschreibt die Merkmale eines Prolapses. Darüber hinaus beschreibt er Schmerzen am lateralen Oberschenkel (Referred pain vom Duralärmel L5), eine taube Großzehe und Parästhesien am medialen Fußrand (Dying-back-Phänomen der II-Fasern).

Konklusion: Es liegt ein Prolaps von L5/S1 mit Druck im Foramen intervertebrale vor. Der Duralärmel und die II-Fasern sind betroffen, die I-Fasern können schon betroffen sein, was der Patient nicht merken würde.

In der neurologischen Untersuchung werden die oberflächliche Oberflächensensibilität (mit einem sterilen Wattestäbchen) und die tiefe Oberflächensensibilität (mit einem sterilen Holzspatel) am großen Zeh und dem medialen Fußrand im Seitenvergleich untersucht.

Die Reflexe von L5 (Fußrückenreflex, Tibialis-posterior-Reflex) werden mit dem Reflexhammer und das Vibrationsempfinden am Großzehengrundgelenk mit einer Stimmgabel nach Rydel-Seiffer im Seitenvergleich getestet. Ein Straight-leg-raise-Test muss nicht durchgeführt werden, da kein neuropathischer Schmerz beschrieben wurde. Kennmuskeltests müssen nicht durchgeführt werden, da die Efferenzen erst nach aufgetretenem neuropathischem Schmerz zu erwarten wären.

**Beispiel 3:** Ein Patient beschreibt Merkmale eines Prolapses und Schmerzen im gesamten dorsalen Oberschenkel (Referred pain aus dem Duralärmel von S1). Darüber hinaus beschreibt er Parästhesien in der dorsolateralen Wade und immer öfter auftretende massiv einschießende Schmerzen im gesamten dorsalen Bein bis in den kleinen Zeh.

Konklusion: Der Patient hat einen Prolaps L5/S1 mit Druck im lateralen Rezessus auf S1. Die Ia- und Ib-Fasern reagieren zuerst, was der Patient nicht spürt. In der Folge sorgen spontane Entladungen der II-Fasern bei bestehender Versorgungsnot für Parästhesien in der dorsolateralen Wade. Fortschreitend entsteht neuropathischer Schmerz in S1 durch Alarmzustand der IIIb-Fasern.

In der neurologischen Untersuchung werden der Achillessehnenreflex und das Vibrationsempfinden am Malleolus lateralis im Seitenvergleich getestet. Die oberflächliche und tiefe Oberflächensensibilität wird mit sterilem Wattestäbchen und Holzspatel an der dorsolateralen Wade untersucht. Ein Straight-leg-raise-Test zur Bestimmung der Gradzahl, in der ein Zeichen von Laseque (neuropathische Schmerzen) auftritt, wird durchgeführt.

Da das nächste Stadium eine Beteiligung der Efferenzen wäre und Patienten beginnende Schwäche ggf. nicht bemerken würden, sollten Kennmuskeltests durchgeführt werden.

**Beispiel 4:** Ein Patient beschreibt Schmerzen im kleinen Becken. Eine klassische Leitsymptomatik einer Protrusion, eines Prolapses oder Sequesters liegt nicht vor. Außerdem beschreibt er Parästhesien im kleinen Zeh.

Konklusion: Die Klinik des Patienten ist unklar. Der Druck besteht im Foramen intervertebrale S1/S2. Bei bestehender Lumbalisation von S1 wäre eine Klinik von Bandscheibenpathomorphologie zu erwarten. Ohne Lumbalisation ist dort physiologisch kein Druck möglich. Es besteht eine Red flag mit Tumorverdacht. Der Patient ist zum Arzt zu überweisen.

Anmerkung: Natürlich kann der Schmerz im kleinen Becken eine harmlose Ursache haben. Parästhesien im kleinen Zeh können ebenfalls durch andere Ursachen entstehen, wie z. B. durch periphere AVK, Diabetes, Polyneuropathie, eingewachsene Nägel, Borreliose etc. Ein Arzt sollte dennoch in jedem Fall hinzugezogen werden, solange die Ursache nicht erwiesen ist.

**Medizinisch** Die medizinische Untersuchung besteht im Wesentlichen aus der Durchführung einer MRT. Je nach Befund erfolgt eine Untersuchung durch einen Neurologen.

## Therapie

Da die Ursache der lumbalen Radikulopathie zumeist eine Bandscheibenpathologie (große Protrusion, Prolaps, Sequester) ist, erfolgt die Therapie wie in den ➤ Kap. 3.6.4–3.6.6 beschrieben.

### Zusammenfassung

**Lumbale Radikulopathie**

Häufigster Grund für eine lumbale Radikulopathie ist Druck auf einen Duralärmel durch eine Bandscheibe. In diesem Fall muss mindestens eine große Protrusion, ggf. auch ein Prolaps oder Sequester bestehen. Häufigste Druckstellen sind im lateralen Rezessus von L4/L5 oder L5/S1 oder im Foramen intervertebrale von L5/S1.

## 3.9 Mit lumbalen Radikulopathien assoziierte Erkrankungen

### 3.9.1 Spondylolisthesis

**Ätiologie** Eine lumbale Spondylolisthesis kann viele Ursachen haben. Wiltse (1981) hat folgende Einteilung vorgenommen:

- Typ I – kongenital: Dysplasie des oberen Sakrums oder bilateraler Pedikeldefekt L5 (Spondylolyse)
- Typ IIa – isthmisch: Ermüdungsfraktur der Pars interarticularis
- Typ IIb – isthmisch: Elongation der Pars interarticularis
- Typ IIc – isthmisch: Akute Fraktur der Pars interarticularis
- Typ III – degenerativ: Osteochondrose mit Spondylarthrose
- Typ IV – traumatisch: Fraktur außerhalb der Pars interarticularis
- Typ V – pathologisch: Knochenerkrankung

Neben den von Wiltse aufgeführten Ursachen sind auch neoplastische und entzündliche Ursachen möglich. Auch Repetitive strain injuries zum Beispiel bei Turnern können zu einem Isthmus in der Pars interarticularis führen.

**BEFUNDE**

**Leitsymptomatik**

- In frühen Stadien oft symptomlos
- Im weiteren Verlauf unspezifische Rückenschmerzen
- Bei zunehmender Anterolisthesis ggf.
  - Radikulopathien
  - Kauda-Syndrom

#### Beschreibung

Als Spondylolisthesis wird ein Wirbelgleiten von LWK 5 gegenüber SWK 1 oder seltener von LWK 4 gegenüber LWK 5 nach anterior bezeichnet. Bei normalen anatomischen Verhältnissen ohne vorliegende Pathologien wäre dies nicht möglich. Ein Gleiten des oberen Wirbels nach anterior wird aufgrund der frontalen Ausrichtung der tieflumbalen Facettengelenke verhindert. Die Procc. articulares superiores des unteren Wirbels halten die Procc. articulares inferiores des oberen Wirbels normalerweise dorsal. Durch die unter Ätiologie beschriebenen möglichen Ursachen wird die Bewegung nicht mehr gestoppt.

Je nach Ausmaß und Ursache kann eine Spondylolisthesis zu einer lumbalen Radikulopathie auf einem oder mehreren Segmenten führen. Hierbei können sowohl Nerven im Foramen intervertebrale als auch die Nerven, die als Cauda equina im Canalis vertebralis verlaufen, von dorsal Druck bekommen. Während sich bei Druck im Foramen intervertebrale die Symptome wie in ➤ Kap. 3.8 beschrieben entwickeln, entsteht bei Druck auf die Cauda equina zunächst multisegmentaler, bilateraler Referred pain aus der Dura mater. Erst in der Folge können multisegmentale Radikulopathien im Sinne eines Kauda-Syndroms (➤ Kap. 3.12.1) entstehen. Dies ist jedoch selten.

**HINWEIS**

Die Spondylolisthesis wird in diesem Kapitel erläutert, da sie im fortgeschrittenen Stadium zur lumbalen Radikulopathie führen kann. Die Zuordnung nach Ursache ist zudem schwierig, da die Ätiologie multikausal sein kann.

#### Klassifikation

Eine Spondylolisthesis wird mittels Meyerding-Klassifikation in Grad I–V eingeteilt (➤ Tab. 3.2, ➤ Abb. 3.32). Zur Beurteilung wird der obere Wirbelkörper von dorsal nach ventral in vier Viertel unterteilt. Beurteilt wird, wie viel Prozent bzw. wie viele Viertel des oberen Wirbelkörpers sich gegenüber dem unteren anterolisthieren.

#### Untersuchung

**Manualtherapeutisch** Eine Spondylolisthesis kann in der Regel nicht mit klinischen Tests diagnostiziert werden.

**Medizinisch** Je nach Beschwerden erfolgt neben bildgebenden Verfahren (Röntgen, MRT, CT-Myelografie) auch eine neurologische Untersuchung.

#### Therapie

Die Therapie ist abhängig von den Beschwerden des Patienten und dem Ausmaß der Spondylolisthesis.

##### Konservativ

Wenn keine OP-Indikation besteht, ist die konservative Strategie die Verbesserung der lumbalen Stabilität. Lumbales Stabilitätstraining wird zunächst mit dem Stabilizer, in der Folge mittels Mattenprogramm und Trainingstherapie durchgeführt.

**Tab. 3.2** Meyerding-Klassifikation der Spondylolisthesis

| Grad | Versatz des Wirbelkörpers (im Vergleich zum unteren) |
|---|---|
| MD Grad I | 0–25 % |
| MD Grad II | 26–50 % |
| MD Grad III | 51–75 % |
| MD Grad IV | 76–100 % |
| MD Grad V | > 100 % |

Anmerkung: Meyerding Grad V wird auch als **Spondyloptose** bezeichnet. [Meyerding HW. Spondyloptosis. Surg Gynaecol Obstet. 1932;54:371–377.]

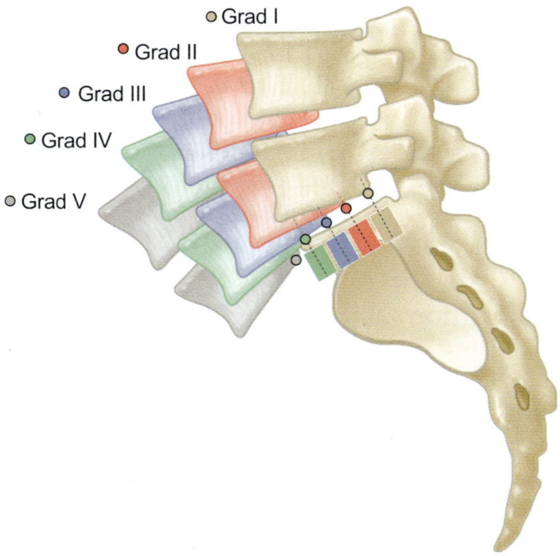


**Abb. 3.32** Meyerding-Klassifikation der Spondylolisthesis. [E404]

## Operativ

Eine OP-Indikation besteht, wie auch bei Radikulopathien nach Bandscheibenerkrankungen, bei kompletten muskulären Ausfällen, Verlust von Blasen- oder Darmfunktion und therapieresistenten neuropathischen Schmerzen. Gängigstes Verfahren ist eine Spondylodese mittels Pedikelschrauben und einem Cage als Fusionsbrücke unter Reduktion der Spondylolisthesis.

➤ Abb. 3.33 zeigt eine hochgradige Spondylolisthesis (Spondyloptose, MD Grad V). In diesem Fall war eine Spondylodese von L3–S2 erforderlich.

## Postoperative Rehabilitation

Wie schon in ➤ Kap. 3.3.2 beschrieben, gibt es keine einheitlichen Leitlinien zur postoperativen Rehabilitation von Wirbelsäulenoperationen. Nachbehandlungsschemata von Operateuren weichen individuell stark voneinander ab (vgl. Schröter et al. 2014).

Die postoperative Rehabilitation nach Spondylodese mittels Pedikelschrauben kann wie folgt durchgeführt werden:

**Entzündungsphase:**

- Während der Entzündungsphase sind aktives Bewegen und aufrechtes Sitzen im schmerzfreien Bereich bereits erlaubt.
- Bewegungswechsel zwischen Liegen, Sitzen und Stehen sind empfehlenswert.
- Bei zunehmenden Schmerzen sollte die Belastung reduziert werden.
- In der Entzündungsphase sollte noch keine manualtherapeutische Behandlung stattfinden.
- Je nach Mobilität sind aktive Thromboseprophylaxe und Orthostaseprophylaxe sinnvoll.

**Proliferationsphase:**

- Während der Proliferationsphase wird die Belastung weitergeführt. Die einzige Steigerung der Aktivität resultiert daraus, dass mehr Bewegung schmerzfrei möglich ist.

**Konsolidierungsphase und Umbauphase:**

- In den Wochen 5–12 kann die Belastung schrittweise gesteigert werden. Beginnendes Training, auch in der medizinischen Trainingstherapie, ist im schmerzfreien Rahmen erlaubt.
- Manualtherapeutisch werden alle umliegenden Gelenke vom TLÜ bis zu den Hüftgelenken mobilisiert, zudem werden tonusregulierende Maßnahmen durchgeführt.

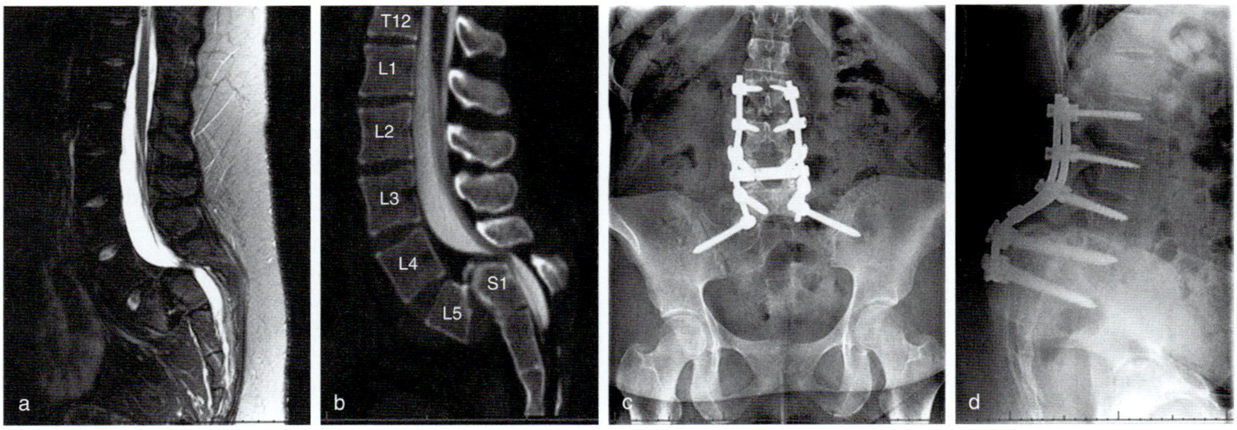


**Abb. 3.33** Hochgradige Spondylolisthesis a) und b) präoperativ; c) und d) postoperativ. [G1164]

## 3.9.2 Degenerative Retrolisthesis

**Ätiologie** Degenerativ.

**BEFUNDE**

**Leitsymptomatik**
- Rezidivierende tieflumbale Rückenschmerzen
- Schmerzen beim Stehen und langsamen Gehen
- Verringerte Gehstrecke
- Referred pain aus den Duralärmeln von S1 oder L5 (bds.)
- Radikulopathie durch Druck im lateralen Rezessus (bds.)
- Ggf. spinale Claudicatio (➤ Kap. 3.9.3)

### Beschreibung

Eine degenerative Retrolisthesis resultiert aus einer ausgeprägten tieflumbalen Osteochondrosis intervertebralis in Kombination mit Spondylarthrose. Betroffen sind Patienten ab dem 60. Lebensjahr, früheres Auftreten ist möglich, aber selten. Aufgrund der Höhenabnahme kommt es zu einer Translation nach dorsal und kaudal von LWK 5 gegenüber dem Sakrum oder seltener von LWK 4 gegenüber LWK 5. Durch langes Stehen oder langsames Gehen wird die Retrolisthesis verstärkt, so dass Patienten dann vermehrte Beschwerden beschreiben.

Eine degenerative Retrolisthesis kann zu einer bilateralen lumbalen Radikulopathie führen, der Unterrand des dorsalen translierenden Wirbelkörpers drückt dann im Recessus lateralis gegen die in der Entrance Zone liegenden Nerven. Eine spinale Claudicatio ist möglich (➤ Kap. 3.9.3).

➤ Abb. 3.34 zeigt die Lage des rechten und linken (jeweils vom eigenen Duralärmel ummantelten) Spinalnervs von S1 im lateralen Rezessus auf Höhe der Bandscheibe L5/S1 im Vergleich zur Position der Nerven von L5 im rechten und linken Foramen intervertebrale und den sakralen und kokzygealen Nervenpaaren in der Cauda equina. Hier wird ersichtlich, dass bei einer degenerativen Retrolisthesis L5/S1 die Nerven von S1 bedroht werden können. Während die Nerven im lateralen Rezessus vom oberen Wirbelkörper tangiert werden können, treten die Nerven im Foramen intervertebrale auf Höhe der Bandscheibe, also darunter, aus.

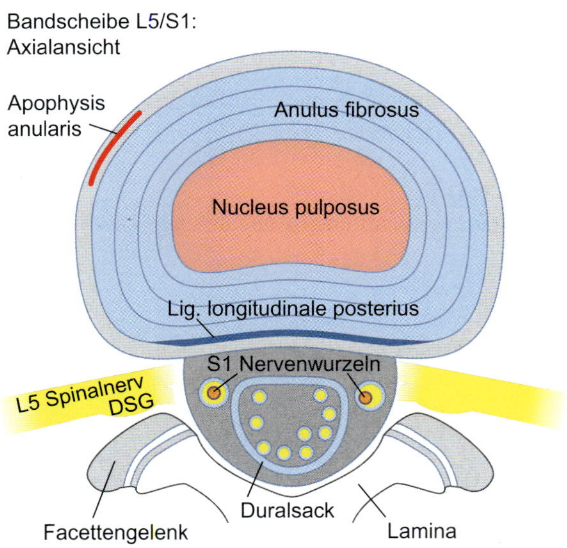


**Abb. 3.34** Lage der Nerven im Recessus lateralis. [L138]

Bei bestehender lumbaler Radikulopathie entstehen die Beschwerden wie in ➤ Kap. 3.8 („Druck im lateralen Rezessus") erläutert. Aufgrund von Vorzugsrotationen kann die Radikulopahie auch zunächst einseitig entstehen.

### Untersuchung

**Manualtherapeutisch** Die klinische Untersuchung besteht aus der Inspektion im Stand, einer Ganganalyse und einer regionalen und segmentalen Untersuchung. Die Beschwerden können in der Regel durch Extension provoziert werden.

**Medizinisch** Röntgen, ggf. MRT.

### Therapie

Die Therapiestrategie ist abhängig von der Klinik des Patienten.

#### Konservativ

Wenn keine OP-Indikation besteht, ist die konservative Strategie die Verbesserung der lumbalen Stabilität. Lumbales Stabilitätstraining wird zunächst mit dem Stabilizer, in der Folge mittels Mattenprogramm und Trainingstherapie durchgeführt. Segmentale Mobilisation und Automobilisation in homonyme Flexion zu beiden Seiten kann die Beschwerden lindern.

#### Operativ

Eine OP-Indikation besteht, wie auch bei Radikulopathien nach Bandscheibenerkrankungen bei kompletten muskulären Ausfällen, Verlust von Blasen- oder Darmfunktion und therapieresistenten neuropathischen Schmerzen. Gängigstes Verfahren ist eine Spondylodese.

#### Postoperative Rehabilitation

Die postoperative Rehabilitation nach Spondylodese wird in ➤ Kap. 3.3.2 und ➤ Kap. 3.9.1 exemplarisch beschrieben.

## 3.9.3 Claudicatio spinalis

**Synonyme** Spinale Claudicatio intermittens, Claudicatio intermittens spinalis.

3

3

**BEFUNDE**

**Leitsymptomatik**

- Starke Rückenschmerzen und ggf. Beinschmerzen beim Gang, die zum wiederholten Stehenbleiben zwingen
- Ggf. Symptomatik einer bilateralen Radikulopathie (bei degenerativer Retrolisthesis)
- Ggf. Symptomatik multisegmentaler Radikulopathien (bei Kauda-Syndrom)

### Beschreibung

Als Claudicatio spinalis intermittens wird das klinische Bild einer Claudicatio aufgrund einer lumbalen Radikulopathie bezeichnet. Häufigstes ursächliches Krankheitsbild ist die degenerative Retrolisthesis mit bilateraler Radikulopathie im lateralen Rezessus. Bei vermehrter Translation ist auch ein Kauda-Syndrom möglich. Auch eine starke Spondylolisthesis (➤ Kap. 3.9.1) kann zur Claudicatio führen. Eine Abgrenzung zur Claudicatio intermittens einer pAVK ist aufgrund der Rückenschmerzen und der Ausstrahlungen in die Beine in lumbale/sakrale Areae radiculares zumeist anamnestisch möglich.

**RED FLAG**

Eine Claudicatio spinalis ist eine Red flag. Patienten sollten zur Diagnose der Ursache zum Arzt überwiesen werden.

### Differenzialdiagnosen

Differenzialdiagnostisch kommt eine Claudicatio intermittens bei pAVK in Betracht (siehe ➤ Kap. 9.9.1 in Bd. I dieser Buchreihe). Weitere Differenzialdiagnosen beziehen sich auf die Ursache der Claudicatio. Neben einer degenerativen Retrolisthesis oder (seltener) einer Spondylolisthesis können auch Tumoren oder Frakturen für eine Claudicatio spinalis sorgen.

### Untersuchung

**Manualtherapeutisch** Die klinische Untersuchung besteht aus der Inspektion im Stand, einer Ganganalyse und einer regionalen und segmentalen Untersuchung. Die Beschwerden können in der Regel durch Extension provoziert werden.

**Medizinisch** Röntgen, ggf. MRT.

### Therapie

Die Therapiestrategie ist abhängig von der Klinik des Patienten.

#### Konservativ

Wenn keine OP-Indikation besteht, ist die konservative Strategie die Verbesserung der lumbalen Stabilität. Lumbales Stabilitätstraining wird zunächst mit dem Stabilizer, in der Folge mittels Mattenprogramm und Trainingstherapie durchgeführt. Segmentale Mobilisation und Automobilisation in homonyme Flexion zu beiden Seiten kann die Beschwerden bei zugrunde liegender degenerativer Retrolisthesis lindern.

#### Operativ

Eine OP-Indikation besteht, wie auch bei Radikulopathien nach Bandscheibenerkrankungen bei kompletten muskulären Ausfällen, Verlust von Blasen- oder Darmfunktion und therapieresistenten neuropathischen Schmerzen. Gängigstes Verfahren ist eine Spondylodese.

#### Postoperative Rehabilitation

Die postoperative Rehabilitation nach Spondylodese wird in ➤ Kap. 3.3.2 und ➤ Kap. 3.9.1 exemplarisch beschrieben.

**Zusammenfassung**

Auch bei einer Spondylolisthesis oder einer Retrolisthesis kann durch das Gleiten des oberen Wirbelkörpers in Bezug auf ein Bewegungssegment Druck auf Nervenmaterial entstehen. Kommt es bei einer degenerativen Retrolisthesis in der Regel zu Druck auf die Nerven, die gerade im Recessus lateralis verlaufen, so führt eine Spondylolisthesis ggf. zu Radikulopathien durch Druck von dorsal und kann sogar für ein Kauda-Syndrom sorgen. Eine spinale Claudicatio intermittens beschreibt eine Claudicatio intermittens, die durch Radikulopathien bedingt ist, wobei alle Ursachen für lumbale Radikulopathien zugrunde liegen können.

## 3.10 Neoplastische Erkrankungen

Grundlagen neoplastischer Erkrankungen werden in ➤ Kap. 1.1.5 erläutert.

**BEFUNDE**

**Allgemeine Leitsymptomatik und Befunde von Neoplasien**

- Unerklärliche Schmerzen
- Unerklärliche Schwellung

**Mögliche weitere Symptome und Befunde**

- B-Symptomatik
- Lumbale Radikulopathien
- Störung von Blasen- oder Darmfunktion

**Differenzialdiagnostik**

- Überlastungssyndrome
- Degenerative Veränderungen

## 3.10.1 Knochentumoren

Primäre Knochentumoren der Wirbelsäule und des Beckens sind selten. Häufiger sind Primärtumoren der inneren Organe und Metastasierungen aus den inneren Organen. Primärtumoren der Extremitäten metastasieren hämatogen zunächst zur Lunge. Typische hämatogene Metastasierungswege werden in ➤ Kap. 1.1.5 beschrieben.

Zu den Organtumoren in der Lendenregion vgl. auch Serve und Zurmeyer 2022.

**HINWEIS**

Aufgrund der Relevanz für alle Regionen des Körpers werden Knochentumoren in Band I dieser Buchreihe gesondert und ausführlich aufgeführt.
In der Folge werden die Organtumoren beschrieben, die in der manualtherapeutischen Praxis auftauchen und zum Teil Beschwerden mit sich bringen, die den Verdacht auf manualtherapeutisch relevante Wirbelsäulenpathologien lenken könnten. Es besteht also kein Anspruch auf Vollständigkeit. Tumoren mit fehlender manualtherapeutischer Relevanz werden ausgelassen.

## 3.10.2 Kolorektales Karzinom

**Epidemiologie** 60.000 Neuerkrankungen pro Jahr in Deutschland, 90 % davon entstehen nach dem 50. Lebensjahr. Das kolorektale Karzinom gehört bei Männern und Frauen zu den häufigsten malignen Krebsarten.

**BEFUNDE**

**Leitsymptomatik**
- In frühen Stadien oft asymptomatisch

**In fortgeschrittenen Stadien mögliche Befunde**
- Veränderte Stuhlgewohnheiten
- Blutauflagerungen im Stuhl
- Teerstuhl
- Anämie
- Symptome eines Ileus
- Ungewollter Gewichtsverlust
- Allgemeines Unwohlsein
- Ggf. unklare Schmerzen in der Beckenregion

### Beschreibung

Kolorektale Karzinome entstehen zu 60 % aus adenomatösen Polypen in Rektum und Sigmoid, die zu Adenokarzinomen entarten. Aus diesem Grund ist die Früherkennung wichtig, da diese Polypen abgetragen werden können und die Erkrankung so verhindert werden kann. Die Prognose hängt stark vom Tumorstadium ab.

**HINWEIS**

Endoskopisches Screening wird ab dem 50. Lebensjahr von den gesetzlichen Krankenkassen empfohlen und finanziert.

### Untersuchung

**Manualtherapeutisch** Manualtherapeuten sollten auf die Kennzeichen einer B-Symptomatik achten.

**Medizinisch** Zur Untersuchung bei Verdacht auf ein kolorektales Karzinom sollten neben der ausführlichen Anamnese inkl. Familienanamnese standardmäßig eine digital-rektale Untersuchung durchgeführt werden. Darüber hinaus ist Ausbreitungsdiagnostik erforderlich. Diese besteht aus einer kompletten Koloskopie mit bioptischer Gewebegewinnung. Bei stenotischem Befund kann eine ergänzende CT-Koloskopie erfolgen. Zudem sollte eine Sonografie der Leber, eine Röntgenuntersuchung des Thorax und eine Bestimmung des CEA-Werts (carcinoembryonales Antigen) erfolgen.

Wurde ein Rektumkarzinom diagnostiziert, sollten folgende weitere Untersuchungen durchgeführt werden:
- Starre Rektoskopie
- MRT des Beckens
- Rektale Endosonografie bei umschriebenen Tumoren

### Therapie

Die Therapie erfolgt operativ. Ziel ist die onkologische Tumorresektion. Bei Rektumkarzinomen wird eine totale oder partielle mesorektale Exzision durchgeführt. Diese kann offen oder laparoskopisch erfolgen.

Bei Patienten mit Karzinom des distalen oder mittleren Drittels des Rektums in Stadium II und III sollte eine kombinierte Radiochemotherapie durchgeführt werden. Nach Resektion von Kolonkarzinomen im Stadium III sollte eine adjuvante Chemotherapie erfolgen. Bei Metastasen der Leber oder Lunge sollte eine Resektion erfolgen. Ist diese nicht (mehr) möglich, so kann eine Chemotherapie versucht werden.

**Mortalität** Die Mortalität liegt bei Männern bei 19 % und bei Frauen bei 11,3 % (vgl. Cardoso et al. 2021).

## 3.10.3 Dünndarmtumoren

**Epidemiologie** Bösartige Tumoren des Dünndarms sind sehr selten.

**BEFUNDE**

**Leitsymptomatik**
- In frühen Stadien oft asymptomatisch

**In fortgeschrittenen Stadien mögliche Befunde**
- Blutungen
- Übelkeit
- Bauchschmerzen
- Ileus

3

3

### Beschreibung

Unter dem Begriff Dünndarmtumoren werden alle benignen und malignen Tumoren des Dünndarms zusammengefasst, wobei benigne Tumoren des Dünndarms wesentlich häufiger sind als maligne. Auch benigne Tumoren können symptomatisch werden, Räume verengen und zu einem Ileus führen. Zudem bringen benigne Tumoren des Dünndarms immer die Gefahr mit sich zu entarten.

### Klassifikation

Benigne Tumoren des Dünndarms:
- Angiom
- Lipom
- Fibrom
- Leiomyom
- Adenom

Maligne Tumoren des Dünndarms:
- Karzinom
- Karzinoid
- Sarkom
- Lymphom

**HINWEIS**
Endoskopisches Screening wird ab dem 50. Lebensjahr von den gesetzlichen Krankenkassen empfohlen und finanziert.

### Untersuchung

**Manualtherapeutisch** Manualtherapeuten sollten auf die Kennzeichen einer B-Symptomatik achten.

**Medizinisch** Bei Verdacht auf Dünndarmtumoren wird eine komplette Koloskopie durchgeführt.

### Therapie

#### Operativ

Die Therapie ist die operative Entfernung des Tumors. Bei malignen Tumoren ist das Entfernen betroffener Darmabschnitte gefolgt von möglicher Chemotherapie indiziert.

**Mortalität** Die relative 5-Jahres-Überlebensrate liegt bei Männern bei 59 % und bei Frauen bei 64 % (vgl. Zentrum für Krebsregisterdaten 2020).

## 3.10.4 Nierenzellkarzinom

**Epidemiologie** Nierenzellkarzinome sind die häufigsten Karzinome der Niere und gehören zu den häufigsten malignen Tumoren bei Erwachsenen. Es besteht eine Androtropie von ca. 2 : 1.

**BEFUNDE**

**Leitsymptomatik**
- In frühen Stadien oft asymptomatisch

**In fortgeschrittenen Stadien mögliche Befunde**
- Flankenschmerz
- Makrohämaturie
- Blutbild mit Polyzythämie und Anämie
- Hyperkalzämie
- Müdigkeit
- Fieber
- Polyneuropathie

### Beschreibung

Nierenzellkarzinome (RCC) sind die häufigsten Tumoren der Niere und werden in klarzellige RCC (ccRCC, ca. 75–80 %) und nicht klarzellige RCC (nccRCC, ca. 20–25 %) unterschieden. Nierenzellkarzinome metastasieren sowohl lymphogen als auch hämatogen.

**HINWEIS**
Nierenzellkarzinome werden im Frühstadium oft im Zusammenhang mit anderen Untersuchungen des Bauchraums entdeckt.

### Untersuchung

**Medizinisch** Die Untersuchung bei Verdacht auf Nierenzellkarzinom kann durch Sonografie, MRT oder CT erfolgen. Des Weiteren sollten ein Blutbild, eine klinische Chemie und eine Urinuntersuchung durchgeführt werden.

### Therapie

Bei klar umgrenzten Tumoren im lokalisierten Stadium ist die chirurgische Resektion der Gold-Standard. Diese kann retroperitoneoskopisch, laparoskopisch oder roboterassistiert durchgeführt werden. Im metastasierten Stadium werden medikamentöse Verfahren genutzt. In der Erstlinientherapie werden hier Immuncheckpoint-Inhibitoren mit Tyrosinkinasehemmern kombiniert. Bei Metastasierungen müssen Lymphknoten, Lunge und ggf. weitere Organe mitbehandelt werden.

**Mortalität** Die relative 5-Jahres-Überlebensrate liegt bei Männern bei 77 % und bei Frauen bei 79 % (vgl. Zentrum für Krebsregisterdaten 2020).

## 3.10.5 Hepatozelluläres Karzinom

**Ätiologie** Dem Großteil der Erkrankungen geht eine Leberzirrhose oder eine andere chronische Erkrankung der Leber voraus.

**Epidemiologie** Häufigster primärer Lebertumor und die weltweit dritthäufigste tumorassoziierte Todesursache.

**BEFUNDE**

**Leitsymptomatik**
- In frühen Stadien oft asymptomatisch

### Beschreibung

Ein hepatozelluläres Karzinom (HCC) entsteht als Folge von chronischen Erkrankungen der Leber oder Leberzirrhose. Die Leberzirrhose ist der wichtigste Risikofaktor für die Entstehung der Erkrankung. In fortgeschrittenen Stadien können aufgrund von Metastasen und einer Dekompensation einer Leberzirrhose weitere Beschwerden auftreten.

### Untersuchung

**Medizinisch** Diagnostisch variiert das Vorgehen bei Patienten mit bestehender Leberzirrhose von Patienten ohne bestehende Leberzirrhose. Bei nicht vorliegender Zirrhose werden Verdachtsläsionen biopsiert, bei bestehender Leberzirrhose sollte eine CT oder MRT mit Kontrastmittel erfolgen.

### Therapie

Die Therapie richtet sich nach der Ausdehnung des Tumors, der Leberfunktion und dem Allgemeinzustand des Patienten. Erster Therapieansatz ist die Tumorresektion und die lokale Ablation. Die Rezidivrate ist jedoch hoch, die Option einer Lebertransplantation sollte geprüft werden.

**Mortalität** Die relative 5-Jahres-Überlebensrate liegt bei Männern und Frauen bei je 17 % (vgl. Zentrum für Krebsregisterdaten 2020).

## 3.10.6 Urothelkarzinom des Nierenbeckens und des Harnleiters

**Epidemiologie** 2 : 100.000 pro Jahr, es besteht eine Androtropie.

**BEFUNDE**

**Leitsymptomatik**
- Schmerzlose Makrohämaturie

**Mögliche weitere Befunde**
- Flankenschmerz bei 30 % der Betroffenen

### Beschreibung

Urothelkarzinome des Nierenbeckens und des Harnleiters sind seltene Tumoren des Urothels und bei Diagnosestellung schon lokal fortgeschritten.

### Untersuchung

**Medizinisch** Bei Verdacht können folgende Untersuchungen durchgeführt werden:
- Urinprobe
- Ausscheidungsurogramm
- CT-Urografie
- MR-Urografie
- Ureterendoskopie

### Therapie

Gold-Standard ist die radikale Nephroureterektomie mit Exzision des intramuralen Harnleiters in Form einer Blasenmanschette. Eine Lymphadenektomie ist für ein genaues Staging erforderlich. Zur Palliation von Knochenmetastasen kann eine Strahlentherapie durchgeführt werden.

**Mortalität** Die relative 5-Jahres-Überlebensrate liegt bei Männern bei über 70 % (vgl. Remzi et al. 2023).

## 3.10.7 Plasmozytom

**Synonyme** Morbus Kahler, multiples Myelom, generalisiertes Plasmozytom, generalisierte Myelomatose.

**BEFUNDE**

**Leitsymptomatik und Befunde**
- Stammnahe Knochenschmerzen, die bei Belastung zunehmen
- Osteolysen
- Spontanfrakturen
- Dyspnoe
- Blässe
- Fieber
- Nachtschweiß
- Gewichtsverlust
- Erhöhte Infektanfälligkeit
- Gestörte Nierenfunktion mit Proteinurie
- Ggf. Schrotschussschädel

3

### Beschreibung

Ein Plasmozytom ist ein maligner osteolytischer Tumor der B-Zellen. Er entsteht im Knochenmark der platten Knochen. Das Plasmozytom wird unter Knochentumoren in Band I dieser Buchreihe ausführlich beschrieben. Aufgrund des Leitsymptoms „stammnahe Knochenschmerzen, die bei Belastung zunehmen" wird es hier erneut erwähnt.

**CAVE**

Die Erkrankung weist einige Symptome der B-Symptomatik auf, jedoch kann das eigentliche Leitsymptom (stammnahe Knochenschmerzen, die bei Bewegung zunehmen) vom Tumorverdacht abbringen. Da die weiteren Symptome multikausal sein könnten, ist das Leitsymptom unbedingt im Kontext zu betrachten.

**Zusammenfassung**

**Organtumoren der Lendenregion**

Organtumoren der Lendenregion können neben spezifischen Symptomen auch zu unklaren Schmerzen im Bereich der Lendenwirbelsäule führen und sind somit für die manualtherapeutische Praxis relevant.

Ein Plasmozytom, ein maligner Tumor der B-Zellen, sorgt entgegen der B-Symptomatik nicht für bewegungsunabhängige Schmerzen, sondern für stammnahe Schmerzen, die bei Belastung schlimmer werden, und sollte daher gesondert erwähnt werden.

Bei unklaren Diagnosen oder Tumorverdacht ist der Patient zum Arzt zu überweisen.

## 3.11 Funktionsstörungen

Allgemeines Basiswissen zu Funktionsstörungen wird in ➤ Kap. 1.1.6 vermittelt.

### Anatomische Grundlagen

Die Ausrichtung der lumbalen Facettengelenke variiert von kranial nach kaudal. Während die Ausrichtung von L1–L4 sagittal ist, stehen die Gelenke von L4/L5 und L5/S1 in frontaler Ausrichtung, um den durch die Schwerkraft bedingten anterolisthierenden Kräften entgegenzuwirken. Die Procc. articulares superiores des unteren Wirbels halten die Procc. articulares inferiores des oberen Wirbels dorsal.

In der Lendenwirbelsäule sind osteokinematisch (im Raum) regionale ein-, zwei- und dreidimensionale (homonyme und heteronyme) Bewegungen möglich. Segmentales aktives Bewegen ist hingegen nicht möglich, da die monosegmentale Muskulatur immer beidseitig anspannt und lediglich der segmentalen Stabilisation dient. Eine komplette Öffnung eines Facettengelenks entsteht bei dreidimensionaler homonymer Flexion zur Gegenseite, das linke Gelenk öffnet demnach bei Flexion, Lateralflexion nach rechts und Rotation nach rechts maximal. Ein maximaler Gelenkschluss entsteht durch eine dreidimensionale homonyme Extension zur gleichen Seite, das linke Gelenk schließt also bei Extension Lateralflexion nach links und Rotation nach links komplett.

Eine eindimensionale Rotation führt zu einem Gap des gleichseitigen Gelenks.

### 3.11.1 Restriktionen

Von einer Restriktion eines Facettengelenks geht man aus, wenn das segmentale Endgefühl für eine Bewegungskomponente am Ende einer homonymen Flexion oder Extension im Seitenvergleich fester ist und am Ende der Bewegungen nur sehr geringes Nachfedern möglich ist. Restriktionen können aus Immobilisation entstehen oder Folge von entzündlichen, traumatischen, degenerativen oder neoplastischen Erkrankungen sein.

Die Therapie von Restriktionen erfolgt durch Mobilisation und Automobilisation. Diese sollten zunächst arthrokinematisch sauber, also dreidimensional homonym, später auch heteronym durchgeführt werden.

### 3.11.2 Blockierungen

Von einer Blockierung eines Facettengelenks geht man aus, wenn das segmentale Endgefühl für eine Bewegungskomponente am Ende einer homonymen Flexion oder Extension im Seitenvergleich deutlich fester ist und am Ende der Bewegungen kein Nachfedern möglich ist. Blockierungen können aus Immobilisation entstehen oder Folge von entzündlichen, traumatischen, degenerativen oder neoplastischen Erkrankungen sein.

Die Therapie von Blockierungen erfolgt durch Manipulationen.

**HINWEIS**

Die Inter-rater-Reliabilität der segmentalen Untersuchung der lumbalen Facettengelenke ist schlecht, zudem gibt es keinen Gold-Standard, weshalb das Studiendesign vorliegender Studien nicht aussagekräftig ist. Die Quantität von Bewegungen ist schlecht messbar, da ein einzelnes Facettengelenk nur wenige Grade bewegt. Auch eine Linderung von Beschwerden nach Mobilisation oder Manipulation eines Bewegungssegments beweist die angenommene Läsion nicht rückwirkend, da auch Interventionen auf anderen Bewegungssegmenten durch vegetative Reaktionen für vermindertes Schmerzempfinden und muskuläre Tonussenkung sorgen können. Die Behandlung der Lendenwirbelsäule erfordert daher viel Erfahrung, und Beschwerden des Patienten müssen im Gesamtkontext analysiert werden.

**CAVE**
Im thorakolumbalen Bereich verläuft die **Arteria von Adamkiewicz.** Sie ist wesentlich an der Blutversorgung des thorakolumbalen Myelons beteiligt. Sie entspringt auf Höhe Th9 aus der Aorta und anastomosiert mit der A. spinalis anterior. Bei Extension und Rotation kommt sie potenziell auf Zug. Daher sollten thorakolumbale Manipulationen mit diesen Bewegungskomponenten insbesondere bei älteren Patienten unterlassen werden.

### 3.11.3 Klinisch lumbale Instabilität

Aufgrund des Zusammenhangs zur Bandscheibenpathomorphologie wird die klinisch lumbale Instabilität schon in ➤ Kap. 3.7 beschrieben.

**Zusammenfassung**

**Funktionsstörungen der Lendenwirbelsäule**

Restriktionen und Blockierungen der Facettengelenke entstehen als Folge von entzündlichen, traumatischen, degenerativen oder neoplastischen Erkrankungen. Therapeutisch erfolgen Mobilisationen und Automobilisationen bzw. Manipulationen. Die klinisch lumbale Instabilität wurde in ➤ Kap. 3.7 beschrieben.

## 3.12 Sonstige Erkrankungen

### 3.12.1 Kauda-Syndrom

**Ätiologie** Degenerative Retrolisthesis, Spondylolisthesis, Neoplasien, Bandscheibenprolaps/-sequester (selten).

**BEFUNDE**
**Leitsymptomatik**
- Starke Rückenschmerzen
- Symptome multisegmentaler lumbaler und sakraler Radikulopathien (L4–S5)
- Reithosenanästhesie
- Ggf. Störung von Miktion, Defäkation und Sexualfunktion

#### Beschreibung

Ein Kauda-Syndrom ist ein Engpasssyndrom der Nervenpaare in der Cauda equina durch externen Druck. Es kommt zu multisegmentalen, bilateralen lumbalen und/oder sakralen Radikulopathien.

**RED FLAG**
Ein Kauda-Syndrom ist eine Red flag.

#### Untersuchung

Die Untersuchung gehört in ärztliche Hand. Es erfolgen Bildgebungen und eine neurologische Untersuchung.

#### Therapie

Zumeist besteht eine OP-Indikation im Sinne einer Spondylodese. OP-Verfahren und exemplarische postoperative Rehabilitationsverfahren werden je nach Ursache in ➤ Kap. 3.3.2 und ➤ Kap. 3.9.1 beschrieben.

### 3.12.2 Konus-Syndrom

**Ätiologie** Tumoren des Rückenmarks, Wirbelfrakturen, verkürztes Filum terminale bei Spina bifida.

**BEFUNDE**
**Leitsymptomatik**
- Taubheit in der Genitalregion, dem Gesäß und im Genitalbereich
- Überlaufblase
- Defäkationsstörungen
- Sexuelle Dysfunktion
- Ggf. Ausfall der Beckenbodenmuskulatur und der Sphinkter von Blase und Darm

#### Beschreibung

Das Konus-Syndrom ist ein Querschnittssyndrom des Conus medullaris. Hier liegen die sakralen Fasern.

**RED FLAG**
Ein Konus-Syndrom ist ein neurologischer Notfall!

#### Untersuchung

**Medizinisch** MRT, CT, neurologische Untersuchung.

#### Therapie

##### Operativ

Die Strategie der Therapie ist die schnellstmögliche Dekompression. Das Verfahren richtet sich nach der Ursache für den Druck (siehe Ätiologie).

##### Postoperative Rehabilitation

Die postoperative Rehabilitation richtet sich nach der Ursache und dem daraus resultierenden OP-Verfahren.

3

### 3.12.3 Konus-Kauda-Syndrom

Ein Konus-Kauda-Syndrom ist ein Querschnittssyndrom, bei dem sowohl der Conus medullaris als auch die Cauda equina betroffen sind. Ätiologie, Leitsymptome, Untersuchung und Therapie sind aus den Einzelsyndromen (➤ Kap. 3.12.1 und ➤ Kap. 3.12.2) abzuleiten.

### 3.12.4 Hernien

Als Hernie wird der Austritt von Baucheingeweiden (zumeist von Darmanteilen) mit ihrem Peritoneum durch angeborene oder erworbene Bruchpforten bezeichnet. Für die Lendenregion sind Lumbal-, Supravesikalhernien und Rektusdiastasen relevant.

**HINWEIS**
Weitere Hernien werden entsprechend ihrer Lokalisation in den ➤ Kapiteln 2 und 4 beschrieben.

#### Lumbalhernie

**Synonym** Hernia lumbalis.

**Ätiologie** Erworben, zumeist postoperativ nach Operationen der Nieren oder Knochenentnahme an der Crista iliaca.

**Epidemiologie** Selten.

**BEFUNDE**
**Leitsymptomatik**
- Schmerzhaft oder symptomlos

**Sichtbefund**
- Erkennbarer Bruchsack

##### Beschreibung

Lumbalhernien sind Hernien mit Vorkommen zwischen der 12. Rippe und der Crista iliaca. Hierbei werden zwei Arten unterschieden:
- Die **Hernia lumbalis superior** tritt im kostolumbalen Dreieck (Trigonum Grynfeltti) zwischen der 12. Rippe und dem M. iliocostalis auf.
- Die **Hernia lumbalis inferior** tritt im unteren iliolumbalen Dreieck (Trigonum Petiti) zwischen Crista iliaca, dem M. latissimus dorsi und dem M. obliquus externus abdominis auf.

##### Differenzialdiagnosen

Ohne Sichtbefund können differenzialdiagnostisch muskuläre Beschwerden und Funktionsstörungen der Facettengelenke in Betracht kommen.

##### Untersuchung

Anamnese, Sichtbefund, Sonografie, CT.

##### Therapie

Implantation eines Kunststoffnetzes, offen oder laparoskopisch.

#### Supravesikalhernie

**Synonym** Hernia supravesicalis.

**Ätiologie** Erworben.

**Epidemiologie** Selten und zumeist in Kombination mit direkten und indirekten Leistenhernien (➤ Kap. 2.8.1).

**BEFUNDE**
**Sichtbefund**
- Bruchsack, schwer von einer direkten Leistenhernie zu unterscheiden
- Darüber hinaus oft symptomarm, keine Pulsation tastbar

##### Beschreibung

Die Bruchpforte liegt in der Fossa supravesicalis medial der Chorda arteriae umbilicalis.

##### Differenzialdiagnosen

Differenzialdiagnostisch kommt eine direkte Leistenhernie in Betracht.

##### Untersuchung

Sicht- und Tastbefund, ggf. Sonografie oder MRT.

##### Therapie

Die Therapie erfolgt in der Regel operativ mit dem Verschluss der Bruchpforte. Hierzu werden offene und laparoskopische Verfahren genutzt.

#### Rektusdiastase

**Ätiologie** Rektusdiastasen können Folge von Schwangerschaft sein oder aus Adipositas und chronischer Obstipation entstehen. Eine angeborene Rektusdiastase ist möglich.

**HINWEIS**
Im Säuglingsalter ist eine Rektusdiastase physiologisch.

**BEFUNDE**

**Leitsymptomatik**
- Sichtbares Auseinanderklaffen beider Mm. recti abdominis, ggf. mit Vorwölbung abdomineller Organe
- Darüber hinaus symptomfrei

### Beschreibung

Eine Rektusdiastase ist die Folge eines starken Auseinanderweichens des M. rectus abdominis li. und re. auf Höhe der Linea alba durch Überdehnung der Bauchwand. Es handelt sich nicht um eine klassische Hernie, auch wenn sie optisch daran erinnert.

### Differenzialdiagnosen

Differenzialdiagnostisch kommen eine Nabelhernie und epigastrische Hernie in Betracht.

### Untersuchung

Anamnese und Sichtbefund.

### Therapie

#### Konservativ
Die Therapie erfolgt in der Regel konservativ durch Training der Bauchmuskulatur. Ggf. kann begleitend ein Korsett verordnet werden.

#### Operativ
Operatives Vorgehen kommt nur bei Komplikationen oder auf Wunsch des Patienten aus kosmetischen Gründen in Betracht. In diesem Fall wird die Rektusscheide, ggf. unter Dopplung der Faszie, straff genäht oder der Bruch durch Netzversorgung verschlossen.

### Nabelhernie

**Synonyme** Nabelbruch, Bauchnabelhernie, Hernia umbilicalis und paraumbilicalis.

**Ätiologie** Erworben.

### Beschreibung

Nabelhernien können im Säuglings- und Erwachsenenalter auftreten. Physiologisch bildet sich nach Absetzen der Nabelschnur eine Nabelplatte aus straffem Bindegewebe.

#### Nabelhernie bei Säuglingen
Bei Säuglingen unter 1500 g sind Nabelhernien physiologisch.

**BEFUNDE**

**Sichtbefund**
- Gut sichtbarer Bruchsack beim Pressen des Säuglings

**Therapie**

Eine zwingende OP-Indikation besteht bei kleinen Bruchpforten nicht. Der Bruchsack kann zumeist leicht zurückgedrückt werden, ein spontaner Verschluss ist bis Vollendung des 1. Lebensjahres möglich. Bei größeren Bruchpforten wird diese per Naht verschlossen.

#### Nabelhernie bei Erwachsenen
Im Erwachsenenalter entsteht die Hernie mit einer Durchtrittspforte am Anulus umbilicalis.

**BEFUNDE**

**Leitsymptomatik**
- Lokaler Schmerz

**Sichtbefunde**
- Rötung
- Schwellung
- Sichtbarer Bruchsack

**Untersuchung**

Sichtbefund, Sonografie, ggf. MRT.

**Therapie**

Operation mit Abtragung des Bruchsacks und Naht mit Fasziendopplung.

## 3.12.5 Appendizitis

**Synonyme** Blinddarmentzündung, Blinddarmreizung.

**Ätiologie** Abflussstörung des Appendixlumens in den Blinddarm.

**Epidemiologie** 100 : 100.000, zumeist bei Kindern und Jugendlichen.

**BEFUNDE**

**Leitsymptomatik**
- Initial Beschwerden in der Magen- und Bauchnabelgegend
- Verlagerung der Beschwerden in den rechten Unterbauch nach wenigen Stunden
- Appetitlosigkeit
- Übelkeit/Erbrechen
- Fieber bis zu 39 °C (Unterschied von ca. 1° rektal und axillär)
- Im Spätstadium paralytischer Ileus

**CAVE**

Bei Schwangeren treten ggf. Schmerzen im rechten Ober- oder Mittelbauch auf. Atypische Symptome sind möglich.

3

### Beschreibung

Der Appendix vermiformis (Wurmfortsatz) ist ein etwa 10 cm langes Anhängsel vom Blinddarm und wird nur umgangssprachlich als Blinddarm bezeichnet. Durch eine Abflussstörung kann es zur Druckerhöhung, einer Minderperfusion der Darmwand und Einwanderung von Bakterien kommen. Eine Appendizitis ist die Hauptursache für die Diagnose „akutes Abdomen".

#### Komplikationen

Von Komplikationen spricht man, wenn es mindestens eine der folgenden Begleiterscheinungen gibt:

- Perforation
- Gangrän
- Freie Flüssigkeit
- Phlegmone
- Perityphlitischer Abszess
- Paralytischer Ileus
- Peritonitis
- Konglomerattumor
- Douglas-Abszess

### Differenzialdiagnosen

Differenzialdiagnostisch kommen nahezu sämtliche gastrointestinalen, urologischen und gynäkologischen Erkrankungen des Bauchraums in Betracht.

### Untersuchung

**Manualtherapeutisch** Anamnestischer Verdacht besteht bei typischen Beschwerden im rechten Unterbauch mit vorangegangenen Beschwerden in der Magen- oder Bauchnabelgegend. Bestandteil der klinischen Untersuchung sind die Palpation des McBurney- und des Lanz-Punktes sowie die Überprüfung auf Blumberg-Zeichen als typische Schmerzpunkte bei bestehender Appendizitis (➤ Abb. 3.35). Im Tastbefund zeigen sich ein harter Bauch und deutliche Abwehrspannung.

- McBurney-Punkt: Der McBurney-Punkt liegt zwischen dem äußeren und mittleren Drittel einer Linie zwischen der rechten Spina iliaca anterior superior (SIAS) und dem Umbilicus (Bauchnabel). Der McBurney-Punkt ist, sofern positiv, beim Loslassen schmerzhafter als beim Druck.
- Lanz-Punkt: Der Lanz-Punkt liegt auf einer Linie zwischen der rechten und linken Spina iliaca anterior superior. Auf der Linie befindet er sich zwischen dem rechten und mittleren Drittel etwa 5–6 cm von der rechten SIAS entfernt. Ein Druckschmerz kann auf eine Appendizitis hindeuten.
- Blumberg-Zeichen: Loslassschmerz auf der kontralateralen Seite in Bezug zum McBurney Punkt.

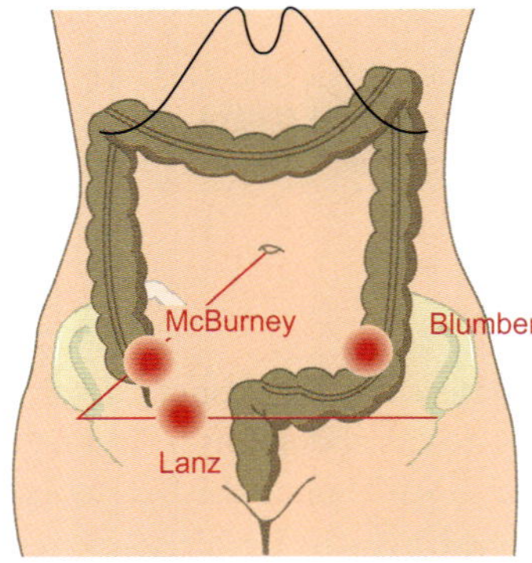


**Abb. 3.35** McBurney-Punkt, Lanz-Punkt und Blumberg-Zeichen bei Verdacht auf Appendizitis. [L138]

> **HINWEIS**
> Alle drei Schmerzpunkte sind klinische Hinweise. Sie sind jedoch für die medizinische Diagnose weder erforderlich noch beweisend und wenig sensitiv/spezifisch.

**Medizinisch** Gold-Standard zur sicheren Diagnostik ist die Sonografie, bei Unsicherheit kann eine CT oder MRT erfolgen. Im Labor sind erhöhte Leukozyten und CRP-Werte feststellbar.

### Therapie

Ohne vorliegende Komplikationen kann unter Gabe von Antibiotika mit Bettruhe und Nahrungskarenz zugewartet werden. In der Regel erfolgt die Therapie jedoch operativ mittels Appendektomie, da die OP durch Zuwarten nur bei einem geringen Anteil der Patienten vermieden werden kann.

> **HINWEIS**
> Auch bei intraoperativ gesund erscheinendem Appendix wird dieser laut Leitlinien entfernt. Bei späterer Erkrankung würde aufgrund der vorhandenen Narbe eine Appendizitis sonst ausgeschlossen.

**Prognose** Die Prognose ist ausgesprochen gut. Bei Durchbrüchen der Entzündung (Blinddarmdurchbruch) besteht jedoch Lebensgefahr.

## 3.12.6 Bauchaortenaneurysma

**Synonyme** BAA, abdominelles Aortenaneurysma, AAA.

**Ätiologie** Erworben. Risikofaktoren sind Bluthochdruck, Adipositas, Bewegungsmangel, Rauchen, Alkoholabusus.

**Epidemiologie** Die Erkrankung betrifft überwiegend Patienten über 65. Die Prävalenz bei 65–75-Jährigen liegt zwischen 3,3 und 4,5 %. Es besteht eine Androtropie. Viermal häufiger als ein thorakales Aortenaneurysma.

**BEFUNDE**

**Leitsymptomatik**

In der **Frühphase** oft asymptomatisch

In der **Spätphase:**

- Thorakolumbale Schmerzen
- Schmerzen in den dorsalen Oberschenkeln
- Beschwerden durch Kompression des Aneurysmas auf Strukturen der Harnwege, des Bauchraums und der Wirbelsäule sind möglich

**Bei Dissektion:**

- Scharfe stechende Schmerzen thorakolumbal

**Bei arteriellem Verschluss**

- 6 P's:
  - Pain
  - Pulselessness (Pulslosigkeit distal des Verschlusses)
  - Paleness (Blässe)
  - Prostration (Zustand der totalen Erschöpfung/Schockzustand)
  - Paraesthesia (hier: sensible Störungen oder Ausfälle)
  - Paralysis (hier: motorische Störungen oder Ausfälle)

## Beschreibung

Ein Bauchaortenaneurysma ist ein Aneurysma der Aorta in ihrem abdominellen Verlauf, zumeist in der Nähe der Aa. iliaca communis dextra und sinistra, also infrarenal (➤ Abb. 3.36). Unterschieden wird ein Aneurysma verae von einem Aneurysma spuriae, welches lediglich ein pulsierendes Hämatom darstellt. Ein Aneurysma kann zum akuten arteriellen Verschluss und zur Dissektion führen. Eine Dissektion ist unmittelbar lebensbedrohlich.

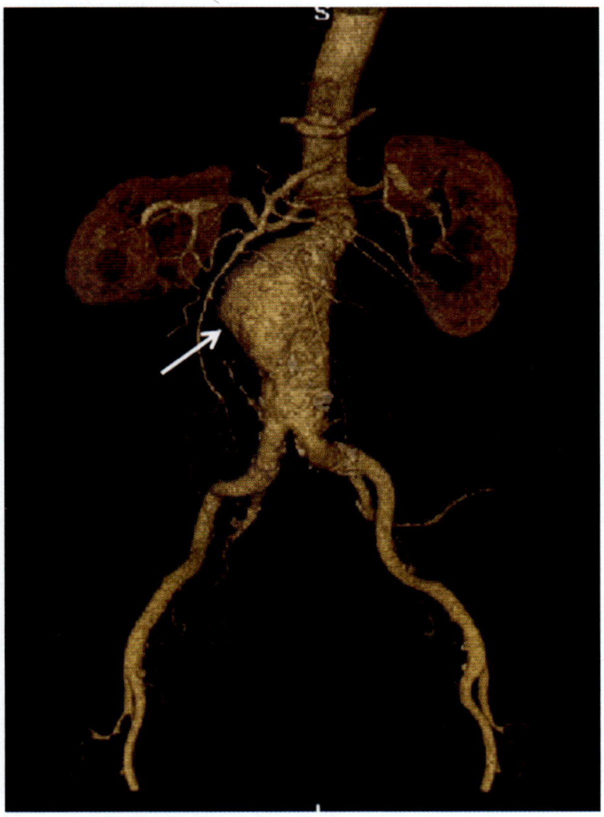


**Abb. 3.36** Bauchaortenaneurysma. [E1411]

**RED FLAG**

Der Verdacht auf ein Bauchaortenaneurysma ist eine Red flag.

## Differenzialdiagnosen

Differenzialdiagnostisch muss zwingend ausreichende Kenntnis vorhanden sein, um eine degenerative Retrolisthesis L5/S1 mit Druck auf beide Duralärmel von S1 (lumbosakrale Rückenschmerzen, Schmerzen an beiden Tuber ischiadica und den dorsalen Oberschenkeln) von dem Leitsymptom eines AAA (thorakolumbale Rückenschmerzen und Schmerzen in den dorsalen Oberschenkeln) zu unterscheiden.

## Untersuchung

**Manualtherapeutisch** Klinisch kann eine Auskultation des Bauchraums und der Vergleich des rechten und linken Beinblutdruckes Hinweise liefern.

**Medizinisch** Die medizinische Untersuchung erfolgt mittels Duplex-Sonografie oder MRT/CT.

## Therapie

### Konservativ

Eine Anpassung der Lebensgewohnheiten zur Senkung der Risikofaktoren ist Hauptbestandteil einer konservativen Therapie, die bei Männern bei einem Durchmesser von < 5,4 und bei Frauen von < 5 cm vertretbar ist. Eine regelmäßige Kontrollbildgebung ist dann erforderlich.

### Operativ

Die operative Versorgung erfolgt durch endovaskuläre oder offene Einbringung einer Gefäßprothese, bei Beteiligung der Aa. iliacae communis mit Y-Prothese.

## 3.12.7 Erkrankungen der Nieren

In ➤ Kap. 3.10.4 wurde bereits das Nierenzellkarzinom beschrieben. Auch andere Erkrankungen der Nieren wie z. B. Nierensteine/Harnleitersteine oder Formen der Nephritis können für Flankenschmerzen sorgen und somit zu Diagnosen führen, die Patienten mit Verdacht auf LWS-Syndrom in die manualtherapeutische Praxis führen. Bei bestehendem

3

Flankenschmerz sollte also immer an eine Erkrankung der Nieren gedacht werden.

## Untersuchung

**Manualtherapeutisch** Folgende klinische Untersuchungen können Hinweise auf Erkrankungen der Nieren geben:

### Klopftest

Der Patient sitzt auf der Behandlungsliege. Der Therapeut klopft mit der Faust von dorsal unterhalb des Rippenbogens und lateral der Wirbelsäule gegen die Flanke und erhöht die Intensität. Dumpfe, diffuse Schmerzen, die über 10 Sekunden nachklingen, erhärten den Verdacht auf eine Nierenerkrankung.

### Provozierende Palpation der Niere

Der Patient liegt in Rückenlage mit angestellten Beinen. Die Niere wird im Seitenvergleich durch Palpation mit den Fingern 2–4 beider Hände direkt oberhalb des Dünndarms mit Druck nach dorsal und kranial provozierend palpiert. Einseitig provozierbare Schmerzen erhärten den Verdacht auf eine Nierenerkrankung.

### Aktiver Bewegungstest

Der Patient wird gebeten, im Stand maximal nach links und nach rechts zu lateroflektieren. Während bei Wirbelsäulenproblematiken Schmerzen eher bei einer homolateralen (in Bezug auf die Schmerzseite) Lateralflexion provoziert werden, so erfolgt bei Nierenpatienten eher eine Provokation durch heterolaterale Lateralflexion.

**RED FLAG**

Alle drei Tests liefern lediglich Hinweise. Bei Unklarheit oder Verdacht auf Erkrankungen der Niere ist der Patient zum Arzt zu überweisen.

## Zusammenfassung

**Sonstige Erkrankungen in der Lendenwirbelregion**

Bei starkem Druck auf die Cauda equina oder den Conus medullaris kann es zu Kauda- oder Konus-Syndromen kommen. Diese sind jedoch äußerst selten.

Hernien in der Lendenregion gibt es an unterschiedlichen Lokalisationen. Differenzialdiagnostisch können sie mit muskulären Beschwerden (Faserriss etc.) verwechselt werden, wenn keine eindeutig sichtbare Bruchpforte erkennbar ist.

Eine Appendizitis ist eine Entzündung des Appendix des Blinddarms und kann zu unklaren Beschwerden im Bauchraum, allgemeinem Unwohlsein und Fieber führen. Die bekannten Druckpunkte (McBurney-Punkt, Lanz-Punkt und Blumberg-Zeichen) sind lediglich zur weiteren Hinweisgabe gedacht und nicht sensitiv/spezifisch. Bei V. a. Appendizitis oder andere Erkrankungen des Bauchraums ist der Patient zum Arzt zu überweisen.

Das Bauchaortenaneurysma ist das häufigste Aneurysma der Aorta. Zu Beginn ist es oft asymptomatisch, später treten typische Symptome auf. Folge kann ein akuter arterieller Verschluss oder eine Dissektion sein. Beides sind akute Notfallsituationen, eine Dissektion ist unmittelbar lebensbedrohlich.

Erkrankungen der Nieren können für Flankenschmerz sorgen und sind daher differenzialdiagnostisch zu Funktionsstörungen/Pathologien der Lendenwirbelsäule zu betrachten. Bei unklarem Befund oder Verdacht auf eine Erkrankung der Niere ist der Patient zum Arzt zu überweisen.

KAPITEL

# 4 Brustwirbelsäule



## 4.1 Anatomische Grundlagen

Grundlagen zur Entwicklung der Verknöcherung der Wirbelsäule werden in ➤ Kap. 3.1.1 beschrieben. Die Brustwirbelsäule wird von 12 Wirbeln gebildet, die jeweils Kontakt zu mindestens einem Rippenpaar haben (➤ Kap. 5.1). Die BWK 11 und 12 artikulieren nur mit dem gleichnamigen Rippenpaar mit ihren Foveae costales. Die BWK 2–10 hingegen bilden jeweils rechts und links dorsal kranial eine Fovea costalis superior für die gleichnamigen Rippen und dorsal kaudal eine Fovea costalis inferior für die untenliegenden Rippen. Der BWK 1 artikuliert mit den beiden ersten Rippen und mit seiner Fovea costalis inferior mit den beiden zweiten Rippen. Gemeinsam mit den Rippen, die ventral über Knorpel mit dem Sternum verbunden sind, ist die Brustwirbelsäule Teil des knöchernen Thorax und bietet Schutz für Herz, Lunge, Magen, Pankreas, Gallenblase und Leber. Aus dieser Verbindung zu Rippen und Sternum resultiert jedoch, dass die Brustwirbelsäule wesentlich weniger mobil ist als die Lendenwirbelsäule. Durch die fehlende Bewegung ist die Versorgung der Bandscheiben mit Nährstoffen und Wasser im Vergleich schlechter, und die Bandscheiben nehmen wesentlich weniger Höhe ein. Die Brustwirbel verfügen über große schnabelförmige Procc. spinosi, die direkt nach dorsal kaudal verlaufen. Die Procc. tranversi sind ebenso prominent ausgeprägt, ihre Ausläufe liegen auf Höhe des kranialen Wirbelkörpers. Eine Verbindungslinie zwischen dem linken und rechten Prozessus liegt fast exakt horizontal.

Für die Palpation von Bewegungssegmenten in der Brustwirbelsäule ist es wichtig zu wissen, dass die palpable Spitze des Proc. spinosus eines Brustwirbels, je nach Höhe des entsprechenden Wirbels und je nach Ausprägung der individuellen Kyphose, 2–3 (4) Wirbeletagen tiefer liegt als ihre zugehörigen palpablen lateralen Anteile der Procc. transversi. Der Canalis vertebralis ist nahezu rund und bietet ausreichend Raum für das thorakale Myelon. Die Facettengelenke liegen dachziegelartig übereinander, die Ausrichtung ist im Wesentlichen von dorsal kaudal nach ventral kranial, im Mittelmaß in einem 60°-Winkel zur Sagittalebene, wobei auch dies individuell und durch die Kyphosierung variabel ist. Hinzu kommt eine Eindrehung von etwa 20°.

## 4.2 Knöcherne, kongenitale Erkrankungen

Allgemeines Basiswissen zu knöchernen kongenitalen Erkrankungen wird in ➤ Kap. 1.1.1 vermittelt. Zu Segmentations- und Formationsstörungen der Wirbelsäule vgl. auch Matzen et al. 2007: 347–349.

### 4.2.1 Segmentationsstörungen

Die in der Brustwirbelsäule vorkommenden Segmentationsstörungen sind vergleichbar mit denen der Lendenwirbelsäule und wurden dort bereits beschrieben.

**Ätiologie** Segmentationsstörungen resultieren aus ausbleibender oder nicht komplett vollzogener Segmentation des Mesenchyms der Wirbelsäule bzw. der Chorda dorsalis. Bei kompletten Segmentationsstörungen entstehen Blockwirbel, bei inkompletten Segmentationsstörungen entstehen Skoliosen oder pathologische Kyphosen bzw. Lordosen (➤ Abb. 4.1).

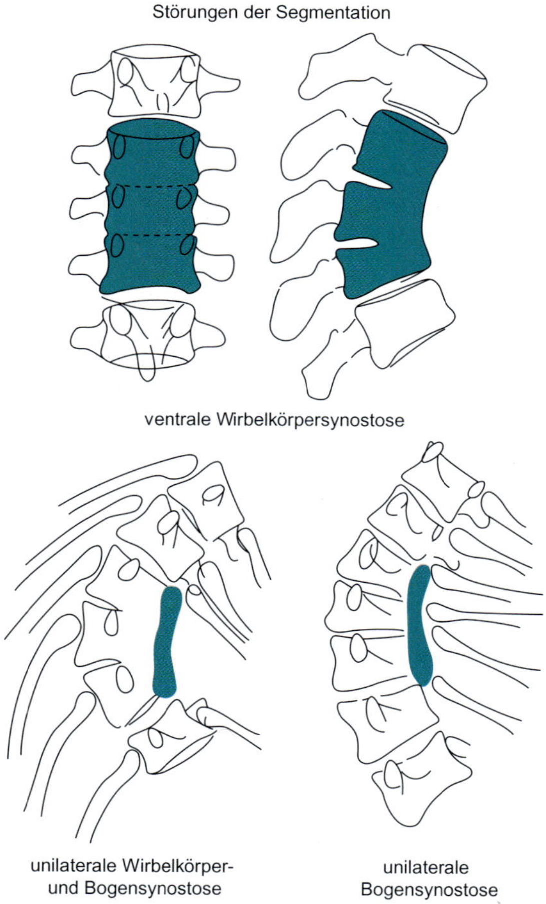


**Abb. 4.1** Segmentationsstörungen der Wirbelsäule. [R300]

#### Blockwirbel, thorakale

**BEFUNDE**

**Sichtbefunde**
- Bei kompletten Wirbelkörpersynostosen: keine
- Bei multisegmentalen, ventralen Wirbelkörpersynostosen: Flexionsposition der Brustwirbelsäule

**Röntgenbefund**
- Darstellung der Abweichung

##### Beschreibung

Als Blockwirbel bezeichnet man Segmentationsstörungen im Sinne von Synostosen der Wirbelkörper. Blockwirbel in der Brustwirbelsäule können mono- oder multisegmental auftreten. Multisegmentale **ventrale Synostosen** führen zu einer kyphotischen Fixierung, während **komplette Wirbelkörpersynostosen** in der Regel eine vertikale Anordnung der verwachsenen Wirbel ohne Tendenz zu Kyphose oder Lordose aufzeigen.

##### Untersuchung

**Manualtherapeutisch** Es erfolgt die segmentale dreidimensionale Untersuchung. Ein Blockwirbel zeigt keine Bewegungsmöglichkeit auf dem/n betroffenem/n Segment/en. Das Endgefühl ist hart. Aufgrund der geringen Reliabilität der klinischen Untersuchung sollte bei Verdacht eine Röntgenuntersuchung folgen.

**Medizinisch** Röntgen.

##### Therapie

Eine kausale Therapie gibt es nicht. Aus thorakalen Blockwirbelbildungen können als Folge von Instabilitäten der umliegenden Bewegungssegmente durch Kompensation Arthrosen der Facettengelenke (Spondylarthrosen) und, in der Brustwirbelsäule jedoch selten, auch Bandscheibenpathologien entstehen. Die therapeutischen Möglichkeiten werden in den entsprechenden Kapiteln erläutert.

#### Unilaterale Bogensynostosen

**BEFUNDE**

**Sichtbefunde**
- Skoliotische Fehlpositionen in Lateralflexion und ggf. Rotation

**Röntgenbefund**
- Darstellung der Abweichung

### Beschreibung

Unilaterale Synostosen der Wirbelbögen kommen mono- und multisegmental vor. Multisegmentale unilaterale Synostosen der Wirbelbögen führen zu skoliotischen Abweichungen.

**HINWEIS**
Bilaterale Bogensynostosen sind mit Blockwirbeln vergleichbar, eine Seitenabweichung zeigt sich oftmals nicht.

### Untersuchung

**Manualtherapeutisch** Es erfolgt die segmentale dreidimensionale Untersuchung. Ein Blockwirbel zeigt keine Bewegungsmöglichkeit auf dem/n betroffenem/n Segment/en. Das Endgefühl ist hart. Aufgrund der geringen Reliabilität der klinischen Untersuchung sollte bei Verdacht eine Röntgenuntersuchung folgen.

**Medizinisch** Röntgen.

### Therapie

Eine kausale Therapie gibt es nicht. Aus thorakalen Blockwirbelbildungen können als Folge von Instabilitäten der umliegenden Bewegungssegmente durch Kompensation Arthrosen der Facettengelenke (Spondylarthrosen) und, in der Brustwirbelsäule jedoch selten, auch Bandscheibenpathologien entstehen. Die therapeutischen Möglichkeiten werden in den entsprechenden Kapiteln erläutert.

## 4.2.2 Formationsstörungen

Die in der Brustwirbelsäule vorkommenden Formationsstörungen sind vergleichbar mit denen der Lendenwirbelsäule und wurden dort bereits beschrieben.

**Ätiologie** Formationsstörungen resultieren aus Fehlanlagen der Wirbel oder aus Fehlanlagen einzelner Sklerotome. Formationsstörungen reichen von kleineren Formvarianten eines Wirbels, meist im Sinne einer Hypoplasie, bis zur **Asomie** (Fehlen eines Wirbelkörpers).

**BEFUNDE**

**Sichtbefund**
- Bei solitärem lateralem Halbwirbel (Keilwirbel): häufig sichtbare Fehlstellung in Lateralflexion (Skoliose)
- Bei solitärem ventralem Halbwirbel (Keilwirbel): häufig sichtbare Fehlstellung (Kyphose)
- Bei multisegmentalem Halbwirbel (Keilwirbel): kein Sichtbefund

**Röntgenbefund**
- Darstellung der Abweichung

### Beschreibung

Bei Formationsstörungen handelt es sich um einen häufig seitlichen Defekt eines oder mehrerer Wirbel mit heterolateralen Halbwirbeln in Keilform (Keilwirbel).
- Solitäre laterale Halbwirbel (Keilwirbel) führen zu progredienten Skoliosen.
- Solitäre ventrale Halbwirbel (Keilwirbel) führen zu progredienten Kyphosen.
- Solitäre ventrolaterale Halbwirbel (Keilwirbel) führen zu progredienten Kyphoskoliosen.
- Multisegmentale Halbwirbel kompensieren sich in der Regel ohne nennenswerte Haltungsabweichung.

## 4.2.3 Spondylolyse, thorakale

Eine Spondylolyse kann in jedem Abschnitt der Wirbelsäule vorkommen. Aufgrund der größeren klinischen Relevanz im Bereich der Lendenwirbelsäule wird das Krankheitsbild in ➤ Kap. 3.2.4 ausführlich beschrieben.

## 4.2.4 Spina bifida, thorakale

Eine Spina bifida kann in jedem Abschnitt der Wirbelsäule vorkommen. Eine thorakale Spina bifida macht jedoch nur 3 % der Fälle aus. In der Lendenwirbelsäule kommt sie am häufigsten vor, daher wird das Krankheitsbild in ➤ Kap. 3.2.5 ausführlich beschrieben.

## 4.2.5 Skoliose, kongenitale

**Synonym** Fehlbildungsskoliose.

**Ätiologie** Kongenital.

**Epidemiologie** Symptomatische Skoliosen machen insgesamt nur ca. 15 % aller Skoliosen aus.

**HINWEIS**
Idiopathische Skoliosen sowie die Ursachen anderer symptomatischer Skoliosen werden in ➤ Kap. 4.8.1 beschrieben.

**BEFUNDE**

**Sichtbefund**
- Je nach kongenitaler Abweichung vermehrte Kyphose oder laterale Seitabweichung

**Röntgenbefund**
- Darstellung der Segmentations- bzw. Formationsstörungen

4

### Beschreibung

Kongenitale Skoliosen sind die Folge multisegmentaler Formations- oder Segmentationsstörungen der Wirbelsäule. Sie gehören zu den symptomatischen Skoliosen, also zu den Skoliosen mit bekannter Ursache.

### Differenzialdiagnosen

Differenzialdiagnostisch kommen eine idiopathische Skoliose oder eine symptomatische Skoliose anderer Genese in Betracht.

### Therapie

#### Konservativ

Eine kausale konservative Therapie gibt es nicht. Bei milden Abweichungen besteht die Therapie in der Kräftigung der Rumpfmuskulatur, der Mobilisation von Funktionsstörungen und symptomatischer Therapie wie Muskellockerung.

#### Operativ

Kongenitale Skoliosen müssen, anders als idiopathische Skoliosen, oft schon im frühen Wachstumsalter operativ versorgt werden (vgl. Breusch et al. 2019: 379). Ein Risiko besteht, da ggf. eine atypische Blutversorgung des Rückenmarks vorliegen kann.
Mögliche Verfahren sind (je nach Abweichung):
- Dorsale Fusion mit Instrumentation
- Vorderer Abstützspan (greffe osseuse anterieure)
- Dorsoventrale Spondylodese
- VEPTR (vertikal expandierbare Titan-Rippenprothese) bei kongenitalen Skoliosen des Brustkorbs

#### Postoperative Rehabilitation

Die postoperative Rehabilitation ist abhängig vom operativen Verfahren und folgt dem Schema des Operateurs.

Grundsätzlich kann die Behandlung wie folgt durchgeführt werden:

**Entzündungsphase:**
- Keine Manuelle Therapie
- Orthostaseprophylaxe
- Thromboseprophylaxe

**Proliferationsphase:**
- Segmentale Mobilisation umliegender Gelenke
- Erweiterung der Gehstrecke
- Muskellockerung

**Konsolidierungsphase:**
- Kräftigung der aufrichtenden Muskulatur
- Segmentale Mobilisation umliegender Gelenke
- Automobilisationen
- Dosiertes Gerätetraining ab 6. Woche

**Umbauphase:**
- Erarbeiten der Sportfähigkeit, wobei Sprung- und Sprintsportarten nicht empfehlenswert sind.

**Zusammenfassung**

**Knöcherne, kongenitale Erkrankungen der Brustwirbelsäule**

Ähnlich wie in der Lendenwirbelsäule gibt es auch im Bereich der Brustwirbelsäule zahlreiche kongenitale Abweichungen. Segmentationsstörungen, Formationsstörungen und Bogenschlussstörungen sind möglich. Thorakale, kongenitale Skoliosen kommen vor, bilden jedoch nur einen kleinen Teil der Skoliosen.

## 4.3 Traumatische Erkrankungen

Basiswissen zu traumatischen Erkrankungen inkl. Traumaanalyse und Informationen zu Fraktureinteilungen wird in ➢ Kap. 1.1.2 vermittelt.

In ➢ Abb. 4.2 ist das grundlegende anamnestische und diagnostische Vorgehen nach traumatischen Ereignissen in der Brustwirbelsäulenregion dargestellt.

Die Brustwirbelsäulenregion ist weniger von (Sport-)Verletzungen betroffen als die untere Extremität. Isolierte Läsionen des Kapsel-Band-Apparates werden selten beschrieben. Frakturen entstehen durch Auto-, Rad- oder Motorradunfälle, Anpralltraumen und Stürze aus größerer Höhe.

**HINWEIS**

Das Wiedererlangen von voller Belastbarkeit und Sportfähigkeit ist das Ziel der konservativen Therapie und der postoperativen Rehabilitation nach jeder Verletzung im Bereich der Brustwirbelsäule.
Die in der Folge beschriebenen Rehabilitationszeiten sind Empfehlungen, die individuell deutlich abweichen können. Inadäquates Belastungsverhalten ist der Hauptgrund für länger andauernde Rehabilitation. Im Profisport wird häufig eine frühere Rückkehr entschieden, hier ggf. unter erhöhter Rezidivgefahr.
Vor Freigabe der sportlichen Wettkampfbelastung sind Bewegungs-, Stabilitäts- und Sprungtests durchzuführen. Die Mobilität sollte vollständig wiederhergestellt sein!

Bei starken Schmerzen und großer Entzündung nach einem Trauma ist eine medikamentöse Therapie mit Einsatz von Analgetika und Antiphlogistika vom Arzt abzuwägen. Neben den gewünschten Effekten stellt sie immer auch eine Beeinflussung der physiologischen Heilung dar.

| Anamnestische Informationen/allgemeine mögliche klinische Befunde |
|---|
| **Weitere Befunde möglich/Ausbleiben einzelner Befunde möglich** |
| Z. n. nach Trauma: Schmerzen, Hämatom, thorakale Bewegungseinschränkung, verringerte Belastbarkeit der Facettengelenke, ggf. Schwellung (oft nicht von außen sichtbar) > **Traumaanalyse,** siehe Kap. 1.1.2 |

| Traumamechanismus/mögliche betroffene Struktur | Untersuchung (therapeutisch oder ärztlich) | Therapie/Handlungsempfehlung |
|---|---|---|
| **Verletzungen anderer/weiterer Strukturen theoretisch möglich** | **Therapeutische Untersuchungstechniken unter Beachtung von Sensitivität, Spezifität und Reliabilität** | **Nachbehandlungsschemata können individuell abweichen<br>Entscheidungen pro/kontra OP müssen individuell getroffen werden** |
| Fehlerhaft durchgeführte Manipulation (zu viel Kraft, zu viel Weg), Begleitverletzung nach Sturz, Verkehrsunfall oder Tritt/Schlag<br>> **Kapselverletzung eines Facettengelenks,** siehe Kap. 4.3.1 | Regionale und segmentale thorakale Untersuchung<br>Ggf. bildgebende Verfahren zum Ausschluss von Begleitverletzungen | Konservativ: Reduktion von Belastung und Reduktion von Bewegung in der Entzündungsphase, aktives Bewegen und schmerzfreie segmentale Mobilisation in der Proliferationsphase, endgradige segmentale Mobilisation, Training der Muskulatur und Erarbeiten von Sportfähigkeit ab der Konsolidierungsphase |
| Sprung/Sturz aus großer Höhe, Verkehrsunfälle, Stürze, Tritte/Schläge (selten), inadäquates Trauma bei Osteoporose<br>> **thorakale Frakturen,** siehe Kap. 4.3.2 | Anamnese mit Traumaanalyse, Inspektion, Beurteilung der Schmerzen, neurologische Untersuchung<br>Röntgen in zwei Ebenen, bei unklaren Befunden und zum Ausschluss von Begleitverletzungen MRT/CT<br>Bestimmung von Laborparametern | Konservativ: bei stabilen Frakturen ohne signifikante neurologische Befunde<br>Operativ: bei instabilen Frakturen, bei vorhandenen oder Gefahr für neurologische Schäden, mehrere Verfahren möglich |
| Verkehrsunfälle, Stürze, Schläge/Tritte (selten), Hebetraumen<br>> **Bandscheibenläsionen,** siehe Kap. 4.3.3 | Anamnese mit Traumaanalyse, Inspektion, Beurteilung der Schmerzen, neurologische Untersuchung<br>MRT, ggf. Röntgen zum Ausschluss von Frakturen | Konservativ: bei geringer Schädigung<br>Operativ: selten und bei Begleitverletzungen (Frakturen, Luxationen) |
| Verkehrsunfälle, Stürze, Schläge/Tritte (selten)<br>> **Luxationen,** siehe Kap. 4.3.4 | Anamnese mit Traumaanalyse, Inspektion, Beurteilung der Schmerzen, neurologische Untersuchung<br>Röntgen in zwei Ebenen, bei unklaren Befunden und zum Ausschluss von Begleitverletzungen MRT/CT<br>Bestimmung von Laborparametern | Operativ: Spondylodese |

| Allgemeine Therapiebausteine (spezifische Therapiepläne im jeweiligen Kapitel) | | | |
|---|---|---|---|
| **Immer unter Berücksichtigung der Belastbarkeit in den Heilungsphasen, siehe Kap. 1.6.3** | | | |
| Frühphase: ggf. Ruhigstellung mit Rückenorthese ➔ | Segmentale Mobilisation der Facettengelenke<br>Mobilisation des zervikothorakalen Übergangs, kostovertebrale und kostotransversale Mobilisation ➔ | Allgemeines Rumpfmuskeltraining<br>Training der aufrichtenden Muskulatur ➔ | Training der Muskulatur des unteren Rückens, Training der Hüft- und Glutealmuskulatur<br>Training von posturalen Fähigkeiten, Lauf- und Sprungtraining, Erarbeiten von Sportfähigkeit |

**Abb. 4.2** Anamnese und Diagnostik traumatischer Erkrankungen der Brustwirbelsäule. [L329]

**YELLOW FLAG**

Bei Zustand nach Traumen sollte anamnestisch geprüft werden, ob Yellow, Blue oder Black flags vorliegen. Sie können ein heilungsverzögernder Faktor sein. Insbesondere Sorgen und Ängste bei möglicher längerfristiger Arbeitsunfähigkeit oder Sportunfähigkeit können Yellow flags auslösen.

## 4.3.1 Kapselläsionen

**BEFUNDE**

**Traumamechanismus**
- Falsch durchgeführte Manipulation
- Begleitverletzung nach Sturz, Verkehrsunfall oder Schlag/Tritt (Primärverletzungen von Knochen, Bandscheiben, Muskulatur)

**Leitsymptomatik**
- Dumpfe, diffuse lokale Schmerzen
- Stechender, scharf umgrenzter Schmerz bei homonymer Extension zur betroffenen Seite
- Ggf. oberflächlicher Referred pain, unilateral, multisegmental (drei Segmente)

### Beschreibung

Isolierte Läsionen einer Gelenkkapsel eines einzelnen Facettengelenks durch ein traumatisches Ereignis kommen so gut wie nicht vor. Ausnahme ist eine durch zu viel Kraft bzw. zu großen Bewegungsweg falsch ausgeführte manipulative Behandlungstechnik als Auslöser. Bei keiner alltäglichen Bewegung und bei keinem üblichen Traumamechanismus kommt es zu alleinigem Zug auf die Kapsel eines Facettengelenks. Bewegungen können regional weiterlaufen, so dass Kräfte verteilt bzw. abgefangen werden können. Bei Anpralltraumen durch Stürze oder Verkehrsunfälle können Kapseln gemeinsam mit Wirbeln, Rippen, Bandscheiben oder Muskulatur verletzen. In diesem Fall steht die Therapie der Begleitverletzungen im Vordergrund.

### Differenzialdiagnosen

Differenzialdiagnostisch kommen, insbesondere bei starken Beschwerden, Frakturen der Facettengelenke oder des Wirbelkörpers in Frage.

### Untersuchung

**Manualtherapeutisch** Zunächst wird die Brustwirbelsäule regional belastet in homonyme Flexion und Extension untersucht. Danach wird die segmentale Untersuchung der Facettengelenke von Th1/Th2 bis Th11/Th12 durchgeführt (➤ Kap. 4.7). Bei homonymer Flexion nach links öffnet das rechte Facettengelenk maximal, bei homonymer Extension nach rechts schließt es. Die Bewegungsbereitschaft, das Bewegungsausmaß, das Endgefühl und Schmerz sind die zu beurteilenden Kriterien.

**HINWEIS**

Eine heteronyme Untersuchung wird nur durchgeführt, wenn homonym keine Beschwerden festgestellt werden. Heteronyme Bewegungen sind osteokinematisch (regional im Raum) möglich, arthrokinematisch jedoch weder mit einer sauberen Gelenköffnung noch mit einem sauberen Gelenkschluss verbunden.

**Medizinisch** Bei Verdacht auf eine isolierte Verletzung der Kapsel eines Facettengelenks und fehlenden Frakturzeichen erfolgt keine weitere Untersuchung. Bildgebende Verfahren werden zum Ausschluss von Begleitverletzungen wie Frakturen, Diskusrupturen und Muskelläsionen eingesetzt.

### Therapie

#### Konservativ

Die Therapie erfolgt konservativ.
**Entzündungsphase:**
- Reduktion von Belastung
- Reduktion von Bewegung

**Proliferationsphase:**
- Aktives Bewegen im schmerzfreien Bereich
- Segmentale Mobilisation im schmerzfreien Bereich

**Konsolidierungsphase:**
- Endgradige segmentale Mobilisation
- Training der Rumpfmuskulatur
- Erarbeiten von Sportfähigkeit

**Umbauphase:**
- Erreichen der vollen Belastbarkeit vor Beginn der Umbauphase

**Mittlere Rehabilitationszeit** 6–8 Wochen.

**Zusammenfassung**

**Kapselläsionen der thorakalen Facettengelenke**

Isolierte Verletzungen der Gelenkkapseln der Facettengelenke sind selten und fast nur durch fehlerhaft durchgeführte manipulative Techniken erklärbar. Darüber hinaus entstehen sie als Begleitverletzungen nach traumatischen Ereignissen. Die Therapie erfolgt konservativ. Die volle Sportfähigkeit wird innerhalb der Konsolidierungsphase nach 6–8 Wochen erreicht, es sei denn, die Rehabilitation der Begleitverletzungen erfordert mehr Zeit.

## 4.3.2 Frakturen

**YELLOW FLAG**

Bei Zustand nach Frakturen sollte anamnestisch geprüft werden, ob Yellow, Blue oder Black flags vorliegen. Sie können ein heilungsverzögernder Faktor sein.

**RED FLAG**

Frakturzeichen sind eine Red flag (➤ Kap. 1.5.1). Der Patient ist zum Arzt zu überweisen.

**BEFUNDE**

**Traumamechanismus**
- Kompressionsverletzungen: Sprung/Sturz aus großer Höhe
- Distraktionsverletzungen (Flexions- oder Extensionstraumen): Verkehrsunfälle (Anpralltraumen), Stürze, Schläge/Tritte (selten)
- Rotationsverletzungen: Sturz vom Motorrad, Fahrrad, Pferd oder der Leiter
- Inadäquates Trauma bei Osteoporose

**Allgemeine Leitsymptome und Befunde**
- Starke lokale Schmerzen
- Deutlich eingeschränkte Bewegungsbereitschaft

**Mögliche weitere Befunde**
- Prellmarken, Hämatome
- Sichtbare Dislokation
- Offene Wunden
- Klopfschmerz

### Beschreibung

Frakturen der Brustwirbelsäule entstehen in der Regel durch Hochrasanztraumen oder starke Krafteinwirkung von außen. Neben Sprüngen/Stürzen aus großer Höhe gehören Verkehrsunfälle (➤ Abb. 4.3) zu den häufigsten Ursachen. In seltenen Fällen führen auch Schläge mit harten Gegenständen oder Tritte zu Wirbelfrakturen. Bei vorliegender Osteoporose können auch inadäquate Traumen Frakturen verursachen, auch Spontanfrakturen sind möglich. Sportverletzungen sorgen nur selten für Frakturen der Brustwirbelsäule. Sportarten wie

Turnen, Reiten, Stabhochsprung oder Gewichtheben können ein Risiko mit sich bringen. Frakturen der Brustwirbelsäule gehen häufig mit Frakturen der Rippen einher.

Die Versorgung richtet sich nach dem Ausmaß und der Lokalisation der Schädigung. Während stabile Frakturen ohne neurologische Schädigung konservativ versorgt werden, müssen instabile Frakturen und Frakturen mit Nervenläsionen osteosynthetisch versorgt werden. Fixateurs internes (Spondylodesen), Wirbelkörperersatz oder Kyphoplastien (Spondyloplastien) können, je nach Ausmaß und Lokalisation der Fraktur, indiziert sein.

## Klassifikation

Die Einteilung erfolgt nach der AO/OTA-Klassifikation. Sie beinhaltet Läsionen des Diskus und der Ligamente:

**Klassifikation**

5 Wirbelsäule
52 Brustwirbelsäule
A Kompressionsverletzungen der Wirbelkörper (Typ I)
B Distraktionsverletzungen mit Schädigung der vorderen und hinteren Wirbelelemente
- Flexionsverletzung (Typ II)
- Extensionsverletzung (Typ III)

C Rotationsverletzungen (Typ IV)

### Kompressionsfrakturen

**Synonym** Impaktionsfrakturen.

Kompressionfrakturen des Wirbelkörpers der Brustwirbelsäule werden wie folgt unterteilt:
- Kompressions-/Impaktionsfrakturen (52-A1)
  - Deckplattenimpressionen (52-A1.1)
  - Keilfrakturen (52-A1.2)
  - Wirbelkörperimpaktion/-kollaps (52-A1.3)
- Spaltfrakturen (52-A2)
  - Sagittaler Spaltbruch (52-A2.1)
  - Frontaler Spaltbruch (52-A2.2)
  - Zangenförmig (Kneifzangenbruch) (52-A2.3)
- Berstungsfrakturen (52-A3)
  - Inkomplette Berstungsfraktur (52-A3.1)
  - Berstungsspaltfraktur (52-A3.2)
  - Komplette Berstungsfraktur (52-A3.3)

### Distraktionsfrakturen

Distraktionsfrakturen der vorderen und hinteren Elemente der Brustwirbelsäule werden wie folgt unterteilt:
- Flexions-Distraktions-Verletzung des hinteren Anteils, vorwiegend ligamentär (52-B1)
  - Ventrale Schädigung in Form einer transversalen Zerreißung der Bandscheibe (52-B1.1)
  - Ventrale Schädigung in Form der Fraktur des Wirbelkörpers (Typ A) (52-B1.2)
- Flexions-Distraktions-Verletzung des hinteren Anteils, vorwiegend ossär (52-B2) (➢ Abb. 4.3)
  - Ventrale Schädigung in Form einer horizontalen Zerreißung des Wirbels, horizontale 2-Säulen-Fraktur (52-B2.1)
  - Ventrale Schädigung in Form einer horizontalen Zerreißung der Bandscheibe (52-B2.2)
  - Ventrale Schädigung in Form einer Fraktur des Wirbelkörpers (Typ A) (52-B2.3)
- Hyperextensionsverletzung, vorderer Teil, durch die Bandscheibe (52-B3)
  - Hyperextensionssubluxation (52-B3.1)
  - Hyperextensionsspondylolyse (52-B3.2)
  - Hintere Luxation (52-B3.3)

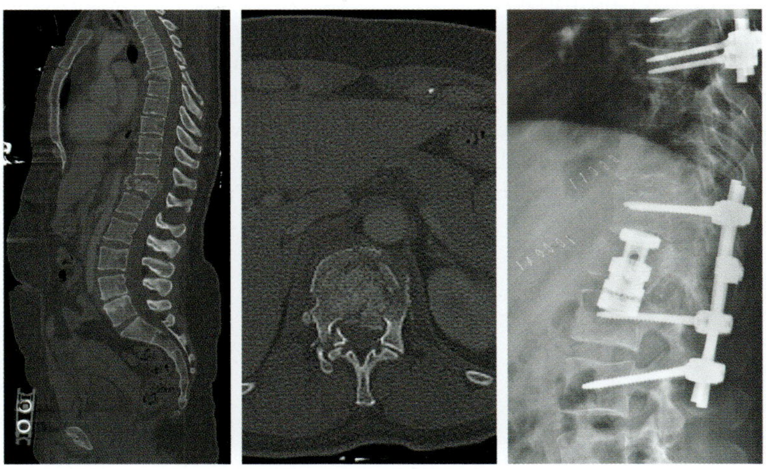

**Abb. 4.3** 38-jährige Patientin nach Motorradsturz. Initiale Versorgung der instabilen Frakturen des 6. und 12. Brustwirbelkörpers mit deutlicher Einengung des Spinalkanals mittels dorsaler Stabilisierung. Nach Rekompensation erfolgte dann die ventrale Gegenstabilisierung. [M818, M1255, T421]

### Rotationsfrakturen

Rotationsverletzungen der Brustwirbelsäule werden wie folgt unterteilt:
- Kompressionsfraktur des Wirbelkörpers (Typ A) mit Rotation (52-C1)
  - Rotationskeilbruch (52-C1.1)
  - Rotationsspaltbruch (52-C1.2)
  - Rotationsberstungsbruch (52-C1.3)
- Distraktionsverletzung (Typ B) mit Rotation: Flexions- und Subluxationsverletzungen (52-C2)
  - Rotation mit transligamentärer Flexions-Distraktionsverletzung (B1) (52-C2.1)
  - Rotation mit transossärer Distraktion (Typ B2) (52-C2.2)
  - Hyperextensions-Scherverletzung mit Rotation mit ventraler Distraktion durch die Bandscheibe (Typ B3) (52-C2.3)
- Rotations-Scherverletzungen (52-C3)
  - Quer verlaufend, Slice-Fraktur (52-C3.1)
  - Schräg verlaufend (52-C3.2)

Zur Einteilung von Frakturen der Brustwirbelsäule vgl. Baierlein 2011: 135–141 und Journal of Orthopaedic Trauma 2018.

### Weitere Fraktureinteilungen

Die Fraktureinteilung für thorakolumbale Frakturen nach Denis, die Fraktureinteilung nach Wolter und die für LWS und BWS gleichermaßen geltenden besonderen Frakturbezeichnungen werden in ➤ Kap. 3.3.2 beschrieben.

## Mögliche Begleitverletzungen

Als Begleitverletzungen kommen Frakturen der Rippen und des Sternums, Bandscheibenläsionen, Muskelläsionen und Verletzungen innerer Organe in Betracht.

## Differenzialdiagnosen

Differenzialdiagnostisch kommen Kontusionen und Bandscheibenverletzungen in Betracht. Gab es kein Trauma, kommen osteoporotische Frakturen, Metastasen, ein Plasmozytom, Osteomalazie, hämatologische Erkrankungen und Deckplatteneinbrüche bei Morbus Scheuermann als Ursache in Frage.

## Untersuchung

Bei Verdacht auf Frakturen der Brustwirbelsäule wird wie folgt untersucht:

**Manualtherapeutisch** Die klinische Untersuchung hat folgenden Aufbau:
- Anamnese mit Traumaanalyse.
- Inspektion von
  - Schonhaltung,
  - Bewegungsbereitschaft,
  - Achsenabweichungen/Dislokationen,
  - Gibbus,
  - Prellmarken, Hämatomen,
  - offenen Wunden.
- Beurteilung der Schmerzen. Folgende Aspekte gehören zur Beurteilung bestehender Schmerzen:
  - Schmerzlokalisation
  - Schmerzart (lokaler Schmerz, Referred pain, neuropathischer Schmerz)
  - Schmerzprovokation durch Klopftest oder Druck.
- Neurologische Untersuchung: Die Höhe der Läsion wird dokumentiert. Die Bewegungsfähigkeit der Beine wird überprüft. Sensibilität und Reflexe werden getestet.

**RED FLAG**

Bei Verdacht auf Frakturen ist der Patient umgehend zum Arzt zu überweisen. Nach Hochrasanztraumen, bei Verdacht auf instabile Frakturen, bei organischen oder signifikanten neurologischen Befunden ist der Rettungsdienst zu alarmieren.

**Medizinisch** In der Röntgenuntersuchung in zwei Ebenen können Frakturen der Brustwirbelsäule ausgeschlossen werden.

Kennzeichen für instabile Frakturen sind:
- Deckplattenfrakturen
- Translationen
- Luxationen
- Deformierung
- Keilwirbelbildung > 20°
- Gibbus
- Ausbruch der Hinterwand des Wirbelkörpers
- Vergrößerter Abstand zwischen Procc. spinosi
- Verdacht auf diskoligamentäre Instabilität

Bei unklaren Befunden, zum Ausschluss von Weichteilläsionen und Organschäden erfolgt eine MRT oder CT.

Obligatorisch ist das Bestimmen der Laborparameter Hämoglobin (Hb), Hämatokrit (Hkt) und die Bestimmung der Blutgruppe für evtl. Kreuzblut. Bei pathologischen Frakturen (ohne adäquates Trauma) werden die Blutsenkungsgeschwindigkeit (BSG) und die alkalische Phosphatase (AP) bestimmt.

Zur medizinischen Diagnostik bei Verdacht auf Wirbelfrakturen vgl. Breusch et al. 2019: 359.

### Therapie

#### Konservativ

**Manualtherapeutisch** Stabile Frakturen ohne signifikante neurologische Befunde können konservativ behandelt werden. Die empfohlene konservative Behandlung von Frakturen im Brustwirbelbereich variiert, vor allem in Bezug auf eine mögliche beginnende Immobilisation und ihre Dauer.

Da es keine Unterschiede im Outcome gibt, ist Bezug nehmend auf die Belastbarkeit in der Entzündungsphase eine beginnende Immobilisation vorzuziehen. Die Behandlung wird wie folgt durchgeführt.

**Entzündungsphase:**

- Bettruhe (2–5 Tage)
- Immobilisation, alternativ frühfunktionelle Mobilisation
- Aktive Thromboseprophylaxe
- Ggf. Orthostaseprophylaxe (vor allem bei älteren Patienten)

**Proliferationsphase:**

- Mobilisation (Gangschule)
- Segmentale Mobilisation umliegender Gelenke
- Aktive Thromboseprophylaxe

**Konsolidierungsphase:**

- Endgradige segmentale Mobilisation umliegender Gelenke
- Training der Rumpfmuskulatur (Aufrichtung)
- Segmentale Mobilisation der Brustwirbelsäule nach 6–8 Wochen
- Erweiterung der Gehstrecke
- Beginnendes Training an Geräten in geschlossener Kette nach 6–8 Wochen, abhängig vom Röntgenbefund

**Umbauphase:**

- Arbeitsfähigkeit nach 3 Monaten
- Sportfähigkeit nach 3–4 Monaten

**Medizinisch**

- Thromboseprophylaxe
- Analgetika

**Mittlere Rehabilitationszeit** 3–4 Monate.

#### Operativ

Thorakale oder thorakolumbale Frakturen hinterlassen häufig eine Kyphosierung und müssen operativ versorgt werden (vgl. Schnake et al. 2013). Die Wahl eines operativen Verfahrens zur Therapie von Frakturen der Brustwirbelsäule hängt von der vorliegenden Fraktur und etwaigen Begleitverletzungen ab. Auch der Operateur beeinflusst aufgrund von individuellen Vorzügen/Routinen die Auswahl, zumal es zu wenig Evidenz zum validen Vergleich verschiedener Verfahren gibt. Eine absolute OP-Indikation besteht bei instabilen Frakturen, starker Kyphosierung und bei Frakturen mit neurologischen Schäden oder der Gefahr, dass solche auftreten können.

**HINWEIS**
Die Evidenz zu operativen Verfahren nach Wirbelfrakturen wird in ➤ Kap. 3.3.2 beschrieben.

Neben der Einbringung eines Fixateur externe oder einer Spondylodese mittels OLIF-Technik (➤ Kap. 3.5.2) kann eine Spongiosaplastik (➤ Abb. 3.13) oder eine Augmentation mit Knochenzement (Kyphoplastie, Spondyloplastie) ergänzend genutzt werden, um Sekundärkyphosen zu verhindern. Zur Vorbereitung wird der Wirbelkörper mit einem eingeführten Ballon aufgerichtet.

#### Postoperative Rehabilitation

Es gibt keine einheitlichen Leitlinien zur postoperativen Rehabilitation von Wirbelsäulenoperationen. Nachbehandlungsschemata von Operateuren weichen individuell stark voneinander ab (vgl. Schröter et al. 2014). Die postoperative Rehabilitation ist abhängig vom Ausmaß der Verletzung, dem gewählten operativen Verfahren und etwaigen Begleitverletzungen.

Die postoperative Rehabilitation nach Versorgung mit Fixateur interne kann wie folgt durchgeführt werden:

**Entzündungsphase:**

- Während der Entzündungsphase sind aktives Bewegen und aufrechtes Sitzen im schmerzfreien Bereich bereits erlaubt.
- Bewegungswechsel zwischen Liegen, Sitzen und Stehen sind empfehlenswert.
- Bei zunehmenden Schmerzen sollte die Belastung reduziert werden.
- In der Entzündungsphase sollte noch keine manualtherapeutische Behandlung stattfinden.
- Je nach Mobilität sind aktive Thromboseprophylaxe und Orthostaseprophylaxe sinnvoll.

**Proliferationsphase:**

- Während der Proliferationsphase wird die Belastung weitergeführt. Die einzige Steigerung der Aktivität resultiert daraus, dass mehr Bewegung schmerzfrei möglich ist.

**Konsolidierungs- und Umbauphase:**

- In den Wochen 5–12 kann die Belastung schrittweise gesteigert werden. Beginnendes Training, auch in der MTT, ist im schmerzfreien Rahmen erlaubt.
- Manualtherapeutisch werden alle umliegenden Gelenke mobilisiert, zudem werden tonusregulierende Maßnahmen durchgeführt.

**HINWEIS**
Nach thorakalen Wirbelfrakturen sind Anschlussheilbehandlungen möglich.

**Mittlere Rehabilitationszeit** > 12 Wochen.

**Zusammenfassung**

**Frakturen der Brustwirbelsäule**

Frakturen im Bereich der Brustwirbelsäule können durch Distraktions-, Kompressions- oder Rotationsverletzungen entstehen. Bei unklaren Befunden sollte neben einer Röntgenuntersuchung zum Ausschluss von Organ- oder Weichteilläsionen auch eine MRT oder CT erfolgen. Laborparameter sollten obligatorisch bestimmt werden. Während stabile und nicht dislozierte Frakturen konservativ behandelt werden können, werden instabile und dislozierte Frakturen operativ und zumeist mittels Spondylodese versorgt.



### 4.3.3 Bandscheibenläsionen

**Synonym** Diskusläsionen.

**BEFUNDE**

**Traumamechanismus**
- Distraktionsverletzungen (Flexions- oder Extensionstraumen): Verkehrsunfälle (Anpralltraumen), Stürze, Schläge/Tritte (selten)
- Rotationsverletzungen: Sturz vom Motorrad, Fahrrad, Pferd oder der Leiter

**Allgemeine Leitsymptome und Befunde**
- Starke lokale Schmerzen
- Deutlich eingeschränkte Bewegungsbereitschaft

**Mögliche weitere Befunde**
- Hämatom
- Sichtbare Dislokation
- Offene Wunden

#### Beschreibung

Bandscheibenläsionen werden gemeinsam mit den Frakturen in der AO/OTA-Klassifikation eingeteilt (➤ Kap. 4.3.2). Isolierte Verletzungen der thorakalen Bandscheiben sind selten. Bei kompletten horizontalen Rupturen besteht Luxationsgefahr.

#### Mögliche Begleitverletzungen

Als Begleitverletzungen kommen Frakturen, Muskelläsionen und Verletzungen innerer Organe in Betracht.

#### Differenzialdiagnosen

Differenzialdiagnostisch kommen Kontusionen und Frakturen in Betracht.

#### Untersuchung

**Manualtherapeutisch** Die klinische Untersuchung hat folgenden Aufbau:
- Anamnese: Traumaanalyse.
- Inspektion von
  - Schonhaltung,
  - Bewegungsbereitschaft,
  - Achsenabweichungen/Dislokationen,
  - Prellmarken, Hämatomen,
  - offenen Wunden.
- Beurteilung der Schmerzen: Folgende Aspekte gehören zur Beurteilung bestehender Schmerzen:
  - Schmerzlokalisation
  - Schmerzart (lokaler Schmerz, Referred pain, neuropathischer Schmerz)
  - Schmerzprovokation durch Traktion oder Kompression.
- Neurologische Untersuchung: Die Höhe der Läsion wird dokumentiert. Die Bewegungsfähigkeit der Beine wird überprüft. Sensibilität und Reflexe werden getestet. Bestehende neuropathische Beschwerden werden dokumentiert.

**Medizinisch** In der Röntgenuntersuchung in zwei Ebenen können Luxationen dargestellt und Frakturen ausgeschlossen werden. Das Ausmaß von Schädigungen der Bandscheibe kann in einer MRT beurteilt werden. Es folgen zudem Untersuchungen zum Ausschluss von Begleitverletzungen, siehe unter Untersuchung bei Verdacht auf Frakturen in ➤ Kap. 4.3.2.

#### Therapie

##### Konservativ

Bandscheibenverletzungen mit geringem Ausmaß ohne Luxation oder Dislokation können konservativ behandelt werden.

Die Therapie wird wie folgt durchgeführt.

**Entzündungsphase:**
- Reduktion von Belastung
- Reduktion von Bewegung

**Proliferationsphase:**
- Segmentale Mobilisation umliegender Gelenke
- Gehen und Sitzen im schmerzfreien Bereich

**Konsolidierungsphase:**
- Segmentale Mobilisation umliegender Gelenke
- Segmentale Mobilisation des betroffenen Bewegungssegments nach 6–8 Wochen
- Rumpfmuskeltraining (Aufrichtung)
- Trainingstherapie
- Erweiterung der Gehstrecke

**Umbauphase:**
- Erarbeiten der Sportfähigkeit

**Mittlere Rehabilitationszeit** 6–12 Wochen.

### Operativ

Traumatische Verletzungen der thorakalen Bandscheibe mit OP-Indikation sind selten. Sie entstehen bei Hochrasanztraumen in Kombination mit Frakturen und weiteren Begleitverletzungen.

Die OP-Strategie richtet sich nach dem Ausmaß der Schädigung. Bei Distraktions- und Rotationsverletzungen bestehen zumeist auch Frakturen. Die operativen Möglichkeiten werden in ➤ Kap. 4.3.2 beschrieben.

Auch die postoperative Rehabilitation und die mittleren Rehabilitationszeiten werden in ➤ Kap. 4.3.2 erläutert.

**Zusammenfassung**

**Bandscheibenläsionen der Brustwirbelsäule**

Traumatische Läsionen der thorakalen Bandscheibe können durch Distraktions- oder Rotationsverletzungen entstehen und treten oft gemeinsam mit Frakturen auf. In der Regel können Verletzungen der Bandscheibe konservativ behandelt werden. Nach Hochrasanztraumen mit großen Schädigungen oder Luxation kann eine operative Versorgung indiziert sein.

## 4.3.4 Luxationen

**BEFUNDE**

**Traumamechanismus**
- Distraktionsverletzungen (Flexions- oder Extensionstraumen): Verkehrsunfälle (Anpralltraumen), Stürze, Schläge/Tritte (selten)
- Rotationsverletzungen: Sturz vom Motorrad, Fahrrad, Pferd oder der Leiter

**Allgemeine Leitsymptome und Befunde**
- Starke lokale Schmerzen
- Deutlich eingeschränkte Bewegungsbereitschaft

**Mögliche weitere Befunde**
- Hämatom
- Sichtbare Dislokation
- Offene Wunden
- Klopfschmerz
- Radikulopathie
- Myelopathie

### Beschreibung

Luxationen im Thorakalbereich können durch Distraktions- oder Rotationsverletzungen entstehen und gehen zumeist mit Frakturen der Rippen einher. Die Einteilung erfolgt innerhalb der AO/OTA-Klassifikation und wird in ➤ Kap. 4.3.2 ausführlich beschrieben. Luxationen können aus einer kompletten Zerreißung (horizontal) eines Diskus oder aus einer dislozierten Fraktur (➤ Abb. 4.4) entstehen.

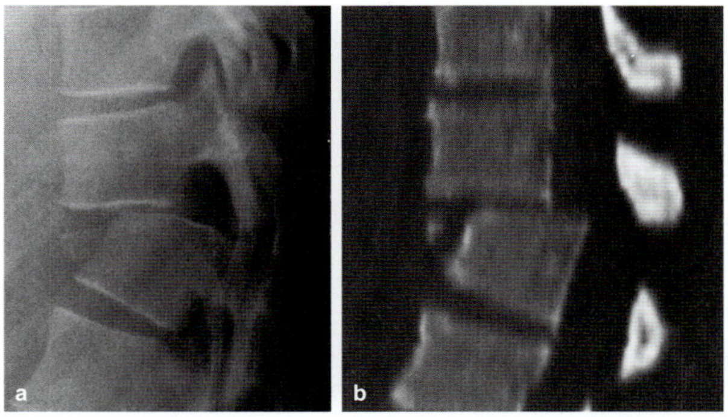


**Abb. 4.4** Luxationsfraktur des thorakolumbalen Übergangs. Röntgen-Seitaufnahme des thorakolumbalen Übergangs (a) und sagittale CT-Rekonstruktion (b) zeigen die charakteristischen Merkmale einer Luxationsfraktur vom Flexions-Distraktions-Typ. [R390]

### Mögliche Begleitverletzungen

Da Luxationen in der Regel aus Hochrasanztraumen resultieren, können neben Frakturen und Zerreißungen des Diskus auch Muskel- und Organverletzungen vorliegen.

### Differenzialdiagnosen

Differenzialdiagnostisch kommen Kontusionen und einfache Bandscheibenverletzungen in Betracht. Gab es kein Trauma, kommen osteoporotische Frakturen, Metastasen, ein Plasmozytom, Osteomalazie, hämatologische Erkrankungen und Deckplatteneinbrüche bei Morbus Scheuermann in Frage.

### Untersuchung und Therapie

Die Untersuchung und Therapie bei Zustand nach Luxationen der Brustwirbelsäule folgt der in ➤ Kap. 4.3.2 unter Frakturen beschriebenen Vorgehensweise.

**Zusammenfassung**

**Luxationen der Brustwirbelsäule**

Luxationen können durch Distraktions- oder Rotationstraumen entstehen. Eine Luxation ist sowohl bei Zerreißung einer thorakalen Bandscheibe als auch als Folge stark dislozierter Frakturen möglich. Die Therapie erfolgt operativ.

## 4.3.5 Muskelläsionen

Muskelläsionen werden, inklusive der Untersuchungs- und Behandlungsstrategien, in Band I dieser Buchreihe ausführlich beschrieben.

Im Bereich der Brustwirbelsäule sind isolierte Verletzungen der Rücken- oder Brustmuskulatur selten. Ausnahme sind Folgen einer Überbeanspruchung einzelner Muskeln im Kraftsport.

## 4.4 Entzündliche Erkrankungen

### 4.4.1 Rheumatische Erkrankungen

Grundlagen rheumatischer Erkrankungen werden in ➤ Kap. 1.1.3 erläutert.

**BEFUNDE**

**Allgemeine Leitsymptome und Befunde**

- Schübe und Remissionen der entzündlichen Aktivität wechseln sich ab.
- Multiple Regionen des Körpers sind betroffen.
- Gelenke, Muskeln oder Faszien können betroffen sein.
- Darm, Haut, Augen oder innere Organe können betroffen sein.

Es gibt viele rheumatische Erkrankungen. Die Gelenke der Wirbelsäule und des Beckens sind jedoch insbesondere bei den fünf Erkrankungen aus der Gruppe der **Spondylarthritiden** betroffen:

- Morbus Bechterew
- Morbus Reiter
- Psoriasis-Arthritis
- Morbus Crohn
- Colitis ulcerosa

Jedoch können auch eine rheumatische Arthritis, eine juvenile Polyarthritis und weitere Erkrankungen aus dem rheumatischen Formenkreis die Wirbelsäule mitbetreffen.

Aufgrund der Relevanz für alle Regionen des Körpers werden die rheumatischen Erkrankungen in Band I dieser Buchreihe umfassend und in Summe erläutert.

### 4.4.2 Postinfektiöse Erkrankungen

**BEFUNDE**

**Leitsymptomatik und Befunde**

- Persistierende Schmerzen, die bei Belastung stärker werden
- Geschwollene, gerötete und überwärmte Gelenk- oder Muskelregionen

**Anamnestische Informationen**

- Zurückliegende Infekte oder vorangegangene offene Wunden oder Operationen

Postinfektiöse Erkrankungen können sowohl durch endogene als auch durch exogene Keime entstehen. Leitsymptomatik sind persistierende Schmerzen, die bei Belastung stärker werden. Oft findet man geschwollene, gerötete und überwärmte Regionen nach zurückliegendem oder andauerndem infektiösem Geschehen. Die Schwellung bzw. Rötung ist jedoch, anders als bei postinfektiösen Pathologien der Extremitäten, im Bereich des Beckens und der Wirbelsäule oft nicht sichtbar. Häufigstes Krankheitsbild ist die postinfektiöse Osteomyelitis.

Aufgrund der Relevanz für alle oder zumindest mehrere Regionen der Wirbelsäule werden die postinfektiösen Erkrankungen der Wirbelsäule in ➤ Kap. 9.1 ausführlich erklärt.

## 4.5 Degenerative Erkrankungen

Basiswissen zu degenerativen Erkrankungen wird in ➤ Kap. 1.1.4 vermittelt.

### 4.5.1 Spondylarthrose, thorakale

**Synonyme** Facettengelenksarthrose, Facettensyndrom, Zygapophyseal-Arthrose.

**Ätiologie** Haltungsinsuffizienzen, entzündliche Erkrankungen und posttraumatische Folgen können zu Spondylarthrosen der Brustwirbelsäulenregion führen. Auch kongenitale Erkrankungen (z. B. Skoliosen) können ein ätiologischer Faktor sein.

**Epidemiologie** Arthrosen der Facettengelenke kommen thorakal seltener vor als lumbal oder zervikal. Während die lumbale Wirbelsäule der Druckbelastung durch das Gewicht des Thorax unterliegt, ist die Belastung in der Brustwirbelsäule geringer. Zudem finden aufgrund der Sicherung durch Rippen und Thorax deutlich geringere Bewegungsamplituden statt.

**BEFUNDE**

**Leitsymptomatik**

- Thorakale paravertebrale Schmerzen (lateral)
- Morgendliche Schmerzen
- Funktionseinschränkung
- Belastungsschmerz

**Mögliche weitere Befunde**

- Muskulärer Hypertonus
- Ggf. Referred pain, unilateral und multisegmental aus drei Segmenten

#### Beschreibung

Eine Spondylarthrose als Ursache für Beschwerden in der Brustwirbelsäulenregion sorgt für lokale, belastungsabhängige Beschwerden. Von einer Spondylarthrose sind zumeist ältere Patienten betroffen. Entzündliche Erkrankungen und posttraumatische Entwicklungen können jedoch verfrüht dazu führen.

#### Differenzialdiagnosen

Differenzialdiagnostisch kommen eine Spondylarthritis oder Osteochondrosis intervertebralis in Betracht. In der gängigen

Fachliteratur werden auch Radikulopathien genannt, diese sind jedoch anamnestisch abgrenzbar.

### Untersuchung

**Manualtherapeutisch** Nach der Anamnese folgt eine Inspektion im Stand. Im Anschluss wird die regionale und segmentale dreidimensionale Funktionsuntersuchung der BWS durchgeführt. Grundsätzlich sollte immer belastet (im Sitzen) untersucht werden, es sei denn, es spricht etwas dagegen (Schmerzen, Pathologien).

Kriterien der segmentalen Untersuchung sind Bewegungsbereitschaft, Bewegungsausmaß, Endgefühl und Schmerz. Die größte Schmerzprovokation ist in homonymer Extension zur betroffenen Seite zu erwarten, da hier das Gelenk komplett schließt (facettärer Impact).

Um Bewegungsausmaß und Endgefühl beurteilen zu können, sollte im Seitenvergleich und im Vergleich zu benachbarten Bewegungssegmenten getestet werden.

Eine Spondylarthrose kann durch die klinische Untersuchung nicht sicher diagnostiziert werden. Eine Abgrenzung zur Osteochondrosis intervertebralis durch klinische Diagnostik ist nicht möglich. Im Zusammenhang mit der Anamnese kann die klinische Diagnostik den Verdacht jedoch erhärten.

**Medizinisch** Zur Beurteilung der Facettengelenke ist eine Röntgenuntersuchung Standard. Allerdings ist auch die Diagnose einer Spondylarthrose mittels Röntgen nicht beweisend für die Ursache der Patientenbeschwerden. Eine MRT eignet sich zur Beurteilung der Bandscheiben.

Eine Alternative bietet die Diagnostik durch gezielte Injektion von Lidocain (Besserung für ca. 2 Stunden), danach Mepivacain (Besserung für 4–6 Stunden, vgl. Breusch et al. 2019: 342).

### Therapie

#### Konservativ

**Manualtherapeutisch**
- Segmentale Mobilisation
- Mobilisation umliegender Gelenke (CTÜ, kostovertebral und kostotransversal, TLÜ)
- Automobilisationen
- Stabilitätstraining, Training der aufrichtenden Muskulatur
- Trainingstherapie

**Medizinisch** Neben der oralen NSAID-Gabe stellen Infiltrationen mit autologem konditioniertem Serum (ACS) oder Kortison (Triam) mögliche medizinische Interventionen dar. Kortisoninjektionen sollten jedoch maximal viermal pro Jahr verabreicht werden.

#### Operativ

Anders als im Lumbalbereich werden Spondylodesen aufgrund thorakaler Spondylarthrosen nicht beschrieben. Die Therapie erfolgt konservativ. Eine OP-Indikation besteht nur bei bestehenden Begleitdiagnosen (ausgeprägte Skoliose, ➤ Kap. 4.8.1).

## 4.5.2 Osteochondrosis intervertebralis, thorakale

**Synonym** Bandscheibendegeneration.

**BEFUNDE**
- Keine klare Leitsymptomatik
- Ggf. Rückenschmerzen

### Beschreibung

Eine Osteochondrosis intervertebralis ist eine degenerative Veränderung einer Bandscheibe und der angrenzenden Wirbelkörper. Da die thorakalen Bandscheiben durch weniger Bewegungsreize schlechter durchblutet sind als die lumbalen, ist die Höhe deutlich geringer. Eine schmerzhafte Osteochondrose wird daher seltener beschrieben.

### Klassifikation

#### Modic-Klassifikation

Eine Klassifikation nach Modic kann anhand einer MRT durchgeführt werden:
- Typ I – Ödem des deckplattennahen Wirbelkörpers (erosiv oder aktiviert)
- Typ II – Fettgewebskonversion
- Typ III – Sklerosierung

### Differenzialdiagnosen

Differenzialdiagnostisch kommen eine Spondylodiszitis oder Spondylarthrose in Betracht.

### Untersuchung

**Manualtherapeutisch** Eine Abgrenzung zur Spondylarthrose durch klinische Diagnostik ist nicht möglich. Alter, Konstitution, Belastung im Beruf und Vorerkrankungen der Bandscheiben können Hinweise sein.

**Medizinisch** In der Röntgenuntersuchung und der CT können Höhenminderungen, ein Vakuumphänomen und ggf. auch

Verkalkungen der Bandscheiben dargestellt werden. In der Spätphase sind subchondrale Sklerosierungen und ggf. auch Spondylophyten darstellbar.

In der MRT zeigt sich ein reduziertes T2w-Signal aufgrund der fortgeschrittenen Dehydration der Bandscheibe. Des Weiteren lassen sich hier die Merkmale der Modic-Klassifikation darstellen.

### Therapie

#### Konservativ

- Segmentale Mobilisation
- Mobilisation umliegender Gelenke (CTÜ, TLÜ, kostovertebral und kostotransversal)
- Stabilitätstraining der aufrichtenden Muskulatur
- Trainingstherapie

#### Operativ

Anders als im Lumbalbereich werden Spondylodesen aufgrund thorakaler Osteochondrosen nicht beschrieben. Die Therapie erfolgt konservativ. Eine OP-Indikation besteht nur bei bestehenden Begleitdiagnosen (ausgeprägte Skoliose, ➤ Kap. 4.8.1).

## 4.5.3 Thorakale Bandscheibenpathomorphologie

**Ätiologie** Sieht man eine lumbale Bandscheibenpathomorphologie schon im Alter zwischen 18 und 35 Jahren und ggf. sogar bei Jugendlichen, so sind thorakale Veränderungen des Diskus degenerativer Genese und treten bei älteren Patienten auf.

**Epidemiologie** Die Inzidenz wird in den USA mit 1 : 116.338 beschrieben. Werden dort pro Jahr ca. 5 Millionen lumbale Bandscheibenprolapse pro Jahr operativ versorgt, so sind es bei den thorakalen nur 25.000 in einem 10-Jahres-Zeitraum. Die Inzidenz nicht operativ versorgter und ggf. asymptomatischer Prolapse wird auf 10–15 % geschätzt (vgl. Dützmann, Rose und Rosenthal 2021).

**BEFUNDE**

**Leitsymptomatik**
- Möglicherweise asymptomatisch
- Ggf. stechende lokale Rückenschmerzen, provozierbar durch Extension
- Sehr selten Radikulopathie (Interkostalneuralgie)

### Beschreibung

Die thorakale Bandscheibe ist aufgrund von verminderter Bewegung bzw. reduziertem bewegungsabhängigem Transport im Vergleich zur lumbalen Bandscheibe schlechter durchblutet und bindet deutlich weniger Wasser. Die Höhe ist deutlich geringer. Die lumbal beschriebenen Stadien einer Bandscheibenpathomorphologie mit Bulging, Protrusion, Prolaps und Sequester mit den jeweils spezifischen Leitsymptomen gibt es in der Brustwirbelsäule nicht. Patienten mit degenerativem Prolaps bleiben entweder asymptomatisch oder beschreiben ggf. starke lokale, bei Extension stärker werdende Schmerzen. Eine Radikulopathie kommt nur sehr selten vor. Thorakal gibt es keinen Nerv im lateralen Rezessus, die Spinalnerven bilden sich durch die aus dem Myelon austretenden ventralen und dorsalen Radizes und verlaufen direkt nach lateral kaudal zum nächsten Foramen intervertebrale. Sie treten hoch im Foramen intervertebrale aus und können daher in der Regel nicht von der tiefer liegenden Bandscheibe tangiert werden.

Kommt es dennoch zur Radikulopathie mit Druck im Foramen intervertebrale, so sind interkostale Parästhesien bzw. Taubheit und in der Folge neuropathische Schmerzen im Sinne einer Interkostalneuralgie möglich. In seltenen Fällen tritt bei paramedianem Prolaps eine thorakale Myelopathie auf (➤ Abb. 4.5). In diesem Fall beschreibt der Patient zunächst multisegmentalen bilateralen Referred pain aus der Dura mater (6–12 Segmente).

### Differenzialdiagnosen

Differenzialdiagnostisch kommt eine osteoporotische Spontanfraktur in Betracht.

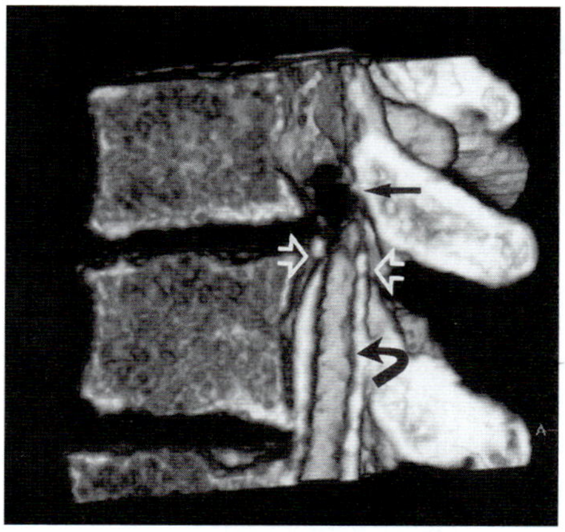

**Abb. 4.5** 3D-CT-Myelografie bei Diskusprolaps. Die 3D-CT-MIP-Rekonstruktion der unteren BWS wurde nach Kontrastmittelinjektion in den Kaudasack angefertigt (CT-Myelografie). In Höhe Th7 liegt eine Diskushernie (Pfeil) vor, die den Kontrastmittelfluss komplett verlegt (offene Pfeile). Der gebogene Pfeil zeigt das Rückenmark. [R390]

**RED FLAG**

Da bei spontan auftretenden starken zentralen thorakalen Schmerzen auch eine osteoporotische Fraktur in Frage kommt, stellen diese eine Red flag dar. Der Patient ist zum Arzt zu überweisen.

### Untersuchung

**Manualtherapeutisch** Ein thorakaler Bandscheibenprolaps ist durch eine klinische Untersuchung nicht sicher zu diagnostizieren. Dennoch erfolgt nach einer Anamnese die regionale und segmentale thorakale Untersuchung zur allgemeinen Befunderhebung.

**Medizinisch** Standarduntersuchung ist eine MRT. Bei Verdacht auf eine thorakale Myelopathie kann eine 3D-CT-Myelografie durchgeführt werden (➤ Abb. 4.5).

### Therapie

#### Konservativ

In der Entzündungs- und Proliferationsphase sollte keine manualtherapeutische Therapie erfolgen. Mobilisationen sind hier sehr schmerzhaft, die Heilung würde zudem verzögert. Funktionsstörungen können durch gezielte segmentale Mobilisationen bis zum Ende der Konsolidierungsphase beseitigt werden, ein Therapiebeginn nach 6 Wochen ist hier völlig ausreichend. Wird schon vorher mit einer Therapie gestartet, sollten die Detonisierung schmerzhafter Muskulatur und die zervikothorakale Mobilisation im Vordergrund stehen.

Symptomatische Bandscheibenprolapse der Thorakalregion müssen in der Regel durch NSAID-Gabe oder durch lokale Infiltrationen begleitet werden.

#### Operativ

Eine operative Therapie ist nur bei der seltenen thorakalen Myelopathie oder bei anhaltenden neuropathischen Schmerzen bei bestehender Radikulopathie mit Druck im Foramen intervertebrale indiziert. Operative Verfahren sowie die postoperative Rehabilitation bei Bandscheibenprolaps werden in ➤ Kap. 3.6.5 beschrieben.

## 4.6 Neoplastische Erkrankungen

Grundlagen neoplastischer Erkrankungen werden in ➤ Kap. 1.1.5 erläutert.

**BEFUNDE**

**Allgemeine Leitsymptomatik und Befunde von Neoplasien**
- Unerklärliche Schmerzen
- Unerklärliche Schwellung

**Möglicher weiterer Befund**
- B-Symptomatik

**Differenzialdiagnostik**
- Überlastungssyndrome
- Degenerative Veränderungen

### 4.6.1 Knochentumoren

Primäre Knochentumoren der Wirbelsäule und des Beckens sind selten. Häufiger sind Primärtumoren der inneren Organe und Metastasierungen aus den inneren Organen. Primärtumoren der Extremitäten metastasieren hämatogen zunächst zur Lunge. Typische hämatogene Metastasierungswege werden in ➤ Kap. 1.1.5 beschrieben.

Zu den Organtumoren in der Thorakalregion vgl. auch Serve und Zurmeyer 2022.

**HINWEIS**

Aufgrund der Relevanz für alle Regionen des Körpers werden Knochentumoren in Band I dieser Buchreihe gesondert und ausführlich aufgeführt.
In der Folge werden die Organtumoren beschrieben, die in der manualtherapeutischen Praxis auftauchen und zum Teil Beschwerden mit sich bringen, die den Verdacht auf manualtherapeutisch relevante Wirbelsäulenpathologien lenken könnten. Es besteht also kein Anspruch auf Vollständigkeit. Tumoren mit fehlender manualtherapeutischer Relevanz werden ausgelassen.

### 4.6.2 Lungenkarzinom

**Epidemiologie** Das Lungenkarzinom ist mit fast 60.000 Neuerkrankungen pro Jahr in Deutschland eine der häufigsten malignen Krebsarten. Pulmonale neuroendokrine Neoplasien (Karzinoide) machen nur 1–2 % aller Lungentumoren, aber 30 % aller endokrinen Tumoren aus (vgl. Sayeg et al. 2014).

**BEFUNDE**

**Leitsymptomatik**
- In frühen Stadien unspezifisch

**In fortgeschrittenen Stadien mögliche Befunde**
- Chronischer Husten und rezidivierende Erkältungen mit Raucheranamnese
- Hämoptysen (Abhusten von bluthaltigem Sekret)
- Atemnot
- Trommelschlägelfinger/Uhrglasfinger (Folgen chronischer Sauerstoffunterversorgung)
- Vergrößerte zervikale Lymphknoten

4

## Beschreibung

Hauptrisikofaktor für Lungenkarzinome ist aktives Rauchen. Jedoch können auch passives Rauchen, Asbest-, Feinstaub-, Quarzstaubbelastungen und ionisierte Strahlen zur Erkrankung führen. Ein Beenden des Rauchens senkt die Gefahr einer Erkrankung nach 5 Jahren um 30 % und nach zehn Jahren um 50 %.

## Klassifikation

Unterschieden wird das kleinzellige Lungenkarzinom (SCLC) vom nicht kleinzelligen Lungenkarzinom (NSCLC). Beide Erkrankungen sind voneinander zu trennen. Während ein SCLC keine therapierelevante Histologie zeigt, können NSCLC primär in Plattenepithelkarzinome und Nichtplattenepithelkarzinome unterteilt werden.

Am häufigsten unter den Nichtplattenepithelkarzinomen sind die Adenokarzinome. Großzellige Karzinome, adenosquamöse Karzinome und großzellige neuroendokrine Karzinome **(Karzinoid)** sind selten. Karzinoide werden in typische Karzinoide (TC) und atypische Karzinoide (AC) unterteilt.

Karzinome der Lunge werden im Verlauf in vier Stadien (I–IV) unterteilt.

Zur Topografie und den möglichen Komplikationen von Lungenkarzinomen ➤ Abb. 4.6.

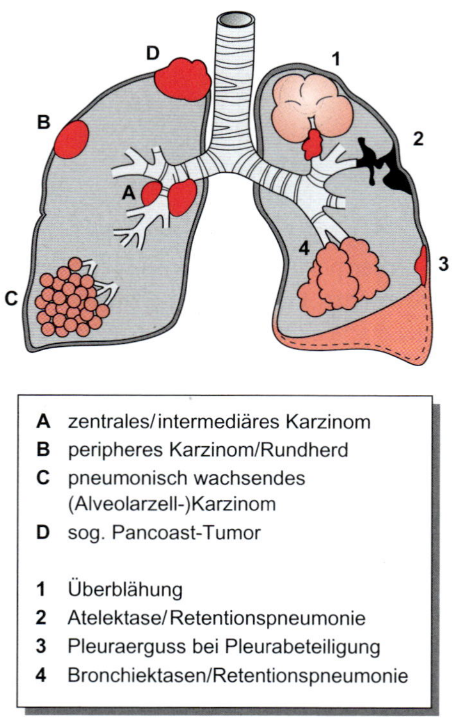


**Abb. 4.6** Topografie und Komplikationen maligner Lungenkarzinome. [L112]

**HINWEIS**

Eine Früherkennung wäre durch ein jährliches Low-Dose-CT möglich, dies ist in Deutschland jedoch (noch) nicht vorgesehen. Eine Implementierung bei Risikopatienten wird derzeit geprüft (vgl. Serve und Zurmeyer 2022: 243).

## Untersuchung

Die Histologie zur Bestimmung der Tumorart und eine CT mit Kontrastmittel zur Bewertung der Tumorausbreitung sind die diagnostischen Mittel der Standarduntersuchung. Mögliche weitere Untersuchungen sind abhängig vom gewählten Therapieansatz:

- Sind in der CT keine Fernmetastasen sichtbar und wird eine kurative Therapie angestrebt, wird eine Ganzkörper-PET-CT und eine Schädel-MRT durchgeführt.
- Bei Hinzukommen von neurologischen Symptomen wird auch in späteren Phasen eine CT durchgeführt, bei Verdacht auf Metastasen eine Knochenszintigrafie.

## Therapie

Bei kurativem Therapieansatz hat zwingend eine Besprechung an einem erfahrenen Zentrum im Rahmen einer interdisziplinären Tumorkonferenz zu erfolgen.

### SCLC

Im **Stadium I–III** besteht ein potenziell kurativer Therapieansatz.

Im Frühstadium kann eine Kombination von Chemotherapie und Strahlentherapie ggf. mit Operation durchgeführt werden. Nach primärer Resektion erfolgt eine adjuvante Chemotherapie. Bei Remission wird eine prophylaktische Ganzhirnbestrahlung empfohlen. Im **Stadium IV** sollte eine Chemo-Immuntherapie durchgeführt werden.

### NSCLC

In den **Stadien I und II** ist eine Resektion des Tumors mit radikaler Lymphknotendissektion indiziert. Bei Tumoren > 4 cm mit evtl. hilärem Befall der Lymphknoten ist eine platinhaltige Kombinationschemotherapie indiziert. Im **Stadium III** erfolgt eine durch eine interdisziplinäre Tumorkonferenz erstellte multimodale Therapie. Operation, Strahlentherapie und Systemtherapie sind denkbar. In den **Stadien IIIA und IV** ist die Strategie palliativer Natur.

**Mortalität** Es besteht eine mittlere 5-Jahres-Überlebensrate von 16–21 %. Die Prognose ist schlecht. Bei typischen Karzinoiden liegt die 5-Jahres-Überlebensrate jedoch bei über 90 %, bei atypischen Karzinoiden bei 35–87 % (vgl. Sayeg et al. 2014).

## Pancoast-Tumor

**Synonym** Lungenspitzentumor.

**Epidemiologie** 3–5 % der Lungenkarzinome.

**BEFUNDE**

**Leitsymptomatik**
- Schmerzen im Bereich der Rippen
- Schmerzen in Schulter- und Oberarmregion
- Ulnare Par- oder Dysästhesien im Unterarm
- Obere Einflussstauung
- Ggf. Horner-Syndrom (Horner-Trias) mit Miosis, Ptosis und Enophthalmus

### Beschreibung

Ein Pancoast-Tumor ist ein peripheres Bronchialkarzinom im Bereich des Lungenapex. Es birgt die Gefahr des Durchbruchs durch die Pleura mit Infiltration des Plexus brachialis, der Wirbelsäule oder Rippen. Ein Horner Syndrom entsteht nur bei infiltrativem Wachstum mit Affektion des Ganglion stellatum.

**HINWEIS**

Ein Horner-Syndrom bzw. eine Horner-Trias beinhaltet (➤ Abb. 4.7):
- Verengung der Pupille (Miosis)
- Hängen des Oberlides des Auges (Ptosis)
- Zurücksinken des Augapfels in die Orbitalhöhle (Enopththalmus)

**CAVE**

Pancoast-Tumoren gehören zu den Lungenkarzinomen. Sie werden gesondert aufgeführt, da die Leitsymptomatik bei fehlendem Horner-Syndrom der eines Thoracic-outlet-Syndroms (TOS, TOCS) entspricht (➤ Kap. 5.8.2).

## 4.6.3 Pankreaskarzinom

**Epidemiologie** Das mittlere Erkrankungsalter liegt bei > 70 Jahren. Männer und Frauen sind in etwa gleich häufig betroffen.

**BEFUNDE**

**Leitsymptomatik**
- In der Frühphase oft asymptomatisch oder unspezifisch mit folgenden Symptomen:
  - Oberbauchschmerzen
  - Appetitmangel oder Gewichtsabnahme
  - Rückenschmerzen
- Symptome in der Spätphase:
  - Ikterus (bei Kompression des Ductus choledochus) (➤ Abb. 4.8)
  - Schmerzen durch nervale Tumorinfiltration (Plexus coeliacus, Plexus mesentericus superior, paravertebrales Nervengeflecht)
  - Verschlechterung des Glukosestoffwechsels oder (Neu-)Diagnose eines Diabetes mellitus
  - Venöse Thrombose

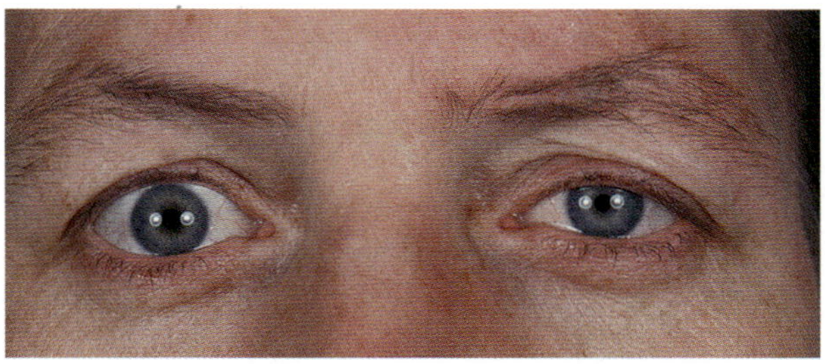

**Abb. 4.7** Horner-Syndrom mit Miosis, Ptosis und Enophthalmus. [G435]

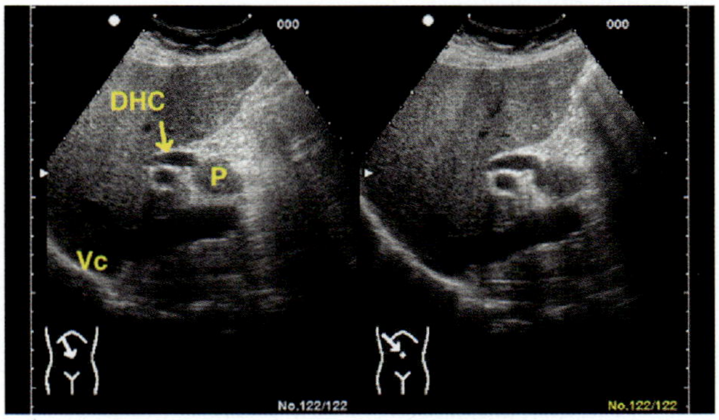


**Abb. 4.8** Schmerzloser Ikterus mit kleinem echoarmem Pankreaskarzinom (P) am distalen Ende des gering erweiterten Ductus hepatocholedochus (DHC). Dorsal ist die V. cava (Vc) angeschnitten. [M512]

### Beschreibung

Das Pankreaskarzinom ist die vierthäufigste tumorbedingte Todesursache in westlichen Ländern. Die Prognose ist schlecht. Aufgrund der zunächst unspezifischen Symptome erfolgt die Diagnose oft erst im fortgeschrittenen Stadium. Pankreaskarzinome können aus azinären oder duktalen Zellen entstehen. Risikofaktoren für die Entstehung sind:
- Adipositas
- Nikotin
- Alkohol
- Diabetes mellitus
- Chronische Pankreatitis
- Genetische Prädisposition
  - Familiäres Pankreaskarzinom
  - Hereditäre Pankreatitis
  - Gardner-Syndrom
  - Peutz-Jeghers-Syndrom
  - Von-Hippel-Lindauer-Syndrom
  - Ataxia teleangiectasia

### Untersuchung

Die Diagnose erfolgt nach auffälliger Bildgebung histologisch. Erstbefunde werden oft durch Sonografien des Bauchraums entdeckt (➤ Abb. 4.8).

4

Besteht kein Nachweis von Fernmetastasen, erfolgen nach gestellter Diagnose:
- CT-Abdomen
- MRT-Abdomen mit leberspezifischem Kontrastmittel
- CT-Thorax zum Ausschluss von Lungenmetastasen
- Bestimmung von Tumormarker CA 19-9 (Verlaufskontrolle)
- Laparoskopie bei Verdacht auf eine Peritonealkarzinose

Wurde ein lokal fortgeschrittenes Pankreaskarzinom festgestellt oder Fernmetastasen diagnostiziert, erfolgen (sofern noch nicht durchgeführt):
- CT-Thorax
- CT-Abdomen
- Biopsie einer Metastase oder des Primärtumors
- Tumormarker CA-19-9 (Initialwert)

#### Therapie

##### Operativ

Einzige kurative Option ist die operative Entfernung. Der Großteil der Patienten entwickelt jedoch Rezidive. Postoperativ erfolgt eine adjuvante Chemotherapie für 6 Monate.

**Mortalität** Die relative 5-Jahres-Überlebensjahre liegt in Deutschland bei 5 %.

### 4.6.4 Magenkarzinom

**Epidemiologie** In Deutschland besteht im Ländervergleich ein mittleres Erkrankungsrisiko. 1 % aller Todesfälle in Deutschland sind auf ein Magenkarzinom zurückzuführen. Es besteht eine Androtropie.

**BEFUNDE**

**Leitsymptomatik**
- In der Frühphase asymptomatisch oder unspezifisch
- Im fortgeschrittenen Stadium:
  - Anhaltende Bauchschmerzen
  - Appetitverlust
  - Ungewollte Gewichtsabnahme
  - Ggf. gastrointestinale Blutungen

#### Beschreibung

Risikofaktoren für ein Magenkarzinom sind Nikotin, Adipositas, Helicobacter pylori, erstgradige Verwandtschaft zu einem Betroffenen, Z. n. Magenstumpf-OP und Risikogastritis.

#### Klassifikation

Magenkarzinome werden nach der WHO-Klassifikation wie folgt unterteilt:
- Adenokarzinome
  - Papilläres Adenokarzinom
  - Tubuläres Adenokarzinom
  - Muzinöses Adenokarzinom
  - Nichtkohäsives Adenokarzinom
  - Gemischtes Adenokarzinom
- Adenosquamöses Karzinom
- Karzinom mit lymphoidem Stroma
- Plattenepithelkarzinom
- Undifferenziertes Karzinom
- Hepatoides Karzinom

#### Untersuchung

Die Primärdiagnostik besteht aus einer hochauflösenden Videoendoskopie und Probeaufnahmen zur histologischen Betrachtung. Ist ein Magenkarzinom histologisch diagnostiziert, folgt, sofern keine Fernmetastasen bekannt sind, ein endoskopischer Ultraschall. Zum Standard gehört ebenso eine CT der Halsregion, des Abdomens und des Beckens mit Kontrastmittel.

#### Therapie

##### Konservativ

Ca. ein Drittel aller Patienten hat bei Diagnosestellung schon Fernmetastasen. In diesen Fällen ist die Strategie der Heilung palliativer Natur (palliative Systemtherapie), und Operationen werden vermieden.

##### Operativ

Frühkarzinome können ggf. endoskopisch resektiert werden, darüber hinaus ist die einzige kurative Möglichkeit die chirurgische Resektion des Karzinoms und aller umliegenden Lymphknoten.

**Mortalität** Die relative 5-Jahres-Überlebensrate liegt bei Männern bei 35 % und bei Frauen bei 37 %.

### 4.6.5 Tumoren des Herzens

**Epidemiologie** Primärtumoren des Herzens sind mit einer Prävalenz von < 1 % sehr selten. Etwa 15 % der Herztumoren sind maligne.

**BEFUNDE**

**Leitsymptomatik**
- B-Symptomatik mit
  - Subfebrilen Temperaturen
  - Gewichtsverlust
  - Nachtschweiß
  - Müdigkeit, Abgeschlagenheit
- Muskel- und Gelenkbeschwerden
- Husten
- Hautrötungen
- Herzgeräusche

**Weitere mögliche Symptome**
- Brustengegefühl
- Brustschmerzen
- Atemnot
- Herzrhythmusstörungen
- Symptome einer Embolie
- Zeichen einer Herzinsuffizienz

### Beschreibung

Kardiomyozyten sind postmitotische Zellen. Dadurch wird die Seltenheit von Primärtumoren des Herzens begründet. Nichtsdestotrotz werden zahlreiche benigne und maligne Tumoren beschrieben. Zum Zeitpunkt der Diagnose maligner Herztumoren haben ca. 75 % der Patienten bereits Metastasen. Die Therapie ist dann palliativ.

### Klassifikation

- Benigne primäre Herztumoren
  - Myxome
  - Rhabdomyome
  - Fibrome
  - Fibroelastome
  - Lipome
  - Teratome
  - Hämangiome
  - Paragangliome
- Maligne primäre Herztumoren
  - Angiosarkom
  - Leiomyosarkom
  - Spindelzellsarkom
  - Liposarkom
  - Fibrosarkom
  - Osteosarkom
  - Hämangioperizytom
  - Lymphom
  - Mesotheliom
  - Histiozytom

### Untersuchung

Die Diagnostik erfolgt durch eine Kardio-MRT.

### Therapie

#### Operativ

Benigne Tumoren des Perikards können operativ entfernt werden. Bei malignen Tumoren des Herzens ist dies nicht möglich, sie enden fast immer tödlich.

**Mortalität** Hohe Mortalitätsrate, aufgrund der vielen verschiedenen Tumoren nicht näher beziffert.

**Zusammenfassung**

**Organtumoren der Thorakalregion**

Organtumoren der Thorakalregion können neben spezifischen Symptomen auch zu unklaren Schmerzen im Bereich der Brustwirbelsäule oder des Thorax führen und sind somit für die manualtherapeutische Praxis relevant. Bei unklaren Diagnosen oder Tumorverdacht ist der Patient zum Arzt zu überweisen.

## 4.7 Funktionsstörungen

Allgemeines Basiswissen zu Funktionsstörungen wird in ➤ Kap. 1.1.6 vermittelt.

### Anatomische Grundlagen

Die Ausrichtung der thorakalen Facettengelenke ist von dorsal kaudal nach ventral kranial. Die Gelenkflächen liegen hier dachziegelartig übereinander. Die genaue Position und Ausrichtung variiert durch individuelle Ausprägung der thorakalen Kyphose.

In der Brustwirbelsäule sind osteokinematisch (im Raum) regionale ein-, zwei- und dreidimensionale (homonyme und heteronyme) Bewegungen möglich. Segmentales aktives Bewegen ist hingegen nicht möglich, da die monosegmentale Muskulatur immer beidseitig anspannt und lediglich der segmentalen Stabilisation dient. Eine komplette Öffnung eines Facettengelenks entsteht bei dreidimensionaler homonymer Flexion zur Gegenseite, das linke Gelenk öffnet demnach bei Flexion, Lateralflexion nach rechts und Rotation nach rechts maximal. Ein maximaler Gelenkschluss entsteht durch eine dreidimensionale homonyme Extension zur gleichen Seite, das linke Gelenk schließt also bei Extension, Lateralflexion nach links und Rotation nach links komplett. Eine eindimensionale Rotation führt zu einem Gap (Aufklaffen) des gleichseitigen Gelenks.

Die Bewegungsamplitude ist aufgrund der Rippen und des Sternums geringer als in der LWS.

### 4.7.1 Restriktionen

Von einer Restriktion eines Facettengelenks geht man aus, wenn das segmentale Endgefühl für eine Bewegungskomponente am Ende einer homonymen Flexion oder Extension im Seitenvergleich fester ist und am Ende der Bewegungen nur sehr geringes Nachfedern möglich ist. Restriktionen können aus Immobilisation entstehen oder Folge von entzündlichen, traumatischen, degenerativen oder neoplastischen Erkrankungen sein.

Die Therapie von Restriktionen erfolgt durch Mobilisation und Automobilisation. Diese sollten zunächst arthrokinematisch sauber, also dreidimensional homonym, später auch heteronym durchgeführt werden.

### 4.7.2 Blockierungen

Von einer Blockierung eines Facettengelenks geht man aus, wenn das segmentale Endgefühl für eine Bewegungskomponente am Ende einer homonymen Flexion oder Extension im Seitenvergleich deutlich fester ist und am Ende der Bewegungen kein Nachfedern möglich ist. Blockierungen können aus Immobilisation entstehen oder Folge von entzündlichen, traumatischen, degenerativen oder neoplastischen Erkrankungen sein.

Die Therapie von Blockierungen erfolgt durch Manipulationen.

**HINWEIS**

Die Inter-rater-Reliabilität der segmentalen Untersuchung der thorakalen Facettengelenke ist schlecht, zudem gibt es keinen Gold-Standard, weshalb das Studiendesign vorliegender Studien nicht aussagekräftig ist. Die Quantität von Bewegungen ist schlecht messbar, da ein einzelnes Facettengelenk nur wenige Grade bewegt. Auch eine Linderung von Beschwerden nach Mobilisation oder Manipulation eines Bewegungssegments beweist die angenommene Läsion nicht rückwirkend, da auch Interventionen auf anderen Bewegungssegmenten durch vegetative Reaktionen für vermindertes Schmerzempfinden und muskuläre Tonussenkung sorgen können. Die Behandlung der Brustwirbelsäule erfordert daher viel Erfahrung, und Beschwerden des Patienten müssen im Gesamtkontext analysiert werden.

**CAVE**

- Im thorakolumbalen Bereich verläuft die **Arteria von Adamkiewicz.** Sie ist wesentlich an der Blutversorgung des thorakolumbalen Myelons beteiligt. Sie entspringt auf Höhe Th9 aus der Aorta und anastomosiert mit der A. spinalis anterior. Bei Extension und Rotation kommt sie potenziell auf Zug. Daher sollten thorakolumbale Manipulationen mit diesen Bewegungskomponenten insbesondere bei älteren Patienten unterlassen werden.
- Manipulationen aus Bauchlage und andere Manipulationen der thorakalen Facettengelenke in Extension sollten vermieden werden. Auch wenn die Extension zumeist die eingeschränkte Bewegungsrichtung ist, impaktiert man so die Facettengelenke und riskiert eine Spondylarthritis oder Rippenfrakturen bei unsachgemäßer Ausführung. Besser eignen sich Flexions-Gap-Manipulationen aus Rückenlage.

**Zusammenfassung**

**Funktionsstörungen der Brustwirbelsäule**

Restriktionen und Blockierungen der Facettengelenke entstehen als Folge von entzündlichen, traumatischen, degenerativen oder neoplastischen Erkrankungen. Therapeutisch erfolgen Mobilisationen und Automobilisationen bzw. Manipulationen.

## 4.8 Sonstige Erkrankungen

### 4.8.1 Skoliose, idiopathische

**Synonym** Wirbelsäulenseitverkrümmung.

**Ätiologie** Skoliosen können angeboren oder erworben sein. Neben der idiopathischen Skoliose gibt es zahlreiche Ursachen. Breusch et al. (2019: 370 f.) zeigen dies anhand der ätiologischen Einteilung der Skoliose nach Goldstein und McAlister (➤ Tab. 4.1).

**Epidemiologie** 85 % (Matzen et al. 2007) bis 90 % (Breusch et al. 2019) der Skoliosen sind idiopathisch. Die Prävalenz der idiopathischen Skoliose liegt bei Jugendlichen bei 1–2 %, bei über 60-Jährigen bei fast 50 %. Ab dem Schulalter besteht eine Gynäkotropie (vgl. Trobisch, Suess und Schwab 2010). 80 % zeigen eine rechtskonvexe Krümmung im Bereich der Brustwirbelsäule.

**HINWEIS**

Infantile und juvenile Skoliosen sind selten, ihre Prognose ist schlecht. Insgesamt gilt: Je früher der Krankheitsbeginn, desto schlechter die Prognose, da während der Wachstumsphase mit Progredienz zu rechnen ist.

**BEFUNDE**

**Sichtbefund**

- Haltungsabweichung der Wirbelsäule in Seitverbiegung, Rotation und Flexion oder Extension
- Ggf. Deformierung des Thorax

#### Beschreibung

Als Skoliose wird eine dreidimensionale Fehlstellung/Fehlbildung der Wirbelsäule mit Seitabweichung in der Frontalebene, Rotationsfehlstellung und einer Änderung des sagittalen Profils beschrieben. Die Rotation erfolgt in Richtung der Konkavität der Seitabweichung. In der Folge zeigen sich ein verkürzter Rumpf und ein deformierter Thorax. Auf der konvexen Seite zeigt sich ein Rippenbuckel, ein Schulterhochstand und eine Schaukelstellung des Schulterblatts, auf der konkaven Seite ein Rippental und ein Schultertiefstand (➤ Abb. 4.9). Rippenbu-

**Tab. 4.1** Einteilung von Skoliosen nach Goldstein und McAlister

| Bezeichnung | Ätiologie |
|---|---|
| Idiopathische Skoliose:<br>• Infantil (bis 3. Lebensjahr)<br>• Juvenil (4.–9. Lebensjahr)<br>• Adoleszent (ab 10. Lebensjahr) | Unbekannt |
| Kongenitale Skoliose (➤ Kap. 4.2.5) | Segmentationsstörungen, Formationsstörungen |
| Säuglingsskoliose | Unbekannt, ggf. Lagedeformität oder neuromotorische Störung |
| Neuropathische Skoliose | Zerebralparese, Meningomyelozele, spinale Muskelatrophie, virale Myelitiden, Syringomyelie, spinale Tumoren, spinozerebelläre Zelldegeneration |
| Myopathische Skoliose | Muskeldystrophie, Myasthenie, Arthrogrypose |
| Neurofibromatose | Morbus Recklinghausen |
| Mesenchymstörungen | Marfan-Syndrom, Ehlers-Danlos-Syndrom |
| Rheumatische Erkrankungen | Rheumatische Arthritis, Gruppe der Spondylarthritiden |
| Posttraumatisch | Frakturen, Rückenmarkstrauma |
| Iatrogen | Z.n. Laminektomie, Thorakoplastik oder Bestrahlung |
| Extraspinale Kontraktur | Nach Verbrennungen, nach Lungenemphysem |
| Osteochondrodysplasie | Mukopolysaccharidosen, Spondyloepiphyseale Dysplasie, Multiple epiphysäre Dysplasie, Achondroplasie, Diastrophic Dwarfism |
| Knocheninfektionen | Akut oder chronisch |
| Metabolische Erkrankungen | Rachitis, Spondylolisthesis, angeborene Anomalien der Lumbosakralregion |
| Tumoren | Tumoren der Wirbelsäule, Tumoren des Rückenmarks |

ckel und Rippental stellen sich an der Vorderseite des Thorax entgegengesetzt dar, was in der Gesamtheit zur Deformität des Thorax führt.

Das Taillendreieck auf der konvexen Seite stellt sich abgeflacht dar, das der konkaven Seite ist tiefer positioniert. Die Progression der Erkrankung ist abhängig vom Zeitpunkt des Auftretens und dem Status der Erkrankung bei abgeschlossenem Wachstum. Die Ausmaße der Seitabweichung und der Rotation nebst Abweichung in der Sagittalen müssen nicht übereinstimmen. Die Stärke der Seitabweichung sagt nichts über das Ausmaß etwaiger struktureller Veränderungen aus. Bei Zunahme der Abweichung verliert die Wirbelsäule an

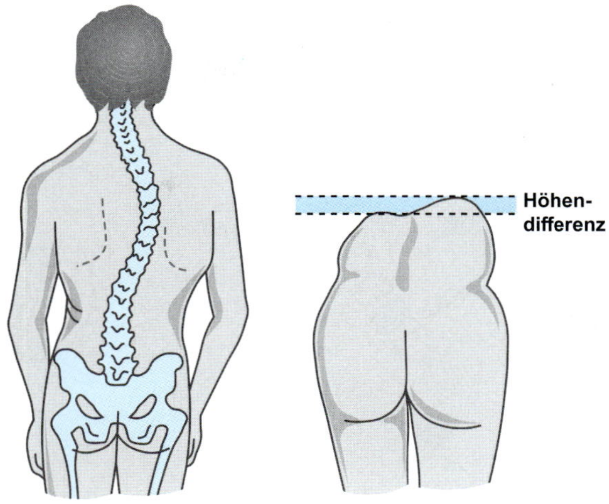


**Abb. 4.9** Rechtskonvexe Thorakalskoliose mit Rippenbuckel rechts und Rippental links. [L157]

Mobilität. Bei starker Krankheitsausprägung sind begleitende kardiopulmonale oder abdominelle Störungen möglich.

Skoliosen sind in der Regel asymptomatisch und werden häufig als Zufallsbefund zwischen dem 10. und 12. Lebensjahr diagnostiziert.

## Klassifikation

Skoliosen können nach unterschiedlichen Parametern eingeteilt werden.

### Einteilung nach Formen

- C-förmig
- S-förmig
- Dreifach (Tripleskoliose)

### Einteilung nach dem Ausmaß der Seitverbiegung

- Grad I: leichte Skoliose ≤ 40°
- Grad II: mittelschwere Skoliose ≤ 80°
- Grad III: schwere Skoliose ≤ 120°
- Grad IV: sehr schwere Skoliose > 120°

Die Ermittlung des Skoliosewinkels erfolgt nach Cobb, der Rotationsgrad wird nach Nash und Moe bestimmt (➤ Abb. 4.10).

**HINWEIS**

Wurde der Cobb-Winkel früher nur zur Ermittlung der Seitabweichung in der Frontalebene genutzt, so dient er mittlerweile auch zur Beurteilung der Abweichung nach anterior und posterior in der Sagittalebene. Hier wird er auch posttraumatisch zur Beurteilung von Frakturen der Brust- oder Lendenwirbelsäule genutzt.

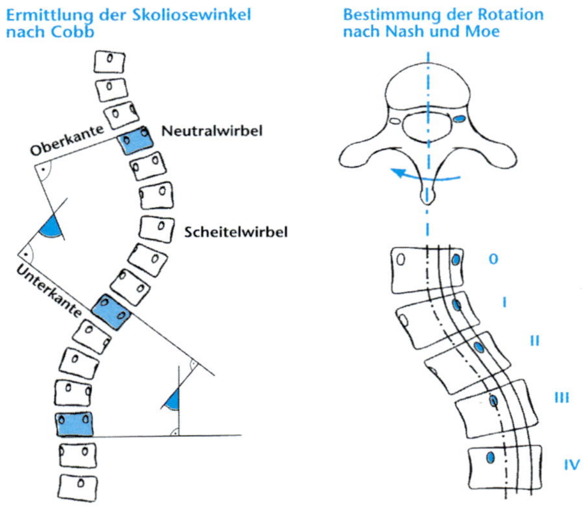


**Abb. 4.10** Skoliosewinkel nach Cobb und Rotationsgrad nach Nash und Moe. [L190]



## Einteilung idiopathischer Skoliosen

Idiopathische Skoliosen werden nach Dickson in Bezug auf den Krankheitsbeginn unterteilt:

- Infantile Skoliose: Entstehung bis zum 5. Lebensjahr (2–3 %)
- Juvenile Skoliose: Entstehung 6. bis 10. Lebensjahr (10–15 %)
- Adolszentenskoliose: Entstehung ab dem 11. Lebensjahr (ca. 85 %)

**HINWEIS**
Diese Einteilung entspricht nicht genau der schon beschriebenen Altersklassifizierung nach Goldstein und McAlister.

In ➤ Abb. 4.11 wird die Einteilung idiopathischer Skoliosen nach Lenke dargestellt, in welcher nach Vorsortierung in lumbale Abweichungen von minimal bis stark in sechs verschiedene Typen unterteilt wird:

- Typ 1: einfach thorakal
- Typ 2: doppelt thorakal
- Typ 3: S-förmig
- Typ 4: Dreifach-Krümmung
- Typ 5: thorako-lumbal oder lumbal
- Typ 6: thorakal-lumbal oder lumbal

Darüber hinaus beurteilt die Einteilung jeweils die Lokalisation von Abweichungen in der Sagittalebene. Hier unterscheidet sich Typ 5 von Typ 6. Die Klassifikation nach Lenke ist zur OP-Planung von Bedeutung.

**HINWEIS**
Thorakale Skoliosen können die Lungenfunktion beeinflussen, starke lumbale Skoliosen die Funktion von Nieren, Darm und Blase.

Zur Beschreibung und Einteilung von Skoliosen vgl. auch Breusch et al. 2019: 370–375 und Matzen et al. 2007: 226–241.

## Differenzialdiagnosen

Differenzialdiagnostisch kommen symptomatische Skoliosen in Betracht.

## Untersuchung

**Manualtherapeutisch** Nach der Anamnese folgt eine gründliche Inspektion im Stand und in Flexion aus dem Stand. Beurteilt wird das sichtbare Ausmaß der Skoliose anhand von folgenden Faktoren:

- Abweichungen in Sagittal- und Frontalebene
- Schulterstand
- Beckenstand
- Taillendreiecke
- Rippenbuckel und -tal bei Flexion
- Hautveränderungen (Neurofibromatose)

Zudem wird eine etwaige Abweichung des Lots dokumentiert.

**HINWEIS**
Eine Abweichung vom Lot (Proc. spinosus – Rima ani) sorgt für eine schlechte Prognose in Bezug auf Progredienz. Die Seitverkrümmung wird nicht (vollständig) durch eine Gegenkrümmung kompensiert, Scherkräfte begünstigen ein Fortschreiten der Erkrankung.

Nach dem Sichtbefund wird untersucht, ob/inwieweit die Abweichungen aktiv oder passiv ausgeglichen werden können.

In der Folge wird die gesamte Wirbelsäule nach Abschnitten regional und segmental untersucht. Funktionsstörungen werden dokumentiert. Auch die Schulter-, Iliosakral- und Hüftfunktion wird getestet. Muskeltonus, -länge und -kraft werden beurteilt.

Bei einem positiven Befund sollte zwecks weiterer Befundung zur Bestimmung der Ursache und zur Bildgebung zum Arzt überwiesen werden.

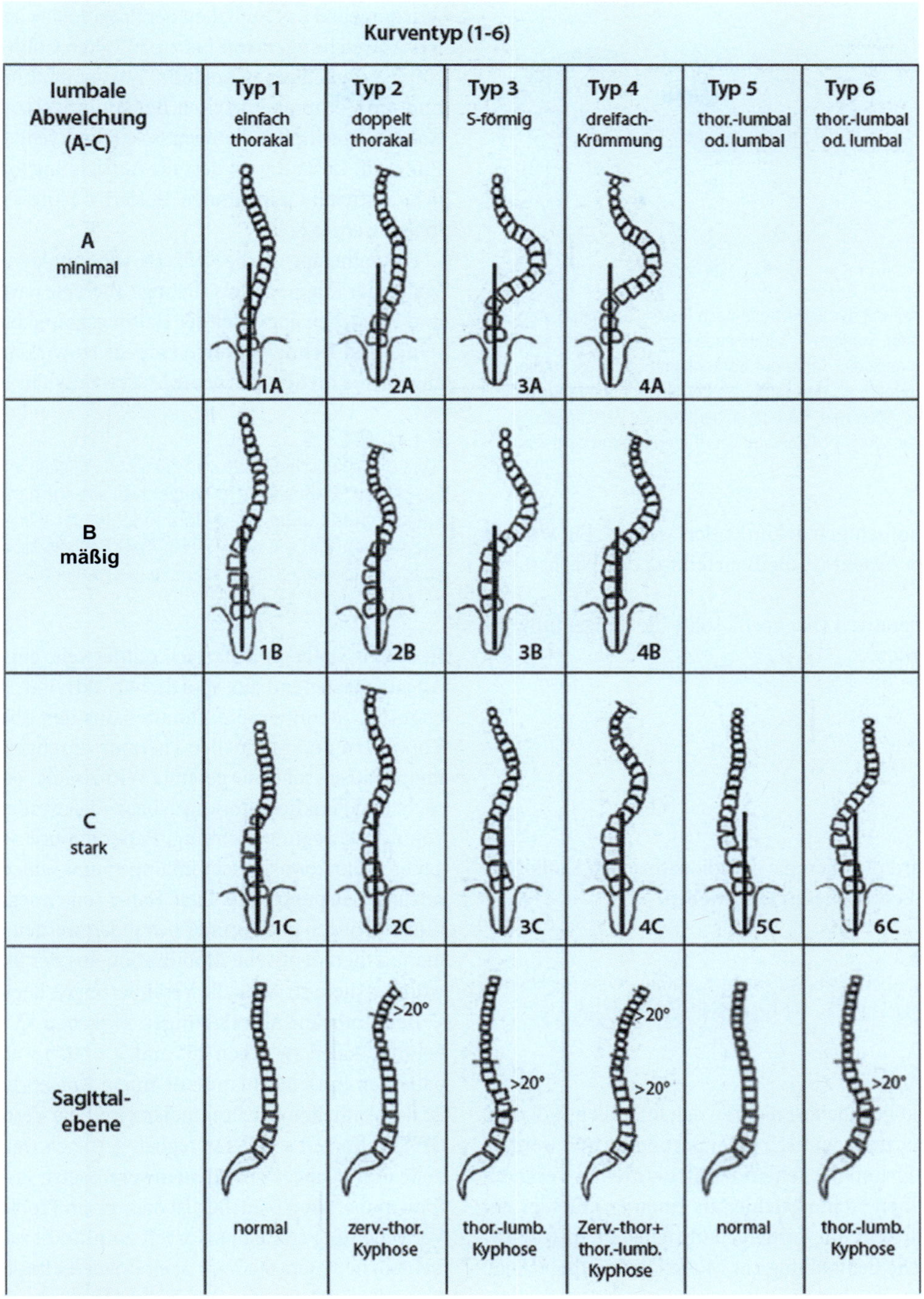


**Abb. 4.11** Klassifikation der idiopathischen Skoliose nach Lenke. [F833-005]

**Medizinisch** Zur medizinischen Diagnostik vgl. Breusch et al. 2019. Nach Anamnese und Inspektion erfolgt eine Bestimmung der Reifeentwicklung/Genitalentwicklung nach Tanner-Stadien. Bei Mädchen wird gefragt, ob die Menarche bereits zurückliegt (nach der Menarche dauert das Wachstum der Wirbelsäule noch etwa 2 Jahre an). Zusätzlich wird die Skelettreife anhand des Risser-Zeichens beurteilt(➤ Abb. 4.12). Während des Wachstums wird eine Verstärkung der Abweichung von etwa 1° pro Jahr erwartet.

In der Röntgenuntersuchung erfolgt eine Wirbelsäulen-Ganzaufnahme in zwei Ebenen im Stand. Im Befund wird die Konvexität/Konkavität benannt, die Höhe des Scheitelwirbels (Wirbelsäulenabschnitt) dokumentiert, die Krümmungsform (C-Form, S-Form, doppelkurvig) erfasst und das sagittale Profil (Kyphose, Lordose) beschrieben. Eine Klassifikation der idiopathischen Skoliose erfolgt nach Lenke. Die Grade der Abweichung werden nach Cobb und Nash und Moe beurteilt (➤ Abb. 4.10). Die Funktion der Wirbelsäule kann anhand

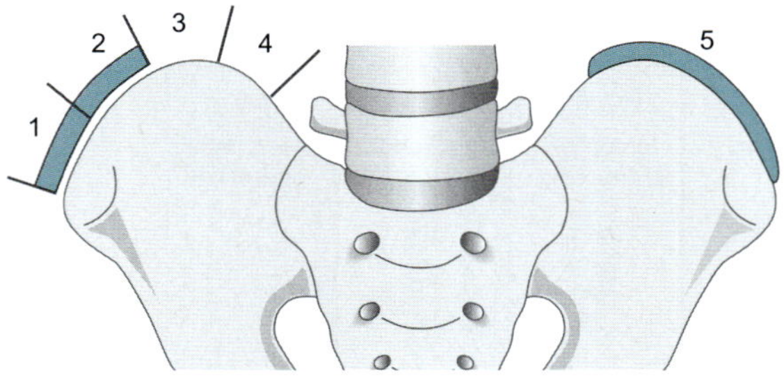


**Abb. 4.12** Beurteilung der Skelettreife nach Risser: Stadium 0: Apophyse nicht zu sehen. Stadium 1: beginnende Ossifikation seitl. Stadium 2: Ossifikation bis max. der Hälfte des Beckenkammumfangs. Stadium 3: Ossifikation von mehr als der Hälfte des Beckenkammumfangs ohne Verschmelzung der Apophyse. Stadium 4: beginnende Verschmelzung mit dem Os ilii. Stadium 5: vollständige Verschmelzung mit dem Os ilii. [L157]



von Seitbeugeaufnahmen dokumentiert werden. Ein weiterer diagnostischer Aspekt ist die Beurteilung der Wachstumspotenz.

In der präoperativen Diagnostik sollte die Lungenfunktion untersucht werden.

## Therapie

### Konservativ

In der Folge wird die Therapie der idiopathischen Skoliose in den einzelnen Lebensphasen beschrieben.

**HINWEIS**

Bei Skoliosen mit bekannter Ätiologie (symptomatische Skoliosen) steht zunächst die Therapie der Ursache im Vordergrund.

#### Säuglingsskoliose

Die Säuglingsskoliose gehört nicht zu den infantilen Skoliosen und muss daher therapeutisch gesondert betrachtet werden, auch da sie aufgrund der fehlenden strukturellen Veränderungen eher einen Stellungsfehler als einen Formfehler der Wirbelsäule darstellt. Im Vordergrund stehen intensive physiotherapeutische Behandlung zur Muskelaktivierung (Vojta, Bobath) und wechselnde Lagerungspositionen, wobei die Bauchlage hervorzuheben ist. Ggf. ist eine **Kallabis-Bandage** indiziert. Die Prognose ist günstig.

#### Infantile Skoliose

Infantile Skoliosen mit erstem Auftreten nach dem Säuglingsalter sind stark progredient, die Prognose bei ausschließlich konservativer Therapie auch unter Korsettversorgung ist schlecht. Daher ist die Strategie der Behandlung operativ.

#### Juvenile Skoliose

Ziel der konservativen Skoliosetherapie bei juveniler idiopathischer Skoliose ist die Korrektur der vorhandenen Abweichung und das Aufhalten der Progredienz der Erkrankung. Bei Abweichungen von bis zu 20° nach Cobb besteht keine Notwendigkeit eines Korsetts. Zur manualtherapeutischen und physiotherapeutischen Behandlungsstrategie und zur Notwendigkeit einer therapeutischen Intervention gibt es keine Einigkeit. Unstrittig ist, dass die Aufrichtung fördernde sportliche Aktivität (Schwimmen, dosiertes Fitnesstraining) empfohlen werden soll.

Physiotherapeutische Konzepte wie Spiraldynamik, Schroth, Vojta oder Klapp sind als alleinige Therapie jeweils umstritten und versuchen entweder der Haltungsabweichung durch Aktivität und Dehnpositionen entgegenzuwirken oder fördern allgemeine dreidimensionale Muskelaktivität.

**HINWEIS**

Aus orthopädischer Sicht wird die Notwendigkeit von physiotherapeutischen Maßnahmen im Vergleich zu allgemeiner Muskelaktivität bei Skoliosen unter 20° aufgrund fehlender Evidenzvorteile angezweifelt (Breusch et al. 2019: 374). Mobilisationen gehören in diesem Stadium nicht zur Therapie (Matzen et al. 2007: 231).

In der Physiotherapie hat sich mittlerweile ein multimodaler Ansatz, bestehend aus sportlicher Aktivität, Aufrichtungstraining, Atemtherapie, Inhalten aus den oben genannten Konzepten und Manueller Therapie durchgesetzt. Manualtherapeutisch sollte die gesamte Wirbelsäule segmental untersucht und Funktionsstörungen behandelt werden, unabhängig von der Bewegungsrichtung. Patienten mit Skoliose haben generell Funktionseinschränkungen und schlechtere Voraussetzungen in puncto Mobilität. Daher sollten segmentale Funktionsstörungen auch immer behandelt werden. Eine alleinige manualtherapeutische Mobilisation aus der Skoliose hinaus würde spätere strukturelle Veränderungen begünstigen.

Bei lumbalen Abweichungen zwischen 15° und 35° und bei thorakalen zwischen 20° und 50° (40°) werden Skoliosepatienten in Deutschland mit einem Korsett behandelt. Ziel ist das Aufhalten der Progredienz und die Vermeidung einer OP. Das Korsett sollte 23h täglich getragen werden, was eine hohe Compliance der Patienten voraussetzt. Insbesondere bei (prä-)pubertären Mädchen ist dies oft ein Problem. Bei totaler Verweigerung sollte das Korsett zumindest nachts getragen werden. In diesem Stadium ist eine dauerhafte physiotherapeutische Begleitung erforderlich. Zur Therapie gehören detonisierende Maßnahmen und Aufrichtungstraining.

Genutzt werden folgende Korsetttypen:

- Chêneau-Korsett (Gensingen-Brace) (➤ Abb. 4.13)
  - Scheitelwirbel darf nicht oberhalb von Th 6 liegen
  - Aktive und passive Korrekturkomponente
- Boston-Korsett
  - Für Lumbalskoliosen
  - Scheitelwirbel darf nicht oberhalb von Th 9 liegen
- Milwaukee-Korsett: Extensionsorthese für hochthorakale und zervikothorakale Skoliosen

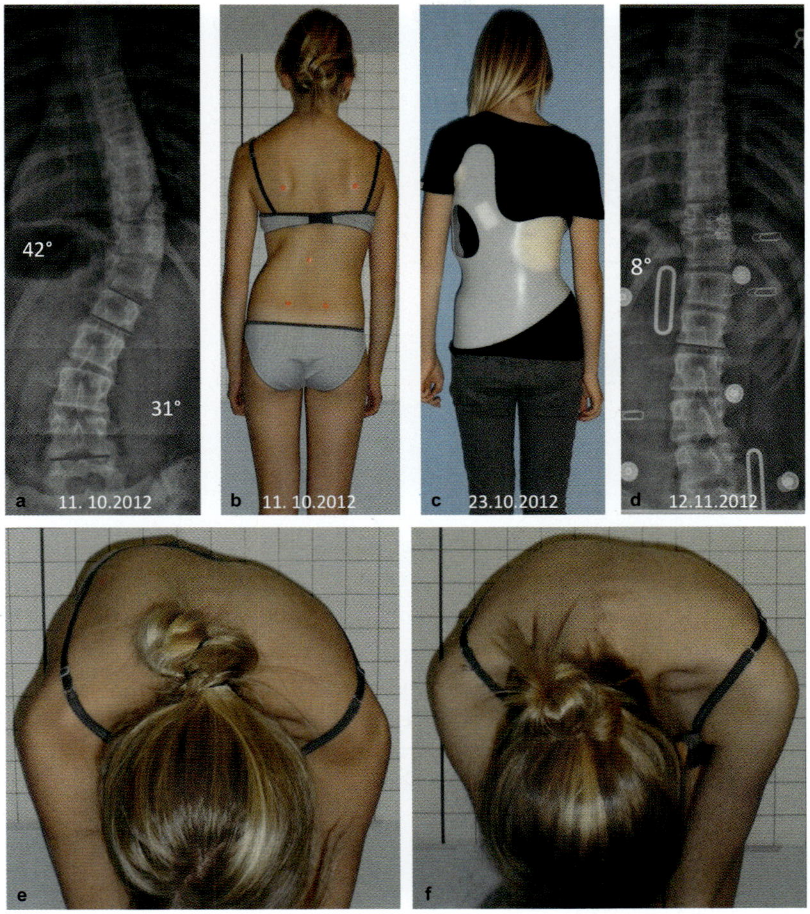


**Abb. 4.13** 13-jährige Patientin mit dreibogiger Skoliose: a) Röntgenbild vor der Korsettversorgung; b) Ansicht von dorsal mit aufgezeichneten Hilfsmarkern für die Messung; c) Patientin in einem aktuellen CAD/CAM-Chêneau-Korsett (Gensingen-Brace); d) Röntgenbild mit eingezeichnetem Korrektureffekt, ca. 3 Wochen nach Korsettversorgung; e) Rippenbuckel der Patientin vor Korsettversorgung; f) Rippenbuckel nach 6 Monaten Behandlung. [G049]

## Adoleszentenskoliose

Adoleszentenskoliosen werden therapeutisch mit allgemeinem Muskelaufbau, Aufrichtungstraining und Manueller Therapie begleitet. Bei progredienten Beschwerden ist ein operatives Vorgehen abzuwägen.

## Operativ

Bei idiopathischen Skoliosen besteht lumbal > 35° und thorakal > 50° (40°) Abweichung eine OP-Indikation. Das operative Vorgehen richtet sich nach dem Alter des Patienten und der Höhe, dem Typ und der Stärke der Abweichung. Es gibt zahlreiche Verfahren, die alle das Ziel haben, die Abweichung bestmöglich zu korrigieren und mittels Wirbelversteifung (Spondylodese) zu sichern.

Wurden früher noch ventrale komprimierende und derotierende Verfahren von dorsalen Verfahren unterschieden, so gibt es heute auch Kombinationen mit dorsaler Osteosyntheseversorgung und ventralem Release.

Gängige OP-Verfahren sind:

- Dorsale Korrekturspondylodese (OP nach Cotrel-Dubousset, ➢ Abb. 4.14) bei thorakalen oder kombinierten Skoliosen
- Ventrale Derotationsspondylodese (nach Zielke, ➢ Abb. 4.15) bei thorakalen, thorakolumbalen oder lumbalen einbogigen Skoliosen

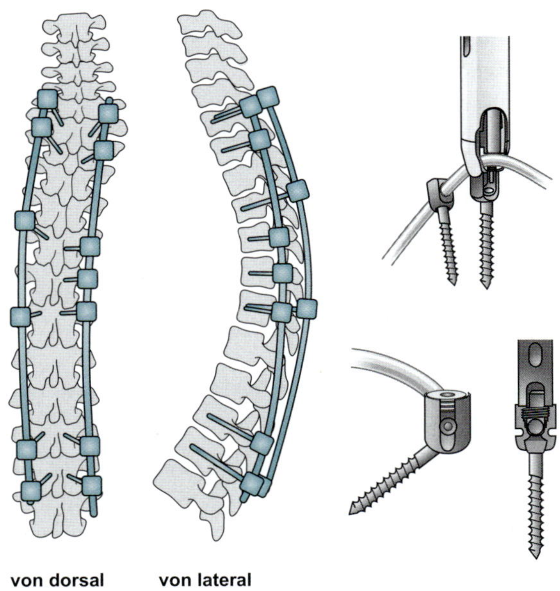


**Abb. 4.14** Dorsale Korrekturspondylodese. [L106]

Zusätzlich sind bei stark ausgeprägtem Rippenbuckel aus kosmetischen Gründen Rippenbuckelresektionen möglich.

Zu den operativen Verfahren vgl. Breusch et al. 2019: 376 f.

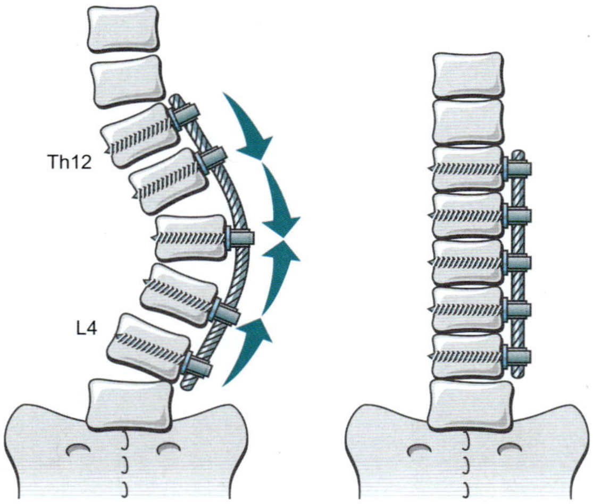


**Abb. 4.15** Ventrale Derotationsspondylodese nach Zielke. [L106]

### Postoperative Rehabilitation

Bei den aufgeführten OP-Verfahren ist postoperativ keine Orthese/kein Korsett erforderlich. Es erfolgt eine frühfunktionelle Nachbehandlung nach Vorgabe des Operateurs.
Grundsätzlich kann wie folgt behandelt werden:
**Entzündungsphase:**
- Keine Manuelle Therapie
- Orthostaseprophylaxe
- Thromboseprophylaxe

**Proliferationsphase:**
- Segmentale Mobilisation umliegender Gelenke
- Erweiterung der Gehstrecke
- Muskellockerung

**Konsolidierungsphase:**
- Kräftigung der aufrichtenden Muskulatur
- Segmentale Mobilisation umliegender Gelenke
- Automobilisationen
- Dosiertes Gerätetraining ab 6. Woche

**Umbauphase:**
- Erarbeiten der Sportfähigkeit, wobei Sprung- und Sprintsportarten dauerhaft vermieden werden sollten.

**Zusammenfassung**

**Idiopathische Skoliosen**

Idiopathische Skoliosen machen 85–90 % der Skoliosen aus. Je früher sie auftreten und je weiter die Achse der Wirbelsäule aus dem Lot abweicht, desto schlechter ist die Prognose. Eine physiotherapeutische Therapie sollte multimodal erfolgen.

Bei idiopathischen Skoliosen besteht lumbal > 35° und thorakal > 50° (40°) Abweichung eine OP-Indikation. Ziel ist es, die Abweichung bestmöglich zu korrigieren und mittels Wirbelversteifung (Spondylodese) zu sichern.

## 4.8.2 Morbus Scheuermann

**Synonyme** Adoleszentenkyphose, Scheuermann-Krankheit.

**Ätiologie** Multifaktoriell vererbte Disposition für eine Erkrankung. Begünstigend wirken Haltungsinsuffizienzen, Überbelastung durch Sport im Jugendalter, Störungen des Kollagenstoffwechsels und Dysregulationen zwischen Hypothalamus und Hypophyse sowie zwischen Schilddrüse und Keimdrüsen (vgl. Matzen et al. 2007: 224).

**Epidemiologie** Der Morbus Scheuermann ist die häufigste Wirbelsäulenerkrankung bei Jugendlichen und betrifft 25–30 % der 11–14-Jährigen. Androtropie 2 : 1–3: 1 (vgl. Matzen et al. 2007: 224). Die Erkrankung betrifft die thorakale (knapp 75 %), die thorakolumbale (knapp 25 %) oder die lumbale (> 5 %) Wirbelsäule.

**BEFUNDE**

**Leitsymptomatik**
- Zumeist ohne Klinik
- Belastungsabhängige lokale Schmerzen bei einem Drittel der Patienten
- Lumbale und zervikale Überlastungssyndrome als Spätfolge
- Ggf. Myalgien

**Sichtbefund**
- Vermehrte BWS-Kyphose

### Beschreibung

Ein Morbus Scheuermann ist eine Wachstumsstörung der ventralen hyalinen Deckplatten und der ventralen Randleisten der Wirbelkörper. Die Erkrankung kann an einem oder mehreren Wirbeln auftreten und wird thorakal, thorakolumbal und in seltenen Fällen lumbal beschrieben. Im Verlauf kommt es zu ventralem Höhenverlust der Wirbelkörper, bei asymmetrischer Ausprägung selten auch zu lateralem Höhenverlust. Typisch ist das Eindringen von Bandscheibenmaterial durch die Deckplatten bis in die Spongiosa der Wirbelkörper. Dieser Prozess erfolgt durch die Durchlässe der infantilen Gefäßversorgung, die bis etwa zum 10. Lebensjahr vorhanden sind, alternativ durch infolge der Wachstumsstörung entstandene Schwachstellen der Deckplatten. Diese bindegewebigen Bandscheibenanteile werden in der Wirbelsäulenspongiosa nach und nach von einem sklerotischen Saum umgeben. So entstehen die **Schmorl-Knötchen (Schmorlsche Knötchen, Schmorl-Knorpel-Knötchen)** (➤ Abb. 4.16). Durch den Verlust an Wirbel- und Bandscheibensubstanz im ventralen Bereich vergrößert sich die thorakale Kyphose. Zwei Drittel der Patienten bleiben symptomfrei, etwa ein Drittel der Patienten beschreibt belastungsabhängige lokale Schmerzen und schmerzhafte Myalgien. Die Erkrankung heilt in der Regel bis zum 18. Lebensjahr komplett aus.

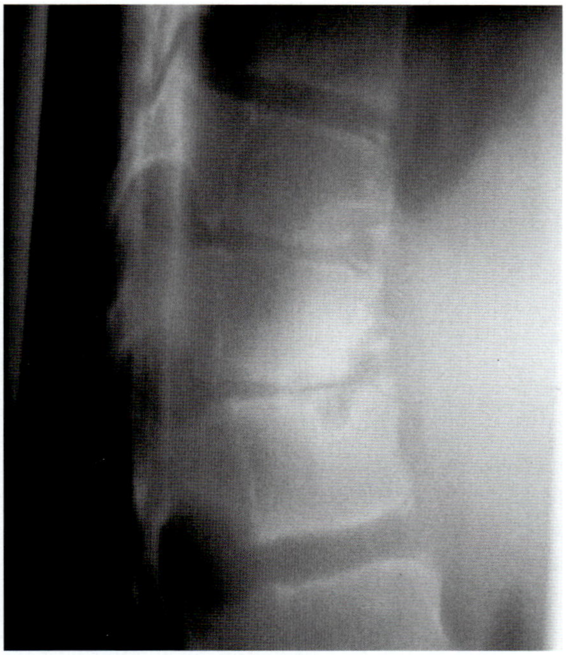

**Abb. 4.16** Morbus Scheuermann (Synonyme: juvenile Osteochondrose/ Wachstumsstörung) mit Schmorl-Knötchen. [R510]

**HINWEIS**

Die Schmorl-Knötchen sind nach ihrem Namensgeber Ch. G. Schmorl benannt, einem Pathologen aus Dresden (1861–1932).

## Differenzialdiagnosen

Differenzialdiagnostisch kommen Spondylarthropathien und posttraumatische Beschwerden in Betracht.

## Untersuchung

**Manualtherapeutisch** Bei Verdacht auf einen symptomatischen Morbus Scheuermann (Anamnese, Sichtbefund) ist der Patient zum Arzt zu überweisen.

**Medizinisch** Die Diagnostik erfolgt durch eine Röntgenuntersuchung. Kriterien sind die Beurteilung der Kyphose und die Darstellung von Schmorl-Knötchen, einer unregelmäßigen Begrenzung der Grund- und Deckplatten sowie einer Abnahme des Bandscheibenraums. In den meisten Fällen sind mindestens drei Keilwirbel sichtbar (vgl. Breusch et al. 2019: 369). Die Ausprägung der Kyphose erfolgt mit Ermittlung des Cobb-Winkels (➤ Kap. 4.8.1).

Durch die Störungen der ventralen Randleisten kann die Wirbelkörperform betroffener Wirbel liegenden weithalsigen Flaschen gleichen (vgl. Matzen et al. 2007: 224).

## Therapie

### Konservativ

Ein Großteil der Patienten sucht erst nach Ausheilung der Erkrankung einen Arzt auf, daher ist eine kausale Therapie oft nicht mehr anwendbar.

Die Therapie richtet sich nach den Symptomen des Patienten und der Region sowie der Ausprägung der Erkrankung. Bei wenig ausgeprägter Kyphose ist aufrichtende Physiotherapie mit der Empfehlung zu entsprechenden Sportarten (Rückenschwimmen, Rudern) zu kombinieren. Bei stärkerer Ausprägung können eine Korsettbehandlung (vgl. Breusch et al. 2019: 369) oder nächtliche Gipsliegeschalen (vgl. Matzen et al. 2007) indiziert sein. Als Korsett kommen ein **Reklinationskorsett** oder eine **Münsteraner Kyphosenorthese** in Frage.

### Operativ

Nur bei stark ausgeprägten Kyphosen von über 60° und therapieresistenten Schmerzen ist eine dorsale Korrekturspondylodese und bei über 100° eine ventrodorsale Aufrichtungsspondylodese indiziert.

### Postoperative Rehabilitation

Die postoperative Rehabilitation nach Spondylodese-OP wird exemplarisch in ➤ Kap. 4.3.2 und ➤ Kap. 4.8.1 beschrieben.

## 4.8.3 Morbus Forrestier

**Synonyme** Diffuse idiopathische Skeletthyperostose, Spondylosis hyperostotica, DISH-Syndrom.

**Ätiologie** Idiopathisch.

**Epidemiologie** Betrifft Patienten > 60 Jahren, es besteht eine Androtropie. Pykniker sind häufiger betroffen als Patienten anderer Konstitution. Es besteht eine häufige Koinzidenz mit Diabetes mellitus (vgl. Breusch et al. 2019: 342).

**BEFUNDE**

**Leitsymptomatik**
- Unspezifische Schmerzen
- Steifigkeitsgefühl
- Ggf. vermehrte, großbogige Kyphose
- Tendinosen (ossifizierende Fibroostosen) im Bereich des Kalkaneus und des Beckens

## Beschreibung

Ein Morbus Forrestier ist eine Erkrankung des Skelettsystems mit häufig überwiegendem Befall der Wirbelsäule. Fortlaufend kommt es zur Versteifung der Wirbelsäule mittels hypertropher Spangenbildung im Sinne von Hyperostosen. Wie auch beim Morbus Bechterew bleiben die Kopfgelenke zumeist frei. Der Befall der Brustwirbelsäule überwiegt im Vergleich zur Hals- und Lendenwirbelsäule.

### Differenzialdiagnosen

Differenzialdiagnostisch kommt ein Morbus Bechterew in Betracht, allerdings ist er gut abgrenzbar. Auch Spätfolgen eines Morbus Scheuermann, eine akromegale Spondylosis und eine OPLL (Ossification of the Posterior Longitudinal Ligament) sind differenzialdiagnostisch zu unterscheiden.

**HINWEIS**

Ein Morbus Bechterew zeigt eine Versteifung mittels Syndesmophyten und fällt durch Schübe und Remissionen auf, außerdem durch die mögliche Beteiligung großer Gelenke der unteren Extremität, der Regenbogenhaut des Auges, des Darms und ggf. der Haut. Leitsymptom ist zudem der tieflumbale morgendliche Rückenschmerz, der nach Bewegung besser wird. In der Röntgenuntersuchung des Beckens lassen sich iliosakrale Erosionen darstellen.

### Untersuchung

**Manualtherapeutisch** Bei Verdacht auf einen symptomatischen Morbus Forrestier (Anamnese, Sicht- und Bewegungsbefund) ist der Patient zum Arzt zu überweisen.

**Medizinisch** Röntgenuntersuchung mit Darstellung der typischen hypertrophen Spangenbildung durch Hyperostosen der Wirbelsäule.

### Therapie

#### Konservativ

Die Erkrankung ist nicht kausal therapierbar. Die Therapie besteht aus Anleitung zu Automobilisationen zum Erhalt der Aufrichtung, Übungen zur Förderung der Koordination und, im fortgeschrittenen Stadium, in Sturzprophylaxe, ggf. auch in Falltraining.

## 4.8.4 Hernien

Als Hernie wird der Austritt von Baucheingeweiden (zumeist von Darmanteilen) mit ihrem Peritoneum durch angeborene oder erworbene Bruchpforten bezeichnet. Für die Thorakalregion sind epigastrische Hernien relevant.

**HINWEIS**

Weitere Hernien werden entsprechend ihrer Lokalisation in ➤ Kap. 2 bzw. ➤ Kap. 3 beschrieben.

### Epigastrische Hernie

**BEFUNDE**

**Leitsymptomatik**

- Oberbauchschmerz, vermehrt bei Husten, Niesen, Pressen

#### Beschreibung

Bei der epigastrischen Hernie handelt es sich um eine oft nicht leicht tastbare Bruchpforte entlang der Linea alba (➤ Abb. 4.17).

#### Differenzialdiagnosen

Differenzialdiagnostisch kommen alle anderen Ursachen für Oberbauchschmerz (Erkrankungen des Magens, des Duodenums, Cholangitis, Tumoren etc.) in Betracht.

#### Untersuchung

**Manualtherapeutisch** Palpation, auch unter herbeigeführtem Husten.

**Medizinisch** Sonografie.

#### Therapie

##### Operativ

Eine Operation erfolgt bei größeren symptomatischen Hernien mit Abtragung des Bruchsackes.

##### Postoperative Rehabilitation

Postoperativ sind keine therapeutischen Maßnahmen indiziert.

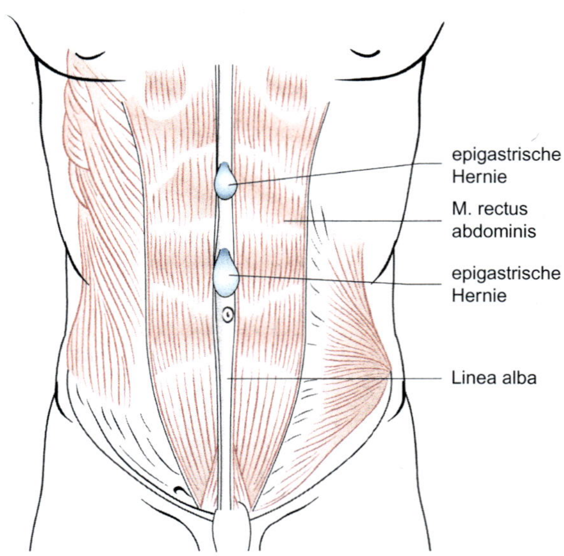


**Abb. 4.17** Epigastrische Hernien. [L141]

## 4.8.5 Aortenaneurysma, thorakales

**Synonym** TAA.

**Ätiologie** Erworben. Zu den Risikofaktoren zählen:
- Bluthochdruck
- Adipositas
- Bewegungsmangel
- Rauchen
- Alkoholabusus

**Epidemiologie** Die Erkrankung betrifft überwiegend Patienten über 65. Die Prävalenz bei 65–75-Jährigen liegt zwischen 3,3 und 4,5 %. Es besteht eine Androtropie. Das thorakale Aortenaneurysma ist viermal seltener als ein abdominelles Aortenaneurysma (AAA).

**BEFUNDE**

**Leitsymptomatik**

**Frühphase:**
- Oft asymptomatisch

**Spätphase:**
- Brustschmerz
- Ggf. Schmerzen zwischen den Schulterblättern
- Stridor (auffälliges Atemgeräusch aufgrund einer Verengung der Atemwege)
- Husten und Heiserkeit
- Atemnot

**Bei Dissektion:**
- Plötzliche starke Brustschmerzen

**Bei arteriellem Verschluss**
- 6 P's:
  - Pain
  - Pulselessness (Pulslosigkeit distal des Verschlusses)
  - Paleness (Blässe)
  - Prostration (Zustand der totalen Erschöpfung/Schockzustand)
  - Parästhesia (hier: sensible Störungen oder Ausfälle)
  - Paralysis (hier: motorische Störungen oder Ausfälle)

### Beschreibung

Hierbei handelt es sich um ein Aneurysma im thorakalen Aortenverlauf.

**RED FLAG**

Der Verdacht auf ein TAA ist eine Red flag.

### Differenzialdiagnosen

Differenzialdiagnostisch kommen Erkrankungen des Herzens und der Lunge in Betracht. Der Brustschmerz bei Dissektion gleicht denen eines Herzinfarkts.

### Untersuchung

Die medizinische Untersuchung erfolgt mittels Duplex-Sonografie oder MRT/CT.

### Therapie

#### Konservativ

Eine Anpassung der Lebensgewohnheiten zur Senkung der Risikofaktoren ist Hauptbestandteil einer konservativen Therapie. Eine regelmäßige Kontrollbildgebung ist dann erforderlich.

#### Operativ

Bei schneller Zunahme des Durchmessers oder bei einem Durchmesser von über 5,5 cm besteht eine OP-Indikation. Die aufsteigende Aorta wird standardmäßig offen operiert.


**Zusammenfassung**

**Sonstige Erkrankungen in der Brustwirbelregion**

Ein Morbus Scheuermann ist eine Wachstumsstörung der zumeist thorakalen oder thorakolumbalen ventralen hyalinen Deckplatten und der ventralen Randleisten der Wirbelkörper. Zwei Drittel der Patienten bleiben symptomfrei, ein Drittel der Patienten beklagt lokale Schmerzen und Myalgien. Die Therapie richtet sich nach der Symptomatik und der Region der Beschwerden.

Ein Morbus Forrestier ist eine idiopathische Erkrankung des Skelettsystems mit häufig überwiegendem Befall der Wirbelsäule. Es kommt zur progredienten Einsteifung durch hypertrophe Spangenbildung. Dadurch ist die Erkrankung anamnestisch gut vom Morbus Bechterew abgrenzbar. Der Befall der Brustwirbelsäule überwiegt. Die Erkrankung ist nicht kausal therapierbar.

Bei einer epigastrischen Hernie handelt es sich um eine leicht tastbare Bruchpforte entlang der Linea alba. Die diagnostische Sicherung erfolgt durch eine Sonografie. Größere Bruchpforten werden operativ versorgt.

Ein thorakales Aortenaneurysma tritt viermal seltener auf als ein abdominelles und betrifft überwiegend Patienten über 65. Die Diagnostik erfolgt mittels Duplex-Sonografie oder MRT. In der konservativen Therapie steht die Anpassung der Lebensgewohnheiten im Vordergrund, ein operatives Vorgehen ist bei schneller Zunahme des Durchmessers oder bei einem Durchmesser von über 5,5 cm indiziert.


4

KAPITEL

# 5 Rippen und Sternum



## 5.1 Anatomische Grundlagen

Die Rippen sind in 12 Rippenpaaren auf Höhe der 12 Brustwirbel angelegt. Während die Rippen 1, 11 und 12 jeweils nur mit ihrem gleichnamigen Brustwirbel gelenkigen Kontakt eingehen, artikulieren die Rippen 2–10 mit der Fovea costalis inferior des obenliegenden Wirbels, der Fovea costalis superior des gleichnamigen Wirbels und der dazwischen liegenden Bandscheibe. Aus diesen Verbindungen gehen die einzelnen Art. capitis costae (Kostovertebralgelenke) hervor. Alle Rippen artikulieren zusätzlich mit dem homolateralen Proc. transversus des gleichnamigen Wirbels und bilden so die jeweilige Art. costotransversaria (Kostotransversalgelenke). Die kostotransversalen Gelenkausrichtungen verändern sich zwischen den Rippen 6 und 7 von kranial nach kaudal. Dies wird in ➢ Kap. 5.7 genauer erläutert.

Während die 1. Rippe unmittelbar vom Proc. transversus nach ventral verläuft, haben die weiteren Rippen von kranial nach kaudal zunächst einen zunehmenden Verlauf nach lateral und kaudal. Die Rippen 1–7 verbinden sich jeweils über einen eigenen Gelenkknorpel mit dem Sternum (Costae verae), die Knorpel der Rippen 8–10 hingegen verbinden sich und gelangen gemeinsam zum Sternum (Costae spuriae), die Rippen 11 und 12 haben keine Knorpelanlage und somit auch keine Verbindung zum Sternum (Costae fluctuantes) (➢ Abb. 5.1). Sie setzen sich in der Lendenwirbelsäule rudimentär als Procc. costales fort.

Das Sternum besteht aus dem Manubrium sterni mit jeweils einer Gelenkfläche (Incisura clavicularis) zur rechten und linken Klavikula und zu den beiden 1. Rippen. Zwischen Manubrium sterni und Corpus sterni liegt die Gelenkfläche für die 2. Rippen. Nach kaudal läuft das Sternum mit dem kleinen und manchmal gespaltenen Proc. xiphoideus aus.

Die Anlage der Rippen erfolgt embryonal getrennt von der Anlage der Wirbelsäule.

Aus den sieben paarig angelegten Costae verae gehen die Sternalleisten hervor, das Manubrium sterni entsteht jedoch auch aus dem interklavikulären Blastem. Die beiden Sternalleisten bilden sich in der Brustwand mit Abstand zueinander

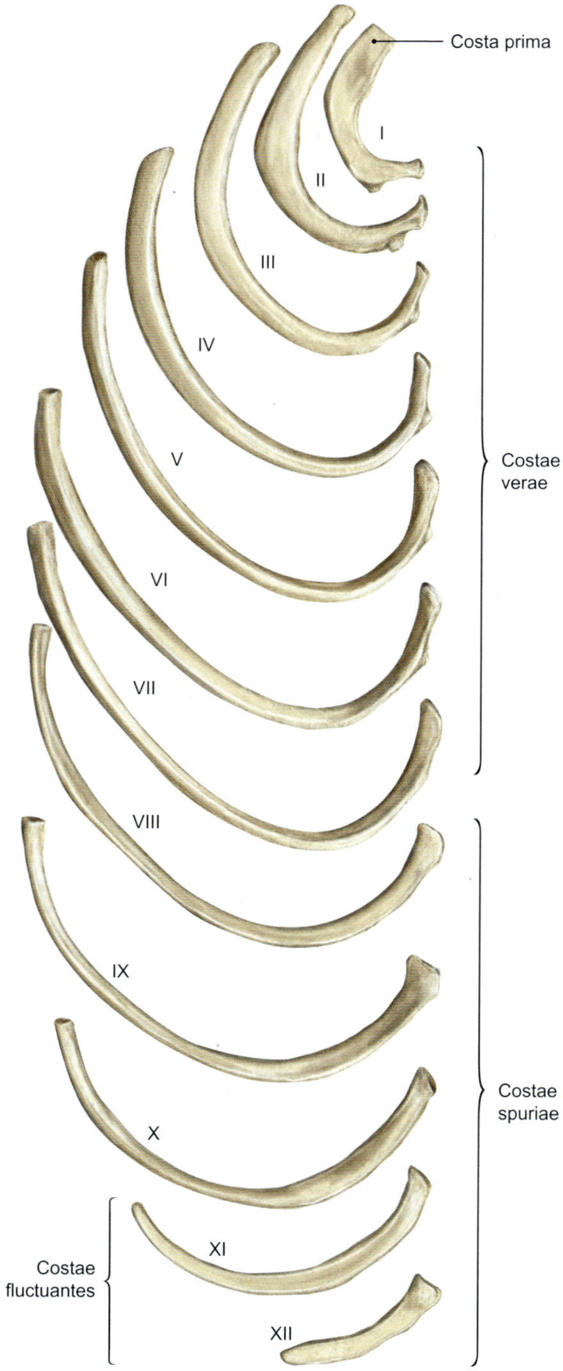


**Abb. 5.1** Rippen (Costae verae, Costae spuriae, Costae fluctuantes). [S702-L266]

aus und verwachsen später miteinander (➤ Abb. 5.2). Die Fusion findet von kranial nach kaudal statt, der Proc. xiphoideus verknöchert erst zwischen dem 20. und 25. Lebensjahr.

## 5.2 Knöcherne, kongenitale Erkrankungen

Allgemeines Basiswissen zu knöchernen kongenitalen Erkrankungen wird in ➤ Kap. 1.1.1 vermittelt.

### 5.2.1 Trichterbrust

**Synonyme** Pectus excavatum, funnel breast.

**Ätiologie** Kongenital. Defekte der Chondroitinsulfat-Synthese der Rippenknorpel werden diskutiert.

**Epidemiologie** 1 : 300 aller Lebendgeburten. Androtropie 3 : 1. Auch als Teil eines Marfan-Syndroms oder bei Trisomie 18 bekannt.

**BEFUNDE**

**Sichtbefund**
- Säugling: flache Einziehung des Sternums
- Ab Kleinkindalter: symmetrische oder asymmetrische Einziehung des Sternums

**Leitsymptome bei starker Ausprägung**
- Deutlich reduzierte Ausdauer
- Kurzatmigkeit
- Engegefühl
- Schwindel
- Thorakale Schmerzen
- Palpitationen (schnelles Herzklopfen)

**Röntgenbefund**
- Übersichtsaufnahme des Thorax zeigt eine Linksverlagerung der Mediastinalorgane

#### Beschreibung

Eine Trichterbrust ist eine sicht- und tastbare Einziehung des Sternums (➤ Abb. 5.3). Im Säuglingsalter erscheint sie oft nur flach angedeutet, später stellt sie sich als symmetrische oder asymmetrische Einziehung des Sternums individueller Ausprägung dar. Zugrunde liegen können Veränderungen der Knorpelverbindungen zum Sternum und eine Einziehung des Proc. xyphoideus. Letztere resultiert aus einer Verwachsung des Proc. xyphoideus mit dem Centrum tendineum des Diaphragmas. Eine Trichterbrust kann bis zur Pubertät eine progrediente Entwicklung zeigen. Sie ist oft kombiniert mit einer reduzierten BWS-Kyphose (Flachrücken). Bei einer stark ausgeprägten Trichterbrust kann sich das Sternum bis zu einem Zentimeter Abstand zur BWS einziehen. In diesem Fall kann es zu Herz- und Lungenproblemen führen. Der Herzschlag reduziert sich aufgrund des gestörten Blutrückflusses, die Einengung der Lunge kann zu deutlichem Verlust von Leistungsfähigkeit führen.

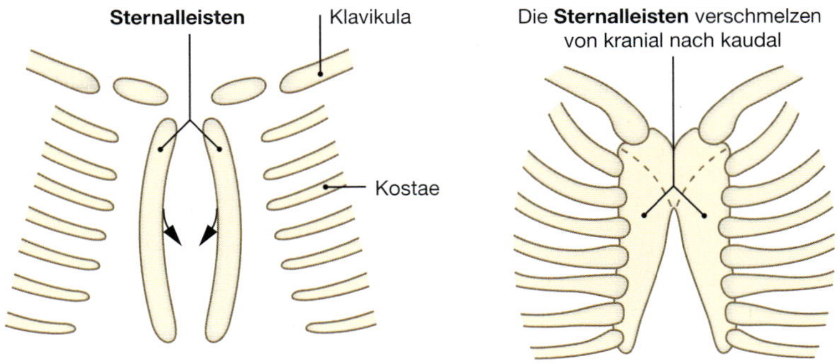


**Abb. 5.2** Entwicklung der Rippen und des Sternums. Das Sternum entsteht aus zwei Sternalleisten, die sich in einigem Abstand voneinander als senkrechte Mesenchymverdichtungen in der Brustwand ausbilden (a) und miteinander verwachsen (b). [E838]

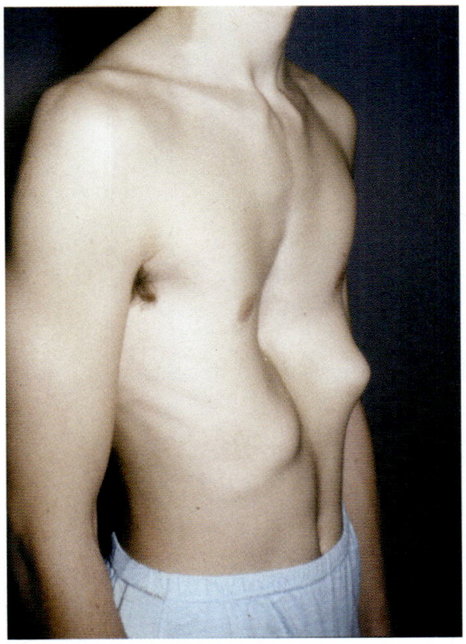

**Abb. 5.3** Trichterbrust. [M818, M1255, T421]

Das Ausmaß wird nach dem **Backer-Index** beurteilt: Das Verhältnis aus sagittalem und frontalem Durchmesser wird mit 100 multipliziert. Werte unter 36 werden als pathologisch gewertet.

## Differenzialdiagnosen

Differenzialdiagnosen beziehen sich auf möglicherweise zugrunde liegende Erkrankungen, siehe Ätiologie.

## Untersuchung

**Manualtherapeutisch** Etwaige Beschwerden des Patienten werden anamnestisch erfasst. Die manualtherapeutische Untersuchung beinhaltet die Inspektion (Sichtbefund) und die Funktionsuntersuchung der Rippen und der Brustwirbelsäule (segmental). Bei vorhandenen Beschwerden sollte zum Arzt überwiesen werden.

**Medizinisch** In einer Übersichtsaufnahme des Thorax (Röntgen) sieht man eine Verlagerung der mediastinalen Organe nach links. Im seitlichen Strahlengang sollte eine Markierung des Sternums mit aufgelegtem Bleistreifen erfolgen. Dokumentiert wird das Ausmaß auch mit einem Auffüllen des Trichters mit Wasser.

## Therapie

### Konservativ

Manualtherapeutische Maßnahmen ändern nichts an dem Ausmaß der Trichterbrust. Je besser jedoch Rippen und Brustwirbelsäule bewegen, desto mehr kann sich die Lunge bei der Einatmung ausbreiten. Funktionsstörungen sollten daher zwingend mobilisiert werden. Darüber hinaus stellt Atemtherapie einen wichtigen Aspekt der konservativen Behandlung dar. Sportliche Aktivität sollte, unter Berücksichtigung der individuellen Leistungsfähigkeit, gefördert werden. Innerhalb des Wachstums kann die Therapie bei leichter Abweichung mit Anwendung einer **Saugglocke nach Eckart Klobe** ergänzt werden.

### Operativ

Eine OP-Indikation ist abhängig von den Beschwerden des Patienten und der psychischen Situation aufgrund des kosmetischen Problems. Operativ sind minimal-invasive und offene Verfahren möglich. Meist genutztes Verfahren ist die OP nach Nuss.

#### Minimal-invasive Operation nach Nuss

Die OP nach Nuss eignet sich bei Kindern und Jugendlichen mit symmetrischer Trichterbrust. Mittels zweier kleiner Schnitte an den seitlichen Thoraxrändern werden ein bis drei Metallbügel eingebracht, um die Rippenknorpel in ihrer Form zu beeinflussen und zu fixieren (➤ Abb. 5.4). Die OP sollte unter thorakoskopischer Kontrolle erfolgen, um operativ herbeigeführte Verletzungen von Herz oder Lunge sofort zu erkennen und schnell reagieren zu können. Die Metallentfernung erfolgt nach drei Jahren.

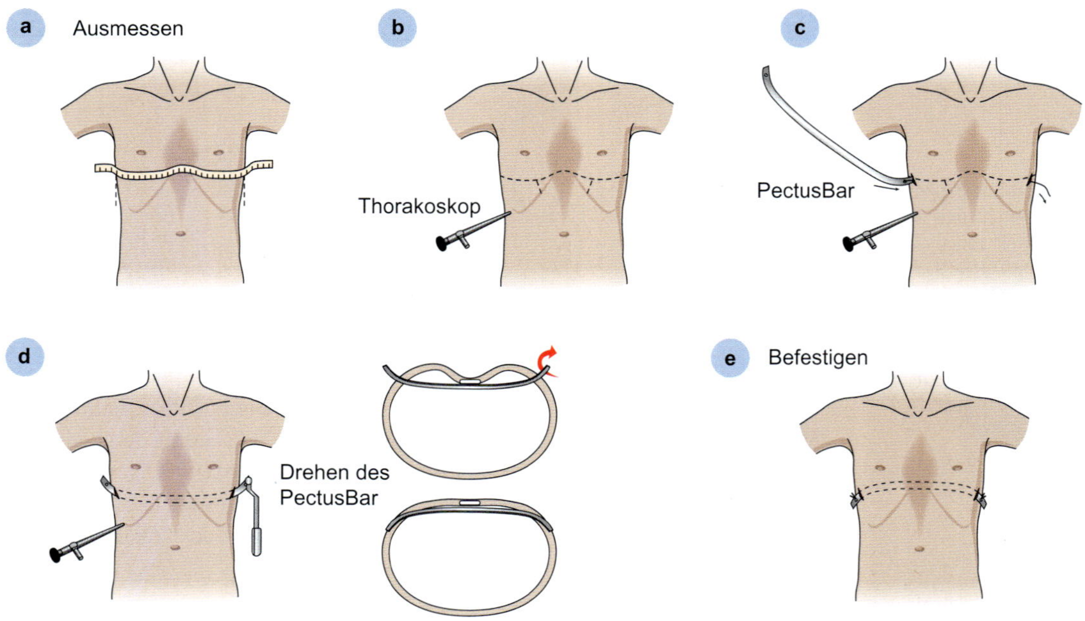


**Abb. 5.4** Minimal-invasive Trichterbrustkorrektur nach Nuss. [L157]

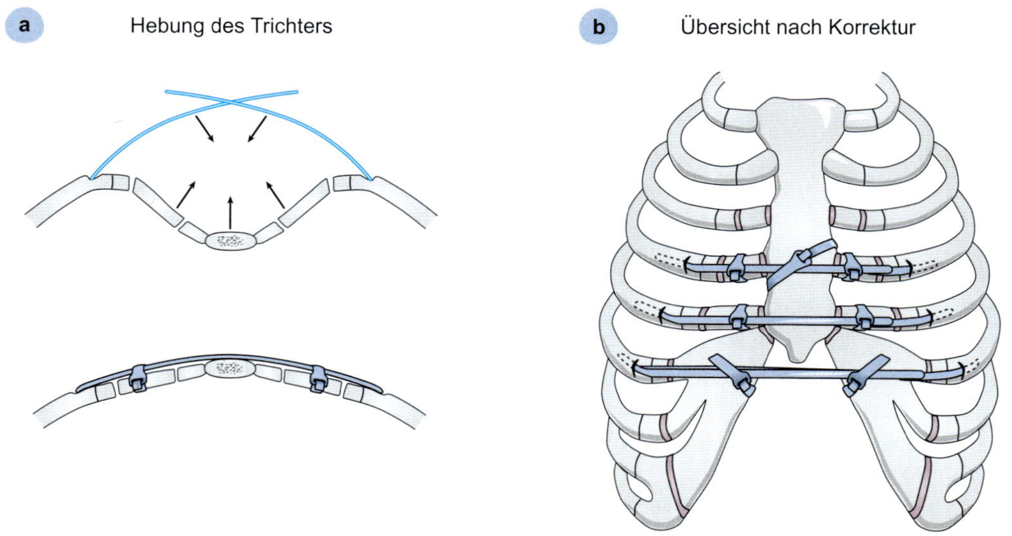


**Abb. 5.5** Offen-chirurgische Operationstechniken zur Trichterbrustkorrektur nach Rehbein: a) Hebung des Trichters; b) Übersicht nach Korrektur. [L157]

Da die Rippenknorpel nicht durchtrennt und in ihrer Form verändert werden, ist die Rezidivgefahr größer als bei offenen Verfahren. Dieses Verfahren wird auch bei Patienten mit Kielbrust eingesetzt (➤ Kap. 5.2.2).

### Offene OP nach Rehbein

Die OP nach Rehbein (Ravitch) kann bei allen Formen der Trichterbrust erfolgen. Verformte Rippenknorpel werden entnommen (➤ Abb. 5.5). Dieses Verfahren wird auch bei Patienten mit Kielbrust eingesetzt (➤ Kap. 5.2.2).

### OP nach Erlanger

Die Ansätze der untersten vier oder fünf Rippen werden durchtrennt und nach Korrektur wieder fixiert. Muskulatur oder anderes Bindegewebe, das die Einziehungen fixiert, muss ebenfalls durchtrennt oder eingekerbt werden.

Umkehrplastik

Eine Umkehrplastik ist die invasivste OP-Methode. Sternum und Rippenknorpel werden herausgetrennt und umgedreht wieder fixiert.

Kosmetische Korrekturen

Auch kosmetische Korrekturen (Silikon-Implantate, Versatz von Muskel- oder Fettgewebe) zum Auffüllen des Trichters finden Anwendung.

### Postoperative Rehabilitation

Die postoperative Rehabilitation ist abhängig vom gewählten Verfahren und folgt dem Nachbehandlungsschema des Operateurs.

Standardmäßig kann wie folgt therapiert werden:

**Grundsätzliches:**
- Arme nicht über 90° elevieren (2 Wochen)
- Schlaf auf dem Rücken (4 Wochen)
- Vermeidung von Rumpfrotation (12 Wochen)

**Entzündungs- und Proliferationsphase, Beginn Konsolidierungsphase (Wochen 1–6):**
- Keine Manuelle Therapie
- Atemtherapie
- Kein Sport
- Gehen ohne Einschränkung
- Fäden ziehen am 10. Tag

**Konsolidierungs-/Umbauphase (Wochen 7–12):**
- Atemtherapie
- Manuelle Therapie (segmentale Mobilisation thorakal und zervikothorakal)
- Vermeiden von Rumpfrotation
- Autofahren (ab Schmerzmittelfreiheit)
- Schwimmen, Radfahren, langsames Joggen
- Heben/Tragen bis 20 kg (keine Rucksäcke)

**Umbauphase nach 12. Woche:**
- Erreichen der Sportfähigkeit (Ausnahme High-impact-Sportarten)
- Schweres Tragen erlaubt

## 5.2.2 Kielbrust

**Synonyme** Pectus carinatum, Pectus gallinatum, Hühnerbrust.

**Ätiologie** Kongenital. Autosomal-dominant vererbbar. Am ehesten durch zu starkes Wachstum der ventralen Rippenabschnitte bedingt.

**Epidemiologie** 5–10-mal seltener als die kongenitale Trichterbrust. Deutliche Androtropie. Tritt isoliert oder in seltenen Fällen auch syndromal bedingt auf.

**BEFUNDE**

**Sichtbefund**
- Vorwölbung des Sternums und der kostosternalen Übergänge
- Konvexe ventrale Sternumseite
- Einziehungen der Rippen an den Thoraxseiten
- Ggf. starke BWS-Kyphose

**Röntgenbefund**
- Darstellung ergänzt den Sichtbefund

### Beschreibung

Eine Kielbrust beschreibt das kongenitale Vorwölben des Sternums und der kostosternalen Übergänge (➤ Abb. 5.6). Das Krankheitsbild entwickelt sich während des Wachstums progredient. Patienten zeigen in der Regel eine starke Kyphosierung der BWS. Anders als bei der Trichterbrust kommt es zumeist nicht zu Beeinträchtigungen der mediastinalen Organe. Störungen des Lungenkreislaufs werden jedoch beschrieben (Matzen et al. 2007: 222).

### Differenzialdiagnosen

Eine Differenzialdiagnose gibt es nicht, allerdings sollte abgeklärt werden, ob die Krankheit isoliert, gemeinsam mit weiteren kongenitalen Abweichungen oder syndromal bedingt auftritt.

### Untersuchung

**Manualtherapeutisch** Etwaige Beschwerden des Patienten werden anamnestisch erfasst. Die manualtherapeutische Un-

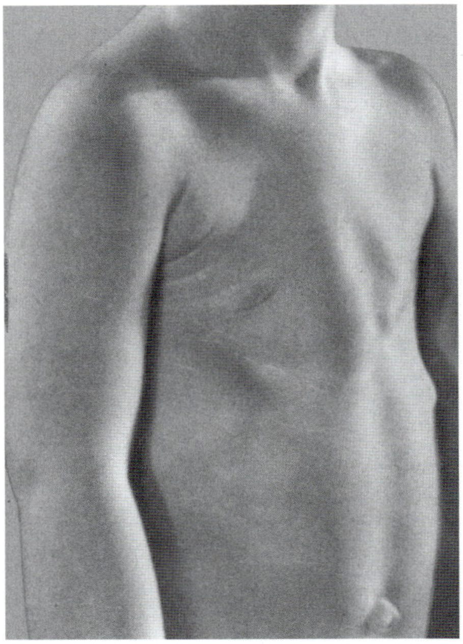

**Abb. 5.6** Kielbrust. [R300]

tersuchung beinhaltet die Inspektion (Sichtbefund) und die Funktionsuntersuchung der Rippen und der Brustwirbelsäule (segmental). Bei vorhandenen Beschwerden sollte zum Arzt überwiesen werden.

**Medizinisch** Röntgenuntersuchung des Thorax in zwei Ebenen. Der Verlauf kann mit Fotos dokumentiert werden.

### Therapie

#### Konservativ

Zumeist erfolgt keine Therapie. Bei Funktionsstörungen der Rippen oder der Brustwirbelsäule sollten entsprechende manualtherapeutische Mobilisationen erfolgen.

#### Operativ

Eine OP ist nur bei starker psychischer Belastung aufgrund des kosmetischen Problems indiziert. Möglichkeiten sind transversale Abtragungen bei geringer Ausprägung oder die OP nach Nuss bzw. nach Rehbein (➤ Kap. 5.2.1).

#### Postoperative Rehabilitation

Die postoperative Rehabilitation ist abhängig vom gewählten Verfahren und wurde exemplarisch in ➤ Kap. 5.2.1 beschrieben.

## 5.2.3 Harrenstein-Deformität

Eine Harrenstein-Deformität ist eine asymmetrische Kielbrust, bei der parasternale Rippenanteile das Brustbeinniveau unilateral überragen. Eine Harrenstein-Deformität ist meist asymptomatisch und kosmetisch nur bedingt beeinträchtigend. Sollte es dennoch notwendig sein, so sind einfache operative Abtragungen oder eine OP nach Nuss (➤ Kap. 5.2.1) möglich.

## 5.2.4 Gabelrippe

**Synonyme** Bifid rib, bifurcated rib, forked rib.

**Ätiologie** Kongenital.

**Epidemiologie** 0,2 % der Bevölkerung, re > li, Gynäkotropie.

**BEFUNDE**

**Tastbefund**
- Ggf. tastbare ventrale Rippenspaltung

**Röntgenbefund**
- Darstellung der Normvariante

### Beschreibung

Bei der Gabelrippe handelt es sich um eine ventrale Spaltbildung einer oder mehrerer Rippen (➤ Abb. 5.7). Eine Gabelrippe bleibt in der Regel klinisch stumm. Das Thoracic-outlet-Syndrom oder Schmerzen sind theoretisch möglich, aber kaum beschrieben.

### Differenzialdiagnosen

Im Röntgenbild besteht Verwechslungsgefahr zwischen der ventralen Spaltbildung und zystischen Aufhellungen in der Lunge.

### Untersuchung

**Manualtherapeutisch** Neben der Palpation werden die Kostotransversal- und Kostovertebralgelenke sowie die einzelnen Bewegungssegmente der Brustwirbelsäule untersucht.

**Medizinisch** Eine Röntgenuntersuchung erfolgt bei Symptomen oder bei unklarem Palpationsbefund zur Abgrenzung von osteolytischem Geschehen anderer Genese.

### Therapie

#### Konservativ

In der Regel ist keine Therapie notwendig. Funktionsstörungen in den Kostotransversal- und Kostovertebralgelenken sollten manualtherapeutisch behandelt werden.

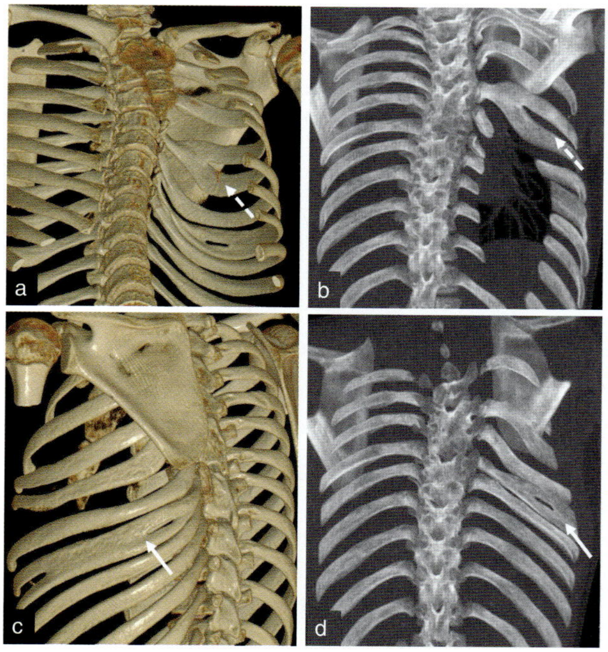


**Abb. 5.7** Gabelrippe (a, b) und fusionierte Rippen (c, d). [G1320-002]

## 5.2.5 Rippenfusionen

**Synonym** Fused ribs.

**Ätiologie** Kongenital.

**Epidemiologie** Tritt auch in Kombination mit Blockwirbeln, Sprengel-Deformität (siehe Band I dieser Buchreihe) oder Klippel-Feil-Syndrom (➤ Kap. 6.2.2) auf.

**BEFUNDE**

**Tastbefund**
- Ggf. tastbare Rippenfusionen

**Röntgenbefund**
- Darstellung der Abweichung

### Beschreibung

Rippenfusionen sind ventrale Verwachsungen zweier oder mehrerer Rippen (➤ Abb. 5.7). Solitär auftretend bleiben sie klinisch stumm.

**HINWEIS**

Unilaterale, fusionierte Rippen, die sich auf der konkaven Seite einer Skoliose befinden, können deren Ursache sein. In diesem Fall reicht eine Resektion der betroffenen Rippen als Behandlungsmethode aus (vgl. Damsin, Cazeau und Carlioz 1997).

### Differenzialdiagnosen

Differenzialdiagnostisch kommt eine Hyperplasie der Rippe in Betracht.

### Untersuchung

**Manualtherapeutisch** Neben der Palpation werden die Kostotransversal- und Kostovertebralgelenke sowie die einzelnen Bewegungssegmente der Brustwirbelsäule untersucht.

**Medizinisch** Eine Röntgenuntersuchung erfolgt bei Symptomen oder bei unklarem Palpationsbefund zur Abgrenzung von osteoblastischem Geschehen anderer Genese.

### Therapie

#### Konservativ

In der Regel ist keine Therapie notwendig. Funktionsstörungen in den Kostotransversal- und Kostovertebralgelenken sollten manualtherapeutisch behandelt werden.

## 5.2.6 Brustbeinspalte

**Synonyme** Bifid sternum, Sternumspalte.

**Ätiologie** Kongenital. Multifaktorielle Hemmungsfehlbildung mit unvollständiger Entwicklung und Fusion der Sternalleisten.

**BEFUNDE**

**Sichtbefund**
- Sicht- und tastbare sternale Spaltbildung
- Selten Eventration mediastinaler Organe

**Röntgenbefund**
- Darstellung der Normvariante

### Beschreibung

Eine Brustbeinspalte kann vom klinisch nicht relevanten, angedeuteten Spalt bis zu einer totalen Körperspalte mit **Ectopia cordis** bzw. mit Eventration der mediastinalen Organe reichen, bei der ein operatives Vorgehen lebensnotwendig ist (Matzen et al. 2007: 223). Eine Einteilung erfolgt in obere, untere und totale Brustbeinspalten (➤ Abb. 5.8).

### Untersuchung

**Manualtherapeutisch** Sichtbefund, Tastbefund.

**Medizinisch** Röntgen.

### Therapie

#### Konservativ

Keine.

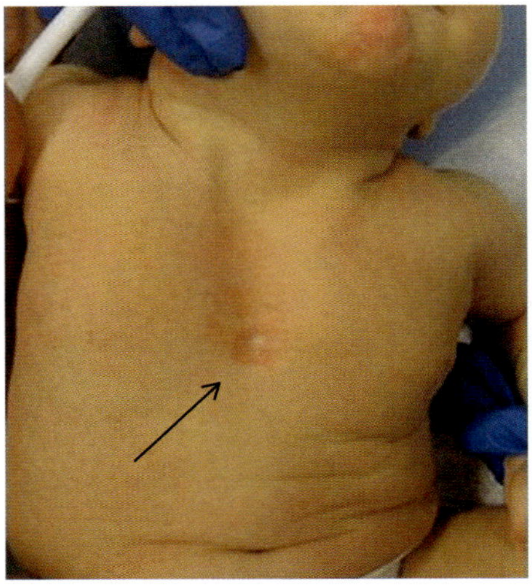

**Abb. 5.8** Brustbeinspalte. [H557-001]

5

#### Operativ

Bei starker Ausprägung mit Gefahr für Herz und Lunge oder aus kosmetischen Gründen kann ein operativer Verschluss erfolgen. Bei oberen oder unteren Brustbeinspalten wird zunächst die Knochenbrücke separiert, um eine totale Brustbeinspalte herbeizuführen. Nach einer Auffrischung der Sternalränder sind eine Adaptation und der primäre Verschluss ohne autologes Material möglich. Die Operation sollte schon in den ersten Lebenstagen durchgeführt werden. Es gibt bei gutem kosmetischem Ergebnis wenig Gefahr von Komplikationen (vgl. Steinorth et al. 2001).

#### Postoperative Rehabilitation

Eine manualtherapeutische postoperative Behandlung findet in der Regel nicht statt.

### 5.2.7 Seitliche Brustkorbspalte

**Synonym** Fissura thoracis parasternalis.

**BEFUNDE**

**Sichtbefund**

- Sichtbare und tastbare seitliche Brustkorbspalte

#### Beschreibung

Mehrere echte Rippen enden in Abstand vor dem Sternum und erreichen es nicht (vgl. Matzen et al. 2007: 223).

### 5.2.8 Rippenanomalien, weitere

Neben den beschriebenen kongenitalen Abweichungen der Rippen werden in der Literatur zahlreiche weitere Abweichungen im Sinne von Hypo-, Hyper- oder Aplasien der Rippen beschrieben. Auch interkostale Gelenkbildungen kommen vor.

**Epidemiologie** 0,15–0,31 % der Bevölkerung.

### 5.2.9 Erworbene Formabweichungen des Thorax

Erworbene Formabweichungen des Thorax sind Folge bzw. Begleiterscheinung von Skoliosen (➤ Kap. 4.8.1).

**Zusammenfassung**

**Knöcherne, kongenitale Erkrankungen der Rippen und des Sternums**

Neben multikostalen Abweichungen mit daraus resultierenden Thoraxdeformitäten wie Trichter- oder Kielbrust kommen zahlreiche Varianten von Fusionsstörungen oder pathologischen Fusionen im Bereich der Rippen und des Sternums vor. Häufig sind sie nicht klinisch relevant. Eine Trichterbrust kann jedoch bei starker Ausprägung die Herz- und Lungenfunktion beeinträchtigen. Eine Brustbeinspalte kann lebensbedrohlich ausgeprägt sein.

## 5.3 Traumatische Erkrankungen

Basiswissen zu traumatischen Erkrankungen inkl. Traumaanalyse und Informationen zu Fraktureinteilungen wird in ➤ Kap. 1.1.2 vermittelt.

In ➤ Abb. 5.9 ist das grundlegende anamnestische und diagnostische Vorgehen nach traumatischen Ereignissen von Rippen und Sternum dargestellt.

Die Rippen sind wesentlich häufiger von Traumen betroffen als das Sternum. Isolierte Läsionen des Kapsel-Band-Apparates werden selten beschrieben. Kontusionen und Frakturen entstehen durch Stürze, Tritte und Schläge oder durch Verkehrsunfälle.

**HINWEIS**

Das Wiedererlangen von voller Belastbarkeit und Sportfähigkeit ist das Ziel der konservativen Therapie und der postoperativen Rehabilitation nach jeder Verletzung im Bereich von Rippen und Sternum. Die in der Folge beschriebenen Rehabilitationszeiten sind Empfehlungen, die individuell deutlich abweichen können. Inadäquates Belastungsverhalten ist der Hauptgrund für länger andauernde Rehabilitation. Im Profisport wird häufig eine frühere Rückkehr entschieden, hier ggf. unter erhöhter Rezidivgefahr.
Vor Freigabe der sportlichen Wettkampfbelastung sind unbedingt Bewegungs-, Stabilitäts- und Sprungtests durchzuführen, die Mobilität sollte vollständig wiederhergestellt sein!

Bei starken Schmerzen und großer Entzündung nach einem Trauma ist eine medikamentöse Therapie mit Einsatz von Analgetika und Antiphlogistika vom Arzt abzuwägen. Neben den gewünschten Effekten stellt sie immer auch eine Beeinflussung der physiologischen Heilung dar.

**YELLOW FLAG**

Bei Zustand nach Traumen sollte anamnestisch geprüft werden, ob Yellow, Blue oder Black flags vorliegen. Sie können ein heilungsverzögernder Faktor sein. Insbesondere Sorgen und Ängste bei möglicher längerfristiger Arbeitsunfähigkeit oder Sportunfähigkeit können Yellow flags auslösen.

| Anamnestische Informationen/allgemeine mögliche klinische Befunde |
|---|
| Weitere Befunde möglich/Ausbleiben einzelner Befunde möglich |
| Z. n. nach Trauma: Schmerzen, Hämatom, kostovertebrale, kostotransversale oder thorakale Bewegungseinschränkung, verringerte Belastbarkeit Kostovertebral- und Kostotransversalgelenke, ggf. Schwellung (oft nicht von außen sichtbar)<br>> **Traumaanalyse,** siehe Kap. 1.1.2 |

| Traumamechanismus/mögliche betroffene Struktur | Untersuchung (therapeutisch oder ärztlich) | Therapie/Handlungsempfehlung |
|---|---|---|
| Verletzungen anderer/weiterer Strukturen theoretisch möglich | Therapeutische Untersuchungstechniken unter Beachtung von Sensitivität, Spezifität und Reliabilität | Nachbehandlungsschemata können individuell abweichen<br>Entscheidungen pro/kontra OP müssen individuell getroffen werden |
| Fehlerhaft durchgeführte Manipulation (zu viel Kraft, zu viel Weg, selten), Begleitverletzung nach Sturz, Verkehrsunfall oder Tritt/Schlag<br>> **Kapsel-Bandverletzung eines Kostovertebral- oder Kostotransversalgelenks,** siehe Kap. 5.3.1 | Kostovertebrale und kostotransversale Untersuchung<br>Regionale und segmentale thorakale Untersuchung<br>Ggf. bildgebende Verfahren zum Ausschluss von Frakturen und Muskelläsionen | Konservativ: Reduktion von Belastung und Reduktion von Bewegung in der Entzündungsphase, aktives Bewegen des Rumpfes (homonym und heteronym) und schmerzfreie kostovertebrale und kostotransversale Mobilisation in der Proliferationsphase, endgradige Mobilisation, Training der Muskulatur und Erarbeiten von Sportfähigkeit ab der Konsolidierungsphase |
| Anpralltrauma, Stürze, Schläge/Tritte, Verkehrsunfälle, Reanimation (ventrale Rippenprellung)<br>> **Rippenprellung,** siehe Kap. 5.3.2 | Inspektion, Palpation, Funktionsuntersuchung<br>Bildgebende Verfahren zum Ausschluss von Frakturen (Sonografie, Röntgenuntersuchung) | In der Regel erfolgt keine Therapie. Atemtherapie, Detonisierung der umliegenden Muskulatur und Rippenmobilisationen ab der Proliferationsphase sind denkbar. |
| Stumpfe Gewalteinwirkung, Verkehrsunfälle, Stürze, Schläge/Tritte (selten)<br>> **Rippenfrakturen,** siehe Kap. 5.3.3 | Anamnese, Inspektion, Palpation, Funktionsuntersuchung der Rippen<br>Bei V. a. solitäre Fraktur: Sonografie, Röntgenuntersuchung<br>Bei V. a. Serienfraktur: Untersuchung nach ATLS-Richtlinien | Konservativ: solitäre, geschlossene Rippenfrakturen<br>Operativ: Serienfrakturen mit Brustwandverletzungen, instabilem Thorax, symptomatischer Pseudarthrose, prolongierten Schmerzen nach konservativem Misserfolg, notwendiger Thorakotomie |
| Erwachsene: frontale, direkte Krafteinwirkung, Autounfälle, Überlastungsfrakturen, osteoporotische Frakturen<br>Kinder: indirekte Gewalteinwirkung, Misshandlung<br>> **Sternumfrakturen,** siehe Kap. 5.3.3 | Anamnese, Inspektion, Palpation, chondrosternale, kostovertebrale und kostotransversale Funktionsuntersuchung<br>Sonografie, Röntgenuntersuchung<br>Ausschluss eines Pneumo-/Hämatothorax<br>CT zum Ausschluss von Verletzungen der BWS | Konservativ: isolierte Sternumfrakturen<br>Operativ: dislozierte Frakturen, massiv schmerzhafte Frakturen, Sternumpseudarthrosen, Polytraumen |
| Offener HPT: spitze Verletzung (Stich, Schuss, Splitter, Perforation anderer Genese)<br>Geschlossener HPT: stumpfes Thoraxtrauma nach Verkehrsunfall, Sturz aus großer Höhe<br>> **Hämatopneumothorax,** siehe Kap. 5.3.4 | Röntgenuntersuchung mit Thoraxübersichtsaufnahmen und Hemithoraxaufnahme in zwei Ebenen<br>EKG, Blutdruckmessung, Blutgasanalyse, ggf. flexible Bronchoskopie<br>Ausschluss von Begleitverletzungen (Herz, Leber, Milz, Nieren, Rippen/Sternum) | Konservativ: • Nach Lungenkontusionen: Atemtherapie und Schmerzmedikation<br>• Bei intrapleuralem Hämatom: orotracheale Intubation, Beatmung, ggf. Pleuradrainage<br>Operativ: • Bei offenem HPT, geschlossenem HPT mit Blutungsneigung und Spannungspneumothorax<br>• Pleuradrainage, bei fortschreitendem Blutverlust Thorakotomie mit Kompression der Lunge und Stillung der Blutung |
| Thoraxtrauma<br>> **Contusio cordis,** siehe Kap. 5.3.5 | Röntgenuntersuchung zur Feststellung von Thoraxverletzungen, EKG, Echokardiografie, Laborparameter, Blutdruck | Atemtherapie, Intensivmonitoring, medikamentöse Einstellung bei Herzinsuffizienz |
| Thoraxtrauma<br>> **Myokardtamponade,** siehe Kap. 5.3.5 | Röntgenuntersuchung zur Feststellung von Thoraxverletzungen, EKG, Echokardiografie, Laborparameter, Blutdruck | Operativ: sofortige Perikardpunktion bzw. Kathetereinlage, Sternotomie und kardiochirurgischer Verschluss der Ruptur |
| Hochrasanztrauma des Beckens oder des Thorax<br>> **Zwerchfellruptur,** siehe Kap. 5.3.6 | Röntgenuntersuchung, Sonografie des Abdomens<br>Ausschluss von Begleitverletzungen | Operativ: Zwerchfellnaht durch Einzelkopfnähte |
| Stumpfes abdominelles Trauma, Perforation durch die Rippen (Messerstiche etc.), intraoperative Rupturen<br>> **Milzruptur, traumatische,** siehe Kap. 5.3.7 | Sonografie, Abdomen-CT | Konservativ: bei geringem Ausmaß der Blutung (medikamentös)<br>Operativ: Oberstes Ziel bei Kindern und Jugendlichen ist der Milzerhalt, daher wenn möglich Blutstillung mittels Fibrinkleber, Elektro- oder Infrarotkoagulation. Bei schweren Blutungen Teilresektion oder Splenotomie |
| Operationen<br>> **Thorakotomie,** siehe Kap. 5.3.8 | Ausschluss von entstandenen Rippenfrakturen (Röntgenuntersuchung, Sonografie) | Konservativ |

**Abb. 5.9** Anamnese und Diagnostik traumatischer Erkrankungen der Rippen und des Sternums. [L329]

| Allgemeine Therapiebausteine (spezifische Therapiepläne im jeweiligen Kapitel) | | | | | | |
|---|---|---|---|---|---|---|
| Immer unter Berücksichtigung der Belastbarkeit in den Heilungsphasen, siehe Kap. 1.6.3 | | | | | | |
| Kostotransversale und kostevertebrale Mobilisation<br>Mobilisation der chondrosternalen Übergänge | ➔ | Segmentale Mobilisation der thorakalen Facettengelenke<br>Mobilisation des zervikothorakalen Übergangs | ➔ | Allgemeines Rumpfmuskeltraining<br>Training der aufrichtenden Muskulatur | ➔ | Training der Muskulatur des unteren Rückens, Training der Hüft- und Glutealmuskulatur<br>Training von posturalen Fähigkeiten, Lauf- und Sprungtraining, Erarbeiten von Sportfähigkeit |

**Abb. 5.9** *(Forts.)* Anamnese und Diagnostik traumatischer Erkrankungen der Rippen und des Sternums. [L329]

## 5.3.1 Kapsel- und Bandläsionen

Isolierte Läsionen einer Gelenkkapsel und der das Gelenk sichernden Ligamente eines Kostovertebral- oder Kostotransversalgelenks durch ein traumatisches Ereignis kommen so gut wie nicht vor. Ausnahme ist eine durch zu viel Kraft bzw. zu großen Bewegungsweg falsch ausgeführte manipulative Behandlungstechnik als Auslöser, wobei es auch hier eher zu Frakturen als zu Verletzungen der Kapseln kommt. Bei keiner alltäglichen Bewegung und bei keinem üblichen Traumamechanismus kommt es zu alleinigem Zug auf die Kapsel eines Rippen-Wirbelgelenks. Bewegungen können regional weiterlaufen, so dass Kräfte verteilt bzw. abgefangen werden können. Bei Anpralltraumen durch Stürze oder Verkehrsunfälle können Kapseln gemeinsam mit dem Knochen verletzen. In diesem Fall steht die Therapie der Begleitverletzungen im Vordergrund.

**BEFUNDE**

**Traumamechanismus**
- Falsch durchgeführte Manipulation
- Begleitverletzung nach Sturz, Verkehrsunfall oder Schlag (Primärverletzungen von Rippen und Brustwirbelsäule)

**Leitsymptomatik**
- Dumpfe, diffuse lokale Schmerzen

### Differenzialdiagnosen

Differenzialdiagnostisch kommen, insbesondere bei ausstrahlenden Beschwerden, Frakturen der Rippen und Läsionen der Brustwirbelsäule in Frage.

### Untersuchung

**Manualtherapeutisch** Untersuchung kostovertebral, kostotransversal und segmental thorakal.

**Medizinisch** Bei Verdacht auf eine isolierte Verletzung der Kapsel eines Rippen-Wirbelgelenks erfolgt keine weitere Untersuchung. Bildgebende Verfahren werden zum Ausschluss von Begleitverletzungen wie Frakturen und Muskelläsionen eingesetzt.

### Therapie

#### Konservativ

Die Therapie erfolgt konservativ.

**Entzündungsphase:**
- Reduktion von Belastung
- Reduktion von Bewegung

**Proliferationsphase:**
- Aktives Bewegen im schmerzfreien Bereich
- Kostotransversale und kostovertebrale Mobilisation im schmerzfreien Bereich

**Konsolidierungsphase:**
- Endgradige kostotransversale und kostovertebrale Mobilisation
- Training der aufrichtenden Muskulatur
- Erarbeiten von Sportfähigkeit

**Umbauphase:**
- Erreichen der vollen Belastbarkeit vor Beginn der Umbauphase

**Mittlere Rehabilitationszeit** 6–8 Wochen.

**Zusammenfassung**

**Kapsel- und Bandläsionen der Rippengelenke**

Isolierte Verletzungen des Kapsel-Band-Apparates der Rippengelenke sind selten und fast nur durch fehlerhaft durchgeführte manipulative Techniken erklärbar, wobei es auch hier eher zu Rippenfrakturen kommt. Darüber hinaus entstehen sie als Begleitverletzungen nach traumatischen Ereignissen. Die Therapie erfolgt konservativ, die volle Sportfähigkeit wird innerhalb der Konsolidierungsphase nach 6–8 Wochen erreicht, es sei denn, die Rehabilitation der Begleitverletzungen erfordert mehr Zeit.

## 5.3.2 Rippenprellung

**BEFUNDE**

**Traumamechanismus**
- Anpralltrauma
- Sturz
- Schläge, Tritte
- Verkehrsunfälle
- Reanimation (ventrale Rippenprellungen)

**Leitsymptome**
- Atemabhängige Schmerzen (Einatmung, Husten, Niesen)
- Bewegungsabhängige Schmerzen
- Druckdolenz
- Prellmarken, Hämatome

### Beschreibung

Rippenprellungen entstehen durch direkte, stumpfe Gewalteinwirkungen. Stürze, Schläge, Tritte oder Verkehrsunfälle sind die häufigste Ursache.

### Differenzialdiagnosen

Differenzialdiagnostisch kommen Rippenfrakturen in Betracht.

### Untersuchung

**Manualtherapeutisch** Inspektion, Palpation, Funktionsuntersuchung.

**Medizinisch** Bildgebende Verfahren zum Ausschluss von Frakturen (Sonografie, Röntgenuntersuchung).

### Therapie

#### Konservativ

In der Regel findet keine manualtherapeutische Nachbehandlung statt. Atemtherapie, Detonisierung und Rippenmobilisationen (ab der Proliferationsphase) stellen eine mögliche Behandlung dar.

**Mittlere Rehabilitationszeit** 2–4 Wochen.

## 5.3.3 Frakturen

Zu Frakturen der Rippen und des Sternums vgl. Hackl et al. 2018.

### Rippenfrakturen

**Ätiologie** Pathologische Frakturen (Osteoporose, Neoplasien) können schon bei traumatischen Ereignissen mit wenig Belastung entstehen.

**Epidemiologie** Rippenfrakturen sind die häufigste Verletzung im Bereich des Thorax. 50 % aller polytraumatisierten Patienten weisen Verletzungen der Brustwirbelsäule und der Rippen auf. Davon bestehen bei einem Drittel der Patienten instabile Rippenserienfrakturen (vgl. Schulz-Drost et al. 2016). 70 % der Rippenfrakturen resultieren aus Verkehrsunfällen (vgl. El-Menyar 2013). Die 4.–9. Rippe sind am häufigsten betroffen. Lokalisationen werden parasternal, ventral, dorsal und lateral beschrieben.

**BEFUNDE**

**Traumamechanismus**
- Anpralltrauma
- Sturz
- Schläge, Tritte
- Verkehrsunfälle (70 %)
- Reanimation (ventrale Rippenfrakturen)

**Leitsymptome**
- Atemabhängige Schmerzen (Einatmung, Husten, Niesen)
- Bewegungsabhängige Schmerzen
- Druckdolenz
- Ggf. Krepitationen
- Prellmarken, Hämatome

#### Beschreibung

Rippenfrakturen entstehen durch direkte, stumpfe Gewalteinwirkungen (> Abb. 5.11). Stürze, Schläge, Tritte oder Verkehrsunfälle sind die häufigste Ursache. Kinder und Jugendliche haben elastischere Rippen als Erwachsene und weisen daher häufig posttraumatische schwere thorakale Organverletzungen ohne Rippenfrakturen auf (vgl. Fichtel, Fernandez und Wirth 2016). Bei Kindern und Jugendlichen kommt es auch zu knorpeligen Verletzungen durch lokale Krafteinwirkung. Diese sind, sofern keine Disposition erfolgt, in der Röntgenuntersuchung nicht darstellbar.

**HINWEIS**

Ventrale Rippenfrakturen beeinträchtigen die Atmung mehr als dorsale.

#### Mögliche Begleitverletzungen

Begleitverletzungen des Thorax sind häufig. Häufigste Begleitverletzungen sind ein Pneumothorax oder Hämatothorax. Aber auch Verletzungen des Lungenparenchyms, des Myokards oder Rupturen der thorakalen Aorta kommen vor. Bei Verletzungen der unteren Rippen können die Nieren, die Leber oder die Milz mitverletzen.

Frakturen der 1. und/oder 2. Rippe entstehen in der Regel nur nach großer Krafteinwirkung. Begleitverletzungen der umliegenden Gefäße (A. und V. subclavia, Truncus brachiacephalicus) und des Plexus brachialis müssen ausgeschlossen werden.

### Klassifikation

Unterschieden werden offene von geschlossenen Rippenfrakturen und solitäre von Serienfrakturen.

- **Solitäre Rippenfraktur:** eine Fraktur einer einzelnen Rippe im knöchernen oder auch im knorpeligen Bereich. Auch **Rippenstückfrakturen,** bei denen eine Rippe an mehreren Stellen frakturiert ist, gehören zu den solitären Rippenfrakturen.
- **Rippenserienfraktur:** Frakturen von ≥ 3 übereinander liegenden Rippen werden als Rippenserienfrakturen bezeichnet.
- **Instabiler Thorax:** Sind Rippen einer Rippenserienfraktur jeweils in zwei oder mehr Fragmente frakturiert, wird diese als instabiler Thorax **(Flail Chest)** bezeichnet.

**CAVE**

Axilläre oder posteriore Rippenserienfrakturen bei Kindern sind bei leerer Anamnese ein starker Hinweis auf eine mögliche Misshandlung (➤ Abb. 5.10).

### Differenzialdiagnosen

Differenzialdiagnostisch kommt eine Rippenprellung in Betracht.

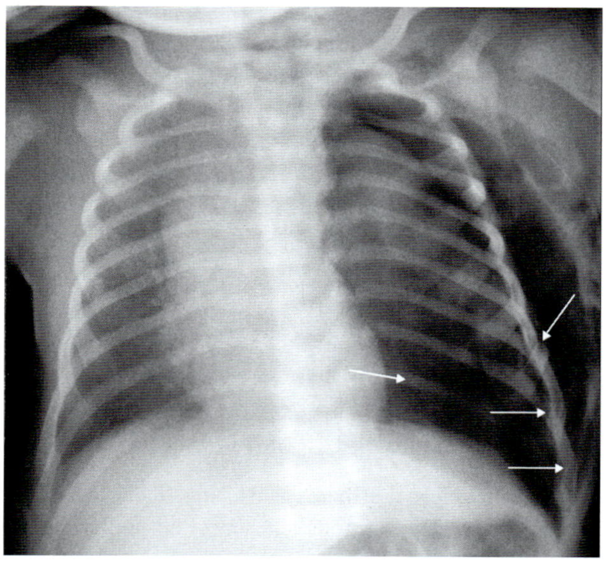

**Abb. 5.10** Rippenserienfrakturen nach Kindesmisshandlung. Röntgen-Thorax, 3 Wochen alter Junge. Rippenserienfraktur (Pfeile) der 7.–9. Rippe links lateral und der 10. Rippe links dorsal. Zusätzlicher Spannungspneumothorax und Weichteilemphysem der Thoraxwand links. [R232]

### Untersuchung

**Manualtherapeutisch** Anamnese, Inspektion, Palpation, Funktionsuntersuchung der Rippen. Krepitationen oder tastbarer Versatz sind beweisend.

**RED FLAG**

Bei Verdacht auf Serienfrakturen und/oder intrathorakale Begleitverletzungen ist umgehend zum Arzt zu überweisen. Nach Hochrasanztraumen ist der Rettungsdienst zu alarmieren.

**Medizinisch** Bei Verdacht auf solitäre Fraktur erfolgt eine Bildgebung (Sonografie, Röntgen). Die Sensitivität der bildgebenden Verfahren bei stabiler, solitärer Rippenfraktur ist nicht gut, so dass die Abgrenzung zur Prellung schwerfällt. In der Röntgenuntersuchung sollte auch der Pleuraraum zur Diagnostik eines Pneumo- oder Hämatothorax begutachtet werden.

Bei Verdacht auf Rippenserienfrakturen und schwerwiegende Thoraxtraumen sollte aufgrund der möglichen Begleitverletzungen nach ATLS®-Richtlinien untersucht werden (Advanced Trauma Life Support):

- Anamnese
- Klinische Untersuchung
  - Inspektion
    - Deformitäten
    - Prellmarken, Hämatome
    - Hautkolorit
  - Perkussion und Palpation des Thorax
  - Auskultation des Herzens und der Lunge
- Bildgebung: CT
- Herzuntersuchung (bei V. a. Herzverletzung)
  - Sonografie (einfach interkostal oder subxiphoidal)
  - EKG
- Bildgebende Verfahren
  - Röntgen
  - CT
  - Echokardiografie

### Therapie

#### Konservativ

Solitäre, geschlossene Rippenfrakturen können konservativ behandelt werden. Im Vordergrund steht, neben der analgetischen Therapie, Atemtherapie. Allerdings wird betroffenen Patienten zumeist keine Therapie verordnet. Zum Ende der Konsolidierung ist es ratsam, etwaige bestehende kostovertebrale und kostotransversale Funktionsstörungen zu beseitigen.

**HINWEIS**

- Rippenfrakturen sind sehr schmerzhaft. Die übliche Frakturheilung ist durch die permanente Atembewegung verzögert. Patienten beklagen daher oft viele Wochen Schmerzen.
- Bandagen, Dachziegelverbände etc. sollten nicht genutzt werden. Die Sekretolyse und Lungenbelüftung werden gestört, der Schmerz wird in der Regel nicht vermindert.

Konservativ zu therapierende Rippenserienfrakturen sollten stationär überwacht werden. Hoch dosierte Analgetika und regelmäßige Atemtherapie inklusive Sekretlösung sind zwingend erforderlich.

Bei bestehendem Pneumothorax ist eine Thoraxdrainage zur Vermeidung eines Spannungspneumothorax indiziert.

#### Operativ

Nach Polytrauma-S3-Leitlinie sollte eine operative, osteosynthetische Versorgung in folgenden Fällen erfolgen:

- Brustwandverletzungen mit (Gefahr für eine) Lungenverletzung
- Notwendige Thorakotomie bei Rippenserienfrakturen
- Instabiler Thorax
- Symptomatische Pseudarthrose
- Prolongierte Schmerzen nach konservativem Misserfolg

Winkelstabile Rippenplatten, intramedulläre Nägel oder Klammersysteme kommen in Frage. Die osteosynthetische Versorgung erfolgt offen.

#### Postoperative Rehabilitation

Die postoperative Rehabilitation ist in der Regel abhängig von den bestehenden Begleitverletzungen. Atemtherapie steht in den ersten Wochen im Vordergrund. Mobilisationen kostovertebral und kostosternal können im schmerzfreien Bereich ab der Proliferations- und ab der Konsolidierungsphase endgradig durchgeführt werden.

### Sternumfrakturen

**Epidemiologie** Sternumfrakturen entstehen nur in 3–8 % der Fälle aus stumpfen Traumen des Thorax. Bei ventralen oder parasternalen Frakturen mehrerer Rippen ist das Sternum häufig gleichermaßen frakturiert. In 80 % der Fälle resultieren sie aus Autounfällen mit Aufprall des Sternums auf das Lenkrad oder den Airbag, alternativ durch Zug des Sicherheitsgurts (vgl. Harston und Roberts 2011). Querfrakturen des Manubrium sternum entstehen auch beim American oder Australian Football. Selten sind Abrissfrakturen des Proc. xyphoideus nach Flexionstraumen.

**BEFUNDE**

**Traumamechanismus**

**Erwachsene:**
- Frontale, direkte Krafteinwirkung (American/Australian Football)
- Autounfälle (80 %), Aufprall des Thorax aufs Lenkrad
- Überlastungsfrakturen (Fitnesssport)
- Osteoporotische Frakturen (selten)

**Kinder:**
- Indirekte Gewalteinwirkung
- Misshandlung

**Leitsymptome**
- Atemabhängige Schmerzen
- Ggf. bewegungsabhängige Schmerzen
- Lokales Hämatom
- Schwellung
- Ggf. tastbare Krepitation

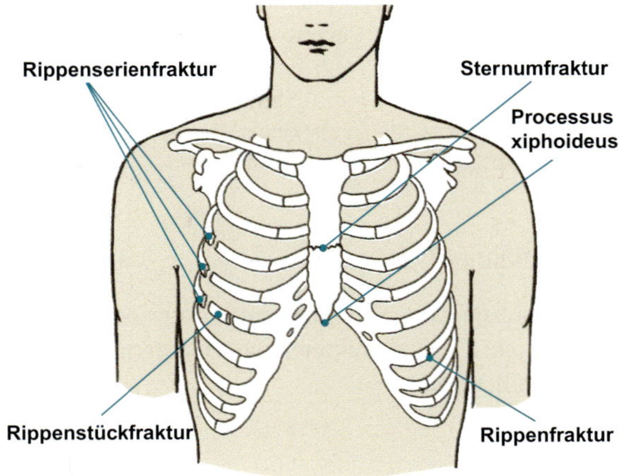


**Abb. 5.11** Rippen- und Sternumfrakturen. [L157]

#### Beschreibung

Häufigster Frakturtyp ist eine horizontale Querfraktur zwischen Manubrium sterni und Corpus sterni (➤ Abb. 5.11).

#### Mögliche Begleitverletzungen

Begleitverletzungen kommen in zwei Dritteln der Fälle vor. Folgende Begleitverletzungen werden (vgl. Khoriati, Rajakulasingam und Sha 2013) beschrieben:

- Rippenfrakturen
- Verletzung der Brustwirbelsäule (Frakturen oder Diskusverletzungen)
- Sternoklavikuläre Luxationen
- Klavikulafrakturen
- Abdominelle Verletzungen
- Verletzungen des Diaphragmas
- Pneumothorax
- Hämatothorax
- Herzbeuteltamponade
- Lungen-/Herzkontusionen
- Kopfverletzungen
- Verletzungen der Extremitäten

**HINWEIS**

Das Herz ist zum Ende der Diastole mit dann voll gefülltem Herzen am anfälligsten für Verletzungen in Kombination mit Frakturen des Sternums.

#### Klassifikation

- **Isolierte Sternumfraktur:** Als isolierte Sternumfraktur werden Frakturen des Sternums ohne Begleitverletzungen des Thorax (Rippen, Herz, Lunge, Brustwirbelsäule) bezeichnet.
- **Manubriosternale Luxation:** Manubriosternale Luxationen sind sehr selten. Sie werden in zwei Typen nach Dastgeer und Mikolich unterteilt (vgl. Gloyer et al. 2011):

5

- Typ I: Luxation des Corpus sterni nach ventral.
- Typ II: Luxation des Corpus sterni nach dorsal.

**CAVE**

Bei Kindern sind auch Sternumfrakturen bei leerer Anamnese ein starker Hinweis auf eine mögliche Misshandlung.

### Differenzialdiagnosen

Differenzialdiagnostisch kommen eine Kontusion, sternokostale Frakturen, Klavikulafrakturen und eine sternoklavikuläre Luxation in Betracht.

### Untersuchung

**Manualtherapeutisch** Anamnese, Inspektion, Palpation, Funktionsuntersuchung der chondrosternalen Übergänge. Krepitationen oder tastbarer Versatz sind beweisend.

**RED FLAG**

Bei Frakturverdacht, insbesondere bei Verdacht auf intrathorakale Begleitverletzungen, ist umgehend zum Arzt zu überweisen. Nach Hochrasanztraumen ist der Rettungsdienst zu alarmieren.

**Medizinisch** Bei Verdacht auf Fraktur erfolgt eine Bildgebung (Sonografie, Röntgen). In der Röntgenuntersuchung sollte auch der Pleuraraum zur Diagnostik eines Pneumo- oder Hämatothorax begutachtet werden.

**HINWEIS**

Da Sternumfrakturen oft mit Verletzungen der Brustwirbelsäule einhergehen und diese in der Röntgenuntersuchung nicht immer nachweisbar sind, sollte bei V. a. Sternumfraktur eine CT erwogen werden.

Bei Verdacht auf Sternumfrakturen und schwerwiegende Thoraxtraumen sollte aufgrund der möglichen Begleitverletzungen nach ATLS®-Richtlinien untersucht werden (Advanced Trauma Life Support), siehe unter Rippenfrakturen.

### Therapie

#### Konservativ

Isolierte Frakturen des Sternums können konservativ behandelt werden. Patienten werden bis zu 12 Wochen analgetisch behandelt. In der Entzündungs- und Proliferationsphase steht die Atemtherapie im Vordergrund der therapeutischen Intervention. Nach 8 Wochen können die kostovertebralen und kostosternalen Verbindungen mobilisiert werden.

#### Operativ

Dislozierte Frakturen, massiv schmerzhafte Frakturen, Sternumpseudarthrosen oder mit einer Ateminsuffizienz einhergehende Frakturen werden mittels Platten- oder Zuggurtungsosteosynthese versorgt. Eine Metallentfernung erfolgt nicht.

#### Postoperative Rehabilitation

Auch postoperativ steht die Atemtherapie im Vordergrund. Mobilisationen kostovertebral und kostosternal können im schmerzfreien Bereich ab der Proliferations- und ab der Konsolidierungsphase endgradig durchgeführt werden.

## 5.3.4 Hämatopneumothorax

**Synonym** HPT.

**Ätiologie** Ein offener HPT entsteht durch spitze Verletzungen der Thoraxwand. In Frage kommen Schüsse, Stiche, Splitter und Perforationen mit anderen spitzen Gegenständen. Ein geschlossener HPT entsteht durch stumpfe Thoraxtraumen durch Verkehrsunfälle, Stürze aus großer Höhe oder ähnliche Unfälle.

**BEFUNDE**

**Traumamechnismus**
- Offener HPT: spitze Verletzung durch Stich, Schuss, Splitter, Perforation durch andere Gegenstände
- Geschlossener HPT: stumpfes Thoraxtrauma durch Verkehrsunfall, Sturz aus großer Höhe

**Leitsymptomatik und Sichtbefunde**
- Lokaler Druckschmerz, Kompressionsschmerz des Thorax
- Tachypnoe, abgeschwächtes Atemgeräusch, paradoxe Atmung
- Zyanose, Petechien, gestaute Halsvenen durch Einflussstauung
- Hautemphysem am Thorax, ggf. im Verlauf auch in Schulter-, Hals- und Bauchregion
- Sichtbare Verletzungen der Thoraxwand

### Beschreibung

Es gibt einen offenen und einen geschlossenen Hämatopneumothorax. Beim offenen sind die Pleura visceralis, das Lungenparenchym und die Thoraxwand verletzt, beim geschlossenen nur die Pleura visceralis und das Lungenparenchym. Zum Hämatopneumothorax vgl. auch Breusch et al. 2019: 392 f.

### Differenzialdiagnosen

Differenzialdiagnostisch kommt eine Perikardtamponade in Betracht.

### Untersuchung

**Manualtherapeutisch**

**RED FLAG**

Die Untersuchung gehört in ärztliche Hand. Nach Verkehrsunfällen, Stürzen aus großer Höhe, Stich-, Schuss- oder anderen Perforationsverletzungen des Thorax ist der Rettungsdienst zu alarmieren.

**Medizinisch** Standardmäßig erfolgt eine Röntgenuntersuchung mit Thoraxübersichtsaufnahme in Exspiration sowie eine Hemithoraxaufnahme in zwei Ebenen mit Hartstrahlentechnik.

Bei Verdacht auf Verletzung des Sternums und der Rippen erfolgen zudem entsprechende Aufnahmen. Bei vorliegendem Hämatothorax folgt eine Aufnahme im Liegen. Bei Ausbreitung des Hämatothorax wären hier diffuse Verschattungen zu sehen.

Weitere Untersuchungsbestandteile sind ein EKG mit zu erwartender Tachykardie, die Messung des Blutdrucks mit zu erwartender Hypotonie, eine arterielle Blutgasanalyse und ggf. eine flexible Bronchoskopie.

Bei Verdacht auf mögliche Begleitverletzungen, insbesondere der inneren Organe (Herz, Leber, Milz, Nieren), sind weitere Untersuchungen erforderlich.

### Therapie

#### Konservativ

Nach Lungenkontusion sind Atemtherapie und Schmerzmedikation empfehlenswert. Liegt ein intrapleurales Hämatom vor, kann, je nach Größe, eine orotracheale Intubation und Beatmung mit endexspiratorischem Druck und evtl. auch eine Pleuradrainage erforderlich sein.

#### Operativ

Eine OP-Indikation besteht bei offenem HPT, geschlossenem HPT mit Blutungsneigung oder Spannungspneumothorax. Zunächst erfolgt eine Pleuradrainage **(Bülau-Drainage).** Bei fortschreitendem Blutverlust erfolgt eine anteriore Thorakotomie im betroffenen Interkostalraum mit Kompression der gleichseitigen Lunge und Stillung der Blutung.

#### Postoperative Rehabilitation

In der postoperativen Rehabilitation steht zunächst die Atemtherapie im Vordergrund. Die Mobilisation des Patienten erfolgt nach dem Nachbehandlungsschema des Operateurs. Die postoperative Rehabilitation nach Thorakotomie wird in ➤ Kap. 5.3.8 beschrieben.

**Mittlere Rehabilitationszeit** Die mittlere Rehabilitationszeit variiert abhängig von Art, Therapie und Begleitverletzungen. Auch der Allgemeinzustand des Patienten ist entscheidend.

## 5.3.5 Myokardverletzungen

### Contusio cordis

**Ätiologie** Eine Contusio cordis entsteht als Begleitverletzung eines Thoraxtraumas.

**BEFUNDE**

**Traummechanismus**
- Thoraxtrauma (z. B. Verkehrsunfall mit Anprall des Thorax aufs Lenkrad)

**Leitsymptomatik**
- Leise Herztöne
- Schockzustand
- Ggf. veränderte Atmung durch begleitende Thoraxverletzung
- Unspezifische Schmerzen (abhängig vom Trauma und den verletzten Strukturen)

#### Beschreibung

Eine Contusio cordis ist eine Prellung des Myokards.

#### Differenzialdiagnosen

Differenzialdiagnostisch kommt eine Myokardtamponade in Betracht.

#### Untersuchung

**Manualtherapeutisch**

**RED FLAG**

Die Untersuchung gehört in ärztliche Hand. Bei Verdacht auf Myokardbeteiligung ist der Rettungsdienst zu rufen. Differenzialdiagnostisch ist eine Myokardtamponade denkbar, diese ist ein medizinischer Notfall.

**Medizinisch** Zur medizinischen Diagnostik gehören neben einer Röntgenuntersuchung zur Feststellung von Läsionen des Thorax EKG, Echokardiografie, Laborparameter und Blutdruckmessung. Mittels Sonografie kann eine Tamponade ausgeschlossen werden.

#### Therapie

##### Konservativ

Physiotherapeutisch erfolgt eine Atemtherapie. Medizinisch ist zunächst ein Intensivmonitoring erforderlich. Es erfolgt eine medikamentöse Einstellung bei Herzinsuffizienz.

**Mittlere Rehabilitationszeit** Abhängig von Begleitverletzungen und dem Allgemeinzustand des Patienten.

### Myokardtamponade

**Synonym** Herzbeuteltamponade.

**Ätiologie** Eine Myokardtamponade entsteht als Begleitverletzung eines Thoraxtraumas.

**BEFUNDE**

**Traumamechanismus**
- Thoraxtrauma (z. B. Verkehrsunfall mit Anprall des Thorax aufs Lenkrad)

**Leitsymptomatik**
- Abgeschwächte Herztöne
- Paradoxer Puls
- Stauung der Halsvenen
- Schockzustand
- Ggf. veränderte Atmung durch begleitende Thoraxverletzung
- Unspezifische Schmerzen (abhängig vom Trauma und den verletzten Strukturen)
- Ggf. Verletzung der Thoraxwand

### Beschreibung

Eine Myokardtamponade ist eine Ruptur des Myokards (komplett oder inkomplett) mit fortschreitender Einblutung ins Myokard und intraperikardialer Kompression der oberen V. cava, Einflussstauung und Low-cardiac-output-Syndrom.

### Differenzialdiagnosen

Differenzialdiagnostisch kommen eine Contusio cordis und ein Spannungspneumothorax in Betracht.

### Untersuchung

**Manualtherapeutisch**

**RED FLAG**

Die Untersuchung gehört in ärztliche Hand. Bei Verdacht auf Myokardbeteiligung ist der Rettungsdienst zu rufen. Eine Myokardtamponade ist ein medizinischer Notfall.

**Medizinisch** Zur medizinischen Diagnostik gehören neben einer Röntgenuntersuchung zur Feststellung von Läsionen des Thorax EKG, Echokardiografie, Laborparameter und Blutdruckmessung. Mittels Sonografie kann eine Tamponade ausgeschlossen werden.

### Therapie

#### Operativ

Die Therapie erfolgt operativ mittels sofortiger Perikardpunktion bzw. Kathetereinlage, Sternotomie und kardiochirurgischen Verschlusses der Ruptur.

**HINWEIS**

Bei Ventrikelbeteiligung ist die Überlebenschance gering, bei Verletzungen im Vorhofbereich besteht eine Überlebenschance bei sofortiger OP.

#### Postoperative Rehabilitation

Die postoperative Rehabilitation liegt in medizinischer Hand und kann durch Atemtherapie unterstützt werden. Die postoperative Rehabilitation nach Thorakotomie wird in ➤ Kap. 5.3.8 beschrieben.

**Mittlere Rehabilitationszeit** Abhängig vom Allgemeinzustand des Patienten.

Zu Verletzungen des Myokards vgl. auch Breusch et al. 2019: 393 f.

## 5.3.6 Zwerchfellruptur

**Ätiologie** Eine Zwerchfellruptur entsteht durch eine massive Steigerung des intraabdominellen Drucks. Sie geht immer mit Begleitverletzungen wie Thoraxtrauma, Schädel-Hirn-Trauma, Verletzungen der abdominellen Organe oder Beckenfrakturen einher.

**Epidemiologie** In 90 % der Fälle linksseitig aufgrund des schlechteren Schutzes durch Bauchorgane.

**BEFUNDE**

**Traumamechanismus**
- Hochrasanztrauma des Beckens oder des Thorax

**Leitsymptomatik**
- Abgeschwächte Atmung
- Ggf. Atemgeräusche in der Axilla
- Zunehmende Oberbauchsymptomatik und Thoraxschmerz bei initial unspezifischer Symptomatik

### Beschreibung

Als Zwerchfellruptur wird eine traumatische Prolabierung von Bauchorganen in die Thoraxhöhle bezeichnet. Zur Zwerchfellruptur vgl. auch Breusch et al. 2019: 395.

### Differenzialdiagnosen

Differenzialdiagnostisch kommen eine Myokardtamponade, ein Hämatopneumothorax, eine Milzruptur und basale Atelektasen in Betracht.

### Untersuchung

**Manualtherapeutisch**

**RED FLAG**

Die Untersuchung gehört in ärztliche Hand. Nach Hochrasanztraumen ist der Rettungsdienst zu alarmieren.

**Medizinisch** Die medizinische Diagnostik besteht aus einer Röntgenuntersuchung und einer Sonografie des Abdomens. Zum Ausschluss von Begleitverletzungen und zur Differenzialdiagnostik sollten entsprechende weitere Untersuchungen folgen.

### Therapie

#### Operativ

Die Therapie erfolgt operativ mittels Zwerchfellnaht durch Einzelkopfnähte mit nicht resorbierbarem Nahtmaterial.

#### Postoperative Rehabilitation

Eine therapeutische postoperative Rehabilitation in Bezug auf den Zwerchfellbruch ist nicht vorgesehen, muss jedoch in Bezug auf die Rehabilitation der Begleitverletzungen erfolgen. Eine einseitige Einschränkung der Motilität des Zwerchfells bleibt durch Läsionen des N. phrenicus in der Regel zurück.

**Mittlere Rehabilitationszeit** Abhängig von Begleitverletzungen und dem Allgemeinzustand des Patienten.

## 5.3.7 Milzruptur, traumatische

**BEFUNDE**

**Traumamechanismus**
- Stumpfes abdominelles Trauma (Sport, Arbeit, Verkehrsunfall)
- Perforation durch Rippen, Messerstiche etc.
- Intraoperative Rupturen

**Leitsymptomatik**
- Abdominalschmerz im linken unteren Quadranten
- Ggf. Ausstrahlung in die linke Schulter (Kehr-Zeichen)
- Druckschmerzhafter Milzpunkt (Saegesser-Zeichen)
- Ggf. hämorrhaghischer/hypovolämischer Schock (Tachykardie, Hypotonie)

### Beschreibung

Hierbei handelt es sich um eine Ruptur der Milz durch direkte oder indirekte Gewalteinwirkung (> Abb. 5.12).

### Differenzialdiagnosen

Differenzialdiagnostisch kommt eine Verletzung anderer linksseitiger Bauchorgane in Betracht.

### Untersuchung

**Manualtherapeutisch** Palpation des Abdomens (Abwehrspannung, Saegesser-Zeichen).

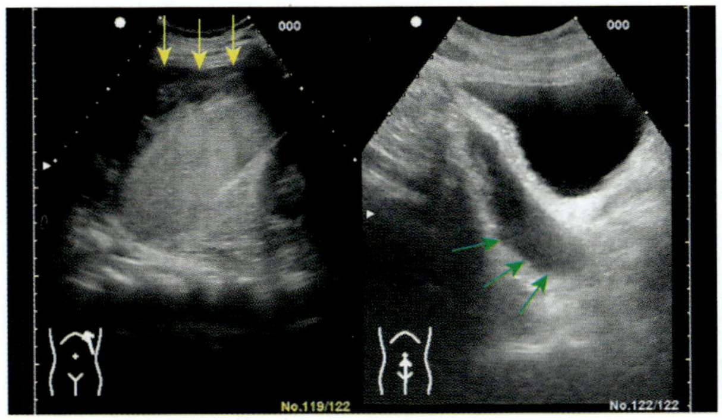


**Abb. 5.12** Sonografische Darstellung einer Milzruptur. [M512]

**Medizinisch** In der Akutphase kann in der Sonografie evtl. Flüssigkeit an den Nierenpolen nachgewiesen werden. Eine gesicherte Diagnose kann durch eine Abdomen-CT gestellt werden.

### Therapie

#### Konservativ

Bei geringem Ausmaß der Blutung kann zunächst konservativ (medikamentös) behandelt und zugewartet werden.

#### Operativ

Oberstes Ziel bei der OP von Kindern und Jugendlichen ist der Milzerhalt. Falls möglich erfolgt demnach nur eine lokale Blutstillung mittels Fibrinkleber, Elektro- oder Infrarotkoagulation. Auch eine unterstützende Netzkompression ist möglich. Bei schweren Blutungen und fortgeschrittenen Milzrupturen kann eine Teilresektion der Milz oder eine komplette Splenotomie erforderlich sein.

#### Postoperative Rehabilitation

Eine manualtherapeutische Nachbehandlung ist nur in Bezug auf Begleitverletzungen indiziert.

## 5.3.8 Thorakotomie

### Beschreibung

Eine Thorakotomie ist die operative Eröffnung des Thorax. In diesem Fall ist die Operation das traumatische Ereignis für den Thorax, da Rippenfrakturen (Thorakotomie) oder Sternumfrakturen (Sternotomie) operativ herbeigeführt werden, um den Thorax zu eröffnen. Thorakotomien werden zur OP der Lunge (Lobektomien, Pneumektomien, Versorgung eines Hämatopneumothorax, Tumorextirpationen) genutzt.

Die Operation erfolgt durch eine Resektion mehrerer Rippen oder durch Inzision eines Interkostalraums. Mögliche Zu-

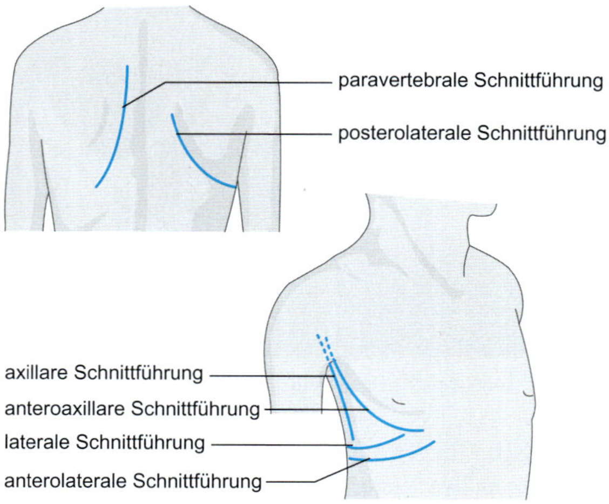


**Abb. 5.13** Laterale und dorsale Schnittführungen bei Thorakotomie. [L138]



gänge können axillär, lateral, anterolateral oder posterolateral erfolgen (➢ Abb. 5.13 ). Bei offenen Herz-OPs **(Bypass-OP,** Versorgung von Herzbeuteltamponaden) oder Eingriffen am thorakalen Oesophagus, der Trachea oder der Aorta wird der Thorax durch **Sternotomie** eröffnet.

Komplikationen können, insbesondere bei der Sternotomie, unbeabsichtigte Rippenfrakturen sein.

### Postoperative Rehabilitation

Die postoperative Rehabilitation folgt dem Nachbehandlungsschema des Operateurs und ist abhängig vom Zugang der Thorakotomie und dem Allgemeinzustand des Patienten.

**Grundsätzliches:**

- Schutz des Thorax beim Husten, Niesen und Pressen durch Umfassen des Brustkorbs mit leichter Kompression für 2–3 Wochen
- Kein Handstütz oder Unterarmstütz für 4 Wochen
- Drehen aus Liegepositionen en bloc für 6 Wochen
- 3 Monate kein Tragen von Gewichten über 5 kg
- 3 Monate keine thoraxbelastenden Arbeiten oder sportlichen Aktivitäten
- Keine Abduktion oder Elevation (Anteversion) der Arme über 90° für 6 Wochen (vgl. Herz 2019)

Darüber hinaus kann üblicherweise wie folgt behandelt werden:

**Entzündungsphase:**

- Atemtherapie
- Orthostaseprophylaxe

**Proliferationsphase:**

- Atemtherapie
- Orthostaseprophylaxe
- Aktive Armbewegungen bis 90° Elevation und Anteversion (im schmerzfreien Bereich)
- Hockergymnastik

**Konsolidierungsphase:**

- Training von Bewegungstransfers und aktiven Bewegungen des Rumpfes (1D und 3D) ab 7. Woche

**Umbauphase:**

- Erarbeiten von Sportfähigkeit ab vollendetem 3. Monat

**Zusammenfassung**

**Traumatische Erkrankungen der Rippen und des Sternums**

Rippenfrakturen stellen die häufigste Verletzung des Thorax dar. Unterschieden werden solitäre Rippenfrakturen von Rippenserienfrakturen. Isolierte Frakturen des Sternums sind selten. Gefahr bei Traumen in der Rippen- und Sternumregion besteht für Begleitverletzungen der Lunge, des Herzens und der Milz. Auch Zwerchfellrupturen sind nach Thoraxtraumen möglich.

## 5.4 Entzündliche Erkrankungen

### 5.4.1 Rheumatische Erkrankungen

Grundlagen rheumatischer Erkrankungen werden in ➢ Kap. 1.1.3 erläutert.

**BEFUNDE**

**Allgemeine Leitsymptome und Befunde**

- Schübe und Remissionen der entzündlichen Aktivität wechseln sich ab.
- Multiple Regionen des Körpers sind betroffen.
- Gelenke, Muskeln oder Faszien können betroffen sein.
- Darm, Haut, Augen oder innere Organe können betroffen sein.

Es gibt viele rheumatische Erkrankungen. Die Rippengelenke können insbesondere bei den fünf Erkrankungen aus der Gruppe der **Spondylarthritiden** betroffen sein:

- Morbus Bechterew
- Morbus Reiter
- Psoriasis-Arthritis
- Morbus Crohn
- Colitis ulcerosa

Jedoch können auch eine rheumatische Arthritis, eine juvenile Polyarthritis und weitere Erkrankungen aus dem rheumatischen Formenkreis die Wirbelsäule und den Thorax mitbetreffen.

Aufgrund der Relevanz für alle Regionen des Körpers werden die rheumatischen Erkrankungen in Band I dieser Buchreihe umfassend und in Summe erläutert.

### 5.4.2 Postinfektiöse Erkrankungen

**BEFUNDE**

**Leitsymptomatik und Befunde**
- Persistierende Schmerzen, die bei Belastung stärker werden
- Geschwollene, gerötete und überwärmte Gelenk- oder Muskelregionen

**Anamnestische Informationen**
- Zurückliegende Infekte oder vorangegangene offene Wunden oder Operationen

Postinfektiöse Erkrankungen können sowohl durch endogene als auch durch exogene Keime entstehen. Leitsymptomatik sind persistierende Schmerzen, die bei Belastung stärker werden. Oft findet man geschwollene, gerötete und überwärmte Regionen nach zurückliegendem oder andauerndem infektiösem Geschehen. Die Schwellung bzw. Rötung ist jedoch, anders als bei postinfektiösen Pathologien der Extremitäten, im Bereich des Beckens und der Wirbelsäule oft nicht sichtbar. Häufigstes Krankheitsbild ist die postinfektiöse Osteomyelitis.

Aufgrund der Relevanz für alle oder zumindest mehrere Regionen der Wirbelsäule werden die postinfektiösen Erkrankungen der Wirbelsäule in ➢ Kap. 9.1 ausführlich erläutert.

## 5.5 Degenerative Erkrankungen

Basiswissen zu degenerativen Erkrankungen wird in ➢ Kap. 1.1.4 vermittelt.

### 5.5.1 Kostovertebral- und Kostotransversalarthrose

**BEFUNDE**

**Leitsymptomatik**
- Lokale, paravertebrale Schmerzen (lateral)
- Morgendlicher Bewegungsschmerz
- Schmerzhafte Funktionseinschränkung

**Mögliche weitere Befunde**
- Muskulärer Hartspann
- Ggf. Referred pain im Verlauf der Rippe nach lateral, ventral
- Ggf. Interkostalneuralgie mit neuropathischen Schmerzen

#### Beschreibung

Kostovertebrale und kostotransversale Arthrosen sind möglich, finden aber in der Literatur wenig Beachtung und sind in der manualtherapeutischen Praxis ohne nennenswerte Relevanz.

#### Differenzialdiagnosen

Differenzialdiagnostisch kommt eine Spondylarthrose in Betracht.

#### Untersuchung

**Manualtherapeutisch** Anamnese, Untersuchung der Rippenfunktion in Bauchlage, provozierende Palpation.

**Medizinisch** Röntgen.

#### Therapie

Konservativ

- Mobilisation der Rippen in Inspiration und Exspiration sowie allgemeine Mobilisation in Bauchlage
- Mobilisation der chondrosternalen Übergänge
- Segmentale Mobilisation der Facettengelenke der Brustwirbelsäule
- Training der oberen Rumpfmuskulatur (Aufrichtungstraining)
- Detonisierung schmerzhafter Muskulatur
- Ggf. orale Analgetikagabe und lokale Infiltrationen

**Zusammenfassung**

**Degenerative Erkrankungen der Rippen**

Kostovertebrale oder kostotransversale Arthrosen sind möglich, finden aber wenig Beachtung in der Literatur. Die Therapie erfolgt konservativ durch Mobilisation und Training der aufrichtenden Muskulatur und kann medikamentös begleitet werden. Eine mögliche Komplikation ist eine durch Osteophyten bedingte Interkostalneuralgie.

## 5.6 Neoplastische Erkrankungen

Grundlagen neoplastischer Erkrankungen, werden in ➢ Kap. 1.1.5 erläutert.

**BEFUNDE**

**Allgemeine Leitsymptomatik und Befunde von Neoplasien**
- Unerklärliche Schmerzen
- Unerklärliche Schwellung

**Möglicher weiterer Befund**
- B-Symptomatik

**Differenzialdiagnostik**
- Überlastungssyndrome
- Degenerative Veränderungen

### 5.6.1 Knochentumoren

Primäre Knochentumoren der Rippen und des Sternums sind selten. Häufiger sind Primärtumoren der inneren Organe und Metastasierungen aus den inneren Organen. Primärtumoren der Extremitäten metastasieren hämatogen zunächst zur Lunge. Typische hämatogene Metastasierungswege werden in ➤ Kap. 1.1.5 beschrieben.

**HINWEIS**
Aufgrund der Relevanz für alle Regionen des Körpers werden Knochentumoren in Band I dieser Buchreihe gesondert und ausführlich aufgeführt.

### 5.6.2 Organtumoren

Organtumoren des Thorax, die in der manualtherapeutischen Praxis auftauchen und zum Teil Beschwerden mit sich bringen, die den Verdacht auf manualtherapeutisch relevante Wirbelsäulenpathologien lenken könnten, werden in ➤ Kap. 4.6 beschrieben.



## 5.7 Funktionsstörungen

### Anatomische Grundlagen

Allgemeine anatomische Grundlagen wurden bereits in ➤ Kap. 5.1 beschrieben.

Zum Verständnis von Funktionsstörungen der Rippen ist es wichtig zu wissen, dass die 1.–6. Rippen in den Kostotransversalgelenken (Art. costotransversaria) dem Ende des jeweiligen Proc. transversus anliegen. Mobilisiert man aus Bauchlage in Richtung des Rippenverlaufs nach ventral, lateral (1. Rippe) bzw. nach ventral, lateral, kaudal (2.–6. Rippe), so entsteht im Kostotransversalgelenk eine Traktion.

Ab der 7. Rippe ändert sich das insofern, als dass die Rippen 7–12 dem jeweiligen Proc. transversus aufliegen. Mobilisiert man aus Bauchlage in Richtung des Rippenverlaufs nach ventral, lateral, kaudal, so entsteht im Kostotransversalgelenk nun eine Translation. Möchte man die Rippen 7–10 in Traktion mobilisieren, so erfolgt eine Richtungsgebung nach ventral, lateral, kranial mit in 90° zum Rippenverlauf angelegter Therapeutenhand.

In den kostovertebralen Gelenken (Art. capitis costae) ist, unabhängig von der Richtungsgebung, nur eine Mobilisation in Traktion möglich, das Caput costae wird vom Wirbelkörper (Rippen 1, 11 und 12) bzw. von den Wirbelkörpern und der Bandscheibe (Rippen 2–10) entfernt (siehe anatomische Grundlagen in ➤ Kap. 5.1). Beide Gelenke werden immer gleichermaßen mobilisiert.

### Atmung

Frei bewegliche kostovertebrale und kostotransversale Gelenke (dorsal) sowie flexible Rippenknorpel (ventral) sind eine Voraussetzung für eine physiologische Atmung. Insbesondere eine forcierte Inspiration mit maximaler Entfaltung der Lunge ist nur bei voller Funktion möglich. Restriktive oder blockierte Rippen (➤ Kap. 5.7.1 bzw. ➤ Kap. 5.7.2) können bei Inspiration oder Exspiration schmerzhaft sein.

#### Grundlagen

Während der physiologischen Inspiration entfaltet sich die Lunge und breitet sich dreidimensional sagittal, transversal und vertikal aus. Neben den oben beschriebenen manualtherapeutisch relevanten Bewegungen kostovertebral (Traktion) und kostotransversal (Traktion und Translation) ist eine physiologische Rippenhebung notwendig, um dies zu ermöglichen. Ventral ermöglichen die flexiblen sternokostalen Rippenknorpel diese Bewegung.

Bei der Inspiration heben sich die Rippen um eine Kompromissachse resultierend aus der jeweiligen kostovertebralen und kostotransversalen Gelenkposition. Die Ausrichtung dieser Kompromissachse verändert sich von kranial nach kaudal. Die Kompromissachse beschreibt eine Linie durch die Rotationszentren beider Rippengelenke. Die Achse für die kranialen Rippen hat eine relativ frontale Ausrichtung und verläuft ca. in einem 60°-Winkel zum a.p.-Diameter. Daraus resultiert bei Anhebung der oberen Rippen eine Vergrößerung des sagittalen Thoraxdurchmessers.

Die Achse für die kaudalen Rippen hat eine relativ sagittale Ausrichtung und verläuft ca. in einem 30°-Winkel zum a.p.-Diameter. Daraus resultiert bei Anhebung der unteren Rippen eine Vergrößerung des transversalen Thoraxdurchmessers. Der vertikale Thoraxdurchmesser vergrößert sich durch ein Absenken des Centrum tendineum des Diaphragmas bei Inspiration. In der letzten Phase der Inspiration kommt hier den Bauchmuskeln eine besondere Bedeutung zu. Bei suffizienter Bauchmuskulatur werden die inneren Organe ringförmig begrenzt, das Centrum tendineum läuft auf Höhe von BWK 9 fest und wird zum Punctum fixum, da die Bauchorgane nicht weiter nach unten gedrückt werden können. Zum Ende der Inspiration hebt das nun fixierte Centrum tendineum die unteren Rippen an und vergrößert den transversalen Thoraxdurchmesser noch weiter. Bei insuffizienter Bauchmuskulatur hingegen könnten die Bauchorgane nach ventral, dorsal und beidseits nach lateral ausweichen und das Centrum tendineum noch weiter absinken lassen. Die Möglichkeit der Anhebung der unteren Rippen würde ausbleiben. Untere Lungenabschnitte würden schlechter belüftet. Anders als zumeist beschrieben, kommt den Bauchmuskeln also auch eine wesentliche Bedeutung während der Inspiration zu und nicht nur während der forcierten Exspiration.

### Atemmuskulatur

Während für die Inspiration der Einsatz von Muskulatur zwingend erforderlich ist, ist die Exspiration passiv durch die Retraktion der Lunge möglich. Eine forcierte Exspiration kann durch den Einsatz von Hilfsmuskeln erfolgen.

#### Inspiratorisch wirksame Muskulatur

Hauptmuskeln, direkt:
- Mm. intercostales externi
- Mm. intercostales interni (Pars intercartilaginea)
- Diaphragma

Hauptmuskeln, indirekt:
- Bauchmuskulatur

Hilfsmuskeln:
- M. sternocleidomastoideus
- Mm. scaleni

#### Exspiratorisch wirksame Muskulatur

Hilfsmuskeln:
- Mm. intercostales interni (nicht Pars intercartilaginea)
- Bauchmuskulatur

### Atemvolumina

Zum Verständnis der Atmung sollten folgende Volumina bekannt sein:

#### Atemzugvolumen

Das Atemzugvolumen beschreibt die Luftmenge, die während einer normalen Inspiration und Exspiration bewegt wird. Sie beträgt in etwa 0,5 Liter.

#### Inspiratorisches Reservevolumen

Das inspiratorische Reservevolumen beschreibt die Luftmenge, die nach einer normalen Inspiration noch maximal zusätzlich eingeatmet werden kann. Sie beträgt in etwa 1,5 Liter.

#### Inspirationskapazität

Die Inspirationskapazität beschreibt die Luftmenge, die man maximal einatmen kann. Sie setzt sich aus dem Atemzugvolumen und dem inspiratorischen Reservevolumen zusammen und beträgt somit in etwa 2 Liter.

#### Exspiratorisches Reservevolumen

Das exspiratorische Reservevolumen beschreibt die Luftmenge, die nach einer normalen Exspiration noch maximal zusätzlich ausgeatmet werden kann. Sie beträgt in etwa 1,5 Liter.

#### Vitalkapazität

Die Vitalkapazität setzt sich aus dem Atemzugvolumen, dem inspiratorischen Reservevolumen und dem exspiratorischen Reservevolumen zusammen und beträgt in etwa 3,5 Liter. Sie beschreibt die maximal mögliche Luftmenge, die am Inspirations- und Exspirationsvorgang beteiligt sein kann.

#### Residualvolumen

Das Residualvolumen beschreibt die Menge an Luft, die auch nach maximaler Exspiration immer in der Lunge verbleibt. Sie beträgt in etwa 0,5 Liter.

#### Funktionelle Residualkapazität

Die funktionelle Residualkapazität beschreibt die Luftmenge, die bei der normalen Atmung in der Lunge verbleibt. Sie setzt sich aus dem Residualvolumen und dem exspiratorischen Reservevolumen zusammen und beträgt in etwa 2 Liter.

#### Totale Lungenkapazität

Die totale Lungenkapazität umfasst 4 Liter und errechnet sich aus der Vitalkapazität und dem Residualvolumen.

#### Respiratorisches Minutenvolumen

Das respiratorische Minutenvolumen beschreibt das Produkt aus Atemfrequenz und Atemzugvolumen.

Steigt die Atemfrequenz, so steigt das Atemzugvolumen zunächst maximal. Bei weiterem Anstieg der Atemfrequenz sinkt das Atemzugvolumen wieder etwas.

Bei einer Maximalleistung sinkt das inspiratorische Reservevolumen, während das exspiratorische Reservevolumen steigt. Das Thoraxvolumen ist dann maximal.

Für die maximale Inspiration und die maximale Exspiration unter Nutzung des inspiratorischen bzw. des exspiratorischen Reservevolumens ist eine physiologische Rippenmobilität erforderlich. Funktionsgestörte Rippen können in Inspirations- oder Exspirationsrichtung oder in Traktion (kostovertebral) bzw. Traktion und Translation (kostotransversal) mobilisiert werden.

## 5.7.1 Restriktionen

Von einer Restriktion einer Rippe (kostotransversal oder kostovertebral) geht man aus, wenn das Endgefühl im Seiten- und Höhenvergleich fester ist und am Ende der Bewegungen nur sehr geringes Nachfedern möglich ist. Restriktionen können aus Immobilisation entstehen oder Folge von entzündlichen, traumatischen, degenerativen oder neoplastischen Erkrankungen sein.

### Untersuchung

Die Rippen können wie beschrieben in Bauchlage untersucht werden, die 1. Rippe kann zudem im Sitzen untersucht werden. Die Untersuchungsrichtung ist für die 1. Rippe nach ventral medial, für die 2. und 3. Rippe nach ventral lateral, für die darunterliegenden Rippen nach ventral, lateral und zunehmend nach kaudal. Die Traktion der Rippen 7–10 wird nach lateral, kranial 90° zur Rippe untersucht.

Zudem ist es möglich, die Bewegungsfähigkeit einer Rippe in Inspiration oder Exspiration zu untersuchen. In Rückenlage (Rippen 2–5) bzw. in Seitlage oder im Sitz (6.–10. Rippe) wird der Arm des Patienten eleviert und die entsprechende Rippe palpiert. Während der Atmung wird der Weg der Rippe begleitet und überprüft, ob die Rippe in Inspiration und Exspiration mitbewegt. Am Ende der Exspiration kann Endgefühl aufgenommen werden.

### Therapie

Die Therapie von Restriktionen erfolgt durch Mobilisation und Automobilisation. Diese kann wie beschrieben in Bauchlage erfolgen (Traktion/Translation). Zudem gibt es die Möglichkeit, Rippen belastet (im Sitzen) mit einer Hand am Angulus costae mittels einer Mitnehmertechnik am Bewegungsende einer dreidimensionalen regionalen thorakalen Bewegung zu mobilisieren. Als Alternative können Rippen in Rückenlage (Rippen 2–5) bzw. in Seitlage oder im Sitzen (6.–10. Rippe) in Inspiration oder Exspiration mobilisiert werden:

- Zur Mobilisation in Inspiration wird die Rippe unter der zu behandelnden Rippe fixiert. Die andere Hand des Therapeuten eleviert den Arm des Patienten während der Inspiration. Durch die fixierte untere Rippe muss die betreffende Rippe mehr Richtung Inspiration bewegen.
- Zur Mobilisation in Exspiration wird die betreffende Rippe kontaktiert. Die andere Hand des Therapeuten eleviert den Arm des Patienten während der Exspiration. Der Therapeut mobilisiert die Rippe weiter nach kaudal.

5

## 5.7.2 Blockierung

Blockierungen der Rippen können durch abrupte Bewegungen entstehen, meist nach explosiven Armbewegungen aus elevierter Armposition (Aufschlag, Wurf), aber auch Folge von Stürzen sein.

Liegen nach Meinung des Manualtherapeuten Blockierungen von Rippe(n) und entsprechendem thorakalem/n Facettengelenk/en gemeinsam vor, so ist es sinnvoll zu überlegen, welche der Blockierungen initial ist. Ggf. kann so vermieden werden, beides manipulieren zu müssen.

Auch wenn Sensitivität und Spezifität nicht erforscht und wahrscheinlich nicht repräsentativ sind, ist folgende manualtherapeutische Denkweise interessant:

Thorakale Facettengelenke blockieren zumeist in Flexion, da die sternosymphysiale Belastungshaltung diese Art der Fehlstellung begünstigt. Ist ein Brustwirbel aufgrund einer Blockierung in Flexion fixiert, so hält er beide Rippen (rechts und links) in Exspirationsstellung fest. Im Befund würde man neben dem blockierten Facettengelenk ggf. zwei blockierte Rippen feststellen, die nicht in Inspiration mitgehen. Therapeutisch würde/n das/die thorakale/n Facettengelenk/e manipuliert (➤ Kap. 4.7.2).

Rippen blockieren zumeist in Inspirationsstellung. Nach Elevation des Arms mit Extension der Brustwirbelsäule sowie Hebung der Rippe bleibt diese stehen und geht nicht in Exspiration zurück. Im Befund zeigt sich eine in Inspiration fixierte und blockierte Rippe, der Brustwirbel ist in Extension fixiert und blockiert. Die heterolaterale Rippe kann bewegen.

Therapeutisch würde die Rippe in Exspiration manipuliert. Mögliche Techniken sind in Rückenlage oder im Sitzen (Mitnehmertechnik) auszuführen.

**CAVE**

- Bei Manipulationsversuchen frakturierte Rippen sind der häufigste Grund für Gerichtsverfahren gegen Physiotherapeuten. Rippenmanipulationen bergen bei nicht sachgerechter Ausführung Frakturgefahr. Gründe können neben zu viel angewandter Kraft und zu großem Bewegungsweg vor allem die falsche Positionierung der die Rippe fixierenden Hand sein. Liegt diese nicht auf dem Angulus costae, sondern lateral davon, kann die Rippe verletzt werden. Ein weiterer Fehler kann in der Manipulationsrichtung liegen. Manipuliert der Therapeut in Rückenlage nach kaudal, also auf die Rippe, und nicht nach dorsal lateral, so besteht ebenfalls Gefahr. Eine Beherrschung der Technik ist absolute Voraussetzung.
- Manipulationen in Bauchlage sollten grundsätzlich vermieden werden. Da das Sternum zum Punctum Fixum wird, ist die Frakturgefahr bei unsachgemäßer Ausführung erhöht.
- Frakturiert die Rippe durch die Manipulation, wird die Behandlung von Gerichten automatisch als nicht sachgerecht eingestuft.

## 5.7.3 Interkostalneuralgie

**Synonym** Thorakale Radikulopathie.

**Ätiologie** Interkostalneuralgien können multifaktoriell entstehen. Ursächlich verantwortlich sein können folgende Erkrankungen:

- Thorakaler Bandscheibenprolaps
- Thorakale Osteochondrose
- Kostotransversale Arthrose
- Kostotransversale Dislokationen (postoperativ)
- Frakturen
- Neoplasien
- Borreliose
- Herpes zoster
- Diabetische Radikulopathie

**BEFUNDE**

**Leitsymptome**

- Bewegungsabhängiger neuropathischer Schmerz im Rippenverlauf bzw. interkostal
- Provokation durch (forcierte) Atmung, Husten, Niesen, Pressen
- Ggf. Parästhesien im Rippenverlauf bzw. interkostal

### Beschreibung

Als Interkostalneuralgie wird eine Radikulopathie thorakaler Spinalnerven oder ein peripheres Entrapment von Interkostalnerven (selten) mit neuropathischem Schmerz im Rippenverlauf bezeichnet.

### Untersuchung

**Manualtherapeutisch** Die Diagnose erfolgt durch Anamnese und provozierende Palpation. Die segmentale Bewegungsuntersuchung thorakal, kostovertebral und kostotransversal liefert weitere Erkenntnisse.

**Medizinisch** Bei unklarem Befund können bildgebende Verfahren genutzt werden. Bei Verdacht auf Diabetes, Borreliose oder Herpes zoster wird eine Laboruntersuchung durchgeführt.

### Therapie

#### Konservativ

Liegt eine Grunderkrankung vor, erfolgt die gängige Therapie. Liegt keine erkennbare Ursache vor, besteht die Therapie aus segmentalen Mobilisationen der Facettengelenke der Brustwirbelsäule, Mobilisationen der Rippen und Training der aufrichtenden Muskulatur.

Aufgrund der neuropathischen Schmerzen wird die Therapie medikamentös begleitet. Je nach Leidensdruck finden von NSAID über lokale Infiltrationen bis zu Opioiden alle Medikamentengruppen Anwendung.

**Zusammenfassung**

**Funktionsstörungen der Rippen**

Kostovertebrale und kostotransversale Restriktionen und Blockierungen können traumatisch, entzündlich oder nach Immobilisation entstehen. Therapeutische Maßnahmen sind Mobilisationen bzw. Manipulationen. Geht man von einer Blockierung einer Rippe aus, so ist die Gesamtbetrachtung unter Miteinbeziehung der Brustwirbelsäule empfehlenswert, um die Ursache der Beschwerden analysieren zu können.

Interkostalneuralgien können multifaktoriell entstehen und sorgen für neuropathischen Schmerz im Rippenverlauf bzw. interkostal. Die Therapie richtet sich nach der Ursache der Erkrankung.

## 5.8 Sonstige Erkrankungen

### 5.8.1 Tietze-Syndrom

**Synonyme** Chondrodynia chondrosternalis, Chondropathia tuberosa.

**Ätiologie** Idiopathisch. Ggf. Überlastungssyndrom in Folge sternosymphysialer Belastungshaltung oder posttraumatisch.

**Epidemiologie** Selten. Betrifft überwiegend Kinder im Wachstumsalter.

**BEFUNDE**

**Leitsymptomatik**

- Lokale Schmerzen chondrosternal
- Lokale Schwellung

### Beschreibung

Beim Tietze-Syndrom handelt es sich um eine Chondropathie der Rippenknorpel am Sternum. In über 90 % der Fälle sind mehrere Rippenknorpel betroffen. Das Tietze-Syndrom kann als Traumafolge oder in Folge unüblicher körperlicher Belastung entstehen.

### Differenzialdiagnosen

Differenzialdiagnostisch kommen eine Costochondritis, Angina pectoris, Erkrankungen der Lunge und Neoplasien in Frage. Posttraumatisch kommen Kontusionen und Frakturen in Betracht, bei rezidivierenden Beschwerden kann eine Fibromyalgie in Betracht gezogen werden.

### Untersuchung

**Manualtherapeutisch** Die Diagnose wird durch Anamnese und Palpationsbefund (Druckdolenz, Schwellung) gestellt.

**Medizinisch** Eine Röntgenuntersuchung ist in der Regel unauffällig. Im Labor kann ein erhöhter CRP-Wert einen Hinweis auf Entzündungsaktivität liefern.

5

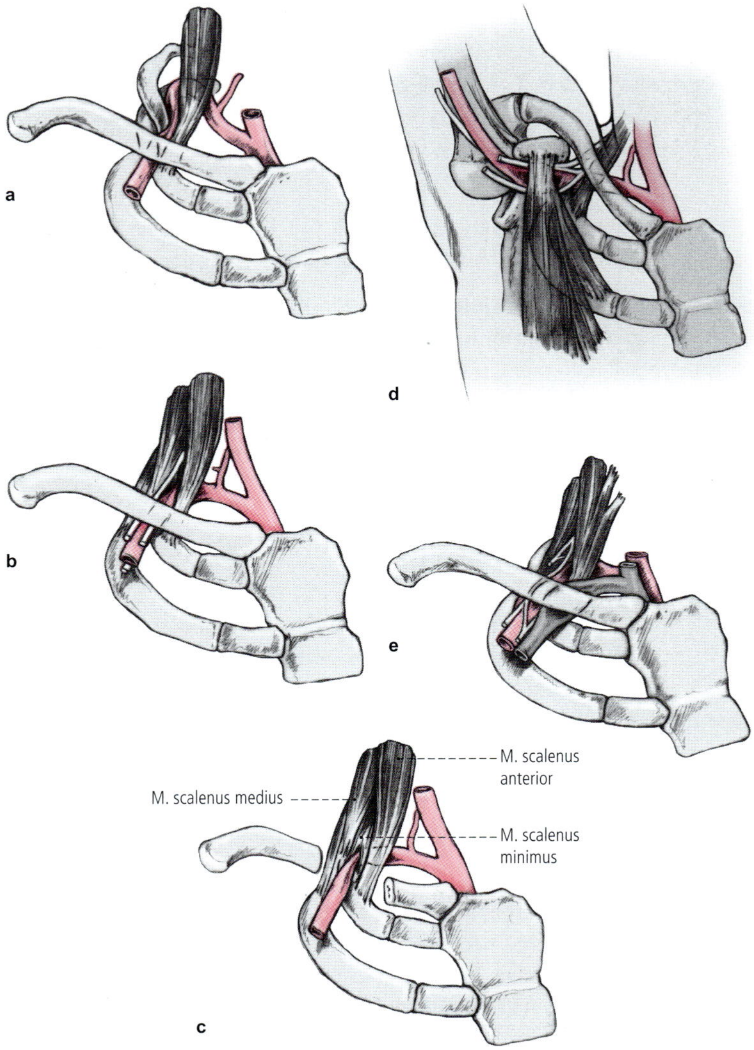


**Abb. 5.14** Thoracic-outlet-Syndrom: a) Halsrippensyndrom. Die A. axillaris wird durch Druck des M. scalenus anterior gegen eine vorhandene Halsrippe komprimiert. b) Scalenus-anterior-Syndrom. Kompression der A. subclavia und des Plexus brachialis in der hinteren Skalenuslücke. c) Scalenus-minimus-Syndrom. Die A. subclavia wird im Bereich ihres Durchtritts durch den M. scalenus minimus (anatomische Variante) komprimiert. d) Hyperabduktionssyndrom. Durch Abduktion des Arms im Schultergelenk werden die A. axillaris und der Plexus brachialis zwischen Proc. coracoideus und Ansatz des M. pectoralis minor abgewinkelt und komprimiert. e) Kostoklavikuläres Syndrom. Kompression der A. axillaris, der V. subclavia und des Plexus brachialis zwischen Klavikula und 1. Rippe. [L108]

## Therapie

### Konservativ

Eine therapeutische Intervention ist zumeist nicht erforderlich. Das Tietze-Syndrom heilt nach einigen Wochen bis Monaten aus. Aufrichtende Physiotherapie ist, nach Abklingen der Beschwerden, empfehlenswert. Eine analgetische Begleitung, auch Kortikoidinjektion, findet manchmal Anwendung.

## 5.8.2 Thoracic-outlet-Syndrom

**Synonyme** TOS, Thoracic-outlet-compression-Syndrom, TOCS, Schultergürtel-Kompressionssyndrom.

**Ätiologie** Kongenitale skelettäre, muskuläre oder vaskuläre Abweichungen, Neoplasien und selten auch Funktionsstörungen.

**BEFUNDE**

**Leitsymptome**

- Parästhesien am ulnaren Unterarm inklusive der Finger IV und V
- Belastungsabhängige ulnare Schmerzen
- Ggf. Schmerzen an Schulter und Oberarm
- Positives Froment-Zeichen (selten)
- Intermittierende Durchblutungsstörungen (A. subclavia)

## Beschreibung

Der Begriff Thoracic-outlet-Syndrom umfasst eine Gruppe von neurovaskulären Kompressionssyndromen der oberen Thoraxapertur mit Schädigung bzw. Kompression des Plexus brachialis, der A. subclavia oder A. axillaris. Venöse oder lymphatische Störungen (Thoracic-inlet-Syndrom) werden seltener beschrieben, sind aber möglich (V. subclavia, V. axillaris). Aufgrund von mehreren möglichen Engstellen werden einige Syndrome unterschieden (➤ Abb. 5.14).

### Skalenussyndrom, hinteres (Scalenus-anterior-Syndrom)

Ein hinteres Skalenussyndrom beschreibt die mögliche Einengung der A. subclavia und des Plexus brachialis zwischen M. scalenus anterior und M. scalenus medius (hintere Skalenuslücke).

### Kostoklavikuläres Syndrom

Kostoklavikuläre Syndrome können durch kongenitale Frakturen der Klavikula, massive Kallusbildung nach Klavikulafrakturen und durch Tumoren der Klavikula entstehen. Bei einem kostoklavikulären Syndrom findet die Kompression zwischen der 1. Rippe und der Klavikula statt. Betroffen sein können die A. axillaris, die V. axillaris und der Plexus brachialis.

### Hyperabduktionssyndrom

**Synonyme** Pectoralis-minor-Syndrom, Subkorakoidkompressionssyndrom.

Ein Hyperabduktionssyndrom beschreibt die Kompression zwischen Proc. coracoideus und M. pectoralis minor bei endgradiger Abduktion des Arms. Betroffene Strukturen sind die A. axillaris und der Plexus brachialis. Mögliches spezifisches Symptom: Raynaud-Syndrom.

### Halsrippensyndrom

**Synonyme** Naffziger-Syndrom, Adson-Coffey-Syndrom.

Hierbei handelt es sich um eine Irritation des unteren Plexus brachialis durch eine kongenitale Rippenanlage am 7. Halswirbel (➤ Kap. 6.2.5). Auch Druck auf die A. axillaris durch eine Enge zwischen Halsrippe und M. scalenus anterior ist möglich.

### Skalenus-minimus-Syndrom

Dies ist eine anatomische Variante mit Durchtritt der A. subclavia durch den M. scalenus minimus und Kompression durch möglichen Hypertonus oder bei Muskelkontraktion.

**HINWEIS**

Die A. subclavia wird ab dem Unterrand der Klavikula A. axillaris genannt. Beim kostoklavikulären Syndrom wird daher die betroffene Arterie manchmal als A. subclavia und manchmal als A. axillaris bezeichnet, da die Druckstelle am Ort der Namensänderung liegt.

## Differenzialdiagnosen

Differenzialdiagnostisch kommen folgende Erkrankungen in Betracht:

- Pancoast-Tumor (➤ Kap. 4.6.2)
- Läsionen des Plexus brachialis anderer Genese
- Thrombose der V. axillaris
- Verschluss der A. brachialis
- Plexusneuritis
- Nervenentrapment des N. ulnaris im Sulcus nervi ulnaris

## Untersuchung

**Manualtherapeutisch** Die manualtherapeutische Untersuchung beinhaltet folgende Tests:

- Bei Verdacht auf hinteres Skalenussyndrom: Test nach Adson (Adson-Manöver)
- Bei allgemeinem Verdacht auf ein Thoracic-outlet-Syndrom: Test nach Roos
- Bei Verdacht auf kostoklavikuläres Syndrom: kostoklavikulärer Test
- Bei Verdacht auf Hyperabduktionssyndrom: maximale Abduktion als Provokation

**HINWEIS**

Die klinischen Tests bei Verdacht auf Thoracic-outlet-Syndrom sind von geringer Sensitivität und Spezifität. Daher ist der Patient nach Anamnese und klinischer Untersuchung für die weitere Diagnostik und zum Ausschluss von Differenzialdiagnosen zum Arzt zu überweisen.

**Medizinisch** Die medizinische Diagnostik umfasst, je nach Beschwerdebild, folgende Untersuchungen:

- Röntgenuntersuchung der HWS in zwei Ebenen
- Röntgenuntersuchung der Schulter in zwei Ebenen
- MRT
- Doppler-Sonografie
- EMG
- Untersuchung der Nervenleitgeschwindigkeit
- Digitale Subtraktionsangiografie (DSA)
- Neurografie des Plexus brachialis mit Kontrastmittel

## Therapie

### Konservativ

Je nach Syndrom sind folgende Maßnahmen sinnvoll:

- Mobilisation der 1. Rippe
- Mobilisation zervikal
- Mobilisation des zervikothorakalen Übergangs in Extension
- Mobilisation sternoklavikular und akromioklavikular

- Mobilisation glenohumeral
- Training der Muskulatur des Schultergürtels
- Training der aufrichtenden Muskulatur
- Mobilisation/Dehnung der Mm. scaleni

#### Operativ

Eine Operation erfolgt nur bei therapieresistenten Beschwerden oder in sehr seltenen Fällen bei kompletten muskulären Ausfällen. Folgende operative Verfahren sind möglich:
- Bei hinterem Skalenussyndrom: Tenotomie des M. scalenus anterior, ggf. in Kombination mit Resektion der 1. Rippe
- Bei kostoklavikulärem Syndrom: selten Resektion der 1. Rippe; Klavikularesektion nur bei Tumoren
- Bei Hyperabduktionssyndrom: Tenotomie des M. pectoralis minor oder des Proc. coracoideus
- Bei vorhandener Halsrippe: Entfernung einer Halsrippe

#### Postoperative Rehabilitation

Die postoperative Rehabilitation ist abhängig vom gewählten OP-Verfahren und folgt dem Nachbehandlungsschema des Operateurs.
Grundsätzlich sollte wie folgt vorgegangen werden:
**Entzündungsphase:**
- Keine Manuelle Therapie

**Proliferationsphase:**
- Aktives Bewegen im schmerzfreien Bereich
- Glenohumerale Mobilisation im schmerzfreien Bereich
- HWS- und CTÜ-Mobilisation im schmerzfreien Bereich

**Konsolidierungsphase:**
Nach Freigabe durch den Operateur:
- Endgradige Mobilisation
  - Zervikal
  - Zervikothorakal
  - Kostotransversal/Kostovertebral (ab Rippe 2)
  - Glenohumeral
- Training
  - der aufrichtenden Muskulatur
  - der Schultergürtelmuskulatur

**Umbauphase:**
- Erreichen der kompletten Sportfähigkeit erst nach 3–4 Monaten

## 5.8.3 Thoracic-inlet-Syndrom

**Synonyme** Paget-von-Schroetter-Syndrom, TIS, vaskuläres Thoracic-outlet-Syndrom.

**Ätiologie** Bei Leistungssportlern sorgt die wiederholte Kompression der Vene zwischen Klavikula und 1. Rippe für das Entstehen der Krankheit. Sekundäre Ursachen können vermehrter Druck im kostoklavikulären Raum durch vermehrten Muskelaufbau oder eine durch Repetitive strain injuries enstandende progressive Fibrose sein.

**Epidemiologie** Sehr selten, bei jungen, gesunden Sportlern jedoch eine der häufigsten Gefäßerkrankungen. Häufigkeitsgipfel zwischen dem 25. und 35. Lebensjahr. Androtropie 2 : 1.

**BEFUNDE**

**Leitsymptomatik**
- Plötzliche Armschwellung nach Überkopfaktivität oder schwerem Tragen
- Starke Schmerzen im betroffenen Arm
- Zyanose
- Vermehrte Venenzeichnung im Oberarm-, Brust- und Schulterbereich

### Beschreibung

Beim Thoracic-inlet-Syndrom handelt es sich um eine akute Thrombose der V. axillaris oder V. subclavia durch Engpasssyndrom zwischen der 1. Rippe, der Klavikula, den Mm. scaleni, dem M. subclavius und dem Lig. costoclaviculare. Bei jungen gesunden, sportlichen Patienten mit plötzlicher Armschwellung nach Überkopfsportarten oder nach Tragen hoher Gewichte sollte an ein TIS gedacht werden.

Begleitend sieht man bei ca. 20 % der Betroffenen Lungenembolien mit Schwindel und Dyspnoe. Auch eine bewegungsabhängige Schwellung ohne thrombotischen Verschluss ist möglich, dies wird als **Mc-Cleery-Syndrom** bezeichnet.

### Differenzialdiagnosen

Differenzialdiagnostisch kommt eine Thrombose anderer Genese in Betracht.

### Untersuchung

**Medizinisch** Farbkodierte Duplex-Sonografie, Armphlebografie als Basis für eine kathetergestützte Lysetherapie.

### Therapie

Therapeutisch stehen folgende Optionen zur Verfügung:

#### Konservativ

- Antikoagulation mit Kompressionstherapie
- Lokale Thrombolyse mit folgender Antikoagulation und Kompressionstherapie

**HINWEIS**
Eine alleinige Lysetherapie birgt ein Restthromboserisiko von 30–70 %.

### Operativ

- Lokale Thrombolyse mit folgender operativer Dekompression der oberen Thoraxapertur
- Operative Dekompression der oberen Thoraxapertur mit folgender Antikoagulation und Kompressionstherapie
- Operative Dekompression der oberen Thoraxapertur und sekundärer Rekanalisation der Venenthrombose

### Postoperative Rehabilitation

Die postoperative Rehabilitation ist abhängig vom gewählten OP-Verfahren und folgt dem Nachbehandlungsschema des Operateurs. Grundsätzlich kann behandelt werden wie in ➤ Kap. 5.8.2 beschrieben.

Die komplette Sportfähigkeit ist erst nach 3–4 Monaten erreicht. Dennoch zeigen operative Interventionen insbesondere bei Sportlern ein besseres Langzeitergebnis und niedrigere Rezidivquoten.

Zum TIS vgl. auch Weiske, Baumbach und Bürger 2020.

## 5.8.4 Fassthorax

**Synonym** Barrel chest.

**Ätiologie** Degeneration der Brustwirbelsäulenregion oder Lungenemphysem.

**BEFUNDE**
**Sichtbefund**
- Kurzer, breiter, in Inspirationsstellung fixierter Thorax

### Beschreibung

Als Fassthorax wird ein kurzer, breiter und in Inspiration stehender Thorax bezeichnet (➤ Abb. 5.15). Da ein Lungenemphysem zugrunde liegen kann, sollte der Patient zum Arzt überwiesen werden. Bei degenerativer Ursache besteht die mögliche Klinik einer Spondylarthrose.

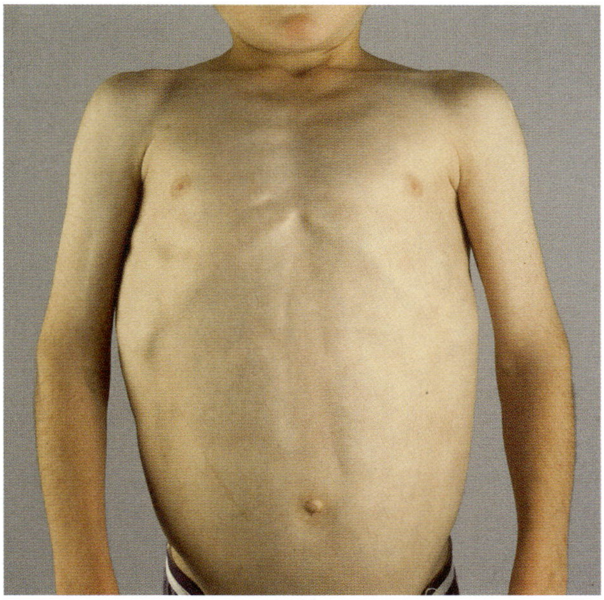

**Abb. 5.15** Fassthorax. [R241]

**Zusammenfassung**

**Sonstige Erkrankungen in der Rippenregion**

Das Tietze-Syndrom beschreibt eine Chondropathie meist mehrerer der am Sternum ansetzenden Rippenknorpel.

Der Begriff Thoracic-outlet-Syndrom umfasst eine Gruppe von neurovaskulären Kompressionssyndromen der oberen Thoraxapertur mit Schädigung bzw. Kompression des Plexus brachialis, der A. subclavia oder A. axillaris. Venöse oder lymphatische Störungen werden seltener beschrieben (V. subclavia, V. axillaris) und werden als Thoracic-inlet-Syndrom benannt.

Als Fassthorax wird ein kurzer, breiter und in Inspiration stehender Thorax bezeichnet. Da die Ursache eines Fassthorax in einem Lungenemphysem liegen kann, ist der Patient zum Arzt zu überweisen.

5

KAPITEL

# 6 Halswirbelsäule



## 6.1 Anatomische Grundlagen

Grundlagen zur Entwicklung der Verknöcherung der Wirbelsäule werden in ➤ Kap. 3.1.1 beschrieben. Die Halswirbelsäule besteht aus sieben Halswirbeln. Aus funktionell-anatomischen Gründen wird sie in zwei Abschnitte unterteilt. Der obere Abschnitt umfasst den ersten Halswirbel (Atlas) mit seiner gelenkigen Verbindung zum Okziput (C0/C1) und den zweiten Halswirbel (Axis) mit seiner gelenkigen Verbindung zum Atlas (C1/C2).

Das Bewegungssegment C2/C3 ist das erste Bewegungssegment der mittleren Halswirbelsäule, ist jedoch funktionell für beide Halswirbelsäulenabschnitte relevant und taucht in der Beschreibung beider Abschnitte auf. Der obere Abschnitt umfasst demnach die Bewegungssegmente C0/C1 bis C2/C3 und der untere Abschnitt die Bewegungssegmente C2/C3 bis C6/C7.

Der HWK 2 (Axis) nimmt somit eine Sonderstellung ein. Da er zu HWK 3 eine für die mittlere und untere Halswirbelsäule typische Verbindung über Facettengelenke, Unkovertebralgelenke und zervikale Bandscheibe eingeht, aber zu HWK 1 (Atlas) eine kondyläre bikonvexe gelenkige Verbindung ohne Bandscheibe und ohne Unkovertebralgelenke, ist er sowohl als hochzervikaler als auch als zervikaler Wirbel anzusehen. Zudem bildet er nach kranial den Dens axis.

**HINWEIS**

Der obere Abschnitt, die Hochzervikalregion, wird in ➤ Kap. 7 gesondert beschrieben.

Die kranialen Wirbelkörper der mittleren und unteren Halswirbelsäule bilden an den lateralen Enden Procc. uncinati aus. Diese fassen den darüberliegenden Wirbelkörper ein. So entstehen die Unkovertebralgelenke (➤ Abb. 6.1). Sie werden von eigenen kleinen Gelenkkapseln gesichert. Am dorsalen,

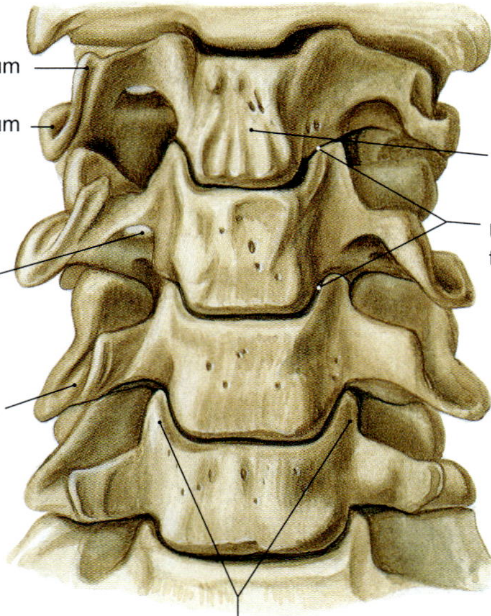


**Abb. 6.1** Unkovertebralgelenke der HWS. [S700]



lateralen Rand des Wirbelkörpers entspringen die in der Halswirbelsäule sehr kurzen Pedikel. Die Procc. transversi bilden eine Rinne für den Spinalnerv und laufen nach lateral ventral (60° zur Sagittalen) und etwa 15° nach kaudal. Sie enden ventral und dorsal mit jeweils kleinen Tuberkuli (Tuberculum anterius und Tuberculum posterius). Im Zentrum des jeweiligen Proc. transversus befindet sich das Foramen transversarium für die beidseitig aufsteigende A. vertebralis. Diese kreuzt den Spinalnerv im 90°-Winkel. Die Gelenkfortsätze (Procc. articulares superiores und inferiores) liegen dorsolateral der Wirbelkörper. Die Gelenkverbindungen von C2–C7 erfolgen durch die daraus resultierenden Facettengelenke mit Ausrichtung von dorsokaudal nach ventrokranial (➤ Abb. 6.2). Der Wirbelbogen setzt sich im Anschluss nach dorsal medial laufend durch die Laminae fort. Die Dornfortsätze (Procc. spinosi) sind oft am Ende eingekerbt. Der Canalis vertebralis hat eine nahezu dreieckige Form und bietet ausreichenden Platz für das zervikale Myelon.

Die zervikalen Bandscheiben weisen einige Besonderheiten auf und werden in ➤ Kap. 6.6 beschrieben.

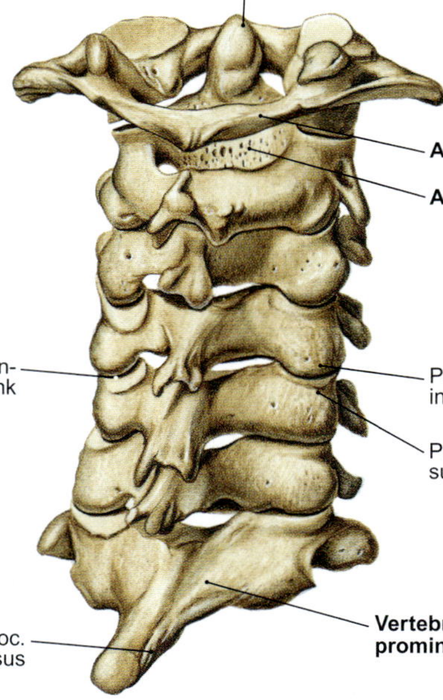


**Abb. 6.2** Facettengelenke der HWS. [S700; S700-L217]

## 6.2 Knöcherne, kongenitale Erkrankungen

Allgemeines Basiswissen zu knöchernen kongenitalen Erkrankungen wird in ➤ Kap. 1.1.1 vermittelt.

### 6.2.1 Segmentationsstörungen

**Ätiologie** Segmentationsstörungen resultieren aus ausbleibender oder nicht komplett vollzogener Segmentation des Mesenchyms der Wirbelsäule bzw. der Chorda dorsalis. Bei kompletten Segmentationsstörungen entstehen Blockwirbel, bei inkompletten Segmentationsstörungen entstehen Skoliosen oder pathologische Kyphosen bzw. Lordosen.

## Blockwirbel, zervikale

**BEFUNDE**

**Sichtbefunde**
- Bei kompletten Wirbelkörpersynostosen: keine

**Röntgenbefund**
- Darstellung der Abweichung

### Beschreibung

Als Blockwirbel bezeichnet man Segmentationsstörungen im Sinne von Synostosen der Wirbelkörper. Blockwirbel in der Halswirbelsäule können mono- oder multisegmental auftreten. Am häufigsten betroffene Segmente solitärer Wirbelkörpersynostosen der HWS sind C3/C4 und C6/C7.

### Untersuchung

**Manualtherapeutisch** Manualtherapeutisch erfolgt die segmentale dreidimensionale Untersuchung. Ein Blockwirbel zeigt keine Bewegungsmöglichkeit auf dem/n betroffenem/n Segment/en. Das Endgefühl ist hart. Aufgrund der geringen Reliabilität sollte bei Verdacht eine Röntgenuntersuchung folgen.

**Medizinisch** Röntgen.

### Therapie

Eine kausale Therapie gibt es nicht. Aus lumbalen Blockwirbelbildungen können als Folge von Instabilitäten der umliegenden Bewegungssegmente durch Kompensation Bandscheibenpathologien und Arthrosen der Facettengelenke (Spondylarthrosen) entstehen. Die therapeutischen Möglichkeiten werden in den entsprechenden Kapiteln erläutert.

## 6.2.2 Klippel-Feil-Syndrom

**Synonyme** Kongenitale Halswirbelsynostose, angeborener Kurzhals.

**Ätiologie** Kongenital, meist sporadisch auftretend. Vereinzelt autosomal-dominant oder autosomal-rezessiv vererbt.

**Epidemiologie** Betrifft 1 : 40.000 (vgl. Matzen et al. 2007: 349).

**BEFUNDE**

**Mögliche, typische Sichtbefunde**
- Kurzer Hals
- Ggf. tiefer Haaransatz
- Flügelartiger Halsabgang (Flügelfell des Halses, Pterygium colli) (➤ Abb. 6.3)

**Mögliche weitere Befunde**
- Eingeschränkte HWS-Funktion
- Kompensatorische Hypermobilität gesunder HWS-Abschnitte

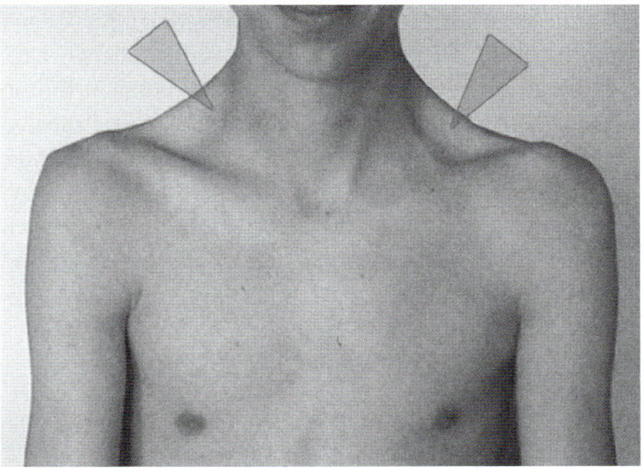

**Abb. 6.3** Pterygium colli. [E1383]

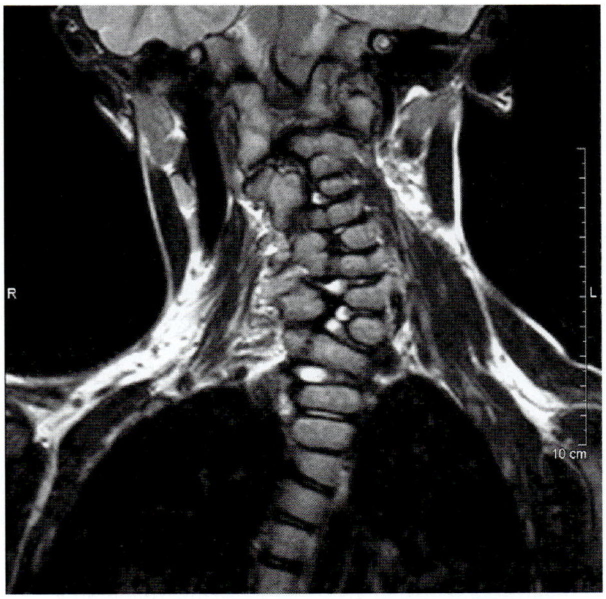


**Abb. 6.4** MRT eines Klippel-Feil-Syndroms mit angeborener Fehlbildung der HWS mit vertebraler Segmentationsstörung und Skoliose. [R261-001]

### Beschreibung

Als Klippel-Feil-Syndrom wird die kongenitale Verschmelzung mehrerer Halswirbel im Sinne einer Segmentationsstörung bezeichnet (➤ Abb. 6.4). Die Segmentationsstörungen können in der Hochzervikalregion oder der mittleren/unteren Halswirbelsäule auftreten. Eine bis in die Brustwirbelsäule reichende Synostose ist möglich (vgl. Srinivasan et al. 2020). Das Syndrom tritt oft gemeinsam mit weiteren Fehlbildungen auf, wie zum Beispiel einer kongenitalen Skoliose (ca. 60 %), einer Sprengel-Deformität (ca. 35 %) oder weiteren knöchernen Fehlbildungen wie Syndaktilie, Hypoplasie der Arme, basiläre Impression etc. In der Röntgenuntersuchung zeigt sich nicht selten ein hypertropher Corpus vertebrae oder Proc. spinosus von HWK 2. Ca. 14 % der Betroffenen weisen begleitend an-

6

geborene Herzfehler, etwa 35 % Fehlbildungen der Nieren auf. Etwa ein Drittel der Patienten leidet an hochgradiger Schallempfindungsschwerhörigkeit, die bis zur Taubheit führen kann. Missbildungen des Mittelohrs sind möglich. Patienten mit Klippel-Feil-Syndrom weisen gelegentlich neurologische Ausfälle wie Rektuslähmung, Fazialisparese, Parästhesien oder Taubheit auf. Zudem sind innersekretorische Störungen (Hypogonadismus) möglich (vgl. Breusch et al. 2019: 366 und Nagib, Maxwell und Chou 1984).

**HINWEIS**

Während Synostosen der mittleren Halswirbelsäule in der Regel asymptomatisch sind, sorgen atlantookzipitale Verschmelzungen oft für Beschwerden in umliegenden Gelenken.

## Differenzialdiagnosen

Differenzialdiagnostisch kommen eine basiläre Impression (➤ Kap. 7.2.5), ein muskulärer Schiefhals, syndromatisches Auftreten bei **MURCS-Assoziation,** Morbus Bechterew, Synostosen bei juveniler Polyarthritis und Spondylitis in Betracht.

**HINWEIS**

**MURCS-Assoziation**

Als MURCS-Assoziation (MURCS = **MU**llerian duct aplasia, **R**enal dysplasia and **C**ervical **S**omite anomalies) wird die Kombination aus Müller-Gang-Aplasie (Fehlbildungen des Uterus), unilateraler Nierenagenesie und zervikospinalen Fehlbildungen bezeichnet. Weitere Begleitsymptome sind möglich. Insbesondere die Sichtbefunde tiefer Haaransatz und kurzer Hals sind ebenso die Leitbefunde einer basilären Impression.

## Untersuchung

**Manualtherapeutisch** Anamnese, Sichtbefund und Funktionsuntersuchung. Bei Verdacht auf Klippel-Feil-Syndrom ist der Patient insbesondere zur Erstellung eines internistischen und neurologischen Konsils zum Arzt zu überweisen.

**Medizinisch**

- Röntgen in zwei Ebenen
- Funktionsaufnahmen
- Dens-Zielaufnahmen in zwei Ebenen
- Internistisches Konsil
- Neurologisches Konsil

## Therapie

Die Therapie erfolgt symptomatisch.

### Konservativ

Die manualtherapeutische Behandlung bei Klippel-Feil-Syndrom ist aufgrund der oft multiplen kongenitalen Abweichungen mit irregulärer Segmentation und verlagerten Bewegungsachsen erschwert und gehört unbedingt in die Hand eines Spezialisten, der anhand der Röntgenaufnahmen die für den Patienten geltenden Bewegungsachsen und -richtungen ableiten und therapeutisch umsetzen kann.

### Operativ

Nur bei progressiver, zervikaler Myelopathie oder progredienten Schmerzen kommen distrahierende Osteosyntheseverfahren, ggf. mit Dekompression, in Frage.

### Postoperative Rehabilitation

Die postoperative Rehabilitation richtet sich nach dem genutzten Verfahren.

## 6.2.3 Formationsstörungen

**Ätiologie** Formationsstörungen resultieren aus Fehlanlagen der Wirbel oder aus Fehlanlagen einzelner Sklerotome. Formationsstörungen reichen von kleineren Formvarianten eines Wirbels, meist im Sinne einer Hypoplasie, bis zur **Asomie** (Fehlen eines Wirbelkörpers).

**BEFUNDE**

**Sichtbefund**

- Bei solitärem lateralem Halbwirbel (Keilwirbel): häufig sichtbare Fehlstellung in Lateralflexion (Skoliose)
- Bei solitärem ventralem Halbwirbel (Keilwirbel): kein Sichtbefund (anders als in BWS und LWS)
- Bei multisegmentalem Halbwirbel (Keilwirbel): kein Sichtbefund

**Röntgenbefund**

- Darstellung der Abweichung

## Beschreibung

Hierbei handelt es sich um einen häufig seitlichen Defekt eines oder mehrerer Wirbel mit heterolateralen Halbwirbeln in Keilform (Keilwirbel).

- Solitäre laterale Halbwirbel (Keilwirbel) führen zu progredienten Skoliosen.
- Solitäre ventrale Halbwirbel (Keilwirbel) führen zu progredienten Kyphosen.
- Solitäre ventrale laterale Halbwirbel (Keilwirbel) führen zu progredienten Kyphoskoliosen.
- Multisegmentale Halbwirbel kompensieren sich in der Regel ohne nennenswerte Haltungsabweichung.

6

## 6.2.4 Einengungen des zervikalen Canalis vertebralis

**BEFUNDE**

**Sichtbefund**
- Keiner

**Mögliche weitere Befunde**
- Primär ohne Befund

**Nach multifaktoriellen Begleitfaktoren (traumatisch, degenerativ, entzündlich, neoplastisch):**
- Referred pain aus der Dura mater (bilateral, multisegmental)
- Parästhesien in sakralen Innervationsgebieten (Gesäß, dorsaler Oberschenkel, Wade, Zehen 2–5)

### Beschreibung

Es gibt zahlreiche kongenitale Abweichungen, die zur knöchernen Einengung des zervikalen Canalis vertebralis führen können (➢ Abb. 6.5):
- Verkürzte Laminae
- Abgeflachte, nach lateral orientierte Laminae
- Verkürzte Pedikel
- Verdickte Pedikel
- Lateral inserierende Pedikel
- Hypertrophe Corpora
- Anderweitig dysmorphe Halswirbel

Wie fast alle solitären kongenitalen Veränderungen bleiben sie zunächst klinisch stumm, jedoch können sie durch nachfolgende zusätzlich einengende Faktoren symptomatisch werden. Es folgt eine zervikale Myelopathie mit Druck von außen auf das Myelon (➢ Kap. 6.9). Patienten beschreiben dann zunächst Referred pain aus der Dura mater. Diese ist bilateral multisegmental (je nach Autor 6–12 Segmente) nozisensorisch innerviert. Bei weiterem Druck reagiert das Myelon. Da im äußeren Bereich des Myelons die sakralen Fasern liegen, kommt es zunächst zu Parästhesien in sakralen Innervationsgebieten (Gesäß, dorsaler Oberschenkel, Waden, Zehen 2–5). Dabei entspricht die Ausstrahlung keiner solitären Area radicularis oder Area nervosa. Die Parästhesien treten beidseits und multisegmental auf. Sie folgen keinem klaren klinischen Muster.

### Differenzialdiagnosen

Differenzialdiagnostisch kommt eine zervikale Myelopathie anderer Ätiologie in Betracht (➢ Kap. 6.9).

### Untersuchung

**Manualtherapeutisch** Anamnese, Funktionsuntersuchung der Halswirbelsäule. Bei Verdacht auf Referred pain aus der Dura mater erfolgt ein Slump-Test im Sitzen ggf. mit Test nach



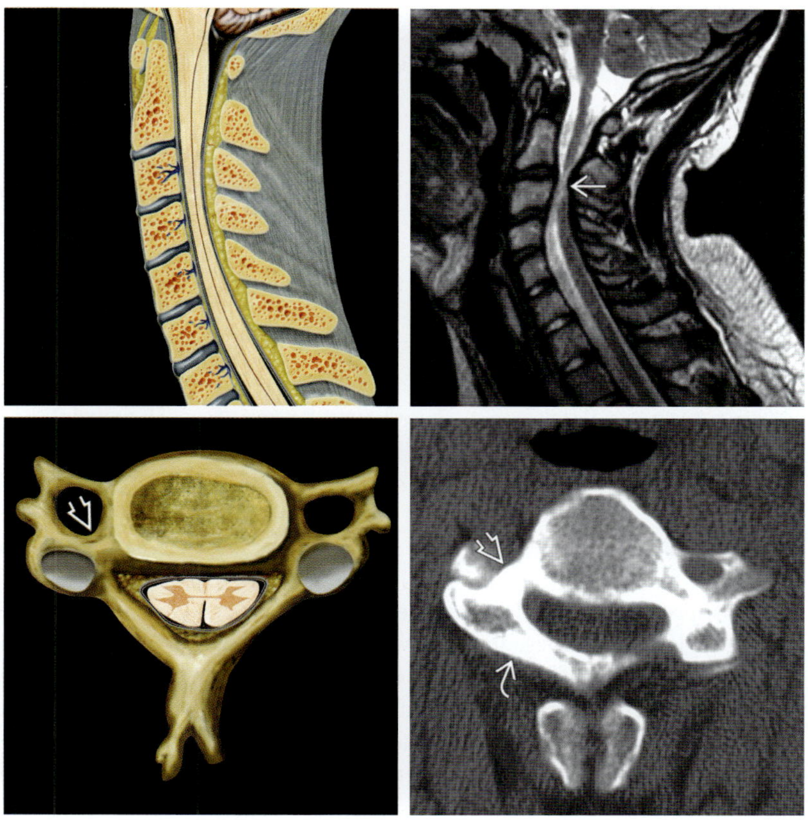

**Abb. 6.5** Kongenitale Einengung des zervikalen Spinalkanals: Oben links: Ausgeprägte kongenitale Einengung des Canalis vertebralis im a.p. Durchmesser mit konsekutiver Deformierung des Rückenmarks. Oben rechts: Die sagittale T2w zeigt eine angeborene Stenose in Höhe HWK 3 aufgrund abnorm kurzer Pedikel und dysmorphem 3. Halswirbel. Unten links: Die Pedikel sind verdickt und nach lateral ausgerichtet. Unten rechts: CT mit erheblicher entwicklungsbedingter Einengung des Canalis vertebralis im a.p. Durchmesser aufgrund verkürzter Pedikel und abgeflachten, nach lateral orientierten Laminae. [E1402]

Neri als Ergänzungstest. Bei vorhandenen Myelonzeichen folgt die Untersuchung der oberflächlichen und tiefen Oberflächensensibilität mit sterilem Wattestäbchen und sterilem Holzspatel in den oben beschriebenen Gebieten.

**Medizinisch** Röntgen in zwei Ebenen, MRT, neurologisches Konsil.

### Therapie

#### Konservativ

Eine kausale Therapie ist konservativ nicht möglich. Die manualtherapeutische Behandlung beinhaltet eine Haltungskorrektur mit

- segmentaler Mobilisation des zervikothorakalen Übergangs in Extension,
- segmentaler Mobilisation der Halswirbelsäule,
- Kräftigung des M. longus colli (Stabilizer),
- Kräftigung der aufrichtenden Muskulatur.

#### Operativ

Dekompressions-Operationen kommen nur bei stark symptomatischer zervikaler Myelopathie in Betracht.

#### Postoperative Rehabilitation

Die postoperative Rehabilitation nach Dekompressions-OPs bei zervikaler Myelopathie wird in ➢ Kap. 6.10 erläutert.

## 6.2.5 Halsrippe

**Ätiologie** Kongenital.

**BEFUNDE**

**Sichtbefunde**
- Keine

**Leitsymptomatik**
- Klinisch stumm oder Symptome eines Thoracic-outlet-Syndroms (➢ Kap. 5.8.2)

### Beschreibung

Eine Halsrippe ist eine zusätzliche rudimentäre oder vollständig ausgebildete Rippenanlage am 7. Halswirbel (➢ Abb. 6.6). Sie kann klinisch stumm bleiben oder ein Halsrippensyndrom hervorrufen (➢ Kap. 5.8.2). In diesem Fall entsteht eine Irritation des unteren Plexus brachialis. Auch Druck auf die A. axillaris durch eine Enge zwischen Halsrippe und M. scalenus anterior ist möglich.

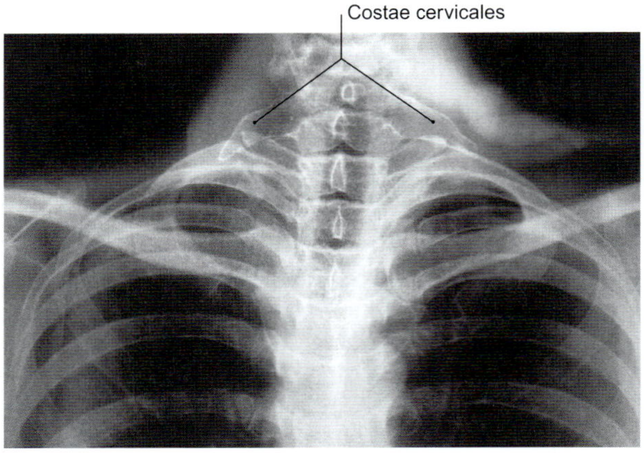


**Abb. 6.6** Röntgenbild im anteroposterioren (ap) Strahlengang. Man erkennt beidseits eine Halsrippe (Costa cervicalis). [E402-005]

### Differenzialdiagnosen

Differenzialdiagnostisch kommen folgende Erkrankungen in Betracht:

- Thoracic-outlet-Syndrom anderer Ätiologie
- Pancoast-Tumor
- Läsionen des Plexus brachialis anderer Genese
- Thrombose der V. axillaris
- Verschluss der A. brachialis
- Plexusneuritis
- Nervenentrapment des N. ulnaris im Suculs nervi ulnaris

### Untersuchung

**Manualtherapeutisch** Anamnese und Klinik werden erfasst. Es erfolgt eine Palpationsuntersuchung. Aktive Rotation zur gesunden Seite provoziert die ggf. anwesenden Beschwerden aus dem unteren Plexus brachialis.

**Medizinisch** Röntgen, Dopplersonografie der A. brachialis und Art. subclavia.

### Therapie

#### Konservativ

Eine kausale Therapie ist konservativ nicht möglich. Die manualtherapeutische Behandlung beinhaltet eine Haltungskorrektur mit

- segmentaler Mobilisation des zervikothorakalen Übergangs in Extension,
- segmentaler Mobilisation der Halswirbelsäule,
- glenohumeraler Mobilisation,
- Mobilisation akromioklavikular und sternoklavikular,

- Kräftigung des M. longus colli (Stabilizer),
- Kräftigung der aufrichtenden Muskulatur.

### Operativ

Operativ erfolgt bei therapieresistenten Beschwerden die Resektion der Rippe mit supraklavikulärem oder transaxillärem Zugang. Die Operation wird ggf. mit einer Tenotemie des M. scalenus anterior kombiniert.

**HINWEIS**

In der manualtherapeutischen Praxis waren die postoperativen Ergebnisse flächendeckend schlecht. Patienten beschrieben starke lokale Schmerzen in HWS und BWS, die die ursprünglichen Beschwerden an Stärke übertrafen. Nicht bei allen Patienten waren die Plexusbeschwerden postoperativ verschwunden. Eine OP-Indikation sollte daher sehr zurückhaltend gestellt werden.

### Postoperative Rehabilitation

Die postoperative Rehabilitation ist abhängig vom gewählten OP-Verfahren und folgt dem Nachbehandlungsschema des Operateurs.
Grundsätzlich sollte wie folgt vorgegangen werden:
**Entzündungsphase:**
- Keine Manuelle Therapie

**Proliferationsphase:**
- Aktives Bewegen im schmerzfreien Bereich
- Glenohumerale Mobilisation im schmerzfreien Bereich
- Mobilisation der oberen und mittleren HWS

**Konsolidierungsphase:**
Nach Freigabe durch den Operateur:
- Endgradige Mobilisation
  - Zervikal
  - Zervikothorakal
  - Kostotransversal/kostovertebral
  - Glenohumeral
- Training
  - Aufrichtende Muskulatur
  - Schultergürtelmuskulatur

**Umbauphase:**
- Erreichen der kompletten Sportfähigkeit erst nach 3–4 Monaten

## 6.2.6 Spina bifida, zervikale

Eine Spina bifida kann in jedem Abschnitt der Wirbelsäule vorkommen, eine zervikale Spina bifida macht jedoch nur 1 % der Fälle aus. In der Lendenwirbelsäule kommt sie am häufigsten vor, daher wird das Krankheitsbild in ➤ Kap. 3.2.5 ausführlich beschrieben.

**Zusammenfassung**

**Knöcherne, kongenitale Erkrankungen der Halswirbelsäule**

Neben Segmentations- und Formationsstörungen, die in der Lenden-, Brust- und Halswirbelsäule gleichermaßen vorkommen, gibt es einige den zervikalen Spinalkanal einengende knöcherne Abweichungen. Zervikale Skoliosen und eine zervikale Spina bifida sind äußerst selten und machen jeweils den kleinsten Teil bzgl. des Vorkommens in der Wirbelsäule aus. Das Klippel-Feil-Syndrom ist als kongenitales Fehlbildungssyndrom der Halswirbelsäule, der Hochzervikalregion und der oberen Brustwirbelsäule separat zu erwähnen. Kongenitale Erkrankungen bleiben in der Regel zunächst klinisch stumm. Eine Therapie erfolgt symptomatisch, operative Interventionen werden nur selten bei zervikaler Myelopathie durchgeführt.

## 6.3 Traumatische Erkrankungen

Basiswissen zu traumatischen Erkrankungen inkl. Traumaanalyse und Informationen zu Fraktureinteilungen wird in ➤ Kap. 1.1.2 vermittelt.

In ➤ Abb. 6.7 ist das grundlegende anamnestische und diagnostische Vorgehen nach traumatischen Ereignissen in der Halswirbelsäulenregion dargestellt.

Isolierte Läsionen des Kapsel-Band-Apparats werden selten beschrieben. Frakturen entstehen durch Auto-, Rad- oder Motorradunfälle, Anpralltraumen und Stürze.

**HINWEIS**

Das Wiedererlangen von voller Belastbarkeit und Sportfähigkeit ist das Ziel der konservativen Therapie und der postoperativen Rehabilitation nach jeder Verletzung im Bereich der Halswirbelsäule. Die in der Folge beschriebenen Rehabilitationszeiten sind Empfehlungen, die individuell deutlich abweichen können. Inadäquates Belastungsverhalten ist der Hauptgrund für länger andauernde Rehabilitation. Im Profisport wird häufig eine frühere Rückkehr entschieden, hier ggf. unter erhöhter Rezidivgefahr.
Vor Freigabe der sportlichen Wettkampfbelastung sind unbedingt Bewegungs-, Lauf- (Schnelligkeit und Ausdauer), Stabilitäts- und Sprungtests durchzuführen. Die Mobilität sollte vollständig wiederhergestellt sein!

Bei starken Schmerzen und großer Entzündung nach einem Trauma ist eine medikamentöse Therapie mit Einsatz von Analgetika und Antiphlogistika vom Arzt abzuwägen. Neben den gewünschten Effekten stellt sie immer auch eine Beeinflussung der physiologischen Heilung dar.

6

| Anamnestische Informationen/allgemeine mögliche klinische Befunde |
|---|
| **Weitere Befunde möglich/Ausbleiben einzelner Befunde möglich** |
| Z. n. nach Trauma: Schmerzen, Hämatom, zervikale Bewegungseinschränkung, verringerte Belastbarkeit der Facettengelenke, ggf. Schwellung (oft nicht von außen sichtbar)<br>> **Traumaanalyse,** siehe Kap. 1.1.2 |

| Traumamechanismus/mögliche betroffene Struktur | Untersuchung (therapeutisch oder ärztlich) | Therapie/Handlungsempfehlung |
|---|---|---|
| **Verletzungen anderer/weiterer Strukturen theoretisch möglich** | **Therapeutische Untersuchungstechniken unter Beachtung von Sensitivität, Spezifität und Reliabilität** | **Nachbehandlungsschemata können individuell abweichen**<br>**Entscheidungen pro/kontra OP müssen individuell getroffen werden** |
| Fehlerhaft durchgeführte Manipulation (zu viel Kraft, zu viel Weg), Begleitverletzung nach Sturz, Verkehrsunfall oder Tritt/Schlag<br>> **Kapselverletzung eines Facettengelenks,** siehe Kap. 6.3.1 | Regionale und segmentale zervikale Untersuchung<br>Ggf. bildgebende Verfahren zum Ausschluss von Begleitverletzungen | Konservativ: Reduktion von Belastung und Reduktion von Bewegung in der Entzündungsphase (soweit möglich), aktives Bewegen und schmerzfreie segmentale Mobilisation in der Proliferationsphase, endgradige segmentale Mobilisation, Training der Muskulatur und Erarbeiten von Sportfähigkeit ab der Konsolidierungsphase |
| Stoßen des Kopfes, Verkehrsunfälle, Schläge/Tritte, inadäquates Trauma bei Osteoporose (zervikal selten)<br>> **zervikale Frakturen,** siehe Kap. 6.3.2 | Anamnese mit Traumaanalyse, Inspektion, Beurteilung der Schmerzen, neurologische Untersuchung<br>Röntgen in zwei Ebenen, bei unklaren Befunden und zum Ausschluss von Begleitverletzungen MRT/CT<br>Bei Verdacht auf Verletzungen des Kopfes EEG und ggf. Schädel-CT<br>Bestimmung von Laborparametern | Konservativ: bei stabilen Frakturen ohne signifikante neurologische Befunde<br>Operativ: bei instabilen Frakturen, bei vorhandenen oder Gefahr für neurologische Schäden, mehrere Verfahren möglich |
| Verkehrsunfälle, Stürze, Schläge/Tritte (selten)<br>> **Bandscheibenläsionen,** siehe Kap. 6.3.3 | Anamnese mit Traumaanalyse, Inspektion, Beurteilung der Schmerzen, neurologische Untersuchung<br>MRT, ggf. Röntgen zum Ausschluss von Frakturen | Konservativ: bei geringer Schädigung<br>Operativ: selten und bei Begleitverletzungen (Frakturen, Luxationen) |
| Verkehrsunfälle, Stürze, Schläge/Tritte (selten)<br>> **Luxationen,** siehe Kap. 6.3.4 | Anamnese mit Traumaanalyse, Inspektion, Beurteilung der Schmerzen, neurologische Untersuchung<br>Röntgen in zwei Ebenen, bei unklaren Befunden und zum Ausschluss von Begleitverletzungen MRT/CT<br>Bei Verdacht auf Verletzungen des Kopfes EEG und ggf. Schädel-CT<br>Bestimmung von Laborparametern | Operativ: Spondylodese |
| Schleudertrauma<br>> **Kapselläsionen,** siehe Kap. 6.3.1<br>> **Muskelläsionen,** siehe Kap. 6.3.5<br>> **Bandscheibenläsionen,** siehe Kap. 6.3.3<br>> **Frakturen,** siehe Kap. 6.3.2<br>> **Commotio cerebri, Thoraxläsionen, Nierenverletzungen,** siehe Kap. 6.3.6 | Symptomatisch, bei Frakturverdacht: Anamnese mit Traumaanalyse, Inspektion, Beurteilung der Schmerzen, neurologische Untersuchung<br>Röntgen in zwei Ebenen, bei unklaren Befunden und zum Ausschluss von Begleitverletzungen MRT/CT, Bestimmung von Laborparametern<br>Bei Verdacht auf Commotio cerebri EEG und ggf. Schädel-CT | Abhängig von der Schädigung |

| Allgemeine Therapiebausteine (spezifische Therapiepläne im jeweiligen Kapitel) | | | | | | |
|---|---|---|---|---|---|---|
| **Immer unter Berücksichtigung der Belastbarkeit in den Heilungsphasen, siehe Kap. 1.6.3** | | | | | | |
| Frühphase: ggf. Ruhigstellung mit Halskrawatte/Halskrause | ➔ | Segmentale Mobilisation der Facetten- und Unkovertebralgelenke<br>Mobilisation des zervikothorakalen Übergangs, hochzervikale Mobilisation, kostovertebrale und kostotransversale Mobilisation | ➔ | Allgemeines Rumpfmuskeltraining<br>Training der aufrichtenden Muskulatur<br>Zervikales Stabilitätstraining (M. longus colli) | ➔ | Erarbeiten von Sportfähigkeit |

**Abb. 6.7** Anamnese und Diagnostik traumatischer Erkrankungen der Halswirbelsäule. [L329]

**YELLOW FLAG**

Bei Zustand nach Traumen sollte anamnestisch geprüft werden, ob Yellow, Blue oder Black flags vorliegen. Sie können ein heilungsverzögernder Faktor sein. Insbesondere Sorgen und Ängste bei möglicher längerfristiger Arbeitsunfähigkeit oder Sportunfähigkeit können Yellow flags auslösen.

### 6.3.1 Kapselläsionen

**BEFUNDE**

**Traumamechanismus**

- Falsch durchgeführte Manipulation
- Begleitverletzung nach Sturz, Verkehrsunfall, Tritt oder Schlag (Primärverletzungen von Wirbeln, Bandscheiben, Muskulatur)

**Leitsymptomatik**
- Dumpfe, diffuse lokale Schmerzen
- Stechender, scharf umgrenzter Schmerz bei homonymer Extension zur betroffenen Seite
- Ggf. oberflächlicher Referred pain, unilateral, multisegmental (3 Segmente)

### Beschreibung

Isolierte Läsionen einer Gelenkkapsel eines einzelnen Facetten- oder Unkovertebralgelenks durch ein traumatisches Ereignis kommen so gut wie nicht vor. Ausnahme ist eine durch zu viel Kraft bzw. zu großen Bewegungsweg falsch ausgeführte manipulative Behandlungstechnik als Auslöser. Bei keiner alltäglichen Bewegung und bei keinem üblichen Traumamechanismus kommt es zu alleinigem Zug auf die Kapsel eines Facetten- oder Unkovertebralgelenks. Bewegungen können regional weiterlaufen, so dass Kräfte verteilt bzw. abgefangen werden können. Bei Anpralltraumen durch Stürze oder Verkehrsunfälle können Kapseln gemeinsam mit Wirbeln, Bandscheiben oder Muskulatur verletzen. In diesem Fall steht die Therapie der Begleitverletzungen im Vordergrund.

### Differenzialdiagnosen

Differenzialdiagnostisch kommen, insbesondere bei starken Beschwerden, Frakturen des betroffenen Gelenks oder Wirbelkörpers in Frage.

### Untersuchung

**Manualtherapeutisch** Zunächst wird die Halswirbelsäule von C2–C7 regional belastet in homonyme Flexion und Extension untersucht. Danach wird die segmentale Untersuchung der Facettengelenke von C2/C3 bis C6/C7 durchgeführt (➢ Kap. 6.5). Bei homonymer Flexion nach links öffnet das rechte Facettengelenk maximal, bei homonymer Extension nach rechts schließt es. Die Unkovertebralgelenke werden aus heteronymer Vorpositionierung (Flexion oder Extension) in Lateralflexion untersucht. Die Bewegungsbereitschaft, das Bewegungsausmaß, das Endgefühl und Schmerz sind die zu beurteilenden Kriterien.

**Medizinisch** Bei Verdacht auf eine isolierte Verletzung der Kapsel eines Facetten- oder Unkovertebralgelenks und fehlenden Frakturzeichen erfolgt keine weitere Untersuchung. Bildgebende Verfahren werden zum Ausschluss von Begleitverletzungen wie Frakturen, Diskusrupturen und Muskelläsionen eingesetzt.

### Therapie

#### Konservativ

Die Therapie erfolgt konservativ.
**Entzündungsphase:**
- Reduktion von Belastung
- Reduktion von Bewegung

**Proliferationsphase:**
- Aktives Bewegen im schmerzfreien Bereich
- Segmentale Mobilisation im schmerzfreien Bereich

**Konsolidierungsphase:**
- Endgradige segmentale Mobilisation
- Training der aufrichtenden Muskulatur
- Erarbeiten von Sportfähigkeit

**Umbauphase:**
- Erreichen der vollen Belastbarkeit vor Beginn der Umbauphase

**Mittlere Rehabilitationszeit** 6–8 Wochen.

**Zusammenfassung**

Kapselläsionen der zervikalen Facetten- und Unkovertebralgelenke

Isolierte Verletzungen der Gelenkkapseln der Facetten- und Unkovertebralgelenke sind selten und fast nur durch fehlerhaft durchgeführte manipulative Techniken erklärbar. Darüber hinaus entstehen sie als Begleitverletzungen nach traumatischen Ereignissen. Die Therapie erfolgt konservativ. Die volle Sportfähigkeit wird innerhalb der Konsolidierungsphase nach 6–8 Wochen erreicht, es sei denn, die Rehabilitation der Begleitverletzungen erfordert mehr Zeit.

## 6.3.2 Frakturen

**YELLOW FLAG**
Bei Zustand nach Frakturen sollte anamnestisch geprüft werden, ob Yellow, Blue oder Black flags vorliegen. Sie können ein heilungsverzögernder Faktor sein.

**RED FLAG**
Frakturzeichen sind eine Red flag (➢ Kap. 1.5). Der Patient ist zum Arzt zu überweisen.

**BEFUNDE**
**Traumamechanismus**
- Kompressionsverletzungen: Stoßen des Kopfes
- Distraktionsverletzungen (Flexions- oder Extensionstraumen): Verkehrsunfälle (Schleudertraumen), Stürze, Schläge/Tritte (selten)

- Rotationsverletzungen: Sturz vom Motorrad, Fahrrad, Pferd oder der Leiter
- Inadäquates Trauma bei Osteoporose (zervikal selten)

**Allgemeine Leitsymptome und Befunde**
- Starke lokale Schmerzen
- Deutlich eingeschränkte Bewegungsbereitschaft

**Mögliche weitere Befunde**
- Prellmarken, Hämatome
- Sichtbare Dislokation
- Offene Wunden
- Klopfschmerz
- Zervikale Radikulopathie
- Zervikale Myelopathie
- Schädel-Hirn-Trauma

## Beschreibung

Frakturen der Halswirbelsäule entstehen in der Regel durch Schleudertraumen oder starke Krafteinwirkung von außen. In seltenen Fällen führen auch Schläge mit harten Gegenständen oder Tritte zu Wirbelfrakturen. Bei vorliegender Osteoporose können, wenn auch zervikal selten, auch inadäquate Traumen Frakturen verursachen, auch Spontanfrakturen sind möglich. Sportverletzungen sorgen nur selten für Frakturen der Halswirbelsäule. Sportarten wie Turnen, Reiten oder Stabhochsprung können aufgrund erhöhter Sturzgefahr ein Risiko mit sich bringen.

Die Versorgung richtet sich nach dem Ausmaß und der Lokalisation der Schädigung. Während stabile Frakturen ohne neurologische Schädigung konservativ versorgt werden, müssen instabile Frakturen und Frakturen mit Nervenläsionen osteosynthetisch versorgt werden.

## Klassifikation

Grundsätzlich kann die Einteilung nach der AO/OTA-Klassifikation erfolgen. Sie ist identisch mit der Einteilung der LWS und BWS (➤ Kap. 3.3.2 und ➤ 4.3.2). Lediglich die zweite Ziffer wird ausgetauscht. Sie beinhaltet Läsionen des Diskus und der Ligamente:

**Klassifikation**

5 Wirbelsäule
51 Halswirbelsäule
A Kompressionsverletzungen der Wirbelkörper (Typ I)
B Distraktionsverletzungen mit Schädigung der vorderen und hinteren Wirbelelemente
- Flexionsverletzung (Typ II)
- Extensionsverletzung (Typ III)

C Rotationsverletzungen (Typ IV)

Darüber hinaus wird in der AO-Klassifikation die Halswirbelsäule erneut separat aufgeführt, vgl. Steinbrich und Regazzoni 1999:

**Klassifikation**

51 Halswirbelsäule, unterer Teil 3.–7. Halswirbel
A vorderer Anteil
B hinterer Anteil
C vorderer und hinterer Anteil

### Vorderer Anteil

Frakturen des vorderen Anteils werden wie folgt unterteilt:
- Vorwiegend ossäre Läsion (51-A1)
  - Gleichmäßige Kompression (51-A1.1)
  - Kantenbruch (51-A1.2)
  - Keilfraktur (Knickung < 11°) (➤ Abb. 6.8)
- Osteoligamentäre Läsion (51-A2)
  - Wirbelkörperfraktur, mehrfragmentär, eine Deckplatte betroffen (51-A2.1)
  - Wirbelkörperfraktur, mehrfragmentär, zwei Deckplatten betroffen (51-A2.2)
  - Trümmerfraktur, Hinterwand < 3 mm disloziert (51-A2.3)
- Vorwiegend ligamentäre Läsion (51-A3)
  - Zerreißung des vorderen Längsbandes und der Bandscheibe (51-A3.1)
  - Traumatische Diskushernie (51-A3.2)

### Hinterer Anteil

Frakturen des hinteren Anteils werden wie folgt unterteilt:
- Vorwiegend ossäre Läsion (51-B1)
  - Isolierte Fraktur des hinteren Elements (Dornfortsatz, Bogen) (51-B1.1)
  - Fraktur der kleinen Wirbelgelenke ohne Dislokation (51-B1.2)
  - Kombinationsfraktur der kleinen Wirbelgelenke und Fraktur der hinteren Elemente ohne Luxation (51-B1.3)
- Osteoligamentäre Läsion (51-B2)
  - Fraktur der hinteren Elemente mit Subluxation (51-B2.1)
  - Facettenfraktur (51-B2.2)
  - Ausbruch der Massa articularis (51-B2.3)
- Vorwiegend ligamentäre Läsion (51-B3)
  - Ruptur des hinteren Ligamentkomplexes mit Subluxation in den Wirbelgelenken (bilateral) (51-B3.1)
  - Ruptur des hinteren Ligamentkomplexes mit asymmetrischer Subluxation in den Wirbelgelenken (unilateral) (51-B3.2)

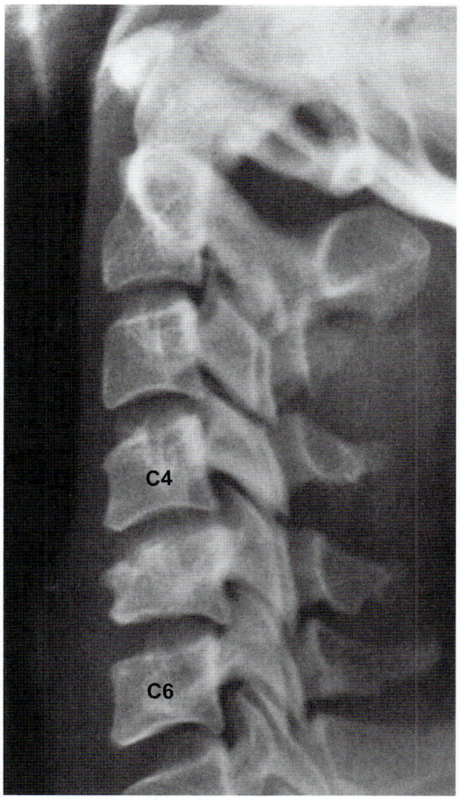


**Abb. 6.8** Keilkompressionsfraktur der Halswirbelsäule. Die 30 Jahre alte Frau erlitt bei einem Verkehrsunfall eine HWS-Verletzung. Die seitliche HWS-Aufnahme zeigt eine einfache Keilfraktur des 5. Halswirbels. [R390]

### Vorderer und hinterer Anteil

Kombinierte Frakturen des vorderen und hinteren Anteils werden wie folgt unterteilt:

- Vorwiegend ossäre Frakturen (51-C1)
  - Berstungsfraktur eines Wirbelkörpers und der hinteren Elemente (Bogen, Dornfortsatz) (51-C1.1) (➤ Abb. 6.9)
  - Horizontale Fraktur des Wirbelkörpers und Berstungsfraktur der hinteren Elemente (Bogen, Dornfortsatz) (51-C1.2)
- Osteoligamentäre Verletzungen (51-C2)
  - Vollständige Luxationsfraktur mit Fraktur in den hinteren Elementen (51-C2.1)
    - Bogen und/oder Proc. spinosus
    - Facettenfraktur
  - Keilfraktur des Wirbelkörpers (> 11°) und Zerreißung des hinteren Ligamentkomplexes (51-C2.2)
    - Osteoligamentär
    - Rein ligamentär
  - Wirbelkörperfraktur: Spaltung im vorderen oberen Anteil und hinteres Fragment mit Dislokation > 3 mm in Spinalkanal (51-C2.3)

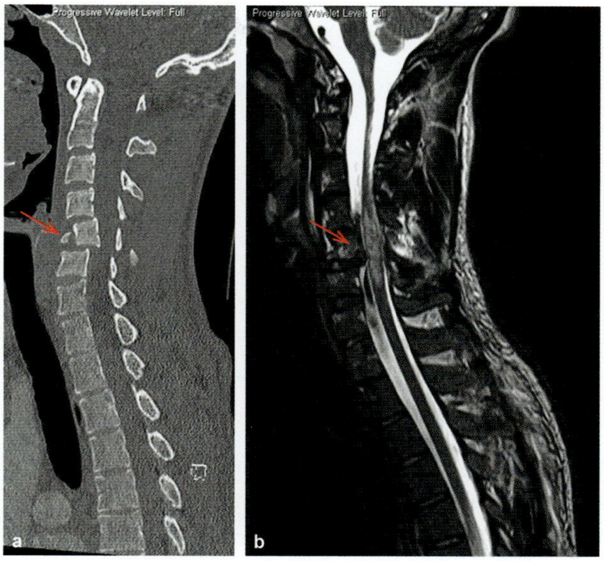


**Abb. 6.9** Berstungsfraktur von HWK 5. Links: CT der HWS. In der CT ist insbesondere die knöcherne Verletzung mit Einengung des Canalis vertebralis zu erkennen. Rechts: MRT der HWS. Die MRT bietet einen Zusatznutzen in der Darstellung der Kompression und Kontusion des Myelons. [T422]

- Reine oder vorwiegend ligamentäre Läsion (51-C3)
  - Reine Luxation unilateral verhakt (Zerreißung des Diskus und des hinteren Ligamentkomplexes) (51-C3.1)
  - Reine Luxation, bilateral verhakt (Zerreißung des Diskus und des hinteren Ligamentkomplexes) (51-C3.2)
  - Zerreißung des Diskus und Luxation nach dorsal mit Zerreißung des hinteren Ligamentkomplexes (51-C3.3)

Zur Einteilung von Frakturen der Halswirbelsäule vgl. Baierlein 2011: 135–141 und 144–145 sowie Journal of Orthopaedic Trauma 2018.

## Mögliche Begleitverletzungen

Als Begleitverletzungen kommen Bandscheibenläsionen, Muskelläsionen und Verletzungen des Schädels und des Kehlkopfes in Betracht.

## Differenzialdiagnosen

Mögliche Differenzialdiagnosen sind Kontusionen und Bandscheibenverletzungen. Gab es kein Trauma, kommen osteoporotische Frakturen, Metastasen, Osteomalazie und hämatologische Erkrankungen in Betracht.

## Untersuchung

Bei Verdacht auf Frakturen der Halswirbelsäule wird wie folgt untersucht:

**Manualtherapeutisch** Die klinische Untersuchung hat folgenden Aufbau:

- Anamnese mit Traumaanalyse.
- Inspektion von
  - Schonhaltung,
  - Bewegungsbereitschaft,
  - Achsenabweichungen/Dislokationen,
  - Prellmarken, Hämatomen,
  - offenen Wunden.
- Beurteilung der Schmerzen. Folgende Aspekte gehören zur Beurteilung bestehender Schmerzen:
  - Schmerzlokalisation
  - Schmerzart (lokaler Schmerz, Referred pain, neuropathischer Schmerz)
  - Schmerzprovokation durch Klopftest oder Druck.
- Neurologische Untersuchung: Die Höhe der Läsion wird dokumentiert. Die Bewegungsfähigkeit der Arme und Beine wird überprüft. Sensibilität und Reflexe werden getestet.

**RED FLAG**

Bei Verdacht auf Frakturen ist der Patient umgehend zum Arzt zu überweisen. Nach Hochrasanztraumen, bei Verdacht auf instabile Frakturen oder signifikanten neurologischen Befunden ist der Rettungsdienst zu alarmieren.

Bestehen keine Frakturzeichen, so wird die regionale und segmentale Funktionsuntersuchung durchgeführt.

**Medizinisch** In der Röntgenuntersuchung in zwei Ebenen können Frakturen der Halswirbelsäule ausgeschlossen werden. Kennzeichen für instabile Frakturen sind:

- Deckplattenfrakturen
- Translationen
- Luxationen
- Deformierung
- Keilwirbelbildung > 20°
- Ausbruch der Hinterwand des Wirbelkörpers
- Vergrößerter Abstand zwischen Procc. spinosi
- Verdacht auf diskoligamentäre Instabilität

Bei unklaren Befunden, zum Ausschluss von Weichteilläsionen und Organschäden erfolgt eine MRT oder CT. Bei Verdacht auf begleitende Verletzungen des Kopfes erfolgen ein EEG und ggf. eine Schädel-CT.

Obligatorisch ist das Bestimmen der Laborparameter Hämoglobin (Hb), Hämatokrit (Hkt) und die Bestimmung der Blutgruppe für evtl. Kreuzblut. Bei pathologischen Frakturen (ohne adäquates Trauma) wird die Blutsenkungsgeschwindigkeit (BSG) und die alkalische Phosphatase (AP) bestimmt.

Zur medizinischen Diagnostik bei Verdacht auf Wirbelfrakturen vgl. Breusch et al. 2019: 359.

## Therapie

### Konservativ

**Manualtherapeutisch** Stabile Frakturen ohne signifikante neurologische Befunde können konservativ behandelt werden. Die empfohlene konservative Behandlung von Frakturen im Halswirbelbereich variiert, vor allem in Bezug auf eine mögliche beginnende Immobilisation und ihre Dauer.

Da es keine Unterschiede im Outcome gibt, ist Bezug nehmend auf die Belastbarkeit in der Entzündungsphase eine beginnende Immobilisation vorzuziehen. Die Behandlung wird wie folgt durchgeführt:

**Entzündungsphase:**

- Bettruhe (2–5 Tage)
- Immobilisation mit Halskrause, alternativ frühfunktionelle Mobilisation
- Aktive Thromboseprophylaxe
- Ggf. Orthostaseprophylaxe (vor allem bei älteren Patienten)

**Proliferationsphase:**

- Segmentale Mobilisation des CTÜ und der BWS
- Rollgleitmobilisationen der Schultergelenke

**Konsolidierungsphase:**

- Segmentale Mobilisation des CTÜ und der BWS
- Training der Rumpfmuskulatur (Aufrichtung)
- Segmentale zervikale Mobilisation, endgradig frühestens nach 6 Wochen
- Beginnendes Training an Geräten in geschlossener Kette nach 6–8 Wochen, abhängig vom Röntgenbefund

**Umbauphase:**

- Arbeitsfähigkeit nach 8–12 Wochen, abhängig vom Röntgenbefund
- Sportfähigkeit nach 3–4 Monaten

**Medizinisch** Analgetika.

**Mittlere Rehabilitationszeit** 3–4 Monate.

### Operativ

Die Wahl eines operativen Verfahrens zur Therapie von Frakturen der Halswirbelsäule hängt von der vorliegenden Fraktur und etwaigen Begleitverletzungen ab. Auch der Operateur beeinflusst aufgrund von individuellen Vorzügen/Routinen die Auswahl, zumal es zu wenig Evidenz zum validen Vergleich verschiedener Verfahren gibt. Eine absolute OP-Indikation besteht bei instabilen Frakturen und bei Frakturen mit neurologischen Schäden oder der Gefahr, dass solche auftreten können. Das häufigste angewandte Verfahren ist eine Spondylodese mittels Fixateur interne.

**HINWEIS**

Die Evidenz zu operativen Verfahren nach Wirbelfrakturen wird in ➤ Kap. 3.3.2 beschrieben.

### Postoperative Rehabilitation

Es gibt keine einheitlichen Leitlinien zur postoperativen Rehabilitation von Wirbelsäulenoperationen. Nachbehandlungsschemata von Operateuren weichen individuell stark voneinander ab (vgl. Schröter et al. 2014). Die postoperative Rehabilitation ist abhängig vom Ausmaß der Verletzung, dem gewählten operativen Verfahren und etwaigen Begleitverletzungen.

Die postoperative Rehabilitation nach Versorgung mit Fixateur interne kann wie folgt durchgeführt werden:

**Entzündungsphase:**

- Während der Entzündungsphase ist aktives Bewegen je nach Operateur erlaubt. Eine Immobilisation mit Halskrause ist in der Regel nicht notwendig.
- Bei zunehmenden Schmerzen sollte die Belastung (Gang, Sitz) reduziert werden.
- In der Entzündungsphase sollte noch keine manualtherapeutische Behandlung stattfinden.
- Je nach Mobilität sind aktive Thromboseprophylaxe und Orthostaseprophylaxe sinnvoll.

**Proliferationsphase:**

- Während der Proliferationsphase wird die Belastung weitergeführt. Die mögliche Steigerung der Aktivität resultiert daraus, dass mehr Bewegung schmerzfrei möglich ist.

**Konsolidierungs- und Umbauphase:**

- Endgradige aktive Bewegungen sollten bis Ende der 4. Woche vermieden werden. In den Wochen 5–12 kann die Belastung schrittweise gesteigert werden. Beginnendes Training, auch in der MTT, ist im schmerzfreien Rahmen erlaubt.
- Manualtherapeutisch werden alle umliegenden Gelenke mobilisiert, zudem werden tonusregulierende Maßnahmen durchgeführt.

**HINWEIS**

Nach zervikalen Wirbelfrakturen sind Anschlussheilbehandlungen möglich.

**Mittlere Rehabilitationszeit** > 12 Wochen.

**Zusammenfassung**

**Frakturen der Halswirbelsäule**

Frakturen im Bereich der Halswirbelsäule können den hinteren, den vorderen oder beide Anteile von Wirbelkörpern betreffen. Traumatische Läsionen können vorwiegend ossär, osteoligamentär oder vorwiegend ligamentär vorliegen. Bei unklaren Befunden sollte neben einer Röntgenuntersuchung zum Ausschluss von Organ- oder Weichteilläsionen auch eine MRT oder CT erfolgen. Bei Verdacht auf Schädelverletzungen erfolgt ein EEG und ggf. eine Schädel-CT. Laborparameter sollten obligatorisch bestimmt werden. Während stabile und nicht dislozierte Frakturen konservativ behandelt werden können, werden instabile und dislozierte Frakturen operativ und zumeist mittels Spondylodese versorgt.

## 6.3.3 Bandscheibenläsionen

**Synonym** Diskusläsionen.

**BEFUNDE**

**Traumamechanismus**

- Flexions- oder Extensionstraumen: Verkehrsunfälle (Schleudertraumen), Stürze, Schläge/Tritte (selten)
- Rotationsverletzungen: Sturz vom Motorrad, Fahrrad, Pferd oder der Leiter

**Allgemeine Leitsymptome und Befunde**

- Starke lokale Schmerzen
- Deutlich eingeschränkte Bewegungsbereitschaft

**Mögliche weitere Befunde**

- Hämatom
- Sichtbare Dislokation
- Offene Wunden

### Beschreibung

Die zervikale Bandscheibe verletzt nicht so leicht wie die lumbale. Aufgrund ihrer physiologischen Rissbildung (➤ Kap. 6.6) verfügt sie über weniger Wasser und weniger Formstabilität. Bandscheibenläsionen werden gemeinsam mit den Frakturen in der AO-Klassifikation eingeteilt (➤ Kap. 6.3.2). Isolierte Verletzungen der zervikalen Bandscheiben sind selten. Bei kompletten horizontalen Rupturen besteht Luxationsgefahr.

### Mögliche Begleitverletzungen

Als Begleitverletzungen kommen Frakturen, Muskelläsionen und Verletzungen des Schädels in Betracht.

### Differenzialdiagnosen

Differenzialdiagnostisch kommen Kontusionen und Frakturen in Betracht.

### Untersuchung

**Manualtherapeutisch** Die klinische Untersuchung hat folgenden Aufbau:

- Anamnese: Traumaanalyse.
- Inspektion von
  - Schonhaltung,
  - Bewegungsbereitschaft,
  - Achsenabweichungen/Dislokationen,
  - Prellmarken, Hämatomen,
  - offenen Wunden.
- Beurteilung der Schmerzen. Folgende Aspekte gehören zur Beurteilung bestehender Schmerzen:
  - Schmerzlokalisation
  - Schmerzart (lokaler Schmerz, Referred pain, neuropathischer Schmerz)
  - Schmerzprovokation durch Traktion oder Kompression.
- Neurologische Untersuchung: Die Höhe der Läsion wird dokumentiert. Die Bewegungsfähigkeit der Arme und Beine wird überprüft. Sensibilität und Reflexe werden getestet. Bestehende neuropathische Beschwerden werden dokumentiert.

Liegen keine Anzeichen für Frakturen oder Luxationen vor, so folgt die regionale und segmentale zervikale Untersuchung.

**Medizinisch** In der Röntgenuntersuchung in zwei Ebenen können Luxationen dargestellt und Frakturen ausgeschlossen werden. Das Ausmaß von Schädigungen der Bandscheibe kann in einer MRT beurteilt werden. Es folgen zudem Untersuchungen zum Ausschluss von Begleitverletzungen, siehe unter Untersuchung bei Verdacht auf Frakturen in ➢ Kap. 6.3.2.

### Therapie

#### Konservativ

Bandscheibenverletzungen mit geringem Ausmaß ohne Luxation oder Dislokation können konservativ behandelt werden.

Die Therapie wird wie folgt durchgeführt.

**Entzündungsphase:**

- Reduktion von Belastung
- Reduktion von Bewegung

**Proliferationsphase:**

- Segmentale Mobilisation umliegender Gelenke
- Belastung (Gehen und Sitzen) im schmerzfreien Bereich
- Mobilisation zervikothorakal und hochzervikal

**Konsolidierungsphase:**

- Segmentale Mobilisation umliegender zervikaler Gelenke
- Segmentale Mobilisation des betroffenen Bewegungssegments nach 6–8 Wochen
- Mobilisation zervikothorakal und hochzervikal
- Rumpfmuskeltraining (Aufrichtung)
- Trainingstherapie

**Umbauphase:**

- Erarbeiten der Sportfähigkeit

**Mittlere Rehabilitationszeit** 8–12 Wochen.

#### Operativ

Traumatische Verletzungen der zervikalen Bandscheibe mit OP-Indikation sind selten. Sie entstehen bei Hochrasanztraumen in Kombination mit Frakturen und weiteren Begleitverletzungen.

Die OP-Strategie richtet sich nach dem Ausmaß der Schädigung. Bei Distraktions- und Rotationsverletzungen bestehen zumeist auch Frakturen. Die operativen Möglichkeiten werden in ➢ Kap. 6.3.2 beschrieben.

Auch die postoperative Rehabilitation und die mittleren Rehabilitationszeiten werden in ➢ Kap. 6.3.2 erläutert.

**Zusammenfassung**

**Bandscheibenläsionen der Halswirbelsäule**

Traumatische Läsionen der zervikalen Bandscheibe können durch Distraktions- oder Rotationsverletzungen entstehen und treten oft gemeinsam mit Frakturen auf. Aufgrund der Beschaffenheit verletzen sie jedoch weniger häufig als lumbale Bandscheiben. In der Regel können Verletzungen der Bandscheibe konservativ behandelt werden. Nach Hochrasanztraumen mit großen Schädigungen oder Luxation kann eine operative Versorgung indiziert sein.

## 6.3.4 Luxationen

**BEFUNDE**

**Traumamechanismus**

- Distraktionsverletzungen (Flexions- oder Extensionstraumen): Verkehrsunfälle (Schleudertraumen), Stürze, Schläge/Tritte (selten)
- Rotationsverletzungen: Sturz vom Motorrad, Fahrrad, Pferd oder der Leiter

**Allgemeine Leitsymptome und Befunde**

- Starke lokale Schmerzen
- Deutlich eingeschränkte Bewegungsbereitschaft

**Mögliche weitere Befunde**

- Hämatom
- Sichtbare Dislokation
- Offene Wunden
- Klopfschmerz
- Radikulopathie
- Myelopathie

## Beschreibung

Luxationen im Zervikalbereich können durch Distraktions- oder Rotationsverletzungen mit instabilen Frakturen (➤ Abb. 6.10) oder kompletter Zerreißung von Bandscheiben entstehen. Die Einteilung erfolgt innerhalb der AO-Klassifikation und wird in ➤ Kap. 6.3.2 ausführlich beschrieben.

## Mögliche Begleitverletzungen

Da Luxationen in der Regel aus Hochrasanztraumen resultieren, können neben Frakturen und Zerreißungen des Diskus auch Muskel- und Schädelverletzungen vorliegen.

## Differenzialdiagnosen

Differenzialdiagnostisch kommen Kontusionen, stabile Frakturen und einfache Bandscheibenverletzungen in Betracht. Gab es kein Trauma, kommen osteoporotische Frakturen, Metastasen, Osteomalazie und hämatologische Erkrankungen in Frage.

Auch eine massive rheumatische Arthritis mit Veränderung der Facettengelenke kann zu Luxationen im Sinne einer zervikalen Spondylolisthesis (Anterolisthesis, meist multisegmental mit Stufenleiterphänomen) führen.

## Untersuchung und Therapie

Die Untersuchung und Therapie bei Zustand nach Luxationen der Halswirbelsäule folgt der in ➤ Kap. 6.3.2 unter Frakturen beschriebenen Vorgehensweise. Luxationen werden operativ mit Spondylodesen versorgt.

**Zusammenfassung**

**Luxationen der Halswirbelsäule**

Luxationen können durch Distraktions- oder Rotationstraumen entstehen. Eine Luxation ist sowohl bei Zerreißung einer zervikalen Bandscheibe als auch als Folge stark dislozierter Frakturen möglich. Die Therapie erfolgt operativ.

## 6.3.5 Muskelläsionen

Muskelläsionen werden, inklusive der Untersuchungs- und Behandlungsstrategien, in Band I dieser Buchreihe ausführlich beschrieben. Im Bereich der Halswirbelsäule sind isolierte Verletzungen der Muskulatur selten. Ausnahme sind Folgen einer Überbeanspruchung einzelner Muskeln im Kraftsport.

## 6.3.6 Schleudertrauma

**Synonym** Whiplash.

**BEFUNDE**

**Traumamechanismus**
- Auffahrunfall

**Leitsymptomatik**
- Schockzustand (Flight or Fight)
- Nackenschmerzen
- Kopfschmerzen (sowohl als vegetative Reaktion als auch bei Commotio cerebri möglich)
- Schwindel (sowohl als vegetative Reaktion als auch bei Commotio cerebri möglich)
- Übelkeit, ggf. Erbrechen (sowohl als vegetative Reaktion als auch bei Commotio cerebri möglich)

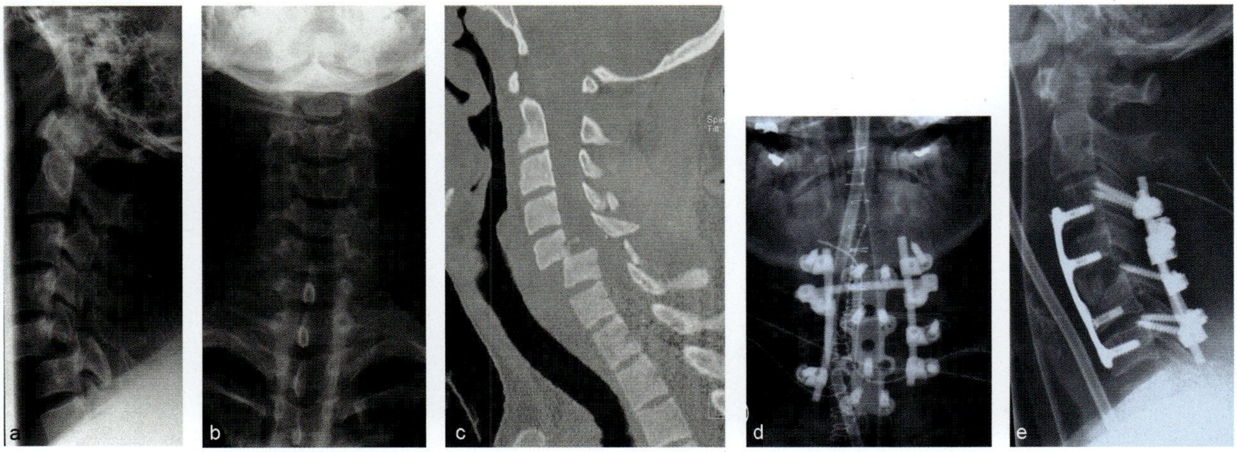


**Abb. 6.10** 26-jähriger Patient nach Motorradunfall: a) und b) HWS nativ a.p.- und seitlicher Strahlengang: Luxationsfraktur C6–C7 mit bilateral verhakter Facettenluxation; c) CT-HWS, sagittale Rekonstruktion; d) und e) HWS nativ a.p.- und seitlicher Strahlengang. Z. n. offener Reposition und Resektion der Facettengelenke C6–C7 und kombiniert dorsoventraler Spondylodese. [R396]

6

**Mögliche weitere Befunde**
- Commotio cerebri
- Rippenverletzungen
- Milzverletzungen
- Nierenverletzungen
- Zervikale Radikulopathie
- Zervikale Myelopathie

## Beschreibung

Das Schleudertrauma ist das wohl häufigste traumatische Ereignis der Halswirbelsäule. Vom klassischen Schleudertrauma spricht man, wenn einem Autofahrer von hinten jemand ins Heck des Fahrzeugs fährt. In diesem Fall kommt es nach der Kompression/Stauchung des Thorax zunächst zu einer Hyperextension der mittleren Halswirbelsäule mit Hyperflexion der Hochzervikalregion, gefolgt von einer Hyperflexion der mittleren Halswirbelsäule mit Hyperextension der Hochzervikalregion. In der ersten Phase tritt zeitgleich eine Rotationsbeschleunigung des Schädels nach posterior, in der zweiten Phase nach anterior auf. Durch die Trägheit der Masse kommt es zu einer relativen Gegenbeschleunigung des Gehirns und der Dura.

Die Bewegungen in der Halswirbelsäule werden in ➤ Abb. 6.11 bildlich dargestellt.

Prinzipiell kann durch ein Schleudertrauma jede Struktur der Wirbelsäule geschädigt werden, da alle Strukturen in einer Phase auf Zug und in der anderen auf Druck belastet werden. In der Literatur wird davon ausgegangen, dass durch die Extension mehr Schaden entsteht als durch die Flexion, da die Flexion durch das Kinn auf der Brust limitiert wird, während die Extension zumeist nicht oder erst spät gestoppt wird. Grund hierfür ist die oft nicht optimal eingestellte Nackenstütze, mit der man die Hyperextension bremsen bzw. vermeiden könnte.

Aus Schleudertraumen können zervikal somit Frakturen und muskuläre, kapsuloligamentäre und intradiskale Verletzungen resultieren (➤ Abb. 6.12). Ein weiteres Risiko stellen Gefäßverletzungen (Dissektionen, posttraumatische Insulte) dar (➤ Abb. 6.13).

**HINWEIS**
- Auch der Fahrer des auffahrenden Fahrzeugs kann Schäden erleiden. In diesem Fall kommt es jedoch zuerst zu einer Hyperflexion der mittleren Halswirbelsäule mit Hyperextension der Hochzervikalregion.
- Auch andere Traumamechanismen werden oft als Schleudertrauma bezeichnet, beispielsweise wenn das kollidierende Fahrzeug von der Seite kommt, sich ein frontales Aufeinanderprallen zweier Fahrzeuge ereignet oder die Richtung der Kollision abweicht. In diesen Fällen sollte die Traumaanalyse individuell erfolgen.
- Kopfstützen sollten bei Fahrerwechseln individuell eingestellt werden.

Weitere gefährdete Strukturen:
- Durch die beschriebene Gegenbeschleunigung des Gehirns kann es zur Commotio cerebri kommen.
- Durch die Kompression/Stauchung des Thorax kann auch die Brustwirbelsäule verletzen. Durch den Sicherheitsgurt können in der zweiten Phase die Rippen verletzt werden.

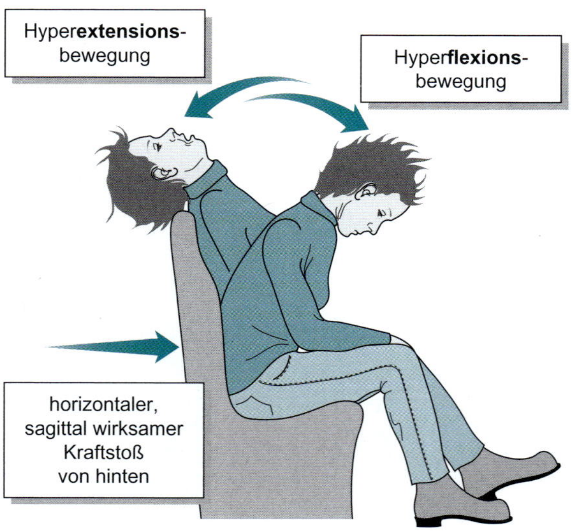


**Abb. 6.11** Verletzungsmechanismus beim Schleudertrauma. Der Kraftstoß von hinten bewirkt zuerst die Hyperextensions-, dann die Hyperflexionsbewegung der mittleren Halswirbelsäule. [L106]

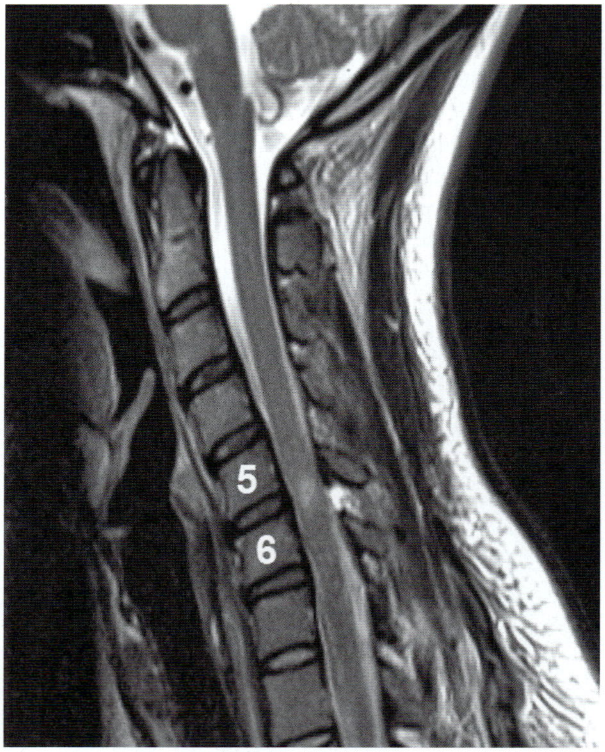


**Abb. 6.12** MRT: HWS-Schleudertrauma, diskoligamentäre Verletzung bei Schleudertrauma der Halswirbelsäule. Teilzerreißung des hinteren Bandapparats bei HWK 5/6 mit Einblutungen und Myelopathiesignal in Höhe HWK 5/6. [T1099]

6

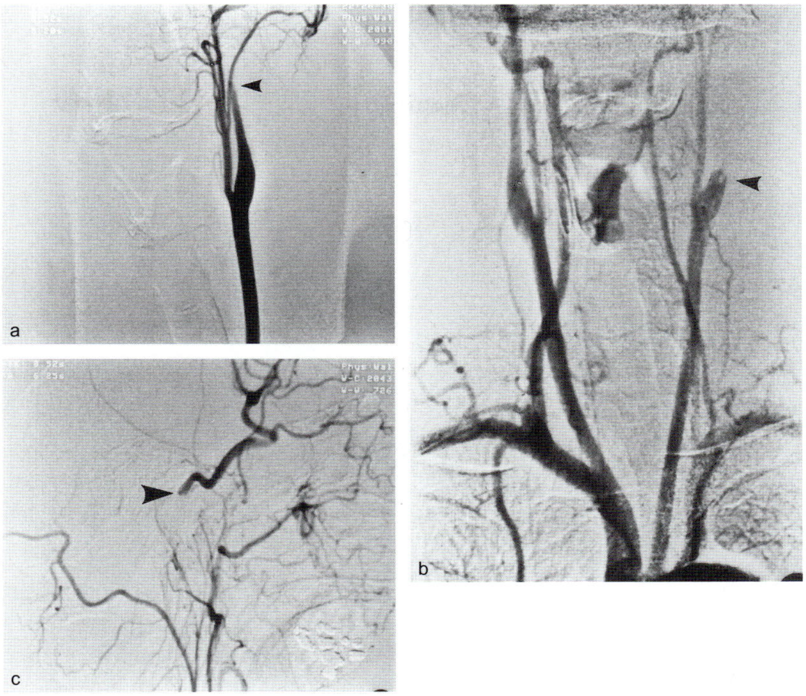

**Abb. 6.13** 50-jähriger Patient drei Tage nach HWS-Schleudertrauma mit linkshirnigem apoplektischem Insult (Schwäche und Dysästhesie rechter Arm), CT positiv. a) I.a.-DSA (selektiv) der supraaortischen Äste mit A.-carotis-interna-Verschluss links bei Dissektion. b) I.v.-DSA. c) (ACI links selektiv) Verschluss der dissezierten A. carotis interna links bis in den Canalis caroticus hinein. [R222]

- Die inneren Organe, die bei einem Schleudertrauma am häufigsten beteiligt sind, sind die Nieren. Sie werden nicht durch den Thorax gesichert und beschleunigen in der zweiten Phase ebenfalls nach ventral.

Nach starken Schleudertraumen reagieren Patienten oft vegetativ auffällig. Dabei kann es zu überschießenden Reaktionen im Sinne von Aggressivität gegenüber dem Unfallgegner kommen (fight reaction) oder zu retardierten Reaktionen wie einer Schockstarre, ggf. kombiniert mit Übelkeit, Erbrechen und Weinen (flight reaction). Grundsätzlich gilt: Je früher die Symptome auftreten und je stärker sie sind, desto schlechter ist die Prognose.

Bei bestehenden Mikroverletzungen ist es möglich, dass erst viele Tage nach dem Trauma Beschwerden auftreten.

**RED FLAG**

- Bei sofortigen starken Beschwerden ist in jedem Fall der Rettungsdienst zu verständigen.
- Auch bei Traumen mit großer Geschwindigkeit ohne (große) Symptomatik ist eine rasche medizinische Abklärung dringend anzuraten, da etwaige Blutungen im Kopf auch erst zeitverzögert für Lebensgefahr sorgen können.
- Auch wenn Kopfschmerz, Übelkeit, Erbrechen und Schwindel allein durch die beschriebene vegetative Reaktion entstehen können, ist bei Anwesenheit zunächst immer von einer Commotio cerebri auszugehen.

## Untersuchung

Die Untersuchung erfolgt symptomatisch und folgt bei starker Symptomatik der in ➢ Kap. 6.3.2 beschriebenen Vorgehensweise. Bei Verdacht auf Commotio cerebri sind ein EEG und ggf. eine Schädel-CT zu veranlassen.

## Therapie

Die Therapie ist abhängig von den verletzten Strukturen und wird daher in den entsprechenden Kapiteln erläutert.

**Zusammenfassung**

**Schleudertrauma**

Das Schleudertrauma ist das häufigste in der HWS beschriebene Trauma. Grundsätzlich können alle Strukturen der Halswirbelsäule, also Muskulatur, Kapsel-Band-Apparat, Knochen und Gefäße verletzen. Begleitverletzungen des Schädels (Commotio cerebri), der Brustwirbelsäule und Rippen sowie der Milz und der Nieren sind möglich. Die Untersuchung folgt der Strategie bei Frakturverdacht. Bei starken Symptomen ist der Rettungsdienst zu alarmieren.

### 6.3.7 Schütteltrauma beim Säugling oder Kleinkind

**Epidemiologie** 14 : 100.000 Säuglinge und Kleinkinder pro Jahr (vgl. ESPED-Studie Jahresberichte 2006–2009).

**BEFUNDE**

**Leitsymptomatik**
- Blässe
- Reizbarkeit
- Apathie
- Erbrechen
- Krampfanfälle
- Atemstillstand
- Blutungen der Netzhaut
- Subdurale Blutungen

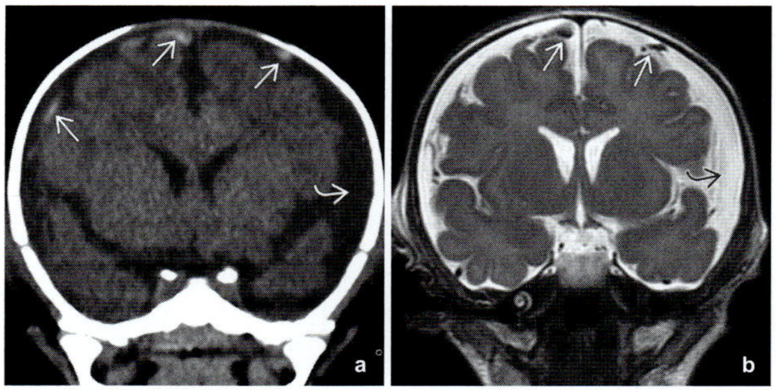


**Abb. 6.15** a) Die koronare Nativ-CT des Opfers eines bestätigten Schütteltraumas zeigt tubuläre, kommaförmige hyperdense Brückenvenen (rupturiert und thrombosiert) (gerade Pfeile) über der Konvexität. Man beachte die liquorähnlichen subduralen Flüssigkeitsansammlungen (gebogener Pfeil), die sich in der MRT als subdurale Hygrome herausstellten. b) Die eingerissenen tubulären hyperdensen Brückenvenen aus dem CT stellen sich in der T2w hypointens dar (gerade Pfeile) und sind mit einem subduralen Hygrom (gebogener Pfeil) assoziiert. [R404]

## Beschreibung

Als Schütteltrauma beim Säugling wird eine Schädigung des Gehirns durch massives, gewaltsames Schütteln des Säuglings bezeichnet (➤ Abb. 6.14). Hauptauslöser für diese Handlung von Eltern oder andere für die (ggf. temporäre) Sorge des Säuglings zuständige Personen ist das anhaltende Schreien des Säuglings.

Aufgrund der noch sehr schwach ausgeprägten Muskulatur der Halswirbelsäule können diese den Kopf nicht aktiv gegen Fremdreize stabilisieren. Es besteht die Gefahr der Zerreißung von Blutgefäßen und Nervenbahnen (vgl. Matschke et al. 2009 und Herrmann et al. 2016: 1). Zudem erfährt das Gehirn aufgrund der Beschleunigung gegenüber dem Schädel ein ggf. schweres Schleudertrauma. Ein Schütteltrauma kann zu schweren Behinderungen oder zum Tod des Kindes führen. Äußere Merkmale wie Blutergüsse/Wunden fehlen zumeist.

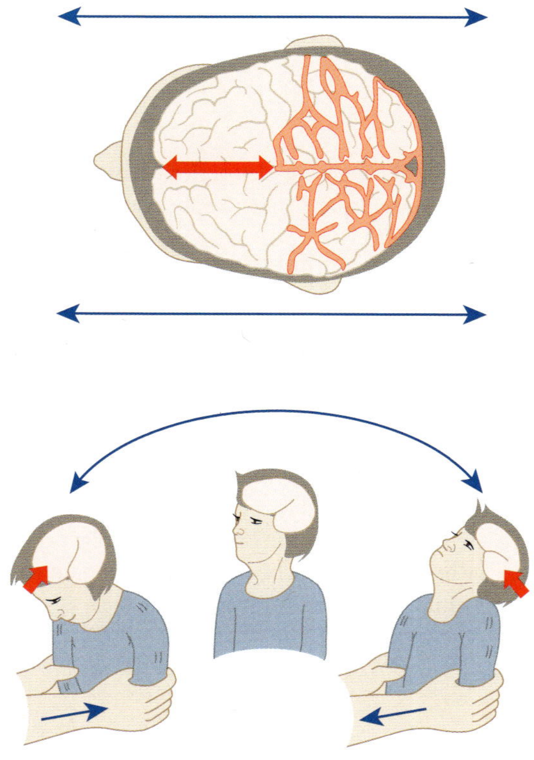

**Abb. 6.14** Mechanismus eines Schütteltraumas. [L231]

## Untersuchung

Es erfolgt eine Augenhintergrundspiegelung und MRT oder CCT (kraniale Computertomografie, ➤ Abb. 6.15). Blutungen der Netzhaut und subdurale Blutungen sind diagnostische Leitzeichen eines Schütteltraumas.

**HINWEIS**

Eltern verheimlichen ggf. in der Notaufnahme, dass sie das Kind geschüttelt haben. Grund sind Ängste vor Konsequenzen und Schamgefühl, für das Trauma verantwortlich zu sein.

## Therapie

Die Therapie richtet sich nach den diagnostizierten Schädigungen.

**EVIDENZ**

- 10–30 % der geschüttelten Kinder, die in eine Klinik gebracht werden, sterben.
- Gut zwei Drittel der Säuglinge erleiden chronische Schäden wie
  - Seh- und Sprachstörungen,
  - Lern- und Entwicklungsverzögerungen,
  - schwerste bleibende körperliche und geistige Behinderungen,
  - Krampfanfälle (vgl. Matschke et al. 2009).
- Nur 10 bis 20 % der Säuglinge überleben ein diagnostiziertes Schütteltrauma ohne bleibende Schäden (vgl. Hermann 2016: 2).
- Kopfverletzungen durch Schütteltrauma sind die häufigste nicht natürliche Todesursache von Säuglingen und Kleinkindern (vgl. Matschke et al. 2009).

## 6.4 Entzündliche Erkrankungen

### 6.4.1 Rheumatische Erkrankungen

Grundlagen rheumatischer Erkrankungen werden in ➢ Kap. 1.1.3 erläutert.

**BEFUNDE**

**Allgemeine Leitsymptome und Befunde**
- Schübe und Remissionen der entzündlichen Aktivität wechseln sich ab.
- Multiple Regionen des Körpers sind betroffen.
- Gelenke, Muskeln oder Faszien können betroffen sein.
- Darm, Haut, Augen oder innere Organe können betroffen sein.

Es gibt viele rheumatische Erkrankungen. Die Gelenke der Wirbelsäule und des Beckens sind jedoch insbesondere bei den fünf Erkrankungen aus der Gruppe der **Spondylarthritiden** betroffen:
- Morbus Bechterew
- Morbus Reiter
- Psoriasis-Arthritis
- Morbus Crohn
- Colitis ulcerosa

Jedoch können auch eine rheumatische Arthritis, eine juvenile Polyarthritis und weitere Erkrankungen aus dem rheumatischen Formenkreis die Wirbelsäule mitbetreffen.

Aufgrund der Relevanz für alle Regionen des Körpers werden die rheumatischen Erkrankungen in Band I dieser Buchreihe umfassend und in Summe erläutert.

### 6.4.2 Postinfektiöse Erkrankungen

**BEFUNDE**

**Leitsymptomatik und Befunde**
- Persistierende Schmerzen, die bei Belastung stärker werden
- Geschwollene, gerötete und überwärmte Gelenk- oder Muskelregionen

**Anamnestische Informationen**
- Zurückliegende Infekte oder vorangegangene offene Wunden oder Operationen

Postinfektiöse Erkrankungen können sowohl durch endogene als auch durch exogene Keime entstehen. Leitsymptomatik sind persistierende Schmerzen, die bei Belastung stärker werden. Oft findet man geschwollene, gerötete und überwärmte Regionen nach zurückliegendem oder andauerndem infektiösem Geschehen. Die Schwellung bzw. Rötung ist jedoch, anders als bei postinfektiösen Pathologien der Extremitäten, im Bereich des Beckens und der Wirbelsäule oft nicht sichtbar. Häufigstes Krankheitsbild ist die postinfektiöse Osteomyelitis, in der Halswirbelsäule kann auch ein Grisel-Syndrom vorliegen.

Aufgrund der Relevanz für alle oder zumindest mehrere Regionen der Wirbelsäule werden die postinfektiösen Erkrankungen der Wirbelsäule in ➢ Kap. 9.1 ausführlich erklärt.

## 6.5 Degenerative Erkrankungen

Basiswissen zu degenerativen Erkrankungen wird in ➢ Kap. 1.1.4 vermittelt.

### 6.5.1 Spondylarthrose, zervikale

**Synonyme** Facettengelenksarthrose, Facettensyndrom, Zygapophyseal-Arthrose.

**Ätiologie** Haltungsinsuffizienzen, entzündliche Erkrankungen und posttraumatische Folgen können zu Spondylarthrosen der Halswirbelsäulenregion führen. Auch kongenitale Erkrankungen (z. B. Skoliosen) können ein ätiologischer Faktor sein. Arthrose in Folge von Überlastung kann zudem durch Berufe mit Überkopfarbeit entstehen (KFZ-Mechaniker, Maler).

**Epidemiologie** Arthrosen der Facettengelenke kommen zervikal in fortgeschrittenem Alter häufig vor.

**BEFUNDE**

**Leitsymptomatik**
- Zervikale ggf. unilaterale paravertebrale Schmerzen (lateral)
- Morgendliche Schmerzen
- Funktionseinschränkung
- Belastungsschmerz

**Mögliche weitere Befunde**
- Muskulärer Hypertonus
- Ggf. Referred pain, unilateral multisegmental aus drei Segmenten
- Zervikale Radikulopathie mit sensiblen Störungen

#### Beschreibung

Eine Spondylarthrose als Ursache für Beschwerden in der Halswirbelsäulenregion sorgt für lokale, belastungsabhängige Beschwerden. Von einer Spondylarthrose sind zumeist ältere Patienten betroffen. Entzündliche Erkrankungen und posttraumatische Entwicklungen oder regelmäßige Überkopfarbeit können jedoch verfrüht dazu führen.

Eine zervikale Degeneration beginnt mit einer Osteochondrose der zervikalen Bandscheiben. Diese erhöht den Druck in den Facettengelenken. Auch wenn der zervikale Diskus aufgrund der physiologischen Rissbildung (➢ Kap. 6.6) weniger Wasser aufweist und weniger hoch ist als der lumbale und durch Degeneration weniger Höhenabnahme erfährt, so

6

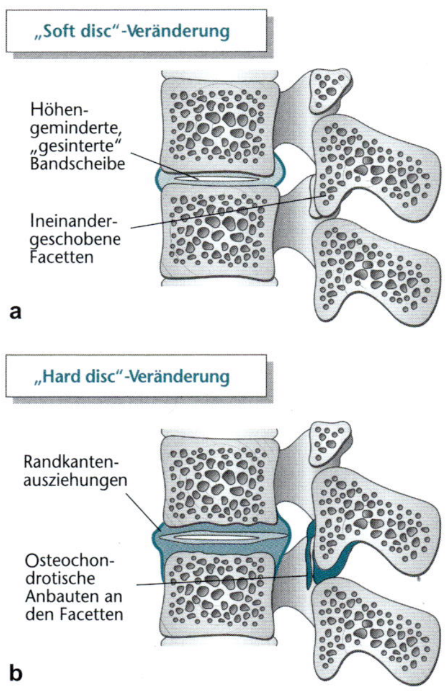


**Abb. 6.16** Degeneration der HWS: a) beginnend; b) fortgeschritten. [A300-106]

reicht diese, um einen erhöhten facettären Druck auszulösen (➤ Abb. 6.16).

Eine zervikale Spondylarthrose kann bei bestehenden osteophytären Anbauten zur zervikalen Radikulopathie mit Druck von dorsal führen. Referred pain aus dem Duralärmel und sensible Störungen bzw. Ausfälle sind dann möglich.

## Differenzialdiagnosen

Differenzialdiagnostisch kommen eine Spondylarthritis oder eine Osteochondrosis intervertebralis in Betracht.

## Untersuchung

**Manualtherapeutisch** Nach der Anamnese folgt eine Inspektion. Im Anschluss wird die regionale und segmentale dreidimensionale Funktionsuntersuchung der HWS (C2–C7) durchgeführt. Grundsätzlich sollte immer belastet (im Sitzen) untersucht werden, es sei denn, es spricht etwas dagegen (Schmerzen, Pathologien).

Kriterien der segmentalen Untersuchung sind Bewegungsbereitschaft, Bewegungsausmaß, Endgefühl und Schmerz. Die größte Schmerzprovokation ist in homonymer Extension zur betroffenen Seite zu erwarten, da hier das Gelenk komplett schließt (facettärer Impact).

Um Bewegungsausmaß und Endgefühl beurteilen zu können, sollte im Seitenvergleich und im Vergleich zu benachbarten Bewegungssegmenten getestet werden.

Eine Spondylarthrose kann durch die klinische Untersuchung nicht sicher diagnostiziert werden. Eine Abgrenzung zur Osteochondrosis intervertebralis durch klinische Diagnostik ist nicht möglich. Im Zusammenhang mit der Anamnese kann die klinische Diagnostik den Verdacht jedoch erhärten.

**Medizinisch** Zur Beurteilung der Facettengelenke ist eine Röntgenuntersuchung Standard. Allerdings ist auch die Diagnose einer Spondylarthrose mittels Röntgen nicht beweisend für die Ursache der Patientenbeschwerden. Eine MRT eignet sich zur Beurteilung der Bandscheiben.

Eine Alternative bietet die Diagnostik durch gezielte Injektion von Lidocain (Besserung für ca. 2 Stunden), danach Mepivacain (Besserung für 4–6 Stunden, vgl. Breusch et al. 2019: 342).

## Therapie

### Konservativ

**Manualtherapeutisch**
- Segmentale Mobilisation
- Mobilisation umliegender Gelenke (C0–C2, CTÜ)
- Automobilisation
- Stabilitätstraining, Training der aufrichtenden Muskulatur
- Trainingstherapie

**Medizinisch** Neben der oralen NSAID-Gabe stellen Infiltrationen mit autologem konditioniertem Serum (ACS) oder Kortison (Triam) mögliche medizinische Interventionen dar. Kortisoninjektionen sollten jedoch maximal viermal pro Jahr verabreicht werden.

### Operativ

Anders als im Lumbalbereich werden Spondylodesen aufgrund zervikaler Spondylarthrosen nicht beschrieben. Die Therapie erfolgt konservativ. Eine OP-Indikation besteht nur bei bestehenden Begleitdiagnosen wie einer zervikalen Radikulopathie durch osteophytäre Anbauten.

## 6.5.2 Unkovertebralarthrose

**Synonyme** Unkarthrose, Spondylosis uncovertebralis.

**Ätiologie** Haltungsinsuffizienzen, entzündliche Erkrankungen und posttraumatische Folgen können zu einer Unkovertebralarthrose der Halswirbelsäulenregion führen. Auch kongenitale Erkrankungen (z. B. Skoliosen) können ein ätiologischer Faktor sein.

**Epidemiologie** Arthrosen der Unkovertebralgelenke kommen zervikal in fortgeschrittenem Alter häufig vor.

6

**BEFUNDE**

**Leitsymptomatik**
- Zervikale unilaterale paravertebrale Schmerzen (lateral)
- Morgendliche Schmerzen
- Funktionseinschränkung, insbesondere der Lateralflexion
- Belastungsschmerz

**Mögliche weitere Befunde**
- Muskulärer Hypertonus
- Ggf. Referred pain, unilateral multisegmental aus drei Segmenten
- Zervikale Radikulopathie mit motorischen Störungen
- Vertebrobasiläre Insuffizienz durch unkovertebrale Osteophyten

### Beschreibung

Eine Unkovertebralarthrose als Ursache für Beschwerden in der Halswirbelsäulenregion sorgt für lokale, belastungsabhängige Beschwerden. Von einer Unkovertebralarthrose sind zumeist ältere Patienten betroffen. Entzündliche Erkrankungen und posttraumatische Entwicklungen können jedoch verfrüht dazu führen.

Eine zervikale Degeneration beginnt mit einer Osteochondrose der zervikalen Bandscheiben. Diese bewirkt ein Einsinken der Unkovertebralgelenke. Auch wenn der zervikale Diskus aufgrund der physiologischen Rissbildung (➤ Kap. 6.6) weniger Wasser aufweist und weniger hoch ist als der lumbale und durch Degeneration weniger Höhenabnahme erfährt, so reicht diese, um einen erhöhten unkovertebralen Druck auszulösen (➤ Abb. 6.16).

Eine Unkovertebralarthrose kann bei bestehenden osteophytären Anbauten zur zervikalen Radikulopathie mit Druck von ventral führen. Referred pain aus dem Duralärmel und motorische Störungen bzw. Ausfälle sind dann möglich. Zudem können unkovertebrale Osteophyten Druck auf die A. vertebralis auslösen und eine vertebrobasiläre Insuffizienz bewirken.

**HINWEIS**

Eine Unkovertebralgelenkarthrose ist keine Arthrose im eigentlichen Sinne, da sich die Halbgelenke erst während des Wachstums bis zum 8.–10. Lebensjahr bilden.

### Differenzialdiagnosen

Differenzialdiagnostisch kommen eine Spondylarthrose oder eine Osteochondrosis intervertebralis in Betracht.

### Untersuchung

**Manualtherapeutisch** Nach der Anamnese folgt eine Inspektion. Im Anschluss wird die regionale und segmentale dreidimensionale Funktionsuntersuchung der HWS (C2–C7) durchgeführt. Grundsätzlich sollte immer belastet (im Sitzen) untersucht werden, es sei denn, es spricht etwas dagegen (Schmerzen, Pathologien). Die Unkovertebralgelenke werden separat untersucht. Getestet wird das jeweilige Endgefühl der Lateralflexion aus heteronymer Flexions- oder Extensionsvorpositionierung.

Kriterien der segmentalen Untersuchung sind Bewegungsbereitschaft, Bewegungsausmaß, Endgefühl und Schmerz. Die größte Schmerzprovokation ist in Lateralflexion zur betroffenen Seite zu erwarten, da hier das Gelenk komplett schließt (unkovertebraler Impact).

Um Bewegungsausmaß und Endgefühl beurteilen zu können, sollte im Seitenvergleich und im Vergleich zu benachbarten Bewegungssegmenten getestet werden.

Eine Unkovertebralarthrose kann durch die klinische Untersuchung nicht sicher diagnostiziert werden. Eine Abgrenzung zur Osteochondrosis intervertebralis durch klinische Diagnostik ist nicht möglich. Im Zusammenhang mit der Anamnese kann die klinische Diagnostik den Verdacht jedoch erhärten.

**Medizinisch** Zur Beurteilung der Unkovertebralgelenke ist eine Röntgenuntersuchung Standard. Allerdings ist auch die Diagnose einer Unkovertebralarthrose mittels Röntgen nicht beweisend für die Ursache der Patientenbeschwerden. Eine MRT eignet sich zur Beurteilung der Bandscheiben.

### Therapie

#### Konservativ

**Manualtherapeutisch**
- Segmentale Mobilisation
- Mobilisation umliegender Gelenke (C0–C2, CTÜ)
- Automobilisation
- Stabilitätstraining, Training der aufrichtenden Muskulatur
- Trainingstherapie

**Medizinisch** Neben der oralen NSAID-Gabe stellen Infiltrationen mit autologem konditioniertem Serum (ACS) oder Kortison (Triam) mögliche medizinische Interventionen dar. Kortisoninjektionen sollten jedoch maximal viermal pro Jahr verabreicht werden.

#### Operativ

Die Therapie erfolgt konservativ. Eine OP-Indikation besteht nur bei bestehenden Begleitdiagnosen wie einer zervikalen Radikulopathie oder einer vertebrobasilären Insuffizienz durch osteophytäre Anbauten. OP-Verfahren und die postoperative Rehabilitation werden in ➤ Kap. 6.10 beschrieben.

## 6.5.3 Osteochondrosis intervertebralis, zervikale

**Synonym** Bandscheibendegeneration.

**BEFUNDE**

**Leitsymptomatik**
- Lokale Schmerzen, zentral oder lateral
- Funktionsstörungen

### Beschreibung

Eine Osteochondrosis intervertebralis ist eine degenerative Veränderung einer Bandscheibe und der angrenzenden Wirbelkörper. Der zervikale Diskus weist aufgrund der physiologischen Rissbildung (➤ Kap. 6.6) weniger Wasser auf und ist weniger hoch als der lumbale. Auch wenn er durch Degeneration weniger Höhenabnahme erfährt, so reicht diese, um Schmerzen zu provozieren (➤ Abb. 6.16).

**HINWEIS**

Eine zervikale Osteochondrosis intervertebralis kann zur degenerativen Retrolisthesis führen. Daraus können zervikale Radikulopathien oder zervikale Myelopathien entstehen.

### Differenzialdiagnosen

Differenzialdiagnostisch kommen eine Spondylodiszitis oder Spondylarthrose in Betracht.

### Untersuchung

**Manualtherapeutisch** Nach Anamnese und Inspektion folgen die regionale und segmentale Untersuchung von C2–C7. Eine Abgrenzung zur Spondylarthrose durch klinische Diagnostik ist nicht möglich. Alter, Konstitution oder Belastung im Beruf können Hinweise sein.

**Medizinisch** In der Röntgenuntersuchung und der MRT können aphysiologische Veränderungen der Bandscheiben dargestellt werden.

### Therapie

#### Konservativ

- Segmentale Mobilisation
- Mobilisation umliegender Gelenke (hochzervikal, CTÜ, kostovertebral und kostotransversal)
- Stabilitätstraining der aufrichtenden Muskulatur
- Trainingstherapie

#### Operativ

Anders als im Lumbalbereich werden Spondylodesen aufgrund zervikaler Osteochondrosen nicht/äußerst selten beschrieben. Die Therapie erfolgt konservativ.

**Zusammenfassung**

**Degeneration der Halswirbelsäule**

Eine Degeneration der Halswirbelsäule betrifft zumeist ältere Menschen und beginnt mit einer Osteochondrosis intervertebralis. Diese erhöht sowohl den intraartikulären Druck in den Facetten- als auch in den Unkovertebralgelenken und kann fortlaufend zu Spondylarthrosen und Unkovertebralarthrosen führen. Die Therapie erfolgt konservativ. Eine Spondylodese erfolgt nur bei massiver belastungsabhängiger Problematik. Allerdings können osteophytäre Anbauten an den Gelenken zu zervikaler Radikulopathie, zervikaler Myelopathie und zu vertebrobasilärer Insuffizienz führen, woraus eine OP-Indikation resultieren kann (➤ Kap. 6.8, ➤ Kap. 6.9, ➤ Kap. 6.12.3).

## 6.6 Zervikale Bandscheibenpathomorphologie

**BEFUNDE**

**Leitsymptomatik**
- Lokale Schmerzen
- Funktionseinschränkung
- Belastungsschmerz

**Mögliche weitere Befunde**
- Muskulärer Hypertonus
- Ggf. Referred pain, uni- oder bilateral multisegmental aus drei Segmenten
- Ggf. zervikale Myelopathie (➤ Kap. 6.9)
- Sehr selten zervikale Radikulopathie mit motorischen Störungen (➤ Kap. 6.8)

### Anatomische Grundlagen

Auch wenn die zervikale Bandscheibe physiologisch aus den gleichen Bestandteilen besteht wie die lumbale, sind die Funktion und die daraus resultierende Pathomorphologie doch völlig anders. Entwicklungsphysiologisch haben Anpassungen stattgefunden, um den Menschen vom Vierbeiner auch funktional zum Zweibeiner zu entwickeln. Während Vierbeiner über viel Lateralflexion und kaum über Rotation verfügen, benötigen Menschen viel Rotation und wenig Lateralflexion in der Halswirbelsäule. Während ein Hund für das Um- bzw. Zurücksehen lateralflektieren muss, muss ein Mensch mit gleichem Ziel rotieren.

Zu Beginn der evolutionären Aufrichtung unserer Vorfahren gab es das Problem, dass die menschliche Halswirbelsäule kaum rotieren konnte. Der limitierende Faktor war die Bandscheibe, zudem gab es eine Instabilität in Lateralflexion. Aufgrund dieser Gegebenheit kommt es evolutionär bedingt in der menschlichen Entwicklung zu zwei Phänomenen:

6

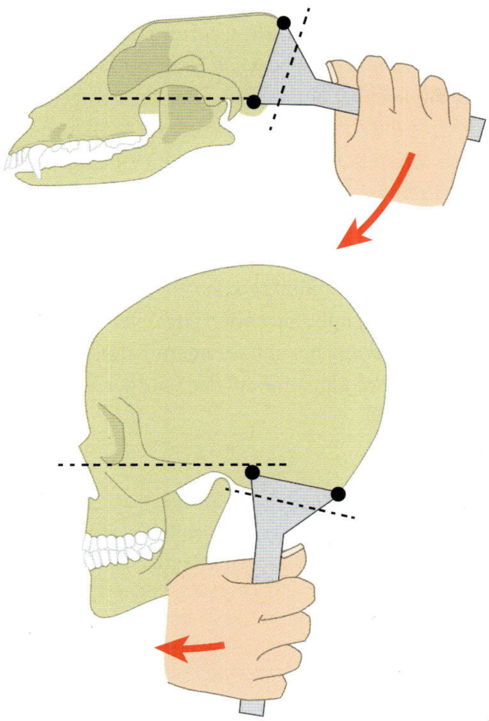

**Abb. 6.17** Handgriff der Evolution. [G1375, L138]

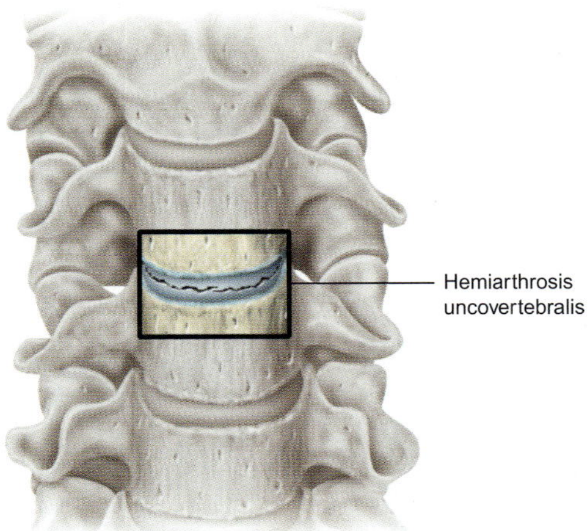


**Abb. 6.18** Zervikale Bandscheibe mit physiologischer Rissbildung und Unkovertebralgelenken; Ansicht von ventral. [S700-L127]

- Zum einen entstehen ab etwa dem 8. Lebensjahr physiologische Riss- bzw. Spaltbildungen im zervikalen Diskus, die uns vermehrte Rotation ermöglichen (➤ Abb. 6.18). Bei Frauen ist der Diskus in der mittleren Halswirbelsäule nicht selten komplett in zwei Kompartimente (kranial und kaudal) getrennt, bei Männern reicht die Rissbildung von den Außenrändern bis ins mittlere Drittel hinein.
- Des Weiteren richten sich bis zum 8. Lebensjahr die Procc. uncinati der kranialen Wirbelkörper auf und bilden die Unkovertebralgelenke. Ab diesem Zeitpunkt findet die Lateralflexion um diese Gelenke statt und wird von ihnen limitiert und stabilisiert (vgl. Penning 2000: 119).

Diese beiden evolutionären Veränderungen bezeichnet Penning als Handgriff der Evolution (➤ Abb. 6.17).

**HINWEIS**

Auch bei Säugetieren, die ausschließlich oder zu großen Teilen auf zwei Beinen unterwegs sind, wurden Unkovertebralgelenke und Rissbildungen in den zervikalen Bandscheiben nachgewiesen. Hierzu gehören u. a. Gorillas, Schimpansen und Kängurus.

## Beschreibung

Aufgrund der beschriebenen physiologischen Rissbildung verfügt die zervikale Bandscheibe über deutlich weniger Wasser als die lumbale. Eine progrediente Bandscheibenpathomorphologie in der Reihenfolge Bulging disc, kleine Protrusion, große Protrusion, Prolaps und ggf. Sequester, wie sie sich in der Lendenwirbelsäule für gewöhnlich entwickelt, kann daher zervikal nicht entstehen. Eine Bulging disc als initiales Stadium, bei der zu wenig gebundenes Wasser aufgrund von Inaktivität die Ursache ist, gibt es in der Halswirbelsäule nicht. Pathomechanismen verlaufen anders als lumbal und werden in der Folge ausführlich beschrieben.

**HINWEIS**

Die Diagnosen Prolaps und Protrusion in der Halswirbelsäule sind irreführend, da lumbal diesen Krankheitsbildern eine Bulging disc vorangeht und für jedes Stadium klinische Auffälligkeiten und pathomorphologische Veränderungen nach einem festen Muster bestehen. Da die Begriffe wörtlich aber nur beschreiben, was in der Bildgebung zu sehen ist, also prolabiertes (vorgefallenes) oder protrusioniertes (vorgewölbtes) Bandscheibenmaterial, werden die Diagnosen lumbal und zervikal gleich benannt.
Pathomorphologisch und klinisch beschreiben sie lumbal im Vergleich zu zervikal jedoch völlig unterschiedliche Krankheitsbilder.

Zervikal prolabiert Bandscheibenmaterial traumatisch, degenerativ oder bei bestehender zervikaler Instabilität (➤ Kap. 6.7).

Prolabiertes oder protrusioniertes Bandscheibenmaterial sieht man am häufigsten auf C5/C6, gefolgt von C4/C5 und C6/C7. Je größer die Rotations- und Extensionsfähigkeit eines Bewegungssegments, desto größer die Neigung zu pathomorphologischen Bandscheibenveränderungen.

Die zervikale Bandscheibe kann bei dorsalem Prolaps die Dura mater und das Myelon komprimieren. Eine Kompression des Duralärmels und der Radix (ventralis) im Foramen intervertebrale ist nur schwer möglich, da die Bandscheibe dann zunächst nach dorsolateral und dann weiter nach dorsal prolabieren müsste (➤ Kap. 6.8).

**Zusammenfassung**

**Zervikale Bandscheibenpathomorphologie**

Aufgrund der physiologischen Rissbildung der zervikalen Bandscheibe und dem daraus resultierenden geringen Volumen mit weniger Wasser kommt es seltener zu klinisch relevanten Veränderungen als lumbal. Die progrediente Entwicklung beginnend mit einer Bulging disc gibt es hier nicht. Protrusionen und Prolaps sind traumatisch, degenerativ und entzündlich möglich, führen häufig jedoch nur sekundär und aufgrund der damit einhergehenden Höhenabnahme zu Beschwerden.

## 6.7 Zervikale Instabilität

**BEFUNDE**

**Leitsymptomatik**
- Rezidivierende, belastungsabhängige Nackenschmerzen

**Mögliche weitere Befunde**
- Hyperextension bzw. vermehrte Lordose der mittleren Halswirbelsäule
- Zervikale Radikulopathie
- Selten zervikale Myelopathie

### Beschreibung

Zervikale Stabilität ist im Wesentlichen abhängig von der Funktion des M. longus colli. Der M. longus colli ist ein prävertebraler Muskel ➤ Abb. 6.19. Er unterteilt sich in drei Abschnitte (Pars obliqua superior, Pars recta, Pars obliqua inferior). Ein funktionierender Muskel delordosiert die mittlere Halswirbelsäule. Andere multisegmental verlaufende Muskeln wie der M. sternocleidomastoideus und die Mm. scaleni verändern ihre physiologische Funktion, wenn der M. longus colli nicht angespannt ist, da sich bei vermehrter Lordose die Bewegungsachsen verändern. Physiologisch sollte er im wachen Zustand dauerhaft aktiv sein. Ist der M. longus colli nicht aktiv, gleitet die Halswirbelsäule aufgrund der Ausrichtung der Facettengelenke und der statischen Kräfte in Richtung Lordose, was facettär gleichbedeutend mit einer vermehrten Extension ist. Dies wird durch die dann veränderte Funktion der oben genannten Muskeln verstärkt. Es kommt zu einer funktionell bedingten Retrolisthesis. Die Foramina intervertebralia werden funktionell verengt, die Facettengelenke schließen.

Die zervikale Instabilität betrifft vor allem junge Frauen (20–30) mit Hypermobilität bzw. vermehrter Extensionsfähigkeit der Halswirbelsäule. Sitzende Tätigkeiten begünstigen das Krankheitsbild. Folge bei anhaltendem Krankheitsbild kann eine zervikale Radikulopathie auf der Seite der Vorzugsrotation sein (➤ Kap. 6.8).

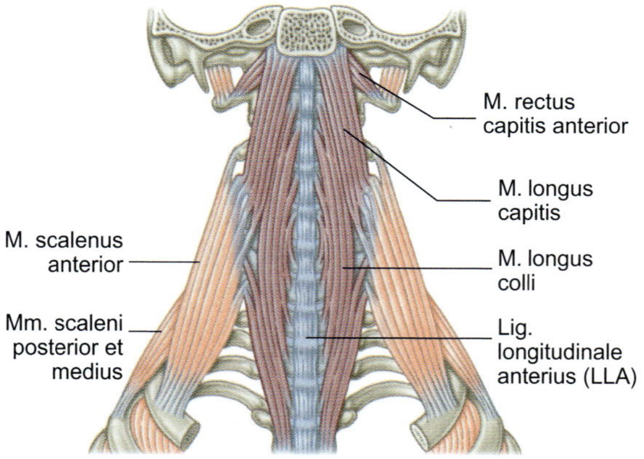


**Abb. 6.19** M. longus colli. [E669]

**HINWEIS**

Eine häufige anhand von Röntgenbildern getroffene ärztliche Diagnose ist eine „Steilstellung der HWS". Eigentlich ist eben diese normal, sie weist auf eine gute zervikale Stabilität mit funktionierendem M. longus colli hin (➤ Abb. 6.20). Eine sehr ausgeprägte Lordose hingegen kann ein Hinweis auf eine zervikale Instabilität sein.
Zu dieser Fehldiagnose kommt es, da aufgrund der zunehmenden Passivität der Bevölkerung (vermehrtes Sitzen) ein Röntgenbild mit ausgeprägter Lordose häufiger ist als ein normales. Sie ist Resultat einer Abnahme der zervikalen Stabilität mit daraus resultierender Zunahme der HWS-Lordose in Kombination mit einem flektierten zervikothorakalen Übergang.

### Untersuchung

Die klinische Untersuchung zur Diagnose einer zervikalen Instabilität ist nicht valide. Eine Kombination aus Anamnese, regionaler und segmentaler Funktionsuntersuchung und Instabilitätstest (aktive Deflexion) sollte unbedingt im Zusammenhang betrachtet werden.

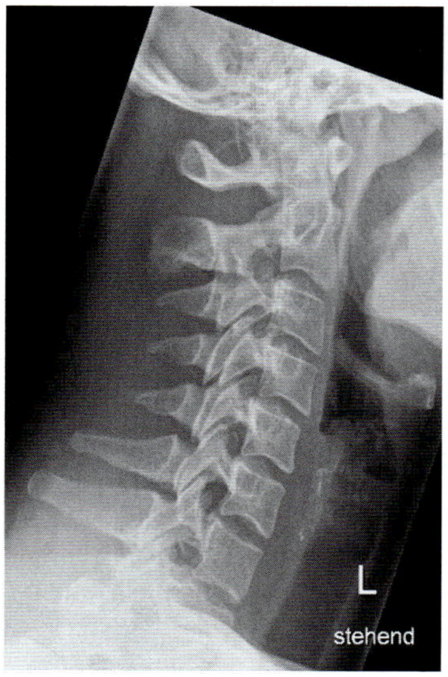


**Abb. 6.20** Röntgenbild der HWS mit Normbefund. [P183]

Auffälligkeiten:

- Hyperextensionsposition der HWS im Sitzen.
- Rezidivierende Nackenschmerzen.
- Diskontinuierlicher (phasierter) aktiver Deflexionsweg aus Flexionsposition. Bei Wiederholung des Bewegungsauftrags mit begleitender Fixation von HWK 5 auf HWK 6 zeigt sich die Deflexion unauffällig.
- In der sagittalen Röntgenaufnahme sieht man eine vermehrte HWS-Lordose.

### Therapie

#### Konservativ

Die Therapie bei bestehender zervikaler Instabilität beinhaltet im Wesentlichen folgende Maßnahmen:

- Stabilitätstraining mit dem Stabilizer
- Training der aufrichtenden Muskulatur
- Mobilisation des zervikothorakalen Übergangs (in Extension und Rotation)
- Hochzervikale Mobilisation
- Mobilisation der mittleren Halswirbelsäule in homonyme Flexion
- Automobilisation
- Reduktion der andauernden Sitz-Zeit

#### Operativ

Eine OP-Indikation besteht nur bei zervikaler Radikulopathie mit therapieresistentem (> 6 Monate) neuropathischem Schmerz oder kompletten Paresen (➤ Kap. 6.8).

**Zusammenfassung**

**Zervikale Instabilität**

Eine zervikale Instabilität entsteht am ehesten durch einen insuffizienten M. longus colli. Physiologisch entlordosiert er die Halswirbelsäule. Funktioniert er nicht, so wird die Halswirbelsäule in Lordose/Extension gezogen. Viele multisegmentale Muskeln ändern aufgrund veränderter Bewegungsachsen ihre Funktion. Es entsteht eine Retrolisthesis in den instabilen Bewegungssegmenten. Eine zervikale Radikulopathie mit Druck von dorsal kann die Folge sein.

## 6.8 Zervikale Radikulopathie

**BEFUNDE**

**Leitsymptomatik im progredienten Verlauf, exemplarisch anhand vom Nerv C6 (Bewegungssegment C5/C6)**
**Druck von dorsal (Proc. articularis superior):**

- Nackenschmerzen
- Referred pain aus dem Duralärmel von C6 (ventrale Schulter, ggf. ventraler Oberam)
- Parästhesien Daumenspitze und ggf. Zeigefingerspitze
- Dying-back-Phänomen
- Hyporeflexie/Areflexie der C6-Reflexe und Abnahme/Ausfall des Vibrationsempfindens distal in C6
- Neuropathischer Schmerz C6
- Kraftverlust/Lähmung der Kennmuskulatur von C6 (selten)

**Druck von ventral (sehr selten, unkovertebrale Osteophyten oder Bandscheibe):**

- Nackenschmerzen
- Referred pain aus dem Duralärmel von C6 (ventrale Schulter, ggf. ventraler Oberam)
- Kraftverlust/Lähmung in den Kennmuskeln von C6
- Sensorische Störungen/Ausfälle (selten)

### Anatomische Grundlagen

In der Halswirbelsäule gibt es andere anatomische Voraussetzungen als in der Lendenwirbelsäule. Im Canalis vertebralis verläuft das Rückenmark (Myelon), ummantelt von Pia mater, Arachnoidea und Dura mater (von innen nach außen). Lumbal befindet sich ab etwa L1/L2 stattdessen als kaudaler Auslauf des Rückenmarks die Cauda equina. Die Nerven, bestehend aus Radix ventralis und Radix dorsalis, treten zervikal fast horizontal aus und vereinen sich, innerhalb eines gemeinsamen Duralärmels, in ihrem Verlauf nach lateral zu einem Spinalnerv. Geführt wird der Nervenkomplex von einer knöchernen Rinne auf dem Proc. transversus, dem Sulcus nervi spinalis. Der Spinalnerv tritt durch das Foramen intervertebrale fast horizontal und lediglich geringfügig nach ventral und kaudal deviierend aus. Hier liegt die Radix dorsalis mit dorsalem Spinalganglion wirklich dorsal in unmittelbarer Nähe zum Proc. articularis superior des jeweils unten liegenden Wirbels des Bewegungssegments. Die Radix dorsalis mit dorsalem Spinalganglion wird innerhalb des duralen Ärmels durch ein bindegewebiges Septum von der ventral liegenden Radix ventralis getrennt. Die Radix dorsalis wird von der A. radicularis posterior versorgt, die ein dünnes Lumen und eine dünne Intimawand hat. Die Radix ventralis wird von der A. radicularis anterior versorgt. Sie hat ein deutlich dickeres Lumen und eine dicke Intimawand (➤ Abb. 3.30).

**HINWEIS**

In der Halswirbelsäule gibt es keine Nerven, die vertikal im Recessus lateralis verlaufen. Anders als lumbal ist Druck auf den N. spinalis nur im Foramen intervertebrale möglich.

6

In der Halswirbelsäule treten die Spinalnerven oberhalb des gleichnamigen Wirbelkörpers aus, also C1 oberhalb von HWK 1, C6 oberhalb von HWK 6 etc. Dies ändert sich auf Höhe von C7/Th1. Da es sieben Halswirbel gibt, jedoch acht zervikale Spinalnervenpaare, tritt hier C8 aus, kaudal davon tritt der Spinalnerv demnach jeweils unter dem gleichnamigen Wirbelkörper aus.

### Dicke der afferenten Zellkörper

Bei einer zervikalen Radikulopathie mit Druck von dorsal im Foramen intervertebrale reagieren zunächst die Zellkörper der afferenten Nerven, die das meiste Blut benötigen, da im Foramen intervertebrale das dorsale Spinalganglion (DSG) liegt, in welchem die Zellkörper der Afferenzen liegen. Je größer das Gesamtlumen eines Nervs, desto größer der Zellkörper und der Blutbedarf.

Das Lumen von Nerven errechnet sich anhand von Länge multipliziert mit dem Durchmesser. Die längsten Nervenfasern laufen nach ganz distal im neuroanatomischen Segment, die längsten Nervenfasern von z. B. C6 laufen bis in die Spitze des Daumens und des Zeigefingers, hier unterscheiden sich Ia-, Ib-, II- und IIIb-Fasern nicht. Allerdings gibt es einen anderen relevanten Unterschied. Während Ia-, Ib-, und IIIb-Fasern auf spinaler Ebene bzw. im Rückenmark enden und dort über Interneurone verschaltet werden, laufen die II-Fasern als Einzige ohne Verschaltung bis zum Gehirn.

Die II-Fasern haben die drittgrößte Faserdicke (nach Ia- und Ib-Fasern), sind aber mit Abstand die längsten Fasern und haben somit das größte Gesamtlumen und die größten Zellkörper. Die Zellkörper der einzelnen II-Fasern sind unterschiedlich groß, da sie innerhalb von z. B. C6 unterschiedlich weit nach distal laufen. Die II-Fasern, die bis ganz nach distal im Segment laufen, haben das größte Gesamtlumen und somit die größten Zellkörper.

### Auslöser von zervikalen Radikulopathien

Hauptauslöser zervikaler Radikulopathien ist Druck von dorsal durch den Proc. articularis superior des unten liegenden Wirbels durch Retrolisthesis bei zervikaler Instabilität (Patienten zwischen 20 und 30) oder durch degenerative Retrolisthesis (ältere Patienten).

Weitere, jedoch deutlich seltenere Auslöser für lumbale Radikulopathien sind:

- Druck von dorsal durch facettäre Osteophyten bei Spondylarthrose (ältere Patienten)
- Druck von ventral durch
  - Unkovertebrale Osteophyten bei Unkovertebralarthrose (bei älteren Patienten)
  - Bandscheibengewebe (traumatisch oder degenerativ)

## Beschreibung

Topografisch hat die Radix dorsalis mit dorsalem Spinalganglion Beziehung zum Proc. articularis superior des jeweils unten liegenden Wirbels, die Radix ventralis zum Proc. uncinatus und ggf. der Bandscheibe des entsprechenden Bewegungssegments (> Abb. 6.21).

Sensorische Störungen und Ausfälle resultieren daher aus Druck von dorsal, motorische Störungen und Ausfälle aus Druck von ventral.

**HINWEIS**

In den folgenden Erläuterungen zur zervikalen Radikulopathie werden die häufigsten Symptomverläufe dargestellt und neurophysiologisch verständlich gemacht. Individuelle Beschwerdeverläufe, die vom beschriebenen Konzept abweichen, sind möglich, aber selten. Beschwerden, die nicht in die unten beschriebenen Abläufe passen, sollten zunächst als Red flag gewertet werden!

### Zervikale Radikulopathie mit Druck von dorsal

Eine zervikale Radikulopathie entsteht in den meisten Fällen durch Druck von dorsal, also durch Druck vom Proc. articularis superior gegen den Duralärmel und die Radix dorsalis mit dorsalem Spinalganglion.

Hierfür kommen drei Ursachen in Betracht:

- Retrolisthesis bei zervikaler Instabilität (häufigste Ursache, > Kap. 6.7)
- Degenerative Retrolisthesis
- Osteophyten am Facettengelenk durch Spondylarthrose

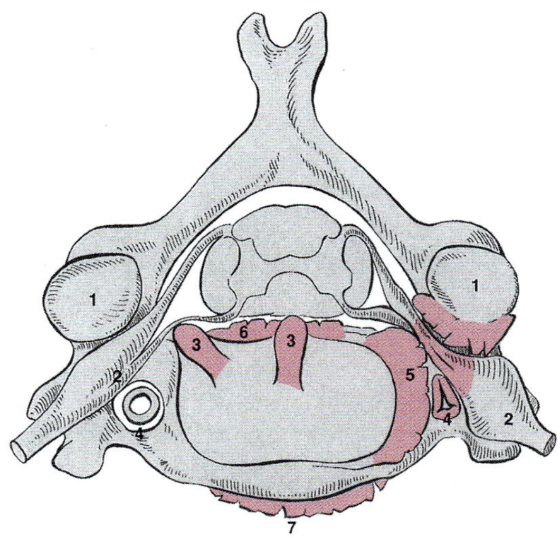


**Abb. 6.21** Topografische Lage des zervikalen Spinalnervs. Der Proc. articularis superior des unten liegenden Wirbels (1) liegt unmittelbar vor dem dorsalen Spinalganglion (2) der Radix dorsalis. Die Radix ventralis kann theoretisch Druck durch die Bandscheibe (3) oder unkovertebrale Osteophyten (5) bekommen. Unkovertebrale Osteophyten können auch die A. vertebralis (4) komprimieren. [L108]

Bei einer Retrolisthesis gleitet der obere Wirbel durch die Ausrichtung der Facettengelenke nach dorsal kaudal. Dadurch wird der Raum zwischen den Wirbelkörpern des Bewegungssegments verringert. Funktionell wird so der Proc. articularis superior gegen den Duralärmel und den darin liegenden Spinalnerv mit Radix dorsalis (dorsales Spinalganglion) und Radix ventralis gedrückt.

Während eine Retrolisthesis aufgrund von zervikaler Instabilität durch mangelnde Funktion des M. longus colli und vermehrte zervikale Lordose entsteht, ist die Ursache bei degenerativer Retrolisthesis eine zunehmende Höhenabnahme der Bandscheibe durch eine Osteochondrosis intervertebralis.

#### Beispiel Bewegungssegment C5/6, Druck von dorsal auf den Duralärmel und Spinalnerv C6

Bei bestehender Retrolisthesis durch Instabilität, bei degenerativer Retrolisthesis oder durch Osteophyten bei Spondylarthrose kann es zu Druck von dorsal auf den sich auf dieser Höhe im Foramen intervertebrale befindlichen Duralärmel und Nerv von C6 kommen. In diesem Fall drückt der Proc. articularis superior von HWK 6 gegen den Duralärmel von C6. Zu diesem Zeitpunkt beschreiben Patienten in der Regel schon rezidivierende Nackenschmerzen.

Zunächst kommt es zu monosegmentalem unilateralem Referred pain (➤ Kap. 1.3.6) aus dem Duralärmel von C6. Bei einer kleinen Referred area beschreibt der Patient Schmerzen im Bereich der ventralen Schulter, bei einer großen Referred area am gesamten ventralen Oberarm bis zum Ellenbogen. Die Größe der Referred area ist abhängig von der Größe des Schadens und der Selektivität des Patienten.

Gibt es noch mehr oder noch länger Druck, so kommt es zur arteriellen Versorgungsnot.

Die A. radicularis anterior hat keine Probleme, die Radix ventralis ausreichend zu versorgen. Gründe sind:

- Ihr großes Lumen und ihre dicke Intimawand
- Die Tatsache, dass der Druck von dorsal kommt
- Das bindegewebige Septum zwischen Radix dorsalis und Radix ventralis als zusätzlicher Puffer

Die A. radicularis posterior hat durch den vorhandenen Druck jedoch Probleme, die Radix dorsalis und das dorsale Spinalganglion mit ausreichend Blut zu versorgen.

Im Bereich des Foramen intervertebrale liegen die Zellkörper der Afferenzen im dorsalen Spinalganglion. Es reagieren zuerst die Zellkörper, die das meiste Blut benötigen. Wie schon in den Grundlagen zu Beginn des Kapitels beschrieben, benötigen die Zellkörper der II-Fasern aufgrund ihrer Größe das meiste Blut. Die II-Fasern, die bis ganz nach distal in die Spitzen des Daumens und des Zeigefingers laufen, haben das größte Gesamtlumen und die größten Zellkörper. Sie reagieren als erstes mit spontanen Entladungen bei bestehender Versorgungsnot. Der Patient beschreibt Parästhesien in den Spitzen von Daumen und Zeigefinger. Bei länger anhaltendem oder stärker werdendem Druck kommt es zum **Dying-back-Phänomen.** Während die II-Fasern, die bis ganz nach distal laufen, einen Konduktionsblock bekommen, zeigen nun die II-Fasern, die etwas weiter proximal enden, Versorgungsnot. Der Patient beschreibt Taubheit an den Spitzen von Daumen und Zeigefinger und Parästhesien proximal davon.

Gibt es noch längeren oder noch stärker werdenden Druck, so kommt es zu spontanen Entladungen der Ia- und Ib-Fasern. Da auch hier die Zellkörper der Fasern, die nach ganz distal in C6 laufen, größer sind und mehr Blut benötigen als die übrigen, ist die Abnahme des Vibrationsempfindens (Ib-Fasern) zunächst nur distal messbar (Daumengrundgelenk). Zudem zeigt sich in der Untersuchung eine Abschwächung (Hyporeflexie) der C6-Reflexe (Ia-Fasern) (Bizepsreflex, Brachioradialisreflex, Radiusperiostreflex, Daumenreflex). Im weiteren Verlauf kommt es zu einem Konduktionsblock mit Areflexie und Verlust des Vibrationsempfindens.

Gibt es noch längeren oder noch stärkeren Druck, so kommt es zum Alarmzustand der IIIb-Fasern aufgrund von zu starker Versorgungsnot des Nervs und ggf. zu großem Druck auf den Nerv. Der Patient beschreibt rezidivierende massive neuropathische Schmerzen im gesamten Verlauf von C6, die durch Upper-limb-tension-Tests auslösbar sind.

Bis zu diesem Zeitpunkt kann die A. radicularis anterior nach wie vor ausreichend Blut liefern. Die efferenten motorischen Fasern sind noch nicht betroffen.

Erst bei weiter anhaltendem oder noch stärker werdendem Druck kommt es zu Schwäche, in der Folge zum Konduktionsblock mit Lähmung der Kennmuskulatur als Folge einer Versorgungsnot der efferenten Fasern durch die A. radicularis anterior. Diese Progredienz sieht man in der Praxis jedoch fast nie.



### Zervikale Radikulopathie mit Druck von ventral

Wesentlich seltener kommen zervikale Radikulopathien durch Druck von ventral zustande. Der Druck entsteht dann durch unkovertebrale Osteophyten oder in seltenen Fällen durch Bandscheibengewebe. Letzteres ist topografisch jedoch kaum möglich.

#### Beispiel Bewegungssegment C5/6, Druck von ventral auf den Duralärmel und Spinalnerv C6

Durch Osteophyten am Unkovertebralgelenk kann es zu Druck von ventral auf den sich auf dieser Höhe im Foramen intervertebrale befindlichen Duralärmel und Nerv von C6 kommen. Nur in sehr seltenen Fällen drückt hier auch die Bandscheibe. Zu diesem Zeitpunkt beschreiben Patienten in der Regel schon rezidivierende Nackenschmerzen.

Zunächst kommt es zu monosegmentalem unilateralem Referred pain (➤ Kap. 1.3.6) aus dem Duralärmel von C6. Bei einer kleinen Referred area beschreibt der Patient Schmerzen im Bereich der ventralen Schulter, bei einer großen Referred area am gesamten ventralen Oberarm bis zum Ellenbogen. Die Größe der Referred area ist abhängig von der Größe des Schadens und der Selektivität des Patienten.

Gibt es noch mehr oder noch länger Druck, so kommt es zur arteriellen Versorgungsnot. Die A. radicularis posterior hat trotz ihres dünnen Lumens und ihrer dünnen Intimawand zu diesem Zeitpunkt keine Probleme, die Radix dorsalis und das dorsale Spinalganglion mit ausreichend Blut zu versorgen. Der Druck kommt von ventral, und das bindegewebige Septum zwischen Radix ventralis und Radix dorsalis puffert zusätzlich.

Nun hat die A. radicularis anterior Probleme, die Radix ventralis ausreichend zu versorgen. Aufgrund ihres großen Lumens und ihrer dicken Intimawand ist hierfür jedoch stärkerer Druck notwendig als beim zuvor genannten Beispiel.

Der Patient zeigt in der Untersuchung abgeschwächte Kennmuskeln von C6, bei stärkerem, anhaltendem Druck auch Lähmung (Konduktionsblock der efferenten Fasern). Bis zu diesem Zeitpunkt kann die A. radicularis posterior nach wie vor ausreichend Blut liefern, und die afferenten sensorischen Fasern sind noch nicht betroffen. Erst bei weiter anhaltendem oder noch stärker werdendem Druck kommt es zu sensorischen Störungen. Diese Progredienz sieht man in der Praxis jedoch fast nie.

## Differenzialdiagnosen

Differenzialdiagnostisch kommen periphere Nervenentrapments, zervikale Myelopathien und zentralneurologische Erkrankungen in Betracht. Versierte Therapeuten können dies jedoch anamnestisch differenzieren. Periphernerven sorgen für Beschwerden in einer Area nervosa und nicht wie Spinalnerven in einer Area radicularis. Eine zervikale Myelopathie (➤ Kap. 6.9) sorgt für bilaterale, multisegmentale Klinik, eine zentralneurologische Erkrankung zumindest für multisegmentale Klinik.

## Untersuchung

**Manualtherapeutisch** Die Untersuchung bei Verdacht auf zervikale Radikulopathie unterteilt sich in mehrere Schritte:

- Anamnese
- Bestimmung der Richtung des auslösenden Drucks und Analyse des in Frage kommenden Krankheitsbildes
- Provokationstest für den Duralärmel (nur über Upper-limb-tension-Tests möglich)
- Neurologische Untersuchung
- Regionale und segmentale Untersuchung der HWS

### Anamnese

Die Symptome des Patienten werden aufgenommen. Der Ort der Läsion wird anamnestisch ermittelt.

### Bestimmung der Richtung des auslösenden Drucks

Motorische Störungen weisen auf Druck von ventral hin, sensorische Störungen auf Druck von dorsal. Insbesondere bei jungen Patienten ist Druck von dorsal durch den Proc. articularis superior auf Duralärmel und Radix dorsalis mit dorsalem Spinalganglion aufgrund von Retrolisthesis bei zervikaler Instabilität die häufigste Ursache für eine zervikale Radikulopathie.

Gibt es neben Nackenschmerzen und Referred pain aus dem Duralärmel keine neurologischen Auffälligkeiten, so kann die Richtung des Drucks ohne Bildgebung nicht eindeutig ergründet werden. Vermehrte Extensionsfähigkeit bei jungen Patienten weist jedoch auf eine zervikale Instabilität mit Druck von dorsal hin. Bei älteren Patienten sind facettäre (dorsal) oder unkovertebrale (ventral) Osteophyten und evtl. Druck durch die Bandscheibe möglich.

### Provokationstest für den Duralärmel

Gibt es Druck im Foramen intervertebrale, so ist die erste betroffene Struktur der den Nerv ummantelnde Duralärmel. Anders als in der Lendenwirbelsäule gibt es zervikal keinen spezifischen Test für den Duralärmel. Daher nutzt man die Upper-limb-tension-Tests zur Reproduktion des anamnestisch beschriebenen Referred pain. Hier nutzt man jeweils den Test, der den betroffenen Duralärmel neurologisch am ehesten repräsentiert, also den stärksten Zug auslöst (N. radialis-Dehntest für C6).

Der Test ist positiv, wenn der in der Anamnese beschriebene monosegmentale unilaterale Referred pain aus dem Duralärmel auftritt:

- Duralärmel C6
  - Kleine Referred area: Bereich der ventralen Schulter
  - Große Referred area: gesamter ventraler Oberarm
- Duralärmel C7
  - Kleine Referred area: Bereich der dorsalen Schulter
  - Große Referred area: gesamter dorsaler Oberarm
- Duralärmel C5
  - Kleine Referred area: Bereich der lateralen Schulter
  - Große Referred area: gesamter lateraler Oberarm

**CAVE**

Besteht in der Anamnese auch neuropathischer Schmerz, so wird auf die Upper-limb-tension-Tests zur Reproduktion des Referred pain an dieser Stelle der Untersuchung verzichtet. Der entsprechende Test wird dann eher den neuropathischen Schmerz provozieren und ggf. zur Ermittlung des Ausmaßes zu einem späteren Zeitpunkt ausgeführt.

### Neurologische Untersuchung

Das Ausmaß der neurologischen Untersuchung der oberen Extremität richtet sich nach den Symptomen des Patienten. Untersucht werden nur die neurologischen Parameter, die schon auffällig sein könnten, und die Parameter, bei denen die Symptome des Patienten belegen, dass sie schon auffällig sind. In diesem Fall bestimmt man das Ausmaß, um in Folgeuntersuchungen vergleichen zu können.

Beim Test von Reflexen macht es Sinn, auch Reflexe anderer Segmente zu testen, um die generelle Reflexaktivität beurteilen zu können. Beim Test von Sensibilität können ebenfalls auch weitere Regionen zum Vergleich getestet werden.

Bei einer zervikalen Radikulopathie kommen folgende Untersuchungen in Betracht:

- Untersuchung der Eigenreflexe (Ia-Fasern)
  - Mittel: Reflexhammer
    - Druck im Foramen intervertebrale C6 – Bizepsreflex, Brachioradialisreflex, Radiusperiostreflex, Daumenreflex
- Untersuchung des Vibrationsempfindens (Ib-Fasern)
  - Mittel: Stimmgabel nach Rydel-Seiffer
    - Druck im Foramen intervertebrale C6 – Daumengrundgelenk
- Untersuchung der oberflächlichen und tiefen Oberflächensensibilität (II-Fasern)
  - Mittel (steriles Wattestäbchen, steriler Holzspatel)
    - Druck im Foramen intervertebrale C6 – Daumenspitze, Zeigefingerspitze nach proximal wandernd
- Untersuchung des Ausmaßes neuropathischer Schmerzen C6 (IIIb-Fasern)
  - Mittel: Upper-limb-Test für den N. radialis
- Untersuchung von Kraft (Efferenzen)
  - Mittel: Kennmuskeltests, Bewertung des Muskelfunktionswertes nach Jandar
    - Druck im Foramen intervertebrale C6 – M. biceps brachii

**HINWEIS**

Neuropathischer Schmerz der oberen Extremität ist furchtbar stark. Um bei der Untersuchung etwas weniger zu provozieren, sollte der Aufbau sehr behutsam gestaltet werden! Alternativ ist es, wenn auch etwas unorthodox, sogar möglich, zunächst einen Nervendehntest für den N. ulnaris durchzuführen. Dieser hat zwar keinen direkten Bezug zu C6, da aber über Zug am N. ulnaris auch am Plexus brachialis gezogen wird, kann auch dieser für Provokation sorgen. Jedoch ist diese weniger explosiv zu erwarten. Ruft schon der N. ulnaris-Dehntest neuropathischen Schmerz in C6 hervor, so sollte der N. radialis-Dehntest vermieden werden.

Andere neurologische Zeichen haben nichts mit einer zervikalen Radikulopathie zu tun:

- Gestörtes Kraftempfinden
- Gestörtes Thermoempfinden
- Gestörtes Mirroring und Placing
- Ataktische Bewegungen
- Myoklonien
- Allodynien
- Hyperpathien

**RED FLAG**

Liegen die obigen Befunde vor, ist der Patient zum Arzt zu überweisen. Es besteht eine Red flag.

➢ Abb. 1.13 zeigt die neuroanatomische Zuordnung anhand von Dermatomen. Hier sind die Bereiche, die bei den entsprechenden Radikulopathie-Formen Befunde liefern, ersichtlich.

### Regionale und segmentale Untersuchung der HWS

Im Anschluss an die neurologische Untersuchung wird die Halswirbelsäule regional und segmental untersucht.

### Fallbeispiele

**Beispiel 1:** Eine 28 Jahre alte Patientin beschreibt Nackenschmerzen und Schmerzen an der Ventralseite ihres linken Oberarms. Zeitweise klagt sie über Parästhesien an den Spitzen von Daumen und Zeigefinger. Es gab kein Trauma. Die Patientin arbeitet in sitzender Tätigkeit.

Konklusion: Die Patientin hat eine zervikale Radikulopathie C6 mit Druck von dorsal aufgrund einer zervikalen Instabilität. Der Proc. articularis superior von C6 drückt gegen den Duralärmel von C6, es kommt zu Referred pain am ventralen Oberarm. Durch weiteren Druck kommt es zur Versorgungsstörung durch die A. radicularis posterior, die II-Fasern sorgen für spontane Entladungen bei bestehender Versorgungsnot, ein Dying-back-Phänomen liegt noch nicht vor. Die Ia- und Ib-Fasern könnten schon mitbetroffen sein. Neuropathischer Schmerz wird noch nicht beschrieben, efferente Störungen liegen nicht vor.

In der neurologischen Untersuchung werden die oberflächliche Oberflächensensibilität (mit einem sterilen Wattestäbchen) und die tiefe Oberflächensensibilität (mit einem sterilen Holzspatel) an den Spitzen des Daumens und Zeigefingers und fortlaufend nach proximal im Seitenvergleich untersucht. Die Reflexe von C6 (Bizepsreflex, Brachioradialisreflex, Radiusperiostreflex, Daumenreflex) werden mit dem Reflexhammer und das Vibrationsempfinden am Daumengrundgelenk mit einer Stimmgabel nach Rydel-Seiffer im Seitenvergleich getestet. Upper-limb-tension-Tests müssen nicht durchgeführt werden, da kein neuropathischer Schmerz beschrieben wurde.

Kennmuskeltests müssen nicht durchgeführt werden, da die Efferenzen erst nach aufgetretenem neuropathischem Schmerz zu erwarten wären.

**Beispiel 2:** Ein 63 Jahre alter Patient beklagt Nackenschmerzen, Schmerzen an der Ventralseite seines rechten Oberarms und einen müden Arm bzw. Schwächegefühl im Ober- und Unterarm.

Konklusion: Der Patient hat eine zervikale Radikulopathie C6 mit Druck von ventral aufgrund unkovertebraler Osteophyten oder ggf. aufgrund von Druck von der Bandscheibe C5/C6. Der Proc. articularis superior von C6 drückt gegen den Duralärmel von C6, es kommt zu Referred pain am ventralen Oberarm. Weiterer Druck sorgt für eine Versorgungsstörung durch die A. radicularis anterior. Durch spontane Entladungen der efferenten Fasern bei bestehender Versorgungsnot kommt es zu Kraftverlust in den Kennmuskeln von C6. Afferente Störungen bestehen noch nicht.

In der neurologischen Untersuchung wird die Kennmuskulatur von C6 untersucht. Um keine zentralneurologische Erkrankung zu übersehen, sollten auch Muskeln anderer Segmente vergleichend getestet werden. Sensorische Störungen liegen noch nicht vor. Diese würden bei Druck auf das dorsale

Spinalganglion mit Parästhesien beginnen. Oberflächliche und tiefe Oberflächensensibilität, Reflexe und Vibrationsempfinden müssen nicht getestet werden. Nervendehntests müssen nicht durchgeführt werden.
**Beispiel 3:** Eine Patientin beschreibt neuropathische Schmerzen ohne vorangegangene Parästhesien.
Konklusion: Es gibt kein klares Bild einer zervikalen Radikulopathie. Es besteht eine Red flag, die Patientin ist zum Arzt zu überweisen.

**Medizinisch** Die medizinische Untersuchung besteht im Wesentlichen aus der Durchführung einer MRT. Je nach Befund erfolgt eine Untersuchung durch einen Neurologen.

### Therapie

Die Therapie sollte in der Regel konservativ erfolgen. OP-Indikationen sind nur komplette Ausfälle/Lähmungen von Kennmuskulatur und therapieresistente neuropathische Schmerzen. Im Gegensatz zum Lumbalbereich empfehlen viele Operateure jedoch auch bei weniger Beschwerden ein operatives Vorgehen. Die OP-Tendenz in Europa ist daher eher steigend als fallend. Gründe hierfür sind diverse neue OP-Verfahren wie künstliche Bandscheiben, PEEK-Cages oder Spondylodesen.

#### Konservativ

**Manualtherapeutisch** Die konservative Therapie zielt im Wesentlichen darauf ab, das Foramen intervertebrale funktionell zu weiten und kompensatorisch die Extension und Rotation auf umliegenden Bewegungssegmenten zu verbessern, um das betreffende Bewegungssegment zu entlasten. Zudem soll eine bestmögliche muskuläre Stabilität erreicht werden.

Die Möglichkeit, konservative Erfolge zu erzielen, ist vor allem bei Patienten mit ursächlicher Retrolisthesis aufgrund von zervikaler Instabilität ausgesprochen gut. In der Praxis reicht bei Patienten mit neuropathischen Schmerzen oft eine Behandlung, um diese zu beseitigen.
Regelmäßige Therapieinhalte sind:

- Mobilisation/Manipulation der Lateralflexion C0/C1
- Mobilisation/Manipulation der Rotation C1/C2
- Mobilisation/Manipulation des zervikothorakalen Übergangs in Extension

Sind die Kopfgelenke und der zervikothorakale Übergang frei beweglich, sind viele Patienten schon beschwerdefrei. Die Extension im zervikothorakalen Übergang sorgt dafür, dass die mittlere Halswirbelsäule etwas mehr in Flexion steht, das Foramen intervertebrale wird größer, der Druck nimmt ab. Kann C1/C2 maximal rotieren, so ist bei aktiver Kopfrotation weniger Rotation der mittleren Halswirbelsäule nötig, und das betreffende Foramen intervertebrale bleibt ebenfalls größer.
Aktive Therapieinhalte sind:

- Training des M. longus colli mit dem Stabilizer
- Training der aufrichtenden Muskulatur
- Reduktion der sitzenden Tätigkeit
- Arbeitsplatzgestaltung
  - Höhenverstellbarer Schreibtisch
  - Head-Set

Liegt die Ursache der Radikulopathie in degenerativen Prozessen wie Osteophyten der Facetten- oder Unkovertebralgelenke oder (selten) einer prolabierten Bandscheibe, so verläuft die Therapie schleppender. Mobilisationserfolge sind kleiner, Stabilität ist schwerer zu trainieren. Dennoch ist zunächst ein konservativer Therapieansatz zu empfehlen, sofern keine der genannten absoluten OP-Indikationen vorliegen.

#### Operativ

Die operativen Möglichkeiten gleichen denen bei zervikaler Myelopathie durch Druck von außen. Sie werden daher, gemeinsam mit den Maßnahmen der postoperativen Rehabilitation, für beide Krankheitsbilder gemeinsam in ➤ Kap. 6.10 beschrieben. Zusätzlich wird ein Fazit zu operativem versus konservativem Vorgehen getroffen.

**Zusammenfassung**

**Zervikale Radikulopathie**

In den meisten Fällen entsteht eine zervikale Radikulopathie aufgrund von zervikaler Instabilität. Durch Retrolisthesis wird die Radix dorsalis mit dorsalem Spinalganglion gegen den Proc. articularis superior des unten liegenden Wirbels gedrückt. Es kommt zu afferenten Störungen. Druck von ventral durch die Bandscheibe ist aufgrund der topografischen Gegebenheiten nur schwer möglich, Osteophyten bei Unkovertebralarthrose hingegen können für Druck von ventral sorgen. In diesem Fall zeigen Patienten motorische Störungen.

## 6.9 Zervikale Myelopathie

**BEFUNDE**

**Leitsymptomatik**

**Druck von außen, im progredienten Verlauf:**

- Referred pain aus der Dura mater (bilateral, 6–12 Segmente)
- Parästhesien in sakralen Innervationsgebieten (Gesäß, dorsaler Oberschenkel, Waden, Zehen 2–5)
- Parästhesien in lumbalen Innervationsgebieten (medialer, lateraler und ventraler Oberschenkel, Unterschenkel, großer Zeh)
- Parästhesien in thorakalen Innervationsgebieten (selten, Rumpf)
- Parästhesien in zervikalen Innervationsgebieten (sehr selten, Arme und Finger)

**Druck von innen, im progredienten Verlauf:**

- Parästhesien in zervikalen Innervationsgebieten (Arme und Finger)
- Parästhesien in thorakalen Innervationsgebieten (selten)
- Parästhesien in lumbalen und sakralen Innervationsgebieten (sehr selten)
- Motorische Ausfälle (sehr selten)

## Anatomische Grundlagen

Das Myelon (Rückenmark) ist ummantelt von Pia mater, Arachnoidea und Dura mater (von innen nach außen). Während Pia mater und Arachnoidea nicht nozisensorisch innerviert sind, ist die Dura mater bilateral und multisegmental innerviert. In der Literatur findet man hier differierende Angaben von 6–8 oder auch 9–12 Segmenten.

Das Rückenmark beinhaltet die weiße und graue Substanz (Substantia alba und grisea). In der grauen Substanz finden sich die beiden Vorder- und Hinterhörner.

Im ventralen und lateralen Bereich des Myelons liegen außen die sakralen Fasern. Von außen nach innen sind sie in der Reihenfolge sakral, lumbal, thorakal, zervikal angeordnet. Im dorsalen Bereich liegen die Fasern von medial nach lateral wie folgt angeordnet: sakral, lumbal, thorakal und zervikal (➤ Abb. 6.22).

## Beschreibung

Eine zervikale Myelopathie beschreibt eine Pathologie, die Kompression von außen gegen das Myelon oder Druck im Innern des zervikalen Myelons auslöst. Die Klinik einer zervikalen Myelopathie variiert je nachdem, ob der Druck von außen gegen die Dura mater und das Myelon kommt oder innerhalb des Myelons entsteht.

**HINWEIS**

In den folgenden Erläuterungen zur zervikalen Myelopathie werden die häufigsten Symptomverläufe dargestellt und neurophysiologisch verständlich gemacht. Individuelle Beschwerdeverläufe, die vom beschriebenen Konzept abweichen, sind möglich, aber selten. Beschwerden, die nicht in die unten beschriebenen Abläufe passen, sollten zunächst als Red flag gewertet werden!

## Zervikale Myelopathie durch Druck von außen

Gründe für Druck von außen auf das zervikale Myelon sind eine degenerative Retrolisthesis, Druck durch die Bandscheibe oder ein intraduraler Tumor.

### Degenerative Retrolisthesis

Der obere Wirbelkörper retrolisthiert aufgrund einer Höhenabnahme der Bandscheibe bei einer Osteochondrosis intervertebralis in Richtung der Facettengelenke nach kaudal und dorsal. In diesem Fall drückt der untere Rand des hinteren Wirbelkörpers gegen die Dura mater und sorgt für Druck gegen das Myelon.

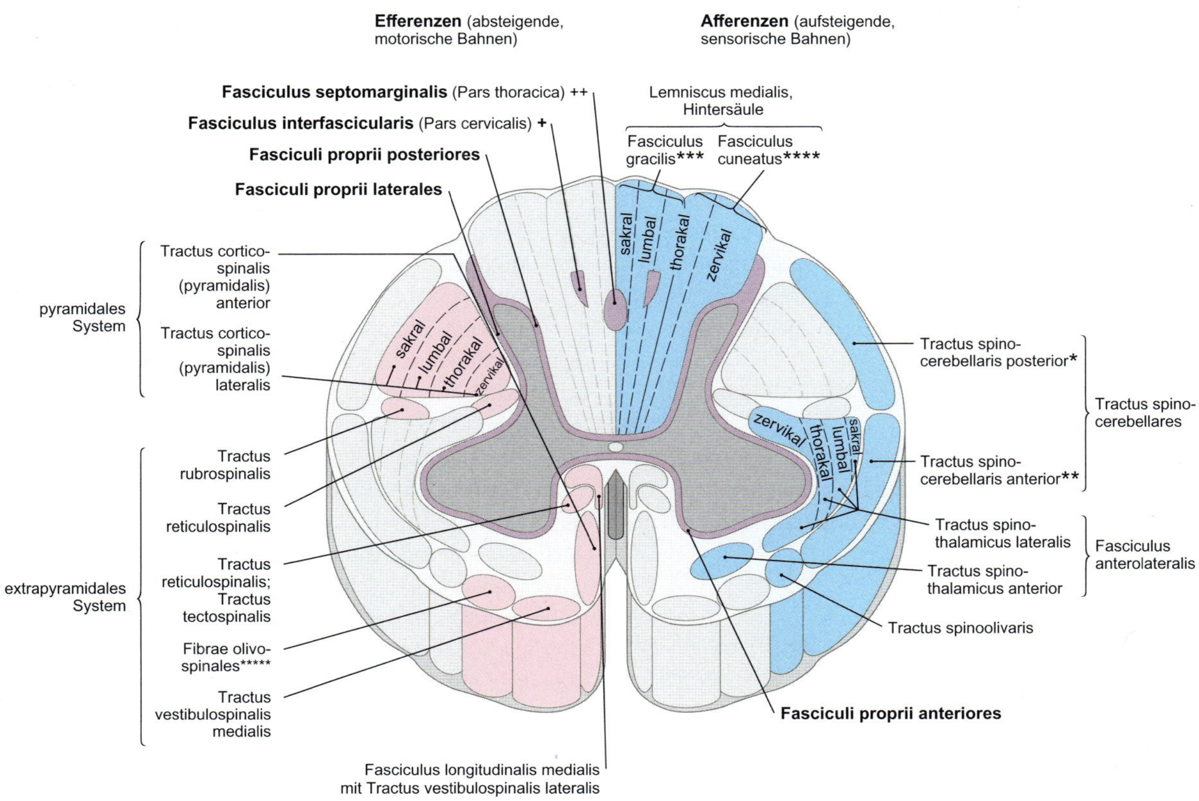


**Abb. 6.22** Anatomie des Rückenmarks. [S700-L126/B500-M492-L316]

**HINWEIS**

Diese Option wird nur selten beschrieben, da eine degenerative Retrolisthesis in der Regel zunächst für eine zervikale Radikulopathie sorgt (➤ Kap. 6.8). Aufgrund von variierenden anatomischen Gegebenheiten, insbesondere aber auch bei Spondylophyten am dorsalen Wirbelkörper, besteht dennoch die Möglichkeit dafür.

### Druck durch die Bandscheibe

Während die zervikale Bandscheibe nur schwer in der Lage ist, den zervikalen Spinalnerv zu tangieren und für eine zervikale Radikulopathie zu sorgen, ist ein Prolabieren nach dorsal mit Druck auf die Dura mater häufiger zu beobachten. Ein Prolaps kann sowohl traumatisch als auch degenerativ entstehen. Insgesamt sind Bandscheibenpathomorphologien zervikal jedoch seltener als lumbal (➤ Kap. 6.6).

In beiden Fällen würde der Patient nach bestehenden Nackenbeschwerden zunächst Referred pain aus der Dura mater beschreiben. Ausgehend von neun Segmenten und einem Druck auf dem Bewegungssegment C5/C6 müsste der Patient bilateralen Referred pain in C2, C3, C4, C5, C6, C7, C8, Th1 und Th2 angeben:

- Okzipitalen Kopfschmerz (C2)
- Nackenschmerz (C3)
- Schmerzen auf den Schultern (C4)
- Schmerzen an der lateralen (C5), ventralen (C6) und dorsalen (C7) Schulter
- Ulnare Schmerzen an der Hand (C8)
- Thorakale Schmerzen im Verlauf der ersten und zweiten Rippe (Th1 und Th2)

Gibt der Patient diese Beschwerden anamnestisch nicht an, so müssten sie mittels Slump-Tests, ggf. mit Zusatztest nach Neri, provozierbar sein. Gibt es noch mehr oder noch länger Druck, so beschreibt der Patient bilaterale Parästhesien in sakralen Innervationsgebieten (Gesäß, dorsaler Oberschenkel, Wade oder Zehen 2–4), die sich erst bei deutlicher Progredienz in lumbale, thorakale und zervikale Innervationsgebiete ausweiten können. Der Druck kommt von ventral auf das Myelon, wo wie beschrieben die sakralen Fasern liegen.

### Druck durch einen duralen oder intraduralen Tumor (z. B. Meningeom, Neurinom)

In diesem Fall ist es möglich, dass je nach Tumorlage und -größe kein Referred pain aus der Dura mater entsteht. Der Patient beschreibt sofort Parästhesien in sakralen Innervationsgebieten.

**RED FLAG**

Bilaterale Parästhesien in sakralen Innervationsgebieten ohne Referred pain aus der Dura mater (anamnestisch oder bei Durchführung des Slump-Tests mit Neri) sind eine Red flag!

**HINWEIS**

Eine Klinik von zervikaler Myelopathie mit Druck von außen, also Patienten mit bilateralem multisegmentalem Referred pain aus der Dura mater und bilateralen Parästhesien in sakralen Innervationsgebieten, sieht man nur selten. Bildgebungen, die eine Tangierung der Dura mater durch eine Bandscheibe zeigen, sind hingegen häufig. In diesem Fall zeigt die Klinik des Patienten (Neuroanatomie), ob das Ergebnis der Bildgebung klinisch relevant ist.

## Zervikale Myelopathie durch Druck von innen

Gründe für inneren Druck im zervikalen Myelon sind zentralneurologische Erkrankungen, spinale Blutungen, Tumoren des Rückenmarks oder spinale Infarkte.

- Zentralneurologische Erkrankung: Einige zentralneurologische Erkrankungen können mit Herdbildungen im Myelon einhergehen. Häufigste Erkrankungen mit Klinik einer zervikalen Myelopathie sind Multiple Sklerose, Amytrophe Lateralsklerose oder auch Parkinson-Syndrome.
- Hämatomyelie (spinale Blutung): Spinale Blutungen können traumatisch bedingt oder durch Erkrankungen und Medikamente mit Blutungsneigung entstehen.
- Tumoren des Rückenmarks: Bei Tumoren des Rückenmarks (intramedulläre Tumoren) werden Primärtumoren von Metastasen (zumeist aus Brust, Prostata oder Lunge) unterschieden.
- Spinaler Infarkt (ischämische Schädigung des Rückenmarks durch arteriellen Verschluss, Apoplexia spinalis, Rückenmarksinfarkt), mit folgenden möglichen Ursachen:
  - Thrombose, Embolie
  - Vaskulitis
  - Arteriosklerose
  - Wirbelkörperfrakturen
  - Iatrogen (Spinalanästhesie, spinale Angiografie, Gefäßchirugie der Aorta)
  - Mikroangiopathie
  - Aortenaneurysma
  - Aortendissektion

Spinale Infarkte sind selten. Arterielle Plaques können die A. spinalis posterior dextra, sinistra, die A. spinalis anterior oder Gefäße im Rückenmark verschließen. Die Durchblutung des Rückenmarks wird in Abb. 3.30 dargestellt.

In allen genannten Fällen beschreibt der Patient in der Regel zunächst bilaterale multisegmentale Parästhesien in beiden Armen (zervikale Innervationsgebiete). Motorische Ausfälle sind, insbesondere bei Verschluss oder Pathologien der A. spinalis anterior, möglich. Der Druck entsteht zunächst im Innern des Myelons, wo die zervikalen Fasern liegen. Eine Ausbreitung in thorakale, lumbale und sakrale Innervationsgebiete ist jedoch ebenso möglich wie variierende Erstsymptome. Ein Beginn mit Parästhesien ausschließlich in sakralen Innervationsgebieten ist jedoch kaum denkbar.

### Konklusion

Eine zervikale Myelopathie mit Druck von außen ist selten. Zu erwarten wäre dann Referred pain aus der Dura mater, gefolgt von bilateralen Parästhesien in sakralen Innervationsgebieten. Häufiger sieht man eine zervikale Myelopathie mit Druck im Innern des Myelons. Patienten zeigen keinen Referred pain aus der Dura mater. Erstsymptome sind zumeist bilaterale Parästhesien in zervikalen Innervationsgebieten, ggf. auch in thorakalen oder lumbalen. Motorische Störungen sind möglich.

**CAVE**

In der Praxis zeigen Patienten möglicherweise die Klinik einer zervikalen Myelopathie mit Druck im Innern des Myelons. Ist in der Bildgebung eine auffällige Bandscheibe oder ein retrolisthierter Wirbelkörper zu sehen, wird daraus zeitweise die falsche Schlussfolgerung einer zervikalen Myelopathie mit Druck von außen getroffen und Patienten werden operiert. Ursache ist mangelnde Kenntnis von Neuroanatomie und Pathologie. Dies sollte unbedingt vermieden werden!

## Differenzialdiagnosen

Differenzialdiagnosen zur zervikalen Myelopathie sind in der Regel anamnestisch gut abgrenzbar:

- Peripheres Nervenentrapment: Klinik unilateral in einer Area nervosa
- Zervikale oder lumbale Radikulopathie: Klinik unilateral in einer Area radicularis
- Polyneuropathie: multisegmentale Klinik in mehreren Areae nervosae
- Erkrankungen des Gehirns: zusätzliche Klinik (Ataxien, Myoklonien, Sprachstörungen, Sehstörungen, Paresen, Gedächtnisstörungen, Spastik, Athetosen etc.)

## Untersuchung

**Manualtherapeutisch** Die Untersuchung bei Verdacht auf zervikale Myelopathie unterteilt sich in mehrere Schritte:

- Anamnese: Bestimmung des Ursprungs des auslösenden Drucks und Analyse des in Frage kommenden Krankheitsbildes. Besteht Verdacht auf Druck im Innern des Myelons, wird keine weitere Untersuchung durchgeführt. Der Patient wird zum Arzt überwiesen.

Bei Verdacht auf Druck von außen erfolgt die klinische Untersuchung:

- Provokationstest für die Dura mater (Slump-Test mit Neri-Test)
- Regionale und segmentale Untersuchung der HWS

**Anamnese**

Die Symptome des Patienten werden aufgenommen. Der Ursprung des Drucks wird anamnestisch ermittelt.

**Provokationstest für die Dura mater**

Gibt es Druck von außen durch eine Bandscheibe oder einen Wirbelkörper, so wäre die erste betroffene Struktur die Dura mater. Mit Slump-Test im Sitzen und ergänzender Flexion der HWS (Test nach Neri) wird versucht, den bekannten Referred pain zu provozieren und das Ausmaß zu bestimmen.

**Regionale und segmentale Untersuchung**

Es folgt die regionale und segmentale zervikale Untersuchung.

**RED FLAG**

Symptome einer zervikalen Myelopathie mit Druck im Innern des Myelons sind eine Red flag. Der Patient ist umgehend zum Arzt zu überweisen.

## Therapie

### Konservativ

Eine konservative, manualtherapeutische Therapie ist nur bei Druck von außen durch den Wirbelkörper oder die Bandscheibe indiziert. Ziel ist es, den Druck durch den Wirbelkörper oder die Bandscheibe zu reduzieren.
Therapeutische Maßnahmen sind:

- Segmentale zervikale Mobilisation in homonyme Flexion in beide Richtungen
- Zervikothorakale und thorakale Mobilisation und Automobilisation in Extension
- Training der aufrichtenden Muskulatur
- Verbesserung der zervikalen Stabilität mit dem Stabilizer

Bei kontinuierlichem Training und guter Compliance des Patienten ist die Prognose gut. Bei zervikaler Myelopathie durch eine zentralneurologische Erkrankung sollte neben der medikamentösen Intervention Physiotherapie mittels neurologischer Konzeption durchgeführt werden.

### Operativ

#### OP-Verfahren bei Druck im Innern des Myelons

Operationen bei Druck im Innern des Myelons kommen bei spinalem Infarkt, Hämatomyelie und intramedullären Tumoren in Frage:

- Bei spinalem Infarkt ist die Therapie abhängig von der Ursache, ein schnelles Eingreifen ist geboten.
- Bei Hämatomyelie erfolgt eine Embolisation.
- Die Operation intramedullärer Tumoren ist äußerst anspruchsvoll und sollte nur von Spezialisten durchgeführt werden.

#### OP-Verfahren bei Druck von außen

Die operativen Möglichkeiten durch Druck von außen gleichen denen bei zervikaler Radikulopathie. Sie werden daher, gemeinsam mit den Maßnahmen der postoperativen Rehabilitation, für beide Krankheitsbilder gemeinsam in ➤ Kap. 6.10. beschrieben. Zusätzlich wird ein Fazit zu operativem versus konservativem Vorgehen getroffen.

**Zusammenfassung**

**Zervikale Myelopathie**

Eine zervikale Myelopathie kann durch Druck von außen durch eine Bandscheibe oder einen Wirbelkörper entstehen, oder aber durch Druck im Innern des Myelons durch eine zentralneurologische Erkrankung, eine spinale Blutung, einen intramedullären Tumor oder einen spinalen Infarkt. Die Therapie ist abhängig von der Ursache, die Diagnostik sollte sorgfältig gestellt werden.

## 6.10 Operative Verfahren bei zervikaler Radikulopathie und zervikaler Myelopathie durch Druck von außen

Die Indikation für Operationen bei zervikaler Radikulopathie und bei zervikaler Myelopathie durch Druck von außen auf das Myelon sollte streng gestellt werden. Absolute OP-Indikationen sind komplette Paresen/Lähmungen und therapieresistente neuropathische Schmerzen (> 6 Monate).

### Überblick über die OP-Verfahren

**OP-Verfahren bei zervikaler Radikulopathie:**

- Bei Druck von dorsal
  - Durch Instabilität
    - Bandscheibenprothese
    - PEEK-Cage
    - Anteriore zervikale Diskektomie und Fusion (ACDF)
  - Durch osteophytäre Anbauten (selten): Exzision facettärer Osteophyten
- Bei Druck von ventral
  - Bei Druck durch die Bandscheibe (sehr selten)
    - Zervikale Nukleoplastie
    - Zervikale Dekompression
  - Durch osteophytäre Anbauten (selten): Exzision unkovertebraler Osteophyten

**OP-Verfahren bei zervikaler Myelopathie mit Druck von außen**

- Bei Druck durch den Diskus
  - Zervikale Nukleoplastie
  - Zervikale Dekompression
- Bei Druck durch den Wirbelkörper
  - Bandscheibenprothese
  - PEEK-Cage
  - Anteriore zervikale Diskektomie und Fusion (ACDF)
- Bei Druck durch Spondylophyten (sehr selten): Exzision der Spondylophyten

Einzelne Verfahren werden weiter unten ausführlich beschrieben.

Zu den einzelnen OP-Verfahren vgl. Jerosch 2019.

**CAVE**

Wird bei kompletter Parese/Lähmung der Druck nicht innerhalb von 3–4 Tagen genommen, so kann sie irreversibel sein!

### Beschreibung einzelner OP-Verfahren

#### Endoskopische zervikale Dekompression

Bei einer endoskopischen Dekompression wird, ähnlich wie bei einer Meniskus-Teilresektion des Knies, störendes Gewebe minimalinvasiv entfernt.

Indikation für eine zervikale endoskopische Dekompression:

- Medialer Bandscheibenprolaps, nicht sequestriert
- Lateraler und foraminaler sequestrierter oder nichtsequestrierter Prolaps
- Foramenstenose
- Spinalkanalstenose bei dorsaler Pathologie

**HINWEIS**

Eine Kompression des Myelons durch hartes Gewebe wie Knochen, Anulusgewebe oder Sequester stellt keine Indikation dar.

Möglich ist ein dorsaler Zugang in Bauchlage oder ein ventraler Zugang in Rückenlage, wobei nicht bei jeder Indikation beide Zugänge möglich sind (vgl. Jerosch 2019: 203 f.).

Beide Verfahren werden unter Bildwandlerkontrolle mit Fixation des Kopfes (z. B. Mayfield-Klammer) durchgeführt.

#### Zervikale Nukleoplastie

Eine Nukleoplastie ist eine Niedertemperaturplasmaexzision und wird auch als nicht wärmegesteuertes, kontrollierendes Verfahren bezeichnet. Genutzt wird bipolare Radiofrequenzenergie mit maximal 50 °C Katheterspitzentemperatur. Ein fokussiertes Plasmafeld bricht molekuläre Bindungen des Bandscheibengewebes auf und macht eine gezielte Abtragung möglich, indem das Gewebe in gasförmige Moleküle umgewandelt wird. Die Intervention erfolgt in Rückenlage, der Zugang erfolgt von ventral.

**HINWEIS**

Als Indikation wird eine monoradikuläre Ausstrahlung bei zervikaler Radikulopathie angegeben. Hier besteht ein Widerspruch zu den absoluten OP-Indikationen bei zervikaler Radikulopathie. Diese wurden in ➤ Kap. 6.8 beschrieben.

## Zervikale Bandscheibenprothesen

Es gibt mittlerweile unzählige verschiedene Modelle zervikaler Bandscheibenprothesen auf dem Markt. Dies liegt mitunter auch an der hohen Subventionierung neuer OP-Verfahren von Bund und Ländern. So gibt es sogar klinikeigene Modelle (z. B. Charité-Prothese). Medizinischer Mehrwert soll vor allem, im Gegensatz zu Spondylodesen oder anderen immobilen Platzhaltern, der Erhalt von Mobilität auf dem zu operierenden Bewegungssegment sein. Seit 2005 werden die Ergebnisse in mehrjährigen Follow-ups als akzeptabel bezeichnet (vgl. Firsching, Jöllenbeck und Hahne 2005). Allerdings zeigte Zimmermann (2017), dass auch 20 % der Patienten mit Bandscheibenprothesen innerhalb von 2 Jahren nur noch 2° oder weniger bewegen können. Es sei angemerkt, dass es zu vielen Prothesen-Typen noch keine Langzeitstudien gibt und zudem diverse Probleme auftreten:

- Verrutschen der Prothese
- Versteifen der Prothese
- Großer notwendiger operativer Zugang
- Nach Operationen mit Versteifung zervikaler Segmente wurde innerhalb von 60 Monaten eine Degeneration benachbarter Bewegungssegmente bei 92 % der Patienten beobachtet (vgl. Goffin et al. 2004).

## Zervikaler PEEK-Cage

Ein PEEK-Cage ist ein Abstandshalter aus Kunststoff (PEEK), alternativ werden auch Varianten aus Titan genutzt. Ein zervikaler PEEK-Cage ist eine Alternative zur anterioren zervikalen Korporektomie und Fusion. Laut Schulz et al. (2017) kam es in 8 von 101 Fällen zur Lockerung oder dem Ausbruch von Schrauben, in 3 von 101 Fällen zu implantatbedingten Revisionseingriffen, bei 12 % der Patienten entstand eine signifikante Sinterung des Cages. Insgesamt wurde eine Verbesserung von Elektromyostimulation (EMS) und Neck Disability Index (NDI) festgestellt.

## Spondylodese (ACDF)

Die anteriore zervikale Diskektomie und Fusion **(ACDF)** ist der Gold-Standard zur Fusion zervikaler Bewegungssegmente. Sie erfolgt durch Spondylodese mittels Fixateurs externes nach teilweiser oder gesamter Entfernung der Bandscheibe. Je nach Beschaffenheit des Knochens müssen zwei oder mehr Segmente fixiert werden.

**HINWEIS**

Hauptkritikpunkt bei Fusionen von zervikalen Wirbelkörpern ist die nachgewiesene degenerative Veränderung umliegender Bewegungssegmente (Spondylarthrosen, Unkovertebralarthrosen, intervertebrale Osteochondrosen) innerhalb eines kurzen Betrachtungszeitraums (92 % innerhalb von 60 Monaten).

## Fazit

Die Indikation zur operativen Intervention bei zervikaler Radikulopathie und zervikaler Myelopathie sollte streng gestellt werden und nach Leitlinien erfolgen. Absolute OP-Indikationen sind lediglich komplette motorische Paresen. Eine relative OP-Indikation stellen therapieresistente neuropathische Schmerzen (> 6 Monate) dar. In der Praxis wird eine OP-Empfehlung zu häufig außerhalb dieser Indikationen gegeben.

Konservative manualtherapeutische Möglichkeiten sind hervorragend und sollten, liegt keine absolute OP-Indikation vor, zunächst immer den Vorzug erhalten.

**EVIDENZ**

Leider ist die vorliegende Evidenz, die operative und konservative Verfahren miteinander oder konservative Verfahren untereinander vergleicht, verwirrend, da die Studiendesigns zu konservativen Verfahren schlecht sind: Entweder wird nicht aufgeführt, welche manualtherapeutische Strategie verfolgt wurde, oder bei jedem Patienten der Studie wurde ganz unabhängig von Klinik und Bildbefund mit gleichen Techniken in die gleiche Richtung therapiert. Zu dem Schluss kamen auch Fouyas et al. (2010) mit der Aussage, dass es grundsätzlich bisher keine ausreichende Zahl qualitativ hochwertiger Studien gibt, die operative und konservative Therapieverfahren in der Behandlung der zervikalen Radikulopathie miteinander vergleichen. Somit gibt es auch keine ausreichend validen Daten, die zeigen könnten, dass eine Operation im langfristigen Verlauf das bessere Ergebnis erzielt als konservatives Vorgehen (unabhängig von der Art und Dauer der Symptomatik). Die OP-Indikation ist also streng zu stellen.
Interne Evidenz zeigt, dass insbesondere bei der zervikalen Radikulopathie mit Druck von dorsal der absolute Großteil der manualtherapeutisch therapierten Patienten Beschwerdefreiheit erlangt. Allerdings sollten die Behandlungen von erfahrenen, auf diese Krankheitsbilder spezialisierten Therapeuten durchgeführt werden.

## Postoperative Rehabilitation

Die postoperative Rehabilitation richtet sich nach dem durchgeführten Verfahren und folgt dem Nachbehandlungsschema des Operateurs.

Generell kann wie folgt nachbehandelt werden:

**Postoperative Rehabilitation nach zervikaler Dekompression und zervikaler Nukleoplastie:**
Nach zervikaler Nukleoplastie oder zervikaler Dekompression wird in der Regel für 2 Wochen eine weiche Halskrause verordnet. Ab der 3. Woche sind Schwimmen, Radfahren und Joggen erlaubt. Eine manualtherapeutische Nachbehandlung ist nur bei bestehenden Funktionsstörungen und atypischen Beschwerden indiziert. Alle weiteren Sportarten sind nach vollendetem 3. postoperativem Monat erlaubt.

**Postoperative Rehabilitation nach zervikaler Bandscheibenprothese:**
Nach Implantation einer zervikalen Bandscheibenprothese wird in der Regel eine Halskrawatte für bis zu 6 Wochen angeordnet. Physiotherapie zur Therapie der Halswirbelsäule findet in dieser Zeit nicht statt. Nach Entwöhnung kann mit dosierter und lang-

sam steigernder Therapie gestartet werden. Auch Schwimmen oder Radfahren ist dann wieder erlaubt. Intensiver Sport sollte erst nach 3 Monaten betrieben werden. Endgradige intensive manualtherapeutische Mobilisationen auf dem betroffenen Bewegungssegment sind dauerhaft zu vermeiden. Umliegende zervikale und zervikothorakale Bewegungssegmente können ab der 7. Woche endgradig mobilisiert werden.

**Postoperative Rehabilitation nach PEEK-Cage oder ACDF:** Bei einer Versteifung mittels PEEK-Cage oder ACDF ist eine frühfunktionelle Nachbehandlung ohne Halskrawatten oder Orthesen erlaubt. Aktive HWS-Bewegungen bis zur Schmerzgrenze können ab dem 1. Tag post-OP durchgeführt werden. Gewichte über 5 kg sollten bis zu 6 Wochen nicht getragen/bewegt werden. Rezidivierende endgradige Bewegungen wie beim Tennis oder ähnlichen Sportarten sollten für 3 Monate vermieden werden. Umliegende zervikale und zervikothorakale Bewegungssegmente können ab der 7. Woche endgradig mobilisiert werden.

Training der aufrichtenden Muskulatur ist ab der 4. Woche problemlos möglich, aktive Übungen zur Aufrichtung ohne Widerstand auch schon in der Proliferationsphase.

**Zusammenfassung**

**Operative Verfahren bei zervikaler Radikulopathie und zervikaler Myelopathie durch Druck von außen**

Die Indikation für operative Interventionen bei zervikaler Radikulopathie und zervikaler Myelopathie durch Druck von außen sollte streng gestellt werden. Eine absolute OP-Indikation stellen komplette Paresen dar. Eine relative OP-Indikation sind therapieresistente (> 6 Monate) neuropathische Schmerzen.

Operative Möglichkeiten sind neben der zervikalen Dekompression und der zervikalen Nukleoplastie Fusionen von Wirbelkörpern (PEEK-Cage, ACDF) und die Einbringung von Bandscheibenprothesen.

## 6.11 Neoplastische Erkrankungen

Grundlagen neoplastischer Erkrankungen werden in ➤ Kap. 1.1.5 erläutert.

**BEFUNDE**

**Allgemeine Leitsymptomatik und Befunde von Neoplasien**
- Unerklärliche Schmerzen
- Unerklärliche Schwellung

**Möglicher weiterer Befund**
- B-Symptomatik

**Differenzialdiagnostik**
- Überlastungssyndrome
- Degenerative Veränderungen

### 6.11.1 Knochentumoren

Primäre Knochentumoren der Wirbelsäule und des Beckens sind selten. Häufiger sind Primärtumoren der inneren Organe und Metastasierungen aus den inneren Organen. Primärtumoren der Extremitäten metastasieren hämatogen zunächst zur Lunge. Typische hämatogene Metastasierungswege werden in ➤ Kap. 1.1.5 beschrieben.

**HINWEIS**

Aufgrund der Relevanz für alle Regionen des Körpers werden Knochentumoren in Band I dieser Buchreihe gesondert und ausführlich aufgeführt.
In der Folge werden die Organtumoren beschrieben, die in der manualtherapeutischen Praxis auftauchen und zum Teil Beschwerden mit sich bringen, die den Verdacht auf manualtherapeutisch relevante Wirbelsäulenpathologien lenken könnten. Es besteht also kein Anspruch auf Vollständigkeit. Tumoren mit fehlender manualtherapeutischer Relevanz werden ausgelassen.

### 6.11.2 Ösophaguskarzinom

**Epidemiologie** Tumor mit dem schnellsten Verbreitungsanstieg in westlichen Ländern.

**BEFUNDE**

**Leitsymptomatik**

**Frühstadium**
- Ohne Befund

**Spätstadium**
- Schluckbeschwerden, Dysphagie

**Mögliche weitere Befunde**
- Heiserkeit
- Schmerzen beim Schlucken
- Sodbrennen
- Vermehrtes Aufstoßen
- BWS-Beschwerden

#### Beschreibung

Das Ösophaguskarzinom wird aufgrund der fehlenden Klinik im Frühstadium zumeist erst im fortgeschrittenen Stadium diagnostiziert. Es werden Adenokarzinome von Plattenepithelkarzinomen unterschieden. Risikofaktoren sind Rauchen, Übergewicht und gastroösophagealer Reflux.

#### Untersuchung

Der zentrale Baustein der Untersuchung ist die Ösophagogastroduodenoskopie mit histologischer Sicherung.

### Therapie

In der Frühphase ist sowohl beim Adenokarzinom als auch beim Plattenepithelkarzinom die endoskopische Resektion indiziert, erfüllte definierte histologische Kriterien vorausgesetzt. Lokal ausgebreitete Tumoren im fortgeschrittenen Stadium benötigen multimodale Therapieansätze mit Kombination von Radio-, Chemotherapie und Operation.

**Mortalität** Die 5-Jahres-Überlebensrate beträgt bei Frauen 25 % und bei Männern 24 %.

Zum Ösophaguskarzinom vgl. Serve und Zurmeyer 2022: 52–56.

## 6.12 Funktionsstörungen

Allgemeines Basiswissen zu Funktionsstörungen wird in ➤ Kap. 1.1.6 vermittelt.

### Anatomische Grundlagen

Die Ausrichtung der zervikalen Facettengelenke ist von dorsal kaudal nach ventral kranial. Die genaue Position und Ausrichtung variiert durch individuelle Ausprägung der zervikalen Lordose und die Höhe des Bewegungssegments zwischen 35 und 65°.

In der Halswirbelsäule sind osteokinematisch (im Raum) regionale ein-, zwei- und dreidimensionale (homonyme und heteronyme) Bewegungen möglich. Segmentales aktives Bewegen ist hingegen nicht möglich, da die monosegmentale Muskulatur immer beidseitig anspannt und lediglich der segmentalen Stabilisation dient. Eine komplette Öffnung eines Facettengelenks entsteht bei dreidimensionaler homonymer Flexion zur Gegenseite. Das linke Gelenk öffnet demnach bei Flexion, Lateralflexion nach rechts und Rotation nach rechts maximal. Ein maximaler Gelenkschluss entsteht durch eine dreidimensionale homonyme Extension zur gleichen Seite. Das linke Gelenk schließt also bei Extension Lateralflexion nach links und Rotation nach links komplett. Die Bewegungsamplitude ist in C5/C6 am größten, gefolgt von C4/C5 und C6/C7.

In den Unkovertebralgelenken erfolgt die Lateralflexion. Diese ist frei möglich, wenn sowohl das homolaterale Gelenk einsinken als auch das heterolaterale Gelenk herausgleiten kann.

Die Reihenfolge der zervikalen Untersuchung ist nach einer ausführlichen Anamnese und der standardmäßigen Messung des Blutdrucks folgendermaßen:

- Regionale homonyme Untersuchung in Flexion und Extension von C2–C7
- Segmentale homonyme Untersuchung in Flexion und Extension von C2/C3 bis C6/C7
- Untersuchung zervikothorakal
- Untersuchung hochzervikal

**HINWEIS**

Bluthochdruck kann ein Hinweis auf kardiovaskuläre Probleme und/oder auf zervikale vaskuläre Pathologien sein. In diesem Fall sollte standardmäßig eine entsprechende medizinische Diagnostik erfolgen. Insbesondere manipulatives Handling zervikal oder hochzervikal ist bei bestehenden zervikalen vaskulären Pathologien kontraindiziert.

### 6.12.1 Restriktionen

Restriktionen können aus Immobilisation entstehen oder Folge von entzündlichen, traumatischen, degenerativen oder neoplastischen Erkrankungen sein.

#### Facettengelenk

Von einer Restriktion eines Facettengelenks geht man aus, wenn das segmentale Endgefühl für eine Bewegungskomponente am Ende einer homonymen Flexion oder Extension im Seitenvergleich fester ist und am Ende der Bewegungen nur sehr geringes Nachfedern möglich ist. Die Therapie von Restriktionen im Facettengelenk erfolgt durch Mobilisation und Automobilisation. Diese sollten arthrokinematisch sauber, also dreidimensional homonym durchgeführt werden.

#### Unkovertebralgelenk

Von einer Restriktion eines Unkovertebralgelenks geht man aus, wenn das segmentale Endgefühl der Lateralflexion aus submaximaler heteronymer Flexion oder Extension im Seitenvergleich fester ist und am Ende der Bewegungen nur sehr geringes Nachfedern möglich ist. Die Therapie von Restriktionen im Unkovertebralgelenk erfolgt durch Mobilisation und Automobilisation. Diese sollten arthrokinematisch sauber, also eindimensional aus heteronymer Vorposition durchgeführt werden.

### 6.12.2 Blockierungen

Blockierungen können aus Immobilisation entstehen oder Folge von entzündlichen, traumatischen, degenerativen oder neoplastischen Erkrankungen sein.

#### Facettengelenk

Von einer Blockierung eines Facettengelenks geht man aus, wenn das segmentale Endgefühl für eine Bewegungskomponente am Ende einer homonymen Flexion oder Extension im Seitenvergleich deutlich fester ist und am Ende der Bewegungen kein Nachfedern möglich ist. Blockierungen können aus Immobilisation entstehen oder Folge von entzündlichen, traumatischen, degenerativen oder neoplastischen Erkrankungen sein. Eine zervikale Blockierung resultiert aus einer Einklemmung einer meniskoiden Kapselfalte. Die Therapie von Blockierungen des Facettengelenks erfolgt durch Manipulationen.

**HINWEIS**

Die Inter-rater-Reliabilität der segmentalen Untersuchung der zervikalen Facettengelenke ist schlecht, zudem gibt es keinen Gold-Standard, weshalb das Studiendesign vorliegender Studien nicht aussagekräftig ist. Quantität von Bewegungen ist schlecht messbar, da ein einzelnes Facettengelenk nur wenige Grade bewegt.
Auch eine Linderung von Beschwerden nach Mobilisation oder Manipulation eines Bewegungssegments beweist die angenommene Läsion nicht rückwirkend, da auch Interventionen auf anderen Bewegungssegmenten durch vegetative Reaktionen für vermindertes Schmerzempfinden und muskuläre Tonussenkung sorgen können. Die Behandlung der Halswirbelsäule erfordert daher viel Erfahrung, und Beschwerden des Patienten müssen im Gesamtkontext analysiert werden.



### Unkovertebralgelenk

Von einer Blockierung eines Unkovertebralgelenks geht man aus, wenn das segmentale Endgefühl der Lateralflexion aus submaximaler heteronymer Flexion oder Extension im Seitenvergleich deutlich fester ist und am Ende der Bewegungen kein Nachfedern möglich ist. Die Therapie von Restriktionen des Unkovertebralgelenks erfolgt durch Manipulationen. Diese sollten arthrokinematisch sauber, also eindimensional aus heteronymer Vorposition durchgeführt werden.

### Kontraindikationen

**Absolute Kontraindikationen** für zervikale Manipulationen sind:

- Zervikale vaskuläre Pathologien
- Zentralneurologische Klinik ohne Diagnose
- Osteoporose
- Rachitis
- Osteomalazie
- Hämatologische Erkrankungen
- Plasmozytom
- Primärtumoren oder Metastasen im Bereich der Halswirbelsäule
- Grisel-Syndrom
- Spondylitis tuberculosa der Halswirbelsäule
- Osteomyelitis der Halswirbelsäule
- Bewegungssegmente mit Bandscheibenprothesen

**Relative Kontraindikationen** mit dem Bedarf der vorherigen medizinisch-diagnostischen Abklärung sind:

- Alter (> 55)
- Adipositas
- Rauchen
- Bewegungsmangel
- Bluthochdruck
- Bekannte kardiovaskuläre Erkrankungen
- Klippel-Feil-Syndrom
- Spondylarthritiden
- Rheumatische Arthritis
- Syndromal assoziierte Veränderungen der Hochzervikalregion

**CAVE**

Bei Patienten mit Bluthochdruck sollten die zervikalen Gefäße vor Anwendung manipulativer zervikaler Techniken medizinisch untersucht werden (Doppler-Sonografie, digitale Subtraktionsangiografie). Das Messen des Blutdrucks sollte bei Patienten mit Beschwerden in der Halswirbelsäulenregion zum manualtherapeutischen Standard gehören!

**Zusammenfassung**

**Restriktionen und Blockierungen der Halswirbelsäule**

Restriktionen und Blockierungen der Facetten- und Unkovertebralgelenke entstehen als Folge von entzündlichen, traumatischen, degenerativen oder neoplastischen Erkrankungen. Therapeutisch erfolgen Mobilisationen und Automobilisationen bzw. Manipulationen. Kontraindikationen und relative Kontraindikationen für manipulatives Handling sind zu beachten.

## 6.12.3 Vaskuläre Pathologien der Halswirbelsäule

**BEFUNDE**

**Leitsymptomatik (auch isoliert/unvollständig vorkommend)**

**A. vertebralis bei Durchflussstörungen durch Arteriosklerose oder unkovertebrale Osteophyten:**

- Nackenschmerzen
- Okzipitaler Kopfschmerz
- Ggf. transitorische ischämische Attacke (TIA)
- Schlaganfall
- (Dreh-)Schwindel

**A. vertebralis bei Hypoplasie:**

- Klinisch stumm
- Ggf. zerebrale Ischämie

**A. vertebralis bei Dissektion:**

- Nackenschmerzen
- Okzipitaler Kopfschmerz
- TIA
- Ausfall von Hirnnerven
- (Dreh-)Schwindel

**A. carotis bei Arteriosklerose, Thrombose, Stenose, Aneurysma:**
- Karotidynie (Schmerzen im Verlauf der Arterie)
- Nackenschmerzen
- Kopfschmerzen
- Horner-Syndrom (ggf. nur Ptosis)
- TIA
- Schlaganfall
- Dysfunktion von Hirnnerven

**A. carotis bei Hypoplasie:**
- Klinisch stumm
- Ggf. zerebrale Ischämie

**A. carotis bei Dissektion:**
- Nackenschmerzen
- Kopfschmerzen
- TIA
- Horner-Syndrom (ggf. nur Ptosis)
- Ausfall von Hirnnerven

**Mögliche weitere Symptome bei vaskulären Pathologien der Halswirbelsäule**
- Pathologischer Nystagmus
- Gesichtsfeldstörungen
- Parästhesien im Gesicht
- Synkopische Anfälle

## Beschreibung

Zu den zervikalen vaskulären Pathologien gehören Versorgungsstörungen, Dissektionen, Hypoplasien und Blutungen zervikaler, hirnversorgender Gefäße (➤ Abb. 6.23). Betroffen sein können im Wesentlichen folgende Gefäße:
- A. vertebralis
- A. carotis interna
- A. carotis externa
- Temporalarterien
- A. occipitalis
- V. jugularis
- Zervikokraniale Gefäße

Das mögliche Vorliegen von Pathologien zervikaler Gefäße, insbesondere der A. vertebralis oder A. carotis, gehört zu den bedeutenden Risiken in Bezug auf eine manualtherapeutische Behandlung der Zervikalregion. Ein Safety- und Screeningkonzept ist zwingend notwendig, um Risikopatienten bestmöglich filtern und zum Arzt überweisen zu können.

Allerdings können die Symptome individuell variieren und ggf. auch isoliert auftreten, so dass ein hundertprozentiger Ausschluss anhand von Anamnese und klinischer Untersuchung nicht möglich ist. Während Patienten mit transitorischer ischämischer Attacke (TIA), Horner-Syndrom, Dysfunktion oder Ausfall von Hirnnerven, Symptomen eines Schlaganfalls, synkopischen Anfällen etc. unmittelbar zum Arzt geschickt werden, sind Nackenschmerzen, okzipitaler Kopfschmerz und (Dreh-)Schwindel weniger auffällig.

Zu den Leitsymptomen der vaskulären Pathologien der Halswirbelsäule vgl. auch Rushton et al. 2020.

Zu den Risikofaktoren für vaskuläre Pathologien der Halswirbelsäule zählen Alter, Traumen, Bluthochdruck, Gefäßanomalien, hohes Cholesterin, familiäre Vorbelastung in Bezug auf Schlaganfälle, Migräne und Rauchen.

**CAVE**

Insbesondere bei Patienten mit bestehenden Risikofaktoren und fortgeschrittenem Alter sollte vor manipulativem Handling eine medizinische Diagnostik zur Untersuchung der zervikalen Gefäße erfolgen. Die Messung des Blutdrucks ist therapeutisch verpflichtend!

Häufigste Formen sind die vertebrobasiläre Insuffizienz und das Arteria-carotis-interna-Syndrom.

### Vertebrobasiläre Insuffizienz (VBI)

Eine vertebrobasiläre Insuffizienz beschreibt die (zumeist bewegungsabhängige) Durchflussstörung einer der beiden Aa. vertebrales.

Die A. vertebralis entspringt paarig angelegt aus der A. subclavia und verläuft zunächst zum Foramen transversarium von C6 (V1). Von dort läuft sie paravertebral durch die Foramina C6–C2 (V2, Variationen möglich, ➤ Abb. 6.24). Nach Austritt aus dem Foramen von C2 verläuft sie nach medial durch den Sulcus arteria vertebralis und von dorsal um die Massa lateralis atlantis. Ventral wird sie begrenzt durch das atlantookzipitale Gelenk, dorsal durch den M. rectus capitis posterior major und den M. obliquus capitis superior. Sie bildet hier eine dorsolateral gelegene Schlinge zur Ermöglichung der Rotation C1/C2 (V3).

In ihrem subforaminellen Anteil durchdringt sie die Membrana atlantooccipitalis posterior, Dura mater, Pia mater und Arachnoidea und verläuft des Weiteren intrakranial. Sie geht dann in die A. basilaris über, die das Kleinhirn versorgt.

Einer vertebrobasilären Insuffizienz kann eine Arteriosklerose zugrunde liegen oder in seltenen Fällen auch ein unkovertebraler Osteophyt bei bestehender Unkovertebralarthrose.

**HINWEIS**

Grundsätzlich reicht das Blut einer A. vertebralis zur Versorgung des Kleinhirns aus. Bei Bewegungen der Halswirbelsäule, insbesondere durch Rotation in Kombination mit Flexion oder Extension, kommt es zur Veränderung des Lumens beider Arterien. Patienten klagen in der Regel bewegungsabhängig über Beschwerden, wenn die eigentlich gesunde Arterie funktionell verengt wird.

Während eine Arteriosklerose in allen Abschnitten der Arterie möglich ist, sieht man Probleme durch Osteophyten nur in V2, da es nur in diesem Bereich Unkovertebralgelenke gibt.

Neben den beschriebenen Verschlussstörungen ist auch eine Dissektion, also ein Aufreißen des Gefäßes zwischen der inneren und der mittleren Gefäßwandschicht, möglich (➤ Abb. 6.25).

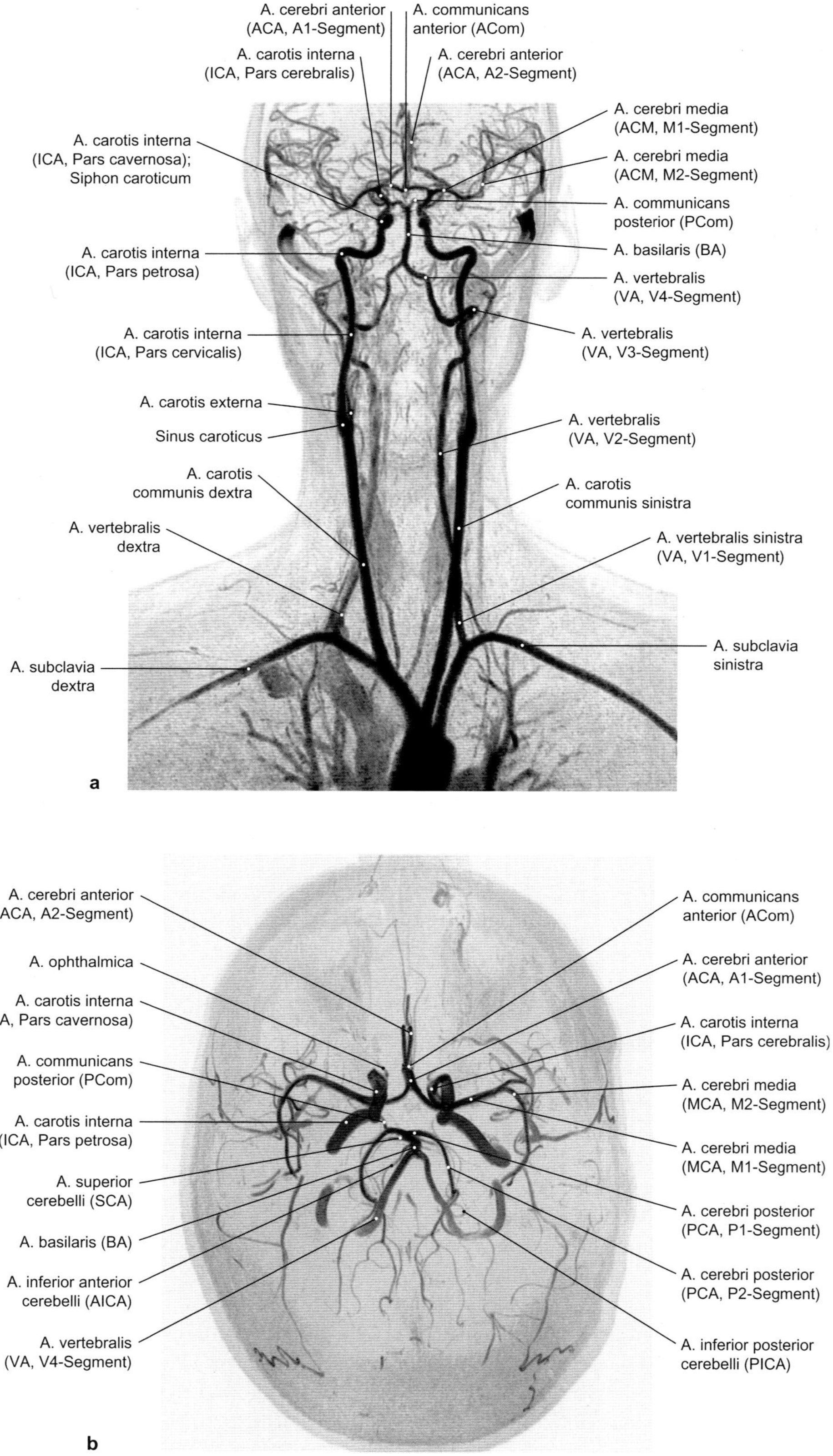


**Abb. 6.23** MR-Angiografie der hirnversorgenden Arterien. [S702-T786]

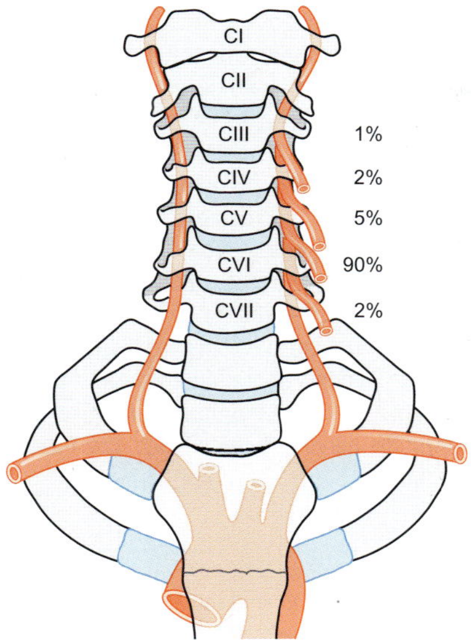


**Abb. 6.24** Varianten der Eintrittshöhe der A. vertebralis in die Foramina transversaria. [S700-L126]

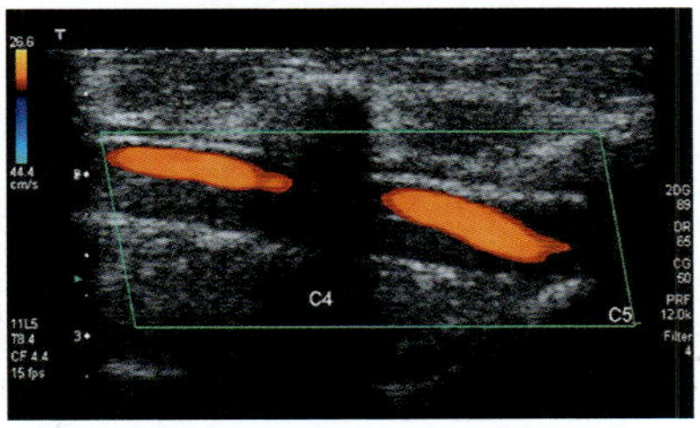


**Abb. 6.25** Dissektion der A. vertebralis mit exzentrischer echoarmer Wandverdickung. [M677]

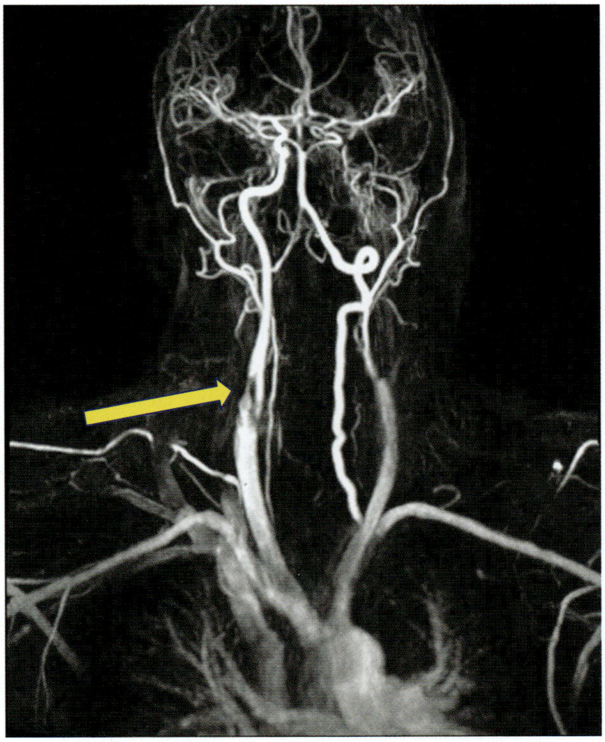

**Abb. 6.26** MR-Angiografie einer relevanten Stenose der rechten A. carotis interna. [P618]

6

### Arteria-carotis-interna-Syndrom

Als Arteria-carotis-interna-Syndrom bezeichnet man Durchflussstörungen der A. carotis interna durch Arteriosklerose, Stenose (➤ Abb. 6.26) oder Dissektion.

## Untersuchung vaskulärer Pathologien der Halswirbelsäule

**Manualtherapeutisch** Eine genaue Diagnose kann durch Anamnese und klinische Untersuchung nicht gestellt werden. In der Anamnese werden die Risikofaktoren und Symptome abgefragt. Weitere Hinweise können durch die **Messung des Blutdrucks,** eine **zentralneurologische Untersuchung** und **Hirnnerventests** erfasst werden.

**Messung des Blutdrucks:** Hoher Blutdruck kann ein weiterer Hinweis auf mögliche Gefäßpathologien sein. Informationen zu Blutdruckwerten folgen in ➤ Kap. 9.2.1.

Zur **zentralneurologischen Untersuchung** sollten standardmäßig folgende Tests gehören:

- Test nach Rhomberg
- Unterberger Tretversuch
- Gangprobe nach Babinski-Weil
- Untersuchung des Gangbildes
- Hautantsche Probe
- Probe von Barré
- Finger-Nase-Versuch
- Ferse-Knie-Versuch
- Ferse-Unterschenkel-Versuch
- Dysdiadochokinese

Die **Hirnnerventests** werden wie folgt durchgeführt:

**1. Hirnnerv, N. olfactorius:** Der Patient wird aufgefordert, verschiedene Gerüche zu identifizieren. Der Test wird für beide Nasenlöcher getrennt voneinander durchgeführt, das jeweils andere wird zugehalten.

**2. Hirnnerv, N. opticus:** Der Test erfolgt anhand von Sehtafeln. Fern- und Nahsicht wird mit jedem Auge einzeln untersucht. Das Farbsehen wird mit pseudoisochromatischen Tafeln untersucht. Gesichtsfelduntersuchungen werden durchgeführt.

**3., 4. und 6. Hirnnerven, N. oculomotorius, N. trochlearis, N. abducens:** Symmetrie von Augenbewegungen, Bulbusposition, ein etwaiges Hängen eines Augenlids oder der Augenlider (Ptosis), ein Zittern der Bulbi oder Augenlider werden beobachtet. Eine Augenfolgeprobe wird durchgeführt. Etwaige Anisokorie oder differierende Pupillenweiten werden erfasst, die Pupillenreaktion wird auf Symmetrie und Promptheit untersucht.

**5. Hirnnerv, N. trigeminus:** Die oberflächliche und tiefe Oberflächensensibilität des Gesichts im Verlauf der Trigeminusäste wird mit sterilem Wattestäbchen und sterilem Holzspatel getestet. Der Kornealreflex wird überprüft.

**HINWEIS**

- Ein Patient mit Fazialisparese kann über gute Oberflächensensibilität verfügen.
- Auch Träger von Kontaktlinsen können einen abwesenden oder schwachen Kornealreflex bei verminderter Kornealsensibilität aufweisen.

Der Patient wird gebeten die Zähne zusammenzubeißen (M. masseter) und den Mund gegen Widerstand zu öffnen (M. ptegeroideus superior). Bei Schwäche des M. ptegeroideus superior weicht der Mund bei Mundöffnung zur paretischen Seite ab.

**7. Hirnnerv, N. facialis:** Eine halbseitige Gesichtslähmung wird erfasst.

**HINWEIS**

Eine Schwäche der unteren Gesichtshälfte weist auf eine zentrale Ursache hin.

Der Geschmackssinn in den beiden vorderen Dritteln der Zunge wird mit süßen, sauren, salzigen und bitteren Lösungen getestet. Sie werden mit einem Wattestäbchen zuerst auf der einen und dann auf der anderen Seite der Zunge appliziert. Eine Hyperakusis, die Schwäche des M. stapedius anzeigt, kann ermittelt werden, indem eine vibrierende Stimmgabel nahe an das Ohr gehalten wird.

**8. Hirnnerv, N. vestibulocochlearis:** Die Untersuchung umfasst akustische Tests (Hörtests) und vestibuläre Funktionstests (Test auf Nystagmus).

**9. und 10. Hirnnerven, N. glossopharyngeus, N. vagus:** Es wird begutachtet, ob sich das Gaumensegel symmetrisch hebt, wenn der Patient bei geöffnetem Mund laut „A" sagt. Mit einem Holzspatel wird die Symmetrie des Würgereflexes begutachtet.

**HINWEIS**

Beidseitiges Ausbleiben des Würgereflexes ist häufig und kann als physiologisch gewertet werden.

**11. Hirnnerv, N. accessorius:** Es erfolgen Muskeltests für den M. sternocleidomastoideus und den M. trapezius Pars descendens.

**12. Hirnnerv, N. hypoglossus:** Der Patient wird aufgefordert, die Zunge herauszustrecken. Die Zunge wird auf Atrophie, Paresen und etwaige Faszikulationen untersucht.

Beschreibt der Patient Schwindel als Leitsymptom, erfolgen zudem zur Vervollständigung der zentralneurologischen Untersuchung weitere Tests zur **Schwindeldiagnostik** (➤ Kap. 9.7.2).

**EVIDENZ**

Früher wurden bei Verdacht auf vertebrobasiläre Insuffizienz Tests nach Nieuwenhuyse und de Kleyn durchgeführt. Die Untersuchungsreihe umfasste 14 Testpositionen der Halswirbelsäule, die jeweils mindestens 10 Sekunden gehalten wurden. Dabei wurde von einer sukzessiven Verengung der A. vertebralis ausgegangen. Die Tests wurden so lange durchgeführt, bis der Patient die Position erreichte, in der die bekannten Beschwerden provoziert werden konnten. In der Folge wurden Rückschlüsse auf das Ausmaß der jeweiligen Verengung gezogen. Heute weiß man, dass diese Tests weder sensitiv noch spezifisch sind. Weder konnte bei Kontrolle durch Doppler-Sonografie bestätigt werden, dass bei den verschiedenen Positionen eine zunehmende Minderversorgung entstand, noch konnten bei Patienten mit ausgebreiteter Hypoplasie der Arterie durch einen der Tests Symptome hervorgerufen werden (vgl. hierzu auch Westerhuis et al. 2006).

**RED FLAG**

- Besteht der Verdacht auf eine vaskuläre Pathologie der Halswirbelsäule, so ist der Patient zum Arzt zu überweisen.
- Für manipulatives Handling an der Halswirbelsäule besteht bei vaskulären Pathologien an der Halswirbelsäule eine absolute Kontraindikation.
- Patienten mit Bluthochdruck sind zum Arzt zu überweisen. Manipulationen der Halswirbelsäule sind vor einer Untersuchung auf vaskuläre zervikale Pathologien kontraindiziert.

**Medizinisch** Die medizinische Beurteilung erfolgt im Wesentlichen durch bildgebende Verfahren. MRT, Röntgen mit Kontrastmittel, Duplex-Sonografie oder digitale Subtraktionsangiografie sind die gängigsten Untersuchungsverfahren. Darüber hinaus erfolgt die Auswertung der Blutwerte, das Messen des Blutdrucks und ggf. ein neurologisches Konsil. Bei Auffälligkeiten sollten standardmäßig weitere kardiovaskuläre Erkrankungen ausgeschlossen werden.

## Therapie

### Konservativ

Eine konservative manualtherapeutische Therapie ist nur denkbar bei unkovertebralen Osteophyten mit Druck auf eine A. vertebralis. Durch Kompensationsstrategie mit Mobilisationen umliegender Gelenke kann versucht werden, den Druck zu minimieren. In allen anderen Fällen gehört die Therapie in ärztliche Hand.

### Operativ

Medizinisch kann, je nach Befund, eine Lysetherapie oder eine operative Stenteinlage erfolgen.

### Postoperative Rehabilitation

Eine therapeutische postoperative Rehabilitation erfolgt in der Regel nicht.

6

**Zusammenfassung**

**Vaskuläre Pathologien der Halswirbelsäule**

Vaskuläre Pathologien der Halswirbelsäule sind ein Risiko für manualtherapeutische Behandlungen an der Halswirbelsäule, insbesondere jedoch für manipulatives Handling. Eine ausführliche Anamnese, das Abfragen von Risikofaktoren sowie die Kenntnis der variablen Leitsymptome sind wichtig, um Patienten herausfiltern und zum Arzt überweisen zu können. Die Messung des Blutdrucks sollte zum Standard einer manualtherapeutischen Untersuchung gehören.

Vaskuläre Pathologien der Halswirbelsäule sind eine absolute Kontraindikation für Manipulationen an der Halswirbelsäule und eine relative Kontraindikation für Manuelle Therapie.

## 6.13 Sonstige Erkrankungen

### 6.13.1 Nackenschmerzen bei Kindern

Werden Säuglinge und Kinder mit Nackenschmerzen in der manualtherapeutischen Praxis vorgestellt, so sollte man nach einem standardisierten Muster vorgehen:

Aufnahme der Verhaltensmuster (Säugling) bzw. der Beschwerden (Kind) und der Ergebnisse der Inspektion (Tonus, Kopfhaltung, HWS-Position, Bewegungsbereitschaft)

Säuglinge mit Nackenschmerzen schreien bei Lagerungswechseln und in bestimmten Kopf-/Nackenpositionen, zudem zeigen sie ggf. einen Schiefhals (Torticollis) und meiden die Kopfdrehung zu einer Seite. Eine auffällige Bewegungsarmut ist möglich. (Klein-)Kinder beschreiben Schmerzen und zeigen eine auffällige Bewegungsarmut, auch hier ist ein Schiefhals möglich.

Frage nach einem Trauma

Klassisches Trauma beim Säugling ist der Sturz vom Wickeltisch, beim (Klein-)Kind sind multiple Traumamechanismen, je nach Alter auch Sportunfälle (Turnen, Reiten, Anpralltraumen durch Bälle, Sturz von der Schaukel etc.), denkbar.
Gab es ein Trauma, so sind Frakturzeichen abzuklären:

- Klopftest
- Bewegungsbereitschaft
- War es ein adäquates Trauma für eine mögliche Fraktur?
- Gibt es starke Schmerzen?

Gab es ein zurückliegendes Trauma mit Frakturzeichen, so besteht eine Red flag. Der Patient ist zum Arzt zur überweisen.

**RED FLAG**

Frakturzeichen sind eine Red flag.

Gab es ein zurückliegendes Trauma bei fehlenden Frakturzeichen, so folgt die Funktionsuntersuchung der Hochzervikal- und Zervikalregion inkl. der hochzervikalen Instabilitätstests. Eine manualtherapeutische Behandlung ist indiziert.

Frage nach einem zurückliegenden oder anwesenden (HNO-)Infekt

Gab es kein Trauma, so folgt die Frage nach Infekten. Gibt es einen anwesenden oder gab es einen zurückliegenden (HNO-) Infekt, so besteht eine Red flag. Es besteht Verdacht auf ein Grisel-Syndrom. Der Patient ist zum Arzt zu überweisen.

**RED FLAG**

Kindliche Nackenschmerzen (ohne Trauma) bei bestehendem oder zurückliegendem (HNO-)Infekt sind eine Red flag.

Kein Trauma und kein Infekt

Gab es kein Trauma und gab oder gibt es keinen Infekt, so besteht eine Red flag mit möglichem Tumorverdacht. Grundsätzlich sollte davon ausgegangen werden, dass Säuglinge und Kleinkinder ohne klar ersichtlichen Grund (Trauma, Infekt) keine Nackenschmerzen haben. Gibt es weder ein Trauma noch einen Infekt in der Historie, so könnten schwere Erkrankungen hinter den Beschwerden stecken.

Auch wenn es, anders als noch vor 20 Jahren, mittlerweile Kinder mit Überlastungssyndromen und Nackenschmerzen aufgrund von Haltungsinsuffizienzen durch Bewegungsarmut (Handy, Computer, Fernsehen) in der manualtherapeutischen Praxis gibt, so sollten zur Sicherheit vor einer manualtherapeutischen Behandlung immer ernsthafte Erkrankungen ausgeschlossen werden.

**RED FLAG**

Nackenschmerzen bei Kindern ohne zurückliegendes Trauma und ohne zurückliegenden oder bestehenden (HNO-)Infekt sind eine Red flag.

**Zusammenfassung**

**Zusammenfassung Nackenschmerzen bei Kindern**

Auch wenn es haltungs- und belastungsbedingte Nackenschmerzen bei Kindern gibt, so sind diese selten. Grundsätzlich sollten traumatische oder postinfektiöse Nackenschmerzen von Schmerzen ohne zunächst erkennbare Ursache getrennt werden. Traumafolgen mit Frakturzeichen, postinfektiöse Schmerzen und unklare Befunde sind eine Red flag.

KAPITEL

# 7 Hochzervikalregion



## 7.1 Grundlagen

### 7.1.1 Anatomische Grundlagen

Grundlagen zur Entwicklung der Verknöcherung der Wirbelsäule werden in ➤ Kap. 3.1.1 beschrieben. Der Atlas nimmt hier jedoch eine Sonderstellung ein. Die vollständige Ossifikation beider Bögen des Atlas erfolgt erst nach dem 1.–2. Lebensjahr, die Verschmelzung der Knochenkerne variiert in ihrem Zeitpunkt stark. Der hintere Bogen des Atlas schließt bei manchen Kindern erst bis zum 4. Lebensjahr, der vordere Bogen fusioniert erst im Alter von 7–10 Jahren (vgl. Göhrmann und Sacher 2012).

Die Hochzervikalregion besteht aus dem 1. Halswirbel (Atlas) mit seiner gelenkigen Verbindung zum Okziput (C0/C1) und dem 2. Halswirbel (Axis) mit seiner gelenkigen Verbindung zum Atlas (C1/C2) (➤ Abb. 7.1). Funktionell zählt auch das Bewegungssegment C2/C3 dazu, da dieses durch ligamentäre Mechanismen bei jeder hochzervikalen Bewegung mitbewegen können muss.

Der Atlas ist ringförmig, wobei der transversale Durchmesser größer als der sagittale ist. Ein Wirbelkörper fehlt, stattdessen bilden sich lateral jeweils Massae laterales aus. Nach kranial tragen sie die Facies auriculares superiores zur gelenkigen Verbindung mit den Okziputkondylen. Sie sind bikonkav ausgebildet. Die kaudalen Seiten der Massae laterales bilden die zumindest in der Sagittalen konvex, aber zumeist bikonvex ausgerichteten Facies auriculares zur gelenkigen Verbindung mit den superioren Axiskondylen. Lateral der Massae laterales setzen sich die Procc. transversi mit jeweils einem Foramen transversarium fort. Die Rückseite des vorderen Atlasbogens ist zentral hyalin überknorpelt und artikuliert hier mit der Vorderseite des Dens axis. Der dorsale Atlasbogen läuft zentral mit dem Tuberculum posterior aus, einem Rudiment des nicht vorhandenen Proc. spinosus.

Der Axis besitzt einen ventral liegenden Wirbelkörper, aus dem zentral der Dens axis nach kranial ragt. Der Dens ist ventral und dorsal hyalin überknorpelt. Ventral artikuliert er mit der Rückseite des vorderen Atlasbogens, dorsal mit der Vorderseite des Lig. transversum atlantis. Die beiden Facies articulares superiores sind in der Sagittalen konvex, in der Transversalen plan oder konvex. Nach kaudal bildet der Axis knöcherne Eigenschaften eines mittleren Halswirbels aus, seine Procc. articulares inferiores bilden mit den Procc. articulares superiores des 3. Halswirbels das von kranial gesehen erste Facettengelenk mit Gelenkausrichtung von dorsokaudal nach ventrokranial. Der kaudale Wirbelkörper wird von den Procc. ucinati des 3. Halswirbels eingefasst, die Bandscheibe C2/C3 komplettiert die Verbindung. Auch die Procc. transversi des Axis weisen Foramina transversaria für die A. vertebralis auf.

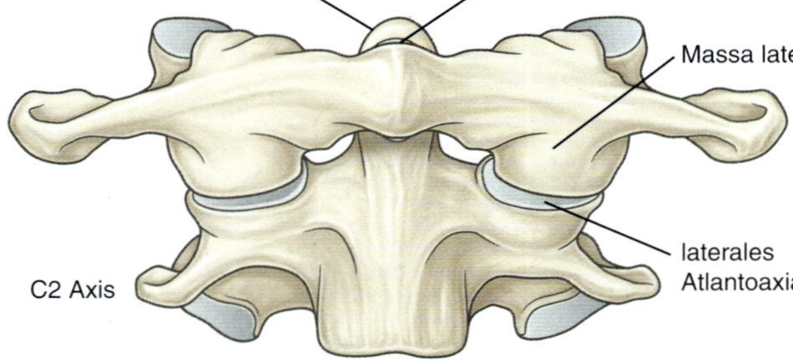


**Abb. 7.1** Ventralansicht des C1-C2-Komplexes. [G1384]

### 7.1.2 Grundlagen der hochzervikalen Untersuchung

Vor jeder manualtherapeutischen Untersuchung der Hochzervikalregion haben Stabilitätstests (Safety-Tests) für das Lig. transversum atlantis (hochzervikaler Flexionstest bzw. kraniozervikaler Flexionstest, alternativ Sharp-Purser-Test) und die Ligg. alaria (lateraler Verschiebbarkeitstest) zur Feststellung der hochzervikalen Stabilität zu erfolgen.

Kriterien für den hochzervikalen Flexionstest sind das mögliche Auftreten von Referred pain aus der Dura mater und evtl. Myelonzeichen. Kriterien für den lateralen Verschiebbarkeitstest sind pathologische Bewegung und ein evtl. Klick-Geräusch. Bei Auffälligkeiten erfolgt keine manualtherapeutische Untersuchung, der Patient wird zum Arzt überwiesen.

Der Aufbau der hochzervikalen Untersuchung wird in ➤ Kap. 7.7 genau beschrieben.

7

## 7.2 Knöcherne, kongenitale Erkrankungen

Allgemeines Basiswissen zu knöchernen kongenitalen Erkrankungen wird in ➤ Kap. 1.1.1 vermittelt.

### 7.2.1 Atlasassimilation

**Synonym** Okzipitalisation.

**Ätiologie** Kongenital.

**Epidemiologie** Mit 0,75 % der Bevölkerung in westlichen Ländern eine seltene Erkrankung.

**BEFUNDE**

**Sichtbefund**
- Keiner

**Weitere Befunde**
- Hochzervikale Funktionsstörungen (eingeschränkte Lateralflexion und Rotation)

#### Beschreibung

Eine Atlasassimilation ist eine vollständige oder teilweise Verschmelzung des Atlas mit dem Okziput. In der Röntgenuntersuchung zeigt sich bei beidseitiger Verschmelzung der Querfortsatzenden ein Foramen laterale an jeder Seite. Durch die bei Rotation C1/C2 auf C0/C1 normalerweise stattfindende, hier aber nicht mögliche heterolaterale Lateralflexion zur Annäherung des jeweiligen Lig. alare ist die hochzervikale Rotation deutlich eingeschränkt. Folgen können verfrühte degenerative Veränderungen in der mittleren Halswirbelsäule sein.

#### Differenzialdiagnosen

Differenzialdiagnostisch kommt eine basiläre Impression in Betracht (➤ Kap. 7.2.5).

#### Untersuchung

**Manualtherapeutisch** Stabilitätstests und hochzervikale Funktionsuntersuchung. Bei Verdacht auf eine kongenitale Abweichung sollte eine Bildgebung erfolgen.

**Medizinisch** Röntgen in zwei Ebenen.

#### Therapie

##### Konservativ

Eine kausale Therapie gibt es nicht. Die Therapiestrategie ist Kompensation. Therapeutische Inhalte sind Training des M. longus colli zur Verbesserung der muskulären zervikalen Stabilität, segmentale Mobilisation C2–C7 und Training der rumpfaufrichtenden Muskulatur.

### 7.2.2 Hyper- und Hypoplasien der Kondylen

**Epidemiologie** Selten.

**BEFUNDE**

**Sichtbefund**
- Keiner

**Weitere Befunde**
- Hochzervikale Funktionsstörungen (Hyper- oder Hypofunktion)
- Ggf. hochzervikale Instabilität

### Beschreibung

Hyper- oder hypoplastische Ausprägungen der hochzervikalen Kondylen sorgen für eine Verlagerung von Bewegungsachsen und daraus resultierend für verändertes hochzervikales Bewegungsverhalten. Hyperplasien führen zumeist zu Funktionseinschränkungen, Hypoplasien zu Hyperfunktion, ggf. zu hochzervikaler Instabilität.

### Differenzialdiagnosen

Differenzialdiagnostisch kommen das Klippel-Feil-Syndrom und eine Atlasassimilation in Betracht.

### Untersuchung

**Manualtherapeutisch** Stabilitätstests und hochzervikale Funktionsuntersuchung. Bei Verdacht auf eine kongenitale Abweichung sollte eine Bildgebung erfolgen.

**Medizinisch** Röntgen in zwei Ebenen.

### Therapie

#### Konservativ

Eine kausale Therapie gibt es nicht. Die Therapiestrategie ist Kompensation. Therapeutische Inhalte sind Training des M. longus colli zur Verbesserung der muskulären zervikalen Stabilität, segmentale Mobilisation C2–C7 und Training der rumpfaufrichtenden Muskulatur.

## 7.2.3 Atlas superior

**Ätiologie** Kongenital, alternativ auch als Funktionsstörung im Sinne einer funktionellen Disposition.

**Epidemiologie** Selten.

**BEFUNDE**

**Sichtbefund**
- Keiner

**Röntgenbefund**
- Darstellung der Fehlposition
- Ggf. weitere kongenitale Abweichungen

### Beschreibung

Ein Atlas superior zeichnet sich durch eine Fehlposition des Atlas in Extension aus. Der hintere Atlasbogen ist inferior positioniert, der vordere Bogen superior. Aus der Fehlposition resultiert eine geringere Sicherung des Dens axis. Der vordere Atlasbogen steht so superior, dass lediglich die Densspitze gesichert wird. Primär verursacht ein Atlas superior keine Beschwerden, jedoch besteht, insbesondere bei Schleudertraumen, die Gefahr der atlantodentalen Luxation.

**CAVE**
Manipulatives Handling auf C0/C1 oder C1/C2 birgt ebenfalls Luxationsgefahr!

### Differenzialdiagnosen

Differenzialdiagnostisch kommen eine Atlasassimilation und andere kongenitale Abweichungen in Betracht.

### Untersuchung

**Manualtherapeutisch** Stabilitätstests und hochzervikale Funktionsuntersuchung. Bei Verdacht auf eine kongenitale Abweichung sollte eine Bildgebung erfolgen.

**Medizinisch** Röntgen in zwei Ebenen.

### Therapie

#### Konservativ

Eine kausale Therapie gibt es nicht. Die Therapiestrategie ist Kompensation. Therapeutische Inhalte sind Training des M. longus colli zur Verbesserung der muskulären zervikalen Stabilität, segmentale Mobilisation C2–C7 und Training der rumpfaufrichtenden Muskulatur.

**CAVE**
Intensive Mobilisationen C0/C1 und C1/C2 sind zu vermeiden.

#### Operativ

Eine Operation erfolgt in der Regel nicht. Ausnahme ist eine hochzervikale Instabilität bei Zustand nach Trauma. In diesem

Fall erfolgen hochzervikale Spondylodesen. OP-Verfahren und postoperative Rehabilitationsmaßnahmen werden in ➢ Kap. 7.2 beschrieben.

## 7.2.4 Atlas inferior

**Ätiologie** Kongenital, alternativ auch als Funktionsstörung im Sinne einer funktionellen Disposition.

**Epidemiologie** Selten.

**BEFUNDE**

**Sichtbefund**

- Keiner

**Röntgenbefund**

- Darstellung der Fehlposition
- Ggf. weitere kongenitale Abweichungen

### Beschreibung

Ein Atlas inferior zeichnet sich durch eine Fehlposition des Atlas in Flexion aus. Der hintere Atlasbogen ist superior positioniert, der vordere Bogen inferior. Aus der Fehlposition resultiert, dass der Dens axis über den Atlasbogen ragt und somit funktionell das Foramen magnum verengt.

Primär verursacht ein Atlas inferior keine Beschwerden. Ähnlich wie bei einer basilären Impression (➢ Kap. 7.1.5) kommt es zu Komplikationen, wenn es weitere Faktoren gibt, die das hochzervikale Myelon bedrängen. Hier kommen Traumen, Entzündungen und Neoplasien in Betracht.

### Differenzialdiagnosen

Differenzialdiagnostisch kommen eine basiläre Impression (➢ Kap. 7.2.5) und andere kongenitale Abweichungen in Betracht.

### Untersuchung

**Manualtherapeutisch** Stabilitätstests und hochzervikale Funktionsuntersuchung. Bei Verdacht auf eine kongenitale Abweichung sollte eine Bildgebung erfolgen.

**Medizinisch** Röntgen in zwei Ebenen.

### Therapie

#### Konservativ

Eine kausale Therapie gibt es nicht. Die Therapiestrategie ist Kompensation. Therapeutische Inhalte sind Training des M. longus colli zur Verbesserung der muskulären zervikalen Stabilität, segmentale Mobilisation C2–C7 und Training der rumpfaufrichtenden Muskulatur.

#### Operativ

Eine Operation erfolgt in der Regel nicht.

## 7.2.5 Basiläre Impression

**Synonyme** Konvexobasie, basiläre Invagination.

**Ätiologie** Kongenital oder erworben.
Kongenitale basiläre Impressionen sind oft Teil eines Klippel-Feil-Syndroms oder einer Dysplasie des Atlas, können jedoch auch solitär oder als Begleitbild eines Arnold-Chiari-Syndroms oder einer Trisomie 21 auftreten. Erworbene Fälle sind Folgen von Traumen, rheumatischer Arthritis, Morbus Paget (Osteodystrophia deformans), Osteomalazie, Rachitis oder Marfan-Syndrom bzw. anderen Bindegewebserkrankungen.

**BEFUNDE**

**Sichtbefund**

- Kurzer Nacken
- Tiefer Haaransatz

**Mögliche Befunde bei Tangierung des Myelons oder des Hirnstamms**

- Schwindel
- Übelkeit, Erbrechen
- Dyspnoe
- Tachykardie
- Horner-Syndrom
- Synkopische Anfälle
- Ataxie
- Pathologischer Nystagmus
- Pyramidenbahnzeichen
- Parästhesien, Taubheit
- Paresen, Lähmungen

**Röntgenbefund**

- Darstellung der Abweichung

### Beschreibung

Die Diagnose basiläre Impression fasst alle Abweichungen, bei denen der Dens axis ins Foramen magnum reicht (impressiert), zusammen. Häufigste Fehlbildung ist ein medialer Anstieg der Schädelbasiskonturen. Aber auch eine Kombination aus einem Atlas inferior und atlantoaxialen Hypoplasien kann zu einer basilären Impression führen.

## Differenzialdiagnosen

Folgende Differenzialdiagnosen kommen in Betracht: Atlas inferior, Amyothrophe Lateralsklerose, Multiple Sklerose, hoch liegende Tumoren des Myelons, Tumoren der Schädelgrube.

## Untersuchung

**Manualtherapeutisch** Stabilitätstests und hochzervikale Funktionsuntersuchung. Bei Verdacht auf eine kongenitale Abweichung sollte eine Bildgebung erfolgen.

**RED FLAG**

Bei Myelon- oder Hirnstammsymptomatik ist der Patient zum Arzt zu überweisen.

**Medizinisch** Röntgen in zwei Ebenen, MRT, CT.

Zur Orientierung aus der Seitansicht und zur Bestimmung des Ausmaßes dienen folgende Linien:

- McGregor-Linie (➤ Abb. 7.2)
- Chamberlain-Linie (➤ Abb. 7.3)
- McRae-Linie (➤ Abb. 7.4)

Im Normalfall überragt der Dens axis die McGregor-Linie nicht weiter als 4,5 mm, die Chamberlain-Linie nicht weiter als 3 mm, die McRae-Linie sollte nicht erreicht werden.

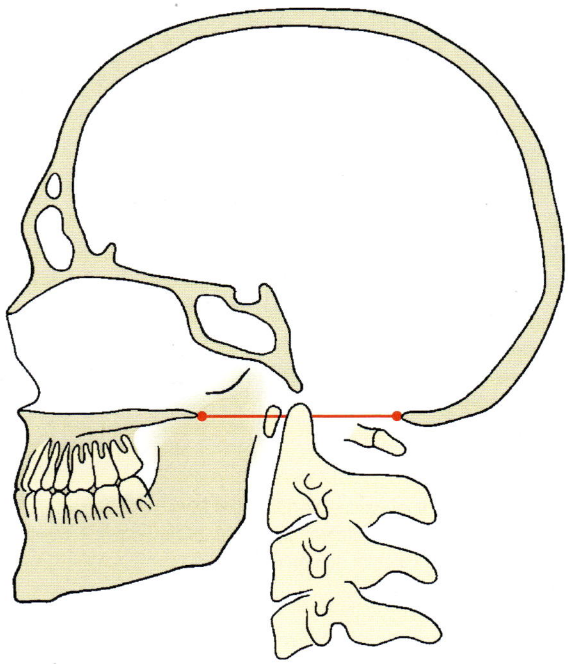

**Abb. 7.3** Chamberlain-Linie, Denshochstand. Diese Linie zieht man vom Hinterrand des Hinterhauptloches (Opisthion) zum Hinterrand des harten Gaumens. Der Dens sollte sich nicht mehr als 3 mm oberhalb dieser Linie projizieren; ein Hochstand von 6,6 mm (± 2 SD) deutet sehr auf eine basiläre Impression hin. [R390]

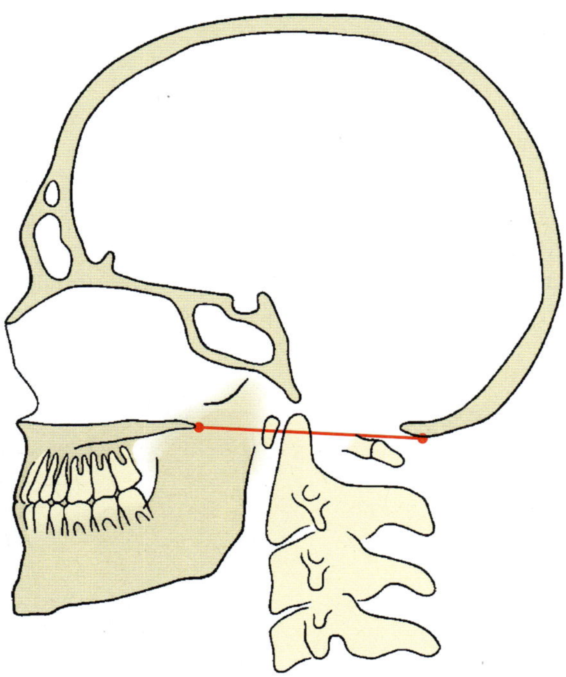

**Abb. 7.2** McGregor-Linie. Diese Linie verbindet den hinteren Oberrand des harten Gaumens mit dem tiefsten Punkt der Hinterhauptschuppe des Schädels. Die Densspitze überragt diese Linie normalerweise um nicht mehr als 4,5 mm. [R390]

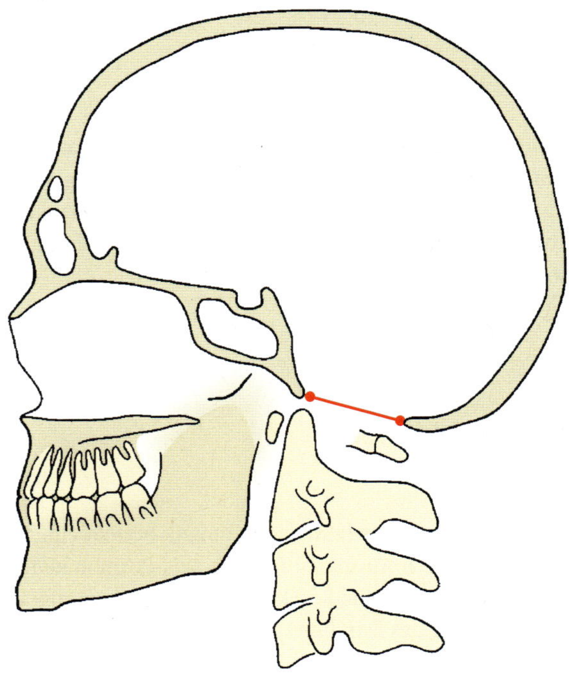

**Abb. 7.4** McRae-Linie. Diese Linie definiert das Foramen magnum und verbindet dessen Vorderrand (Basion) mit dem Hinterrand (Opisthion). Der Dens sollte unterhalb dieser Linie liegen oder diese nur mit seiner Spitze schneiden. Ferner sollte das Lot von der Densspitze auf die McRae-Linie letztere in deren vorderem Viertel schneiden. [R390]

7

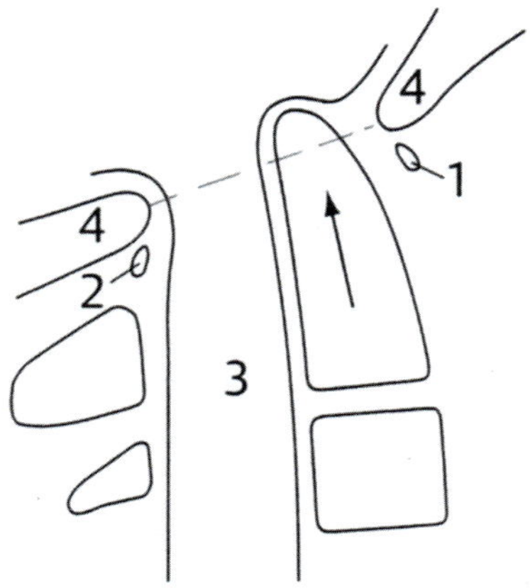


**Abb. 7.5** Basiläre Impression. Die Spitze des Dens axis überragt die McGregor-Linie. 1. und 2. Vorderer und hinterer Atlasbogen; 3. Myelon; 4. Os occipitale und Palatum durum. [R300]

➤ Abb. 7.5 zeigt eine basiläre Impression in Bezug auf die McGregor-Linie, allerdings ragt der Dens axis hier auch über die McRae-Linie hinaus und somit in das Foramen magnum hinein.

Zur Orientierung in der a. p.-Aufnahme dienen die Biventerlinie und die Bimastoidlinie.

## Therapie

### Konservativ

Eine kausale Therapie gibt es nicht. Die Therapiestrategie ist Kompensation. Therapeutische Inhalte sind Training des M. longus colli zur Verbesserung der muskulären zervikalen Stabilität, segmentale Mobilisation C2–C7 und Training der rumpfaufrichtenden Muskulatur.

**CAVE**
Die Mobilisation der hochzervikalen Flexion sollte vermieden werden.

### Operativ

Bei Myelon- oder Hirnstammsymptomatik besteht eine OP-Indikation. Je nach Ausmaß und Dens-axis-Position können Spondylodesen oder eine Resektion der Squamae occipitales zur Erweiterung des Durchmessers des Foramen magnum in Betracht kommen.

### Postoperative Rehabilitation

Die postoperative Rehabilitation nach hochzervikalen Spondylodesen wird in ➤ Kap. 7.3 beschrieben. Die Rehabilitation nach Resektion der Squamae occipitales kann wie folgt durchgeführt werden (die Prognose bei rechtzeitigem Eingriff ist gut):

**Entzündungsphase:**
- Keine Manuelle Therapie

**Proliferationsphase:**
- Aktives Bewegen des Kopfes erlaubt
- Keine Manuelle Therapie

**Konsolidierungsphase:**
- Segmentale Mobilisation hochzervikal
- Segmentale Mobilisation C2–C7
- Training der rumpfaufrichtenden Muskulatur
- Training des M. longus colli

**Umbauphase:**
- Keine Einschränkungen

## 7.2.6 Os odontoideum

**Ätiologie** Kongenitale Ossifikationsstörung oder frühkindliches Trauma.

**BEFUNDE**

**Sichtbefund**
- Keiner

**Mögliche weitere Befunde**
- Hochzervikale Instabilität
- Referred pain aus der Dura mater
- Zervikale Myelopathie

**Röntgenbefund**
- Darstellung der Abweichung

### Beschreibung

Ein Os odontoideum beschreibt eine Fusionsstörung/Ossifikationsstörung des Dens axis. Diese kann an der Densspitze, in der Mitte des Dens axis oder direkt am Densursprung am Wirbelkörper vorliegen (➤ Abb. 7.6). Aus einem Os odon-

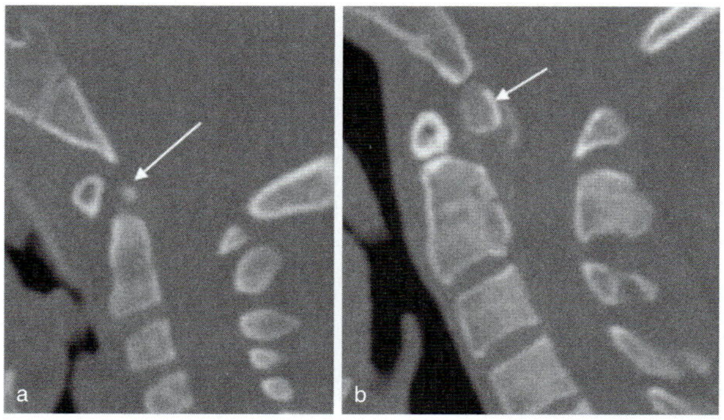


**Abb. 7.6** Os odontoideum in zwei Varianten in sagittaler CT-Ansicht: a) orthotope Lokalisation; b) dystope Lokalisation. [G1383]

toideum kann eine hochzervikale Instabilität mit zervikaler Myelopathie resultieren.

Die Abgrenzung zu einer frühkindlichen Densfraktur und einem Ossiculum terminale, das zumeist klinisch irrelevant ist, ist nicht ganz einfach.

**CAVE**
Im Falle eines Traumas oder abrupter endgradiger Bewegungen (auch Mobilisationen) besteht ggf. eine Luxationsgefahr für den Dens axis aus der Sicherung zwischen vorderem Atlasbogen und Lig. transversum atlantis.

### Differenzialdiagnosen

Differenzialdiagnostisch kommen eine Densfraktur und ein Ossiculum terminale in Betracht.

### Untersuchung

**Manualtherapeutisch** Stabilitätstests und hochzervikale Funktionsuntersuchung. Bei Verdacht auf ein Os odontoideum ist der Patient zum Arzt zu überweisen.

**Medizinisch** Röntgenuntersuchung, CT, MRT.

### Therapie

#### Konservativ

Eine kausale Therapie gibt es nicht. Die Therapiestrategie ist Kompensation. Therapeutische Inhalte sind Training des M. longus colli zur Verbesserung der muskulären zervikalen Stabilität, segmentale Mobilisation C2–C7 und Training der rumpfaufrichtenden Muskulatur.

**CAVE**
Intensive hochzervikale Mobilisationen sind zu vermeiden.

#### Operativ

Bei symptomatischer zervikaler Myelopathie und Luxationsgefahr kann eine operative Intervention indiziert sein. Es erfolgt eine Spondylodese mittels atlantoaxialer Pedikelschrauben (vgl. Zhang et al. 2012).

OP-Verfahren und postoperative Rehabilitationsmaßnahmen werden in ➤ Kap. 7.3 beschrieben.

## 7.2.7 Formvarianten des Atlas

Neben den beschriebenen kongenitalen hochzervikalen Abweichungen werden in der Literatur diverse Formvarianten des Atlas beschrieben (vgl. Göhrmann und Sacher 2012 und Biedermann und Sacher 2002). Dazu zählen die Hypoplasie des Arcus dorsalis atlantis, eine Hypoplasie des vorderen Atlasbogens (häufig kombiniert mit Hypertrophie des Arcus dorsalis atlantis), eine Aplasie des Atlasbogens und dorsale sowie seltener ventrale Spaltbildungen des Atlas.

**HINWEIS**
Oben genannte Autoren konnten eine nicht seltene Korrelation zwischen Formvarianten des Atlas und weiteren Dysplasien des Bewegungsapparates wie lumbosakralen Übergangsstörungen und/oder der inneren Organe feststellen. Es ist demnach ratsam, bei diagnostizierter Formvariante des Atlas großflächige diagnostische Schritte einzuleiten, um eben diese auszuschließen.

## 7.2.8 Irreguläre Atlas-Axis-Segmentation

Über die genannten Abweichungen hinaus werden zahlreiche Formen der irregulären Atlas-Axis-Segmentation beschrieben. Von asymmetrischen Gelenkspaltausrichtungen bis zu völlig abnormen Wirbelausbildungen ist alles möglich.

Wie fast alle knöchernen kongenitalen Abweichungen bleiben sie in der Regel lange klinisch stumm. Symptomatisch werden sie in Kombination mit degenerativen, traumatischen, entzündlichen oder neoplastischen Ereignissen.

**Zusammenfassung**

**Knöcherne, kongenitale Erkrankungen der Hochzervikalregion**

In der Literatur wird eine Vielzahl von knöchernen, kongenitalen Abweichungen in der Hochzervikalregion beschrieben. Diese können solitär oder syndromal assoziiert auftreten. Während die meisten Abweichungen zunächst klinisch stumm verlaufen, können eine ausgeprägte basiläre Impression, ein Os odontoideum und ein Atlas inferior für eine Symptomatik einer zervikalen Myelopathie sorgen. Bei vorhandenen Normvarianten des Atlas sollte großflächig auf weitere Fehlbildungen des Bewegungsapparates und der inneren Organe untersucht werden.

# 7.3 Traumatische Erkrankungen

Basiswissen zu traumatischen Erkrankungen inkl. Traumaanalyse und Informationen zu Fraktureinteilungen wird in ➤ Kap. 1.1.2 vermittelt.

In ➤ Abb. 7.7 ist das grundlegende anamnestische und diagnostische Vorgehen nach traumatischen Ereignissen in der Hochzervikalregion dargestellt.

| Anamnestische Informationen/allgemeine mögliche klinische Befunde | | |
|---|---|---|
| **Weitere Befunde möglich/Ausbleiben einzelner Befunde möglich** | | |
| Z. n. nach Trauma: Schmerzen, Hämatom, hochzervikale Bewegungseinschränkung, verringerte Belastbarkeit der Gelenke, ggf. Schwellung (oft nicht von außen sichtbar)<br>> **Traumaanalyse**, siehe Kap. 1.1.2 | | |
| **Traumamechanismus/mögliche betroffene Struktur** | **Untersuchung (therapeutisch oder ärztlich)** | **Therapie/Handlungsempfehlung** |
| **Verletzungen anderer/weiterer Strukturen theoretisch möglich** | **Therapeutische Untersuchungstechniken unter Beachtung von Sensitivität, Spezifität und Reliabilität** | **Nachbehandlungsschemata können individuell abweichen<br>Entscheidungen pro/kontra OP müssen individuell getroffen werden** |
| Fehlerhaft durchgeführte Manipulation (zu viel Kraft, zu viel Weg), Begleitverletzung nach Sturz, Verkehrsunfall oder Tritt/Schlag<br>> **Kapselläsionen**, siehe Kap. 7.3.1 | Hochzervikale Funktionsuntersuchung, siehe Kap. 7.7<br>Ggf. bildgebende Verfahren zum Ausschluss von Begleitverletzungen | Konservativ: Reduktion von Belastung und Reduktion von Bewegung in der Entzündungsphase (soweit möglich), aktives Bewegen und schmerzfreie segmentale Mobilisation in der Proliferationsphase, endgradige segmentale Mobilisation, Training der Muskulatur und Erarbeiten von Sportfähigkeit ab der Konsolidierungsphase |
| Stürze mit resultierender eindimensionaler hochzervikaler Lateralflexion, eindimensionaler hochzervikaler Rotation oder homonymen hochzervikalen Kopplungen, Autounfall mit seitlich einwirkender Kraft, seitlicher Schlag gegen den Kopf<br>Rupturen nur nach Hochrasanztraumen!<br>> **Läsion eines Lig. alare**, siehe Kap. 7.3.2 | Hochzervikale Funktionsuntersuchung inklusive Instabilitätstests, siehe Kap. 7.7<br>Cave bei positivem lateralem Verschiebbarkeitstest!<br>10 Sekunden Halten einer eindimensionalen hochzervikalen Lateralflexion oder Rotation zur Provokation<br>MRT zur Darstellung der Ligamente<br>Röntgen in zwei Ebenen zum Frakturausschluss | Konservativ: auch bei Ruptur mit guter Prognose möglich<br>Operativ: bei bestehenden Begleitverletzungen |
| Traumatische hochzervikale Flexion (z.B. Schleudertrauma), axiale Kompression<br>Eine Ruptur wird fast nie überlebt!<br>> **Läsion des Lig. transversum atlantis**, siehe Kap. 7.3.2 | Hochzervikale Funktionsuntersuchung inklusive Instabilitätstests, siehe Kap. 7.7<br>Cave bei positivem hochzervikalem Flexionstest!<br>MRT zur Darstellung der Ligamente<br>Röntgen in zwei Ebenen zum Frakturausschluss | Konservativ: bei Überdehnung des Bandes<br>Operativ: bei starker hochzervikaler Instabilität, therapieresistenter zervikaler Myelopathie und Atlasfrakturen |
| Stoßen des Kopfes, Verkehrsunfälle, Schläge/Tritte (selten), Versuch des Erhängens, inadäquates Trauma bei Osteoporose (selten)<br>> **hochzervikale Frakturen**, siehe Kap. 7.3.3 | Anamnese mit Traumaanalyse, Inspektion, Beurteilung der Schmerzen, neurologische Untersuchung<br>Röntgen in zwei Ebenen, bei unklaren Befunden und zum Ausschluss von Begleitverletzungen MRT/CT<br>Bei Verdacht auf Verletzungen des Kopfes EEG und ggf. Schädel-CT<br>Bestimmung von Laborparametern | Konservativ: isolierte Frakturen des vorderen oder hinteren Atlasbogens, stabile Jefferson-Frakturen, isolierte Frakturen des Proc. transversus des Atlas, stabile Frakturen des Axis, Typ I und Typ II der Densfrakturen<br>Operativ: instabile Jefferson-Frakturen, isolierte Frakturen der Massa lateralis des Atlas, Typ III der Densfrakturen, instabile Frakturen des Axis |

| Allgemeine Therapiebausteine (spezifische Therapiepläne im jeweiligen Kapitel) | | | |
|---|---|---|---|
| **Immer unter Berücksichtigung der Belastbarkeit in den Heilungsphasen, siehe Kap. 1.6.3** | | | |
| Frühphase: ggf. Ruhigstellung mit Halskrawatte/Halskrause → | Segmentale Mobilisation der Kopfgelenke<br>Mobilisation der HWS, des zervikothorakalen Übergangs, ggf. kostovertebrale und kostotransversale Mobilisation → | Allgemeines Muskeltraining<br>Training der aufrichtenden Muskulatur<br>Zervikales Stabilitätstraining (M. longus colli) → | Erarbeiten von Sportfähigkeit |

**Abb. 7.7** Anamnese und Diagnostik traumatischer Erkrankungen der Hochzervikalregion. [L329]

Isolierte Läsionen der Gelenkkapseln sind selten, Läsionen des Bandapparates jedoch häufig. Frakturen entstehen durch Auto-, Rad- oder Motorradunfälle, Anpralltraumen und Stürze.

**HINWEIS**

Das Wiedererlangen von voller Belastbarkeit und Sportfähigkeit ist das Ziel der konservativen Therapie und der postoperativen Rehabilitation nach jeder Verletzung im Bereich der Hochzervikalregion. Die in der Folge beschriebenen Rehabilitationszeiten sind Empfehlungen, die individuell deutlich abweichen können. Inadäquates Belastungsverhalten ist der Hauptgrund für länger andauernde Rehabilitation. Im Profisport wird häufig eine frühere Rückkehr entschieden, hier ggf. unter erhöhter Rezidivgefahr.

Vor Freigabe der sportlichen Wettkampfbelastung sind unbedingt Bewegungs-, Lauf- (Schnelligkeit und Ausdauer), Stabilitäts- und Sprungtests durchzuführen. Die Mobilität sollte vollständig wiederhergestellt sein!

Bei starken Schmerzen und großer Entzündung nach einem Trauma ist eine medikamentöse Therapie mit Einsatz von Analgetika und Antiphlogistika vom Arzt abzuwägen. Neben den gewünschten Effekten stellt sie immer auch eine Beeinflussung der physiologischen Heilung dar.

**YELLOW FLAG**

Bei Zustand nach Traumen sollte anamnestisch geprüft werden, ob Yellow, Blue oder Black flags vorliegen. Sie können ein heilungsverzögernder Faktor sein. Insbesondere Sorgen und Ängste bei möglicher längerfristiger Arbeitsunfähigkeit oder Sportunfähigkeit können Yellow flags auslösen.

## Anatomische Grundlagen

Die physiologische Bewegungskopplung in der Hochzervikalregion ist heteronym, Rotation und Lateralflexion verlaufen gegenseitig (➤ Kap. 7.7). Die Gelenkkapseln der oberen Kopfgelenke kommen bei endgradigen heteronymen Bewegungen auf Zug und können auch nur nach heteronymen Traumamechanismen isoliert verletzen. In Frage kommen hier am ehesten fehlerhaft durchgeführte Manipulationen (zu viel Kraft, zu viel Weg).

In der Praxis kommen eindimensionale Traumen in Lateralflexion oder homonyme Kopplungen, beispielsweise durch Sturz auf die Schulter, jedoch wesentlich häufiger vor. Bei eindimensionaler Lateralflexion, eindimensionaler Rotation und bei homonymen Kopplungen kommt jeweils eines der beiden Ligg. alaria auf Zug.

Bei einem Trauma in hochzervikale Flexion übt der Dens axis Kraft gegen das Lig. transversum atlantis aus.

## 7.3.1 Kapselläsionen

**BEFUNDE**

**Traumamechanismus**
- Falsch durchgeführte Manipulation
- Begleitverletzung nach Sturz, Verkehrsunfall, Tritt oder Schlag (Primärverletzungen von Wirbeln und Muskulatur)

**Leitsymptomatik**
- Dumpfe, diffuse lokale Schmerzen
- Stechender, scharf umgrenzter Schmerz bei Lateralflexion C0/C1 oder Rotation C1/C2
- Ggf. unilateraler Referred pain

### Beschreibung

Isolierte Läsionen einer Gelenkkapsel eines einzelnen Kopfgelenks (C0/C1, C1/C2) durch ein traumatisches Ereignis kommen so gut wie nicht vor. Ausnahme ist eine durch zu viel Kraft bzw. zu großen Bewegungsweg falsch ausgeführte manipulative Behandlungstechnik als Auslöser. Ein isoliertes heteronymes Trauma müsste stattfinden, um eine Gelenkkapsel isoliert zu verletzen. Bei Traumen durch Stürze oder Verkehrsunfälle können Kapseln gemeinsam mit Wirbeln oder Muskulatur verletzen. In diesem Fall steht die Therapie der Begleitverletzungen im Vordergrund.

### Differenzialdiagnosen

Differenzialdiagnostisch kommen ligamentäre Verletzungen und, insbesondere bei starken Beschwerden, Frakturen des betroffenen Gelenks oder Wirbelkörpers in Frage.

### Untersuchung

**Manualtherapeutisch** Nach Anamnese mit Traumaanalyse wird die Hochzervikalregion wie in ➤ Kap. 7.7 beschrieben untersucht. Die Untersuchung besteht aus Safety-Tests für die Ligg. alaria und das Lig. transversum atlantis, der regionalen Untersuchung von C0–C3, der segmentalen homonymen Untersuchung von C2/C3, der Untersuchung der Lateralflexion C0/C1, der Rotation C1/C2 und der heteronymen dreidimensionalen Untersuchung von C0/C1.

**Medizinisch** Bei Verdacht auf eine isolierte Verletzung einer Gelenkkapsel mit fehlenden Frakturzeichen erfolgt keine weitere Untersuchung. Bildgebende Verfahren werden zum Ausschluss von Begleitverletzungen wie Frakturen, Band- und Muskelläsionen eingesetzt.

### Therapie

#### Konservativ

Die Therapie erfolgt konservativ.

**Entzündungsphase:**
- Reduktion von Belastung (soweit möglich)
- Reduktion von Bewegung (soweit möglich)

**Proliferationsphase:**
- Aktives Bewegen im schmerzfreien Bereich
- Segmentale Mobilisation im schmerzfreien Bereich

**Konsolidierungsphase:**
- Endgradige segmentale Mobilisation
- Training der aufrichtenden Muskulatur
- Erarbeiten von Sportfähigkeit

**Umbauphase:**
- Erreichen der vollen Belastbarkeit vor Beginn der Umbauphase

**Mittlere Rehabilitationszeit** 6–8 Wochen.

**Zusammenfassung**

**Kapselläsionen der Kopfgelenke**

Isolierte Verletzungen von Gelenkkapseln der Kopfgelenke sind selten und fast nur durch fehlerhaft durchgeführte manipulative Techniken erklärbar. Darüber hinaus entstehen sie als Begleitverletzungen nach traumatischen Ereignissen. Die Therapie erfolgt konservativ. Die volle Sportfähigkeit wird innerhalb der Konsolidierungsphase nach 6–8 Wochen erreicht, es sei denn, die Rehabilitation der Begleitverletzungen erfordert mehr Zeit.

### 7.3.2 Bandläsionen

#### Lig. alare

**BEFUNDE**

**Traumamechanismus**

**Überdehnung:**
- Stürze mit
  - eindimensionaler hochzervikaler Lateralflexion
  - eindimensionaler hochzervikaler Rotation
  - homonymen hochzervikalen Kopplungen
- Autounfall mit von der Seite einwirkender Kraft
- Seitlicher Schlag gegen den Kopf

**Ruptur:**
- Nur nach Hochrasanztraumen mit Begleitverletzungen

**Allgemeine Leitsymptome und Befunde**
- Starke lokale Schmerzen
- Deutlich eingeschränkte Bewegungsbereitschaft
- Okzipitaler Kopfschmerz (Referred pain)
  - Ggf. gefolgt von frontalem Kopfschmerz (Referred pain)
  - Ggf. gefolgt von temporalem Kopfschmerz und/oder orbitalem Kopfschmerz (Referred pain)

#### Beschreibung

Bei Stürzen auf die Seite (die Schulter) wird der Kopf in Lateralflexion und ggf. in homolaterale Rotation beschleunigt. Bei diesem Traumamechanismus kommt das Lig. alare auf Zug, von dem wegbewegt wird. Auch Autounfälle mit seitlicher Beschleunigung des Kopfes oder Schläge/Tritte können zu Überdehnungen eines Lig. alare führen. Eine Ruptur wird nur nach Hochrasanztraumen mit bestehenden Begleitverletzungen beschrieben.

Die Ligg. alaria sind jeweils unilateral monosegmental von C2 innerviert. Über aufsteigende Bahnen (Tractus spinothalamicus) werden Informationen aus C2 auf dieselben Neurone verschaltet wie die afferenten Fasern des N. trigeminus. Aus diesem Grund kann es bei Referred pain aus C2 neben Schmerzen im Bereich des N. occipitalis major (C2) auch zu Ausstrahlung in die Gebiete V1, V2 und oder V3 kommen (➤ Abb. 7.8). Die Reihenfolge von kleiner Referred area zu großer Referred area ist hierbei wie folgt:
- Okzipitaler Kopfschmerz (C2, Innervationsgebiet des N. occipitalis major)

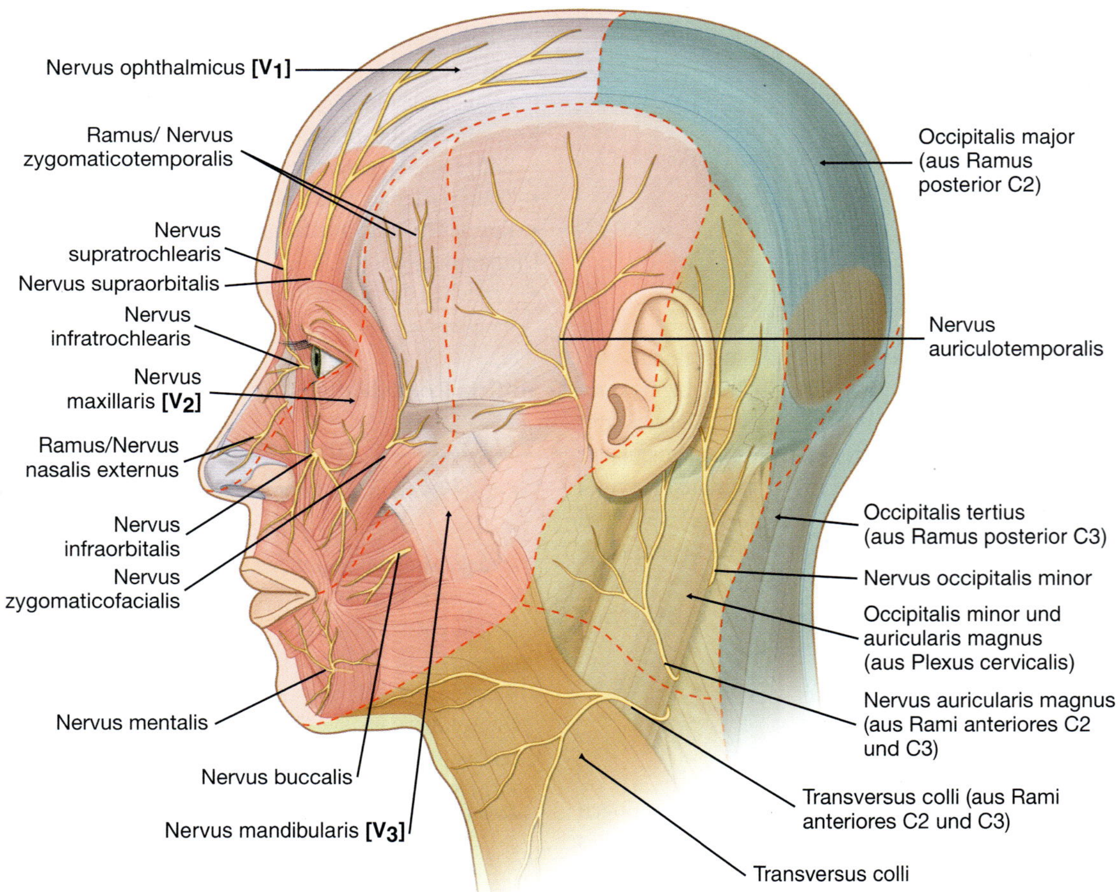


**Abb. 7.8** Periphere sensible Versorgung des Gesichts-, Kopf-, und Halsbereichs. V = N. trigeminus. [G1284]

- Frontaler Kopfschmerz (V1, Innervationsgebiet des N. supratrochlearis)
- Orbitaler (V2, Innervationsgebiet des N. infraorbitalis) und/ oder temporaler Kopfschmerz (V3, N. auricotemporalis)

Während traumatische Überdehnungen eines Lig. alare ohne Probleme ausheilen, resultiert aus einer Ruptur eine hochzervikale Instabilität.

### Differenzialdiagnosen

Differenzialdiagnostisch kommen Blockierungen von C0/C1, eine Fraktur des Dens axis und eine Verletzung des Lig. transversum atlantis in Betracht.

### Untersuchung

**Manualtherapeutisch** Nach der Anamnese erfolgen die Stabilitätstests. Ein positiver lateraler Verschiebbarkeitstest weist auf eine Instabilität eines Lig. alare hin. Der Patient ist zum Arzt zu überweisen. Sind die Stabilitätstests ohne Befund, folgt die regionale und segmentale hochzervikale Untersuchung.

Mit bis zu 10 Sekunden gehaltener endgradiger heterolateraler eindimensionaler, segmentaler Lateralflexion auf C0/ C1 oder heterolateraler eindimensionaler segmentaler Rotation auf C1/2 kann versucht werden, den bekannten Schmerz des Patienten zu reproduzieren.

**CAVE**

Nach Hochrasanztraumen ist der Rettungsdienst zu informieren.

**Medizinisch** MRT zur Darstellung der Ligamente, Röntgen in zwei Ebenen zum Frakturausschluss.

### Therapie

#### Konservativ

Auch nach Ruptur ist die Prognose bei konservativer Therapie gut (vgl. Tugrul, Dolas und Unal 2019). Allerdings bleibt eine hochzervikale Instabilität zurück. Manipulatives hochzervikales Handling ist dauerhaft kontraindiziert.

**Entzündungsphase:**

- Reduktion von Belastung
- Reduktion von Bewegung

**Proliferationsphase:**

- Aktives Bewegen im schmerzfreien Bereich
- Segmentale Mobilisation der mittleren Halswirbelsäule
- Segmentale Mobilisation des CTÜ
- Detonisierung der Muskulatur der Halswirbelsäule

**Konsolidierungsphase:**

- Endgradige segmentale Mobilisation
- Sportliche Belastung ab vollendeter 6. Woche

**Mittlere Rehabilitationszeit** 6–8 Wochen.

#### Operativ

Eine operative Intervention erfolgt nur bei bestehenden Begleitverletzungen, therapieresistenten Kopfschmerzen oder neurologischen Ausfällen. Thomann et al. (2010) verweisen jedoch auf ein Klassifikationssystem nach Volle, nach dem isolierte Verletzungen eines Lig. alare intraoperativ in den untersuchten Fällen nach offenbar fehlinterpretierten MRT nicht nachgewiesen werden konnten. Die Autoren sind der Ansicht, dass ein Lig. alare nur nach Hochrasanztraumen und in Kombination mit Läsionen von Gelenkkapseln der Membrana atlantooccipitalis oder Frakturen rupturieren kann. Wölfle-Roos (2003) bestätigt diese Ansicht. Die Reliabilität der Auswertung von MRT in Bezug auf mögliche Rupturen eines Lig. alare wird als ungenügend bezeichnet.

## Lig. transversum atlantis

**BEFUNDE**

**Traumamechanismus**

- Traumatische hochzervikale Flexion (erste Phase des Schleudertraumas)
- Axiale Kompression

**Leitsymptomatik**

**Überdehnung:**

- Nackenschmerzen
- Kopfschmerzen
- Referred pain aus der Dura mater
- Myelonzeichen

**Ruptur:**

- Wird fast nie überlebt
- Ausnahme: Ruptur durch axiale Kompression

### Beschreibung

Das Lig. transversum atlantis kann durch eine abrupte hochzervikale Flexion geschädigt werden (➢ Abb. 7.9). Der vordere Atlasbogen drückt den Dens axis nach dorsal gegen das Band. Der Dens axis wird dann mit großer Kraft gegen das zervikale Myelon gedrückt. Eine traumatische Ruptur durch hochzervikale Flexion wird daher fast nie überlebt. Es kommt zu einer begleitenden dislozierten vorderen Atlasfraktur und einem hochzervikalen Querschnitt (vgl. Stannard et al. 2012: 140–142). Dieser Traumamechanismus liegt in der ersten Phase des Schleudertraumas parallel zu einer Hyperextension der mittleren Halswirbelsäule vor.

Lediglich eine Ruptur durch einen Traumamechanismus mit starker axialer Kompression kann überlebt werden. Starke lokale Schmerzen und massive Kopfschmerzen sind dann Leitsymptomatik.

**CAVE**

Das Lig. transversum atlantis ist nicht nozisensorisch innerviert. Isolierte Verletzungen spürt der Patient ggf. nicht. Auch eine Überdehnung kann zur hochzervikalen Instabilität führen. Manipulatives hochzervikales Handling ist dann dauerhaft kontraindiziert.

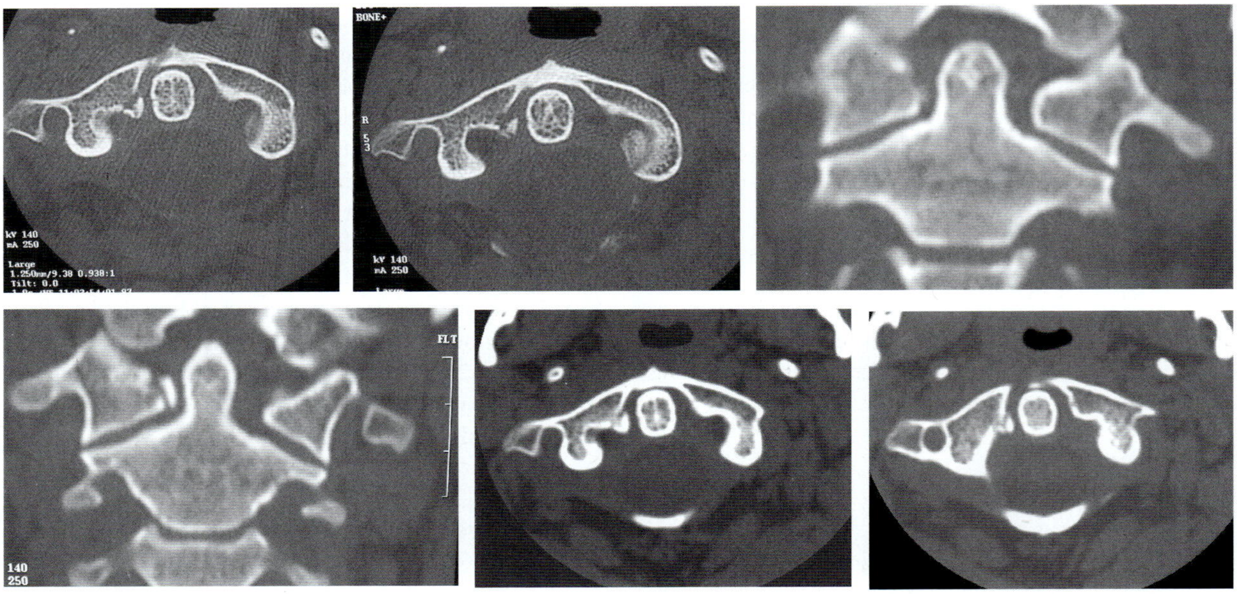


**Abb. 7.9** 52-jähriger Patient mit knöchernem Bandausriss des Lig. transversum atlantis. [R349]

### Differenzialdiagnosen

Differenzialdiagnostisch kommen Atlas- und Densfrakturen in Betracht.

### Untersuchung

**Manualtherapeutisch** Nach der Anamnese erfolgen die Stabilitätstests. Ein positiver hochzervikaler Flexionstest weist auf eine Instabilität des Lig. transversum atlantis hin. Der Patient ist zum Arzt zu überweisen. Sind die Stabilitätstests ohne Befund, folgt die regionale und segmentale hochzervikale Untersuchung.



**CAVE**

Nach Hochrasanztraumen ist der Rettungsdienst zu rufen.

**Medizinisch** MRT zur Darstellung der Ligamente, Röntgen in zwei Ebenen zum Frakturausschluss.

### Therapie

#### Konservativ

Eine konservative Behandlungsstrategie kommt nur bei Überdehnung des Bandes in Betracht. Im Vordergrund stehen dann muskuläres Stabilitätstraining der aufrichtenden Muskulatur und des M. longus colli sowie die segmentale Mobilisation der Halswirbelsäule (C2–C7) und des CTÜ.

**Mittlere Rehabilitationszeit** 6–8 Wochen

#### Operativ

Bei starker hochzervikaler Instabilität, Anzeichen einer therapieresistenten zervikalen Myelopathie und begleitenden Atlasfrakturen besteht eine OP-Indikation. Das Mittel der Wahl ist eine Spondylodese von C1/C2.

Das operative Verfahren und die postoperative Rehabilitation werden in ➤ Kap. 7.3.3 beschrieben.

## 7.3.3 Frakturen

**YELLOW FLAG**

Bei Zustand nach Frakturen sollte anamnestisch geprüft werden, ob Yellow, Blue oder Black flags vorliegen. Sie können ein heilungsverzögernder Faktor sein.

**RED FLAG**

Frakturzeichen sind eine Red flag (➤ Kap. 1.5). Der Patient ist zum Arzt zu überweisen.

**BEFUNDE**

**Traumamechanismus**

- Kompressionsverletzungen: Stoßen des Kopfes (axiale Kompression)
- Distraktionsverletzungen (Flexions- oder Extensionstraumen): Verkehrsunfälle (Schleudertraumen), Stürze, Schläge/Tritte (selten)
- Rotationsverletzungen: Sturz vom Motorrad, Fahrrad, Pferd oder der Leiter
- Versuch des Erhängens
- Inadäquates Trauma bei Osteoporose (selten)

**Allgemeine Leitsymptome und Befunde**

- Starke lokale Schmerzen
- Deutlich eingeschränkte Bewegungsbereitschaft

**Mögliche weitere Befunde**

- Prellmarken, Hämatome
- Sichtbare Dislokation
- Offene Wunden
- Klopfschmerz
- Zervikale Radikulopathie
- Zervikale Myelopathie
- Schädel-Hirn-Trauma

## Beschreibung

Frakturen der Hochzervikalregion entstehen in der Regel durch Schleudertraumen oder starke Krafteinwirkung von außen. In seltenen Fällen führen auch Schläge mit harten Gegenständen oder Tritte zu Wirbelfrakturen. Bei vorliegender Osteoporose können, wenn auch hochzervikal selten, auch inadäquate Traumen Frakturen verursachen, auch Spontanfrakturen sind möglich. Sportverletzungen sorgen nur selten für Frakturen der Hochzervikalregion. Sportarten wie Turnen, Reiten oder Stabhochsprung können aufgrund erhöhter Sturzgefahr ein Risiko mit sich bringen. Eine axiale Kompression durch Stoßen des Kopfes oder das Fallen eines schweren Gegenstandes auf den Kopf kann ebenso zu hochzervikalen Frakturen führen. Durch den Versuch des Erhängens kommt es in der Regel zu Bogenfrakturen des Axis, ggf. auch des Atlas.

Die Versorgung richtet sich nach dem Ausmaß und der Lokalisation der Schädigung. Frakturen der Hochzervikalregion gehen in der Regel mit Begleitverletzungen der Halswirbelsäule, ggf. auch des Schädels, einher. Während stabile Frakturen ohne neurologische Schädigung konservativ versorgt werden, müssen instabile Frakturen und Frakturen mit Nervenläsionen osteosynthetisch versorgt werden.

## Klassifikation

Die Einteilung erfolgt nach der AO-Klassifikation.

**Klassifikation**

5 Wirbelsäule
50 Halswirbelsäule (oberer Teil)
- A Frakturen des Atlas
- B Frakturen des Axis
- C Kombinierte C1-/C2-Verletzungen

### Atlasfrakturen

- Fraktur eines Atlasbogens (50-A1)
  - Fraktur des hinteren Atlasbogens (50-A1.1)
  - Fraktur des vorderen Atlasbogens (50-A1.2)
- Fraktur beider Atlasbögen (50-A2)
  - Fraktur des hinteren und vorderen Atlasbogens (mit Verlagerung der Gelenkmassive nach lateral, ohne Ruptur des Lig. transversum atlantis, < 7 mm laterale Dislokation) (50A.2.1)
- Fraktur der Massae laterales (50-A3)
  - Unilaterale Trümmerfraktur
  - Bilaterale Trümmerfraktur

Weitere Klassifikationen von Atlasfrakturen wurden von Gehweiler et al. und von Levine und Edwards erstellt.

#### Klassifikation nach Gehweiler

- Typ I – Fraktur des vorderen Atlasbogens
- Typ II – Fraktur des hinteren Atlasbogens
- Typ III – kombinierte Fraktur des vorderen und hinteren Atlasbogens
- Typ IV – Fraktur der Massa lateralis
- Typ V – Fraktur des Proc. transversus (vgl. Gehweiler et al. 1976)

#### Klassifikation nach Levine und Edwards

- Typ I – extraartikuläre Fraktur oder Fraktur des Proc. transversus
- Typ II – isolierte Fraktur des vorderen Atlasbogens
- Typ III – isolierte Fraktur des hinteren Atlasbogens
- Typ IV – Frakturen der Massa lateralis
- Typ V – Berstungsfrakturen, drei oder mehr Fragmente (vgl. Levine und Edwards 1991)

#### Besondere Frakturbezeichnung

**Jefferson-Fraktur**

Eine Jefferson-Fraktur (➤ Abb. 7.10) bezeichnet eine beidseitige, symmetrische Fraktur des vorderen und hinteren Atlasbogens, kombiniert mit einer Ruptur des Lig. transversum atlantis (vgl. Jefferson 1920).

### Axisfrakturen

- Isthmusfrakturen (50-B1)
  - Ohne oder mit geringer Dislokation (Listhesis von C2 < 3,5 mm nach vorne, Knickung C2/C3 < 11°; Effendi I) (50-B1.1)

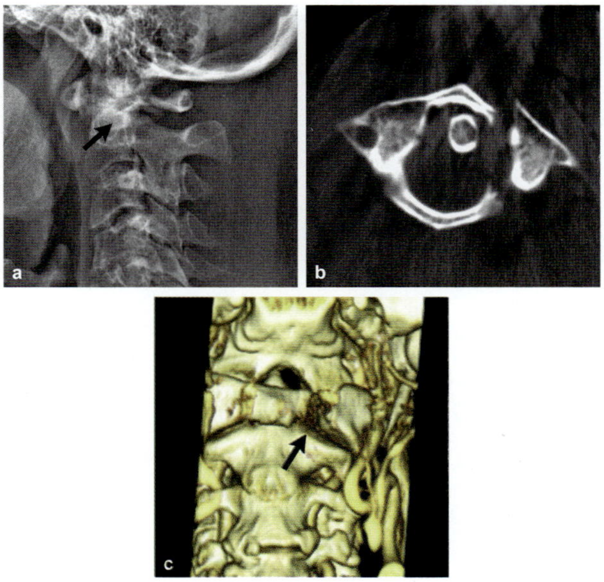


**Abb. 7.10** Jefferson-Fraktur. Der 65 Jahre alte Mann erlitt bei einem Betriebsunfall einen Anprall von oben gegen den Kopf. a) Das seitliche Röntgenbild der HWS zeigt eine Atlasfraktur (Pfeil). b) Axiales CT-Bild und c) 3-D-Rekonstruktion weisen eine einseitige Fraktur des linken vorderen und hinteren Bogenanteils des Atlas nach (Pfeil). [R390]

- Mit mäßiger Dislokation (Listhesis > 3,5 mm nach vorne, aber < 50 % des Wirbelkörpers, Knickung C2/C3 > 11°, Effendi II) (50-B1.2)
- Ausgeprägte Dislokation in Flexion (Listhesis nach vorne > 50 % des Wirbelkörpers, Effendi III)
- Densfrakturen (50-B2)
  - Fraktur der Densspitze (Avulsionsfraktur) (50-B2.1)
  - Fraktur von Densbasis bzw. Denskörper (50-B2.2)
  - Fraktur des Denshalses (50-B2.3)
- Komplexe Frakturen (50-B3)
  - Isthmus, Densbasis und Axiskörper (50-B3.1)
  - Isthmus und Denshals (50-B3.2)
  - Densfraktur mit Einstauchung und Trümmerfraktur des Axis (50-B3.3)

Eine weitere Klassifikation von Axisfrakturen wurde von Effendi et al. erstellt und von Levine und Edwards modifiziert. Eine Einteilung von Densfrakturen erfolgte durch Anderson und Alonso.

### Klassifikation nach Effendi

Effendi et al. unterteilen die Bogenfrakturen des Axis in drei Typen:

- Typ I – isolierter Haarriss/Fraktur des Axisrings mit minimaler Dislokation des Axiskörpers, die Fraktur kann jeden Teil des Ringes betreffen, der Zwischenwirbelraum (C2/C3) ist normal und stabil.
- Typ II – Dislokation des ventralen Fragments, die Bandscheibe (C2/C3) ist abnormal/geschädigt.
- Typ III – Dislokation des ventralen Fragments mit Axiskörper in Flexionsstellung, die Facettengelenke C2/C3 sind disloziert und verhakt (vgl. Effendi et al. 1981).

### Klassifikation nach Effendi, modifiziert durch Levine und Edwards

Levine und Edwards modifizierten den Typ I von Effendi et al. und fügten einen Typ IIa hinzu (➤ Abb. 7.11).

- Typ I – nach Levine und Edwards darf keine Abknickung des Dens bestehen, Dislokation < 3 mm.
- Typ II – zusätzlicher Typ IIa: Hyperflexion mit Verkippung des Dens ohne oder mit nur geringer sagittaler Translation (vgl. Levine und Edwards 1985).

### Besondere Frakturbezeichnung

**Hangman's fracture**

Eine beidseitige Bogenwurzelfraktur des Axis wird auch als Hangman's fracture bezeichnet (➤ Abb. 7.12, vgl. Schneider et al. 1965).

### Frakturen des Dens axis

**Klassifikation nach Anderson und D'Alonso**

Anderson und D'Alonso haben Densfrakturen in drei Typen eingeteilt (➤ Abb. 7.13):

- Typ I – Abrissfraktur der Densspitze, Ansatz des Lig. capitis dentis
- Typ II – Fraktur im Bereich der Verbindung des Proc. odontoideus mit dem Wirbelkörper
  - Typ IIa – unverschoben, keine Kippung
  - Typ IIb – Kippung/Verschiebung nach ventral
  - Typ IIc – Kippung/Verschiebung nach dorsal
- Typ III – Fraktur durch den Axiskörper (vgl. Anderson und D'Alonso 1974)

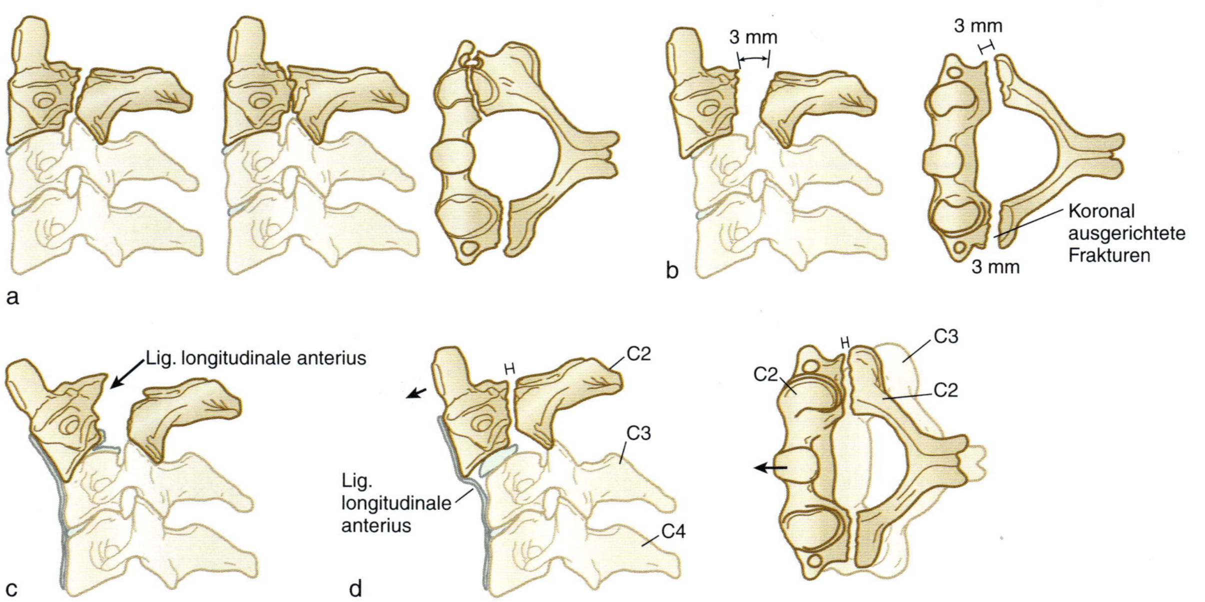


**Abb. 7.11** Klassifikation nach Effendi modifiziert nach Levine und Edwards. a) Typ I; b) Typ II; c) Typ IIa; d) Type III. [G1385]

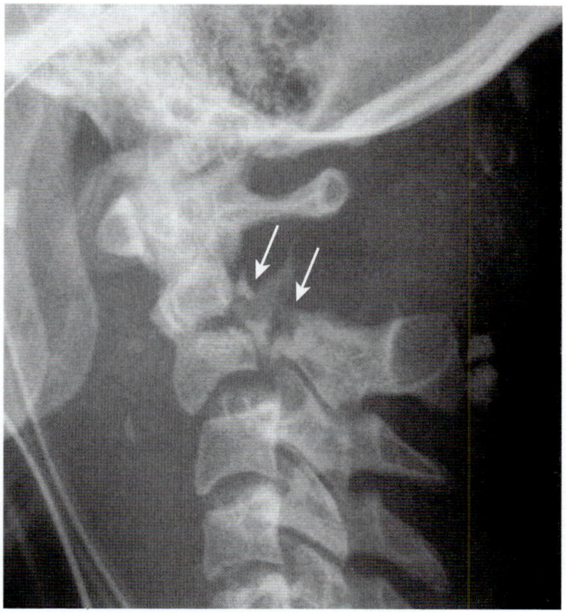

Abb. 7.12 Hangman's fracture. [E986-002]

### Kombinationsfrakturen von Atlas und Axis

- Vorwiegend ossär (50-C1)
  - Hinterer Atlasbogen und Isthmus des Axis (50-C1.1)
  - Hinterer Atlasbogen, Densbasis und Axis (50-C1.2)
  - Hinterer Atlasbogen und Denshals (50-C1.3)
- Osteoligamentär (50-C2)
  - Densbasisfraktur und C1/C2 Luxation (< Densbreite oder > 11 mm) (50-C2.1)
  - Denshalsfraktur und C1/C2-Luxation (>Densbreite oder < 11 mm) (50-C2.2)
  - Atlasfraktur mit Separation der Massae laterales > 7 mm nach lateral (Jefferson-Fraktur) (50-C2.3)
- Vorwiegend ligamentär (50-C3)
  - Schwere Verstauchung: C1/C2-Luxation nach vorne
    - Zwischen 4 und 11 mm (50-C3.1)
    - > 11 mm (50-C3.1.2)
    - Rotatorische Subluxation (50-C3.2)
    - Hintere komplette Luxation C1/C2 (50-C3.3)

### Frakturen der okzipitalen Kondylen

Frakturen der okzipitalen Kondylen wurden von Anderson und Montesano 1988 und von Tuli 1997 klassifiziert.

#### Klassifikation nach Anderson und Montesano

- Typ I – undislozierte Kondylenfraktur, Impaktion der Kondylen (stabil)
- Typ II – assoziiert mit Schädelfraktur (potenziell instabil)
- Typ III – Avulsion der Kondylen (instabil) (vgl. Anderson und Montesano 1988)

#### Klassifikation nach Tuli

- Typ I – undislozierte Fraktur, stabil
- Typ II – dislozierte Fraktur, stabil
- Typ IIb – dislozierte Fraktur, instabil (vgl. Tuli et al. 1997)

Zur Einteilung von Frakturen der Hochzervikalregion vgl. Baierlein 2011: 131–134 und 142–143 sowie Journal of Orthopaedic Trauma 2018.

## Mögliche Begleitverletzungen

Als Begleitverletzungen kommen Bandscheibenläsionen und Frakturen der Halswirbelsäule, Muskelläsionen und Verletzungen des Schädels und des Kehlkopfes in Betracht.

## Differenzialdiagnosen

Mögliche Differenzialdiagnosen sind Kontusionen und ligamentäre Verletzungen. Gab es kein Trauma, kommen osteoporotische Frakturen, Metastasen, Osteomalazie und hämatologische Erkrankungen in Betracht.

## Untersuchung

Bei Verdacht auf Frakturen der Hochzervikalregion wird wie folgt untersucht:

**Manualtherapeutisch** Die klinische Untersuchung hat folgenden Aufbau:

- Anamnese mit Traumaanalyse
- Inspektion von

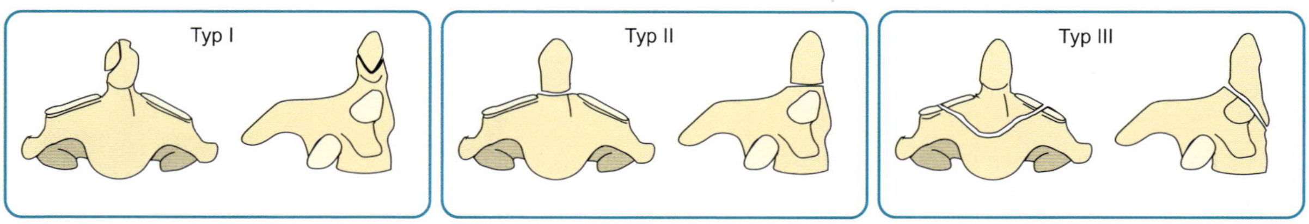


Abb. 7.13 Densfrakturen, Einteilung nach Anderson und D'Alonso. [G1386]

- Schonhaltung,
- Bewegungsbereitschaft,
- Achsenabweichungen/Dislokationen,
- Prellmarken, Hämatomen,
- offenen Wunden.

- Beurteilung der Schmerzen. Folgende Aspekte gehören zur Beurteilung bestehender Schmerzen:
  - Schmerzlokalisation
  - Schmerzart (lokaler Schmerz, Referred pain, neuropathischer Schmerz)
  - Schmerzprovokation durch Klopftest oder Druck.
- Neurologische Untersuchung: Die Höhe der Läsion wird dokumentiert. Die Bewegungsfähigkeit der Arme und Beine wird überprüft. Sensibilität und Reflexe werden getestet.

**RED FLAG**

Bei Verdacht auf Frakturen ist der Patient umgehend zum Arzt zu überweisen. Nach Hochrasanztraumen, bei Verdacht auf instabile Frakturen oder signifikanten neurologischen Befunden ist der Rettungsdienst zu alarmieren.

Bestehen keine Frakturzeichen, so wird die regionale und segmentale Funktionsuntersuchung durchgeführt.

**Medizinisch** In der Röntgenuntersuchung in zwei Ebenen können Frakturen der Hochzervikalregion ausgeschlossen werden.

Kennzeichen für instabile Frakturen sind:

- Translationen
- Luxationen
- Deformierung
- Ventrale Bogenfrakturen

Bei unklaren Befunden, zum Ausschluss von Weichteilläsionen und Organschäden erfolgt eine MRT oder CT. Bei Verdacht auf begleitende Verletzungen des Kopfes erfolgen EEG und ggf. Schädel-CT.

Obligatorisch ist das Bestimmen der Laborparameter Hämoglobin (Hb), Hämatokrit (Hkt) und die Bestimmung der Blutgruppe für evtl. Kreuzblut. Bei pathologischen Frakturen (ohne adäquates Trauma) wird die Blutsenkungsgeschwindigkeit (BSG) und die alkalische Phosphatase (AP) bestimmt.

Zur medizinischen Diagnostik bei Verdacht auf Wirbelfrakturen vgl. Breusch et al. 2019: 359.

## Therapie

### Konservativ

Folgende Frakturtypen können in der Regel konservativ behandelt werden (vgl. Schären und Jeanneret 1999):

- Isolierte Frakturen des vorderen oder hinteren Atlasbogens (weiche Halskrawatte)
- Stabile Jefferson-Frakturen (intaktes Lig. transversum atlantis)
- Isolierte Frakturen des Proc. transversus des Atlas
- Stabile Frakturen des Axis
- Typ I (Philadelphia-Halskrawatte) und stabiler Typ III der Densfrakturen (Halo-Body-Jacket)

In diesen Fällen empfehlen die Autoren das Tragen einer Halskrawatte unterschiedlicher Härte und Art bis zum Abklingen der Beschwerden (➤ Abb. 7.14, ➤ Abb. 7.15). Dieser Zustand ist in der Regel nach der Proliferationsphase erreicht.

**HINWEIS**

Isolierte Frakturen des Proc. transversus können eine Thrombose der A. vertebralis verursachen. Sie benötigen keine Versorgung mit Halskrause.

**Manualtherapeutisch** Grundsätzlich können hochzervikale Frakturen mit Indikation zur konservativen Nachbehandlung wie folgt nachbehandelt werden:

**Entzündungs-/Proliferationsphase:**

- Immobilisation mit Halskrause unterschiedlicher Härtegrade
- Keine Manuelle Therapie

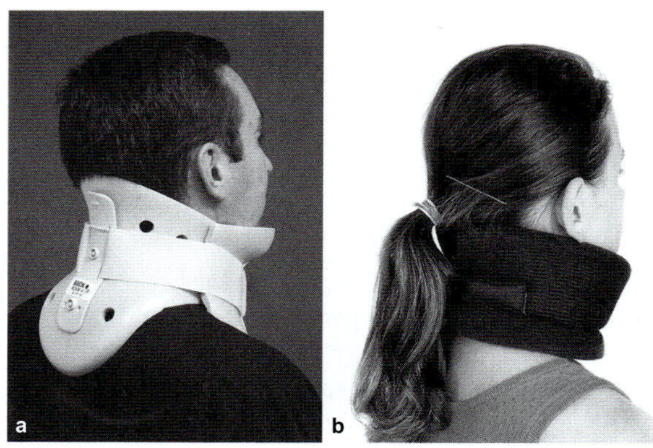

**Abb. 7.14** Halskrawatten: a) Weiche Zervikalstütze; b) Philadelphia-Krawatte. [J787, E470]

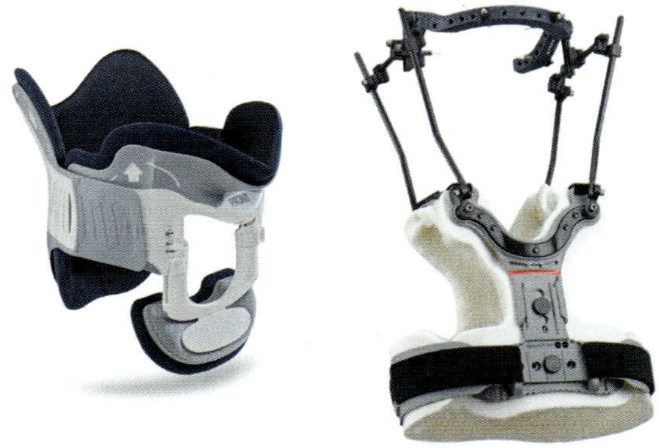

**Abb. 7.15** Links harte Zervikalorthese, rechts Halo-Body-Jacket. [V595]

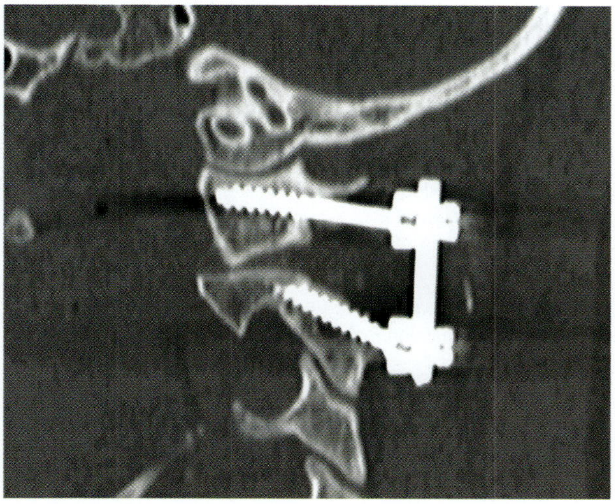

**Abb. 7.16** Dorsale Stabilisation nach Goel-Harms. [H558-001]

**Konsolidierungsphase:**

- Segmentale Mobilisation der mittleren Halswirbelsäule und des CTÜ
- Training der Rumpfmuskulatur (Aufrichtung)
- Segmentale hochzervikale Mobilisation, endgradig frühestens nach 6 Wochen, abhängig vom Röntgenbefund
- Beginnendes Training an Geräten in geschlossener Kette nach 6–8 Wochen, abhängig vom Röntgenbefund

**Umbauphase:**

- Arbeitsfähigkeit nach 8–12 Wochen, abhängig vom Röntgenbefund
- Sportfähigkeit nach 3–4 Monaten

**Medizinisch** Analgetika.

**Mittlere Rehabilitationszeit** 3–4 Monate.

## Operativ

Instabile Jefferson-Frakturen (rupturiertes Lig. transversum atlantis), isolierte Frakturen der Massa lateralis des Atlas, instabile Densfrakturen (Typ II) und instabile Frakturen des Axis (Körper oder Bogen) müssen operativ versorgt werden.

Gold-Standard für die Versorgung stabiler Atlas- und Axisfrakturen ist die dorsale Stabilisation der Halswirbelkörper HWK 1/HWK 2 modifiziert nach Goel-Harms mit HWK-1-Pedikelschrauben (➤ Abb. 7.16). Dieses Verfahren hat die Verschraubung nach Magerl in Kombination mit einer Gallie-Fusion als Gold-Standard abgelöst (vgl. Viezens et al. 2019, Jeanneret und Magerl 1992 und Kobbe et al. 2017).

Typ II-Densfrakturen und instabile Typ III-Densfrakturen können alternativ mittels ventraler Verschraubung versorgt werden (interfragmentäre Kompressionsschraubenosteosynthese mit zwei 3,5 mm-Kortikalisschrauben oder Densschrauben, die einen Hohlraum besitzen, ➤ Abb. 7.17).

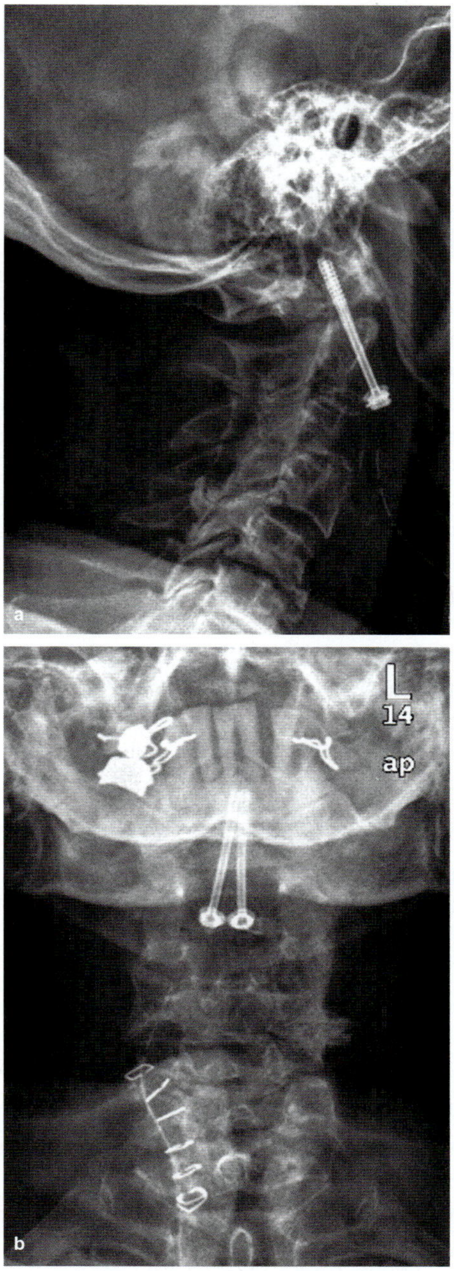


**Abb. 7.17** Postoperative Röntgenkontrolle der Halswirbelsäule. Densfraktur in zwei Ebenen: Doppelverschraubung einer Densfraktur Typ II. [T1099]

**HINWEIS**

Nach dorsaler Stabilisation der Halswirbelkörper HWK 1/HWK 2 modifiziert nach Goel-Harms mit HWK-1-Pedikelschrauben ist keine hochzervikale Rotation mehr möglich. Die Rotationsfähigkeit der Halswirbelsäule ist danach massiv eingeschränkt (vgl. Hoffmann und Kandziora 2015).

## Postoperative Rehabilitation

Die postoperative Rehabilitation kann grundsätzlich wie folgt durchgeführt werden:

**Entzündungsphase:**

- Während der Entzündungsphase ist aktives Bewegen je nach Operateur erlaubt. Eine Immobilisation mit Halskrause ist in der Regel nicht notwendig.
- Bei zunehmenden Schmerzen sollte die Belastung (Gang, Sitz) reduziert werden.
- In der Entzündungsphase sollte noch keine manualtherapeutische Behandlung stattfinden.
- Je nach Mobilität sind aktive Thromboseprophylaxe und Orthostaseprophylaxe sinnvoll.

**Proliferationsphase:**

- Während der Proliferationsphase wird die Belastung weitergeführt. Die mögliche Steigerung der Aktivität resultiert daraus, dass mehr Bewegung schmerzfrei möglich ist.
- Es erfolgt weiterhin keine manualtherapeutische Behandlung.

**Konsolidierungs- und Umbauphase**

- Endgradige aktive Bewegungen sollten bis Ende der 4. Woche vermieden werden. In den Wochen 5–12 kann die Belastung schrittweise gesteigert werden. Beginnendes Training, auch in der MTT, ist im schmerzfreien Rahmen erlaubt.
- Manualtherapeutisch werden alle umliegenden Gelenke mobilisiert, zudem werden tonusregulierende Maßnahmen durchgeführt.

**HINWEIS**

Nach hochzervikalen Wirbelfrakturen sind Anschlussheilbehandlungen möglich.

**Mittlere Rehabilitationszeit** > 12 Wochen.

**Zusammenfassung**

**Frakturen der Hochzervikalregion**

Frakturen im Bereich der Halswirbelsäule können die Okziputkondylen, den Atlas oder den Axis (Körper, Bogen oder Dens axis) betreffen. Neben dem Röntgen sollte auch eine MRT/CT erfolgen. Laborparameter sollten obligatorisch bestimmt werden. Während stabile und nicht dislozierte Frakturen konservativ behandelt werden können, werden instabile und dislozierte Frakturen operativ und zumeist mittels dorsaler Spondylodese versorgt.

# 7.4 Entzündliche Erkrankungen

## 7.4.1 Rheumatische Erkrankungen

Grundlagen rheumatischer Erkrankungen werden in ➤ Kap. 1.1.3 erläutert.

**BEFUNDE**

**Allgemeine Leitsymptome und Befunde**

- Schübe und Remissionen der entzündlichen Aktivität wechseln sich ab.
- Multiple Regionen des Körpers sind betroffen.
- Gelenke, Muskeln oder Faszien können betroffen sein.
- Darm, Haut, Augen oder innere Organe können betroffen sein.

Es gibt viele rheumatische Erkrankungen. Die Gelenke der Wirbelsäule und des Beckens sind jedoch insbesondere bei den fünf Erkrankungen aus der Gruppe der **Spondylarthritiden** betroffen:

- Morbus Bechterew
- Morbus Reiter
- Psoriasis-Arthritis
- Morbus Crohn
- Colitis ulcerosa

Jedoch können auch eine rheumatische Arthritis, eine juvenile Polyarthritis und weitere Erkrankungen aus dem rheumatischen Formenkreis die Wirbelsäule mitbetreffen.

**CAVE**

Bei rheumatischer Arthritis und Spondylarthritiden ist das Lig. transversum atlantis häufig entzündlich verändert. Dies kann zu einer hochzervikalen Instabilität führen. Da das Ligament nicht nozisensorisch innerviert ist, merkt der Patient diese Entzündung nicht. Daraus resultiert eine relative Kontraindikation für manipulatives Handling bei rheumatischen Erkrankungen. Bei unauffälligen Stabilitätstests nebst unauffälligem MRT-/CT-Befund kann eine Ausnahme diskutiert werden, jedoch sollte die Indikationsstellung streng erfolgen.

Aufgrund der Relevanz für alle Regionen des Körpers werden die rheumatischen Erkrankungen in Band I dieser Buchreihe umfassend und in Summe erläutert.

**HINWEIS**

Die Kopfgelenke sind bei einem Morbus Bechterew häufig nicht mitbetroffen.

## 7.4.2 Postinfektiöse Erkrankungen

**BEFUNDE**

**Leitsymptomatik und Befunde**

- Persistierende Schmerzen, die bei Belastung stärker werden
- Geschwollene, gerötete und überwärmte Gelenk- oder Muskelregionen

**Anamnestische Informationen**

- Zurückliegende Infekte oder vorangegangene offene Wunden oder Operationen

Postinfektiöse Erkrankungen können sowohl durch endogene als auch durch exogene Keime entstehen. Leitsymptomatik sind persistierende Schmerzen, die bei Belastung stärker werden. Oft findet man geschwollene, gerötete und überwärmte Regionen nach zurückliegendem oder andauerndem infektiösem Geschehen. Die Schwellung bzw. Rötung ist jedoch, anders als bei postinfektiösen Pathologien der Extremitäten, im Bereich des Beckens und der Wirbelsäule oft nicht sichtbar. Häufigstes Krankheitsbild ist die postinfektiöse Osteomyelitis, in der Hochzervikalregion kann auch ein Grisel-Syndrom vorliegen.

Aufgrund der Relevanz für alle oder zumindest mehrere Regionen der Wirbelsäule werden die postinfektiösen Erkrankungen der Wirbelsäule in ➢ Kap. 9.1 ausführlich erklärt.

## 7.5 Degenerative Erkrankungen

Basiswissen zu degenerativen Erkrankungen wird in ➢ Kap. 1.1.4 erläutert.

### 7.5.1 Arthrose der Kopfgelenke

**Ätiologie** Entzündliche Erkrankungen und posttraumatische Folgen können zu Arthrosen der Kopfgelenke führen. Auch kongenitale Erkrankungen können ein ätiologischer Faktor sein. Ebenso werden Folgen bakterieller Infektionen nach Arthritiden durch Injektionen beschrieben.

**Epidemiologie** Arthrosen der Kopfgelenke werden selten beschrieben.

**BEFUNDE**

**Leitsymptomatik**
- Hochzervikale ggf. unilaterale Schmerzen
- Morgendliche Schmerzen
- Funktionseinschränkung
- Belastungsschmerz

**Mögliche weitere Befunde**
- Okzipitaler Kopfschmerz (Referred pain aus C2)
- HWS-Schmerz (Fascia nuchae, Referred pain aus C3)
- Muskulärer Hypertonus

#### Beschreibung

Arthrosen der Kopfgelenke werden selten beschrieben. Neben lokalen Schmerzen können sie Referred pain auslösen. Bei C0/C1 würde okzipitaler Kopfschmerz entstehen, bei C1/C2 zudem Nackenschmerz im Bereich der Fascia nuchae.

#### Differenzialdiagnosen

Differenzialdiagnostisch kommt eine Arthritis in Betracht.

#### Untersuchung

**Manualtherapeutisch** Nach der Anamnese folgen eine Inspektion und die hochzervikalen Stabilitätstests. Im Anschluss wird die regionale und segmentale Funktionsuntersuchung der Hochzervikalregion durchgeführt. Grundsätzlich sollte immer belastet (im Sitzen) untersucht werden, es sei denn, es spricht etwas dagegen (Schmerzen, Pathologien).

Kriterien der segmentalen Untersuchung sind Bewegungsbereitschaft, Bewegungsausmaß, Endgefühl und Schmerz. Um Bewegungsausmaß und Endgefühl beurteilen zu können, sollte im Seitenvergleich getestet werden.

Eine Arthrose der Kopfgelenke kann durch die klinische Untersuchung nicht sicher diagnostiziert werden. Im Zusammenhang mit der Anamnese kann die klinische Diagnostik den Verdacht jedoch erhärten.

**Medizinisch** Zur Beurteilung der Kopfgelenke ist eine Röntgenuntersuchung Standard. Allerdings ist auch die Diagnose einer Kopfgelenksarthrose mittels Röntgen nicht beweisend für die Ursache der Patientenbeschwerden. Eine MRT eignet sich zur Beurteilung umliegender Strukturen. Eine Alternative bietet die Diagnostik durch gezielte Injektion von Lidocain (Besserung für ca. 2 Stunden), danach Mepivacain (Besserung für 4–6 Stunden) (vgl. Breusch et al. 2019: 342).

#### Therapie

##### Konservativ

Die Therapie erfolgt konservativ.

**Manualtherapeutisch**
- Segmentale Mobilisation
- Mobilisation umliegender Gelenke (C2–C7, CTÜ)
- Automobilisation
- Stabilitätstraining, Training der aufrichtenden Muskulatur
- Trainingstherapie

**Medizinisch** Neben der oralen NSAID-Gabe stellen Infiltrationen mit autologem konditioniertem Serum (ACS) oder Kortison (Triam) mögliche medizinische Interventionen dar. Kortisoninjektionen sollten jedoch maximal viermal pro Jahr verabreicht werden.

## 7.6 Neoplastische Erkrankungen

Grundlagen neoplastischer Erkrankungen werden in ➤ Kap. 1.1.5 erläutert.

**BEFUNDE**

**Allgemeine Leitsymptomatik und Befunde von Neoplasien**

- Unerklärliche Schmerzen
- Unerklärliche Schwellung

**Möglicher weiterer Befund**

- B-Symptomatik

**Differenzialdiagnostik**

- Überlastungssyndrome
- Degenerative Veränderungen

Primäre Knochentumoren der Wirbelsäule und des Beckens sind selten. Häufiger sind Primärtumoren der inneren Organe und Metastasierungen aus den inneren Organen. Primärtumoren der Extremitäten metastasieren hämatogen zunächst zur Lunge. Typische hämatogene Metastasierungswege werden in ➤ Kap. 1.1.5 beschrieben.

Aufgrund der Relevanz für alle Regionen des Körpers werden Knochentumoren in Band I dieser Buchreihe gesondert und ausführlich aufgeführt.

## 7.7 Funktionsstörungen

### Anatomische Grundlagen

Die Gelenke C0/C1 und C1/C2 werden als Kopfgelenke bezeichnet. Sie gleichen nicht den Facettengelenken, wie sie ab C2/C3 vorzufinden sind. In den Gelenken C0/C1 sind die Okziputkondylen bikonvex, die superioren Gelenkpartner des Atlas bikonkav, zudem fassen sie die Okziputkondylen etwas von lateral ein. In diesem Bewegungssegment sind etwa 10° Flexion, 20° Extension und 8° Lateralflexion je Seite möglich. An der aktiven Rotation ist C0/C1 nicht beteiligt, die passive Rotation beträgt bei Fixation von C1 maximal 1–2° je Seite.

In den Gelenken von C1/C2 sind beide Gelenkpartner (superiorer Axis und inferiorer Atlas) in der Regel bikonvex ausgebildet. Eine individuell variierende Abflachung der Konvexität ist möglich. In diesem Bewegungssegment sind etwa 10° Flexion, 10° Extension und 35–40° Rotation je Seite möglich. An der aktiven Lateralflexion ist C1/C2 nicht beteiligt, passiv ist lediglich eine aphysiologische minimale Kippbewegung möglich.

Die physiologische Bewegungskopplung in der Hochzervikalregion ist, anders als in der übrigen Wirbelsäule, heteronym. Rotation und Lateralflexion erfolgen entgegengesetzt. Die Ursache liegt in der Anatomie der Ligg. alaria. Sie verlaufen paarig angelegt jeweils vom dorsolateralen kranialen Drittel des Dens axis zum ventromedialen Rand des Os occipitale am Rand des Foramen magnum.

### Beispiele zur Bewegungserklärung

- Bei einer aktiven eindimensionalen Lateralflexion des Kopfes nach links kommt das rechte Lig. alare auf Zug. Bei Weiterführung der Bewegung zieht das Ligament am Dens und rotiert den Axis im Raum nach links, gleichbedeutend mit einer Rotation nach rechts auf C1/C2.
- Bei einer aktiven eindimensionalen Rotation des Kopfes nach links kommt das rechte Lig. alare auf Zug. Bei Weiterführung der Bewegung zieht das Ligament den Kopf in eine Lateralflexion nach rechts, gleichbedeutend mit einer Lateralflexion C0/C1.
- Bei einer aktiven hochzervikalen Flexion flektiert zunächst C0 auf C1. Weiterlaufend bewegt C1 in Flexion. Eine Extension C2/C3 resultiert daraus, dass der Unterrand des vorderen Atlasbogens den Dens axis nach dorsal drückt.
- Bei einer aktiven hochzervikalen Extension extendiert zunächst C0 auf C1. Das Lig. apicis dentis kommt auf Zug und zieht den Dens axis nach ventral. Daraus resultiert eine Flexion C2/C3.
- Bei einer aktiven Flexion der mittleren Halswirbelsäule kommt das Lig. nuchae auf Spannung. Bei endgradiger Weiterführung der Bewegung zieht es die Hochzervikalregion in Extension.
- Bei einer aktiven Extension der mittleren Halswirbelsäule kippt der Dens axis nach dorsal und zieht den Bogen von C1 über das Lig. transversum atlantis nach kaudal, gleichbedeutend mit einer Flexion der Hochzervikalregion.

**Konklusionen:** Generell sind hochzervikale Bewegungen nur möglich, wenn C2/C3 mitbewegen kann. Gibt es eine Funktionsstörung/Blockierung von C2/C3, kommt es zu Bewegungseinschränkungen und aphysiologischem Bewegungsverhalten C0–C2.

### Mögliche Ursachen häufiger Bewegungseinschränkungen

Eine **endgradige Lateralflexion C0/C1** kann eingeschränkt sein, wenn

- die Lateralflexion C0/C1 eingeschränkt/blockiert ist,
- die Rotation C1/C2 zur Gegenseite eingeschränkt/blockiert ist,
- C2/C3 eingeschränkt/blockiert ist.

Eine **endgradige Rotation C1/C2** kann eingeschränkt sein, wenn

- die Rotation C1/C2 eingeschränkt/blockiert ist,
- die Lateralflexion C0/C1 zur Gegenseite eingeschränkt/blockiert ist,
- C2/C3 eingeschränkt/blockiert ist.

Eine **endgradige Flexion hochzervikal** kann eingeschränkt sein, wenn
- die Flexion C0/C1 eingeschränkt/blockiert ist,
- die Flexion C1/C2 eingeschränkt/blockiert ist,
- die Extension C2/C3 eingeschränkt/blockiert ist.

Eine **endgradige Extension hochzervikal** kann eingeschränkt sein, wenn
- die Extension C0/C1 eingeschränkt/blockiert ist,
- die Extension C1/C2 eingeschränkt/blockiert ist,
- die Flexion C2/C3 eingeschränkt/blockiert ist.

### Hochzervikale Funktionsuntersuchung

Die hochzervikale Untersuchung sollte nach einer ausführlichen Anamnese und der standardmäßigen Messung des Blutdrucks in folgender Reihenfolge durchgeführt werden:
- Hochzervikaler Flexionstest (Stabilitätstest Lig. transversum atlantis)
- Lateraler Verschiebbarkeitstest nach rechts und links (Stabilitätstests für die Ligg. alaria)
- Regionale Untersuchung C0–C3 in heteronyme Flexion und Extension
- Segmentale homonyme Untersuchung C2/C3 in Flexion und Extension (wenn restriktiv oder blockiert, zunächst mobilisieren/manipulieren)
- Untersuchung der Lateralflexion C0/C1 (nur mit etwas Rotation C1/C2 zur Gegenseite möglich)
- Untersuchung der Rotation C1/C2 (nur mit etwas Lateralflexion zur Gegenseite möglich)
- Ggf. segmentale dreidimensionale heteronyme Flexion und Extension C0/C1 (nur 1–2° Rotation möglich)
- Untersuchung zervikal
- Untersuchung zervikothorakal

**HINWEIS**

Bluthochdruck kann ein Hinweis auf kardiovaskuläre Probleme und/oder auf zervikale vaskuläre Pathologien sein. In diesem Fall sollte standardmäßig eine entsprechende medizinische Diagnostik erfolgen. Insbesondere manipulatives Handling zervikal oder hochzervikal ist bei bestehenden zervikalen vaskulären Pathologien kontraindiziert. Die hochzervikalen Stabilitätstest verfügen nur über geringe Sensitivität und Spezifität. Bei Auffälligkeit können sie dennoch einen Hinweis liefern.

## 7.7.1 Restriktionen

Von einer Restriktion eines Kopfgelenks geht man aus, wenn das segmentale Endgefühl für die Lateralflexion auf C0/C1 oder die Rotation auf C1/C2 im Seitenvergleich fester ist und am Ende der Bewegungen nur sehr geringes Nachfedern möglich ist. Restriktionen können aus Immobilisation entstehen oder Folge von entzündlichen, traumatischen, degenerativen oder neoplastischen Erkrankungen sein.

Die Therapie von Restriktionen erfolgt durch Mobilisation und Automobilisation. Diese können sowohl mit einem Untersuchungshandgriff als auch aus heteronymer Flexionsverriegelung in Rückenlage erfolgen.

## 7.7.2 Blockierung

Von einer Blockierung eines Kopfgelenks geht man aus, wenn das segmentale Endgefühl für die Lateralflexion auf C0/C1 oder die Rotation auf C1/C2 im Seitenvergleich deutlich fester ist und am Ende der Bewegungen kein Nachfedern möglich ist. Blockierungen können aus Immobilisation entstehen oder Folge von entzündlichen, traumatischen, degenerativen oder neoplastischen Erkrankungen sein.

Die Therapie von Restriktionen erfolgt durch Manipulationen.

**HINWEIS**

- Bei einer Lateralflexion C0/C1 nach rechts muss das rechte Gelenk ineinandergleiten und das linke Gelenk öffnen. Sowohl eine Restriktion/Blockierung des rechten als auch des linken Gelenks kann die Bewegung verhindern. Im Rahmen der Untersuchung wird am Ende der Bewegung immer sowohl das Hineingleiten des einen als auch das Öffnen des anderen Gelenks getestet.
- Bei einer Rotation von C1/C2 nach rechts muss der rechte Gelenkpartner von C1 nach dorsal gleiten, der linke nach ventral. Sowohl eine Restriktion/Blockierung des rechten Gelenks als auch eine des linken Gelenks kann die Bewegung verhindern/einschränken. Im Rahmen der Untersuchung wird am Ende der Bewegung immer sowohl das Ventralgleiten des einen als auch das Dorsalgleiten des anderen Gelenks getestet.

### Kontraindikationen

**Absolute Kontraindikationen** für hochzervikale Manipulationen sind:
- Zervikale vaskuläre Pathologien
- Zentralneurologische Klinik ohne Diagnose
- Osteoporose
- Rachitis
- Osteomalazie
- Hämatologische Erkrankungen
- Plasmozytom
- Primärtumoren oder Metastasen im Bereich der Halswirbelsäule
- Rheumatoide Arthritis
- Grisel-Syndrom
- Spondylitits tuberculosa der Halswirbelsäule
- Osteomyelitis der Halswirbelsäule

**Relative Kontraindikationen** mit dem Bedarf der vorherigen medizinisch-diagnostischen Abklärung sind:
- Alter (> 55)
- Adipositas
- Rauchen

- Bewegungsmangel
- Bluthochdruck
- Klippel-Feil-Syndrom
- Spondylarthritiden
- Trisomie 21
- Syndromal assoziierte Veränderungen der Hochzervikalregion

**CAVE**

- Bei einer rheumatoiden Arthritis ist das Lig. transversum atlantis häufig entzündlich verändert. Daraus kann eine hochzervikale Instabilität resultieren. Da das Ligament nicht nozisensorisch innerviert ist, merkt der Patient eine isolierte Entzündung nicht.
- Syndromal assoziiert (z. B. bei Trisomie 21) kann das Lig. transversum atlantis fehlen oder eine pathologische Anlage aufweisen. Daraus kann eine hochzervikale Instabilität resultieren.

**Zusammenfassung**

**Restriktionen und Blockierungen der Hochzervikalregion**

Restriktionen und Blockierungen der Kopfgelenke entstehen als Folge von entzündlichen, traumatischen, degenerativen oder neoplastischen Erkrankungen. Therapeutisch erfolgen Mobilisationen und Automobilisationen bzw. Manipulationen. Kontraindikationen und relative Kontraindikationen für manipulatives Handling sind zu beachten.

## 7.8 Sonstige Erkrankungen

### 7.8.1 Zervikogener Kopfschmerz

**BEFUNDE**

**Leitsymptomatik**

Mögliche Progredienz in folgender, festgelegter Reihenfolge:
- Okzipitaler Kopfschmerz
- Frontaler Kopfschmerz
- Orbitaler und/oder temporaler Kopfschmerz

#### Beschreibung

Zervikogener Kopfschmerz kann durch Ausstrahlung aus nozisensorisch von C2 innervierten Strukturen entstehen. Über aufsteigende Bahnen (Tractus spinothalamicus) werden Informationen aus C2 auf dieselben Neurone verschaltet wie die afferenten Fasern des N. trigeminus. Aus diesem Grund kann es bei Referred pain aus C2 neben Schmerzen im Bereich des N. occipitalis major (C2) auch zu Ausstrahlung in die Gebiete V1, V2 und oder V3 kommen (➤ Abb. 7.8). Die Reihenfolge von kleiner Referred area zu großer Referred area ist hierbei wie folgt:
- Okzipitaler Kopfschmerz (C2, Innervationsgebiet des N. occipitalis major)
- Frontaler Kopfschmerz (V1, Innervationsgebiet des N. supratrochlearis)
- Orbitaler Kopfschmerz (V2, Innervationsgebiet des N. infraorbitalis) und/oder temporaler Kopfschmerz (V3, N. auricotemporalis)

Bindegewebige Strukturen mit nozisensorischer Innervation aus C2 und C3 würden zusätzlichen Schmerz im Bereich der Fascia nuchae (C3, Nackenschmerzen) verursachen, bindegewebige Strukturen mit nozisensorischer Innervation aus C2, C3

**Tab. 7.1** Nozisensorische Innervation der für zervikogenen Kopfschmerz relevanten Strukturen

| Nozisensorische Innervation | Strukturen | Erläuterung |
|---|---|---|
| Nozisensorisch monosegmental C2 innervierte Strukturen | • Lig. alare<br>• Duralärmel C2 | Da auf Höhe von C1/C2 kein Facettengelenk, kein Unkovertebralgelenk und keine Bandscheibe vorliegen, ist der Duralärmel C2 klinisch nicht relevant. Es entsteht monosegmentaler Referred pain in C2. |
| Nozisensorisch multisegmental C1, C2 innervierte Struktur | Gelenk C0/C1 (Gelenkkapsel und subchondraler Knochen) | Innerviert von C1, C2. Da C1 kein Referenzgebiet für Referred pain (Referred area) besitzt, ist nur C2 klinisch relevant. Es entsteht monosegmentaler Referred pain in C2. |
| Nozisensorisch multisegmental C1, C2, C3 innervierte Struktur | Gelenk C1/C2 (Gelenkkapsel und subchondraler Knochen) | Innerviert von C1, C2, C3. Da C1 kein Referenzgebiet für Referred pain (Referred area) besitzt, sind nur C2 und C3 klinisch relevant. Es entsteht multisegmentaler Referred pain in C2 und C3. |
| Nozisensorisch multisegmental C2, C3, C4 innervierte Strukturen | • Bandscheibe C2/C3 (äußeres Drittel unilateral, mittleres Drittel multisegmental)<br>• Facettengelenke C2/C3 (Gelenkkapsel und subchondraler Knochen)<br>• Unkovertebralgelenke C2/C3 (Gelenkkapsel und subchondraler Knochen) | Es entsteht multisegmentaler Referred pain in C2, C3, C4. |

und C4 neben Kopf- und Nackenschmerzen auch Schmerzen im Bereich des M. trapezius, Pars transversa (C4) (Abb. 1.16).

Häufigste Ursache für zervikogenen Kopfschmerz ist eine Blockierung C0/C1 oder C1/C2 mit Einklemmung meniskoider Falten oder Schmerz aus einem Lig. alare. Ein Lig. alare kann posttraumatisch Kopfschmerzen verursachen oder durch RSI bei bestehender Blockierung:

**Beispiel 1:** Die Lateralflexion nach rechts ist aufgrund einer Blockierung von C0/C1 nicht möglich. Bei Rotation des Kopfes nach links kommt das rechte Lig. alare immer auf Zug, da die kompensatorische Lateralflexion auf C0/C1 nicht möglich ist.

**Beispiel 2:** Die hochzervikale Rotation nach rechts ist aufgrund einer Blockierung von C1/C2 nicht möglich. Bei Lateralflexion des Kopfes nach links kommt das rechte Lig. alare immer auf Zug, da die kompensatorische Rotation auf C1/C2 nicht möglich ist.

**Beispiel 3:** Es liegt eine Blockierung von C2/C3 vor. Ein physiologisches hochzervikales Bewegungsverhalten ist nicht möglich. Bei Bewegungen kommt ein Lig. alare immer wieder auf Zug.

### Innervation

Die nozisensorische Innervation der für zervikogenen Kopfschmerz relevanten Strukturen ist in ➤ Tab. 7.1 dargestellt.

### Konklusionen

- Isolierter zervikogener Kopfschmerz kann durch nozisensorische Quellen einer Gelenkkapsel oder des subchondralen Knochens von C0/C1 oder eines Lig. alare entstehen.
- Der Duralärmel von C2 ist zwar nozisensorisch von C2 innerviert, kann aber aufgrund der anatomischen Gegebenheiten keinen Druck bekommen und ist somit klinisch nicht relevant.
- Die Gelenkkapsel und der subchondrale Knochen von C1/C2 können Kopfschmerzen in Kombination mit Nackenschmerzen verursachen.
- Referred pain aus der Bandscheibe C2/C3, einem Facettengelenk C2/C3 (Kapsel oder subchondraler Knochen) oder einem Unkovertebralgelenk C2/C3 (Kapsel oder subchondraler Knochen) kann zervikogenen Kopfschmerz in Kombination mit Nackenschmerzen und Schmerzen auf der Schulter verursachen.

**CAVE**

Schmerzen auf dem Kopf/dem Schädeldach können keine zervikogene Ursache haben. Der Patient ist zum Arzt zu überweisen. Mögliche Ursachen sind:

- Zu wenig Flüssigkeitszufuhr
- Alkoholabusus/-entwöhnung
- Drogenabusus/-entwöhnung
- Medikamentenunverträglichkeit/-missbrauch/-entwöhnung
- Schlafmangel
- Migräne
- Trigemino-autonome Kopfschmerzerkrankungen
- Spannungskopfschmerz
- Tumoren
- Aneurysmen
- Blutungen
- Dissektionen
- Stenosen zervikaler Gefäße
- Bluthochdruck
- Commotio cerebri
- Diäten/Entgiftungsreaktionen
- Schmerzhafte Läsionen von Hirnnerven
- Psychiatrische Störungen
- Weitere Kopfschmerzerkrankungen

Auch das Auftreten okzipitaler, frontaler oder temporaler/orbitaler Schmerzen in anderer Reihenfolge als beschrieben sollte als Anlass genommen werden, den Patienten zum Arzt zu überweisen.

Nicht zervikogene Kopfschmerzen werden in ➤ Kap. 9.7.1 beschrieben.

## 7.8.2 KiSS-Syndrom

**Synonym** Kopfgelenksinduzierte Symmetriestörung.

**BEFUNDE**

**Leitsymptomatik (vgl. Biedermann 2007)**

**KiSS I**

- Schiefhals
- Gesichts- und Schädelasymmetrie
- Fixierte Seitlagen von Hals und Rumpf
- Asymmetrie der Gesäßfalten
- Asymmetrie der Benutzung von Armen und Beinen
- Verzögerte Ausreifung der Gelenke an der Innenseite der Körperbiegung

**KiSS 2**

- Fixierte Kopfrückbeuge, v.a. beim Schlaf
- (Symmetrische) Abplattung des Hinterkopfes
- Schulterhochstand
- Arme in Henkel- oder Fliegerstellung
- Schlechter Stütz in Bauchlage, ungern in Bauchlage
- Schwäche der Mund- und Kopfhaltemuskulatur
- Stillprobleme einseitig
- Kalte oder verschwitzte Hände und Füße

### Beschreibung

Das KiSS-Syndrom wurde von Heiner Biedermann beschrieben (vgl. Biedermann 2004, 2006, 2007). Er benennt zwei verschiedene Typen der kopfgelenksinduzierten Symmetriestörungen beim Säugling, die seiner Ansicht nach unbehandelt perspektivisch neben körperlichen Beschwerden und vermindertem koordinativem Vermögen auch zu schlechterem Konzentrationsvermögen und schlechteren schulischen Leistungen bzw. zum KiDD-Syndrom führen können (➤ Kap. 7.8.3). Im Säuglingsalter sollen die Kinder neben den beschriebenen Mustern auch durch vermehrtes Schreien auffallen. Das KiSS-Syndrom basiert auf den Annahmen von Gottfried Gutmann, der schon 1968 das **zervikal-dienzephal-kinesiologische Syndrom** beschrieb und Lehrer von Biedermann war.

### Kommentar

Die Diagnose und Therapie erfolgt laut Biedermann manualmedizinisch, eine Erklärung zu generellen Leitlinien der Untersuchung und Therapie bleibt er, wie auch die Beschreibung, welches Kopfgelenk in welche Richtung typischerweise blockiert ist, in den benannten Büchern schuldig. Ist das KiSS-Syndrom in Deutschland eine viel benannte Diagnose, so fehlt doch die wissenschaftliche Untermauerung der Erkrankung, vor allem die der vermeintlichen neuromotorischen und kognitiven Folgen und Zusammenhänge. Die Erklärungsversuche der Namensgeber sind eher esoterischer Natur und berufen sich nicht auf wissenschaftliche Fakten. Daher werden beide Krankheitsbilder kontrovers diskutiert.

Es sei zudem angemerkt, dass Kopfgelenksblockierungen im Säuglingsalter, vor allem auf C1/C2, anatomisch nur schwer bzw. nicht möglich/erklärbar sind. Die Gelenke C1/C2 sind bikonvex, eine Blockierung (beim Erwachsenen) resultiert aus der Einklemmung meniskoider Falten der Gelenkkapseln. Diese entstehen entwicklungsphysiologisch erst ab dem ca. 8. Lebensjahr. Auch eine arthrogene Blockierung von C0/C1 habe ich in 30-jähriger Erfahrung als Manualtherapeut und Fachlehrer für Manuelle Therapie beim Säugling noch nicht feststellen können. Ob eine arthrogene hochzervikale Blockierung beim Säugling möglich ist, ist schon aufgrund der nicht abgeschlossenen knöchernen Ausbildung der Gelenkpartner und fehlender meniskoider Falten der Gelenkkapseln fraglich. Eine Manipulation wäre zudem nicht mit bekannten Techniken durchführbar. Beschriebene Ausführungen gleichen eher myotensiven Techniken. Ein endgradiger Impuls an einer Säuglingshalswirbelsäule sollte eine absolute Kontraindikation darstellen. Somit werden die Begriffe Blockierung und Manipulation in der einschlägigen KiSS-Literatur auch verwirrend verwandt.

In der Praxis zeigen sich bei Säuglingen verschiedenste Varianten von Haltungauffälligkeiten, seitendifferenten Tonusausprägungen, Seitenbevorzugungen und Abweichungen der Symmetrie. Diese sind zu einem großen Teil auf intrauterine Lagepositionen und möglichen Geburtsstress durch endgradige Positionen der HWS während des Geburtsvorgangs zurückzuführen. Die Erfahrung in der Praxis zeigt, dass diese Symmetriestörungen sehr gut und schnell auf Vojta- oder Bobath-Therapie mit Anleitung zu elterlichen Eigenübungen reagieren.

Säuglinge werden in Deutschland zu häufig und fast schon obligatorisch nach der Geburt unnötig zu Osteopathen und Manualmedizinern überwiesen und von vermeintlichen Fachleuten als KiSS-Kinder diagnostiziert und langjährig therapiert. Aufgrund der benannten mangelnden wissenschaftlichen Untermauerung ist dies zu hinterfragen.

Ohne Zweifel sollten Säuglinge mit massiven Haltungsabweichungen und pseudospastischen Haltungsbildern ausführlich diagnostiziert werden. Hintergrund sollte hier jedoch der Ausschluss von Syndromen und multiplen kongenitalen Fehlbildungen sowie von zentralneurologischen Erkrankungen sein.

Bei allen weniger auffälligen Asymmetrien ist zunächst wechselnde Lagerung unter Aufsicht, Umstellen des Bettes (wechselnde Wandseite) und das Tragen auf dem linken und rechten Arm im Wechsel indiziert. Darüber hinaus kann Vojta- oder Bobath-Therapie helfen. Manualtherapeutisch können Techniken wie ein Cranial base release detonisierend für die Muskulatur der oberen Halswirbelsäule wirken.

**CAVE**

Bauchlage ist die wirksamste Position zur Therapie bei Säuglings-Asymmetrien. Diese sollte aber ausschließlich im Wachzustand des Kindes unter permanenter Aufsicht erfolgen. Unbeaufsichtigt besteht die Gefahr des plötzlichen Kindstods.

**HINWEIS**

Auch Sehstörungen können die Ursache kindlicher Asymmetrien und Seitenbevorzugungen sein. Eine augenärztliche Untersuchung ist empfehlenswert.

## 7.8.3 KiDD-Syndrom

**Synonym** Kopfgelenksinduzierte Dyspraxie und Dysgnosie.

**BEFUNDE**

**Leitsymptomatik**
- Hyperkinesie
- Hyperaktivität
- Emotionale Auffälligkeit
- Nykturie
- Gestörte Raumwahrnehmung
- Schlafstörungen
- Schwindel
- Überbiss
- Kreuzbiss
- Vermehrte Mundatmung
- Wachstumsschmerzen
- Kopfschmerzen
- Rückenschmerzen
- Myalgie
- Knieschmerzen
- Migräne
- Haltungsinsuffizienzen
- Tonusregulationsstörungen
- Höhenangst
- Sozialer Rückzug

### Beschreibung

Als Ursache für ein KiDD-Syndrom wurden ebenfalls geburtstraumatische Ereignisse und hochzervikale Blockierungen beschrieben. Das Syndrom beinhaltet laut Biedermann Störungen der Koordination der Fein- und Grobmotorik (Dyspraxie) und kognitive Störungen/Retardierungen (Dysgnosie).

## Kommentar

Auch das KiDD-Syndrom ist wissenschaftlich umstritten und nicht evidenzbasiert. Es ist zu hinterfragen, ob der Zusammenhang zeitgleicher Asymmetrien und Tonusstörungen neben Dyspraxien und Dysgnosien bei Kindern kausaler oder eher temporärer Natur ist.

Auch Kinder mit Dysgnosie und Dyspraxie sollten unbedingt umfassend neurologisch und orthopädisch untersucht werden. Eine Vorstellung bei einem Kinderpsychologen kann ratsam sein. Auch und insbesondere hier besteht die Möglichkeit von zentralneurologischen Erkrankungen und Syndromen. Mit der alleinigen Annahme eines KiDD-Syndroms kann bei etwaigem Vorliegen o. g. Krankheitsbilder ggf. wichtige Zeit verloren werden.

### Zusammenfassung

**Sonstige Erkrankungen der Hochzervikalregion**

Zervikogener Kopfschmerz kann durch Ausstrahlung aus nozisensorisch von C2 innervierten Strukturen zustande kommen. Häufigste Ursache ist eine Gelenkblockierung C0/C1 mit Einklemmung meniskoider Falten oder Schmerz aus einem Lig. alare. Die Reihenfolge der möglichen Ausbreitung der Ausstrahlung ist okzipitaler Kopfschmerz, frontaler Kopfschmerz und orbitaler und/oder temporaler Kopfschmerz. Kopfschmerzen mit anderer Lokalisation oder Ausbreitung in anderer Reihenfolge sollten zunächst als Red flag gewertet werden.

Die Krankheitsbilder KiSS-Syndrom und KiDD-Syndrom beschreiben Symmetriestörungen durch Funktionsstörungen frühkindlicher Kopfgelenke mit möglichen motorischen, kognitiven und emotionalen Folgestörungen. Die Beschreibung der Erkrankung geht auf Gutmann zurück, Biedermann vervollständigte diese ab 2004. Für das Existieren beider Erkrankungen fehlt eine wissenschaftliche Untermauerung. Säuglinge und Kleinkinder mit Symmetriestörungen, motorischen oder kognitiven Auffälligkeiten sollten zwingend neuropädiatrisch untersucht werden.

KAPITEL

# 8 Kiefergelenke und Schädel



## 8.1 Anatomische Grundlagen

### 8.1.1 Schädel

#### Schädelfontanellen

Embryologisch erfolgt die Entwicklung der Knochen der Basis cranii (Schädelbasis) durch enchondrale Ossifikation, die Entwicklung der Knochen der Calvaria (Schädeldecke) durch intramembranöse Ossifikation. Mit Ausnahme des Os ethmoidale besitzen die Knochen der Basis cranii auch membranöse Anteile, die keine Chondrifikation durchlaufen (➢ Abb. 8.1).

Der Säuglingsschädel weist bereits vollständig verknöcherte Ossa plana (platte Knochen) auf. Schon intrauterin entstehen die Ossifikationskerne des Schädels, aus denen die spätere vollständige Verknöcherung resultiert. Die Überbrückung der zunächst noch zwischen den Ossa plana offenen sechs Schädelfontanellen (Fonticuli) erfolgt zunächst über Bindegewebe:

- Fonticulus anterior
- Fonticuli sphenoidales (paarig angelegt)
- Fonticulus posterior
- Fonticuli mastoidei (paarig angelegt)

Die Verknöcherung des Fonticulus posterior erfolgt ca. im 3. Lebensmonat, der Fonticuli sphenoidales ca. im 6. Lebensmonat, der Fonticuli mastoidei ca. im 18. Lebensmonat und des Fonticulus anterior erst um den 36. Lebensmonat.

#### Suturen des frühkindlichen Schädels

Die frühkindlich zunächst ebenfalls bindegewebigen Nahtstellen zwischen den jeweiligen Schädelknochen werden als Suturen bezeichnet. Suturen mit spezifischer anatomischer Bezeichnung sind:

- Sutura coronalis
- Sutura frontalis
- Sutura lambdoidea

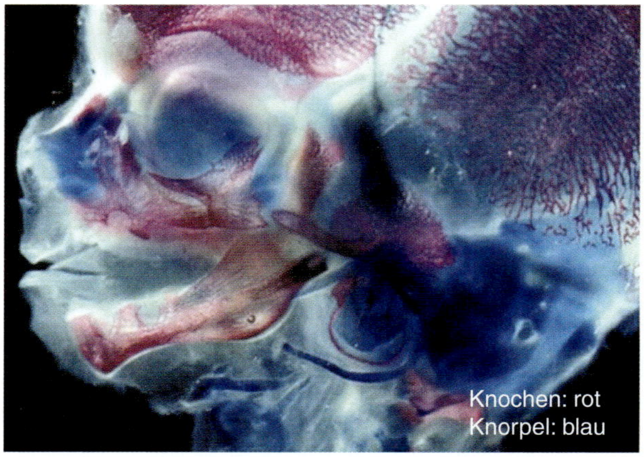


**Abb. 8.1** Entwicklung des Schädels. Schädel eines menschlichen Embryos (12 Wochen, 92 mm, Seitenansicht). [T1470]

- Sutura sagittalis
- Sutura squamosa

Alle weiteren Suturen werden nach den beiden Knochen benannt, die sie trennen, z. B. Sutura sphenofrontalis zwischen dem Os sphenoidale und dem Os frontale. Sie verknöchern mit zunehmendem Erwachsenenalter vollständig. Die Verknöcherung ist in der Regel mit dem 40. Lebensjahr abgeschlossen.

**HINWEIS**

Eine vorzeitige Verknöcherung von Fontanellen oder Suturen führt wie eine verspätete Verknöcherung der Fontanellen zu Schädelanomalien.

➤ Abb. 8.2 zeigt die frühkindlichen Fontanellen und einige der wesentlichen Suturen.

## Knochen des Schädels

Der menschliche Schädel setzt sich aus insgesamt 22 Knochen zusammen, 7 Knochen des Neurokraniums (Hirnschädel) und 15 Knochen des Viszerokraniums (Gesichtsschädel).

### Neurokranium

Das Neurokranium besteht aus der Basis cranii und der Calvaria und umfasst folgende Knochen:

- Os frontale
- Os sphenoidale
- Os temporale (paarig angelegt)
- Os parietale (paarig angelegt)
- Os occipitale

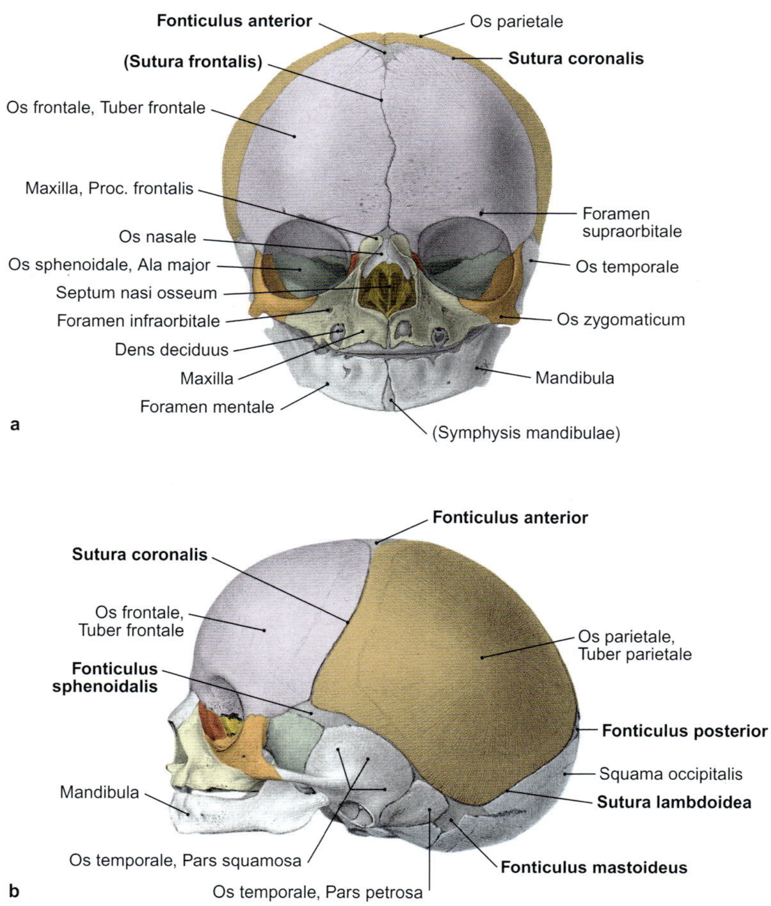


**Abb. 8.2** Fontanellen und Suturen des frühkindlichen Schädels. [R314-002]

8

## Viszerokranium

Das Viszerokranium bildet die Augen-, Mund- und Nasenhöhle und beinhaltet die durch das Kiefergelenk mobile Mandibula (Unterkiefer):

- Os ethmoidale
- Os nasale (paarig angelegt)
- Maxilla (paarig angelegt)
- Os zygomaticum (paarig angelegt)
- Os lacrimale (paarig angelegt)
- Os palatinum (paarig angelegt)
- Concha nasalis inferior (paarig angelegt)
- Vomer
- Mandibula

➢ Abb. 8.3 zeigt eine Übersicht der Schädelknochen.

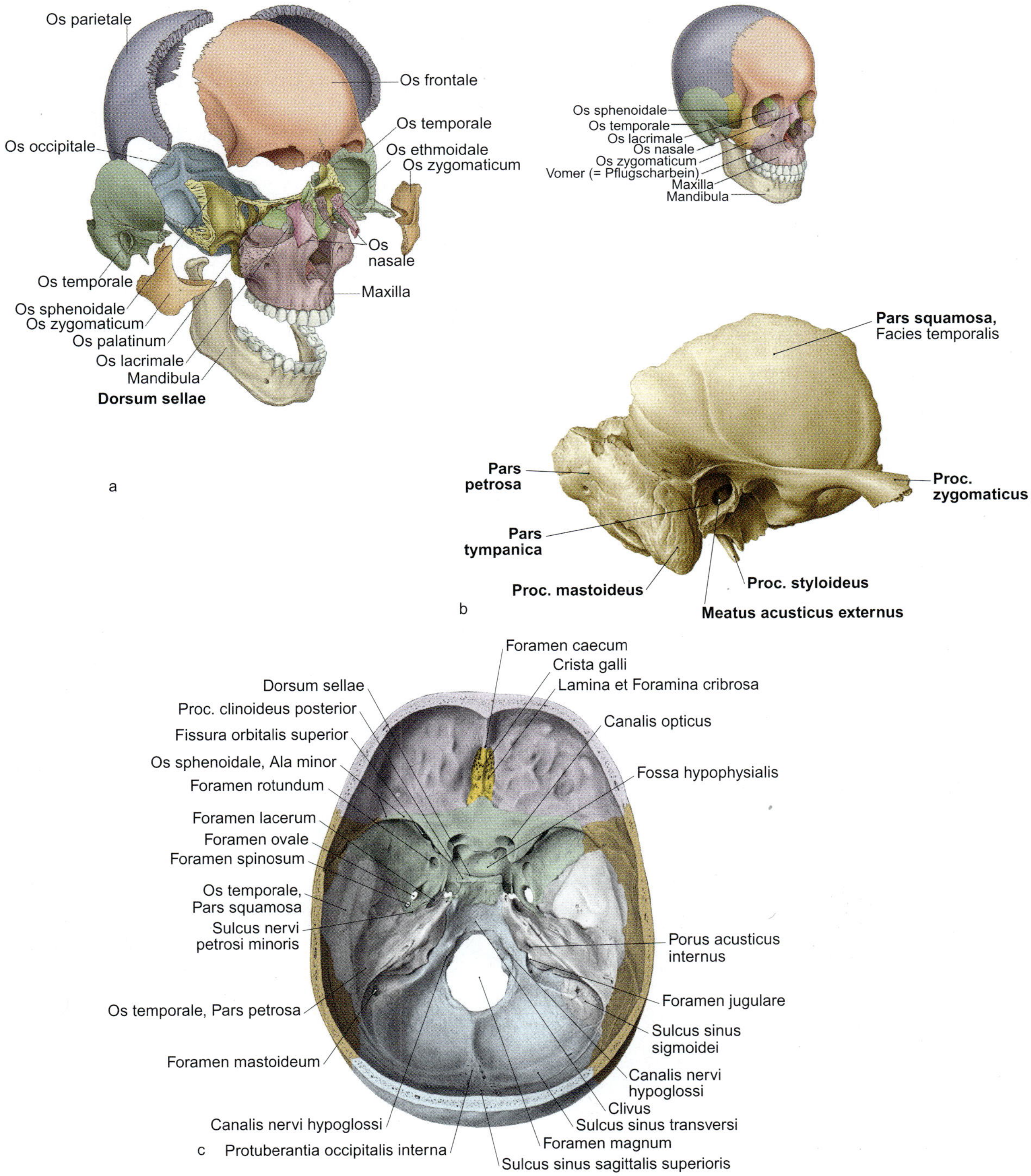


**Abb. 8.3** Übersicht der Schädelknochen: a) Darstellung der einzelnen Knochen des Neurokraniums und des Viszerokraniums; b) Schläfenbein, Os temporale, rechts; Ansicht von lateral; c) innere Schädelbasis, Basis cranii interna; Ansicht von oben. [S700]

8

## 8.1.2 Kiefergelenke

### Gelenkflächen

Die Kiefergelenke werden jeweils durch die Fossa mandibularis (Gelenkpfanne) der Pars squamosa ossis temporalis und den Condylus mandibulae (Gelenkkopf, Caput mandibulae) der Mandibula gebildet. Lediglich der anteriore Teil der Fossa mandibularis ist hyalin überknorpelt und als tatsächliche Facies articularis am gelenkigen Kontakt beteiligt. Der posteriore Anteil der Fossa mandibularis hingegen liegt extrakapsulär. Der Condylus mandibulae setzt sich aus dem Proc. condylaris der Mandibula fort.

**HINWEIS**

- Die Begriffe Condylus mandibulae und Caput mandibulae als Gelenkkopf des Kiefergelenks werden synonym verwendet. Insbesondere aufgrund von Krankheitsbildern wie der kondylären Hypo- oder Hyperplasie wird im weiteren Verlauf die Bezeichnung Condylus mandibulae bzw. Kondylus benutzt.
- Auch die Begriffe Tuberculum articulare und Eminentia articularis werden synonym verwendet. Hier wird in der Folge der Begriff Tuberculum articulare benutzt.

### Tuberculum articulare

Ventral der Fossa mandibulae liegt das nach kaudal ragende Tuberculum articulare. Es verhindert ein zu weites Translieren des Condylus mandibulae nach ventral und zwingt es bei Kontakt nach kaudal.

### Diskus des Kiefergelenks

Zwischen Condylus mandibulae und der Fossa mandibulae befindet sich ein faserknorpeliger Diskus mit großem posteriorem und kleinerem anteriorem Knorpelanteil. Er wird dorsal kranial durch das Lig. discotemporale und dorsal kaudal durch das Lig. discocondylare gesichert und hat somit dorsale ligamentäre Verbindung zu Gelenkpfanne und -kopf. Ventral laufen intrakapsuläre bindegewebige Sicherungen des Diskus nach kranial mit Fixation ventral kranial des Tuberculum articulare und nach kaudal mit Fixation am kaudal ventralen Anteil des Condylus mandibulae. Ventral entsteht ein kraniales temporodiskales (obere Gelenkkammer) und ein kaudales diskokondyläres (untere Gelenkkammer) Gelenkkompartiment. ➤ Abb. 8.4 zeigt den Aufbau des Kiefergelenks.

### Ligamente des Kiefergelenks

Folgende Ligamente des Kiefergelenks sichern die Mundöffnung:

- Lig. laterale: Das Lig. laterale (Lig. temporomandibulare) verstärkt die Kapsel des Kiefergelenks und führt sie nach ventral fort. Es entspringt am Collum mandibulae und mit wenigen Fasern am Condylus mandibulae und setzt am Arcus zygomaticus und am Tuberculum articulare an.
- Lig. stylomandibulare: Das Lig. stylomandibulare verläuft vom ventralen Rand des Proc. styloideus des Os temporale zum dorsalen Rand des Angulus mandibulae.
- Lig. sphenomandibulare: Das Lig. sphenomandibulare verläuft von der Spina angularis des Os sphenoidale zur Lingua mandibulae.
- Lig. pterygospinale: Das Lig. pterygospinale verläuft von der Lamina lateralis des Proc. pterygoideus zur Spina angularis des Os sphenoidale.

### Muskulatur des Kiefergelenks

#### Kaumuskulatur

Folgende Muskeln sind am Mundschluss und somit am Kauvorgang beteiligt:

- M. pterygoideus lateralis: Der M. pterygoideus lateralis strahlt mit seinem inferioren und superioren Anteil unmittelbar ins Kiefergelenk ein.

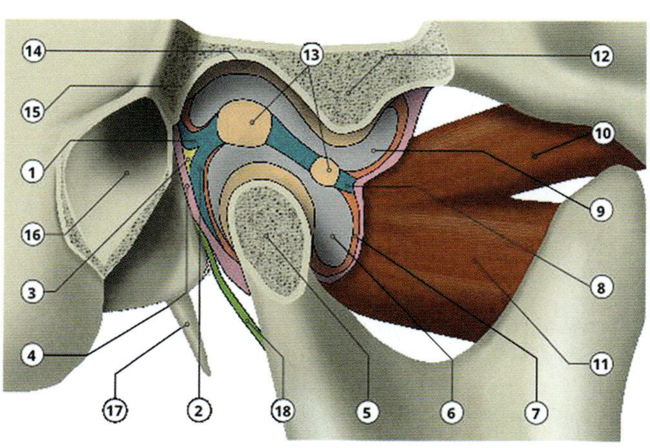


**Abb. 8.4** Aufbau des Kiefergelenks im Sagittalschnitt: 1 Lig. discotemporale, 2 Lig. discocondylare, 3 bilaminäre Zone, 4 hintere Gelenkkapsel, 5 Kondylus, 6 diskokondyläres Gelenkkompartiment, 7 Synovia, 8 vordere Gelenkkapsel mit Lig. discocapsulare, 9 temporodiskales Gelenkkompartiment, 10 M. pterygoideus lateralis (Caput superius), 11 M. pterygoideus lateralis (Caput inferius), 12 Tuberculum articulare, 13 Diskus mit Knorpel anterior und posterior, 14 Fossa glenoidalis mit Gelenkknorpel, 15 Tuberculum zygomaticum, 16 Meatus acusticus externus, 17 Proc. styloideus, 18 Chorda tympani. [L291]

- **Caput inferius:** Das Caput inferius des M. pterygoideus lateralis bildet den größeren Muskelanteil, entspringt an der Lamina lateralis des Proc. pterygoideus und inseriert an der Fovea pterygoidea des Proc. condylaris der Mandibula.
- **Caput superius:** Das Caput superius des M. pterygoideus lateralis entspringt an der Crista und Facies infratemporalis der Ala major ossis sphenoidalis und inseriert an der Gelenkkapsel des Kiefergelenks.

Die Innervation erfolgt durch den N. pterygoideus lateralis aus dem N. mandibularis.

- M. pterygoideus medialis: Der M. pterygoideus medialis entspringt medial des Caput inferius des M. pterygoideus lateralis an der Fossa pterygoidea des Os sphenoidale, an der Lamina lateralis des Proc. pterygoideus und am Tuber maxillae. Er inseriert an der Tuberositas pterygoidea. Die Innervation erfolgt durch den N. pterygoideus medialis aus dem N. mandibularis.
- M. masseter: Der M. masseter teilt sich in eine Pars superficialis und eine Pars profunda. Teilweise wird in der Literatur mit der Pars coronoidea ein dritter Anteil beschrieben.
  - **Pars superficialis:** Die Pars superficialis entspringt am Unterrand des Arcus zygomaticus (Jochbogen), läuft nach dorsal kaudal und inseriert an der Tuberositas masseterica des Angulus mandibulae.
  - **Pars profunda:** Die Pars profunda entspringt am Unterrand des hinteren Arcus zygomaticus und verläuft fast vertikal nach kaudal und inseriert am Ramus mandibulae.
  - **Pars coronoidea:** Die Pars coronoidea entspringt am Proc. zygomaticus des Os temporale und inseriert am Hinterrand des Proc. coronoideus der Mandibula.

  Die Innervation des M. masseter erfolgt durch den N. massetericus. Der N. massetericus geht aus dem N. mandibularis hervor, welcher der 3. Ast des N. trigeminus ist.
- M. temporalis: Der M. temporalis ist ein großer, oberflächlicher Kaumuskel. Er entspringt an großen Teilen der Facies temporalis der Squama temporalis und bleibt hier zwischen der Linea temporalis inferior und der Crista infratemporalis. Vordere Anteile entspringen sowohl am Os zygomaticum als auch am Os frontale und der Ala major ossis sphenoidales. Hintere Anteile entspringen zudem vom Os parietale in unmittelbarer Nähe zur Sutura lambdoidea. Ein tiefer Anteil entspringt zwischen der Fossa pterygoplatina und der Crista infratemporalis. Der Ansatz des Muskels heftet mit einer stark ausgeprägten Sehne am Proc. coronoideus und der Crista temporalis der Mandibula an. Weitere Anteile strahlen in die Fascia buccotemporalis des M. buccinator ein. Die Innervation erfolgt durch die Nn. temporales profundi aus dem N. mandibularis.
- M. buccinator: Der M. buccinator entspringt an den Außenflächen der Alveolarfortsätze des Ober- und Unterkiefers und an der Crista buccinatoria. Im Verlauf verwachsen/verflechten sich die Muskelfasern mit den Fasern des M. orbicularis oris und weiteren Gesichtsmuskeln im Modiolus (einem muskulären Knoten des Mundwinkels) und strahlen zudem in die Haut der Ober- und Unterlippe ein. Die Innervation erfolgt durch die Rami buccales des N. facialis. ➤ Abb. 8.5 zeigt die Kaumuskulatur. Der M.

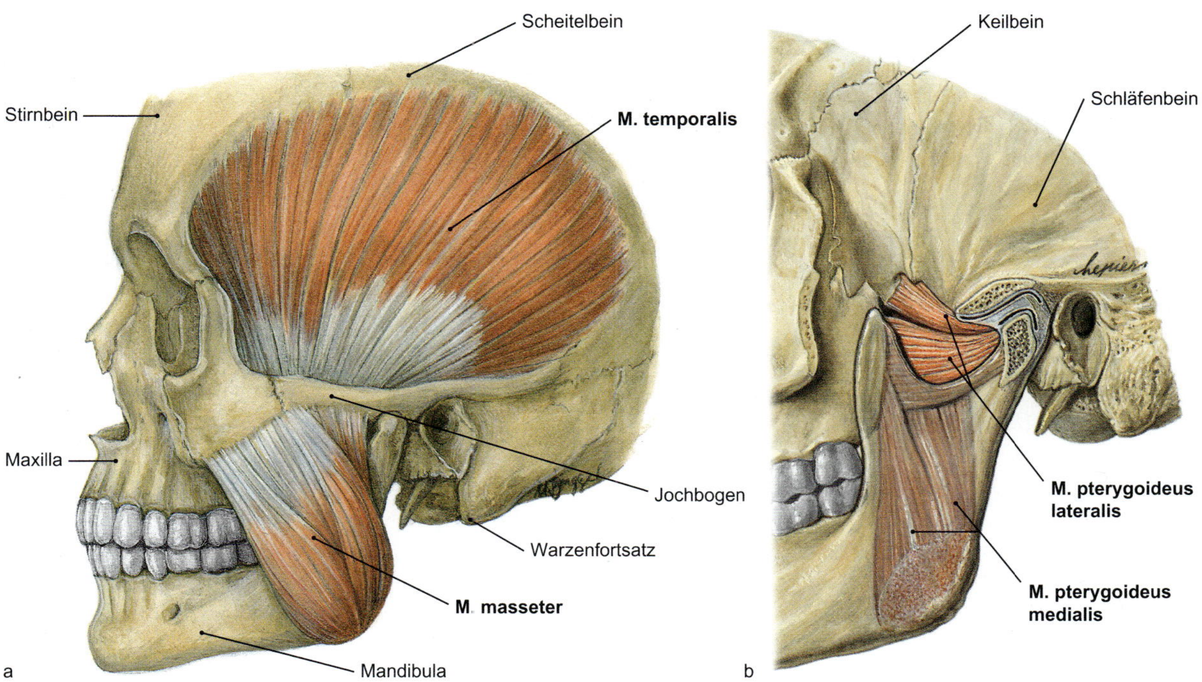


**Abb. 8.5** Schematische Darstellung der Kaumuskulatur: a) Darstellung des M. temporalis und des M. masseter; b) Darstellung des M. pterygoideus medialis und des M. pterygoideus lateralis, Teile des Jochbogens und Unterkiefers wurden entfernt (Kiefergelenk eröffnet). [S700]

buccinator zählt streng genommen nicht dazu und wird daher nicht abgebildet. Er ist am Kauvorgang beteiligt, jedoch nicht am Mundschluss (➤ Kap. 8.7).

**HINWEIS**
Die Muskelfunktion der im Kiefergelenk wirksamen Muskulatur, die Muskulatur für die Mundöffnung sowie die einzelnen Phasen der Mundöffnung werden in ➤ Kap. 8.7 beschrieben.

## 8.2 Knöcherne, kongenitale Erkrankungen

Allgemeines Basiswissen zu knöchernen kongenitalen Erkrankungen wird in ➤ Kap. 1.1.1 vermittelt.

Im Bereich der Kiefergelenke werden zahlreiche kongenitale Fehlbildungen beschrieben. Der Kiefer kann deformiert sein, unterentwickelt (Hypoplasie) sein oder ganz fehlen (Aplasie). Kongenitale Erkrankungen der Kieferregion treten häufig gemeinsam mit weiteren kongenitalen Fehlbildungen oder syndromal bedingt auf. Fehlbildungen des Schädels können durch verfrühte Verknöcherung von Fontanellen oder Suturen entstehen. Darüber hinaus werden Abweichungen der Symmetrie des Kopfes und Varianten der Kopfgröße beschrieben.

Kongenitale Erkrankungen des Unter- oder Oberkiefers können zu Okklusionsstörungen und anderen Funktionsstörungen der Kiefergelenke führen. Asymmetrien und Schädeldeformitäten können fortlaufend zu Funktionsstörungen und Schmerzen in der Halswirbelsäule und den Kopfgelenken führen.

### 8.2.1 Kondyläre Hypoplasie

**Ätiologie** Kongenital, nach frühkindlichem Trauma oder postinfektiös (Otitis media). Auch bei juveniler Arthritis kann es zu kondylärer Hypoplasie kommen.

**Epidemiologie** Vor allem im Zusammenhang mit Syndromen wie Franceschetti-Syndrom, Dysostosis mandibulofacialis, Treacher-Collins-Syndrom, Goldenhar-Syndrom, okuloaurikulovertebralem Syndrom oder hemifazialer Mikrosomie auftretend.

**BEFUNDE**

**Sichtbefund**
- Deformierung des Unterkiefers
- Gesichts-Asymmetrie

**Mögliche weitere Befunde**
- Okklusionsstörung
- Beeinträchtigung der Kieferfunktion (Artikulation/Sprechen, Kauen, Hypermobilität)
- Schlafapnoe (bei bilateraler Kondylushypoplasie)
- Psychosoziale Implikationen

**Röntgenbefund**
- Darstellung der Hypo- oder Aplasie

#### Beschreibung

Der Kondylus kann rudimentär (Hypoplasie) angelegt sein oder komplett fehlen (Aplasie). Aus dem Krankheitsbild können massive Wachstumsstörungen der unteren Gesichtshälfte mit Okklusionsstörungen und Asymmetrien des Gesichtsschädels sowie Fehlbildungssyndrome des gesamten Gesichtsknochens resultieren. Eine kondyläre Hypoplasie zeigt in der Regel ab dem frühen Jugendalter klinische Symptome.

Zur kondylären Hypoplasie vgl. auch Schwenzer et al. 2011 und Neff und Riechmann 2023.

#### Differenzialdiagnosen

Die kondyläre Hypoplasie ist diagnostisch eindeutig abgrenzbar. Die Differenzialdiagnostik bezieht sich im Wesentlichen auf die Ätiologie.

#### Untersuchung

**Manualtherapeutisch** Inspektion und Palpation.

**Medizinisch** Röntgenuntersuchung, ggf. CT. In der erweiterten Diagnostik können eine MRT, eine Modellanalyse und eine EMG erfolgen.

#### Therapie

##### Konservativ

Eine kausale konservative Manuelle Therapie ist nicht möglich. Bei geringer Hypoplasie und fehlender OP-Zustimmung ist das Erarbeiten der Kiefergelenksfunktion in Richtung Elevation, Depression, Laterotrusion (bds.), Protrusion und Retrusion sowie die Detonisierung verspannter Muskulatur empfehlenswert. Zum Standard der Behandlung der Kiefergelenke sollte eine Mobilisation der ventralen Faszien des oberen Rumpfes gehören. Ebenso sollte die Funktion der Hochzervikalregion und der Halswirbelsäule geprüft und falls notwendig therapiert werden.

Darüber hinaus bildet die kieferorthopädische Therapie, ggf. mit Schienenbehandlung, einen wesentlichen Bestandteil der Therapie.

##### Operativ

**HINWEIS**
Zur Vorbereitung einer operativen Intervention sollten über einen längeren Zeitraum kieferorthopädische Maßnahmen, eine Therapie mittels Okklusionsschiene und Physiotherapie erfolgen (vgl. Chouinard et al. 2018).

Nicht genau vorhersehbares Wachstum und die Entwicklung des Gesichts erschweren operative Eingriffe.

8

**Alloplastische Platzhalter** zwischen Unterkiefer und Schädelbasis und **Gelenkersatz** finden Anwendung, um die Wachstumsdefizite zumindest temporär auszugleichen. Knorpel-Knochentransplantate aus Beckenkamm oder Rippen **(costochondrales Transplantat)** haben sich mit dem Ziel der Wachstumsinduktion als eher unsicher erwiesen.

Zudem werden weitere, modernere Verfahren beschrieben:

#### Distraktionsosteogenese

In neueren Verfahren werden gute Ergebnisse mit Distraktionsosteogenese des Unterkiefers (Kallusdistraktion) erzielt. Hierbei erfolgt eine Osteotomie des hypoplastischen Unterkieferanteils, zudem wird ein Distraktor eingesetzt. Durch langsame Distraktion des Kallus kann eine (Nach-)Entwicklung des hypoplastischen Knochenanteils erreicht werden. Für die Distraktion kommen intra- oder extraorale Apparaturen in Frage.

#### Kondylektomie mit Dermis-Fett-Transplantat

Bei ausgeprägter kondylärer Hypoplasie kann der Kondylus über einen präaurikulären Zugang abgetragen werden. Der Discus articularis wird erhalten. Der zunächst durch die Operation vergrößerte Kiefergelenkspalt wird mit einem Dermis-Fett-Transplantat aufgefüllt (Neo-Kondylus) (➤ Abb. 8.6).

Weitere in den Leitlinien benannte Verfahren sind die **vertikale Ramusosteotomie** und die **Knochenreduktion bzw. Augmentation.**

### Postoperative Rehabilitation

Zu Beginn erfolgt eine Immobilisation/Ruhigstellung soweit möglich. Die Dauer hängt vom gewählten Verfahren ab. In der Folge ist eine kieferorthopädische Nachbehandlung indiziert. In der Frühphase erfolgt keine Manuelle Therapie.

Bei anhaltenden Funktionsstörungen erfolgt die Therapie nach interdisziplinärer Absprache und besteht aus der Verbesserung der Kiefergelenksfunktion in Richtung Elevation, Depression, Laterotrusion (bds.), Protrusion und Retrusion sowie aus der Detonisierung verspannter Muskulatur. Zum Standard der Behandlung der Kiefergelenke sollte eine Mobilisation der ventralen Faszien des oberen Rumpfes gehören. Ebenso sollte die Funktion der Hochzervikalregion und der Halswirbelsäule geprüft und falls notwendig therapiert werden.

## 8.2.2 Dysgnathien

**Ätiologie** Dysgnathien kommen kongenital oder erworben vor. Kongenitale Dysgnathien resultieren aus embryonalen Verzögerungen der ersten beiden Kiemenbögen oder des Schädels. Syndromale kraniofaziale Fehlbildungen sind möglich. Erworbene Dysgnathien können posttraumatisch, neoplastisch bedingt oder Resultat von Hormonstörungen (Akromegalie etc.) sein. Zudem können fehlende Zähne und eine nicht funktionierende Zungenmuskulatur zur Dysgnathie führen. Auch eine Rachitis kann eine Dysgnathie begünstigen (siehe Band I dieser Buchreihe).

**Epidemiologie** Im kindlichen Milchgebiss besteht eine Inzidenz von bis zu 30 %, bei Erwachsenen variieren angegebene Inzidenzen stark (20–40 %). Hervorzuheben ist, dass hierunter auch alle dezenten Dysgnathien wie geringfügige Unterkieferrücklagen, Kreuzbisse oder offene Bisse zählen.

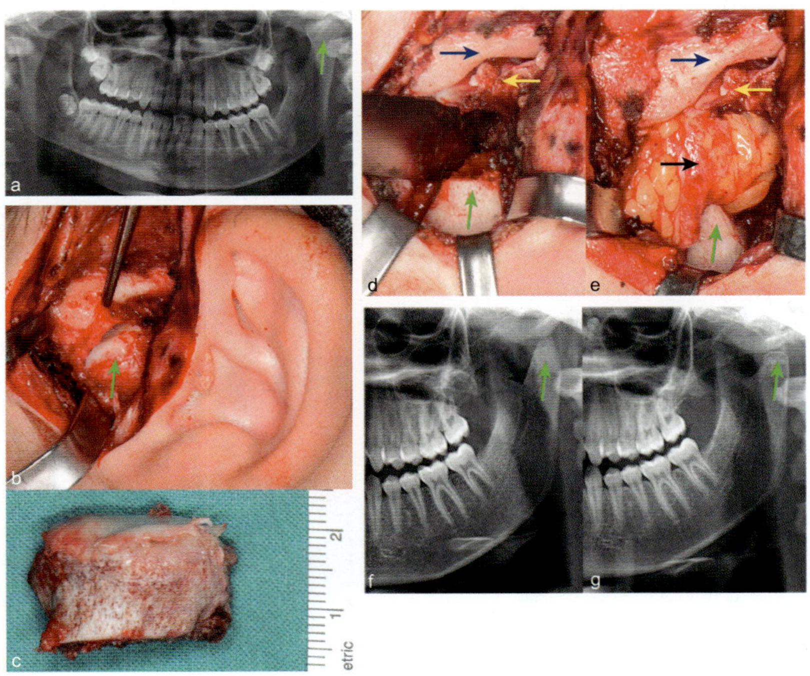


**Abb. 8.6** a) Die Panoramaschichtaufnahme zeigt eine ausgeprägte kondyläre Hypoplasie (Pfeil) bei einem 14-jährigen Patienten. b) Über einen präaurikulären Zugang wird der linke Kondylus (Pfeil) dargestellt. c) Der Kondylus wird abgetragen (Kondylektomie). d) Aus dem verbliebenen Kiefergelenkhals wird ein Neo-Kondylus (grüner Pfeil) geformt. Der Discus articularis (gelber Pfeil) wird erhalten. Der blaue Pfeil markiert den Jochbogen. e) Der zunächst durch die Operation vergrößerte Kiefergelenkspalt wird mit einem Dermis-Fett-Transplantat (schwarzer Pfeil) aufgefüllt. Neo-Kondylus: grüner Pfeil; Discus articularis: gelber Pfeil; Jochbogen: blauer Pfeil. f) Die Panoramaschichtaufnahme zeigt die initiale postoperative Situation (Neo-Kondylus: grüner Pfeil). g) Die Panoramaschichtaufnahme zeigt die Remodellierung des Neo-Kondylus (grüner Pfeil) nach einem postoperativen Jahr. [M1134]

**BEFUNDE**

**Mögliche Sichtbefunde**

Die Sichtbefunde variieren je nach Ausprägung deutlich und sind individuell unterschiedlich.

- Okklusionsstörungen
- Asymmetrien
- Zahnfehlstellungen

**Mögliche Leitsymptome**

Leitsymptome variieren je nach Fehlbildung.

- Kraniomandibuläre Dysfunktionen
- Kopfschmerzen
- Tinnitus
- Schwindel
- Eingeschränkte Nasenatmung
- Sprechstörungen
- Schluckstörungen
- Funktionsstörungen der HWS

**Röntgenbefund**

Darstellung der Abweichung

## Beschreibung

Dysgnathie ist der Oberbegriff für eine aphysiologische Entwicklung des Kiefers, der Zähne oder weiterer Anteile des Kauapparates. Es besteht eine Normabweichung der Kieferposition. Die Ausprägungsmöglichkeiten sind multipel und variieren individuell. Unterschieden werden Dysgnathien nach unterschiedlichen Parametern.

## Klassifikation

### Einteilung nach der Form

- Transversale Dysgnathien (➤ Abb. 8.7)
- Sagittale Dysgnathien
- Vertikale Dysgnathien
- Multivektorale Dysgnathien

### Einteilung nach der Lokalisation

- Dentoalveoläre Dysgnathie
- Skelettale Dysgnathie

### Angle-Klassifikation

In der Angle-Klassifikation werden Gebissanomalien aus Okklusionsstellung anhand der Position der Oberkiefer- und Unterkiefermolaren zueinander beurteilt. Fehlverzahnungen werden nicht begünstigt. Die Angle-Klassifikation ist eine ältere Einteilung. Heute findet sie kaum noch Anwendung.

## Untersuchung

**Manualtherapeutisch** Inspektion, Palpation, Beurteilung der Okklusion.

**Medizinisch** Röntgen. Weitere bildgebende Verfahren werden präoperativ genutzt.

## Therapie

### Konservativ

Kieferorthopädische Maßnahmen und Manuelle Therapie zur Mobilisation von Funktionsstörungen.

### Operativ

Je nach Ausprägung können Umstellungsosteotomien des Kiefers indiziert sein. Das operative Verfahren hängt von der Art und dem Umfang der Fehlbildung ab.

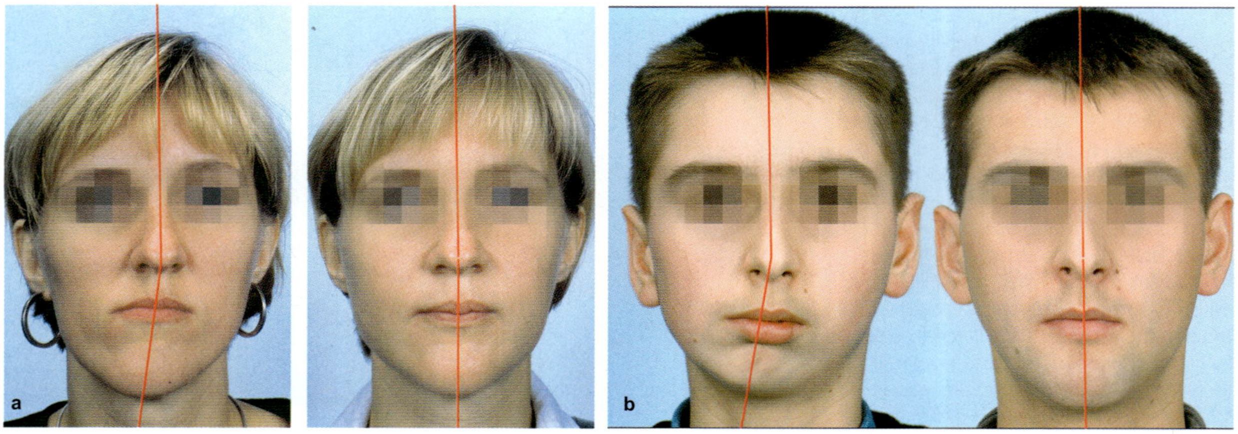

**Abb. 8.7** Transversale Dysgnathien, prä- und postoperativ: a) Erreichen der Symmetrie durch bimaxilläre Operationstechnik mit Le Fort-I-Osteotomie und Schwenkung des Unterkiefers in die anatomisch korrekte Position. b) Erreichen der Symmetrie am wachsenden Gesichtsschädel mithilfe der Distraktionsosteogenese und konsekutiver konventioneller orthognather Chirurgie. [R467]

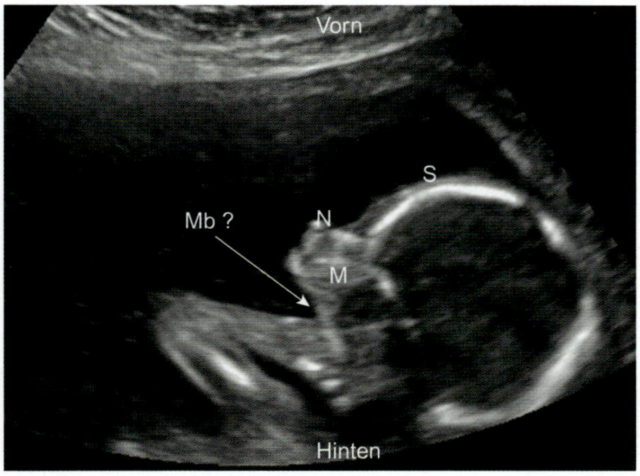


**Abb. 8.8** Agnathie mit Fehlen des Unterkiefers: S = Stirn, N = Nase, M = Maxilla, Mb? = Mandibula? [R418]

#### Postoperative Rehabilitation

Die postoperative Rehabilitation richtet sich nach dem genutzten Verfahren und folgt dem Nachbehandlungsschema des Operateurs. Sie besteht aus kieferorthopädischen Maßnahmen und manualtherapeutischer Behandlung.

## 8.2.3 Agnathie

**Ätiologie** Kongenital.

### Beschreibung

Die Agnathie gehört zur Gruppe der Dysgnathien. Unter einer Agnathie wird das Fehlen des Ober- oder Unterkiefers verstanden. Sie wird isoliert oder syndromal bedingt beschrieben. Eine Agnathie ist in der Regel schon intrauterin per Sonografie darstellbar (➤ Abb. 8.8).

## 8.2.4 Mikroagnathie

### Beschreibung

Mikroagnathien sind Fehlbildungen des Gesichtsschädels mit bestehender Hypoplasie des Unter- und/oder Oberkiefers. Sie gehören zur Gruppe der Dysgnathien (➤ Kap. 8.2.2).

## 8.2.5 Laterognathie

### Beschreibung

Laterognathien sind Kieferfehlstellungen mit Abweichungen der Mandibula nach lateral (➤ Abb. 8.7). Sie gehören zur Gruppe der transversalen Dysgnathien (➤ Kap. 8.2.2).

## 8.2.6 Kraniosynosthose

**Synonyme** Kranioostenose, vorzeitige Nahtsynosthose, Zephaloostenose.

**Ätiologie** Die Ätiologie ist nicht abschließend geklärt. Kraniosynosthosen treten oft gemeinsam mit anderen Dysostosen oder syndromal (Morbus Crouzon, Morbus Apert) bedingt auf, können jedoch auch isoliert eine einzelne Sutur betreffen.

**BEFUNDE**

**Sichtbefund**
- Schädeldeformität

**Mögliche weitere Befunde**
- Erhöhung des intrakraniellen Drucks
- Hirnschädigungen

### Beschreibung

Eine Kraniosynosthose ist eine Schädeldeformität (Schädelfehlbildung) durch frühzeitige Verknöcherung einzelner oder mehrerer Schädelsuturen. Die Schädeldeformität richtet sich nach der Lokalisation der Kraniosynosthose (➤ Abb. 8.9). Folgende Formen werden beschrieben (➤ Abb. 8.10):
- Verfrühte Verknöcherung der Sutura frontalis (Frontalnaht): Trigonozephalus
- Verfrühte Verknöcherung der Sutura coronalis (Koronarnaht)
  - Beidseitig: Brachyzephalus, Turrizephalus
  - Einseitig: Plagiozephalus
- Verfrühte Verknöcherung der Sutura sagittalis (Sagittalnaht): Skaphozephalus (Dolichozephalus)
- Verfrühte Verknöcherung aller Schädelnähte: Mikrozephalus
- Verfrühte Verknöcherung der Sutura lambdoidea (Lambdanaht [selten]): Oxyzephalus

8

### Untersuchung

**Manualtherapeutisch** Inspektion, Palpation.

**Medizinisch** Beurteilung nach Schädelindex, Röntgenuntersuchung und CT des Schädels. Bei V. a. Schädigungen des Gehirns erfolgt ein EEG. Ergänzt wird die Diagnostik durch ein augenärztliches Konsil und neurologische Untersuchungen.

### Therapie

#### Operativ

Die Therapie erfolgt operativ durch Remodellierung der deformierten Schädelbereiche mit Hilfe eines Modells mittels Stereolithografie anhand der Bilddateien der CT.

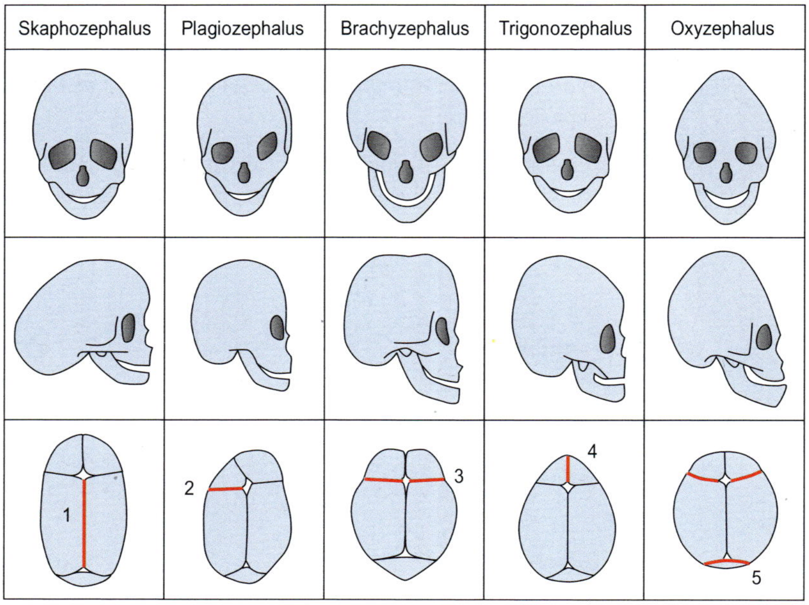


**Abb. 8.9** Typische Schädelformen bei Kraniosynosthose: Sagittalnaht: 1; Koronarnaht einseitig: 2; Koronarnaht beidseitig: 3; Frontalnaht: 4; Lambdanaht: 5. [L143]

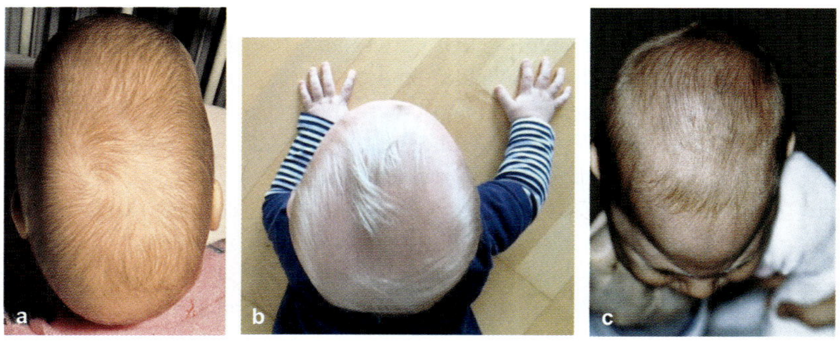


**Abb. 8.10** Schädelanomalien nach Kraniosynosthose: a) Fotografie eines Kindes mit Skaphozephalus; b) Fotografie eines Kindes mit Brachyzephalus; c) Fotografie eines Kindes mit Trigonozephalus. [R467, F1080-002, R467]



Eine dauerhafte Rekonstruktion wird mittels Kraniektomien, Kraniotomien oder Implantaten erreicht. Zur Fixation werden resorbierbare Kunststoffschrauben genutzt. Operative Interventionen erfolgen regelhaft zwischen dem 7. und 12. Lebensmonat.

#### Postoperative Rehabilitation

Manuelle Therapie ist in der Regel kein Bestandteil der postoperativen Rehabilitation.

### 8.2.7 Makrozephalie

**Ätiologie** Häufig wird ein Hydrozephalus als Ursache beschrieben, auch ein Megazephalus kann Ursache sein. Zudem können andere Fehlbildungen des Schädels und Gehirns zur Makrozephalie führen.

**BEFUNDE**

**Sichtbefund**
- Abnorm großer Schädel (Perzentilenkurve)

#### Beschreibung

Eine Makrozephalie beschreibt eine abnorme Größe des Schädels. Die Größe liegt dann oberhalb der 97. Perzentile. Als relative Makrozephalie wird ein normal großer Schädel (Perzentileneintrag) bezeichnet, der aufgrund eines kleinen Körpers (ggf. Minderwuchs) vergrößert wirkt.

Zur Makrozephalie vgl. Richard et al. 2010.

#### Differenzialdiagnosen

Differenzialdiagnostisch kommt eine relative Makrozephalie in Betracht.

#### Untersuchung

**Medizinisch** Messung des Kopfumfangs mit Eintragung in die Perzentilenkurve. Messung des Kopfumfangs bei Eltern und Geschwistern mit Perzentileneintrag. Klinische Untersuchung.

### Therapie

#### Operativ

Viele Kinder mit Makrozephalie müssen nicht behandelt werden. Liegt die Ursache in einem Hydrozephalus, so erfolgt eine Operation (Shunt, Öffnung von Ventrikeln, Spinalpunktion).

**HINWEIS**
Eine familiäre Makrozephalie muss nicht behandelt werden.

#### Postoperative Rehabilitation

Manuelle Therapie ist in der Regel kein Bestandteil der postoperativen Rehabilitation.

## 8.2.8 Mikrozephalie

**Ätiologie** Kongenital (Chromosomenbesonderheiten), postinfektiös (Röteln, Zika-Virus, Zytomegalie), Stoffwechselerkrankungen (Phenylketonurie), strahleninduzierte Mikrozephalie, Crystal-Meth-Missbrauch während der Schwangerschaft oder syndromal bedingt.

**Epidemiologie** 1,6 : 1000 Geburten.

**BEFUNDE**

**Sichtbefunde**
- Abnorm kleiner Schädel (Perzentilenkurve)

**Mögliche weitere Befunde**
- Geistige Behinderung
- Entwicklungsverzögerung
- Hyperaktivität
- Hörbeeinträchtigung
- Sehbeeinträchtigung

### Beschreibung

Eine Mikrozephalie beschreibt einen Kopfumfang unter der Norm (Perzentilenkurve). Patienten leiden zudem an geistiger Behinderung. Entwicklungsstörungen, Seh- und Hörbeeinträchtigungen gehören zu den häufigsten weiteren Beeinträchtigungen (➤ Abb. 8.11).

### Untersuchung

**Medizinisch** Messung des Kopfumfangs mit Eintragung in die Perzentilenkurve. Neurologische Untersuchung, augen- und ohrenärztliches Konsil.

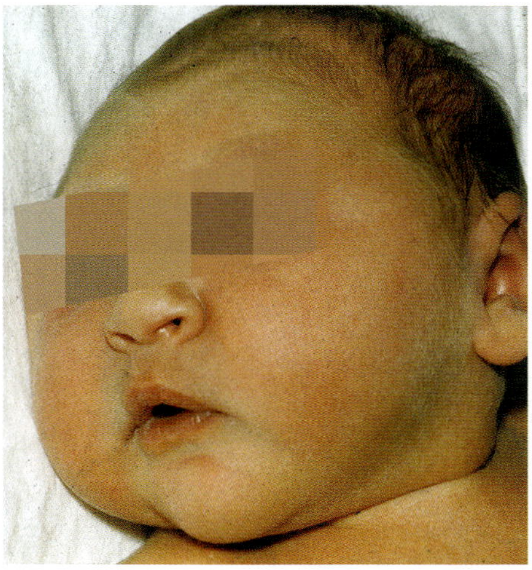

**Abb. 8.11** Fotografie eines Kindes mit Mikrozephalie. Das Gesicht ist typischerweise normal dimensioniert, bei gleichzeitig verkleinerten Schädelknochen. Üblicherweise ist diese Fehlbildung mit mentaler Retardierung verbunden. [T1499]

### Therapie

#### Konservativ

Eine kausale Therapie gibt es nicht. Frühzeitige Therapie zum Erreichen der bestmöglichen kindlichen Entwicklung (körperlich und geistig) ist empfehlenswert. Die Therapie sollte interdisziplinär erfolgen und Vojta- und/oder Bobath-Therapie beinhalten.

## 8.2.9 Kranioschisis

**BEFUNDE**

**Sichtbefund**
- Meningozele
- Meningoenzephalozele
- Enzephalozystozele

### Beschreibung

Eine Kranioschisis ist eine Hemmungsfehlbildung mit Verschlussstörung des Schädels, durch die Hirnhäute (Meningozele), Hirnhäute mit Gehirn (Meningoenzephalozele) oder Gehirn mit Liquorräumen (Enzephalozystozele) vorwölben können (➤ Abb. 8.12).

### Untersuchung

**Medizinisch** Neurologische Untersuchung, präoperative Bildgebung.

8

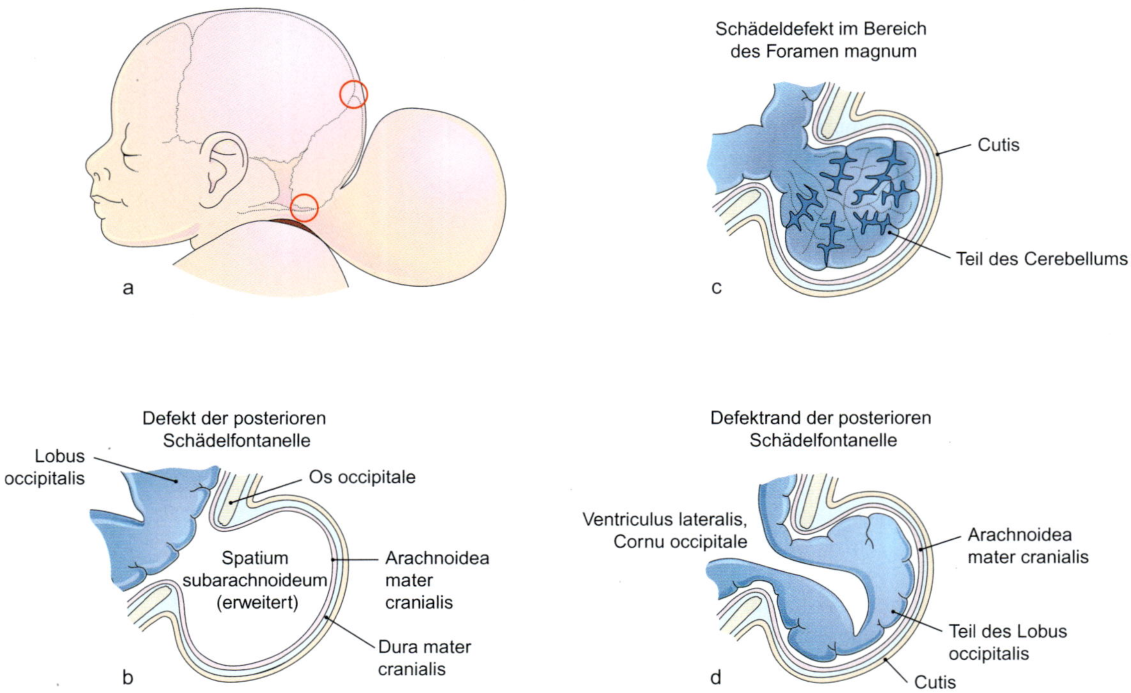


**Abb. 8.12** Hemmungsfehlbildungen ohne und mit fehlerhafter Gehirnanlage und medianer Schädellücke, schematische Darstellung: a) Kopf eines Neugeborenen mit einer großen Aussackung in der Okzipitalregion. Der obere rote Kreis ist der Defektbereich an der kleinen Fontanelle, der untere rote Kreis zeigt den Defekt im Bereich des Foramen magnum. b) Meningozele: Der Bruchsack wird von Haut und Meningen gebildet und ist mit Liquor gefüllt. c) Meningoenzephalozele: Der Bruchsack enthält Teile des Zerebellums und ist von Meningen und Haut bedeckt. d) Enzephalozystozele: Der Bruchinhalt wird von Teilen des Lobus occipitalis und einem Teil des Hinterhorns des Seitenventrikels gebildet. [E347-09]

### Therapie

#### Operativ

Die Therapie erfolgt operativ. Ziel ist der Verschluss der Kranioschisis bei geringstmöglicher neurologischer Schädigung.

#### Postoperative Rehabilitation

Die postoperative Rehabilitation erfolgt interdisziplinär und sollte Vojta- und/oder Bobath-Therapie beinhalten.

**Zusammenfassung**

**Knöcherne, kongenitale Erkrankungen des Kiefers und des Schädels**

Es gibt zahlreiche kongenitale Fehlbildungen des Kiefers und des Schädels.

Kondyläre Hypoplasien und Dysgnathien gehen in der Regel mit Okklusions-Funktionsstörungen der Kiefergelenke einher. Hier ist Manuelle Therapie neben kieferorthopädischen Maßnahmen sowohl in der konservativen Behandlung als auch in der postoperativen Rehabilitation wesentlicher Bestandteil der Therapie.

Fehlbildungen des Schädels können mit Hirnschäden einhergehen und neurologische Symptome, geistige Behinderungen und motorische Entwicklungsstörungen nach sich ziehen. In der konservativen oder postoperativen Behandlung kommen neurologische Konzepte wie Vojta- und/oder Bobath-Therapie zur Anwendung.

## 8.3 Traumatische Erkrankungen

Basiswissen zu traumatischen Erkrankungen inkl. Traumaanalyse und Informationen zu Fraktureinteilungen wird in ➤ Kap. 1.1.2 vermittelt.

In ➤ Abb. 8.13 ist das grundlegende anamnestische und diagnostische Vorgehen nach traumatischen Ereignissen der Kieferregion und des Schädels dargestellt.

Kiefergelenksfrakturen können durch Schläge, Tritte, Stürze und Anpralltraumen entstehen. Schädelkontusionen und -frakturen entstehen durch Stürze, Schläge, Tritte und das Stoßen des Kopfes.

8

| Anamnestische Informationen/allgemeine mögliche klinische Befunde |
|---|
| **Weitere Befunde möglich/Ausbleiben einzelner Befunde möglich** |
| Z. n. nach Trauma: • Kiefergelenk: Schmerzen, Hämatom, Funktionsstörungen im Kiefergelenk, Okklusionsstörungen, Asymmetrien<br>• Schädel: Kopfschmerzen, Schwindel, Übelkeit/Erbrechen, Bewusstseinsverlust<br>> **Traumaanalyse**, siehe Kap. 1.1.2 |

| Traumamechanismus/mögliche betroffene Struktur | Untersuchung (therapeutisch oder ärztlich) | Therapie/Handlungsempfehlung |
|---|---|---|
| **Verletzungen anderer/weiterer Strukturen theoretisch möglich** | **Therapeutische Untersuchungstechniken unter Beachtung von Sensitivität, Spezifität und Reliabilität** | **Nachbehandlungsschemata können individuell abweichen**<br>**Entscheidungen pro/kontra OP müssen individuell getroffen werden** |
| Kontusionen des Kiefergelenks<br>> **Diskusläsionen, Läsionen des Knorpelüberzugs der Gelenkflächen**, siehe Kap. 8.3.1<br>Distorsionen des Kiefergelenks<br>> **Läsionen der Gelenkkapsel, ligamentäre Verletzungen**, siehe Kap. 8.3.1 | Anamnese inklusive Traumaanalyse, Inspektion, Funktionsuntersuchung<br>Röntgenuntersuchung zum Frakturausschluss | Konservativ:<br>• Ruhigstellung durch mandibulo-maxilläre Fixation mit Hypomochlion<br>• Nachbehandlung mit Lingualschiene<br>• Kurz- oder Mikrowellenbestrahlung<br>• Lasertherapie |
| Distorsion durch Schläge, Tritte oder Stürze<br>> **ventrale Kiefergelenksluxation**, siehe Kap. 8.3.2 | Anamnese inklusive Traumaanalyse, Inspektion, Funktionsuntersuchung<br>Röntgenuntersuchung: Panoramaschichtaufnahme, Schüller-Aufnahme | Konservativ:<br>• Reposition mit Handgriff nach Hippokrates<br>• Elastischer Kopfverband für einige Tage<br>• Manuelle Therapie ab der Konsolidierungsphase |
| Distorsion durch Schläge, Tritte oder Stürze<br>> **laterale und mediale Kiefergelenksluxation (nur bei Fraktur des Unterkiefers möglich)**, siehe Kap. 8.3.2 | Anamnese mit Traumaanalyse, Inspektion, Funktionsuntersuchung<br>Röntgenuntersuchung | Konservativ:<br>• Reposition der Frakturfragmente<br>• Manuelle Therapie nach 6–8 Wochen<br>Operativ: bei Frakturen des Gelenkfortsatzes<br>• Manuelle Therapie ab der Konsolidierungsphase |
| Distorsion durch Schläge, Tritte oder Stürze<br>> **dorsale Kiefergelenksluxation**, siehe Kap. 8.3.2 | Anamnese mit Traumaanalyse, Inspektion, Funktionsuntersuchung<br>Röntgenuntersuchung | Konservativ:<br>• Reposition des Gelenks<br>• Mandibulo-maxilläre Fixation mit Hypomochlion und Aktivatorbehandlung<br>• Manuelle Therapie ab der Konsolidierungsphase<br>Operativ: bei Frakturen |
| Distorsion durch Schläge, Tritte oder Stürze<br>> **zentrale Kiefergelenksluxation (mit Frakturierung des Caput mandibulae in die Schädelgrube)**, siehe Kap. 8.3.2 | Anamnese mit Traumaanalyse, Inspektion, Funktionsuntersuchung<br>Röntgenuntersuchung | Konservativ: mandibulo-maxilläre Gummizüge mit Hypomochlion<br>Operativ: Reposition mit Knochenhaken oder Kirschnerbügel nach Niederdellmann und Schilli |
| Distorsion durch Schläge, Tritte oder Stürze<br>> **Subluxation nach ventral oder dorsal (Relation Caput mandibulae – Diskus)**, siehe Kap. 8.3.2 | Anamnese mit Traumaanalyse, Inspektion, Funktionsuntersuchung<br>Röntgenuntersuchung, Sonografie | Konservativ:<br>• Narkosereposition<br>• Manuelle Therapie ab der Konsolidierungsphase |
| Distorsion durch Schläge, Tritte oder Stürze<br>> **Frakturen (Gesichtsschädel, Mandibula)**, siehe Kap. 8.3.3 | Erste Hilfe<br>Anamnese mit Traumaanalyse, Inspektion, Palpation<br>Röntgenuntersuchung | Konservativ: bei Nasenbeinfrakturen<br>Operativ: bei allen anderen Frakturen und Nasenbeinfrakturen mit Atembeeinträchtigungen/Läsionen der Nasenscheidewand |
| Distorsion durch Schläge, Tritte oder Stürze<br>> **Frakturen (Schädelbasis, Schädeldach)**, siehe Kap. 8.3.3 | Erste Hilfe<br>Anamnese mit Traumaanalyse, Inspektion, Palpation<br>CT<br>Neurologische Untersuchung, EEG | Konservativ: bei linearen Frakturen des Schädeldachs<br>Operativ: bei Frakturen der Schädelbasis und allen anderen Frakturen des Schädeldachs |
| Sturz vom Wickeltisch. Treppenstürze, Schläge, Tritte, Stürze, Zusammenprall zweier Köpfe, Anpralltrauma (Ball, Pug), Schleudertrauma<br>> **Commotio cerebri**, siehe Kap. 8.3.4 | Anamnese mit Traumaanalyse<br>EEG<br>Ggf. CT zum Ausschluss von Frakturen und Blutungen | 24h stationäre Behandlung<br>Reduktion von Belastung bis zum Abklingen der Symptome |
| Sturz vom Wickeltisch. Treppenstürze, Schläge, Tritte, Stürze, Zusammenprall zweier Köpfe, Anpralltrauma (Ball, Pug), Schleudertrauma<br>> **SHT**, siehe Kap. 8.3.5 | Erste Hilfe<br>Anamnese mit Traumaanalyse, Inspektion, Palpation<br>CT<br>Neurologische Untersuchung, EEG | Konservativ: bei SHT Grad 1 und gedeckter Schädigung Grad 2<br>Operativ: bei Grad 3 und offener Schädigung Grad 2 |

**Abb. 8.13** Anamnese und Diagnostik traumatischer Erkrankungen der Kieferregion und des Schädels. [L329]

| Allgemeine Therapiebausteine (spezifische Therapiepläne im jeweiligen Kapitel) | | | | |
|---|---|---|---|---|
| Immer unter Berücksichtigung der Belastbarkeit in den Heilungsphasen, siehe Kap. 1.6.3 | | | | |
| Frühphase:<br>Bei Läsionen der Kiefergelenke:<br>Reduktion von Belastung in der Entzündungs- und Proliferationsphase<br>Bei neurologischen Störungen:<br>ggf. frühfunktionelle Neurorehabilitation | → | Spätphase:<br>Bei Funktionsstörungen der Kiefergelenke:<br>• Mobilisation der Kiefergelenke<br>• Mobilisation der HWS, des zervikothorakalen Übergangs, ggf. kostovertebrale und kostotransversale Mobilisation<br>• Mobilisation der ventralen Faszien des Rumpfes<br>Bei neurologischen Störungen:<br>Neurorehabilitation, ggf. Nachbehandlung nach Bobath oder Vojta | → | Erarbeiten der vollen Belastungsfähigkeit |

**Abb. 8.13** *(Forts.)* Anamnese und Diagnostik traumatischer Erkrankungen der Kieferregion und des Schädels. [L329]

**HINWEIS**

Das Wiedererlangen von voller Belastbarkeit und Sportfähigkeit ist das Ziel der konservativen Therapie und der postoperativen Rehabilitation nach jeder Verletzung im Bereich der Kiefergelenke und des Schädels.
Die in der Folge beschriebenen Rehabilitationszeiten sind Empfehlungen, die individuell deutlich abweichen können. Inadäquates Belastungsverhalten ist der Hauptgrund für länger andauernde Rehabilitation. Im Profisport wird häufig eine frühere Rückkehr entschieden, hier ggf. unter erhöhter Rezidivgefahr.
Vor Freigabe der sportlichen Wettkampfbelastung ist eine Freigabe des Arztes in Hinsicht auf das Abklingen von Läsionen des Gehirns absolute Voraussetzung (Commotio cerebri, Blutungsgefahr etc.).

Bei starken Schmerzen und großer Entzündung nach einem Trauma ist eine medikamentöse Therapie mit Einsatz von Analgetika und Antiphlogistika vom Arzt abzuwägen. Neben den gewünschten Effekten stellt sie immer auch eine Beeinflussung der physiologischen Heilung dar.

**YELLOW FLAG**

Bei Zustand nach Traumen sollte anamnestisch geprüft werden, ob Yellow, Blue oder Black flags vorliegen. Sie können ein heilungsverzögernder Faktor sein. Insbesondere Sorgen und Ängste bei möglicher längerfristiger Arbeitsunfähigkeit oder Sportunfähigkeit können Yellow flags auslösen.

## 8.3.1 Diskus-, Kapsel- und Bandläsionen

**BEFUNDE**

**Traumamechanismus**
- Kontusionen oder Distorsionen durch Tritte, Schläge oder Stürze
- Kontusion des Kiefergelenks: Läsionen des Diskus und des Knorpelüberzugs der Gelenkflächen
- Distorsion des Kiefergelenks: Läsionen der Gelenkkapsel und der ligamentären Strukturen

**Leitsymptomatik**
- Lokale Schmerzen
- Ggf. Gelenkerguss
- Bei Gelenkerguss Deviation zur gesunden Seite

### Beschreibung

Läsionen von Diskus und Kapsel-Band-Apparat des Kiefergelenks können durch Kontusionen oder Distorsionen entstehen. Nach Kontusionen verletzt der Diskus des Kiefergelenks oft gemeinsam mit dem Knorpelüberzug der Gelenkflächen. Nicht selten entsteht ein seröser oder blutiger Gelenkerguss. Durch Distorsionen können Läsionen des Kapsel-Band-Apparates des Kiefergelenks entstehen. Patienten beschreiben lokale Schmerzen. Bei fehlendem Gelenkerguss weicht der Unterkiefer zur kranken, bei vorhandenem Gelenkerguss zur gesunden Seite ab.

### Differenzialdiagnosen

Differenzialdiagnostisch kommen Frakturen in Betracht.

### Untersuchung

**Manualtherapeutisch** Anamnese inklusive Traumaanalyse, Inspektion und Funktionsuntersuchung.

**Medizinisch** Röntgenuntersuchung zum Frakturausschluss. Bei bestehendem Gelenkerguss zeigt sich im Röntgenbild ein verbreiterter Gelenkspalt.

### Therapie

#### Konservativ

Die Therapie erfolgt in der Regel konservativ und kann wie folgt durchgeführt werden:

**Grundsätzliches:**
- Ruhigstellung durch mandibulo-maxilläre Fixation mit Hypomochlion für 2 Wochen
- Nachbehandlung mit Lingualschiene oder einem Aktivator mit Hypomochlion
- Kurz- oder Mikrowellenbestrahlung
- Lasertherapie

**Entzündungsphase:**
- Keine Manuelle Therapie

**Proliferationsphase:**
- Woche 2: keine Manuelle Therapie
- Woche 3: aktives Bewegen im schmerzfreien Bereich

**Konsolidierungsphase:**
- Mobilisation in alle Bewegungsrichtungen
- Mobilisation der ventralen Faszien des Rumpfes
- Beseitigung von hochzervikalen und zervikalen Funktionsstörungen
- Erreichen der vollen Belastbarkeit nach 6–8 Wochen

**Mittlere Rehabilitationszeit** 6–8 Wochen.

**HINWEIS**
Der Begriff der mittleren Rehabilitationszeit ist bei Erkrankungen des Kiefergelenks nicht ideal gewählt. Kriterium ist hier nicht die volle Sportfähigkeit, sondern das Erreichen der vollen Belastbarkeit.

## 8.3.2 Luxationen

Es werden mehrere Formen der Kiefergelenksluxation unterschieden.

### Ventrale Kiefergelenksluxation

**BEFUNDE**
**Traumamechanismus**
- Distorsionen durch Schläge, Tritte oder Stürze
- Weite Mundöffnung (Zahnarzt, Gähnen)

**Leitsymptomatik**
**Bei beidseitiger Luxation:**
- Starke lokale Schmerzen
- Vorbissstellung (halb geöffneter Mund, Schluss nicht möglich)

**Bei einseitiger Luxation:**
- Lokale Schmerzen
- Deviation zur gesunden Seite

#### Beschreibung

Die ventrale Kiefergelenksluxation ist die häufigste Form der Kiefergelenksluxationen. Ventrale Kiefergelenksluxationen können durch Schläge, Tritte oder Stürze, aber auch durch weites Öffnen des Mundes beim Gähnen, beim Zahnarzt und selten beim Einführen großer, harter Nahrungsmittel (Apfel etc.) entstehen. Begünstigender Faktor kann eine instabile Gelenkkapsel sein. Begleitend können Frakturen und Läsionen des Diskus und des Kapsel-Band-Apparates entstehen. Auch eine Osteoarthrose des Kiefergelenks kann, aufgrund einer Abnahme der Gelenkflächen, zur ventralen Luxation führen (➤ Kap. 8.5.1).

#### Differenzialdiagnosen

Differenzialdiagnostisch kommen Frakturen in Betracht.

#### Untersuchung

**Manualtherapeutisch** Anamnese mit Traumaanalyse, Inspektion, Palpation.

**Medizinisch** Röntgen (Panoramaschichtaufnahme, Schüller-Aufnahme). Die Aufnahmen zeigen den Condylus mandibulae bei geöffnetem Mund ventral des Tuberculum articulare, die Gelenkpfanne ist leer.

#### Therapie

##### Konservativ

**Grundsätzliches:**
- Reposition des Kiefergelenks mit dem Handgriff nach Hippokrates
- Elastischer Kopfverband für einige Tage
- Alternativ mandibulo-maxilläre Fixation mit intermaxillären Drahtligaturen für mehrere Tage

**Entzündungsphase:**
- Keine Manuelle Therapie

**Proliferationsphase:**
- Keine Manuelle Therapie
- Aktives Bewegen im schmerzfreien Bereich

**Konsolidierungsphase:**
- Mobilisation in alle Bewegungsrichtungen
- Mobilisation der ventralen Faszien des Rumpfes
- Beseitigung von hochzervikalen und zervikalen Funktionsstörungen
- Erreichen der vollen Belastbarkeit nach 6–8 Wochen

**HINWEIS**
Bei älteren ventralen Kiefergelenksluxationen kann nicht manuell reponiert werden. Die Reposition erfolgt dann mit zwei Knochenhaken. Diese werden perkutan unterhalb des Arcus zygomaticus eingeschoben. Eine Operation ist nicht erforderlich. Es folgt eine mandibulo-maxilläre Fixation für eine Woche.

##### Operativ

Habituelle Luxationen nach ventral bei begleitender oder ursächlicher Arthrose des Kiefergelenks können operativ versorgt werden. Verriegelungsplastiken verhindern weitere Luxationen nach ventral, Eminektomien erleichtern die Rückkehr des Condylus mandibulae in die Fossa mandibularis (➤ Kap. 8.5.1).

**Mittlere Rehabilitationszeit** 6–8 Wochen.

### Laterale und mediale Kiefergelenksluxation

**BEFUNDE**
**Traumamechanismus**
- Distorsionen durch Schläge, Tritte oder Stürze

**Leitsymptomatik**
- Starke lokale Schmerzen
- Bewegungseinschränkungen

### Beschreibung

Laterale und mediale Luxationen des Kiefergelenks sind nur bei begleitender Fraktur des Unterkiefers möglich.

### Untersuchung

**Manualtherapeutisch** Anamnese mit Traumaanalyse, Inspektion, Palpation.

**RED FLAG**
Eine laterale oder mediale Kiefergelenksluxation ist eine Red flag. Der Patient ist zum Arzt zu überweisen.

**Medizinisch** Röntgen.

### Therapie

#### Konservativ
Reposition der Frakturfragmente und des Gelenks. Eine manualtherapeutische Behandlung startet erst nach Ausheilung der Unterkieferfraktur nach 6–8 Wochen.

#### Operativ
Bei Frakturen der Basis des Gelenkfortsatzes ist ein operatives Vorgehen indiziert.

#### Postoperative Rehabilition
Die postoperative Rehabilitation richtet sich nach der Art der Fraktur und dem angewandten Verfahren.

**Mittlere Rehabilitationszeit** 8–12 Wochen.

## Dorsale Kiefergelenksluxation

**BEFUNDE**

**Traumamechanismus**
- Distorsionen durch Schläge, Tritte oder Stürze

**Leitsymptomatik**
- Blutung aus dem Gehörgang
- Starke lokale Schmerzen
- Funktionsstörungen
- Okklusionsstörungen

### Beschreibung

Bei den sehr seltenen dorsalen Kiefergelenksluxationen dringt der Condylus mandibulae in den Gehörgang ein.

### Untersuchung

**Manualtherapeutisch** Anamnese mit Traumaanalyse, Inspektion, Palpation.

**RED FLAG**
Eine dorsale Kiefergelenksluxation ist eine Red flag. Der Patient ist zum Arzt zu überweisen.

**Medizinisch** Röntgen.

### Therapie

#### Konservativ
Reposition des Gelenks, mandibulo-maxilläre Fixation mit Hypomochlion, Aktivatorbehandlung.

**Entzündungsphase:**
- Keine Manuelle Therapie

**Proliferationsphase:**
- Keine Manuelle Therapie
- Aktives Bewegen im schmerzfreien Bereich

**Konsolidierungsphase:**
- Mobilisation in alle Bewegungsrichtungen
- Mobilisation der ventralen Faszien des Rumpfes
- Beseitigung von hochzervikalen und zervikalen Funktionsstörungen
- Erreichen der vollen Belastbarkeit nach 6–8 Wochen

#### Operativ
Eine OP-Indikation besteht bei Frakturen.

**Mittlere Rehabilitationszeit** 6–8 Wochen.

## Zentrale Kiefergelenksluxation

**BEFUNDE**

**Traumamechanismus**
- Distorsionen durch Schläge, Tritte oder Stürze

**Leitsymptomatik**
- Okklusionsstörungen mit offenem Biss auf der gesunden Seite
- Funktionsstörungen

### Beschreibung

Bei der sehr seltenen zentralen Kiefergelenksluxation frakturiert der Condylus mandibulae die Fossa mandibularis und dringt in die mittlere Schädelgrube ein.

### Untersuchung

**Manualtherapeutisch** Anamnese mit Traumaanalyse, Inspektion, Palpation.

**RED FLAG**
Eine zentrale Kiefergelenksluxation ist eine Red flag. Der Patient ist zum Arzt zu überweisen.

**Medizinisch** Röntgen.

### Therapie

Es erfolgt eine Reposition mit Knochenhaken oder mit Kirschnerbügel nach Niederdellmann und Schilli. Alternativ kann eine langsame Reposition durch mandibulo-maxilläre Gummizüge unter Nutzung dentaler Schienen mit Hypomochlion durchgeführt werden. Eine manualtherapeutische Funktionsbehandlung ist ab der Konsolidierungsphase erlaubt.

**Mittlere Rehabilitationszeit** > 8 Wochen.

## Subluxation

**BEFUNDE**

**Traumamechnismus**
- Distorsionen durch Schläge, Tritte oder Stürze

**Leitsymptomatik**
- Ventrale Subluxation
  - Einseitig
    - Mundöffnung unauffällig
    - Okklusion auf der betroffenen Seite gestört
    - Deviation zur gesunden Seite
  - Beidseitig
    - Vorbissstellung
- Dorsale Subluxation
  - Einseitig
    - Eingeschränkte Protrusion
    - Bei Mundöffnung Deviation zur betroffenen Seite
  - Beidseitig
    - Frontal offener Biss

### Beschreibung

Als Subluxation des Kiefergelenks wird eine Dislokation des Condylus mandibulae gegenüber dem Diskus bezeichnet. Hierbei kann sich der Condylus mandibulae in Bezug auf den Diskus nach ventral oder dorsal verlagern.

### Untersuchung

**Manualtherapeutisch** Anamnese mit Traumaanalyse, Inspektion, Palpation.

**Medizinisch** Sonografie, MRT.

### Therapie

Narkose-Reposition. Liegt die Subluxation länger zurück, kann eine Exzision des Diskus erforderlich sein. Eine manualtherapeutische Funktionsbehandlung ist ab der Konsolidierungsphase erlaubt.

**Mittlere Rehabilitationszeit** 4–6 Wochen.

**HINWEIS:**

Operative Verfahren bei Z.n. Luxation des Kiefergelenks gleichen den OP-Verfahren bei Osteoarthrose und werden in ➤ Kap. 8.5 beschrieben. Sie dienen zum einen der Behandlung geschädigter Gelenkflächen und der Entfernung osteophytärer Anbauten und freier Gelenkkörper und zum anderen der Vermeidung weiterer Luxationen.

**Zusammenfassung**

**Luxationen und Subluxationen der Kiefergelenke**

Luxationen der Kiefergelenke können nach ventral, dorsal, lateral und medial stattfinden. Da sie mit Frakturen und Schädigungen des Gehörgangs einhergehen können, gehört die primäre Behandlung in kieferchirurgische Hand. Eine Reposition durch den Manualtherapeuten sollte nur bei ventralen Luxationen und ausreichender Erfahrung in Betracht kommen. Die Diagnostik ohne Bildgebung ist jedoch schwierig. Bei dorsalen, lateralen, medialen und zentralen Luxationen ist sie für den Therapeuten eine absolute Kontraindikation.

## 8.3.3 Frakturen

**YELLOW FLAG**

Bei Zustand nach Frakturen sollte anamnestisch geprüft werden, ob Yellow, Blue oder Black flags vorliegen. Sie können ein heilungsverzögernder Faktor sein.

**RED FLAG**

Frakturzeichen sind eine Red flag (➤ Kap. 1.5.1). Der Patient ist zum Arzt zu überweisen.

**BEFUNDE**

**Traumamechanismus**
- Tritte, Schläge, Bälle/Pugs (Tennis, Squash, Golf, Hockey)

**Frakturen des Gesichtsschädels**

**Leitsymptomatik**
- Starke lokale Schmerzen
- Druckdolenz/Klopfschmerz

**Mögliche weitere Befunde**
- Nasenbluten
- Einblutungen ins Auge
- Beeinträchtigung des Sehvermögens
- Commotio cerebri
- Blutungen/offene Wunden
- Kopfschmerzen

**Frakturen des Unterkiefers**

**Leitsymptomatik**
- Starke lokale Schmerzen

**Mögliche weitere Befunde**
- Initialsyndrom eines SHT (➤ Kap. 8.3.5)
- Dislokation
- Okklusionsstörungen

- Funktionsstörungen des Kiefergelenks
- Luxation
- Zahnverlust
- Blutungen/offene Wunden

**Frakturen der Schädelbasis und des Schädeldachs**
**Leitsymptomatik**
- Starke lokale Schmerzen

**Mögliche weitere Befunde**
- Commotio cerebri
- Contusio cerebri
- Compressio cerebri
- Bewusstlosigkeit
- Hirnblutung
- Neurologische Ausfälle

## Beschreibung

Frakturen des Schädels und der Kiefergelenke entstehen durch Schläge, Tritte, Stürze und andere Hochrasanztraumen (Verkehrsunfälle etc.). Die Versorgung richtet sich nach dem Ausmaß und der Lokalisation der Schädigung.

## Klassifikation

Die Einteilung von Frakturen des Schädels und des Unterkiefers erfolgt nach der AO-Klassifikation.

**Klassifikation**

AO-Klassifikation

91 Mandibula
Proc. condylaris (Proc. articularis)
Proc. coronoideus
Kieferwinkel und Ramus
Condylus mandibulae (Caput mandibulae)
Symphyseal und parasymphyseal (Median- und Paramedianbereich)
92 Mittelgesicht
Zentrales Mittelgesicht und Maxilla
- UCMP: Upper Central Midface Partition (Nasalskelett, nasofrontale Maxilla)
- ICMP: Lower Central Midface Partition (infraorbitale Partition)
- LCMP: Lower Central Midface Partition (infrazygomatikale Maxilla)

Laterales Mittelgesicht (Jochbein, Jochbogen)
93 Schädelbasis
Vordere Schädelbasis
Mittlere Schädelbasis
- Spheno- und temporolaterale Schädelbasis (ohne Orbitakonus)

94 Schädelkalotte
Okzipital
Parietal
Frontal

Darüber hinaus werden Frakturen nach Lokalisation wie folgt unterteilt:
- Frakturen des Gesichtsschädels
- Frakturen des Unterkiefers
- Frakturen der Schädelbasis
- Frakturen des Schädeldachs

### Frakturen des Gesichtsschädels

Frakturen des Gesichtsschädels werden grundlegend in isolierte Frakturen des Jochbeins, des Alveolarfortsatzes, des Oberkieferbereichs, der Orbitalhöhle und des Nasenbeins unterteilt. Viele Autoren haben hier eigene Einteilungen/Klassifikationen verfasst und Einteilungen anderer Autoren modifiziert und ergänzt.

In der Folge werden die gängigsten Einteilungen aufgeführt.

#### Klassifikation nach Le Fort

- **Typ I:** horizontale Fraktur des Oberkiefers. Die Fraktur verläuft durch die Maxilla und durch beide Sinus maxillares oberhalb der Zahnwurzeln. Der Alveolarfortsatz wird vom restlichen Oberkiefer und Schädel getrennt, die Grenze verläuft zwischen dem kaudalen und kranialen Mittelgesicht.
- **Typ II:** pyramidale Fraktur mit Absprengung des Oberkiefers, zentrale Mittelgesichtsfraktur. Die Frakturlinie verläuft durch den Proc. zygomaticus maxillae in die Orbita, von dort durch den Proc. frontalis maxillae und das Nasenbein auf die Gegenseite.
- **Typ III:** transversale Fraktur mit vollständigem Abriss des Mittelgesichts von der Schädelbasis. Die Frakturlinie verläuft durch die laterale Wand der Orbita, von dort durch den Proc. frontalis maxillae auf die Gegenseite. Der Jochbogen ist meist mitfrakturiert, Ethmoidzellen sind eröffnet (vgl. Le Fort 1901).

#### Wassmund-Einteilung

- **Typ I:** Pyramidenfraktur ohne Beteiligung des Nasenskeletts
- **Typ II:** entspricht Le Fort Typ II
- **Typ III:** Abbruch des Oberkiefers und der Jochbeine ohne Beteiligung des knöchernen Nasenskeletts
- **Typ IV:** entspricht Le Fort Typ III

Die Wassmund-Einteilung liefert Parallelen/Überschneidungen zur Klassifikation nach Le Fort. So entspricht der Typ II der Wassmund-Einteilung dem Typ II der Le Fort-Klassifikation, und die Typen III und IV nach Wassmund entsprechen dem Typ III nach Le Fort.

#### Klassifikation nach Schwenzer und Steinhilber, modifiziert nach Horch

- Zentrale Frakturen
  - Infrazygomatikale Frakturen (Oberkiefer-Alveolarfortsatzfraktur, dentoalveolärer Komplex)
  - Querfraktur des Oberkiefers (basale Absprengung, Le Fort Typ I, Guérin) mit oder ohne Sagittalfraktur

- Hohe Pyramidalfraktur (Le Fort Typ II oder Wassmund Typ II, ohne Beteiligung des knöchernen Nasenskeletts, Wassmund Typ I)
- Sagittalfrakturen der Maxilla
- Nasenskelettfrakturen
  - Nasomaxillärer Komplex
  - Naso-orbito-ethmoidaler Komplex
- Zentrolaterale Frakturen
  - Hohe Mittelgesichtsaussprengung (Le Fort Typ II, Wassmund Typ IV)
  - Tiefe Mittelgesichtsaussprengung zygomatikomaxillär (Le Fort Typ II, jedoch ohne nasoethmoidale Beteiligung, entspricht Wassmund Typ III)
  - Kombinationsfrakturen und Trümmerfrakturen mit Beteiligung des Mittelgesichts und der Schädelbasis
- Laterale Frakturen
  - Zygomatiko-orbitaler Komplex
  - Zygomatiko-maxillärer Komplex
  - Isolierte Jochbeinfrakturen
  - Isolierte Frakturen des Jochbeinbogens
  - Isolierte Jochbein-Jochbeinbogen-Frakturen
  - Frakturen des Orbitalbodens (Blow-out-Fraktur), der Orbitalwand oder des Orbitarandes
- Nicht klassifizierte Frakturen
  - Irreguläre Frakturen
  - Trümmer- und Defektfrakturen

Vgl. Horch 2006 und Schwenzer und Steinhilber 1974.

### Frakturen des naso-orbito-ethmoidalen Komplexes

- Nasenbein
- Stirnfortsatz der Maxilla
- Tränenbein
- Lamina cribrosa
- Wände der Siebbeinzellen

### Besondere Frakturbezeichnungen

- **Guérin-Fraktur:** Eine Guérin-Fraktur ist ein Querbruch des Oberkiefers mit horizontalem Verlauf durch die Apertura piriformis. Es besteht eine überwiegende Übereinstimmung zu Le Fort Typ I.
- **Blow-out-Fraktur der Orbita:** Eine Blow-out-Fraktur der Orbita beschreibt eine isolierte Fraktur des Orbitabodens. Ursache ist ein direktes Trauma auf den Bulbus, zum Beispiel durch einen Ball. Der Orbitaboden frakturiert, periorbitales Fettgewebe wird komprimiert und ggf. gemeinsam mit Augenmuskeln in den Bruchspalt gedrückt.
- **Blow-in-Frakturen der Orbita:** Eine Blow-in-Fraktur der Orbita beschreibt eine dislozierte Fraktur der Orbitawand mit Absprengung von Knochenteilen nach intraorbital. Es besteht ein erhöhtes Risiko für Verletzungen des Bulbus und N. opticus. Formen sind die Orbitabodenfraktur, die Orbitadachfraktur und Nasoethmoidalfrakturen.

## Frakturen des Unterkiefers

Eine standardisierte Einteilung wird in der Literatur nicht beschrieben.

Unterteilt werden (> Abb. 8.14):

- Frakturen innerhalb der Zahnreihe
  - Median- oder Paramedianbereich
  - Eckzahnbereich
  - Seitenzahnbereich
- Frakturen außerhalb der Zahnreihe bei vollbezahntem Unterkiefer
- Alveolarfortsatzfrakturen
- Mandibulakörperfrakturen
- Kieferwinkelfrakturen
- Frakturen des Proc. condylaris

### Einteilung der Proc. condylaris-Frakturen nach Spiessl und Scholl

- **Typ I:** Kollumfrakturen ohne Dislokation
- **Typ II:** tiefe Kollumfraktur mit Dislokation
- **Typ III:** hohe Kollumfraktur mit Dislokation
- **Typ IV:** tiefe Kollumfraktur mit Luxation
- **Typ V:** hohe Kollumfraktur mit Luxation
- **Typ VI:** intrakapsuläre/diakapituläre Frakturen (vgl. Spiessl und Schroll 1972)

## Frakturen der Schädelbasis

Schädelbasisfrakturen werden in laterobasale, frontobasale und frontolaterale Frakturen unterteilt (> Abb. 8.15).

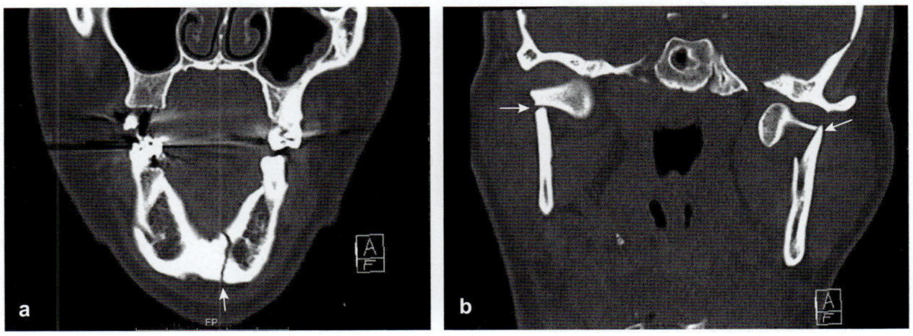


**Abb. 8.14** CT in koronarer Schichtung bei dreifacher Unterkieferfraktur (Kiefergelenk beidseits und median): a) Medianfraktur; b) Kiefergelenkfraktur beidseits mit Abknickung um 90° nach medial. [P132]

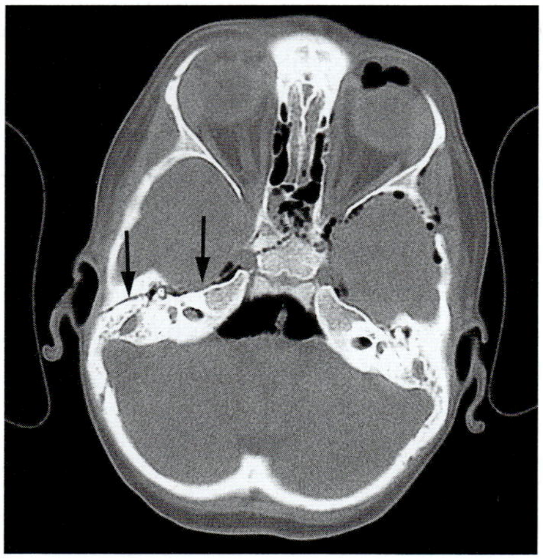

**Abb. 8.15** Schädelbasisfraktur bei schwerem Schädel-Hirn-Trauma. 11½ Jahre altes Mädchen nach Verkehrsunfall mit schwerem Schädel-Hirn-Trauma. Felsenbeinlängsfraktur durch das Mittelohr, Keilbeinfraktur sowie erhebliche Lufteinschlüsse präpontin vor der rechten und linken Felsenbeinspitze sowie in der linken mittleren Schädelgrube. Kleinere Frakturen am rechten lateralen Orbitarand, rechts okzipital und links temporal. Weichteilverdickung am Augenlid beiderseits, links mit Lufteinschluss unter dem Augenlid. Gefährdete Strukturen: Mittelohr einschließlich Gehörknöchelchenkette, N. facialis, N. petrosus. [T1364]

### Laterobasale Frakturen

Laterobasale Frakturen werden in Pyramidenlängs- und Pyramidenquerfrakturen unterteilt:

- **Pyramidenlängsfraktur:** Die Frakturlinie verläuft entlang des Gehörgangs am Vorderrand der Schläfenbeinpyramide. Typischerweise verläuft sie entlang des Gehörgangs über das Tegmen tympani in Richtung Karotiskanal und endet im Bereich des Sinus sphenoidalis.
- **Pyramidenquerfraktur:** Die Frakturlinie verläuft quer zur Schläfenbeinpyramide/Pars petrosa und verletzt das Labyrinth. Auch ein Verlauf durch den Meatus acusticus internus mit Schädigung des inneren Gehörgangs (äußerer und innerer Querbruch) ist möglich.

### Frontobasale Frakturen

Frontobasale Frakturen werden nach ihrer Lokalisation eingeteilt:

- **Typ I:** Stirnhöhlenhinterwand
- **Typ II:** vorderes Siebbein (Lamina cribrosa)
- **Typ III:** hinteres Siebbein
- **Typ IV:** Keilbeinhöhle
- **Typ V:** Orbitaldach

#### Einteilung nach Escher

Eine weitere Einteilung erfolgt nach Escher:

- **Typ I:** Mehrfragmentfraktur, Stirnhöhlenvorderwand, Stirnhöhlenhinterwand und Ethmoidaldach
- **Typ II:** Ethmoidaldach
- **Typ III:** Mittelgesichtsabrissfraktur entlang der Frontobasis
- **Typ IV:** lateroorbitale Fraktur mit Beteiligung der Stirnhöhle (vgl. Escher 1968)

### Frontolaterale Frakturen

Frontolaterale Frakturen sind Schädelbasisfrakturen mit Beteiligung der Orbitae. Es kommt zu einer Verbindung zwischen Intraduralraum und Orbita.

## Frakturen des Schädeldachs

Frakturen des Schädeldachs können anhand ihrer Lokalisation, Morphologie und Ausbreitung sowie anhand des Traumamechanismus, des Verlaufs und einer möglichen Dislokation beschrieben werden.

Fissuren werden von linearen Frakturen, sternförmigen Frakturen, Trümmer- und Impressionsfrakturen unterschieden. Impressionsfrakturen werden in Loch-, Stück- und Terrassenfrakturen unterteilt (➤ Abb. 8.16). Eine weitergehende einheitliche Einteilung gibt es nicht.

Zur Einteilung von Frakturen des Schädels und des Unterkiefers vgl. Baierlein 2011: 125–130 und Journal of Orthopaedic Trauma 2018.

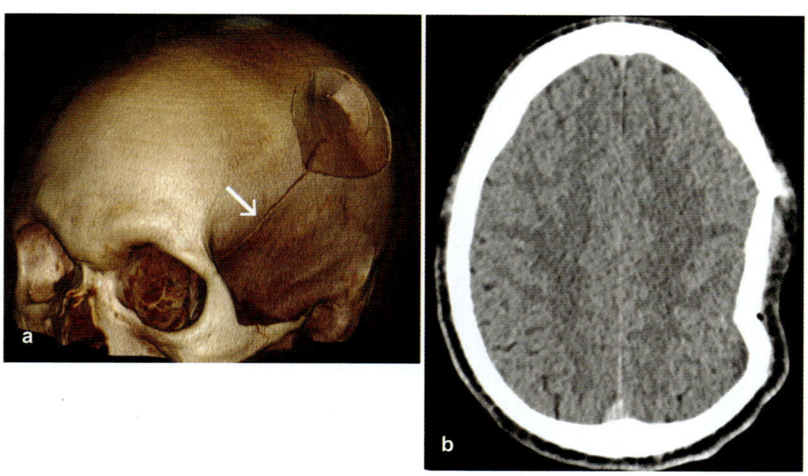


**Abb. 8.16** Impressionsfraktur der Schädeldachs in der CT: a) Die 3D-Rekonstruktion zeigt die Impressionsfraktur links parietal mit nach frontal ziehender Frakturlinie (Pfeil). b) Darstellung in der nativen CT. [T1364]

### Differenzialdiagnosen

Differenzialdiagnostisch kommen Kontusionen ohne Fraktur in Betracht.

### Mögliche Komplikationen

Je nach Lokalisation und Stärke des Traumas und Ausbreitung der Fraktur kann es zu folgenden Komplikationen kommen:
- Meningitis
- Anstieg des Hirndrucks (Blutung, Schwellung)
- Hirnschädigung
- Pneumatozele
- Erstickungsgefahr bei Bewusstlosigkeit
- Sehstörungen
- Hörstörungen
- Riechstörungen
- Gleichgewichtsverlust
- Tinnitus
- Läsion des N. faszialis
- Verletzung der A. carotis interna
- Infektionsgefahr (offene Frakturen)

### Untersuchung

**Manualtherapeutisch** Ist man bei dem Trauma zugegen, erfolgt zunächst die Leistung von Erster Hilfe. Bei Frakturverdacht im Bereich des Gesichtsschädels und des Unterkiefers ist der Patient umgehend zum Arzt zu überweisen.

Bei Verdacht auf Schädelbasis- oder Schädeldachfrakturen und posttraumatischen neurologischen Zeichen oder Bewusstlosigkeit ist der Rettungsdienst zu alarmieren.

Wenn Obiges nicht zutrifft, erfolgen eine Anamnese mit Traumaanalyse, Inspektion und Palpation.

**Medizinisch** Röntgen und CT mit Beurteilung von Frakturen und Hirnschädigungen bzw. Blutungen. Standardmäßig sollte zudem ein EEG erfolgen. Bei neurologischen Symptomen und Blutungen folgt zudem ein neurologisches Konsil.

### Therapie

#### Konservativ

Nasenbeinfrakturen und linerare Frakturen des Schädeldachs können konservativ behandelt werden, wobei Nasenbeinfrakturen ggf. aus kosmetischen Gründen gerichtet werden können und bei nasalen Atemproblemen gerichtet werden sollten. Zudem erfolgen operative Eingriffe bei Verletzung der Nasenscheidewand. Eine manualtherapeutische Behandlung erfolgt standardmäßig nicht. Etwaige Begleitproblematiken wie hochzervikale oder zervikale Funktionsstörungen sollten jedoch therapiert werden. Patienten mit anhaltenden neurologischen Störungen nach Schädeldachfrakturen sollten nach neurologischen Konzepten (Bobath, Vojta) therapiert werden.

#### Operativ

Bei allen anderen Frakturen erfolgt die Therapie in der Regel operativ. Das OP-Verfahren ist abhängig von der Art und der Lokalisation der Fraktur. Neben der Frakturversorgung ist Stoppen und Ausräumen von Hirnblutungen ein wichtiges therapeutisches Ziel.

#### Postoperative Rehabilitation

##### Frakturen des Unterkiefers

Die postoperative Rehabilitation nach Frakturen des Unterkiefers ist abhängig von der Art der Fraktur und dem gewählten operativen Verfahren. Die manualtherapeutische Nachbehandlung beginnt in der Regel erst nach 6–8 Wochen und beinhaltet die Mobilisation aller Bewegungsrichtungen, die Beseitigung hochzervikaler und zervikaler Funktionsstörungen und die Mobilisation der ventralen Faszien des Rumpfes.

##### Frakturen des Gesichtsschädels

Sofern keine Funktionsstörungen des Kiefergelenks vorliegen, erfolgt keine manualtherapeutische Nachbehandlung.

##### Frakturen der Schädelbasis und des Schädeldachs

In der Regel erfolgt keine manualtherapeutische Nachbehandlung. Bei neurologischen Ausfällen/Symptomen erfolgt eine Nachbehandlung mit neurologischen Konzepten (Bobath, Vojta), eine Frührehabilitation ist möglich.

**HINWEIS**
Nach Frakturen des Schädels sind Anschlussheilbehandlungen möglich.

**Mittlere Rehabilitationszeit** Konservativ 6–8 Wochen, operativ 3–4 Monate.

## 8.3.4 Commotio cerebri

**Synonym** Gehirnerschütterung.

**BEFUNDE**

**Traumamechanismus**

**Säuglinge:**
- Stürze vom Wickeltisch

**Kleinkinder:**
- Treppenstürze
- Sonstige Stürze, Schläge, Tritte, Schleudertrauma

**Ab dem Jugendalter:**
- Stürze, Schläge, Tritte, Schleudertrauma
- Zusammenstoß zweier Köpfe bei High-Impact-Sportarten

8

**Leitsymptome**
- Ggf. kurzer Bewusstseinsverlust, eventuell mit kongrader Amnesie
- Kopfschmerzen
- Schwindel
- Übelkeit/Erbrechen
- Geräuschempfindlichkeit
- Lichtempfindlichkeit
- Sehstörungen
- Ggf. anterograde Amnesie (< 8 Stunden)
- Ggf. retrograde Amnesie (< 15 Minuten)
- Keine neurologischen Ausfälle

## Beschreibung

Als Commotio cerebri wird eine temporäre Beeinträchtigung des Gehirns nach stumpfem Schädeltrauma bezeichnet. Neben Traumen durch Stürze, Schläge oder Tritte kommt es, insbesondere bei High-Impact-Sportarten, zur Commotio cerebri nach Aneinanderstoßen zweier Köpfe. Auch ein starker Anprall durch einen Ball (Abstoß des Torwarts beim Fußball, Treffer beim Baseball, Golf oder Hockey) kann im Sport zur Commotio cerebri führen.

Bei einem Schleudertrauma (➤ Kap. 6.3.6) kann eine Commotio cerebri durch die Beschleunigung des Kopfes mit relativer Gegenbeschleunigung des Gehirns zustande kommen.

**RED FLAG**

Unmittelbares Weinen beim Säugling oder Kleinkind ist als positiv zu werten. Bleibt dies aus, ist das Kind teilnahmslos/reglos oder erbricht, ist sofort der Rettungsdienst zu alarmieren.

## Differenzialdiagnosen

Die Differenzialdiagnose ist lediglich in Bezug auf weitergehende Verletzungen wie Blutungen, Frakturen, Luxationen etc. relevant.

## Untersuchung

**Manualtherapeutisch** Anamnese mit Traumaanalyse. Bei Verdacht auf Commotio cerebri ist der Patient zum Arzt zu überweisen.

**RED FLAG**

Laut internationalen Leitlinien im Sport sind Spieler mit stumpfem Schädeltrauma und kurzdauerndem Bewusstseinsverlust unmittelbar aus dem Spiel zu nehmen. Unabhängig von der Einschätzung des Spielers und der Verantwortlichen sollte dieser Leitlinie unbedingt Folge geleistet werden.
Mögliche Hirnblutungen oder eine Erhöhung des Hirndrucks können vorliegen und, insbesondere bei Fortführung der Aktivität, verstärkt werden und zu gravierenden Gesundheitsbeeinträchtigungen führen!

Prominentestes Beispiel aus deutscher Sicht ist Christoph Kramer, der im Fußball-WM-Finale 2014 nach einem Zusammenprall mit Ezequiel Garay nach einem kurzen Bewusstseinsverlust entgegen den Leitlinien zunächst auf dem Feld belassen wurde, da für die Verantwortlichen alles in Ordnung zu sein schien. Der Schiedsrichter veranlasste nach einigen Minuten die Auswechslung des Spielers, bei dem sich in der Folge eine Commotio cerebri herausstellte.

**Medizinisch** Standardmäßig erfolgen ein EEG und eine neurologische Untersuchung. Zum Ausschluss von Frakturen, Blutungen oder Schwellungen erfolgt eine CT.

## Therapie

Ggf. 24h stationäre Behandlung. Ansonsten Ruhe, Vermeiden von Fernsehen, Computerarbeit etc. und Reduktion körperlicher Belastung bis zum Abklingen der Symptome.

**Mittlere Rehabilitationszeit** 1–2 Wochen.

### 8.3.5 Schädel-Hirn-Trauma (SHT)

**BEFUNDE**

**Traumamechnismus**
**Säuglinge:**
- Stürze vom Wickeltisch

**Kleinkinder:**
- Treppenstürze
- Sonstige Stürze, Schläge, Tritte, Schleudertrauma

**Ab dem Jugendalter:**
- Stürze, Schläge, Tritte, Schleudertrauma
- Zusammenstoß zweier Köpfe bei High-Impact-Sportarten

**Leitsymptomatik**
Unmittelbar nach dem Trauma kann es zu folgenden Symptomen (Initialsyndrom) kommen:
- Schlaffe Paresen
- Areflexie
- Hypotonie
- Bradykardie
- Arrhythmie
- Unregelmäßige Atmung (schnappend)
- Mydriasis
- Unbewegliche Bulbi

## Beschreibung

Unter dem Begriff Schädel-Hirn-Trauma (SHT) werden alle traumatischen Ereignisse mit Schädigung des Schädels und Gehirns zusammengefasst. Hier werden gedeckte SHT mit intakter Dura von offenen SHT mit Proliferation der Kopfhaut, des Schädels und der Dura unterschieden.

8

## Klassifikation

Schädel-Hirn-Traumen werden in drei Grade unterteilt:

- **Grad 1:** Von einem SHT Grad 1 spricht man bei einem GCS-Score von 13–15 Punkten (**Commotio cerebri,** ➤ Kap. 8.3.4). Es gibt keine dauerhaften Schäden des Gehirns. Mögliche Begleitverletzungen der HWS oder des Gesichtsschädels müssen ausgeschlossen werden.
- **Grad 2:** Von einem SHT Grad 2 spricht man bei einem GCS-Score von 9–12 Punkten **(Contusio cerebri).** Offene oder gedeckte Schädigung des Gehirns, ggf. auch durch Schleudertrauma.
- **Grad 3:** Von einem SHT Grad 3 spricht man bei einem GCS-Score von 3–8 Punkten **(Compressio cerebri).** Entsteht aufgrund einer intrakraniellen Drucksteigerung durch Blutung oder Schwellung oder direkte Gewalteinwirkung.

### SHT Grad 1

Die Befunde eines SHT Grad 1 (Commotio cerebri) werden in ➤ Kap. 8.3.4 genannt.

### SHT Grad 2

**BEFUNDE**

**Leitsymptomatik**
- Sofortige Bewusstlosigkeit > 15 Minuten
- Kurze retrograde Amnesie
- Kongrade Amnesie

**Mögliche weitere Befunde**
- Kurze anterograde Amnesie
- Übelkeit/Erbrechen
- Schwindel
- Kopfschmerzen
- Sehstörungen

### SHT Grad 3

**BEFUNDE**

**Leitsymptomatik**
- Sofortige Bewusstlosigkeit für Tage bis Wochen
- Kurze retrograde Amnesie
- Kongrade Amnesie

**Mögliche weitere Befunde**
- Kurze anterograde Amnesie
- Übelkeit/Erbrechen
- Schwindel
- Kopfschmerzen
- Sehstörungen

**HINWEIS**

**GCS-Score**

Die Glasgow Coma Scale (GCS) ist eine Skala zur Beurteilung der Intensität von Bewusstseinsstörungen. Die Skala reicht von 3 bis 15 Punkten, wobei 15 Punkte den bestmöglichen Wert darstellen.

1. Bewertungskriterium: Wann öffnet der Patient seine Augen?
   - 4 Punkte: spontan
   - 3 Punkte: auf Aufforderung
   - 2 Punkte: auf Schmerzreiz
   - 1 Punkt: gar nicht
2. Bewertungskriterium: Wie spricht der Patient?
   - 5 Punkte: adäquates, sinnvolles, orientiertes Antworten
   - 4 Punkte: Antwort in ganzen Sätzen, inhaltlich jedoch Unsinn
   - 3 Punkte: Antwort mit Wortsalat, keine ganzen Sätze
   - 2 Punkte: antwortet nicht, Stöhnen als Antwort auf Schmerzreiz
   - 1 Punkt: antwortet nicht, keine Reaktion auf Schmerzreiz
3. Bewertungskriterium: Wie bewegt sich der Patient?
   - 6 Punkte: gezielte Bewegung nach Aufforderung
   - 5 Punkte: gezielte Abwehr auf Schmerzreiz
   - 4 Punkte: ungezielte Abwehr auf Schmerzreiz
   - 3 Punkte: Zusammenziehen von Armen und Beinen, Embryonalstellung
   - 2 Punkte: Streckreaktion, Patient streckt Arme und Beine von sich weg
   - 1 Punkt: keine Reaktion auf Schmerzreiz

Bei weniger als 9 Punkten ist davon auszugehen, dass die Schutzreflexe so beeinträchtigt sind, dass ein eigenständiges Offenhalten der Atemwege nicht mehr möglich ist.

## Einteilung von Hirnschädigungen

### Primäre Hirnschädigung

In der Akutphase stehen folgende Hirnschädigungen im Vordergrund:

- Extraaxiale Blutungen
  - Traumatische Subarachnoidalblutung
  - Subduralhämatom
  - Epiduralhämatom
- Intraaxiale Läsionen
  - Zerebrale hämorrhagische Kontusionen/Lazerationen
  - Subkortikale Verletzungen
  - Diffuse Axonläsionen
  - Intraventrikuläres Hämatom

### Sekundäre Hirnschädigung

Sekundär kann es zu folgenden Schäden kommen:

- Posttraumatische Schwellung
- Posttraumatischer Hirninfarkt
- Zerebrovaskuläre Verletzungen
- Hypoxischer Hirnschaden
- Big Black Brain

**HINWEIS**

Als Big Black Brain wird ein radiologischer Befund bezeichnet, der auf körperliche Misshandlung hindeuten kann. In der CT zeigen sich eine parenchymale Hypodensität und ein uniformer Verlust der Grau-Weiß-Differenzierung in der gesamten Hemisphäre. Hinweise auf okkludierte Blutgefäße hingegen fehlen.

#### Langzeitfolgen

Langzeitfolgen können folgende Hirnschäden sein:
- Hydrozephalus
- Second-Impact-Syndrom
- Posttraumatische Demyelinisierung
- Gliose/Enzephalomalazie
- Subdurales Hygrom
- Chronische Enzephalopathie
- Störungen der Hypophyse

#### Neurologische Störungen

Generell können Patienten alle Formen der temporären oder andauernden neurologischen Störungen haben:
- Motorische Störungen/Ausfälle
- Koordinative Störungen
- Vestibuläre Störungen
- Sensorische Störungen/Ausfälle
- Sehstörungen
- Hörstörungen
- Sprachstörungen
- Kognitive Beeinträchtigung
- Gedächtnisverlust

### Untersuchung und Therapie

Die Untersuchung und Therapie folgt der Strategie bei Frakturen und wird in ➢ Kap. 8.3.3 beschrieben.

**Mittlere Rehabilitationszeit** Die mittlere Rehabilitationszeit ist stark abhängig vom Ausmaß der Schädigung und kann konservativ von 1–8 Wochen und operativ mehrere Monate (3–6) andauern. Einige Patienten behalten bleibende neurologische Störungen und erreichen die volle Belastbarkeit nicht zurück.

8

## 8.4 Entzündliche Erkrankungen

### 8.4.1 Rheumatische Erkrankungen

Grundlagen rheumatischer Erkrankungen werden in ➢ Kap. 1.1.3 erläutert.

**BEFUNDE**

**Allgemeine Leitsymptome und Befunde**
- Schübe und Remissionen der entzündlichen Aktivität wechseln sich ab.
- Multiple Regionen des Körpers sind betroffen.
- Gelenke, Muskeln oder Faszien können betroffen sein.
- Darm, Haut, Augen oder innere Organe können betroffen sein.

Es gibt viele rheumatische Erkrankungen. Die Kiefergelenke sind jedoch insbesondere bei den fünf Erkrankungen aus der Gruppe der **Spondylarthritiden** betroffen:
- Morbus Bechterew
- Morbus Reiter
- Psoriasis-Arthritis
- Morbus Crohn
- Colitis ulcerosa

Jedoch können auch eine rheumatische Arthritis, eine juvenile Polyarthritis und weitere Erkrankungen aus dem rheumatischen Formenkreis das Kiefergelenk mitbetreffen.

Aufgrund der Relevanz für alle Regionen des Körpers werden die rheumatischen Erkrankungen in Band I dieser Buchreihe umfassend und in Summe erläutert.

### 8.4.2 Postinfektiöse Erkrankungen

**BEFUNDE**

**Leitsymptomatik und Befunde**
- Persistierende Schmerzen, die bei Belastung stärker werden
- Geschwollene, gerötete und überwärmte Gelenk- oder Muskelregionen

**Anamnestische Informationen**
- Zurückliegende Infekte oder vorangegangene offene Wunden oder Operationen

Postinfektiöse Erkrankungen können sowohl durch endogene als auch durch exogene Keime entstehen. Leitsymptomatik sind persistierende Schmerzen, die bei Belastung stärker werden. Oft findet man geschwollene, gerötete und überwärmte Regionen nach zurückliegendem oder andauerndem infektiösem Geschehen. Die Schwellung bzw. Rötung ist jedoch, anders als bei postinfektiösen Pathologien der Extremitäten, im Bereich des Kiefergelenks oft nicht sichtbar. Häufigstes Krankheitsbild ist die postinfektiöse Osteomyelitis.

Aufgrund der Relevanz für alle oder zumindest mehrere Regionen der Wirbelsäule werden die postinfektiösen Erkrankungen der Wirbelsäule in ➢ Kap. 9.1 ausführlich erklärt.

## 8.5 Degenerative Erkrankungen

Basiswissen zu degenerativen Erkrankungen wird in ➢ Kap. 1.1.4 vermittelt.

### 8.5.1 Arthrose des Kiefergelenks

**BEFUNDE**

**Leitsymptomatik**
- Krepitationen
- Knacken

**Mögliche weitere Befunde**
- Funktionseinschränkungen
- Rezidivierende Schmerzen
- Schmerzen beim Kauen

#### Beschreibung

Eine Arthrose des Kiefergelenks betrifft meist Patienten über 50 Jahren, kann als Folge sich wiederholender Arthritiden jedoch auch früher entstehen. Entgegen dem Bild von Arthrosen peripherer Gelenke zeigt sie sich meist klinisch milde, Krepitationen sind das häufigste Symptom. In den Phasen einer aktivierten Arthritis ist das Gelenk, insbesondere bei Kaubewegungen, schmerzhaft. In den meisten Fällen zeigt sich in der Röntgenuntersuchung eine Abflachung bzw. Deformierung des Condylus mandibulae mit Verlust des Gelenkknorpels. Darunter zeigt sich üblicherweise eine subchondrale Sklerosierung mit Randzacken-/Lippenbildung. Darüber hinaus sieht man häufig Geröllzysten, ggf. auch freie Gelenkkörper. Ein Verlust von Gelenkknorpel mit Abflachung der Gelenkflächen kann eine ventrale Luxation begünstigen.

#### Differenzialdiagnosen

Differenzialdiagnostisch kommen eine Arthritis und Diskusverlagerungen in Betracht.

#### Untersuchung

**Manualtherapeutisch** Anamnese, Inspektion, Palpation, aktive und passive Funktionsuntersuchung.

**Medizinisch** Röntgen, MRT.

#### Therapie

##### Konservativ

Nächtliche Aufbissschiene, ggf. NSAID. Begleitend sollte eine manualtherapeutische Behandlung zur Funktionsverbesserung durchgeführt werden. Die Therapie sollte außerdem die Behandlung von Funktionsstörungen zervikal und hochzervikal sowie die Mobilisation der ventralen Faszien des Rumpfes beinhalten. Ein Training der aufrichtenden Muskulatur ist empfehlenswert.

##### Operativ

Bleiben auch längere konservative Therapieversuche ohne Erfolg und zeigen sich die Beschwerden des Patienten unverändert oder sogar progressiv, so können operative Interventionen nach einem Stufenplan erfolgen. Hierbei wird unterschieden, ob es sich nur um eine Osteoarthrose handelt, oder begleitend habituelle Luxationen nach ventral stattfinden. Eine Arthrozentese dient hier der Versorgung einer Osteoarthrose, eine Arthroplastik/Interpositionsarthroplastik wird bei Osteoarthrose mit Fehlfunktion/Subluxation des Diskus genutzt, während Verriegelungsplastiken und Eminektomien sich auch bei zusätzlich vorhandenen habituellen Luxationen des Kondylus eignen. Rekonstruktionen und Endoprothesen werden bei totaler Gelenkdestruktion als letzte Stufe genutzt.

Arthrozentese
Eine Arthrozentese ist eine Gelenkspülung mit Kochsalzlösung (NaCl-Lösung 0,9 %). Sie erfolgt über zwei Kanülen, die perkutan in den oberen Gelenkspalt eingeführt werden. Ziel ist das Aufspülen von Entzündungsmediatoren, Gewebedebris, Gelenkflüssigkeit und lysosomalen Enzymen. Adhäsionen werden entfernt. Ziel ist die Verbesserung der Motilität des Diskus sowie die temporäre Linderung der Beschwerden.

Arthroplastik
Eine Arthroplastik ist ein offenes Verfahren, bei dem pathologisch verändertes Gewebe entfernt wird, um die Funktion des Kiefergelenks wiederherzustellen/zu verbessern und Beschwerden zu reduzieren. Innerhalb dieses Verfahrens kann auch ein ggf. (sub-)luxierter Diskus reponiert werden. Darüber hinaus erfolgt eine Modellierung der Gelenkflächen durch Glättung.

Interpositionsarthroplastik
Eine Interpositionsarthroplastik dient der bestmöglichen Wiederherstellung der Diskusfunktion durch Implantation von autologem Material (Muskel/Faszie) in den Gelenkspalt.

Verriegelungsplastik
Eine Verriegelungsplastik dient der Verhinderung der habituellen Luxation des Condylus mandibulae nach ventral. Das Tuberculum articulare wird durch Augmentation (Knochenaufbau), z. B. mit Knochenspan aus dem Beckenkamm, verstärkt. Auch ein „Herunterklappen" des Jochbogens und weitere Verfahren dienen der Verhinderung der habituellen ventralen Luxation.

Eminektomie
Eine Alternative zur Verriegelungsplastik stellt die Eminektomie dar. Teile des Tuberculum articulare werden abgetragen/entfernt. Bei habitueller Luxation nach ventral wird das Zurückgleiten des Condylus mandibulae erleichtert. Die Luxation wird nicht verhindert, jedoch erhöht das problemlose Zurückgleiten nach Luxation die Lebensqualität der Patienten.

Die Eminektomie ist ein schonenderes Verfahren als die Verriegelungsplastik und findet bei älteren und multimorbiden Patienten Anwendung.

**HINWEIS**

Zum besseren Verständnis der Wirkung einer Eminektomie sollten die Phasen der Mundöffnung (➤ Kap. 8.7) bekannt sein.

### Rekonstruktion des Kiefergelenks

Es gibt diverse operative Verfahren zur Rekonstruktion des Kiefergelenks. In der Regel erfolgt sie durch autologes Gewebe, beispielsweise mit mikroanastomisiertem Gewebe aus Fibula oder Beckenkamm. Die Rekonstruktion beinhaltet neben der Auffüllung mit transplantiertem Knochen auch eine Osteosyntheseplatte, die als künstlicher Kondylus dient.

### Alloplastische Totalendoprothese

Alloplastische Totalendoprothesen (➤ Abb. 8.17) stellen die letztmögliche Intervention dar und finden vor allem bei starker Degeneration mit totaler Destruktion des Gelenks Anwendung. Für den Kondylenanteil haben sich Kobalt-Chrom-Nickel-Legierungen und alternativ Titan-Legierungen bewährt. Für die Fossa wird regelhaft Polyethylen genutzt.

### Postoperative Rehabilitation

Die postoperative Rehabilitation ist abhängig vom genutzten Verfahren und folgt dem Nachbehandlungsschema des Operateurs. Eine manualtherapeutische Nachbehandlung beginnt frühestens in der Konsolidierungsphase und spätestens nach 6–8 Wochen.

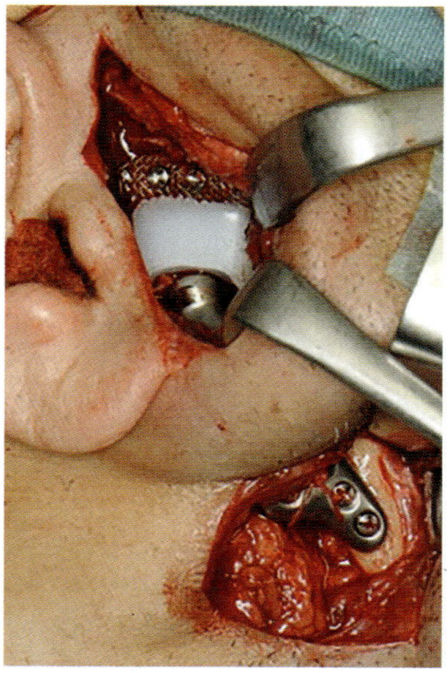

**Abb. 8.17** OP-Situs nach Fixierung einer individuellen alloplastischen Kiefergelenks-Endoprothese rechts, durch präaurikulären und retromandibulären Zugang. [P660]

Alloplastische Totalendoprothesen werden aktiv frühfunktionell nachbehandelt, endgradige intensive Mobilisationen sollten vermieden werden.

## 8.5.2 Degeneration des Discus articularis

Die Degeneration des Discus articularis entwickelt sich parallel zur Arthrose. Sie beginnt mit einer Hypertrophie des Diskus (➤ Kap. 8.8.2). Zur Diagnose kann der Diskus sonografisch beurteilt werden. Die Therapie richtet sich nach dem Grad der Arthrose und wird in ➤ Kap. 8.5.1 erläutert.

**Zusammenfassung**

**Arthrose des Kiefergelenks und des Discus articularis**

Eine Arthrose des Kiefergelenks betrifft vorwiegend ältere Patienten, kann jedoch durch rezidivierende Arthritiden verfrüht auftreten. Das Leitsymptom sind Krepitationen, nicht alle Patienten beschreiben Schmerzen. Fortlaufend ist auch eine Destruktion des Diskus möglich. Habituelle Luxationen nach ventral durch Abflachung der Gelenkflächen in späteren Stadien werden beschrieben. Die primäre Therapie erfolgt konservativ, bei starken Gelenkveränderungen und rezidivierenden Luxationen gibt es zahlreiche operative Möglichkeiten.

# 8.6 Neoplastische Erkrankungen

Grundlagen neoplastischer Erkrankungen werden in ➤ Kap. 1.1.5 erläutert.

**BEFUNDE**

**Allgemeine Leitsymptomatik und Befunde von Neoplasien**
- Unerklärliche Schmerzen
- Unerklärliche Schwellung

**Möglicher weiterer Befund**
- B-Symptomatik

**Differenzialdiagnostik**
- Überlastungssyndrome
- Degenerative Veränderungen

## 8.6.1 Knochentumoren

Primäre Knochentumoren der Wirbelsäule und der Kiefergelenke sind selten. Häufiger sind Primärtumoren der inneren Organe und Metastasierungen aus den inneren Organen. Primärtumoren der Extremitäten metastasieren hämatogen zunächst zur Lunge. Typische hämatogene Metastasierungswege werden in ➤ Kap. 1.1.5 beschrieben.

**HINWEIS**

Aufgrund der Relevanz für alle Regionen des Körpers werden Knochentumoren in Band I dieser Buchreihe gesondert und ausführlich aufgeführt.

In der Folge werden die Tumoren beschrieben, die in der manualtherapeutischen Praxis auftauchen und zum Teil Beschwerden mit sich bringen, die den Verdacht auf manualtherapeutisch relevante Wirbelsäulenpathologien lenken könnten. Es besteht also kein Anspruch auf Vollständigkeit. Tumoren mit fehlender manualtherapeutischer Relevanz werden ausgelassen.

## 8.6.2 Tumoren im Kopf-/Halsbereich

Hauptrisikofaktor für Tumoren im Kopf- und Halsbereich ist Rauchen, vor allem im Zusammenhang mit Alkohol. In der Folge einige wichtige Kurzinformationen zu häufigen Tumoren:

- Tumoren der Mundhöhle werden in der Regel operativ entfernt, es folgt eine adjuvante Strahlentherapie.
- Nasopharynxkarzinome werden mit primärer Radiochemotherapie behandelt, die Prognose ist günstig.
- Beim Larynxkarzinom liegt der Therapiefokus im weitestmöglichen Organerhalt.
- Bei rezidivierten/metastasierten Tumoren im Kopfbereich (Hirntumoren) sollte zunächst die Möglichkeit zur lokalen Therapie evaluiert werden.

➤ Abb. 8.18 zeigt einen Rhabdoid-Tumor der linken Hirnhemisphäre.

Zu den Tumoren im Kopf- und Halsbereich vgl. auch Serve und Zurmeyer 2022.

## 8.6.3 Tumoren des Kiefergelenks

Tumoren der Kiefergelenke sind sehr selten. Sie werden in primäre und sekundäre Tumoren und in benigne, maligne Tumoren und Metastasen unterteilt:

**Primär benigne Tumoren des Kiefergelenks**

- Osteochondrom
- Osteom
- Osteoidosteom
- Chondrom
- Osteoklastom
- Myxom
- Ossifizierendes Fibrom
- Eosinophiles Granulom
- Fibröse Dysplasie

**Primär maligne Tumoren des Kiefergelenks**

- Chondrosarkom
- Fibrosarkom
- Osteochondrosarkom
- Synovialzellsarkom
- Osteosarkom

**Sekundäre benigne Tumoren des Kiefergelenks**

- Cholesteatome
- Neurofibrome
- Basaliome

**Sekundäre maligne Tumoren des Kiefergelenks**

- Adenokarzinome
- Kieferhöhlenkarzinome
- Plattenepithelkarzinome
- Zylindrome
- Ameloblastome

**Metastasen im Kiefergelenk**

Metastasen in den Kiefergelenken stammen zumeist aus den Mammae, den Bronchien oder anderen Teilen der Lunge.

Zur Einteilung der Tumoren des Kiefergelenks vgl. Bumann et al. 2000. Die Therapie richtet sich nach der Art und Ausprägung des Tumors.

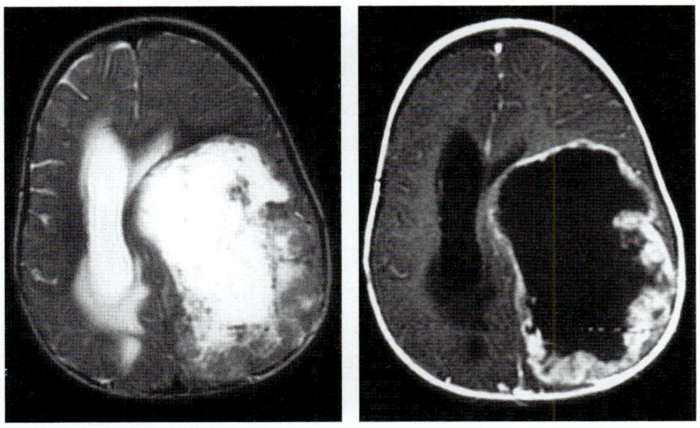

**Abb. 8.18** Rhabdoid-Tumor der linken Hirnhemisphäre in unterschiedlichen Wichtungen. [G1300]

# 8.7 Funktionsstörungen

### Grundlagen

Anatomische Grundlagen zum Aufbau des Kiefergelenks, der ligamentären Sicherung und der Kaumuskulatur wurden bereits in ➤ Kap. 8.1.2 beschrieben.

### Definitionen

Zum besseren Verständnis in der interdisziplinären Zusammenarbeit ist es sinnvoll, in Bezug auf die Funktion der Kiefergelenke einige Definitionen/Termini zu kennen:

- **Kieferrelation:** Die Kieferrelation beschreibt die Position bzw. Relation zwischen Mandibula und Schädel.
- **Ruheposition:** Die Ruheposition des Kiefergelenks wird auch als **loose packed position** bezeichnet. Ein Kiefergelenk befindet sich in Ruheposition, wenn die Verbindungslinie zwischen dem Unterrand der Orbita (Augenhöhle) und dem Oberrand des Meatus acusticus externus (äußerer Gehörgang) horizontal verläuft. Diese

8

Verbindungslinie wird als Frankfurter Ebene (Deutsche Horizontale) bezeichnet. In dieser Position besteht ein Joint play von 2–3 mm (freeway space).

- **Zentrale Position:** Befindet sich ein Kiefergelenk in zentraler Position, so verläuft die Frankfurter Ebene horizontal, der Condylus mandibulae befindet sich in einer submaximalen Dorsalposition.
- **Centric relation:** Die Centric relation beschreibt die Norm für die Ausgangsposition des Kiefergelenks. Sie wird mit der zahnkontaktlosen Beziehung der Mandibula zum Schädel, in der die Kondylen mit der dünnsten avaskulären Portion des Discus articularis in der am weitesten anterior und superior gelegenen Position am dorsalen Abgang des Tuberculum articularis artikulieren, definiert.
- **Okklusion:** Als Okklusion wird der statische Kontakt zwischen einem oder mehreren Gebisselement/en des Ober- und Unterkiefers bezeichnet. Bei einer maximalen Okklusion ist die Anzahl der Zahnkontakte am größten.
- **Zentrale, maximale Okklusion:** Als zentrale, maximale Okklusion wird die maximale Okklusion aus zentraler Position bezeichnet.
- **Anterior close packed position:** Die maximale Öffnung des Mundes wird als anterior close packed position bezeichnet. In dieser Position befinden sich Diskus und Condylus mandibulae maximal ventral auf dem Tuberculum articularis ossis temporalis.
- **Interkuspidale Kauposition:** Die interkuspidale Kauposition (IKP) beschreibt die Okklusionsposition, in der die okklusalen Flächen von Mandibula und Maxilla maximal ineinanderpassen. Es besteht ein Vielpunktkontakt zwischen Ober- und Unterkiefer, es gibt viele, gleichmäßig verteilte, weit auseinanderliegende Okklusionsflächen.
- **Maximal protrudierte Kontaktposition:** Die maximal protrudierte Kontaktposition (PP) beschreibt die ventralste Position der Mandibula unter Beibehaltung des Elementkontakts. Die Bewegung zwischen IKP und PP beträgt etwa 7–10 mm.
- **Maximal retrudierte Kontaktposition:** Die maximal retrudierte Kontaktposition (RKP, posterior close packed position) beschreibt die dorsalste Position der Mandibula unter Beibehaltung des Elementkontakts. Die Bewegung zwischen IKP und PP beträgt ca. 0–22 mm.
- **Funktionelle Öffnung:** Die funktionelle Öffnung bezeichnet die Mundöffnung, die zur Nutzung der normalen Funktionen (Sprechen, Essen) notwendig ist. Sie beträgt etwa 75 % der maximalen Mundöffnung. Die maximale Mundöffnung ist bei Frauen geringer als bei Männern.

**HINWEIS**
Ziele einer kieferorthopädischen und manualtherapeutischen Therapie der Kiefergelenke sind die möglichst homogene Okklusion und die Beseitigung von Krepitationen und Schmerzen bei bestmöglicher Funktion des Kiefergelenks.

## Bewegungen des Kiefergelenks

Das Kiefergelenk kann in folgende Bewegungsrichtungen bewegen:

- **Depression:** Als Depression der Kiefergelenke wird die Öffnung des Mundes bezeichnet.
- **Elevation:** Als Elevation der Kiefergelenke wird der Mundschluss bezeichnet.
- **Protrusion:** Als Protrusion der Kiefergelenke wird die Deviation der Mandibula nach ventral bezeichnet.
- **Retrusion:** Als Retrusion der Kiefergelenke wird die Deviation der Mandibula nach dorsal bezeichnet.
- **Laterotrusion:** Als Laterotrusion der Kiefergelenke wird die Deviation der Mandibula nach rechts und linkslateral bezeichnet.

**HINWEIS**
Pro-, Re- und Laterotrusionsbewegungen bei fast geschlossenem Mund dienen dem Verteilen und Zermahlen des Speisebreis.

## Phasen der Mundöffnung

Die Öffnung des Mundes mit Depression der Kiefergelenke sollte funktionell-anatomisch genauer betrachtet und in mehrere Phasen unterteilt werden (➤ Abb. 8.19):

### 1. Phase der Depression

Etwa die Hälfte der Gesamtdepressionsfähigkeit wird durch die Rotationskomponente der Kiefergelenke ermöglicht. Diese findet etwa von Anfang bis zur Mitte der Bewegung statt. Während der ersten Phase rollt zunächst der Kondylus der Mandibula in der unteren Gelenkkammer nach ventral, zeitgleich gleitet der Diskus (relativ/im Verhältnis) nach dorsal. Der M. pterygoideus lateralis inferior kontrahiert, der M. pterygoideus lateralis superior und die dorsale Kapsel sind entspannt.

### 2. Phase der Depression

Sobald die lateralen Ligamente auf Zug kommen, endet die Rotation. Es folgt eine kleine Translationskomponente. Hierbei gleiten der Condylus mandibulae und der Discus articularis in der oberen Gelenkkammer gegenüber dem dorsalen Abhang des Tuberculum articularis nach ventral, bis die dorsale Gelenkkapsel gespannt wird. Um diese Translation zu ermöglichen und Diskus und Kondylus zu führen, kontrahieren nun beide Anteile des M. pterygoideus lateralis (superior und inferior).

### 3. Phase der Depression

Die vollständige Mundöffnung wird durch eine zusätzliche Translation des Diskus und des Condylus mandibulae in der oberen Kammer nach ventrokaudal ermöglicht (begleitende Translation). Diese Bewegung wird durch das Tuberculum articularis des Oberkiefers erzwungen. Bei weiterer Translation nimmt die Spannung des M. pterygoideus lateralis zu. Kapsel und Ligamente kommen weiter auf Spannung.

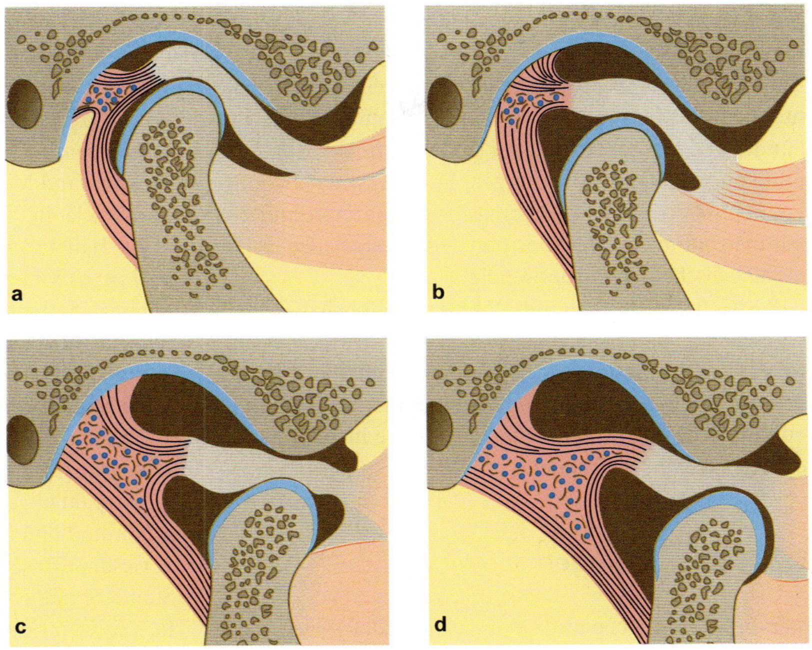


**Abb. 8.19** Phasen der Mundöffnung: a) geschlossene Okklusion; b) 1. Phase; c) 2. Phase; d) 3. Phase. [L231]

Rückweg in die Elevation

Auf dem Rückweg in die Elevation entspannt sich der M. pterygoideus lateralis inferior, der Condylus mandibulae rollt nach dorsal, der Diskus gleitet im Verhältnis hierzu nach ventral. Bei kompletter Bewegung zurück in die Ruheposition gleitet der Diskus unter Einfluss der Viskoelastizität von Kapsel und Bändern zurück in seine Ursprungsposition.

## Untersuchung und Behandlung der Kiefergelenke

Grundsätzlich erfolgen Untersuchung und Behandlung der Kiefergelenke behandschuht. Nach Anamnese und Inspektion sollte die Gelenkposition im Seitenvergleich durch Palpation bestimmt werden. Es folgt die Palpation der Mm. pterygoidei laterales, masseter und temporalis auf Druckdolenz und Tonus. Die Okklusion des Patienten wird mit Blaupapier überprüft.

**HINWEIS**

Punktuelle ungleichmäßige Kontakte bei Biss und Laterotrusionen auf dem Blaupapier legen Beißen/Knirschen (Bruxismus) des Patienten nahe (➤ Kap. 8.7.5).

Die aktiven Bewegungen werden untersucht, es folgen Widerstandstests in alle Richtungen. Kriterien der Untersuchung sind Krepitationen, Bewegungsausmaß, Endgefühl und Schmerz.

Für die Mobilisation der Depression, der Latero-, Pro- und Retrusion fasst der Therapeut mit dem Daumen möglichst dorsal auf eine Backenzahnreihe des Unterkiefers (Prämolare und Molare).

**CAVE**

Vor erstmaliger Mobilisation sind etwaige Prothesenversorgungen abzufragen, die Zahnfestigkeit sollte überprüft werden. Kontakt zu den Schneidezähnen ist zu vermeiden.

Für die Mobilisation der Elevation erfolgt der Kontakt von außen, um den vollständigen Mundschluss zu ermöglichen.

Grundsätzlich gehören zur Behandlung der Kiefergelenke die Beseitigung hochzervikaler und zervikaler Funktionsstörungen, die Mobilisation der ventralen Faszien des Rumpfes und das Training der rumpfaufrichtenden Muskulatur. Falls notwendig, muss der Behandlungsradius ausgeweitet werden, bis die Ursache etwaiger Haltungsinsuffizienzen gefunden ist. Eine aufrechte, physiologische Körperhaltung ist der Grundstein für eine gute Positionierung der Kiefergelenke im Raum.

**HINWEIS**

- Pathologien der Kiefergelenke sind manualtherapeutisch lokal nur schlecht therapierbar. Wichtiger sind das Aufspüren und Behandeln etwaiger Ursachen hochzervikal, zervikal, thorakal oder faszial. Die Mobilisation der Kiefergelenke findet ergänzend bzw. nach Beseitigung möglicher Ursachen statt.
- Interdisziplinäre Zusammenarbeit mit Kieferorthopäden und Zahnmedizinern, ggf. auch mit Kieferchirurgen ist notwendig, um Chancen auf bleibende Erfolge in der Behandlung von Pathologien der Kiefergelenke zu erzielen.
- Die Diagnostik und Therapie von Erkrankungen des Mundraums ist Physiotherapeuten und Heilpraktikern untersagt. Es besteht ein Arztvorbehalt. Erkrankungen der Kiefergelenke gehören jedoch nicht dazu. Fallen dem Therapeuten klinische Merkmale, die auf Erkrankungen des Mundraums hindeuten, auf, so ist der Patient ohne Untersuchung oder Verdachtsdiagnose zum Zahnarzt zu überweisen.

### 8.7.1 Restriktionen

Restriktionen in den Kiefergelenken entstehen durch degenerative Veränderungen oder als Folge von Traumen, Entzündungen (rheumatisch oder postinfektiös), Neoplasien und kongenitalen Fehlbildungen. Darüber hinaus können Funktionsstörungen aus Haltungsinsuffizienzen resultieren. Für eine optimale Gelenkposition der Kiefergelenke ist eine physiologische Haltung notwendig.

Restriktionen werden mit Mobilisationen behandelt. Die Basis einer erfolgreichen Therapie im Bereich der Kiefergelenke ist jedoch die Behandlung der Ursache der Funktionsstörung. Anders als beispielsweise im Bereich der Extremitäten sind Funktionsstörungen der Kiefergelenke nie in einer andauernden Passivität begründet.

### 8.7.2 Blockierungen

Wirkliche arthrogene Blockierungen der Kiefergelenke gibt es nicht. Die Diagnose wird bei Luxationen (nach ventral) oft fehlerhaft gestellt. Luxationen werden in ➤ Kap. 8.3.2 beschrieben.

### 8.7.3 Krepitationen

Krepitationen in den Kiefergelenken sind ein Hinweis auf eine aphysiologische Mundöffnung. Krepitationen treten in erster Linie bei degenerativen Veränderungen (➤ Kap. 8.5) auf. Nächtliche Aufbissschienen und ggf. eine manualtherapeutische Behandlung zur Funktionsverbesserung sind die Mittel der Wahl. Die Therapie sollte außerdem die Behandlung von Funktionsstörungen zervikal und hochzervikal sowie die Mobilisation der ventralen Faszien des Rumpfes beinhalten. Ein Training der aufrichtenden Muskulatur ist empfehlenswert.

### 8.7.4 Knacken

Ein Knacken in der letzten Phase der Mundöffnung deutet auf eine habituelle Luxation des Condylus mandibulae nach ventral hin. Während der begleitenden Translation kommt es zur Luxation. Die therapeutische Strategie ist, neben Schienenversorgungen und möglichen kieferorthopädischen Maßnahmen, das Erreichen der bestmöglichen Gelenkposition durch Beseitigung hochzervikaler, zervikaler, thorakaler und faszialer Funktionsstörungen. Eine Mobilisation der Kiefergelenke sollte hier vermieden werden, da dieses Phänomen vor allem junge Menschen mit ausgeprägter Kapsellaxität betrifft (Hypermobilität).

Ein Knacken in der 1. oder 2. Phase der Mundöffnung deutet auf eine Subluxation zwischen Kondylus und Diskus hin. Luxationen und Subluxationen des Kiefergelenks werden in ➤ Kap. 8.3.2 beschrieben.

### 8.7.5 Bruxismus

Patienten mit Neigung zum Beißen und/oder Knirschen der Zähne (Bruxismus) klagen oft über morgendliche Zahnschmerzen, ggf. auch über erhöhte Empfindlichkeit der Prämolaren und Molaren. Die aphysiologische Aktivität findet nachts oder in Phasen der Anspannung statt.

Als Hauptursache wird die Verarbeitung hoher physischer und psychischer Belastung diskutiert. Die Patienten weisen einen Hypertonus der Kaumuskulatur, insbesondere des M. masseter, auf. Therapeutische Maßnahmen sind, neben nächtlich zu nutzenden Aufbissschienen und Detonisierung hypertoner Muskulatur, sämtliche Möglichkeiten zum Stressabbau:

- Regelmäßiger Schlaf-Wachrhythmus
- Regelmäßige Pausen
- Entspannungstraining
- Kardiotraining
- Gesunde Ernährung

Standardmäßig werden Aufbissschienen anhand eines einfachen Unterkiefer- und Oberkieferabdrucks erstellt. Die Schiene wird dann auf die Zähne des Unterkiefers aufgesetzt. Diese Schienen verhindern zwar den weiteren Zahnabrieb, positionieren den Kiefer jedoch nicht in Ruheposition. Aufgrund der suboptimalen Position können muskulär und faszial bedingte Funktionsstörungen der Kiefergelenke und ggf. der HWS entstehen. Alternativ gibt es moderne Schienensysteme, die durch eine Vermessung mit Ermittlung der Ruheposition der Kiefergelenke erstellt werden. Diese sind keine Kassenleistung, aber dringend zu empfehlen.

Als weitere Ursache für Beißen und Knirschen werden Tonuserhöhungen der Kaumuskulatur durch fasziale und zervikale Funktionsstörungen diskutiert. Naheliegend ist jedoch eher, dass diese Folge und nicht Ursache sind.

Generell ist hier die Standard-Vorgehensweise bei Kieferpatienten anwendbar, die aus der Beseitigung von Funktionsstörungen der Kiefergelenke, der Hochzervikalregion, der Zervikalregion und ggf. der Thorakalregion sowie aus der Mobilisation der ventralen Faszien des Rumpfes und dem Training der aufrichtenden Muskulatur besteht.

### 8.7.6 Kraniomandibuläre Dysfunktion

Eine kraniomandibuläre Dysfunktion (CMD) beschreibt eine in der Regel schmerzhafte Fehlregulation des Kauapparats/der Kiefergelenke, ausgelöst oder begleitet von einem aphysiologischen Zusammenspiel von Muskeln, Gelenken und Faszien. Die Ursachen können auf strukturellen, funktionellen, psychischen oder biochemischen Faktoren beruhen. Auch multifaktorielle Ursachen sind denkbar.

In der Physiotherapie, Osteopathie und Heilpraktik gibt es ein großes Angebot an Weiterbildungen zum Thema kraniomandibuläre Dysfunktion. Die Therapie von Patienten mit Kiefergelenksbeschwerden ist jedoch komplex und setzt umfassende Kenntnis in der Behandlung der gesamten Wirbelsäule, der Kiefergelenke und der Rumpf- und Gesichtsmuskulatur voraus. Sie sollte grundsätzlich von Spezialisten durchgeführt werden. Eine fundierte manualtherapeutische Ausbildung sollte daher Grundlage und Voraussetzung für die Therapie von Patienten mit Kiefergelenksbeschwerden sein. Das notwendige Wissen ist in einer alleinigen CMD-Fortbildung nicht vermittelbar. Somit sollten diese Weiterbildungen lediglich als Ergänzung oder Refresher genutzt werden.

**CAVE**

In vielen Fällen ist die Mobilisation der Kiefergelenke kontraproduktiv:

- Bei Instabilitäten der Gelenkkapsel verschlechtert sie die Problematik.
- Ein degenerativ veränderter Diskus kann durch Mobilisationen weiteren Schaden nehmen.
- Bei Luxationen ist die Mobilisation (je nach Richtung) vor einer Reponierung zumeist kontraindiziert.
- Unsaubere Mobilisation und zu intensive Mobilisation kann zu Schäden im Diskus und Gelenk führen.

## 8.8 Sonstige Erkrankungen

### 8.8.1 Kondyläre Hyperplasie

**Ätiologie** Postnatale Wachstumsanomalie. Möglicherweise posttraumatisch, postinfektiös oder in Folge von Bestrahlung erklärbar.

**BEFUNDE**

**Sichtbefund**

- Asymmetrie/Gesichtsdeformitäten durch einseitig verkürzten Ramus mandibulae
- Abweichung des Kinns zur betroffenen Seite

**Mögliche weitere Befunde**

- Okklusionsstörungen
- Funktionsstörungen (Sprechen, Kauen)
- Krepitationen im Kiefergelenk
- Folgearthrose
- Kiefergelenksschmerzen (homo- oder heterolateral)
- Psychosoziale Implikation

**Röntgenbefund**

- Darstellung überschießenden Wachstums im oberen Kondylusbereich
- Darstellung eines einseitig verkürzten Ramus mandibulae
- Antegonial notching (Einkerbung am Unterrand des Unterkiefers)

#### Beschreibung

Eine isolierte kondyläre Hyperplasie zeichnet sich durch eine abnorme Größe und Konfiguration des Proc. condylaris aus. Ca. zwischen dem 6. und 27. Lebensjahr, ggf. auch später, kommt es zu überschießendem Wachstum des Kondylus aufgrund einer ungeklärten autonomen Aktivierung der Kambiumschicht, die als Wachstumszentrum dient. Tritt diese Entwicklung vor Abschluss des Gesichtswachstums auf, kann es zu entsprechendem heterolateralem Adaptionsgeschehen kommen. Je nach Wachstumstyp entsteht nach Abschluss des Wachstums neben der mandibulären Laterognathie zur Gegenseite ein einseitig offener Biss oder eine Mittellinienverschiebung, teilweise mit okklusaler Kompensation.

Eine kondyläre Hypoplasie zeigt in der Regel ab dem frühen Jugendalter klinische Symptome.

Zur kondylären Hyperplasie vgl. auch Schwenzer et al. 2011 und Neff und Riechmann 2023.

#### Differenzialdiagnosen

Differenzialdiagnostisch kommen kongenitale Fehlbildungen oder Neoplasien in Betracht.

#### Untersuchung

**Manualtherapeutisch** Inspektion und Palpation.

**Medizinisch** Röntgen (Orthopantogramm, Panoramaschichtaufnahme, Fernröntgenseitenbilder), CT, nuklearmedizinische Untersuchung. In der weiteren Diagnostik können neben einer MRT eine Modellanalyse, eine EMG, eine 3D-Stereophotogrammetrie und eine instrumentelle Funktionsdiagnostik erfolgen. Eine Biopsie kann zum Ausschluss von Neoplasien durchgeführt werden.

#### Therapie

##### Konservativ

In der konservativen Therapie finden Prothesen (Tabletops, Coverdenture etc.) zur Erlangung der Kaufunktion und kieferorthopädische Maßnahmen inklusive einer möglichen Schienenversorgung Anwendung. Eine manualtherapeutische Behandlung ergänzt die kieferorthopädische Therapie.

##### Operativ

Bei Zustimmung des Patienten erfolgt die Therapie jedoch operativ. Vorbereitend sollten Patienten über einen längeren Zeitraum kieferorthopädisch behandelt werden.
Folgende OP-Verfahren kommen standardmäßig zum Einsatz:

- **Hohe Kondylektomie:** Bei der hohen Kondylektomie erfolgt eine Abtragung von 3–5 mm bzw. von < 5 mm.
- **Proportionale Kondylektomie:** Bei der proportionalen Kondylektomie erfolgt eine Resektion entsprechend des

Höhenunterschieds zwischen der betroffenen und der gesunden Seite.

- **Tiefe Kondylektomie:** Bei einer tiefen Kondylektomie wird der gesamte Condylus mandibulae entfernt.

**HINWEIS**

Eine Resektion von bis zu 3 mm wird auch als Condylar shaving bezeichnet. Ein Condylar shaving wird von einigen Operateuren mit einer Diskusreposition und orthognather Chirurgie zur Korrektur einer Malokklusion kombiniert.

### Postoperative Rehabilitation

Die postoperative Rehabilitation ist abhängig vom durchgeführten Verfahren und besteht neben Manueller Therapie zur Funktionsverbesserung aus kieferorthopädischer Behandlung und ggf. der Einbringung intermaxillärer Gummizüge.

Folgemaßnahmen können Knochen- und Weichteilreduktionen, Augmentationen und orthognathe Chirurgie sein.

## 8.8.2 Hypertrophie des Discus articularis

Eine Hypertrophie des Discus articularis des Kiefergelenks ist ein Vorstadium einer Diskusdegeneration aufgrund bestehender Funktionsstörungen. Der Diskus drückt zu Beginn der 3. Phase der Mundöffnung gegen das Tuberculum articularis. Durch wiederholten Reiz hypertrophiert der Diskus und ist von einem Ergusssaum ummantelt. Patienten beschreiben ein schmerzhaftes letztes Drittel der Mundöffnung. Die Diagnose wird anhand einer sonografischen Untersuchung gestellt.

Therapeutisch wird versucht, den Diskus zu drainieren, in dem man den Kondylus während der mittleren Phase des Mundschlusses wiederholt vorsichtig nach kranial und dorsal streicht. Diese Therapie sollte nur von erfahrenen Therapeuten durchgeführt werden.

Funktionell wird am Übergang zwischen der 2. und 3. Phase der Mundöffnung gearbeitet, indem die zunehmend ventrokaudale Komponente betont wird, um den Diskus in der Folge zu entlasten. Diese Technik kann erst genutzt werden, wenn der Diskus weitestgehend drainiert ist, ansonsten würde sich die Problematik verschlechtern.

## 8.8.3 Hydrozephalus

**Ätiologie** Erworben oder kongenital. Liquorregulationsstörung.

**BEFUNDE**

**Leitsymptomatik**

Die Leitsymptomatik ist abhängig vom Zeitpunkt des Auftretens des Hydrozephalus.

**Fötus/Säugling:**
- Ballonartige Auftreibung des Schädels
- Sonnenuntergangsphänomen mit Verdrehen des Augapfels nach unten

**Nach Verschluss der Fontanellen und ggf. Verschluss der Suturen:**
- Kopfschmerzen
- Erbrechen
- Krampfanfälle
- Temporäres Aussetzen der Atmung

### Beschreibung

Ein Hydrozephalus benennt eine Erweiterung der inneren oder äußeren Liquorräume aufgrund einer Liquorregulationsstörung. Der Liquor cerebrospinalis wird in den vier Ventrikeln des Gehirns im von Ependymzellen bedeckten Plexus choroideus produziert. Normalerweise liegt die Produktionsrate bei 500–700 ml pro Tag. Zeitgleich finden Resorptionsprozesse statt. Diese ereignen sich im Bereich der Granulationes arachnoidales und der Radices spinales. Durch die Resorption wird die tatsächlich im Liquorsystem zirkulierende Menge auf ca. 150 ml reduziert.

Schon kleine Volumenschwankungen können zu Über- oder Unterdruck im Liquorsystem führen. Ein Hydrozephalus entsteht in der Regel durch gestörte Resorptionsprozesse und nur selten durch vermehrte Liquorproduktion (Hydrocephalus hypersecretorius).

Während beim Fötus und Säugling der Schädel durch die noch offenen Fontanellen und Suturen ballonartig aufblähen kann, kann eine Druckminderung durch Volumenzunahme des Schädels bei Erwachsenen nicht mehr stattfinden. Es entstehen Leitsymptome für vermehrten Hirndruck wie Kopfschmerzen, Übelkeit, Erbrechen und Atemaussetzer. Eine schnelle Intervention zur Druckminderung ist notwendig, um eine Einklemmung des Hirnstamms zu vermeiden.

### Klassifikation

Ein Hydrozephalus kann nach seiner Lokalisation oder seiner Pathogenese unterteilt werden.

#### Einteilung nach Pathogenese

**Hydrocephalus malresorptivus:** Ein Hydrocephalus malresorptivus entsteht aufgrund gestörter/verminderter Liquorresorption. Ursachen können in Infektionen oder Subarachnoidalblutungen liegen. Liquorresorbierende Membranen verkleben, es kommt zum Liquorstau.

**Hydrocephalus e vacuo:** Ein Hydrocephalus e vacuo beschreibt eine Vergrößerung der inneren und äußeren Liquorräume. Er entsteht durch die Rückbildung umliegenden Nervengewebes. Ursache können neurogene Rückbildungen im Alter, eine senile Hirnatrophie, aber auch alle neurodegenerativen Erkrankungen wie z. B. Morbus Parkinson, Morbus Alzheimer, Multisystematrophie oder anhaltende Durchblutungsstörungen sein.

**Hydrocephalus occlusus:** Ein Hydrocephalus occlusus (Verschlusshydrozephalus) entsteht durch mechanische Abflussstörungen in den ableitenden Liquorwegen durch kongenitale Engstellen, Thromben oder Neoplasien. Ein akuter Hydrocephalus occlusus kann durch Verdrängung von Hirngewebe unbehandelt zum Tod führen.

**RED FLAG**

Es besteht ein neurochirurgischer Notfall.

Bei einem chronischen Hydrocephalus occlusus (Ventilhydrozephalus) kann die Druckerhöhung zu dauerhaften Läsionen des N. opticus führen, ggf. bis zur Erblindung. Symptome sind zudem Übelkeit/Erbrechen und Kopfschmerz.

**Normaldruckhydrozephalus:** Als Normaldruckhydrozephalus (Altershydrozephalus) wird eine Erweiterung/Vergrößerung der inneren Liquorräume bezeichnet. Ein deutlich erhöhter intrakranieller Druck entsteht nicht. Der Hirndruck kann jedoch phasenweise erhöht sein. Mögliche Folgen können Gangstörungen, Inkontinenz und fortschreitende Demenz in Form einer Trias sein.

**Hydrocephalus hypersecretorius:** Ein Hydrocephalus hypersecretorius zeichnet sich durch eine Liquorüberproduktion aus. Diese Form des Hydrozephalus ist sehr selten.

### Einteilung nach Lokalisation

**Hydrocephalus internus:** Ein Hydrocephalus internus beschreibt eine Verlegung der Abflusswege im Mittelhirn (Aquaeductus mesencephali) oder im Bereich der drei Aperturae. Es kommt zu einer Liquorstauung.

**Hydrocephalus externus:** Ein Hydrocephalus externus beschreibt eine Ausweitung der externen Liquorräume durch Subarachnoidalblutungen oder Hirnhautentzündungen.

## Differenzialdiagnosen

Differenzialdiagnostisch kommen Tumoren in Betracht.

## Untersuchung

**Medizinisch** Transkranielle Sonografie und MRT.

## Therapie

Hauptziel der Therapie ist eine Vermeidung oder Minderung eines erhöhten Hirndrucks. Vor abgeschlossener Verknöcherung der Suturen ist ein weiteres Ziel die Verhinderung der Größenzunahme des Kopfumfangs. Genutzt werden ventrikuloperitoneale oder ventrikuloatriale Shuntanlagen (> Abb. 8.20, > Abb. 8.21).

Besteht ein unilateraler Hydrozephalus, so kann durch eine operativ hergestellte Verbindung zu den heterolateralen Ventrikeln eine Ableitung des Liquors erfolgen.

**HINWEIS**

- **Ventrikuloperitonealer Shunt:** Shunt (Verbindung) zwischen dem Ventrikelsystem des Gehirns und der Peritonealhöhle.
- **Ventrikuloatrialer Shunt:** Shunt zwischen dem Ventrikelsystem des Gehirns und dem rechten Vorhof des Herzens.

Beide Anlagen dienen der dauerhaften Ableitung des Liquors.

**CAVE**

Bei Behandlungen der HWS und BWS (ventrikuloatrialer Shunt) bzw. der HWS, BWS und LWS (ventrikuloperitonealer Shunt) sollten die Shuntverläufe immer im Hinterkopf sein. Ein Ziehen an bzw. Herausziehen von Shuntanlagen ist zwingend zu vermeiden.

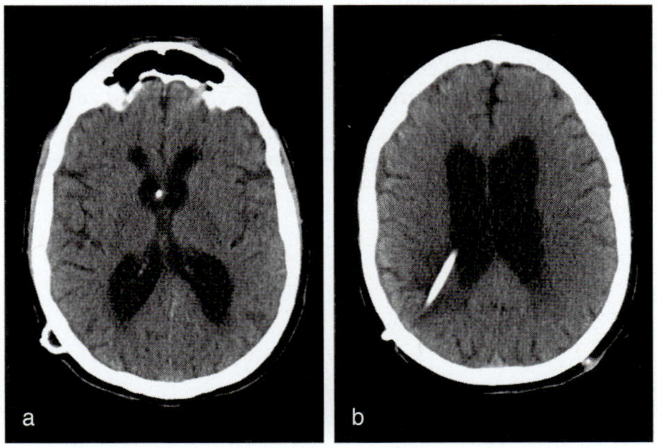


**Abb. 8.20** a) Hydrozephalus; b) Hydrozephalus mit ventrikulärem Shunt. [G715-010]

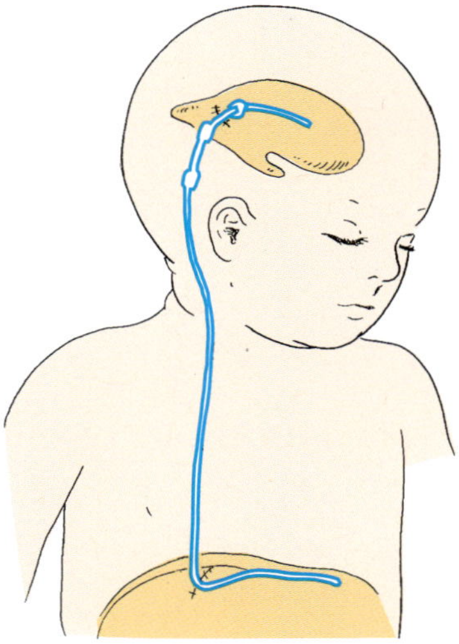

**Abb. 8.21** Ventrikuloperitonealer Shunt. Der Katheter wird unter die Haut geführt. [F654-003]

## Zusammenfassung

**Sonstige Erkrankungen der Kiefergelenke und des Schädels**

Eine kondyläre Hyperplasie ist eine postnatale Wachstumsanomalie. Sie zeichnet sich durch eine abnorme Größe und Konfiguration durch überschießendes Wachstum des Proc. condylaris aus. Therapeutisch finden, je nach Ausmaß, prothetische Versorgungen oder Kondylektomien Anwendung.

Eine Hyptertrophie des Discus articularis ist ein Vorstadium einer Diskusdegeneration aufgrund bestehender Funktionsstörungen. Die Therapie erfolgt manualtherapeutisch durch Drainage des Diskus und Betonung der ventrokaudalen Komponente in der 2. und 3. Phase der Mundöffnung.

Ein Hydrozephalus ist eine Erweiterung der inneren oder äußeren Liquorräume aufgrund einer Liquorregulationsstörung. Therapeutisches Ziel ist eine Vermeidung oder Minderung eines erhöhten Hirndrucks. Genutzt werden ventrikuloperitoneale oder ventrikoatriale Shuntanlagen. Bei unilateralem Hydrozephalus kann mit einer operativ hergestellten Verbindung zu den heterolateralen Ventrikeln eine Ableitung erfolgen.

KAPITEL

# 9 Sonstige Erkrankungen



In diesem Kapitel werden die Krankheitsbilder beschrieben, die oder deren Symptome in verschiedenen Regionen der Wirbelsäule auftreten können und somit keine gesonderte Zuordnung in einem der ➢ Kapitel 1–8 erfahren.

**HINWEIS**
Muskelverletzungen, Muskelerkrankungen, Knochenerkrankungen inkl. Knochentumoren, rheumatische Erkrankungen inkl. der Gruppe der Spondylarthropathien, Gefäßerkrankungen und Diabetes mellitus werden in Band I dieser Buchreihe ausführlich beschrieben.

## 9.1 Postinfektiöse Erkrankungen

**BEFUNDE**

**Allgemeine Leitsymptomatik und Befunde**
- Persistierende Schmerzen, die bei Belastung stärker werden
- Geschwollene, gerötete und überwärmte Gelenk- oder Muskelregionen

**Anamnestische Informationen**
- Zurückliegende Infekte oder vorangegangene offene Wunden oder Operationen

Postinfektiöse Erkrankungen können sowohl durch endogene als auch durch exogene Keime entstehen. Leitsymptomatik sind persistierende Schmerzen, die bei Belastung stärker werden. Oft findet man geschwollene, gerötete und überwärmte Regionen nach zurückliegendem oder andauerndem infektiösem Geschehen. Die Schwellung bzw. Rötung ist jedoch, anders als bei postinfektiösen Pathologien der Extremitäten, im Bereich des Beckens und der Wirbelsäule oft nicht sichtbar.

**HINWEIS**
Osteomyelitis der Extremitäten und Sepsis werden in Band I dieser Buchreihe beschrieben.

### 9.1.1 Osteomyelitis der Wirbelsäule

**Ätiologie** Postinfektiös, Haupterreger ist der Staphylococcus aureus. Weitere Erreger sind Streptokokken, Brucellen, Tuberkelbakterien oder Pilze. Grundsätzlich können mikrobielle Erreger auf drei Wegen Strukturen der Wirbelsäule erreichen:
- Hämatogen (arteriell oder venös): Die Erkrankung entsteht nach infektiösen Erkrankungen wie Harnwegsinfekten, HNO-Infekten, Endokarditis, Pneumonien oder Haut- bzw. Weichteilinfektionen (offenen Wunden). Eine Sepsis (siehe Band I dieser Buchreihe) ist als Komplikation möglich.
- Per continuitatem (kontinuierlich übergreifend, direkt oder lymphogen): Übergreifen eines bestehenden Infektherds auf die Wirbelsäule (direkt oder lymphogen).

- Direkter Pathoeingang: erfolgt in der Regel durch Operationen (iatrogen), Punktionen (Lumbalpunktion) oder Injektionen.

**Epidemiologie** 3–5 % aller Osteomyelitiden. Die Lendenwirbelsäule ist am häufigsten betroffen (59 %), es folgen die Brustwirbelsäule (30 %) und die Halswirbelsäule (11 %) (vgl. Taylor et al. 2018 und Fantoni et al. 2012).

**BEFUNDE**

**Leitsymptomatik**
- Lokale oder regionale Schmerzen, nachts anhaltend und bei Belastung stärker werdend
- Funktionseinschränkungen
- Klopfschmerz

**Mögliche weitere Symptome**
- Positives Pseudo-Gowers-Zeichen
- Positiver Fersenfalltest
- Rötung oder Überwärmung
- Fieber
- Schüttelfrost

## Beschreibung

Das Krankheitsbild der Osteomyelitis wurde bereits in Band I dieser Buchreihe ausführlich beschrieben. Infektionen der Wirbelsäule kommen deutlich seltener vor als in den Extremitäten. Die Besiedlung mit Bakterien erfolgt überwiegend hämatogen durch endogene Keime und betrifft vorwiegend die endplattennahen Areale des Wirbelkörpers (vgl. Müller, Russe und Muhr 2004). Es kommt zu postinfektiösen und ggf. eitrigen Entzündungen des Knochenmarks, die sich in umliegende Regionen ausbreiten können. Eine komplette Destruktion der Strukturen eines oder mehrerer Wirbelkörper ist möglich.

Haupterreger für eine Osteomyelitis der Wirbelsäule ist der Staphylococcus aureus; sie kann jedoch auch durch Tuberkelbakterien, Streptokokken oder durch exogene Keime durch Injektionen, Operationen oder offene Wunden entstehen. Grundsätzlich wird die unspezifische (pyogene) von der spezifischen Osteomyelitis durch Tuberkulose, Brucellose oder Pilzinfektionen unterschieden.

Ohne zielgerichtete Therapie liegt die Gesamtmortalität bei bis zu 15–20 %. Grund hierfür ist der oftmals lange Zeitraum zwischen Beginn der Erkrankung und finaler Diagnosestellung mit Einleitung einer adäquaten Therapie (vgl. Cheung und Luk 2012). Dies liegt auch an den oftmals fehlenden Symptomen wie Fieber, Gliederschmerzen oder Schüttelfrost.

Je nach Lokalisation werden spezifische Formen benannt.

### Spondylitis

Eine Spondylitis beschreibt eine postinfektiöse Entzündung eines Wirbelkörpers.

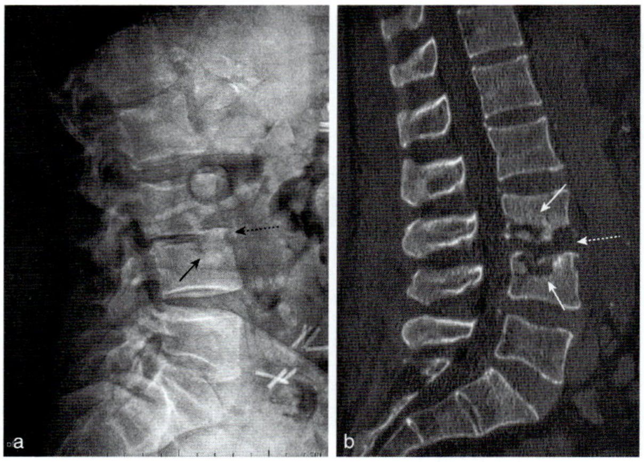


**Abb. 9.1** Osteomyelitis mit Spondylodiszitis: a) Es kommt zu einer Zerstörung des vorderen, oberen Teils der Deckplatte von L4 (durchgezogener schwarzer Pfeil) mit einer Verengung des Bandscheibenraums L4–L5 (gepunkteter schwarzer Pfeil). b) Die CT eines anderen Patienten zeigt eine Verengung des Bandscheibenraums L4–L5 (gepunkteter weißer Pfeil) mit Zerstörung großer Teile der Deckplatten der beiden angrenzenden Wirbelkörper (durchgezogene weiße Pfeile). [E514-004]

### Spondylodiszitis

Eine Spondylodiszitis beschreibt eine postinfektiöse Entzündung des Bandscheibenraums und der angrenzenden Deckplatten, ggf. auch der Wirbelkörper (➤ Abb. 9.1). In der manualtherapeutischen Praxis sieht man zeitweise Patienten mit einer eitrigen Spondylodiszitis, also einer Entzündung einer Bandscheibe mit Befall der angrenzenden Deckplatten und ggf. der Wirbelkörper auf einem isolierten Bewegungssegment. Auslöser sind zumeist Infektionen durch Injektionen.

**CAVE**

Auch wenn diese Art der Infektion selten ist, sei immer wieder darauf hingewiesen, dass die Indikation für Injektionen in Gelenke und Zwischenwirbelräume streng zu stellen ist und Hygienestandards hoch zu sein haben. Es besteht immer ein relatives Infektionsrisiko. Die Folgen können massive Funktionseinschränkungen durch postinfektiöse Versteifung einzelner Bewegungssegmente sein.

### Singuläre epidurale Abszesse

Auch singuläre epidurale Abszesse werden beschrieben. Auch eine Einteilung nach dem mikrobiellen Erreger wird in der Literatur beschrieben.

### Spondylitis tuberculosa

Hierbei handelt es sich um eine postinfektiöse Form der Spondylitis durch nicht bzw. nicht adäquat therapierte Tuberkulose. Insbesondere immunsuppressive Patienten (HIV, Drug addict, etc.) sind betroffen (➤ Abb. 9.2, ➤ Abb. 9.3).

**HINWEIS**

Bei einer HIV-Infektion ist das Risiko, an Tuberkulose zu erkranken, 20–40-fach erhöht.

9

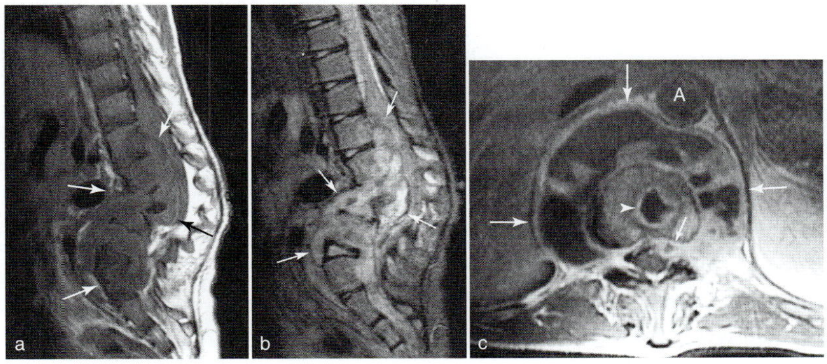


**Abb. 9.2** Spondylitis tuberculosa. MRT einer aktiven Erkrankung. a) und b) Sagittale T1-gewichtete (a) und Inversion-Recovery-Sequenz (b). MRT-Bilder zeigen eine mehrstufige Wirbelkörper- und Bandscheibeninfiltration mit einer großen umgebenden Masse (Pfeile), die eine Spondylodiszitis-Osteomyelitis und eine große Phlegmone darstellt. Man beachte die lumbale Kyphose (Gibbus-Deformität). c) Pott-Krankheit bei einem anderen Patienten. Das axiale kontrastmittelverstärkte T1-gewichtete MRT-Bild an L1 zeigt einen massiven Abszess (große Pfeile), einen kleinen Wirbelkörperabszess (Pfeilspitze) und einen epiduralen Abszess (kleiner Pfeil). A = Aorta. [G1179]

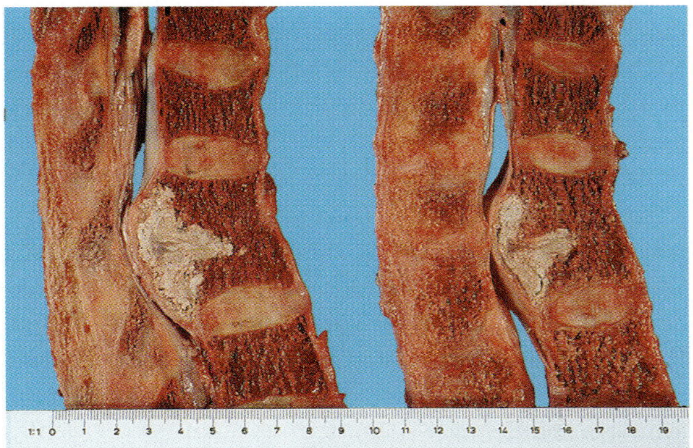

**Abb. 9.3** Präparat mit Spondylitis tuberculosa der LWS. Schnitte durch die Lendenwirbelsäule. Blockwirbelbildung zweier benachbarter Wirbelkörper. Das weiß-bröckelige tuberkulöse Exsudat hat sich nach dorsal bis unter das hintere Längsband ausgebreitet und engt der Wirbelkanal ein. [R398]

### Brucellose und Pilzinfektionen

Die Brucellose ist vor allem bei Patienten aus mediterranen Ländern, Südamerika und dem Mittleren Osten zu beachten. Pilzinfektionen sieht man gehäuft bei Männern mittleren Alters und immunsuppressiven Patienten.

### Immunsuppression

Patienten mit geschwächter Immunabwehr (Krebserkrankungen, Diabetes, Drug addict, HIV) sind prädispositioniert für die Ausbreitung von Infekten. Insbesondere bei Patienten mit HIV oder Drug addict sieht man Formen der Osteomyelitis.

## Differenzialdiagnosen

Differenzialdiagnostisch kommen ein Plasmozytom und Spondylarthritiden in Betracht.

## Untersuchung

**Manualtherapeutisch** Anamnese und Inspektion. In der Anamnese wird nach zurückliegenden Infekten gefragt. Funktionsuntersuchung und neurologische Untersuchung. Ein Klopftest wird durchgeführt. Das Pseudo-Gowers-Zeichen und der Fersenfalltest können überprüft werden. Die Schmerzen des Patienten werden dokumentiert (NAS 0–10).

**RED FLAG**
Bei Verdacht auf eine postinfektiöse Erkrankung ist der Patient zum Arzt zu überweisen.

**Medizinisch** MRT und mikrobiologischer Keimnachweis durch Punktion. Die primäre Infektionsquelle und der Infektionsweg müssen ergründet und mögliche ursächliche Erkrankungen diagnostiziert werden. Eine Sepsis muss ausgeschlossen werden.
Folgende Verfahren können genutzt werden:

**Radiologische Verfahren:**
- Röntgenuntersuchung
- MRT
- CT

**Nuklearmedizinische Verfahren:**
- Szintigrafie
- Positronen-Emissions-Tomografie (PET, PET-CT)

Zudem kann, sofern nicht eindeutig identifiziert, ein mikrobiologischer Keimnachweis durch Punktion/Biopsie und eine ausgebreitete Laboranalyse durchgeführt werden. Innerhalb der ersten 24 Stunden nach Diagnose der Osteomyelitis sollten mindestens drei Blutkulturenpaare gewonnen werden (vgl. Jung et al. 2013).

## Therapie

### Konservativ

Spezifische Antibiose für 6–8 Wochen, bei Frakturgefahr mit Orthesenstabilisation. Eine manualtherapeutische Nachbehandlung erfolgt erst nach Freigabe durch den Arzt nach 6–8 Wochen bei Keimfreiheit und stabiler Knochensubstanz (MRT). Die Therapie besteht aus Mobilisationen zum Erreichen der vollen segmentalen Beweglichkeit. Begleitend sollte ein Training zur muskulären Stabilisation erfolgen.

**HINWEIS**
Ursächliche Erkrankungen (Endokarditis, Tuberkulose, Pneumonie, Harnwegsinfekte) müssen, sofern vorhanden, therapiert werden!

### Operativ

Operationen kommen bei knöcherner Instabilität und neurologischen Ausfällen in Betracht. Die Mittel der Wahl sind eine perkutane dorsale Instrumentierung oder eine offene Stabilisierung. Bei ausgebreiteten Abszessen kann eine operative Ausräumung mittels offenem Debridement, Dekompression und dorsaler Stabilisierung erforderlich sein.

**HINWEIS**
Operative Verfahren zur Stabilisierung der Wirbelsäule mit Beschreibung der postoperativen Rehabilitation werden in ➤ Kap. 3.5.2 erläutert.

## 9.1.2 Grisel-Syndrom

**Synonyme** Torticollis nasopharyngea, Torticollis atlantoepistrophealis, Watson-Jones-Krankheit.

**Ätiologie** HNO-Infekte (Streptokokken, Staphylokokken) vor allem nach Tonsillitis oder nach Tonsillektomie und Adenotomie. Seltener rheumatisch oder traumatisch (offene Wunden) bedingt (vgl. Schulze und Beyer 2016).

**Epidemiologie** Es besteht eine Gynäkotropie. Die Erkrankung betrifft zumeist Säuglinge und Kinder, mit Häufigkeitsgipfel um das 8. Lebensjahr, kann jedoch alle Altersklassen betreffen.

**BEFUNDE**

**Leitsymptomatik**
- Schiefhals
- Nackenschmerzen
- Zurückliegender oder bestehender HNO-Infekt

**Mögliche weitere Befunde**
- Atlantookzipitale Instabilität

### Beschreibung

Als Grisel-Syndrom (➤ Abb. 9.4) wird ein schmerzhafter Schiefhals bezeichnet, der aus multiplen Arthritiden der Halswirbelsäule resultiert und eine atlantodentale Instabilität beinhalten kann. Das Krankheitsbild entsteht in der Regel durch HNO-Infekte oder sonstige Weichteilentzündungen im Rachen-/Halsbereich mit Ausbreitung der Bakterien in den Retropharyngealraum und die Wirbelsäule, kann aber auch postoperativ oder rheumatisch entstehen. Kennzeichen eines postinfektiösen Grisel-Syndroms ist ein retropharyngealer Abszess (➤ Abb. 9.5), der in der Röntgenuntersuchung dargestellt werden kann. Das Lig. transversum atlantis ist häufig von der Entzündung mitbetroffen und kann insuffizient werden. In diesem Fall entsteht eine atlantodentale Instabilität. Bei atlantodentaler Instabilität ist in der Röntgenuntersuchung zudem ein vergrößertes atlantodentales Intervall sichtbar (vgl. Schwarze und Hemmer 2020).

**CAVE**
Das Lig. transversum atlantis ist nicht nozisensorisch innerviert. Eine entzündliche Veränderung des Bandes merkt der Patient nicht.

Patienten oder Eltern beschreiben einen zurückliegenden oder vorhandenen Infekt, in der Regel gab es kein Trauma. Der M. sternocleidomastoideus zeigt einseitigen Hypertonus. Bei Nichtbehandlung besteht die Gefahr einer Ausbreitung der Infektion mit möglicher atlantodentaler Subluxation, ggf. besteht vertebrale Frakturgefahr. Eine spätere postsyndromale Versteifung ist möglich.

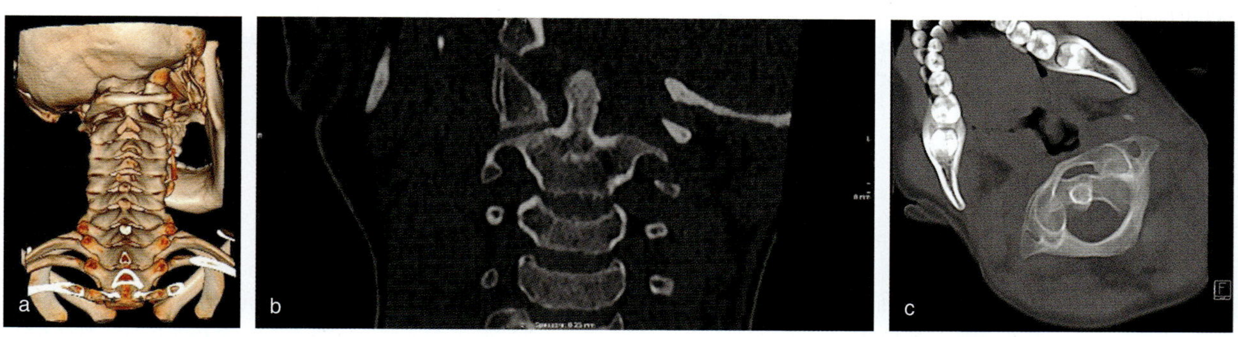


**Abb. 9.4** Grisel-Syndrom bei einem Patienten nach Adenotomie: a) CT-Rekonstruktion, die die typische Position des Kopfes zeigt (nach rechts gedreht und nach links geneigt), mit Vergrößerung des Abstands zwischen den hinteren Elementen C1 und C2 und Verlust der Ausrichtung zwischen den rechten C1–C2-Gelenken. b) Die koronare MRT zeigt einen Ausrichtungsverlust zwischen den rechten C1–C2-Gelenken. c) Axiale Rekonstruktion der Projektion mit maximaler Intensität. [G1167-002]

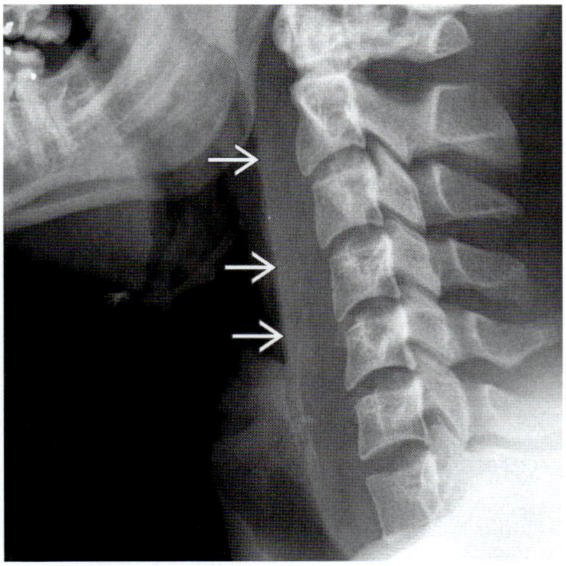

**Abb. 9.5** Das seitliche Röntgenbild zeigt einen typischen retropharyngealen Abszess aufgrund einer Streptokokken-Pharyngitis. Das Grisel-Syndrom kann in jedem Stadium der Infektion auftreten, vom Erguss bis zum ausgedehnten Abszess. [E1403]

**RED FLAG**

Ein Grisel-Syndrom ist eine Red flag. Der Patient ist zum Arzt zu überweisen.

### Differenzialdiagnosen

Folgende Differenzialdiagnosen kommen in Betracht: Spondylitis tuberculosa, Klippel-Feil-Syndrom, Morbus Bechterew, traumatischer Schiefhals, kongenitaler Schiefhals, Schiefhals durch Störungen des Gleichgewichtsorgans oder Schwerhörigkeit, Neoplasien.

### Untersuchung

**Manualtherapeutisch** Anamnese und Inspektion. Bei zurückliegendem Infekt und Verdacht auf Grisel-Syndrom erfolgt keine Funktionsuntersuchung. Der Patient ist direkt zum Arzt zu überweisen.

**Medizinisch** Röntgen, Antibiogramm durch Abstrich.

### Therapie

#### Konservativ

Ruhigstellung mit Halskrawatte/Halskrause für 6–8 Wochen, spezifische Antibiose, Röntgenkontrolle nach 6–8 Wochen. Eine manualtherapeutische Behandlung beginnt frühestens nach 8 Wochen und kompletter Ausheilung der Knochenstrukturen. Vorab wird die hochzervikale und zervikale regionale und segmentale Funktionsuntersuchung inklusive der hochzervikalen Instabilitätstests durchgeführt. Die Therapie beinhaltet die Beseitigung von Funktionsstörungen durch segmentale Mobilisation sowie die muskuläre/fasziale Mobilisation. Zusätzliche Inhalte sollten ein Training der aufrichtenden Muskulatur und Training des M. longus colli sein (beim Säugling nicht und beim Kleinkind nicht/nur bedingt durchführbar).

#### Operativ

Eine Operation ist bei instabilen Knochendefekten indiziert, es folgt eine Spondylodese.

**HINWEIS**

Operative Verfahren zur Stabilisierung der Wirbelsäule mit Beschreibung der postoperativen Rehabilitation werden in ➤ Kap. 3.5.2 erläutert.

Das grundsätzliche Vorgehen bei Nackenschmerzen bei Kindern wird in ➤ Kap. 6.13.1 erläutert.

**Zusammenfassung**

**Postinfektiöse Erkrankungen der Wirbelsäule**

Entzündliche Erkrankungen der Wirbelsäule entstehen zumeist postinfektiös durch Bakterien auf direktem Wege, hämatogen oder per continuitatem. Haupterreger ist der Staphylococcus aureus, aber auch Streptokokken, Tuberkelbakterien, Brucellen oder Pilze können Auslöser sein. Manuelle Therapie sollte frühestens nach 6–8 Wochen und totaler Keimfreiheit sowie bei vollkommener knöcherner Stabilität stattfinden. Beim Grisel-Syndrom ist eine mögliche atlantodentale Instabilität durch Beteiligung des Lig. transversum atlantis zu beachten.

## 9.2 Kardiovaskuläre Erkrankungen

Die Gefäßerkrankungen periphere arterielle Verschlusskrankheit (pAVK), Thrombose, Phlebitis und Varikosen wurden bereits in Band I dieser Buchreihe beschrieben.

### 9.2.1 Bluthochdruck

#### Grundlagen

Der Blutdruck beschreibt die Kraft, die das fließende Blut auf die Gefäßwände von Arterien und Venen ausübt. Beeinflussende Faktoren sind die Kraft, mit der das Blut vom Herzen in den Blutkreislauf gepumpt wird, und der Durchmesser sowie die Elastizität der Blutgefäße. Der Blutdruck wird in mmHg gemessen.

### Systolischer Druck

Der systolische Druck ist der Blutdruck während der maximalen Anspannung des Herzens mit Auspumpen des Blutes in den Blutkreislauf (Systole).

### Diastolischer Druck

Der diastolische Druck ist der niedrigste Blutdruck unmittelbar vor der nächsten Kontraktion des Herzens. Der Herzmuskel ist entspannt und hat sich mit Blut gefüllt.

### Steuerung

- **Vegetative Steuerung:** Die Steuerung des Blutdrucks unterliegt vegetativen Einflüssen. Der Sympathikus erhöht die Frequenz und die Kraft der Herzaktionen und erhöht bei vermehrter Aktivität den Blutdruck. Der Parasympathikus senkt ihn.
- **Hormonelle Steuerung:** In den Nieren, den Nebennieren und den sympathischen Nervenfasern werden u. a. die Hormone Aldosteron, Angiotensin II, Renin, Adrenalin und Noradrenalin (RAAS, Renin-Angiotensin-Aldosteron-System) produziert. Diese Hormone beeinflussen den Blutdruck.
- **Gefäßaktionen:** Über Rezeptoren in den Gefäßen wird der Gefäßdruck ans Gehirn gemeldet. Als Reaktion können Gefäße verengt oder geweitet werden.

### Physiologischer und pathologischer Blutdruck

Die medizinische Bewertung des Blutdrucks ist wie folgt:
- Optimal: < 120/< 80
- Normal: 120–129/80–84
- Hochnormal: 130–139/85–89
- Bluthochdruck Grad I: 140–159/90–99
- Bluthochdruck Grad II: 160–179/100–109
- Bluthochdruck Grad III: > 180/> 110
- Isolierter systolischer Bluthochdruck: > 140/< 90

**Synonym** Arterielle Hypertonie.

**Ätiologie**

**Primäre arterielle/essenzielle Hypertonie**
Betrifft 90–95 % der Patienten. Folgende Risikofaktoren für hohen Blutdruck werden beschrieben:
- Übergewicht
- Bewegungsmangel
- Rauchen
- Ungesunde Ernährung (erhöhte Salzzufuhr, zu viel Alkohol)
- Anhaltender Stress (psychisch oder physisch)
- Familiäre Prädisposition
- Alter

**Sekundäre arterielle Hypertonie**
Betrifft 5–10 % der Patienten. Ursachen sind Nierenerkrankungen oder Schlafapnoe, Überproduktion von Kortisol, Aldosteron, Schilddrüsen- oder Stresshormonen.

**Postmedikamentöse arterielle Hypertonie**
NSAID oder Kontrazeptiva können den Blutdruck erhöhen.

**Epidemiologie** Über 50 % der Menschen über 60 Jahren.

## Beschreibung

Als Bluthochdruck werden mmHg-Werte ab dem Grad I mit 140–159/90–99 bezeichnet. Der Blutdruck steigt mit jeder Lebensdekade um einige mmHg an, da die Gefäße an Elastizität verlieren. Grenzwert für die Gabe von blutdrucksenkenden Medikamenten bleibt jedoch sowohl für die Gruppe der 18–65-Jährigen als auch für die Gruppe der leistungsfähigen 65–70-Jährigen ein Blutdruck von mehr als 140/90. Erst bei noch älteren Patienten liegt dieser Grenzwert bei 160/90.

Risiken eines unbehandelten Bluthochdrucks sind Schäden/Erkrankungen des Herzens, des Gehirns, der Nieren und Augen. Bluthochdruck ist einer der Hauptrisikofaktoren für Schlaganfälle, Herzinfarkte, Herzrhythmusstörungen und Herzinsuffizienzen. Vorab entstehen vaskuläre Pathologien.

**CAVE**
Bluthochdruck kann zervikale vaskuläre Pathologien begünstigen (➤ Kap. 6.12.3). Zervikale vaskuläre Pathologien sind eine Kontraindikation für intensive manualtherapeutische Mobilisationen, für zervikale Manipulationen und für langanhaltende Dehnpositionen der HWS. Der Blutdruck sollte bei HWS-Patienten standardmäßig gemessen werden. Bei V. a. Bluthochdruck ist der Patient zur weiteren Diagnostik zum Arzt zu überweisen.

## Untersuchung

Standardmäßig erfolgen bei Verdacht auf Bluthochdruck folgende Untersuchungen:
- Anamnese
- Inspektion
- Pulsmessung
- Blutdruckmessung
- BMI-Berechnung
- Blutuntersuchung
  - Lipide (Cholesterin, Triglizeride)
  - Nierenwerte (Kreatinin, Harnsäure, Harnstoff)
  - Blutzucker
- Urinuntersuchung

### Therapie

Die optimale Therapie besteht aus einer Änderung des Lebensstils (Ernährung, Bewegung, Reduktion von Alkohol, Rauchen, Stress), der Therapie bereits bestehender Folgen und der medikamentösen Einstellung.

## 9.2.2 Koronare Herzkrankheit (KHK)

**Ätiologie** Ursachen für eine koronare Herzerkrankung sind Blutfettstoffwechselstörungen und allgemeine Risikofaktoren für Arteriosklerose wie Rauchen, Übergewicht, Bewegungsmangel, Alkoholabusus und Bluthochdruck.

**Epidemiologie** Häufig.

**BEFUNDE**

**Leitsymptomatik**
- Herzrhythmusstörungen
- Herzinsuffizienz
- Angina pectoris
- Herzinfarkt

### Beschreibung

Die koronare Herzkrankheit beschreibt eine Minderdurchblutung (Ischämie) mit Sauerstoffmangel (Hypoxie) des Herzmuskels aufgrund einer Stenose (Verengung oder Verschluss) einer oder mehrerer Koronararterien (➤ Abb. 9.6). Verengungen entstehen durch arteriosklerotische Plaques.

Zur koronaren Herzkrankheit vgl. auch Zalpour et al. 2022: 472.

### Angina pectoris

Zu den beschriebenen Leitsymptomen nach Sauerstoffmangel einer oder mehrerer Koronararterien gehören Angina-pectoris-Anfälle. Patienten beschreiben Schmerzen und ein belastendes unangenehmes Engegefühl in der Brust (Angina pectoris = Brustenge), häufig mit Ausstrahlung in den linken Arm. Auch Ausstrahlungen in den Kiefer, die HWS oder den Rücken sind möglich.

Therapeutisch hilft Nitrospray (Nitroglycerin).

Angina pectoris bei geringer körperlicher Belastung oder in Ruhe kann auf einen drohenden vollständigen Verschluss einer Koronararterie hindeuten. Resultat wäre eine Nekrose von Herzgewebe gleichbedeutend mit einem Herzinfarkt.

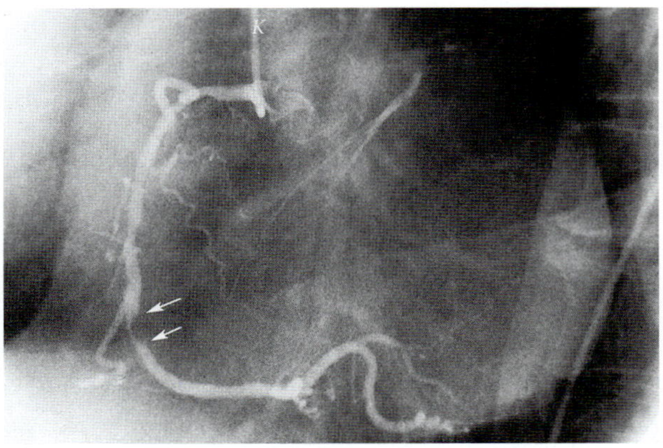


**Abb. 9.6** Röntgengefäßdarstellung der Koronargefäße eines Patienten mit koronarer Herzerkrankung. Man erkennt eine hochgradige Einengung der rechten Koronararterie (Pfeile, K = Katheter). [⁻451]

### Klassifikation

Eine Einteilung kann nach dem Ausmaß der betroffenen Gefäße und nach dem klinischen Verlauf erfolgen. Je nach klinischem Verlauf wird zwischen einem akuten und einem chronischen Koronarsyndrom unterschieden.

- **Eingefäßerkrankung:** Die Erkrankung betrifft eine oder mehrere signifikante Stenosen in einem Hauptast einer Koronararterie.
- **Zweigefäßerkrankung:** Die Erkrankung betrifft eine oder mehrere signifikante Stenosen in zwei Hauptästen der Koronararterien.
- **Dreigefäßerkrankung:** Die Erkrankung betrifft eine oder mehrere signifikante Stenosen in drei Hauptästen der Koronararterien.
- **Hauptstammnekrose:** Als Hauptstammstenose bezeichnet man die Stenose des Hauptstammes der A. coronaria sinistra.

### Untersuchung

In der Diagnostik werden nicht-invasive von invasiven diagnostischen Verfahren unterschieden.

Zu den **nicht-invasiven Verfahren** gehören:
- Ruhe-, Belastungs- und Langzeit-EKG
- Stressechokardiografie
- PET
- Kardio-CT
- Kardio-MRT
- Stress-MRT
- Myokardperfusionsszintigrafie

Zu den **invasiven Verfahren** gehören:
- Koronarangiografie
- Koronarangioskopie
- Intravaskuläre-Sonografie
- Intrakoronare Dopplerflussmessung

## Therapie

### Konservativ

Therapie einer möglichen arteriellen Hypertonie, einer möglichen Fettstoffwechselstörung und möglicher Herzklappenerkrankungen.

### Operativ

Ziel der operativen Therapie ist die Beseitigung der Stenosen mittels **perkutaner transluminaler Koronarangioplastie** (Dilatation mit Ballonkatheter), der Einbringung eines Stents oder eines Koronararterienbypasses.

### Postoperative Rehabilitation

Die postoperative Rehabilitation nach Bypass-OP beinhaltet die Rehabilitation nach Sternektomie und atemtherapeutische Maßnahmen sowie die schrittweise Heranführung an normale körperliche Belastbarkeit.

**Grundsätzliches:**

- Schutz des Thorax beim Husten, Niesen und Pressen durch Umfassen des Brustkorbs mit leichter Kompression für 2–3 Wochen
- Kein Handstütz oder Unterarmstütz für 4 Wochen
- Drehen aus Liegepositionen en bloc für 6 Wochen
- 3 Monate kein Tragen von Gewichten über 5 kg
- 3 Monate keine thoraxbelastenden Arbeiten oder sportlichen Aktivitäten
- Keine Abduktion oder Elevation (Anteversion) der Arme über 90° für 6 Wochen (vgl. Herz 2019)

Darüber hinaus kann üblicherweise wie folgt behandelt werden:

**Entzündungsphase:**

- Atemtherapie
- Orthostaseprophylaxe

**Proliferationsphase:**

- Atemtherapie
- Orthostaseprophylaxe
- Aktive Armbewegungen bis 90° Elevation und Anteversion (im schmerzfreien Bereich)
- Hockergymnastik

**Konsolidierungsphase:**

- Training von Bewegungstransfers und aktiven Bewegungen (1D und 3D) des Rumpfes ab 7. Woche

**Umbauphase:**

- Erarbeiten von Sportfähigkeit ab vollendetem 3. Monat, sofern kardial erlaubt

## 9.2.3 Herzinfarkt

**Synonym** Myokardinfarkt.

**Ätiologie** Koronare Herzkrankheit.

**Epidemiologie** Häufigste Todesursache in Deutschland (13 % der Männer und 8 % der Frauen) (vgl. Zalpour et al. 2022).

**BEFUNDE**

**Leitsymptomatik**

- Angina pectoris für > 20 Minuten
- Todesangst/Vernichtungsgefühl
- Übelkeit
- Dyspnoe
- Ausstrahlung in linken Arm, Kiefer, HWS, Epigastrium
- Zeichen einer akuten Linksherzinsuffizienz: Hypotonie, Tachykardie, Kaltschweißigkeit, Zyanose

**CAVE**

Bei 30 % der Patienten ist der Herzinfarkt schmerzlos.

### Beschreibung

Ein Herzinfarkt tritt bei plötzlichem komplettem Verschluss einer Koronararterie auf. Es kommt zum Absterben von Herzmuskelzellen.

Zum Herzinfarkt vgl. auch Braun und Doormann 2022.

### Differenzialdiagnosen

Differenzialdiagnostisch kommt eine vasospastische Angina pectoris in Betracht.

### Untersuchung

- EKG (➢ Abb. 9.7)
- Labordiagnostik:
  - Kardiale Marker (Troponine, CK, CK-MB, LDH, HBDH, GOT)
  - Blutbild (Anämie, Leukozytose?), Blutgruppe (2 EK in Bereitschaft halten), Krea, Elektrolyte, Gerinnung (notwendig vor Antikoagulation/Fibrinolyse), Lipase (Differenzialdiagnose Pankreatitis), AP, Bili (Differenzialdiagnose Gallenkolik, Cholektase), BGA (kardiogener Schock, Lungenembolie?), BZ, Laktat
  - Ausschluss von Risikofaktoren: CRP, Blutfette, Homozystein, Lp(a), Fibrinogen (nicht im Akutstadium!)

Nach intensivmedizinischer Versorgung:

- Röntgenuntersuchung des Thorax
- Echokardiografie

9

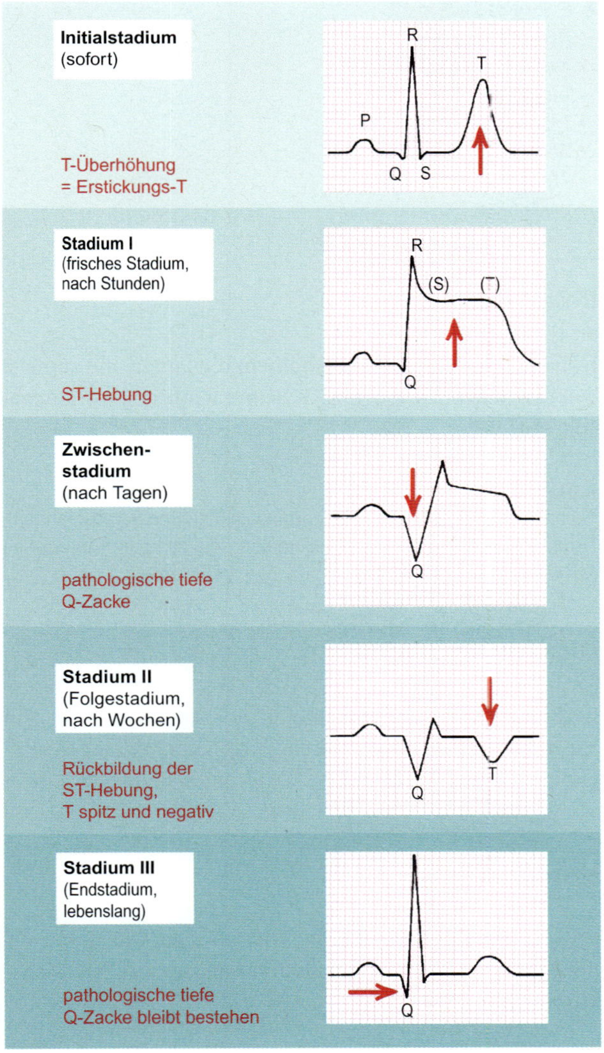


**Abb. 9.7** Zeitlicher Verlauf typischer EKG-Veränderungen beim ST-Strecken-Hebungsinfarkt (STEMI). [L190]

## Therapie

### Konservativ

Die komplexe medikamentöse Therapie richtet sich nach dem klinischen Bild.

### Operativ

Alternativen zur Thrombolyse sind Dilatationen mit und ohne Stent.

## Komplikationen des Herzinfarkts

### Linksherzinsuffizienz und Lungenödem

Betrifft 20–50 % der Infarktpatienten. Eine Linksherzinsuffizienz führt zu einem **Rückwärtsversagen.** Dies bedeutet, dass es zu einem Blutrückstau im linken Vorhof und in der Folge zu einer Stauungslunge mit Lungenödem kommt. Patienten zeigen Dyspnoe oder Tachypnoe, Husten und Rasselgeräusche der Lunge, Zyanose und eine Lungenstauung mit Pleuraerguss und Lungenödem.

### Kardiogener Schock

Zu einem kardiogenen Schock kommt es bei ca. 10 % aller Infarktpatienten. Es kommt zum **Vorwärtsversagen,** also zum Pumpversagen des Herzens. Das Herz ist nicht mehr in der Lage, das benötigte Herzzeitvolumen umzusetzen. Symptome sind Hypotonie und Blässe, Thoraxschmerzen, Atemnot und gestaute Halsvenen.

### Arrhythmien

Arrhythmien betreffen 90 % der Infarktpatienten, überwiegend in den ersten 48 h.

Weitere mögliche Infarktfolgen sind eine Pericarditis epistenocardica, Postinfarkt-Angina, akute Mitralklappeninsuffizienzen, Ventrikelthromben und Herzwandaneurysmen.

## 9.2.4 Herzinsuffizienz

**Ätiologie** Hypertonie und KHK sind die häufigsten Ursachen der Herzinsuffizienz. Weitere Ursachen sind ein Sauerstoffmangel des Myokards, eine Herzmuskelnekrose (Myokardinfarkt), Druckbelastung des linken Ventrikels, eine Volumenbelastung, toxische, metabolische und endokrine Herzerkrankungen, tachykarde und bradykarde Herzrhythmusstörungen und Füllungsbehinderungen (z. B. Mitralstenose) (vgl. Braun und Doormann 2022).

## Beschreibung

Bei einer Herzinsuffizienz ist entweder die Pumpleistung des Herzens vermindert, oder das Herz kann sich nicht ausreichend entspannen/dehnen. Es wird zwischen Links- und Rechtsherzinsuffizienz unterschieden:

- **Linksherzinsuffizienz:** Zeichen des Vorwärtsversagens mit Leistungsminderung und Zyanose oder Zeichen des Rückwärtsversagens mit Lungenstauung, Ruhe- bzw. Belastungsdyspnoe, Orthopnoe und ggf. Atemwegsobstruktion
- **Rechtsherzinsuffizienz:** Ödeme (Knöchel, Unterschenkel, präsakrales Ödem bei liegenden Patienten), Zeichen der oberen und unteren Einflussstauung (Halsvenen, Zungengrund, palpable Stauungsleber, hepatojugulärer Reflux, Hepatosplenomegalie, Stauungsgastritis, Proteinurie, Nykturie, Pleuraerguss)

### 9.2.5 Herzrhythmusstörungen

Von einer Herzrhythmusstörung (Arrhythmie) spricht man, wenn das Herz zu langsam, zu schnell oder unregelmäßig schlägt. Ein im Sinusknoten zu langsam oder zu schnell regelmäßig abgegebener elektrischer Impuls mit Weiterleitung in die Herzkammern wird als **Erregungsleitungsstörung** bezeichnet.

**Zusammenfassung**

Kardiovaskuläre Erkrankungen

Bluthochdruck und die koronare Herzerkrankung gehen, wie die daraus resultierenden Krankheitsbilder, mit möglicher Arteriosklerose einher. Eine zervikale vaskuläre Pathologie kann eine Kontraindikation für Manuelle Therapie bedeuten. Das Messen des Blutdrucks und die anamnestische Kenntnis vorliegender Herzerkrankungen ist daher unverzichtbar.

Nach Sternektomien (Bypass-OP) bildet Manuelle Therapie einen Anteil an der postoperativen Rehabilitation. Die thorakale, kostovertebrale und kostotransversale Funktion ist wiederherzustellen.

## 9.3 Pulmonale Erkrankungen

### 9.3.1 Lungenentzündung

Bei der Lungenentzündung (Pneumonie) handelt es sich um eine zumeist bakterielle Entzündung mit starkem Krankheitsgefühl, Fieber, Husten und Atemnot. In der Regel ist sie mit spezifischer Antibiose gut therapierbar.

### 9.3.2 Lungenembolie

**Ätiologie** Häufigste Ursache ist ein Thrombus infolge einer tiefen Beinvenenthrombose.

**BEFUNDE**

**Leitsymptomatik**
- Akute Atemnot
- Tachypnoe
- Thoraxschmerzen
- Husten
- Angst
- Beklemmungsgefühl

#### Beschreibung

Es handelt sich um eine Embolie in die Lunge, die zumeist von den tiefen Beinvenen nach Beinvenenthrombose ausgeht (➤ Abb. 9.8).

**CAVE**

Je nach Ausprägung der Leitsymptome können Brustschmerzen mit Atemnot und geringfügigem Beklemmungsgefühl für eine thorakale oder kostotransversale Problematik gehalten werden.

#### Differenzialdiagnosen

Differenzialdiagnostisch kommen eine Angina pectoris, ein Herzinfarkt, eine Pneumonie, ein Pneumothorax, eine Neuralgie, eine Myalgie und ein BWS-Syndrom in Betracht.

#### Untersuchung

EKG, Labor, Röntgen-Thorax, Thoraxsonografie, Spiral-CT mit Kontrastmittel, Pulmonalisationsangiografie, Perfusionsszintigrafie.

#### Therapie

Bettruhe, Analgesie, Heparin, Lysetherapie. Weitere Medikation je nach Ausprägung (Nitroglyzerin, Dobutamin, Dopamin).

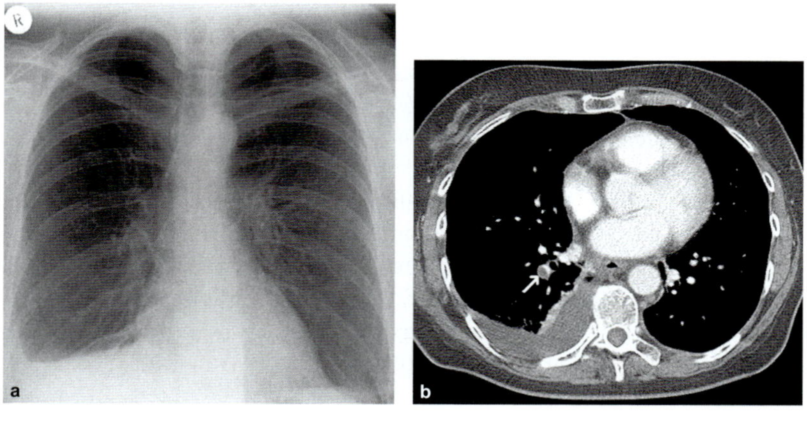


**Abb. 9.8** Lungenembolie: a) In der p.a.-Aufnahme leichter Pleuraerguss rechtsseitig; b) Die CT zeigt einen Thrombus in der Pulmonalarterie, die den rechten Unterlappen versorgt (→). [E393]

9

### 9.3.3 Lungenemphysem

**Ätiologie** Destruktion der Alveolarsepten nach COPD oder Altersemphysem z. B. bei α1-Antitrypsinmangel.

**BEFUNDE**

**Leitsymptomatik**
- Chronische Dyspnoe, bei Belastung schnell stärker werdend
- Fassthorax
- Hypersonorer Klopfschall

#### Beschreibung

Ein Lungenemphysem ist eine irreversible Erweiterung der am Gasaustausch beteiligten Abschnitte der Lunge.

#### Untersuchung

Klinische Untersuchung, Lungenfunktionsuntersuchung, Röntgen-Thorax, EKG, Labor (BGA, α1-Antitrypsin).

#### Therapie

Die Therapie beinhaltet die Behandlung der Grunderkrankung und Atemtherapie.

**Zusammenfassung**

**Pulmonale Erkrankungen**

Physiotherapeuten sind bei pulmonalen Erkrankungen vor allem atemtherapeutisch gefragt. Manuelle Therapie ist bei begleitenden thorakalen, kostovertebralen und kostotransversalen Funktionsstörungen indiziert. Aufgrund der symptomatischen Überschneidung in der Frühphase (Atembeschwerden, thorakale Schmerzen) können pulmonale Erkrankungen mit arthrogenen Beschwerden der BWS-Region verwechselt werden.

## 9.4 Zentralneurologische Erkrankungen

Es gibt unzählige verschiedene zentralneurologische Erkrankungen. Aufgrund der nur sekundären Indikation für Manuelle Therapie im Vergleich zu Konzepten der Neurorehabilitation werden in der Folge nur einige in der manualtherapeutischen Praxis relevante Erkrankungen beschrieben.

**HINWEIS**

Die physiotherapeutische Behandlung zentralneurologischer Erkrankungen und die Rehabilitation von Schlaganfällen und Schädel-Hirn-Traumen liegen bis dato im Wesentlichen in der Hand von Bobath- und Vojta-Therapeuten. In den nächsten Jahren werden diese Konzepte wohl von modernen, evidenzbasierten Verfahren der Neurorehabilitation abgelöst, sicher jedoch durch sie ergänzt.

Betroffene Patienten haben häufig mit muskulären und arthrogenen Funktionsstörungen zu kämpfen. Aus einer Spastik können arthrogene Restriktionen resultieren, aus einer Lähmung Instabilitäten. Tonuserhöhungen können zudem zu Schmerzen durch Überbelastung in Gelenken führen. Daher ist es ratsam, Manualtherapeuten mit in die Behandlung der neurologischen Patienten miteinzubeziehen und interdisziplinär zu arbeiten. Berufsgruppen, die regelhaft an der Therapie neurologischer Patienten beteiligt sein sollten, sind:
- Neurologen
- Bobath-/Vojta-Therapeuten
- Manualtherapeuten
- Sanitätshäuser (Orthesenversorgung, Gehhilfen-, Rollatoren-, Rollstuhlversorgung)
- Ergotherapeuten
- Logopäden
- Psychologen

#### Grundlagen

Verdacht auf eine zentralneurologische Erkrankung besteht, wenn neurologische Symptome, Beeinträchtigungen oder Ausfälle auftreten, die nicht auf eine Radikulopathie, Myelopathie mit Druck von außen oder ein peripheres Nervenentrapment zurückzuführen sind. Es handelt sich also entweder um Beeinträchtigungen, die bei den genannten Erkrankungen nicht auftreten können, oder um Beeinträchtigungen in Gebieten, die keiner Area radicularis oder Area nervosa zuzuordnen sind.

##### Radikulopathie (lumbal oder zervikal)

Typische Zeichen einer Radikulopathie (lumbal oder zervikal) sind:
- Parästhesien oder Taubheit (II-Fasern)
- Hypo- oder Areflexie der MER (Ia-Fasern)
- Einschränkung oder Verlust des Vibrationsempfindens (Ib-Fasern)
- Neuropathische Schmerzen (IIIb-Fasern)
- Muskelschwäche oder Lähmung (Efferenzen)

Dabei treten die afferenten Störungen zuerst und je nach Stelle der Läsion in einer festgelegten Reihenfolge auf. Zudem findet man sie in der entsprechenden Area radicularis. Efferente Störungen betreffen die jeweilige Kennmuskulatur.

### Zervikale Myelopathie mit Druck von außen

Eine zervikale Myelopathie mit Druck von außen durch Diskus oder Wirbelkörper ist manualtherapeutisch relevant. Zu erwartende Symptome sind:

- Multisegmentaler bilateraler Referred pain aus der Dura mater (6–12 Segmente)
- Bilaterale multisegmentale Parästhesien in sakralen Innervationsgebieten
- In der Folge ggf. bilaterale multisegmentale Parästhesien in lumbalen, thorakalen und zuletzt zervikalen Innervationsgebieten

### Periphere Nervenentrapments

Je nach betroffenem Nerv beschreiben Patienten sensible oder motorische Beeinträchtigungen oder Ausfälle in einer Area nervosa.

**HINWEIS**

- Lumbale Radikulopathie: ➤ Kap. 3.8
- Zervikale Radikulopathie: ➤ Kap. 6.8
- Zervikale Myelopathie: ➤ Kap. 6.9
- Periphere Nervenentrapments: siehe Band I dieser Buchreihe
- Tabelle mit den Areae radiculares und nervosae: ➤ Abb. 1.13

### Symptome zentralneurologischer Erkrankungen oder Läsionen

Verdacht auf eine zentralneurologische Erkrankung oder Läsion besteht, wenn es Parästhesien/Taubheit, Hypo-/Areflexie, Störungen des Vibrationsempfindens oder neuropathische Schmerzen gibt, die nicht einer Area radicularis oder nervosa zuzuordnen sind, oder wenn Symptome vorliegen, die es bei den oben genannten **primär manualtherapeutisch relevanten Erkrankungen** nicht geben kann:

- Hyperreflexie
- Störungen des Kraftempfindens: Unfähigkeit, Gewichte im Vergleich zu unterscheiden/bewerten
- Störungen des Temperaturempfindens
- Störungen des Lageempfindens: Mirroring/Placing
- Störungen des Bewegungsempfindens
- Positive pathologische Fremdreflexe
- Negative physiologische Fremdreflexe
- Dysästhesie: belastende Missempfindung
- Hyperalgesie: verstärkte Schmerzempfindung auf adäquate Reize
- Allodynie: verstärkte Schmerzempfindung auf inadäquate Reize (z. B. taktile Reize)
- Hyperpathie: anhaltendes Schmerzempfinden auf Berührungsreize
- Ataxie: Störung der Bewegungskoordination und Haltungsinnervation
- Athetose: langsame wurm- oder schraubenförmige Bewegungen der Extremitäten
- Myoklonien: blitzartige Kontraktionen eines Muskels oder einer Muskelgruppe
- Spastik
- Hyperkinetische oder hypokinetische Gangbilder
- Dysarthrie (skandierende Sprache)
- Sehstörungen

### Zervikale Myelopathie mit Druck von innen

Auch Zeichen für eine zervikale Myelopathie mit Druck im Innern des Rückenmarks sind keine primäre manualtherapeutische Indikation:

- Bilaterale multisegmentale Parästhesien in zervikalen Innervationsgebieten
- In der Folge ggf. bilaterale multisegmentale Parästhesien in thorakalen, lumbalen und zuletzt sakralen Innervationsgebieten

**HINWEIS**

Mit **primärer manualtherapeutischer Indikation** sind die Krankheiten gemeint, in denen Manuelle Therapie das konservative Mittel der Wahl ist, um eine Krankheit zu therapieren.
Bei zentralneurologischen Erkrankungen kann Manuelle Therapie begleitend von Nutzen sein, der manualtherapeutische Anteil ist jedoch nicht federführend. Es besteht eine **sekundäre manualtherapeutische Indikation**.

**RED FLAG**

Können bei primärer manualtherapeutischer Indikation direkt nach der Untersuchung manualtherapeutische Maßnahmen gestartet werden, so gelten Zeichen für zentralneurologische Erkrankungen immer zunächst als Red flag. Der Patient ist zum Arzt zu überweisen. Bei akuten zentralneurologischen Störungen mit Verdacht auf Schlaganfall, Hirnblutung etc. ist der Rettungsdienst zu alarmieren.

## Zentralneurologische Untersuchung

Bei Verdacht auf eine zentralneurologische Erkrankung erfolgt nach Anamnese und Inspektion die zentralneurologische Untersuchung.

Neben der Prüfung von Reflexen besteht sie standardmäßig aus folgenden Untersuchungen:

- Rhomberg-Versuch
- Unterberger Tretversuch
- Gangprobe nach Babinski-Weil
- Untersuchung des Gangbildes
- Hautantsche Probe
- Probe von Barré
- Finger-Nase-Versuch
- Ferse-Knie-Versuch
- Ferse-Unterschenkel-Versuch
- Dysdiadochokinese

Ein Verdacht auf eine zentralneurologische Erkrankung besteht, wenn einer der Tests stark positiv oder mehrere leicht positiv sind.

**HINWEIS**

Eine zentralneurologische Untersuchung sollte in einem licht- und geräuscharmen Raum stattfinden.

Besteht nach der zentralneurologischen Untersuchung weiterhin Verdacht auf eine zentralneurologische Erkrankung, kann Folgendes ergänzend untersucht werden:
- Lageempfinden
- Bewegungsempfinden
- Kraftempfinden
- Temperaturempfinden
- Sensibilität
- Kraft

Darüber hinaus können Eigenreflexe, physiologische und pathologische Fremdreflexe getestet und die Funktion der Hirnnerven untersucht werden.

### Eigenreflexe

Während sich die Eigenreflexe bei einer Radikulopathie häufig hypo- oder areflektisch zeigen, besteht bei zentralneurologischen Erkrankungen initial oft zunächst eine Hyperreflexie.

### Physiologische Fremdreflexe

Die wichtigsten physiologischen Fremdreflexe sind die Bauchhautreflexe, der Kremasterreflex, der Bulbokavernosusreflex und der Analreflex.

### Pathologische Fremdreflexe

Zu den pathologischen Fremdreflexen gehören:
- Babinsky
- Oppenheim
- Gordon
- Chaddock
- Strümpell

Der Reflexerfolg ist die tonische Extension der Großzehe und eine Plantarflexion der Kleinzehen, mit Spreizphänomen. Die Reflexe werden auch als **Pyramidenbahnzeichen** bezeichnet.

### Funktion der Hirnnerven

Die Hirnnerventests wurden in ➤ Kap. 6.12.3 beschrieben.

## 9.4.1 Apoplex

**Synonyme** Schlaganfall, Hirninfarkt, Complete stroke, CVA.

**Ätiologie** Folge arteriosklerotischer Erkrankungen der das Gehirn versorgenden Gefäße oder der Gefäße des Gehirns. Auch Hirnblutungen können Ursache eines Apoplex sein.

Die Ischämie des Gehirns kann Folge verschiedener Pathomechanismen sein:
- Gefäßverschluss (hirnversorgendes Gefäß, Hirnarterie)
- Arterio-arterielle Embolie
- Embolie aus dem Herzen
- Entzündliche Gefäßerkrankung
- Intrazerebrale Blutung
- Hirnmassenblutung

**Epidemiologie** 250.000 Menschen in Deutschland sind pro Jahr betroffen. 15 % aller Todesfälle. 6 Monate nach einem Apoplex sind 50 % der Betroffenen verstorben.

**BEFUNDE**

**Leitsymptomatik**
- Halbseitensymptome (spastische Hemiparese, Hyperreflexie der MER, Babinski-Zeichen, ➤ Abb. 9.9)
  - Initial ggf. auch schlaffe Parese mit Hyporeflexie oder Seitengleichheit und Hemihypästhesie
- Zerebelläre Symptome (Ataxie, Nystagmus, Schwindel, Gangunsicherheit, Erbrechen, Nackenschmerzen)
- Hirnstammsymptomatik (Dysarthrie, Störung der Blickmotorik, Schluckstörungen, Ausfälle von Hirnnerven)
- Symptome der langen Bahnen (sensomotorische Hemi- oder Tetraparese)
- Schnell einsetzende Bewusstseinsstörung
- Neuropsychologische Defizite (Aphasie, Apraxie, Agnosie, Alexie)
- Augenstörungen (Blickparesen, Störungen der Pupillenmotorik, Hemianopsie)

### Beschreibung

Ein Apoplex beschreibt eine akute Durchblutungsstörung des Gehirns (zerebrale Ischämie), es bestehen neurologische Aus-

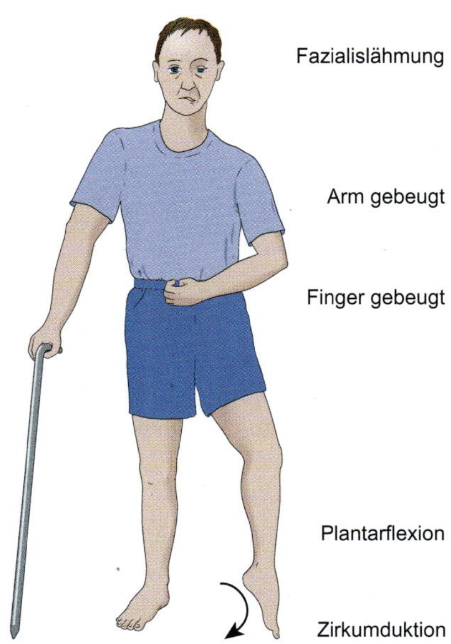


**Abb. 9.9** Hemiparese links nach Apoplex. [L190]

fälle. Es kommt zu massiven Schädigungen des Gehirns. Ursache ist zumeist die Folge arteriosklerotischer Veränderungen der zuführenden Arterien des Gehirns oder der Hirnarterien. Auch Blutungen können zum Apoplex führen.

Zum Apoplex vgl. auch Zalpour et al. 2022 und Klingelhöfer und Berthele 2021.

### Differenzialdiagnosen

Andere Ursachen eines akuten neurologischen Defizits:
- Hypoglykämie (Diabetes mellitus)
- Hyperkaliämische Lähmung
- Botulismus
- Guillain-Barré-Syndrom
- Demyelinisierende Erkrankungen
- Stoffwechselerkrankungen

### Untersuchung

**Manualtherapeutisch** Die Schnelluntersuchung auf einen möglichen Schlaganfall erfolgt nach dem **FAST-Prinzip**:
- **F**ace: Der Patient wird zum Lächeln aufgefordert. Ein hängender Mundwinkel deutet auf eine Halbseitenlähmung hin.
- **A**rms: Der Patient wird gebeten, die supinierten Arme nach vorne zu strecken. Bei Lähmung können nicht beide Arme gleich gehoben werden. Der betroffene Arm sinkt und/oder proniert. (Dieser Test entspricht der Probe von Barré.)
- **S**peech: Der Patient wird aufgefordert, einen einfachen Satz nachzusprechen. Ist der Patient nicht dazu in der Lage oder klingt seine Stimme verwaschen, so ist von einer Sprachstörung auszugehen.
- **T**ime: Besteht der Verdacht auf Apoplex, so ist unmittelbar der Rettungsdienst zu alarmieren. Die Symptome sind zu schildern.

**RED FLAG**
Ein Schlaganfall ist ein medizinischer Notfall. Es besteht eine Red flag.

Zu Beginn einer Rehabilitation nach Schlaganfall sollte eine zentralneurologische Untersuchung durchgeführt werden. Eigenreflexe sowie Sensibilität, Kraft und Koordinationsfähigkeiten der Extremitäten werden überprüft, mögliche Bewegungstransfers begutachtet.

**Medizinisch** Laboruntersuchung mit Bestimmung von Hb, Hkt, BSG, Elektrolyten, Retentionswerten, Gerinnung und Blutzucker. Es folgt die klinische Lokalisationsdiagnostik.

Zur möglichen apparativen Diagnostik gehören, je nach Verdacht und notwendigem Ausschluss, eine zerebrale CT, MRT, EKG, Doppler-Sonografie, selektive digitale Subtraktionsangiografie und Lumbalpunktion.

### Therapie

#### Konservativ

Nach der Akutversorgung erfolgen zunächst folgende Maßnahmen:
- Überwachung der Vitalfunktionen
- Normalisierung des Wasser- und Elektrolythaushalts
- Einstellung des Blutzuckers
- Fiebersenkung
- Ulkusüberwachung
- Pneumonieprophylaxe
- Dekubitusprophylaxe
- Antiepileptikagabe (nach Krampfanfall)
- Digitalisierung (bei Tachyarrhythmie mit Vorhofflimmern)
- Bobath- oder Vojta-Therapie: Spastik- und Kontrakturprophylaxe, frühzeitige Reflexhemmung und Anbahnung physiologischer Reflexe

Noch im Krankenhaus kann neben Bobath-/Vojta-Therapie bzw. modernen Verfahren der Neurorehabilitation, Ergotherapie und Logopädie sowie neuropsychologisches Hirnleistungstraining erfolgen.

In der Rehabilitation wird die spezifische Neurorehabilitation mit multimodalem Ansatz weitergeführt:
- Bobath-/Vojta-Therapie
- Logopädie
- Ergotherapie
- Repetitives, aktives aufgabenorientiertes Bewegungstraining

In dieser Phase ist es sinnvoll, Gelenkfunktionsstörungen auch manualtherapeutisch zu behandeln (sekundäre manualtherapeutische Indikation).

## 9.4.2 Multiple Sklerose (MS)

**Ätiologie** Genetische Prädisposition, Umweltfaktoren, Expositionen gegenüber unbekannten Agenzien.

**Epidemiologie** Weltweit > 2 Mio. Erkrankte, ca. 200.000 Erkrankte in Deutschland. Es besteht eine Gynäkotropie von 2–3 : 1. Der häufigste Zeitpunkt des Ausbruchs der Erkrankung ist zwischen dem 20. und 40. Lebensjahr mit einem Gipfel im 30. Lebensjahr. Die Erkrankung entsteht selten vor der Pubertät und nach dem 60. Lebensjahr.

9

**BEFUNDE**

**Leitsymptomatik**
- Optikusneuritis
- Zentrale Paresen
- Sensibilitätsstörungen
- Zerebelläre Symptome
- Hirnstammsymptome
- Kognitive Defizite
- Psychische Störungen
- Autonome Störungen
- Schwankschwindel

## Beschreibung

Multiple Sklerose ist eine heterogene Erkrankung mit multilokulären entzündlichen und degenerativen Herden im Gehirn und Rückenmark. Der Krankheitsverlauf ist progredient. In frühen Stadien der Erkrankung kommt es zu einer Autoimmunreaktion gegen das Myelinprotein der Oligodendrozyten. In der Folge treten axonale Läsionen und mögliche nicht entzündliche neurodegenerative Prozesse auf.

Die Leitsymptome zeigen sich wie folgt:
- **Optikusneuritis:** meist einseitig und innerhalb von Tagen auftretend, kann weiteren Schüben um Jahre vorausgehen
- **Zentrale Paresen:** spastische Paresen, Hyperreflexie der MER, Pyramidenbahnzeichen, Fehlen oder atypische Ermüdbarkeit der Bauchhautreflexe
- **Sensibilitätsstörungen:** Parästhesien, Dysästhesien (multisegmental, keiner Area nervosa oder radicularis entsprechend), Beeinträchtigung des Lage- und Vibrationsempfindens, sensible Ataxie, positives **Lhermitte-Zeichen** (elektrisierende Missempfindung entlang der Wirbelsäule und in den Extremitäten bei HWS-Flexion [spinale Herde])
- **Zerebelläre Symptome:** ataktisches Gangbild, Dysmetrie, Beeinträchtigung der Dysdiadochokinese, Intentionstremor. In späteren Phasen ggf. Charcot-Trias (Nystagmus, Intentionstremor, Dysarthrie)
- **Hirnstammsymptome:** Störungen der Augenmotilität, Trigeminusneuralgie, Störungen kaudaler Hirnnerven (Hirnnerventests ➢ Kap. 6.12.3)
- **Kognitive Defizite:** verringerte Aufmerksamkeit, Ermüdbarkeit, verminderte Raumwahrnehmung, Fatigue-Syndrom
- **Psychische Störungen:** affektive Labilität, in Spätphasen organische psychische Störungen mit psychomotorischer Verlangsamung, Zwangslachen/-weinen
- **Autonome Störungen:** imperativer Harndrang, Zystitis, Erektionsstörungen, Mastdarmstörungen (selten)
- **Schwankschwindel:** ➢ Kap. 9.7.2

Zur Multiplen Sklerose vgl. Klingelhöfer und Berthele 2021.

## Differenzialdiagnosen

Differenzialdiagnostisch kommen folgende Erkrankungen in Betracht:
- Andere Erkrankungen mit multilokulärem ZNS-Befall (Sarkoidose, Sjögren-Syndrom etc.)
- Erkrankungen mit chronisch progredientem Verlauf (Heredoataxien, Leukenzephalopathien, progressives spastisches Syndrom, vaskuläre Myelopathie, Neoplasien u. a.)
- MS als Nebenwirkung einer medikamentösen Therapie (TNFα-Blocker, Checkpoint-Inhibitoren)

## Untersuchung

**Manualtherapeutisch** Zentralneurologische Untersuchung, Eigenreflexe, physiologische und pathologische Fremdreflexe, Hirnnerventests. Bei Verdacht auf Multiple Sklerose ist der Patient zum Arzt zu überweisen.

**RED FLAG**

Zentralneurologische Erkrankungen sind eine Red flag.

**Medizinisch** Klinische Untersuchung nach EDSS (Expanded Disability Status Scale) oder MSFC (Multiple Sclerosis Functional Composite):
- MRT (zum Nachweis des MS-Typs sensitiv, aber nicht spezifisch, ➢ Abb. 9.10)
- Liquoruntersuchung
- Evozierte Potenziale

## Therapie

### Konservativ

Eine kausale Therapie ist nicht bekannt.

Die **Schubtherapie** erfolgt durch die Gabe von Kortikosteroiden. Bei schweren Schüben wird eine Plasmapherese/Immunadsorption durchgeführt.

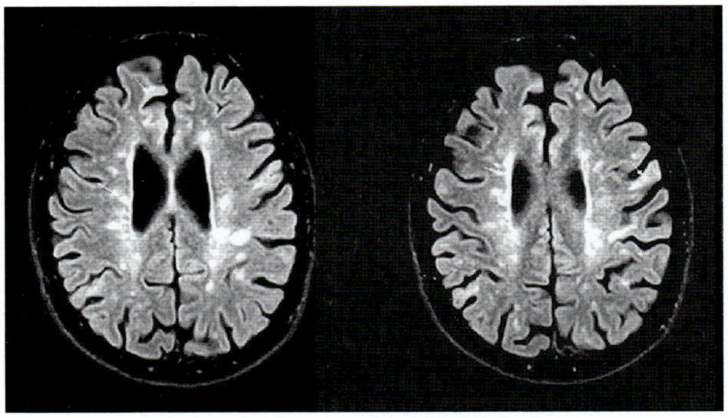

**Abb. 9.10** Entmarkungsherde in der MRT bei Multipler Sklerose. [R261]

Zusätzlich wird die **verlaufsmodifizierende Therapie** angewandt. Hier werden Präparate der Wirksamkeitskategorie I, II und III unterschieden.
**Wirksamkeitskategorie I:**
- Dimethylfumarat (Tecfidera®)
- Glatirameracetat (Copaxone®, CLIFT®)
- Interferon-β (INFβ)

**Wirksamkeitskategorie II:**
- Cladribin (Mavenclad®)
- Fingolimod (Gilenya®)
- Ozanimod (Zeposia®)

**Wirksamkeitskategorie III:**
- Alemtuzumab (Lemtrada®)
- Natalizumab (Tysabri®)
- Ocrelizumab (Ocrevus®)

Die physiotherapeutische Behandlungsstrategie ist abhängig von den bestehenden Funktionsstörungen. Sie liegt in der Hand von Bobath-/Vojta-Therapeuten oder folgt modernen Therapieverfahren der Neurorehabilitation.

Manuelle Therapie ist begleitend bei Gelenkfunktionsstörungen und Gelenkschmerzen indiziert.

## 9.4.3 Parkinson-Syndrome

**BEFUNDE**

**Leitsymptomatik**
- Akinese

**Zzgl. mindestens eines der Symptome**
- Rigor
- Ruhetremor
- Störung der Stellreflexe

### Beschreibung

Parkinson-Syndrome gehören zu den akinetisch-rigiden Bewegungsstörungen.
Sie beinhalten neben einer Akinese (Brady-/Hypokinese) mindestens eines der folgenden Symptome:
- Rigor
- Ruhetremor
- Störung der Stellreflexe

Zu den Parkinson-Syndromen vgl. auch Klingelhöfer und Berthele 2021.

#### Akinese

Akinesen sind Formen der Bewegungsverarmungen. Unterschieden werden Bradykinesen (Bewegungsverlangsamungen) von einer Verminderung der Bewegungsamplitude (Hypokinese). Beispiele für Hypokinesen sind Schrittverkürzungen, verringerter Armschwung im Gang, Palilalie (Monotonie der Stimme) und Hypomimie (lebloser Gesichtsausdruck, Fehlen affektiver Regungen). Intendierte Bewegungen sind erschwert.

#### Rigor

Als Rigor werden eine gleichmäßig verteilte Erhöhung des Muskeltonus bei passiver Bewegung und eine wächserne Bewegung beschrieben. Die Flexoren sind stärker als die Extensoren, ggf. sieht man bei aktiven Bewegungen ein Zahnradphänomen.

#### Ruhetremor

Ein Ruhetremor liegt bei Patienten mit Parkinson-Syndromen ca. bei 4–6 Hz.

#### Störung der Stellreflexe

Störungen der Stellreflexe bei Patienten mit Parkinson-Syndromen können nicht durch Störungen des visuellen, zerebellären, vestibulären oder propriozeptiven Systems erklärt werden.

### Idiopathisches Parkinson-Syndrom (IPS)

**Ätiologie** Unklar. Ggf. Kombination aus Umweltfaktoren und genetischer Prädisposition.

**Epidemiologie** Häufigste neurodegenerative Bewegungsstörung mit Parkinson-Syndrom, Androtropie 1,5 : 1. 1,3–1,5 % der über 60-Jährigen und 3 % der über 70-Jährigen.

**BEFUNDE**

**Leitsymptomatik**
- Nahezu immer einseitiger Beginn mit persistierender Asymmetrie

**Mögliche Symptome der Frühphase**
- Unspezifische Symptome
  - Riechstörungen
  - Obstipation
  - Depression
  - Schriftbildveränderung
  - Spannungskopfschmerz
  - Störungen der Feinmotorik
  - Schulter-Arm-Schmerz
  - Lumbale Schmerzen
- Isoliertes Parkinson-Syndrom mit gutem Ansprechen auf dopaminerge Medikation
  - Rigor
  - Akinese
  - Tremor
  - Haltungsinstabilität

**Symptome im weiteren Verlauf**
- Neuropsychiatrische Störungen
- Häufig autonome und nichtmotorische Symptome
- Ggf. Schlafstörungen
- Ggf. sensorische Störungen
- Ggf. Fatigue
- Ggf. Diplopie
- Ggf. Gewichtsveränderungen

#### Beschreibung

Das idiopathische Parkinson-Syndrom kann nach Symptomatik in einen akinetisch-rigiden Typ, einen Tremordominanztyp und einen Äquivalenztyp unterschieden werden. Zudem erfolgt eine Unterteilung nach Erkrankungsalter in ein juveniles IPS (≤ 20. Lebensjahr), ein Young-Onset-IPS (21.–50. Lebensjahr) und ein Late-Onset-IPS.

### Differenzialdiagnosen

Differenzialdiagnostisch kommen folgende Erkrankungen in Betracht:

- Bei tremordominatem Parkinson-Syndrom essenzieller Tremor, Holmes-Tremor, weitere Tremorformen.
- Bei akinetisch-rigidem Typ Multisystematrophie, Demenz mit Lewy-Körperchen, einige Typen der spinozerebellären Ataxien, subkortikale arteriosklerotische Enzephalopathie, frontotemporale Demenzen, progressive supranukleäre Blicklähmung, kortikobasale Degeneration.
- Bei juvenilen Patienten Morbus Wilson, familiäres Parkinson-Syndrom, Huntington-Erkrankung, Segawa-Syndrom und Depressive Störung.

### Untersuchung

**Manualtherapeutisch** Anamnese, zentralneurologische Untersuchung, Ganganalyse, Prüfung von Koordination und Intentionsmotorik.

**RED FLAG**

Bei Verdacht auf eine zentralneurologische Erkrankung ist der Patient zum Arzt zu überweisen.

**Medizinisch** Die Diagnostik bei Verdacht auf Parkinson-Syndrome ist umfassend. Sie besteht aus folgenden Untersuchungen:

- Anamnese
- Klinische Untersuchung
- Pharmakologische Testung auf dopaminerge Responsivität
- Laboruntersuchungen
- Bildgebende Verfahren
  - cMRT
  - Hirnparenchymale Sonografie
  - Selten cCT
- Olfaktorische Testung
- Darstellung der autonomen kardialen Innervation
- Autonome Funktionsdiagnostik
- Polysomnografie
- Elektrophysiologie

### Therapie

#### Konservativ

Eine kurative Therapieoption besteht nicht. Zu Beginn der Therapie sollten Patienten und Angehörige vom behandelnden Arzt über die Erkrankung und mögliche Verläufe aufgeklärt werden. Ggf. kann der Anschluss an eine Selbsthilfegruppe angeregt oder eingeleitet werden. Die medikamentöse Therapie ist komplex und variiert patienten- und symptomabhängig.

Die therapeutische Behandlung liegt primär in der Hand von Vojta-, Bobath- bzw. Therapeuten moderner Verfahren zur Neurorehabilitation sowie Ergotherapeuten. Eine sekundäre manualtherapeutische Therapie ist bei Funktionsstörungen der Gelenke und ggf. bei Muskelkontrakturen indiziert. Auch Patienten mit lumbalen Schmerzen und Schulter-Arm-Schmerzen können begleitend manualtherapeutisch behandelt werden. Eine in größeren Abschnitten erfolgende manualtherapeutische Untersuchung ist ratsam.

### Familiäre Parkinson-Syndrome

Familiär auftretende Parkinson-Syndrome treten in der Regel deutlich früher auf und werden autosomal-dominant, autosomal-rezessiv oder X-gebunden vererbt.

### Weitere Parkinson-Syndrome

Neben den idiopathischen und familiären Parkinson-Syndromen zählen auch die **Multisystematrophie** (MSA), die **Demenz mit Lewy-Körperchen** (DLB), die **progressive supranukleäre Paralyse** (PSP), die **kortikobasale Degeneration** (CBD) und weitere seltene Erkrankungen zu den Parkinson-Syndromen.

## 9.4.4 Amyotrophe Lateralsklerose (ALS)

**Synonyme** Myatrophe Lateralsklerose, Lou Gehrig's Disease.

**Ätiologie** Sporadisch auftretend. In 5–10 % der Fälle kann eine familiäre Häufung nachgewiesen werden.

**Epidemiologie** Es besteht eine Inzidenz von 2,5 : 100.000 und eine Prävalenz von 6–8 : 100.000. Androtropie 1,5–2 : 1.

**BEFUNDE**

**Leitsymptomatik**

- Atrophische, meist distal symmetrische Paresen mit Faszikulationen
- Gut auslösbare oder hyperreflektische MER
- Ggf. Pyramidenbahnzeichen
- Erhöhter Muskeltonus
- Gut erhaltene Bauchhautreflexe
- Keine sensorischen Störungen (u. U. Parästhesien)
- Ggf. mimische Enthemmungssyndrome (Lachen, Weinen)
- Kachexie (Gewichtsverlust durch Muskel- und Fettverlust)
- Respiratorische Insuffizienz
- Störungen der Okulomotorik und der Sphinkter in Spätstadien

### Beschreibung

Eine Amyotrophe Lateralsklerose (ALS) ist eine degenerative Erkrankung des 1. und 2. Motoneurons (➤ Abb. 9.11). Folgende Varianten werden unterschieden:
- Primäre Lateralsklerose (PLS)
- Progressive Muskelatrophie (PMA)
- Flail-Arm-Syndrom
- Progressive Bulbärparalyse (PBP)
- Hemiplegische Milss-Variante
- ALS/FTD Variante (frontotemporale Demenz)

Zur Amyotrophen Lateralsklerose vgl. auch Klingelhöfer und Berthele 2021.

### Differenzialdiagnosen

Je nach Erscheinungsbild und Ausprägung bestehen zahlreiche Differenzialdiagnosen. Faszikulationen können benigner, endokrinologischer oder paraneoplastischer Ursache sein.

Muskelatrophien können aus Myasthenia gravis, Muskelerkrankungen, multifokalen motorischen Neuropathien, chronisch inflammatorischer demyelinisierender Polyradikuloneuropathie, funikulärer Myelose und Intoxikationen resultieren.

Pyramidenbahnzeichen zeigen sich auch bei spastischen Spinalparalysen, Syringomyelie, vaskulärer Myelopathie, Creutzfeldt-Jakob-Krankheit und ggf. bei spinalen oder medullären Raumforderungen.

### Untersuchung

**Manualtherapeutisch** Anamnese, zentralneurologische Untersuchung, Testung der MER.

**RED FLAG**
Bei Verdacht auf eine zentralneurologische Erkrankung ist der Patient zum Arzt zu überweisen.

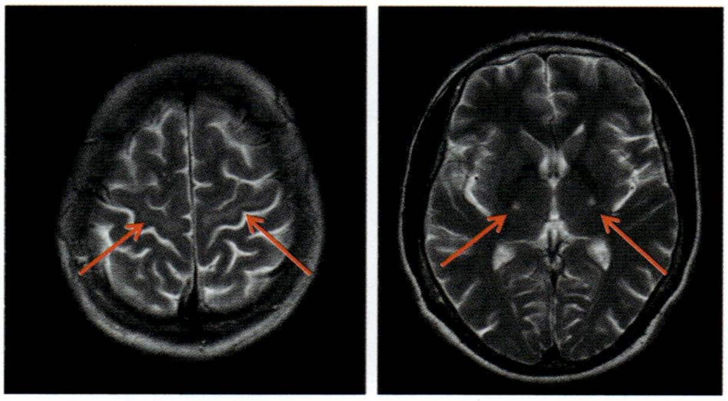

**Abb. 9.11** Signalhyperintensität als Ausdruck einer Degeneration des kortikospinalen Trakts bei einem Patienten mit amyotropher Lateralsklerose in der T2-gewichteten MRT: a) Aufnahme auf Höhe des primären Motorkortex mit bilateraler Signalintensität (Pfeile); b) Aufnahme auf Höhe der inneren Kapsel mit ebenfalls bilateraler Signalintensität (Pfeile) im Bereich der Pyramidenbahn im hinteren Schenkel der inneren Kapsel. [R261]

**Medizinisch** Die medizinische Diagnostik erfolgt nach EL-Escorial-Kriterien bzw. nach Awaji-shima Empfehlungen und besteht im Wesentlichen aus folgenden Untersuchungen:
- EMG
- Untersuchung der NLG
- Evozierte Potenziale
- Labor
- cMRT
- Lungenfunktionstest
- Sonografie zum Nachweis von Faszikulationen (Untersuchung der Zunge)

### Therapie

#### Konservativ

Eine kurative Therapie gibt es nicht. Medikamentös wird der Glutamatantagonist Riluzol (Rilutek®) verabreicht. Nebenwirkungen sind Übelkeit, Erbrechen, Schwäche, Leberschäden und ggf. Neutropenie.

Die Prognose ist schlecht, innerhalb von 3–5 Jahren (variabel) kommt es zum Tod durch respiratorische Insuffizienz. Bei Bulbärparalyse verschlechtert sich die Prognose.

Die physiotherapeutische Begleitung liegt in der Hand von Vojta-/Bobath-Therapeuten oder folgt modernen Verfahren der Neurorehabilitation. Manuelle Therapie ist zumeist nicht Bestandteil der Therapie.

## 9.4.5 Querschnittslähmung

**Ätiologie** Querschnittslähmungen entstehen zumeist traumatisch nach Luxationen von Wirbelkörpern oder Kontusionen des Rückenmarks. In seltenen Fällen können auch akute Ischämien z. B. durch ein Arteria-spinalis-anterior-Syndrom oder akute Kompressionen durch Abszesse oder Blutungen für eine Querschnittslähmung sorgen.

**BEFUNDE**

**Leitsymptomatik**

**Akutstadium (spinaler Schock):**
- Schlaffe Parese
- Erloschene MER unterhalb der Läsion (nach Minuten bis Stunden)
- Sensibilitätsstörungen (aller sensorischen Qualitäten)
- Vegetative Störungen (thermoregulatorische Anhidrose)
- Hyperalgische Zone oberhalb der Läsion
- Atone Überlaufblase
- Mastdarmlähmung

**Postprimärphase (nach Tagen bis Wochen):**
- Spastische Parese
- Hyperreflexie der MER
- Positive Pyramidenbahnzeichen
- Sensibilitätsstörungen (aller sensorischen Qualitäten)
- Hypertone Reflexblase bei Läsion oberhalb Th12
- Autonome (hypotone) Blase bei Läsionen kaudal von Th12

**Nach mehreren Wochen:**
- Schmerzhafte, unwillkürliche Streck- und Beugesynergismen der Extremitäten (spinale Automatismen)

## Beschreibung

Eine Querschnittslähmung beschreibt eine teilweise oder vollständige Läsion des Rückenmarks. Werden alle afferenten und efferenten Leitungsbahnen unterbrochen, so bezeichnet man dies als komplettes Querschnittssyndrom (kompletter Querschnitt).

Zu Querschnittslähmungen vgl. auch Klingelhöfer und Berthele 2021.

### Kompletter Querschnitt

Die Höhe der Läsion entscheidet über die Klinik. Beurteilt wird die Klinik anhand der jeweils anatomisch höchstliegenden Läsion (➤ Abb. 9.12):

- **C1–C4:** spastische Tetraparese, Zwerchfelllähmung mit Hochstand, Kopfheben möglich, keine Kennreflexe
- **C5:** spastische Tetraparese, Schulterhochstand, Bizepssehnenreflex abgeschwächt, Reflexe kaudal davon hyperreflektisch
- **C6:** spastische Paraparese, Armbeugung betroffen und C7–C8, Radiusperiostreflex abgeschwächt, Reflexe kaudal davon hyperreflektisch
- **C7:** spastische Paraparese, Armstreckung betroffen und C8, Trizepsreflex abgeschwächt, Reflexe kaudal davon hyperreflektisch
- **C8:** spastische Paraparese, Hand- und Unterarmmuskeln betroffen, Trömner-Reflex abgeschwächt, Reflexe kaudal davon hyperreflektisch
- **Th1:** spastische Paraparese, Handmuskeln betroffen, Kennreflexe obere Extremität o. B., Reflexe kaudal davon hyperreflektisch
- **Th2–Th12:** spastische Paraparese, Bauchdecken- und Bauchhautreflexe abgeschwächt, Reflexe kaudal davon hyperreflektisch
- **L2:** schlaffe Paraparese
- **L3:** schlaffe Paraparese, Hüftbeugung o. B., Adduktoren- und Patellarsehnenreflex abgeschwächt, kaudal davon hyperreflektisch
- **L4:** Parese der Unterschenkel- und Fußmuskulatur, Patellarsehnenreflex abgeschwächt, kaudal davon hyperreflektisch
- **L5:** Parese der Fuß- und Großzehenextensoren und der Hüftabduktoren, Tibialis-posterior-Reflex abgeschwächt, kaudal davon hyperreflektisch
- **S1:** Parese der Fuß- und Hüftextensoren, Achillessehnenreflex abgeschwächt, kaudal davon hyperreflektisch
- **S2–S5:** Blasen- und Mastdarmstörung, Impotentia coeundi, Analreflex abgeschwächt
- **Konus-Kauda-Syndrom:** ggf. schlaffe Parese

### Inkompletter Querschnitt

Eine Einteilung in drei Arten erfolgt zudem, falls es keinen kompletten Querschnitt gibt (➤ Tab. 9.1).

**Tab. 9.1** Einteilung eines inkompletten Querschnitts

| Betroffener Rückenmarksabschnitt | Bezeichnung | Symptome |
|---|---|---|
| Vordere zwei Drittel des Rückenmarks | Anterior-Cord- bzw. vaskuläres Spinalis-anterior-Syndrom | Paresen, erhöhtes Schmerzempfinden, vermindertes Temperaturempfinden |
| Halbseitig betroffenes Rückenmark | Brown-Séquard-Syndrom | Ipsilaterale Parese und spinale Ataxie, Hypästhesie, kontralateral erhöhtes Schmerzempfinden, vermindertes Temperaturempfinden |
| Hinteres Drittel des Rückenmarks | Posterior-Cord-Syndrom | Spinale Ataxie, Hypästhesie |

## Differenzialdiagnosen

Differenzialdiagnostisch kommen folgende Erkrankungen in Betracht:

- Raumforderungen (Bandscheibenprolaps, Neoplasien, Blutungen)
- Spinale Multiple Sklerose
- ALS
- Akute Polyneuritis
- Parainfektiöse Querschnittsmyelitis
- Neuroborreliose
- Arteria-spinalis-posterior-Syndrom
- Myasthenia gravis
- Funikuläre Myelose
- Zerebrale Prozesse

## Untersuchung

**Manualtherapeutisch** Posttraumatisch ist nach Hochrasanztraumen Erste Hilfe zu leisten und der Rettungsdienst zu informieren. Kommt der Patient nach medizinisch gesicherter Diagnose in die Praxis, erfolgt eine klinische Untersuchung, im Idealfall inklusive der Untersuchung der Gelenkfunktion betroffener Abschnitte durch einen Manualtherapeuten.

**Medizinisch** Die klinische Höhenlokalisation bestimmt die weitere Diagnostik. Hierzu werden lokaler vertebraler Klopfschmerz, das sensible Niveau (Algesie, Ästhesie, hyperalgische Zone auf Läsionsniveau) und Paresen nebst MER begutachtet.

Die weitere Untersuchung besteht aus Anamnese, neurologischer Untersuchung, Laboruntersuchung und MRT. Bei Verdacht auf

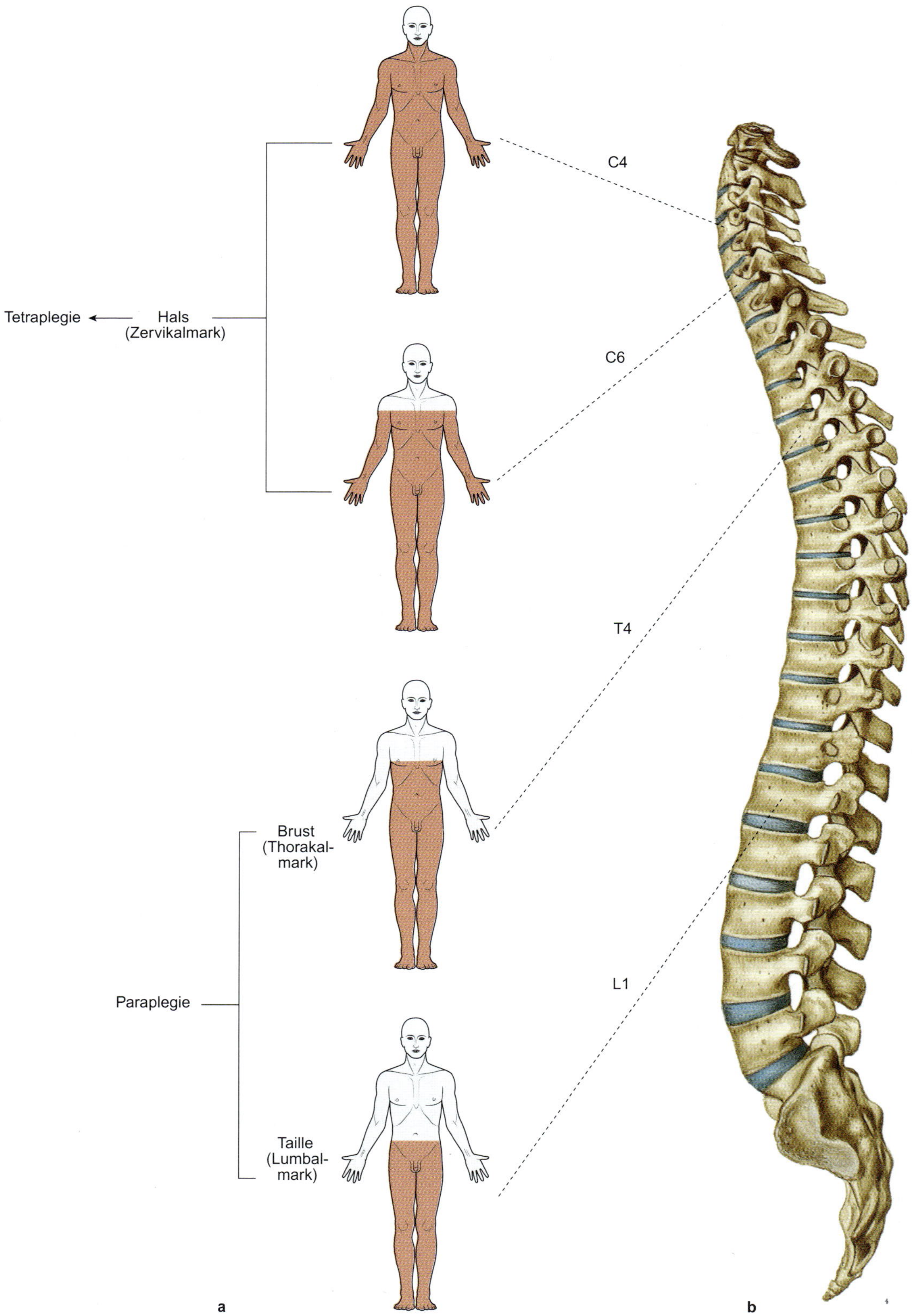


**Abb. 9.12** Beziehung zwischen dem Ausmaß der Lähmung und dem Ort der Rückenmarksverletzung: a) Ausmaß der Lähmung. Rote Bereiche stellen gelähmte Körperregionen dar. b) Korrespondierender Ort der Rückenmarksverletzung. [S701-L126, S700]

knöcherne Läsionen oder bei Kontraindikation für eine MRT (Defibrillator, Schrittmacher etc.) erfolgt eine CT. Fakultativ können Angiografien und Myelografien die Diagnostik ergänzen.

### Therapie

#### Konservativ

Im Akutfall sollten Verletzungen der Wirbelsäule und des Rückenmarks zunächst als instabil eingestuft und falls notwendig intensivmedizinisch überwacht werden. Bei hohem Querschnitt (C1–C4) sind Atemhilfsgeräte (C2/C3, C3/C4) oder sogar eine maschinelle Beatmung (C1/C2) notwendig.

Die medikamentöse Therapie ist abhängig vom Ausmaß und der Ursache der Schädigung. Die physiotherapeutische Behandlung ist abhängig von der Höhe der Läsion und der daraus resultierenden Befunde. In der Akutphase ist je nach Höhe der Läsion Atemtherapie ein wichtiger Bestandteil.

Darüber hinaus steht der Erhalt von Gelenkbeweglichkeit durch (manualtherapeutische) Mobilisation, Weichteiltechniken und Lagewechsel im Vordergrund.

In der Rehabilitation stehen folgende Maßnahmen (je nach Höhe der Läsion, sofern notwendig bzw. möglich) zur Verfügung:

- Erlernen von Stützaktivität
- Erlernen von Sitzbalance und der nötigen Rumpfstabilität
- Erarbeiten einer funktionellen Sitzposition
- Training der Activities of daily living (Erarbeiten von Kompensationsmechanismen)
- Erarbeiten von Bewegungstransfers (Bett, WC, Dusche, Auto etc.)
- Verbesserung von Schulterstabilität
- Rollstuhltraining
- Bewegungsbad
- Hippotherapie
- Physikalische Therapie

Bei sehr tiefen Querschnitten sind weitere Maßnahmen:

- Stand- und Gangschule
- Gewöhnung an Schienenversorgung
- Lokomotionstraining

Die Therapie liegt üblicherweise in der Hand von Bobath-/Vojta-Therapeuten. Die Therapie kann je nach Bedarf auch durch PNF und Manuelle Therapie ergänzt werden.

**HINWEIS**

Gelenke in gelähmten Arealen müssen nicht zwingend mit manualtherapeutischen Rollgleitmobilisationen mobilisiert werden. Eine passive Mobilisation (passiv anguläre Mobilisation) durch behandelnde Bobath-/Vojta-Therapeuten ist hier ausreichend. Kontrakturen sollten jedoch unbedingt vermieden werden. Der Erhalt von Pflegefähigkeit bzw. der Möglichkeit zur Selbstversorgung ist das oberste Ziel der Mobilisation (Bewegungstransfers, Waschfähigkeit durch Beinabduktion).

#### Operativ

Bei Kompression des Myelons erfolgt eine sofortige Dekompressions-Operation.

**Zusammenfassung**

**Zentralneurologische Erkrankungen**

Es gibt unzählige zentralneurologische Erkrankungen. In der Praxis sieht man vor allem Patienten mit Z. n. Apoplex, mit Multipler Sklerose, Parkinson-Syndromen und Querschnittssyndromen. Die primäre physiotherapeutische Therapie liegt in den Händen von Bobath-/Vojta-Therapeuten und der Anwendung moderner Verfahren der Neurorehabilitation. Manuelle Therapie sollte bei bestehenden Gelenkfunktionsstörungen, Schmerzen im Bewegungsapparat und erhöhtem Muskeltonus ergänzend durchgeführt werden. Bei einem Querschnittssyndrom können diese auch passiv angulär durch Bobath-oder Vojta-Therapeuten durchgeführt werden.

## 9.5 Periphere neurologische Erkrankungen

### 9.5.1 Periphere Nervenentrapments

Periphere Nervenentrapments werden in Band I dieser Buchreihe beschrieben.

### 9.5.2 Polyneuropathie (PNP)

**BEFUNDE**

**Leitsymptome**

**Subjektive Leitsymptome:**

- Parästhesien
- Spontanschmerz (distal, symmetrisch)
- Burning-Feet-Syndrom
- Muskelkrämpfe (vor allem in den Waden)

**Objektive Leitsymptome:**

- Sensible Ausfallsymptomatik
- Paresen
- Vegetative Störungen
- Trophische Störungen

#### Beschreibung

Eine Polyneuropathie ist eine Erkrankung peripherer Nerven, die sich nicht auf einen einzelnen Periphernerv (peripheres Nervenentrapment), eine Nervenwurzel (Radikulopathie) oder Plexusabschnitte (Plexusneuritis) zurückführen lässt. Die Schädigung erfolgt axonal oder demyelinisierend (gemischt oder autonom).

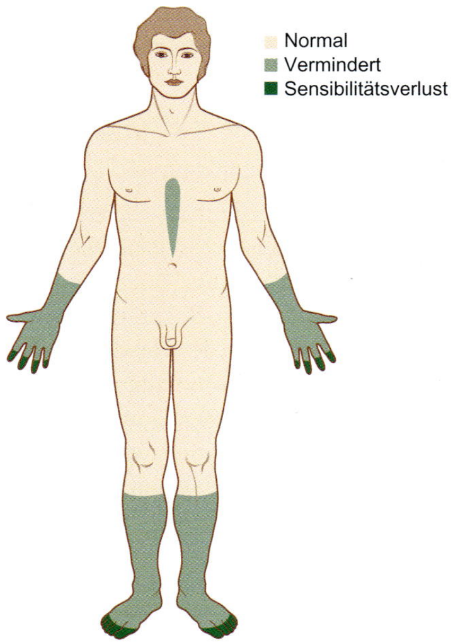


**Abb. 9.13** Typische sensible Ausfallserscheinungen bei einer distal-symmetrischen Polyneuropathie. [L126]

Weitere Einteilungen:

- **Nach der topischen Verteilung:**
  - Distal symmetrisch (➤ Abb. 9.13)
  - Mononeuropathie (Ausfälle innerhalb des Innervationsgebietes eines Periphernervs, jedoch nicht der gesamten Area nervosa)
  - Mononeuropathia multiplex (Ausfälle innerhalb des Innervationsgebietes mehrerer Periphernerven, jedoch nicht der gesamten Areae nervosae)
  - Schwerpunktneuropathie
- **Nach dem Krankheitsverlauf:**
  - Akut
  - Chronisch
  - Progredient
- **Nach der klinisch dominanten Störung:**
  - Sensibel
  - Motorisch
  - Sensomotorisch mit und ohne autonome Störung
- **Nach der Ursache:**
  - Diabetes mellitus
  - Alkoholtoxikation
  - Hereditäre Formen
  - Lyme-Borreliose
  - Paraneoplastische/paraproteinämische PNP
  - Weitere toxische, metabolische und entzündliche Formen
  - Nicht klassifizierbare PNP

### Untersuchung

**Manualtherapeutisch** Anamnese. Muskelfunktionstests/Krafttests, Sensibilitätstests, Testung der MER (fast immer ↓).

**RED FLAG**

Bei Verdacht auf eine zentralneurologische Erkrankung ist der Patient zum Arzt zu überweisen.

**Medizinisch** Die Diagnostik beinhaltet das Messen der NLG, der F-Wellen-Latenz, ein EMG und eine Herzfrequenzvariationsanalyse sowie eine Labor- und Liquoruntersuchung.

### Therapie

#### Konservativ

Neben medikamentöser Therapie zur Schmerz- und Parästhesiebehandlung erfolgt durch Bobath-/Vojta-Therapie oder moderne Verfahren zur Neurorehabilitation motorisches Training, Kontraktur und Sturzprophylaxe. Manuelle Therapie ist bei Gelenkfunktionsstörungen und Störungen des Muskeltonus begleitend möglich.

**Zusammenfassung**

**Periphere neurologische Erkrankungen**

Formen der Polyneuropathie beschreiben Störungen peripherer Nerven, die sich nicht auf einen einzelnen Periphernerv, eine Nervenwurzel (Radix) oder Plexusabschnitte zurückführen lassen. Die Leitsymptome sollten bekannt sein, um Patienten bei Verdacht gezielt zum Arzt schicken zu können. Manuelle Therapie ist in der Regel kein Teil der Behandlung.

**HINWEIS**

- Lumbale Radikulopathie: ➤ Kap. 3.8
- Zervikale Radikulopathie: ➤ Kap. 6.8
- Zervikale Myelopathie: ➤ Kap. 6.9
- Periphere Nervenentrapments: siehe Band I dieser Buchreihe
- Tabelle mit den Areae radiculares und nervosae: ➤ Abb. 1.13

## 9.6 Syndromale Erkrankungen

Es gibt unzählige syndromale Erkrankungen. In der Praxis sieht man am häufigsten Kinder/Patienten mit Trisomie 21. Eine Arthrogryposis multiplex congenita ist vergleichsweise selten, jedoch manualtherapeutisch hochrelevant.

**CAVE**

Vor der Therapie einer syndromalen Erkrankung ist es generell absolute Voraussetzung, spezifische Krankheitsdetails zu kennen und bei Nichtkenntnis zu recherchieren!

## 9.6.1 Trisomie 21

**Synonym** Down-Syndrom.

**Ätiologie** Genetisch bedingte Chromosomenabweichung.

**Epidemiologie** Häufigste autosomale Chromosomenaberration des Menschen. Die Inzidenz liegt bei 1 : 600 Geburten. Das Risiko steigt mit dem Alter der Mutter zum Zeitpunkt der Konzeption. Liegt es bei einer 20-jährigen Mutter bei 1 : 1500, so steigt es bei über 50-jährigen Müttern auf bis zu 1 : 6 (bei freier Trisomie 21).

**BEFUNDE**

**Die Befunde sind sehr variabel.**

**Mögliche Befunde**

- Morphologische Veränderungen an Gesicht und Kopf (faziale Dysmorphie, ➤ Abb. 9.14)
  - Lidachsen steigen nach lateral schräg an
  - Schmale Lidspalte
  - Epikanthus (Hautfalte an den Augenwinkeln und vor den Augenlidern)
  - Brushfield-Spots (helle Sprenkel an der Außenseite der Iris)
  - Katarakt in jungem Alter (Trübung der Augenlinse)
  - Hypertelorismus (hier: vermehrter Augenabstand)
  - Hoher Gaumen
  - Brachyzephalus, abgeflachtes Hinterhaupt
  - Dritte Fontanelle
  - Hypoplasie des Nasenknochens, breite Nasenwurzel
  - Anomalien der Ohrmuschel
  - Kurzer Hals mit großem Umfang
- Mögliche weitere morphologische Merkmale
  - Kleinwuchs
  - Sandalenfurche (vermehrter Abstand zwischen Großzehe und 2. Zeh)
  - Vierfingerfurche (atypische Furche in der Hand)
  - Klinodaktylie (Deviation von Zehen- oder Fingerphalangen)
  - Brachydaktilie (Verkürzung einzelner Zehen oder Finger)
  - Kamptodaktylie (Beugekontrakturen einzelner Finger)
  - Rippenanomalien
  - Muskulärer Hypertonus
  - Generalisierte Hypermobilität der Gelenke
  - Anatomische zervikale und hochzervikale Varianten – Cave
  - Ggf. fehlendes Lig. transversum atlantis – Cave
- Organfehlbildungen
  - Angeborene Herzfehler
  - Pancreas anulare (ringförmige Einschnürung des Duodenums durch das Pankreas)
  - Fehlbildungen der Augen
  - Hypogonadismus (Unterfunktion der Keimdrüsen)
  - Infertilität männlicher Patienten
  - Analatresie (Fehlbildungen des Enddarms)
  - Morbus Hirschsprung
  - Ileus
- Weitere Befunde
  - Intelligenzminderung
  - Eingeschränkte Sprachentwicklung
  - Eingeschränkte motorische Entwicklung
  - Verlangsamtes Körperwachstum (Kleinwuchs)
  - Verzögerte MER
  - Erhöhtes Risiko für Atemwegserkrankungen
  - Erhöhtes Risiko für Autoimmunerkrankungen
  - Erhöhtes Risiko für Leukämie
  - Erhöhtes Risiko für die Entwicklung einer Epilepsie
  - Erhöhtes Risiko für bestimmte Neoplasien
  - Hypothyreose
  - Erhöhte Infektanfälligkeit
  - Erhöhte Anfälligkeit für Zöliakie
  - Alzheimer-Krankheit (bei der Mehrzahl der Patienten bis zum 40. Lebensjahr)
  - Ggf. Plattfüße

### Beschreibung

Bei einer Trisomie 21 liegt das Chromosom 21 nicht zweimal, sondern dreimal vor.

Unterschieden werden vier verschiedene Varianten:

#### Freie Trisomie 21

Die freie Trisomie 21 ist die häufigste Form und macht 95 % aller Erkrankungen aus. Bei der freien Trisomie 21 liegt der Fehler in einer Non-Disjunction (fehlende Trennung homogener Chromosomen) während der Meiose. In 90 % der Fälle tritt diese bei der Mutter auf. Das Chromosom 21 ist in allen Zellen des Kindes dreifach vorhanden.

#### Translokationstrisomie 21

Die Translokationstrisomie macht etwa 4 % der Erkrankungen aus. Neben dem homologen Chromosomenpaar 21 gibt es ein zusätzliches Chromosom 21, das eine Verbindung mit einem

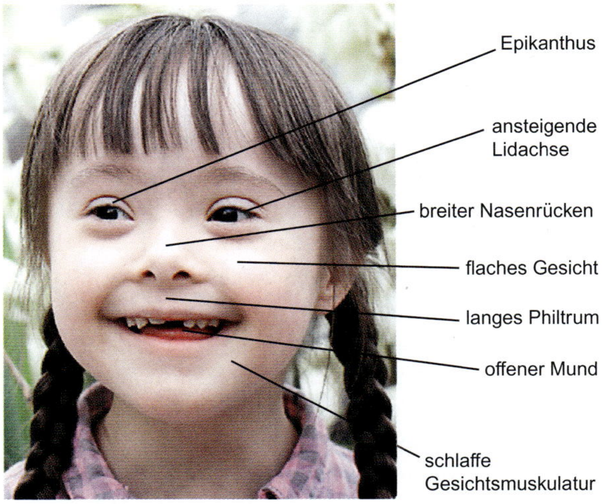


**Abb. 9.14** Faziale Dysmorphien bei Trisomie 21. [J787]

9

anderen Chromosom eingeht (zumeist Chromosom 14). Das Chromosom 21 ist in allen Zellen des Kindes dreifach vorhanden.

#### Mosaik-Trisomie

Die Mosaik-Trisomie macht etwa 1 % der Erkrankungen aus. Sie entsteht durch eine Non-Disjunction in der Mitose.

#### Partielle Trisomie

Die partielle Trisomie ist eine äußerst seltene Erkrankung. Nur Teile des Chromosom 21 liegen dupliziert vor. Die Symptome sind variabel.

Kinder mit Trisomie 21 lernen häufig langsamer und können sich Gelerntes schlechter einprägen als gleichaltrige gesunde Kinder. Die Muskulatur ist schwach und hypoton, die Gelenke sind häufig hypermobil. Oft ist das Seh- und Hörvermögen Betroffener beeinträchtigt, sie fangen später an zu krabbeln, zu laufen und zu sprechen.

**HINWEIS**

Die geistige, sprachliche und motorische Entwicklung ist sehr von der Art und Intensität der therapeutischen Förderung abhängig.

Bei adäquater medizinischer Begleitung besteht eine Lebenserwartung von > 60 Jahren.

## Differenzialdiagnosen

Differenzialdiagnostisch kommen andere Gendefekte in Betracht.

## Untersuchung

**Manualtherapeutisch** Die Erstdiagnostik liegt in ärztlicher Hand. Bei Vorstellung in der Praxis werden motorische, vestibuläre und koordinative Fertigkeiten untersucht. Die peripheren Gelenke und die Wirbelsäule werden auf Hypermobilität untersucht. Hochzervikale Stabilitätstests werden durchgeführt.

**Medizinisch** Eine Trisomie kann innerhalb der Pränataldiagnostik durch die sonografische Darstellung, das mütterliche Blut und invasive Untersuchungsverfahren festgestellt werden. In der Sonografie lassen sich Herzanomalien, Wachstumsstörungen, eine Mikrozephalie, zu kleine Femur- oder Humerusknochen, eine Hypoplasie des Os nasale, eine Pyelektasie (weites Nierenbecken) oder auch ein Double-Bubble-Zeichen (Stenose des Duodenums) als mögliche Zeichen darstellen.

Im mütterlichen Blut können ab der 15. Schwangerschaftswoche mit einem Triple-Test erhöhte Beta-HCG- und reduzierte AFP-Werte und freies Östriol Hinweise liefern.

Durch eine Chorionzottenbiopsie (ab 10. Schwangerschaftswoche) oder Amniozentese (ab 15. Schwangerschaftswoche) können Chromosomenanalysen durchgeführt werden. Allerdings besteht hier ein Abortrisiko von 1–5 % bzw. 1 %.

Nach der Geburt können Chromosomenanalysen anhand von Lymphozyten durchgeführt werden. Zum Standard sollte zudem ein EKG gehören. Aus orthopädischer Sicht ist eine Röntgenuntersuchung/MRT der HWS empfehlenswert. Patienten mit Trisomie 21 weisen nicht selten anatomische Varianten/Fehlbildungen der Hochzervikalregion auf. Das Lig. transversum atlantis kann fehlen, eine atlantodentale Instabilität ist die Folge.

## Therapie

### Konservativ

Die Therapie der Trisomie 21 erfolgt symptomatisch. Hauptbestandteile sind die gezielte Förderung in Motorik, Koordination, Wahrnehmung und die Förderung sprachlicher und kognitiver Fähigkeiten.

Standardmäßig beteiligte Berufsgruppen sind Physiotherapeuten (Bobath-/Vojta-Therapeuten), Ergotherapeuten und Logopäden. Weitere sinnvolle therapeutische Bausteine können Musiktherapie, Theatertherapie, Kunsttherapie, therapeutisches Reiten und Wassertherapien darstellen.

Manualtherapeutisch sind insbesondere vier typische Symptome/Befunde relevant:

- Generalisierte Hypermobilität der Gelenke
- Muskulärer Hypotonus
- Mögliche anatomische Varianten hochzervikal mit ggf. nicht angelegtem Lig. transversum atlantis und atlantodentaler/atlantoaxialer Instabilität
- Mögliche Plattfüße

Aufgrund der allgemeinen Hypermobilität ist eine mobilisierende Therapie der peripheren Gelenke zumeist nicht indiziert. Allgemeine Anleitung zur Förderung der (sportlichen) Aktivität hingegen ist empfehlenswert. Allerdings sollten die Belastungsgrenzen aufgrund einer durch die Instabilität niedrigeren Gelenkbelastung dosiert werden.

**CAVE**

- Eine atlantodentale Instabilität ist eine absolute Kontraindikation für manipulatives Handling der Hochzervikalregion.
- Zervikale/Hochzervikale Mobilisationen dürfen nur bei genauer Kenntnis der funktionell anatomischen Gegebenheiten, also nach bildgebender Diagnostik durchgeführt werden.

Daher müssen Patienten mit Trisomie 21 vor einer manualtherapeutischen Therapie der Halswirbelsäule geröntgt werden, bei vergrößertem atlantodentalem Intervall ist eine MRT empfehlenswert (➤ Abb. 9.15).

### Operativ

Operativ behandelbare Fehlbildungen/Begleiterkrankungen werden versorgt.

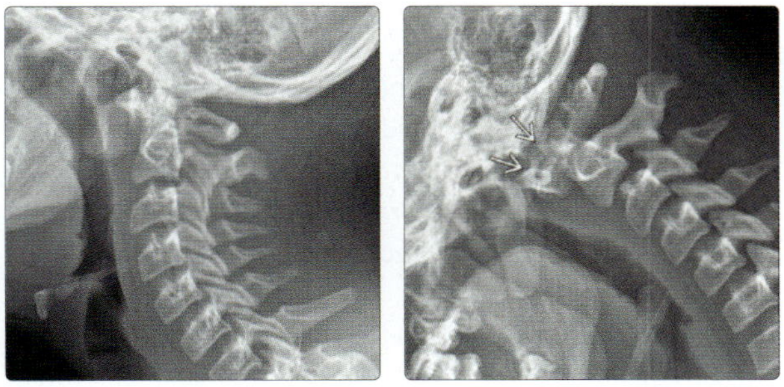

**Abb. 9.15** (Links) Eine seitliche Röntgenaufnahme der Halswirbelsäule in neutraler Position bei einem Patienten mit Trisomie 21 zeigt eine normale Ausrichtung. (Rechts) Eine seitliche Flexionsröntgenaufnahme der Halswirbelsäule desselben Patienten zeigt eine anteriore Translation von C1 mit einer Vergrößerung des atlantoaxialen Intervalls, was einer atlantoaxialen Instabilität entspricht. [G1402]

Regelhaft werden folgende Begleiterkrankungen operativ versorgt:

- Herzfehler
- Fehlbildungen des Enddarms
- Orthopädische Fehlbildungen, z. B. Plattfuß

## 9.6.2 Arthrogryposis multiplex congenita

**Synonyme** Arthromyodysplasie, Rossi-Syndrom.

**Ätiologie** Kongenital, nicht vererbbar. Die Erkrankung bildet sich in den ersten drei Lebensmonaten.

**Epidemiologie** 1 : 3000–1 : 5000 der Geburten.

**BEFUNDE**

**Leitsymptomatik**

- Gelenkkontrakturen in Extension oder Flexion
- Muskelatrophien (Kraftminderung)
- Deformierungen der Extremitäten

**Mögliche weitere Befunde**

- Klumpfüße, rigide und ausgeprägt (häufig)
- Kongenitale Hüftgelenksluxationen
- Deformitäten der Hände

### Beschreibung

Eine Arthrogryposis multiplex congenita beschreibt eine syndromale Erkrankung mit angeborenen Gelenkkontrakturen und Muskelatrophien der Extremitäten. In schweren Fällen werden auch Beteiligungen von Wirbelsäule und inneren Organen und ggf. dem ZNS beschrieben.

Die Klinik ist nicht heterogen und variiert somit individuell deutlich. Es werden tetramele (Arme und Beine) von kaudal bimelen (Beine) Erkrankungen unterschieden. Ein isolierter Armbefall ist selten. Die Erkrankung verläuft nicht progredient, kann jedoch wachstumsbedingt zu Verschlechterungen der Fehlbildungen führen und die Funktionseinschränkungen verstärken.

Typischerweise ist die Muskulatur der betroffenen Gelenke atrophiert und kraftlos, die Schultergelenke sind in ihrer Funktion eingeschränkt, die Ellenbogengelenke in Beuge- oder Streckstellung versteift, die Handgelenke und die Finger deformiert oder versteift.

Hüft- und Kniegelenke sind zumeist versteift, die Hüftgelenke ggf. luxiert. Ausgeprägte Klumpfüße sind häufig. Bei schwerer Ausprägung der Erkrankung zeigen sich Skoliosen und Fehlbildungen des ZNS.

➢ Abb. 9.16 zeigt einen Säugling mit Arthrogryposis multiplex congenita mit abduzierten und nach außen rotierten Hüften, gebeugten Knien, Klumpfüßen, nach innen rotierten Schultern, gestreckten Ellenbogen und gebeugten und nach ulnar deviierten Handgelenken.

### Differenzialdiagnosen

Differenzialdiagnostisch kommen eine Myositis ossificans congenita, Sklerodermie, Myopathien, isolierte kongenitale Ankylosen und Gelenksynostierungen in Betracht (vgl. Breusch et al. 2019).

### Untersuchung

**Manualtherapeutisch** Die primäre Diagnostik gehört in ärztliche Hand. Bei Verdacht auf Arthrogryposis multplex

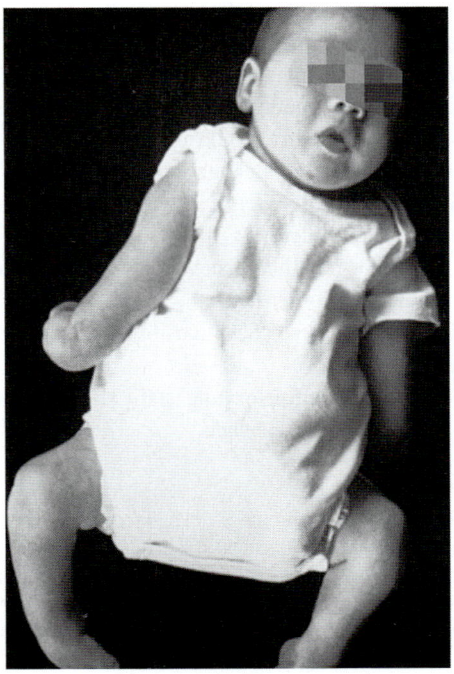

**Abb. 9.16** Säugling mit Arthrogryposis multiplex congenita. [E1109-002]

congenita ist das Kind zum Arzt zu überweisen. Wird ein Kind nach gestellter Diagnose in der Praxis vorgestellt, so erfolgen eine eingehende Funktionsuntersuchung des Bewegungsapparates und eine Untersuchung der peripheren Muskulatur (Muskelfunktionstests).

**Medizinisch** Funktionsuntersuchung, EMG, selten Muskelbiopsie. Muskelfunktionstests, neurologischer Entwicklungstest zur Nervenbeurteilung, Ultraschall und ggf. Röntgenuntersuchung der Hüftgelenke. Bei vorhandenen Klumpfüßen ggf. präoperative Röntgenuntersuchung (siehe Band I dieser Buchreihe).

### Therapie

#### Konservativ

Die konservative Therapie sollte frühestmöglich sowohl von Vojta-/Bobath- als auch von Manualtherapeuten durchgeführt werden. Die Behandlung ist schwierig und mehrjährig. Sie beginnt mit angepasster Lagerung nach der Geburt und mit Anregung/Anbahnung von Muskelaktivität (Vojta/Bobath) und gezielten, intensiven Mobilisationen versteifter Gelenke (Manuelle Therapie). Eine Orthesen- und/oder orthopädische Schuhbehandlung ist zudem regelhaft Bestandteil der Redressionstherapie.

Ziel in der Behandlung der unteren Extremität ist das Erreichen der Gehfähigkeit. Ziel in der Behandlung der oberen Extremität ist das Erreichen einer guten Hand-Mund-Koordination.

Der Behandlungsbeginn sollte so früh wie möglich erfolgen. Die Behandlung von Klumpfüßen wird in Band I dieser Buchreihe ausführlich beschrieben.

Wichtige manualtherapeutische Grundsätze:

- Nur intensive regelmäßige langjährige manualtherapeutische Mobilisation führt zum Erfolg.
- Ein individuelles Therapiekonzept ist erforderlich.
- Alle eingeschränkten Gelenke müssen in die Behandlung miteinbezogen werden.
- Eine Absprache mit Therapeuten anderer Fachbereiche (Vojta o. Ä.) ist erforderlich.
- Bei der Behandlung von Säuglingsfüßen ist Puder zu benutzen
- Bei Schuh-/Orthesenversorgung ist die Haut regelmäßig nach Druckstellen abzusuchen.

**CAVE**

Eine intensive Mobilisation bei Säuglingen und Kindern darf nur mit sehr gelenknahen Grifftechniken durchgeführt werden. Es besteht sonst das Risiko, Deformierungen an Tibia, Femur, Humerus, Radius oder Ulna herbeizuführen. Zuständige Therapeuten sollten erfahren in der Therapie von Säuglingen/Kleinkindern sein oder vorab angeleitet werden!

#### Operativ

Häufige operative Interventionen stellen Klumpfuß-OPs, ggf. mit Talusextirpation und Weichteileingriffen (z. B. Achillessehne) dar. Darüber hinaus werden Kniegelenke mit massiven, therapieresistenten Beugekontrakturen mit dorsalen Arthrolysen oder suprakondylären Streckosteotomien (ab abgeschlossenem Wachstum) versorgt.

Luxierte Hüften können bei frühem Therapiebeginn zunächst konservativ behandelt werden. Bei ausbleibendem Therapieerfolg gibt es mehrere operative Verfahren.

Operationen der Extremitäten, so auch Klumpfuß-OPs, Arthrolysen und Verfahren bei kongenitaler Hüftluxation, werden in Band I dieser Buchreihe erläutert.

#### Postoperative Rehabilitation

Die postoperativen Rehabilitationsstrategien nach Operationen der Extremitäten werden in Band I dieser Buchreihe erläutert.

## 9.7 Sonstige Erkrankungen

### 9.7.1 Kopfschmerz

**Ätiologie** Kopfschmerzen können primäre (Kopfschmerzerkrankungen, > 90 %) oder sekundäre (< 10 %) Ursachen haben. Die Ursachen sind hierbei multipel und reichen von banalen Ursachen bis hin zu schwersten Erkrankungen. Auch Kinder sind häufig von Kopfschmerzen betroffen.

**Epidemiologie** Kopfschmerzen gehören zu den häufigsten Beschwerdebildern. Fast jeder Mensch beschreibt, hin und wieder unter Kopfschmerzen zu leiden, über die Hälfte der Bevölkerung sucht im Laufe ihres Lebens einen Arzt aufgrund von Kopfschmerzen auf. Kopfschmerz ist keine Erkrankung, sondern ein Leitsymptom. Die Erkrankungen, die zu Kopfschmerz führen können, haben unterschiedliche Inzidenzen.

**BEFUNDE**

**Schmerzcharakter**

Kopfschmerzen können von Patienten wie folgt beschrieben werden:

- Stechend
- Pulsierend
- Nagend
- Bohrend
- Dumpf
- Scharf umgrenzt
- Diffus
- Einseitig
- Beidseitig
- Massiv

**Mögliche begleitende Befunde**
- Übelkeit/Erbrechen
- Lichtempfindlichkeit
- Geräuschempfindlichkeit
- Aura
- Sehstörungen
- Augenschmerzen
- Zahnschmerzen
- Ohrenschmerzen
- Nackenschmerzen
- Bluthochdruck
- Neurologische Symptomatik
- Schwindel
- Infekte
- Fieber
- Geschwollene Nasenneben-/Stirnhöhlen
- Bewusstseinsstörungen
- Niedrige Reizschwelle
- Verminderte Konzentrationsfähigkeit
- Epileptische Anfälle
- Stauungspapille

## Beschreibung

Laut der Internationalen Kopfschmerzgesellschaft (IHS) gibt es weit über 200 verschiedene Ursachen für Kopfschmerzen. In der manualtherapeutischen Praxis ist es wichtig, möglichen zervikogenen Kopfschmerz, muskulär bedingten Spannungskopfschmerz und Kopfschmerz durch Funktionsstörungen der Kiefergelenke von anderen Kopfschmerzursachen unterscheiden zu können. Somit kann gezielt entschieden werden, ob eine Indikation für Manuelle Therapie besteht, der Patient zum Arzt zur medizinischen Diagnostik geschickt werden sollte oder sogar ein Verdacht auf eine ernsthafte Erkrankung besteht. In diesem Fall sollte die Überweisung unmittelbar erfolgen und, bei Einverständnis des Patienten, vorab Kontakt zum Arzt aufgenommen werden. Zervikogener Kopfschmerz kann als Folge von Referred pain C2-innervierter Strukturen entstehen und wird in ➤ Kap. 7.8.1 ausführlich beschrieben. Dieses Kapitel widmet sich den möglichen weiteren Ursachen für Kopfschmerz.

**CAVE**

Schmerzen auf dem Kopf/dem Schädeldach können keine zervikogene Ursache haben. Der Patient ist zum Arzt zu überweisen. Mögliche Ursachen sind:
- Zu wenig Flüssigkeitszufuhr
- Alkoholabusus/-entwöhnung
- Drogenabusus/-entwöhnung
- Medikamentenunverträglichkeit/-missbrauch/-entwöhnung
- Schlafmangel
- Migräne
- Trigemino-autonome Kopfschmerzerkrankungen
- Spannungskopfschmerz
- Tumoren
- Aneurysmen
- Blutungen
- Dissektionen
- Stenosen zervikaler Gefäße
- Bluthochdruck
- Commotio cerebri
- Diäten/Entgiftungsreaktionen
- Schmerzhafte Läsionen von Hirnnerven
- Psychiatrische Störungen
- Weitere Kopfschmerzerkrankungen

Auch das Auftreten okzipitaler, frontaler oder temporaler/orbitaler Schmerzen in anderer Reihenfolge, als bei zervikogenem Kopfschmerz typisch und in ➤ Kap. 7.8.1 beschrieben, sollte zum Anlass genommen werden, den Patienten zum Arzt zu überweisen.

## Klassifikation

Die Einteilung von Kopfschmerzen folgt der internationalen Klassifikation von Kopfschmerzerkrankungen, aktuell der 3. Auflage ICHD-3, und ist unter https://ichd-3.org/de/ einsehbar:

### Primärer Kopfschmerz

Idiopathisch. Häufigste Ursache sind Spannungskopfschmerzen oder Migräneformen. Clusterkopfschmerz oder andere trigemino-autonome Kopfschmerzen sind im Vergleich selten.

#### Spannungskopfschmerz

Spannungskopfschmerz wird in folgende Formen unterteilt:
- Selten auftretend
- Häufig auftretend
- Chronischer Spannungskopfschmerz
- Wahrscheinlicher Spannungskopfschmerz

Man geht davon aus, dass Spannungskopfschmerzen durch Reaktionen des Gehirns auf multiple mögliche Reize entstehen. So werden Hyperkapnien (erhöhter Kohlendioxidgehalt im Blut), psychischer oder körperlicher Stress oder auch ein Hypertonus der perikraniellen Muskulatur diskutiert.

#### Migräne

Migräne wird im Wesentlichen in folgende Formen unterteilt:
- Migräne ohne Aura
- Migräne mit Aura
- Chronische Migräne
- Migränekomplikationen
- Wahrscheinliche Migräne
- Episodische Syndrome, die mit einer Migräne einhergehen können

In der Akutphase eines Migräneanfalls bei leichten und mittelstarken Anfällen können NSAID wie ASS, Ibuprofen oder Metamizol für Linderung sorgen. Bei stärkeren Anfällen eignen sich Triptane. Seit 2011 ist auch Botox in der Migränetherapie zugelassen. Nahrungsmittel spielen nicht bei allen Migränepatienten eine Rolle. Während eines Anfalls sollten Patienten ruhige und möglichst lichtarme Räume aufsuchen. Migräneanfälle sind zumeist einseitig und pulsierend und können von 2–4 Stunden bis zu mehreren Tagen andauern.

9

#### Trigemino-autonome Kopfschmerzerkrankungen

Formen der trigemino-autonomen Kopfschmerzerkrankungen sind:

- Clusterkopfschmerz
- Paroxysmale Hemikranie
- Short-lasting unilateral neuralgiform headache attacks
- Hemicrania continua
- Wahrscheinliche trigemino-autonome Kopfschmerzerkrankung

#### Andere primäre Kopfschmerzen

Zudem gibt es multiple andere primäre Kopfschmerzen, die in der ICHD-3 wie folgt unterteilt werden:

- Primärer Hustenkopfschmerz
- Primärer Anstrengungskopfschmerz
- Primärer Kopfschmerz bei sexueller Aktivität
- Primärer Donnerschlagkopfschmerz
- Kältebedingter Kopfschmerz
- Kopfschmerz durch Einwirkung von Druck oder Zug auf den Kopf
- Primär stechender Kopfschmerz
- Münzkopfschmerz (Nummular headache)
- Schlafgebundener Kopfschmerz (hypnic headache)
- Neu auftretender täglich anhaltender Kopfschmerz (new daily persistent headache)

### Sekundärer Kopfschmerz

Symptomatisch. Sekundäre Kopfschmerzen werden wie folgt unterteilt:

- Kopfschmerzen durch eine Verletzung oder ein Trauma des Kopfes und/oder der Hochzervikalregion (➢ Kap. 7.3 und ➢ Kap. 8.3)
- Kopfschmerz durch eine Gefäßstörung im Bereich des Kopfes oder des Halses (➢ Kap. 6.12.3)
- Kopfschmerz durch nicht vaskuläre intrakranielle Störungen
- Kopfschmerz durch eine Substanz oder deren Entzug
- Kopfschmerz aufgrund einer Störung der Homöostase
- Kopf- oder Gesichtsschmerzen aufgrund von Erkrankungen des Schädels oder von Hals, Augen, Ohren, Nase, Nebenhöhlen, Zähnen, Mund und weiteren Schädel- oder Gesichtsstrukturen (hierzu gehören u. a. auch Tumoren, Aneurysmen und Infekte)
- Kopfschmerz aufgrund psychiatrischer Störungen

### Neuropathien und Gesichtsschmerzen

Darüber hinaus werden Neuropathien und Gesichtsschmerzen beschrieben:

- Schmerzhafte Läsionen der Hirnnerven und andere Gesichtsschmerzen
- Andere Kopfschmerzerkrankungen

**RED FLAG**

Kopfschmerzen mit begleitender neurologischer Symptomatik, Bewusstseinstrübung oder Schwindel sind eine Red flag. Der Patient ist zum Arzt zu überweisen.

## Untersuchung

**Manualtherapeutisch** Die Untersuchung eines Kopfschmerzpatienten beginnt mit einer umfassenden Anamnese. Art, Stärke, Frequenz, Areal der Kopfschmerzen, Begleitsymptome, eine etwaige familiäre Historie und mögliche Auslöser werden abgefragt. Bekannte Erkrankungen, Medikamente und Nahrungsgewohnheiten werden erfasst.

Geht der Therapeut nach eingehender Anamnese von zervikogenem Kopfschmerz aus, so folgt die hochzervikale und zervikale Funktionsuntersuchung inklusive der hochzervikalen Stabilitätstests.

**HINWEIS**

Klinische Zeichen zervikogener Kopfschmerzen werden in ➢ Kap. 7.8.1 beschrieben.

Geht der Therapeut von einer nicht zervikogenen Ursache aus, so ist der Patient zum Arzt zu überweisen. Bei begleitenden neurologischen Symptomen kann zuvor eine zentralneurologische Untersuchung durchgeführt werden.

**RED FLAG**

- Apoplektiform auftretender Vernichtungskopfschmerz
- Schmerzen mit einer bislang nicht bekannten Intensität
- Änderung bekannter Kopfschmerzen (Art, Lokalisation, Stärke, Dauer)
- Meningismus, Allgemeinsymptomatik (Fieber)
- Herdneurologische Ausfälle, Stauungspapille
- Epileptische Anfälle
- Neuropsychologische Auffälligkeiten, Störungen der Vigilanz
- Ungewöhnliches Manifestationsalter
- Therapieresistenz (vgl. Klingelhöfer und Berthele 2021)

**Medizinisch** Die medizinische Diagnostik bei Kopfschmerzen ist, aufgrund der multiplen möglichen Ursachen, stark abhängig von der Anamnese des Patienten.

Standardmäßig gehören folgende Untersuchungsmaßnahmen zur Diagnostik:

- Anamnese
- Laboruntersuchungen
- Bildgebende Verfahren des Schädels oder der HWS
- MRT (Standard)
- CT (bei Verdacht auf Blutungen, Aneurysmen)
- EKG
- Sonografie (zervikale vaskuläre Gefäße)
- Neurologische Untersuchung

**HINWEIS**

Zur Erleichterung der Diagnosestellung sollten Patienten ein Kopfschmerztagebuch führen. ➤ Abb. 9.17 zeigt einen Auszug aus einem Kopfschmerztagebuch für Kinder.

## Therapie

### Konservativ

**Manualtherapeutisch** Eine Indikation für Manuelle Therapie besteht bei gesichertem zervikogenem Kopfschmerz (➤ Kap. 7.8.1). Bei Spannungskopfschmerz mit Hypertonus der Halswirbelsäulenmuskulatur können Maßnahmen zur Detonisierung, Training der aufrichtenden Muskulatur, die Beseitigung von Funktionsstörungen und Stressmanagement positiven Einfluss nehmen. Eine weitere Indikation für Manuelle Therapie besteht bei Kopfschmerzen durch Funktionsstörungen der Kiefergelenke. In allen anderen Fällen liegt die Therapie in ärztlicher Hand.

**Medizinisch** Die medizinische Therapie ist abhängig von der diagnostizierten Ursache. Ursächliche Erkrankungen müssen behandelt werden. Mögliche Interventionen erfolgen

- medikamentös,

| Woche vom................... bis............................... | MONTAG | DIENSTAG |
|---|---|---|
| Hast Du heute etwas Besonderes erlebt? Wenn ja, war es etwas Schönes ☺ oder Unangenehmes? ☹ | □ Ja □ Nein<br>□ ☺ □ ☹ | □ Ja □ Nein<br>□ ☺ □ ☹ |
| Was war es denn? | ______ | ______ |
| Hattest Du heute Kopfschmerzen? Bei „Ja" weiter ausfüllen, bei „Nein" aufhören. | □ Ja<br>□ Nein, aufhören | □ Ja<br>□ Nein, aufhören |
| Wie stark waren Deine Kopfschmerzen? | □ □ □ □ □ □ □ □ □ □ □<br>0 1 2 3 4 5 6 7 8 9 10 | □ □ □ □ □ □ □ □ □ □ □<br>0 1 2 3 4 5 6 7 8 9 10 |
| Wann hattest Du Kopfschmerzen? Kreuze alle Stundenkästchen an, an denen Du Kopfschmerzen hattest.<br>Wenn Du ein Medikament genommen hast, mache um dieses Stundenkästchen einen Kreis. | 0 1 2 3 4 5 6 7<br>8 9 10 11 12 13 14 15<br>16 17 17 19 20 21 22 23 | 0 1 2 3 4 5 6 7<br>8 9 10 11 12 13 14 15<br>16 17 17 19 20 21 22 23 |
| Wurde Dein Kopfschmerz schlimmer, wenn Du Dich bewegt hast? (z.B. beim Treppensteigen, Hüpfen, Laufen) | □ Ja □ Nein | □ Ja □ Nein |
| Was war sonst noch? | | |
| War Dir übel oder schlecht? | □ Ja □ Nein | □ Ja □ Nein |
| Musstest Du erbrechen? | □ Ja □ Nein | □ Ja □ Nein |
| Warst Du lichtempfindlich? | □ Ja □ Nein | □ Ja □ Nein |
| Warst Du geräuschempfindlich? | □ Ja □ Nein | □ Ja □ Nein |
| War Dir schwindelig? | □ Ja □ Nein | □ Ja □ Nein |
| Hattest Du Probleme beim Sehen? | □ Ja □ Nein | □ Ja □ Nein |
| War sonst noch etwas? | □ Ja □ Nein | □ Ja □ Nein |
| Wenn ja, was? | ______ | ______ |
| Hast Du wegen der Kopfschmerzen ein Medikament genommen? | □ Ja □ Nein | □ Ja □ Nein |
| Wenn ja, welches? | ______ | ______ |
| Wie gut hat es geholfen? Vergib bitte eine Schulnote. | Note 1–6:................ | Note 1–6:................ |
| Was hast Du außerdem gemacht, als Du die Kopfschmerzen hattest? (z.B. Ablenkung, Spielen, Ausruhen) | ______<br>______<br>______ | ______<br>______<br>______ |
| Wenn ja, wie gut hat das geholfen? | Note 1–6:................ | Note 1–6:................ |
| Haben Dich die Kopfschmerzen vom Schulbesuch abgehalten? | □ Ja □ Nein | □ Ja □ Nein |
| Oder haben Dich die Kopfschmerzen von irgendetwas anderem abgehalten? (z.B. Hausaufgaben, Sport, Verabredung) | □ Ja □ Nein | □ Ja □ Nein |
| Wenn ja, wovon? | ______ | ______ |
| Gab es heute noch etwas Besonderes bezüglich der Schmerzen? | □ Ja □ Nein | □ Ja □ Nein |
| Wenn nein, dann: Toll, dass Du heute Dein Kopfschmerztagebuch ausgefüllt hast. Zur Belohnung darfst Du in dieses Feld malen, schreiben, stempeln oder kleben – ganz wie Du magst! | | |

**Abb. 9.17** Auszug aus einem Kopfschmerztagebuch für Kinder. [T1291-002]

- psychiatrisch,
- in der Anleitung zu Veränderungen der Lebensgewohnheiten in Bezug auf Ernährung, Alkohol, Rauchen, Bewegungsverhalten, Stress etc.

#### Operativ

Je nach Ursache kann auch eine Indikation zur Anwendung operativer Verfahren bestehen.

**HINWEIS**

Patienten mit chronischen therapieresistenten Kopfschmerzen haben die Möglichkeit, sich in einer Kopfschmerzambulanz anzumelden. In zumeist ambulanten Programmen werden therapeutische Verfahren von Ärzten, Physiotherapeuten, Sporttherapeuten, Psychologen und Ernährungsberatern interdisziplinär angewandt, um in Einzel- und Gruppentherapien Kopfschmerzen zu lindern und den Umgang damit zu schulen. Die Therapie wird von den gesetzlichen Krankenversicherungen unterstützt.

**Zusammenfassung**

**Kopfschmerz**

Kopfschmerz ist keine Erkrankung, sondern ein Leitsymptom. Es gibt viele verschiedene ursächliche Erkrankungen/Auslöser.

Eine Indikation für Manuelle Therapie besteht nur bei gesichertem zervikogenem Kopfschmerz (➤ Kap. 7.8.1). In diesem Fall besteht eine Ausstrahlung in Referred areas mit Bezug zum neuroanatomischen Segment C2 in festgelegter Reihenfolge.

In allen anderen Fällen ist der Patient zum Arzt zu überweisen.

### 9.7.2 Schwindel

**Ätiologie** Schwindel kann aufgrund vieler Ursachen entstehen. Häufige Ursachen liegen in HNO-bedingtem Schwindel (benigner paroxysmaler Lagerungsschwindel) und in zentralneurologischen Erkrankungen, aber auch zervikogener Blockierungsschwindel, Schwindel bei zervikalen vaskulären Pathologien (➤ Kap. 6.12.3) und Schwindel durch Flüssigkeitsmangel, Schlafmangel, Diäten oder Intoxikationen sind möglich.

**Epidemiologie** Schwindel ist keine Erkrankung, sondern ein Leitsymptom. Die Erkrankungen, die zu Schwindel führen können, haben unterschiedliche Inzidenzen.

**BEFUNDE**

**Formen von Schwindel**
- Drehschwindel
- Schwankschwindel
- Benommenheitsschwindel (Gefühl der drohenden Ohnmacht)
- Bewegungsunsicherheit
- Fahrstuhlgefühl

**Schwindel kann isoliert oder gemeinsam mit weiteren Symptomen auftreten:**
- Kopfschmerzen
- Sehstörungen
- Hörstörungen
- Pathologischer Nystagmus
- Neurologische Störungen
- Übelkeit/Erbrechen

#### Beschreibung

Schwindel beschreibt Scheinbewegungen, die durch gegensätzliche Informationen der Sinnesorgane über Lage und Bewegungen des Kopfes im Raum entstehen können. Starker und mittelstarker Schwindel reduziert die Lebensqualität der Betroffenen stark.

Es gibt zahlreiche Formen von und Ursachen für Schwindel, wobei sich harmlose Ursachen von Zeichen schwerer Erkrankungen unterscheiden. Eine genaue und umfassende Diagnostik ist notwendig, um zu wissen, ob eine Indikation für Manuelle Therapie besteht oder nicht. Mit guter Kenntnis in Pathologie und Leitsymptomen der unten aufgeführten möglichen Ursachen ist dies jedoch oft schon anamnestisch möglich.

Zum Thema Schwindel vgl. auch Strupp et al. 2020 und Klingelhöfer und Berthele 2021.

Symptomatisch werden folgende Schwindelarten unterschieden:

#### Drehschwindel

Drehschwindel beschreiben Patienten mit dem Gefühl, „Karussell" zu fahren. Entweder fühlt es sich an, als würde sich alles um sie drehen oder als würden sie gedreht. Die wahrgenommene Bewegung ist spezifisch bzw. gerichtet. Mögliche Ursachen für Drehschwindel sind ein Morbus Menière, zervikovaskuläre oder zentralneurologische Erkrankungen. Es handelt sich um vestibulären Schwindel, häufige Begleitsymptome sind Übelkeit und Erbrechen.

#### Schwankschwindel

Schwankschwindel beschreiben Patienten mit dem Gefühl, „auf einem Schiff" zu sein. Es fühlt sich an, als würden sie oder der Boden, auf dem sie stehen, schwanken. Die wahrgenommene Bewegung ist unspezifisch bzw. ungerichtet. Mögliche Ursachen für Schwankschwindel sind eine bilaterale Vestibulopathie oder zervikogener Blockierungsschwindel. Es wird zwischen einem Schwankgefühl in Ruhe mit Neigung zum Abstützen und Festhalten und einem Schwanken der Umgebung, ggf. mit Bewusstseinsstörungen und Verschwommensehen, unterschieden.

### Benommenheitsschwindel

Benommenheitsschwindel beschreiben Patienten mit dem Gefühl, nicht „ganz klar im Kopf zu sein", ggf. auch mit dem Gefühl der drohenden Ohnmacht oder einem „Wattegefühl im Kopf". Mögliche Ursachen für einen Benommenheitsschwindel sind Medikamentenintoxikationen, Nahrungskarenz oder phobischer Schwankschwindel.

### Bewegungsunsicherheit

Bewegungsunsicherheit kann sich z. B. durch Danebengreifen oder ungewünschte Fehltritte zeigen oder durch breitbeiniges Gehen oder ein ataktisches Gangbild auffallen. Mögliche Ursachen sind zerebelläre Erkrankungen, Polyneuropathien, spinale Ataxien oder Störungen des extrapyramidalmotorischen Systems (EPMS).

### Fahrstuhlgefühl

Fahrstuhlgefühl wird von Patienten beschrieben, auch wenn sie ebenerdig stehen oder gehen. Manche Patienten beschreiben auch das Gefühl des freien Falls. Fahrstuhlgefühl gehört ebenfalls zu den vestibulären Schwindelarten.

Eine weitere Einteilung von Schwindel erfolgt ätiologisch:

### Physiologischer Reizschwindel

#### Bewegungsschwindel

Patienten mit Bewegungsschwindel zeigen durch Bewegung ausgelösten Schwindel (z. B. Autofahren). Begleitend sieht man häufig Müdigkeit, Benommenheit und periodisches Gähnen. Darüber hinaus werden neben leichtem Schwindelgefühl Übelkeit, Erbrechen, vermehrter Speichelfluss und Apathie zum Beispiel bei Autofahrten beschrieben. Es kommt zu spontanen Remissionen Stunden nach dem auslösenden Reiz.

#### Höhenschwindel

Höhenschwindel ist eine visuell ausgelöste Stand- und Bewegungsunsicherheit mit Angst und vegetativen Begleitsymptomen.

#### Zervikogener Blockierungsschwindel

In der Neurologie und Orthopädie findet zervikogener Blockierungsschwindel wenig Beachtung. Interne Evidenz zeigt jedoch, dass Patienten durch Blockierungen der oberen Kopfgelenke bei niedriger Selektivität Schwankschwindel beschreiben können. Der Schwindel kommt durch unterschiedliche sensorische Informationen über die Lage und die Bewegungen des Kopfes im Raum zustande (Augen, Ohren, Propriosensoren der Kopfgelenke). Nach Deblockierung ist der Schwindel nach einiger Zeit verschwunden.

### Peripher-vestibulärer Schwindel

#### Benigner paroxysmaler Lagerungsschwindel (BPLS)

Laut Klingelhöfer und Berthele (2021) ist der benigne paroxysmale Lagerungsschwindel die häufigste Schwindelsymptomatik. Der Lagerungsschwindel ist eine typische Problematik im Alter mit einem Gipfel zwischen der 6. und 7. Lebensdekade. Als Ursache wird von einer Kanalolithiasis des posterioren, seltener des horizontalen Bogengangs ausgegangen. Auslöser sind Hinlegen, Aufrichten, Lagewechsel im Bett und die aktive Reklination des Kopfes. Kopflagerungswechsel bewirken nach Latenz von einigen Sekunden für weniger als eine Minute teils starke Drehschwindelattacken. Begleitsymptome sind Übelkeit, Erbrechen, Oszillopsien. Die Patienten weisen keine Hörstörungen und keine zentralen Störungen auf. In Seitlage zeigt sich ggf. ein Nystagmus zum untenliegenden Ohr von < 60 Sekunden, der nach Aufrichtung weniger wird.

#### Neuronitis vestibularis

Eine Neuronitis vestibularis beschreibt einen akuten viralen oder parainfektiösen einseitigen Ausfall des N. vestibularis. Patienten beschreiben einen Tage bis Wochen anhaltenden Dauerdrehschwindel. Es besteht deutliches Krankheitsgefühl mit Übelkeit/Erbrechen, mit Gang- und Standunsicherheit und einer Fallneigung zur betroffenen Seite. Die Patienten haben keine Hörbeeinträchtigung.

#### Morbus Menière

Beim Morbus Menière handelt es sich um einen endolymphatischen Labyrinthhydrops mit periodischen Rupturen. Der Erkrankungsgipfel liegt zwischen dem 30. und 50. Lebensjahr, kann aber alle Altersklassen betreffen. Patienten klagen über akut auftretende vestibuläre und/oder kochleäre Symptome. Die Anfälle kommen attackenartig und können bis zu 20 Minuten andauern. Patienten beschreiben folgende Phänomene:

- Drehschwindel
- Rotierender Nystagmus
  - In der Reizphase zur betroffenen Seite
  - In der Pausenphase zur gesunden Seite
- Ggf. Tinnitus, Hörstörungen, Ohrdruck

#### Weitere peripher-vestibuläre Schwindelformen

Weitere Schwindelformen mit peripher-vestibulärer Ursache sind:

- Akute Läsionen des Labyrinths: Patienten klagen über Dauerdrehschwindel bei akuter Labyrinthitis oder bei Begleitlabyrinthitis im Zusammenhang mit Otitis media oder Zoster oticus. Auch als Nebenwirkung von Antibiotika, Zytostatika, traumatisch oder iatrogen möglich.
- Perilymphfisteln: können traumatisch, neoplastisch, entzündlich oder postoperativ entstehen. Patienten klagen über rezidivierende Attacken mit Dreh- oder Schwankschwindel.

- Akustikusneurinome: Auch Akustikusneurinome (Kleinhirnbrückenwinkeltumoren) können Schwindel verursachen. Patienten beschreiben in der Regel progredienten Hörverlust.
- Vestibularisparoxysmie: Patienten klagen über rezidivierende, mehrere Sekunden anhaltende Drehschwindelattacken.
- Bilaterale Vestibulopathien: idiopathisch oder durch spinozerebelläre Degeneration, Meningitis, Labyrinthitis, Tumoren, Multisystematrophie bedingt.

### Zentral-vestibulärer Schwindel

#### Zentraler Lagerungsschwindel

Hierbei handelt es sich um einen nicht paroxysmalen, wenig erschöpflichen Nystagmus, ggf. Sakkadestörungen und Auffälligkeiten bei der Augenfolgeprobe. Ursachen können Tumoren, Ischämien, Blutungen, Entzündungen im Bereich der Vestibulariskerne oder des Vermis cerebelli sein. Ist der Hirnstamm mitbetroffen, klagen Patienten über Dauerdrehschwindel.

#### Vertebrobasiläre Insuffizienz

Eine vertebrobasiläre Insuffizienz gehört zu den vaskulären Pathologien der Halswirbelsäule (zervikale vaskuläre Pathologien) und wird in ➤ Kap. 6.12.3 beschrieben. Patienten leiden unter Drehschwindel.

#### Multiple Sklerose

Multiple Sklerose wird in ➤ Kap. 9.4.2 beschrieben. Patienten leiden unter Schwankschwindel.

#### Vestibuläre Epilepsie

Patienten beschreiben Attackendrehschwindel, Übelkeit ohne Erbrechen, dystone Bewegungen und Bewusstseinsstörungen. Ist ein Temporallappen betroffen, kann es zu Auraphänomenen vor psychomotorischen Anfällen kommen.

#### Basilarismigräne

Patienten beschreiben rezidivierende Schwindelepisoden, okzipitale Kopfschmerzen, Übelkeit, Sehstörungen, Foto- und Phonophobien. Ataxien und ggf. Ausfälle von Hirnnerven können auftreten. Jedoch ist Schwindel auch als isoliertes Symptom möglich. Ggf. bestehen zentrale Störungen der Okulomotorik.

#### Downbeat-Nystagmusschwindel

Erworbener Fixationsnystagmus, begleitende Oszillopsien, Ataxie mit Fallneigung nach hinten durch zerebelläre Degeneration, vaskuläre Läsionen bei Arnold-Chiari-Fehlbildung, Intoxikation, Multiple Sklerose, Tumoren oder Entzündungen des Hirnstamms. Auch idiopathisch auftretend.

### Nichtvestibulärer Schwindel

#### Phobischer Schwankschwindel

Patienten beschreiben attackenartige Schwindelanfälle, die situativ auftreten (große Plätze, Kaufhäuser, Menschenansammlungen, leere Räume) mit subjektiver Gang- und Standunsicherheit. Das Krankheitsbild kann von massiver Angst und großem Leidensdruck begleitet sein.

#### Psychogener Schwindel

Psychogener Schwindel zeigt sich in Kombination mit Altersdepression, schizophrenen Psychosen und dissoziativen Störungen.

#### Pharmakologische Nebenwirkungen

Auch pharmakologische (toxische) Auslöser können für Schwindel sorgen.

## Untersuchung

**Manualtherapeutisch** Die klinische Untersuchung bei vorliegendem Schwindel ist komplex. In der Anamnese werden die Schwindelart, die Häufigkeit, Stärke und Dauer der Anfälle (minimale und maximale), auslösende Faktoren, Begleitsymptome und Begleiterkrankungen abgefragt. Medikamente und Nahrungsgewohnheiten werden erfasst.

**HINWEIS**

Eine umfassende Kenntnis der jeweiligen Leitsymptomatik der möglichen ursächlichen Erkrankungen ermöglicht zielgerichtetes Handeln und die Entscheidung, ob eine Indikation für Manuelle Therapie besteht oder der Patient zum Arzt zu überweisen ist.

#### Zentralneurologische Untersuchung

In der klinischen Untersuchung sollte zunächst eine zentralneurologische Untersuchung (ZNU) erfolgen (➤ Kap. 9.4). Ist diese auffällig, so ist der Patient zum Arzt/Neurologen zu überweisen. Hinweise auf zentrale Ursachen sollten auf keinen Fall übersehen werden.

#### Untersuchung auf benignen paroxysmalen Lagerungsschwindel (BPLS)

Ist die zentralneurologische Untersuchung unauffällig, so folgt die Untersuchung auf benignen paroxysmalen Lagerungsschwindel (HNO-Untersuchung):

- Dreh-Stopp-Probe: Der Patient sitzt auf einem Hocker und schaut nach vorne. Der Therapeut dreht den Hocker in zügigem Tempo für 20 Sekunden. Es wird beobachtet, ob der physiologisch auftretende Nystagmus innerhalb von 30 Sekunden wieder verschwunden ist. Länger anwesender Nystagmus deutet, bei vorangegangener negativer zentralneurologischer Untersuchung, auf benignen paroxysmalen

Lagerungsschwindel hin. Zur besseren Beurteilung kann eine Frenzel-Brille/Nystagmus-Brille genutzt werden.
- Lagerungstests: Auch wechselnde Lagerung in verschiedene Positionen löst typischerweise BPLS aus.

Sind die Tests positiv, so ist der Patient zum HNO-Arzt zu überweisen (Vestibularis- und Hörprüfung).

#### Tests auf Nystagmus und Gesichtsfeld

Besteht Drehschwindel und sind die zentralneurologische Untersuchung und die Untersuchung auf benignen paroxysmalen Lagerungsschwindel unauffällig, so folgen Tests auf Nystagmus und Gesichtsfeldeinschränkungen.
- Test auf Nystagmus: Der Patient sitzt auf einem Hocker. Der Therapeut steht in etwa 1 Meter Entfernung und hebt seinen Zeigefinger. Es wird beobachtet, ob bei Blick auf den Zeigefinger ein pathologischer Nystagmus entsteht.
- Augenfolgeprobe: Der Patient sitzt auf einem Hocker. Der Therapeut steht in etwa 1 Meter Entfernung und bewegt seinen erhobenen Zeigefinger ausgehend von einer Achse durch die Nase des Patienten etwa 45° nach rechts und links und 30° nach oben und unten. Der Patient wird gebeten, dem Finger mit den Augen zu folgen. Es wird beobachtet, ob ein pathologischer Nystagmus entsteht.
- Gesichtsfelduntersuchung: Der Patient sitzt auf einem Hocker. Der Therapeut steht in etwa 1 Meter Entfernung und hebt beide Zeigefinger. Der Patient wird gebeten, den Blick nach vorne zu richten und dabei zu versuchen, beide Finger im Blick zu haben. Der Therapeut entfernt die Finger langsam immer weiter voneinander (nach rechts und links). Es wird beobachtet, wie lange der Patient mit nach vorn gerichtetem Blick beide Finger erkennen kann. Es wird dokumentiert, ob ein Finger schneller aus dem Blickfeld verschwindet als der andere.
- Sakkadeprobe: Der Patient sitzt auf einem Hocker. Der Therapeut steht in etwa 1 Meter Entfernung und hebt beide Zeigefinger jeweils 30° rechts und links von der Nase des Patienten. Der Patient wird gebeten, im Wechsel zum rechten und linken Finger des Therapeuten zu schauen. Es wird beobachtet, ob ein pathologischer Nystagmus entsteht.

Positive Tests bei unauffälliger ZNU und HNO-Untersuchung deuten auf eine mögliche vertebrobasiläre Insuffizienz hin.

**HINWEIS**

Die beschriebenen Tests auf Nystagmus und Gesichtsfeldeinschränkungen können auch Zeichen einer zentralneurologischen Erkrankung sein. In diesem Fall ist jedoch eine positive ZNU zu erwarten.

#### Funktionsuntersuchung der HWS

Nur wenn der Patient Schwankschwindel beschreibt, das klinische Bild frei von auffälligen Begleitsymptomen ist und die ZNU, die HNO-Untersuchung und die Untersuchungen auf pathologischen Nystagmus und Gesichtsfeldeinschränkungen negativ sind, folgt die Funktionsuntersuchung der Halswirbelsäule und der Hochzervikalregion inklusive der hochzervikalen Stabilitätstests, wie in ➤ Kap. 6.12 und ➤ Kap. 7.7 beschrieben. Der Blutdruck des Patienten wird standardmäßig überprüft.

**RED FLAG**

In allen anderen Fällen ist der Patient zum Arzt zu überweisen. Es besteht eine Red flag. Auch Bluthochdruck ist eine Indikation für eine Überweisung zum Arzt.

**Medizinisch** Bei weiteren neurologischen Befunden cCT, MRT (V. a. zentrale Ursache), Doppler-Duplex-Sonografie (bei V. a. vaskuläre Ursache), ggf. EEG, AEP (akustisch evozierte Potenziale), ENG (Elektroneurografie). Darüber hinaus kann eine internistische Untersuchung mit EKG, Belastungs-EKG und Schellong-Test erfolgen.

## Therapie

### Konservativ

**CAVE**

Empfehlung: Besteht das Leitsymptom Schwindel, ist so lange davon auszugehen, dass eine Kontraindikation für Manuelle Therapie besteht, bis das Gegenteil erwiesen ist.

#### Physiologischer Reizschwindel

**Bewegungsschwindel**

Im Akutstadium ist eine Fixierung des Kopfes, ein Hinlegen und, falls Hinlegen nicht möglich, das visuelle Beobachten der Fahrzeugbewegungen hilfreich. Auf Dauer eignet sich Vestibularistraining durch eine intermittierende Reizexposition und aktive Bewegungen des Kopfes.

Medikamentös kann 4–6 Stunden vor Fahrtbeginn Scopolamin 0,5 mg als transdermales therapeutisches System (Pflaster), alternativ Dimenhydrinat 100 mg peroral verabreicht werden.

**Höhenschwindel**

Verhaltenstherapie, Prophylaxe durch Sicherung und Festhalten, optische Fixierung von feststehenden Sichtpunkten. Ggf. Meidung von ungesicherten Höhenpositionen.

**Zervikogener Blockierungsschwindel**

Die Therapie besteht aus der Manipulation des blockierten Gelenks bzw. der blockierten Gelenke. Es folgen Mobilisationen, die Anleitung zu Automobilisationen und die Detonisierung hypertoner Muskulatur. Training der aufrichtenden Muskulatur ist empfehlenswert.

**CAVE**
- Andere Ursachen für den Schwindel müssen ausgeschlossen sein.
- Bei vorliegenden vaskulären Pathologien der Halswirbelsäule besteht eine absolute Kontraindikation.
- Bei bestehendem Bluthochdruck sollte standardmäßig zunächst medizinisch untersucht und vaskuläre Pathologien der Halswirbelsäule ausgeschlossen werden.

#### Peripher-vestibulärer Schwindel

**Benigner paroxysmaler Lagerungsschwindel**

Lagerungstraining nach Brandt mehrfach pro Tag. Eine Beschwerdefreiheit ist nach 2–3 Wochen möglich. Es besteht Rezidivgefahr.

**Neuronitis vestibularis**

Physiotherapie mit zentraler Kompensation (vestibuläres Adaptationstraining mit Gleichgewichtsübungen, Fixationsübungen und Augenfolgeübungen) kann nach 2–3 Wochen Linderung bringen.

Medikamentös wird zwischen symptomatischer Therapie durch Antivertiginosa (in den ersten Tagen und nur bei schwerer Übelkeit) und kausaler Therapie mit Glukokortikoiden unterschieden. Eine Beschwerdefreiheit kann nach 4–5 Wochen erzielt werden.

**Morbus Menière**

Während einer Attacke können Antivertiginosa oder in schweren Fällen Benzodiazepine verabreicht werden. Prophylaktisch kommt Betahistindihydrochlorid zur Anwendung. Bei medikamentöser Therapieresistenz kann eine lokale transtympanale Instillation von Gentamicin erfolgen.

### Zentral-vestibulärer Schwindel

Bei zentral-vestibulärem Schwindel erfolgt die Therapie der ursächlichen Erkrankung.

### Nichtvestibuärer Schwindel

#### Phobischer Schwankschwindel

Psychotherapie, Verhaltenstherapie, Vermeidungsverhalten bis zur Besserung.

#### Psychogener Schwindel

Behandlung der Grunderkrankung mit Psychotherapie und medikamentöser Therapie.

#### Pharmakologische Nebenwirkungen

Entwöhnung der auslösenden Substanz.

**Zusammenfassung**

**Schwindel**

Schwindel ist keine Erkrankung, sondern ein Leitsymptom. Es gibt viele verschiedene ursächliche Erkrankungen/Auslöser.

Eine Indikation für Manuelle Therapie besteht nur bei gesichertem zervikogenem Blockierungsschwindel. Kontraindikationen für hochzervikale Manipulationen sind zwingend zu beachten. Erfahrene Manualtherapeuten können auch vertebrobasiläre Insuffizienzen (➤ Kap. 6.12.3), die gesichert aus unkovertebralen Osteophythen resultieren, kompensatorisch therapieren.

Darüber hinaus können Physiotherapeuten Übungen zur zentralen Kompensation (Neuronitis vestibularis) und Übungen zum Lagerungswechsel nach Brandt (benigner paroxysmaler Lagerungsschwindel) anleiten.

Drehschwindel, neurologische Symptome und alle nicht zervikogenen Begleitsymptome stellen zunächst eine Red flag dar.

## 9.7.3 Endometriose

**Ätiologie** Eine klare Ursache ist bisher nicht erwiesen. Diskutiert werden immunologische Ursachen und genetische Prädispositionen sowie mehrere andere ätiologische Ursachen/Theorien:
- Transplantationstheorie
- Metaplasietheorie
- Induktionstheorie
- Tissue-Injury-and-Repair-Theorie
- Fehlfunktion des vegetativen Nervensystems
- Zell- und makrobiologische Ursachen
- Umweltgifte

**Epidemiologie** Etwa 4–12 % aller Frauen erkranken im Zeitraum zwischen Pubertät und Wechseljahren, in Deutschland sind dies jährlich etwa 40.000 Frauen. Zwei Drittel der Patientinnen leiden unter Symptomen. Trotz dieser Häufigkeit findet die Erkrankung noch immer wenig Beachtung, ein Grund für die zumeist sehr späte Diagnosestellung.

**BEFUNDE**

**Leitsymptomatik**

**Endometriosis genitalis interna:**
- Uterus
  - Starke Dysmenorrhö
  - Blutungsunregelmäßigkeiten

**Endometriosis genitalis externa:**
- Peritoneum: lokale Schmerzen
- Eileiter, Eierstöcke
  - Lokale Schmerzen
  - Unfruchtbarkeit
  - Schokoladenzysten

- Darm
  - Lokale Schmerzen
  - Schmerzen beim Stuhlgang
  - Zyklusabhängige rektale Blutungen
- Harnblase
  - Lokale Schmerzen
  - Zyklusabhängige Makrohämaturie
- Vulva
  - Lokale Schmerzen
  - Sichtbare dunkle Schwellung

**Endometriosis extragenitalis:**

- Ventral
  - Schmerzen in der Bauchwand
  - Sichtbar dunkle Haut
  - Sichtbare dunkle Schwellung
- Dorsal
  - Referred pain aus Dura mater oder Duralärmeln
  - Nerven des Plexus lumbalis und Plexus sacralis/Spinalnerven: sensorische Störungen (Parästhesien, Taubheit), motorische Störungen, neuropathische Schmerzen

## Beschreibung

Eine Endometriose beschreibt das Wachstum endometriumähnlichen Gewebes außerhalb der Gebärmutterhöhle (➤ Abb. 9.18). Das ektope Gewebe ist, wie das Endometrium der Gebärmutterhöhle, von hormonellen Einflüssen innerhalb des weiblichen Zyklus abhängig. Es kann Blutungen, Schmerzen und die Bildung von Narben bewirken. Endometriose tritt im unteren Bauchraum und im Becken auf. In seltenen Fällen kann Endometriose sogar in der Lunge oder dem Gehirn nachgewiesen werden. Endometriose kann die Ursache von Unfruchtbarkeit sein. Die Ursache ist ungeklärt, es gibt keine Möglichkeit der Prophylaxe.

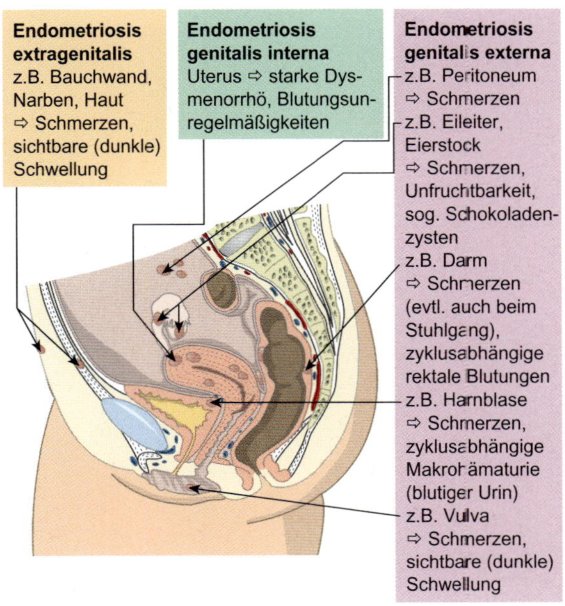


**Abb. 9.18** Typische Lokalisationen von Endometrioseherden. [L138]

Die Einteilung erfolgt nach der Lokalisation des Gewebes:

- Endometriosis genitalis interna: Die Herde liegen innerhalb des Myometriums der Gebärmutter.
- Endometriosis genitalis externa: Die Herde liegen außerhalb des Uterus im kleinen Becken. Peritoneum, Eileiter, Eierstöcke, Darm, Harnblase und Vulva können betroffen sein. Darüber hinaus kann sich das Gewebe weiter ausbreiten.
- Endometriosis extragenitalis: Ventral können das Peritoneum, die Bauchwand und die Bauchhaut betroffen sein. Dorsal kommt es, wenn auch selten, zu Gewebewachstum, das lumbale/sakrale Radizes oder Plexūs infiltrieren kann. Es kommt zu neurologischen Symptomen, die nicht komplett mit dem typischen klinischen Bild einer Radikulopathie übereinstimmen.

## Differenzialdiagnosen

Es gibt eine Vielzahl von möglichen Differenzialdiagnosen:

- Gynäkologisch
  - Verwachsungen
  - Hypertone Beckenbodenmuskulatur
  - Ovarialzysten
  - Adnexitis
  - Prämenstruelles Syndrom
- Gastroenterologisch
  - CED
  - Divertikulose/Divertikulitis
  - Laktoseintoleranz
  - Zöliakie
  - Reizdarmsyndrom
- Urologisch
  - Chronische Harnwegsinfekte
  - Interstitielle Zystitis
  - Harnsteine
  - Divertikel der Harnröhre
  - Rezidivierende Zystitis/Urethritis
- Orthopädisch
  - Lumbale Radikulopathien
  - Sakrale Radikulopathien
  - Plexusaffektionen anderer Genese
- Onkologisch: Neoplasien

## Untersuchung

**Manualtherapeutisch** Bei unklaren Beschwerden oder V. a. Endometriose ist die Patientin zum Arzt zu überweisen.

**CAVE**

Insbesondere bei unspezifischen Symptomen und atypischen neurologischen Zeichen und daraufhin durchgeführten Bildgebungen im Bereich der Bandscheiben besteht die Gefahr, Symptome von Patienten zu bagatellisieren. Ist keine erkennbare Ursache für die Beschwerden ersichtlich, so sollte zwingend weiter untersucht werden.

**Medizinisch** Endometriose wird häufig spät diagnostiziert. Im Mittelwert vergehen 3–11 Jahre zwischen den ersten Symptomen und der Diagnose.

Je nach Symptomen und Ausbreitung sind folgende Untersuchungsmethoden Bestandteil der Diagnostik:

- Manuelle Untersuchung des Beckens
  - Vaginal
  - Rektal
  - Rektovaginal
- Koloskopie
- Transvaginale Sonografie
- MRT
- Bauchspiegelung

## Therapie

### Konservativ

Bei chronischen Schmerzen und aus der Erkrankung resultierender Unfruchtbarkeit kann eine Psychotherapie indiziert sein.

Eine medikamentös herbeigeführte vorübergehende Menopause kann präoperativ sinnvoll sein, um die weitere Ausbreitung einzudämmen und die vorhandenen Herde zu verkleinern („einzutrocknen").

### Operativ

Primär erfolgt die operative Entfernung des Gewebes. Mit einer hormonellen Unterbrechung des Zyklus kann die Rezidivwahrscheinlichkeit gesenkt werden. Liegt eine große Ausbreitung von ektopem Gewebe in der Gebärmutterwand vor, kann eine Hysterektomie indiziert sein.

**HINWEIS**

Es gibt wenige Kliniken, die auf die operative Entfernung von Endometrioseherden spezialisiert sind. Insbesondere bei Endometriosis genitalis externa und Endometriosis extragenitalis sollten Spezialkliniken aufgesucht und Wartezeiten in Kauf genommen werden.

### Postoperative Rehabilitation

Standardmäßig ist Manuelle Therapie kein Bestandteil der postoperativen Rehabilitation. Jedoch kann, insbesondere bei durch die Endometriose entstandenen Schmerzen im Lumbal- bzw. Iliosakralbereich oder zurückliegenden Radikulopathien/Plexusläsionen die LBH-Region untersucht und Funktionsstörungen beseitigt werden.

**Zusammenfassung**

**Endometriose**

Endometriose ist eine häufige Erkrankung von Frauen, mit Wachstum von ektopem Gewebe, das dem Endometrium ähnelt. Üblicherweise ist der Uterus betroffen, jedoch ist auch eine Ausbreitung auf Blase, Eileiter, Eierstöcke, Darm, Peritoneum und Wirbelsäule möglich. In seltenen Fällen kann sogar die Lunge oder das Gehirn betroffen sein. Folge sind Blutungen, Verklebungen/Vernarbungen und unspezifische Schmerzen.

# Literatur- und Studienverzeichnis


Anderberg L. et al. (2007): Transforaminal steroid injections for the treatment of cervical radiculopathy: a prospective and randomised study. Eur Spine 16 (3): 321–328.

Anderson L. D., D'Alonzo, R. T. (1974): Fractures of the odontoid process of the axis. J Bone Surg 56(8): 1663–1674.

Anderson P. A., Montesano, P. X. (1988): Morphology and treatment of occipital condyle fractures. Spine (Phila Pa 1976) 13 (7): 731–736.

Ashton I. K. (1994): Substance P in intervertebral discs. Binding sites on vascular endothelium of the human anulusfibrosus. Acta Othop. Scand. 65(6): 635–639.

Badke A. (2018): Konservative Therapien von Verletzungen der Halswirbelsäule. OP-Journal 34: 134–137.

Bähr M., Bachmann I. (2022): Neurologisch topische Diagnostik. 11. A. Stuttgart/New York: Thieme.

Baierlein S. A. et al. (2010): Frakturklassifikationen. 1. A., Stuttgart: Thieme.

Benditz A. (2024): Therapieoptionen bei der Coccygodynie. Orthopädie 53: 100–106. https://doi.org/10.1007/s00132-023-04467-2 (letzter Zugriff 26.11.2024).

Benjaminse A. et al. (2006): Clinical Diagnosis of an Anterior Cruciate Ligament Rupture: A Meta-analysis, Journal of Orthopaedic & Sports Physical Therapy 36(5): 267–288. doi: 10.2519/jospt.2006.2011.

Bertagnoli R. et al. (2011): Bewegungserhaltende Wirbelsäulenchirurgie. München: Elsevier.

Biedermann H. (2004): Manual Therapy in Children. Churchill Livingstone: Elsevier.

Biedermann H. (2007): KiSS-Kinder, Ursachen, (Spät-)Folgen und manualtherapeutische Behandlung frühkindlicher Asymmetrie. 3. A. Stuttgart: Thieme.

Biedermann H. (Hrsg.) (2006): Manuelle Therapie bei Kindern, Indikationen und Konzepte. 1. A. München: Elsevier.

Biedermann H., Sacher R. (2002): Formvarianten des Atlas als Hinweis auf morphologische Abweichungen im Lenden-, Becken- und Hüftbereich. Manuelle Medizin 40: 330–338. doi 10.1007/s00337-002-0176-x.

Bogduk N. (1987): Klinische Anatomie von Lendenwirbelsäule und Sakrum. Berlin/Heidelberg/New York: Springer.

Bonnaire F. et al. (2011): Becken, Hüfte und Oberschenkel. Facharzt Orthopädie Unfallchirurgie. 649–706. German. doi: 10.1016/B978-3-437-23300-5.10017-5. Epub 2013 Jun 26. PMCID: PMC7271198.

Braun J., Dormann A. J. (Hrsg.) (2022): Klinikleitfaden Innere Medizin. 15. A. München: Elsevier.

Breusch S. et al. (2023): Klinikleitfaden Orthopädie Unfallchirurgie. 10. A. München: Elsevier GmbH

Brinjikji W. et al. (2015): Systematic Literature Review of Imaging Features of Spinal Degeneration in Asymptomatic Populations, AJNR Am J Neuroradiol 36: 811–16, http://dx.doi.org/10.3174/ajnr.A4173 (letzter Zugriff 26.11.2024).

Brumagne S. et al. (2002): Coexistence of stability and mobility in postural control: evidence from postural compensation for respiration. Exp Brain Res. 144(3): 293–302. doi: 10.1007/s00221-002-1040-x. Epub 2002 Apr 13. PMID: 12021811.

Bühren V. et al. (2016): Checkliste Traumatologie, 8. A. Stuttgart: Thieme.

Bumann A., Lotzmann U. (2000): Tumoren im Bereich der Kiefergelenke, Farbatlanten der Zahnmedizin, Bd. 12: Funktionsdiagnostik und Therapieprinzipien. 8.A. Stuttgart: Thieme.

Burgess A. R. et al. (1990): Pelvic ring disruptions: effective classification system and treatment protocols. J Trauma 30(7): 848–856.

Cardoso R. et al. (2021): Inzidenz und Mortalität proximaler und distaler kolorektaler Karzinome in Deutschland, Dtsch Arztebl Int 118: 281–7. doi: 10.3238/arztebl.m2021.0111

Chance G. Q. (1948): Note on a type of flexion fracture of the spine. Br J Radiol 21(249): 452.

Cheung W. Y., Luk K. D. K. (2012): Pyogenic spondylitis. International Orthopaedics 36: 397–404.

Chouinard A. F., Kaban L. B., Peacock Z. S. (2018): Acquired Abnormalities of the Temporomandibular Joint. Oral and maxillofacial surgery clinics of North America 30 (1): 83–96.

Cramer A. (1958): Funktionelle Merkmale der Wirbelsäulenstatik. In: Junghanns H. (Hrsg.): Die Wirbelsäule in Forschung und Praxis Bd. 5. Stuttgart: Hippokrates.

Cyteval C. et al. (2004): Cervical radiculopathy: open study on percutaneous periradicular foraminal steroid infiltration performed under CT control 30 patients. Am J neuroradiol 25: 441–445.

Damsin J. P., Cazeau C., Carlioz H. (1997): Scoliosis and fused ribs. A case report. Spine (Phila Pa 1976) 22(9): 1030–2. doi: 10.1097/00007632-199705010-00018. PMID: 9152456.

Denis F. (1983): The three column spine and its significance in the classification of acute thoracolumbar spinal injuries. Spine 8(8): 817–831.

Denis F. (1984): Spinal instability as defined by the three-column spine concept in acute spinal trauma. Clin Orthop Relat Res: 189: 65–76.

Denis F. et al (1988): Sacral fractures: an important problem. Retrospective analysis of 236 cases. Clin Orthop relat res 227: 67–81.

Dützmann S., Rose R., Rosenthal, D. (2021): Der thorakale Bandscheibenvorfall. Die Wirbelsäule 05(02): 121–135. doi: 10.1055/a-0968-7134.

Duus P. (1995): Neurologisch topische Diagnostik. 6. überarb. A. Stuttgart: Thieme.

Eder K., Hoffmann H. (2006): Verletzungen im Fußball – vermeiden – behandeln – therapieren, 1. A. München: Elsevier.

Effendi B. et al. (1981): Fractures of the ring of the axis. A classification based on the analysis of 131 cases. J Bone Joint Surg Br 63-B(3): 319–327.

Egmond D., Schuitemaker R. (2011): Extremitäten ICF-basierte Manuelle Therapie, 1. A. München: Elsevier.

El-Menyar A. et al. (2013): Age and traumatic chest injury: a 3-year observational study. Eur J Trauma Emerg Surg 39: 397–403.

Erdmann H. (1964): Möglichkeiten und Grenzen in der Röntgen-Diagnostik der Wirbelsäule. Wirbelsäule Forschung und Praxis 28: 9–22.

Erol G. et al. (2009): Indikationen und Methoden der konservativen Behandlung von Wirbelfrakturen. OP-JOURNAL 25: 4–10. doi: 10.1055/s-0029-1185593.

Escher F. (1968): Clinic, classification and treatment of the frontobasal fractures. X Nobel Symposium, Stockholm. In: Disorders of the skull base region. Stockholm: Almquist & Wiksell, 1988: 343.

ESPED-Studie Jahresberichte 2006–2009, Shaken Baby Syndrom (Schütteltrauma), Studienleiter: Herrmann B./Blume F./Backes H. (2006–2009): Online verfügbar unter: https://www.unimedizin-mainz.de/esped/veroeffentlichungen/jahresberichte.html (letzter Zugriff 26.11.2024).

Fantoni M. et al. (2012): Epidemiological and clinical features of pyogenic spondylodiscitis. Eur Rev Med Pharmacol Sci 16 Suppl 2: 2–7.

Ferlay J. (2013): Cancer incidence and mortality patterns in Europe: estimates for 40 countries in 2012. Eur J Cancer 49(6): 1374–1403.

Fichtel I., Fernandez F. F., Wirth T (2016): Sternumfraktur im Wachstumsalter. Unfallchirurg 119: 570–574.

Firsching R., Jöllenbeck B., Hahne R. (2005): Bandscheibenprothesen für die Halswirbelsäule. Ärzteblatt Sachsen-Anhalt 16: 48–51.

Fischer B., Mitteröcker P. (2015): Covariation between human pelvis shape, stature, and head size alleviates the obstetric dilemma. PNAS 112 (18): 5655–5660.

Fouyas I. P., Sandercock P. A., Statham, P. F. (2010): How beneficals is surgery for cervical radiculopathy and myelopathy? Br Med J 341: c3108.

Gallacchi G., Pilger B. (2005): Schmerzkompendium, Schmerzen verstehen und behandeln. 2. A. Stuttgart: Thieme. doi: 10.1055/b-002-8296.

Gehweiler J. A. et al. (1976): Fractures of the atlas vertebra. Skelet Radiol 1: 97–102.

Gloyer, M. A. et al. (2011): Osteosynthesis of traumatic manubriosternal dislocations and sternal fractures with a 3.5/4.0 mm fixed-angle plate (LCP). Arch Orthop Trauma Surg 131: 1261–1266.

Goffin J. et al. (2003): Intermediate follow-up after treatment of degenerative disc disease with the Bryan cervical disc prothesis: single level and bi-level. Spine 28(24): 2673–2678.

Goffin J. et al. (2004): Long-term-follow-up after interbody fusion of the cervical spine. J Spinal Disord Tech 17(2): 79–85.

Göhrmann U., Sacher R. (2012): Spaltbildungen des Atlas. Manuelle Medizin 50: 393–397. doi 10.1007/s00337-012-0907-6.

Gross Portney L., Watkins M. P. (2013): Foundations of Clinical Research: Pearson New International Edition: Applications To Practice. 3. A. Pearson Education Limited.

Gutmann G. (1956): Einführung in die statisch-funktionelle Röntgendiagnostik der Wirbelsäule unter besonderer Berücksichtigung der Kopfgelenke und Halswirbelsäule. Wirbelsäule Forschung und Praxis, I: 70–72.

Hackl S. et al. (2018): Sternumfrakturen – Rippenfrakturen. Orthopädie und Unfallchirurgie 13: 571–592.

Hahne R. (2006): Prospektive klinische Verlaufsbeobachtung von 100 Patienten nach Implantation einer zervikalen Bandscheibenprothese (BRYANTM cervical disc system). Dissertationsschrift Medizinische Fakultät der Universität Magdeburg.

Harston A., Roberts C. (2011): Fixation of sternal fractures: a systematic review. J Trauma 71: 1875–1879.

Herrmann B. (2016, 2): Epidemiologie, Klinik und Konzept des Schütteltrauma-Syndroms. Pädiatrische Praxis 86 (2): 297–312.

Herrmann B. et al. (2016, 1): Kindesmisshandlungf. Medizinische Diagnostik, Intervention und rechtliche Grundlagen. Berlin/Heidelberg: Springer. doi: 10.1007/978-3-662-48844-7_2.

Herz M. (2019): Wenn das Sternum gespalten war – Physiotherapien nach offener Thorax-OP, physiopraxis 17(07/08): 28–30. doi: 10.1055/a-0900-1730.

Hoch H. H. (2006): Mund-Kiefer-Gesichtschirurgie: Praxis der Zahnheilkunde, Bd. 10, 4. A. München: Elsevier.

Hoffmann C. H., Kandziora F. (2015): Behandlung der Atlas- und Dens-axis-Frakturen. Trauma Berufskrankh 17 (Suppl 2): 301–306. https://doi.org/10.1007/s10039-015-0051-3 (letzter Zugriff 26.11.2024).

Hopp H., Kalache K. (2015): Pathologische Geburt und vaginaloperative Entbindung. Die Geburtshilfe, Springer Reference Medizin. https://doi.org/10.1007/978-3-662-44369-9_34-1 (letzter Zugriff 26.11.2024).

Jackson J. L., O'Malley P. G., Kroenke K. (2003): Evaluation of acute knee pain in primary care. Ann Intern Med 139(7): 575–588.

Janda V. (2000): Manuelle Muskelfunktionsdiagnostik. 4. A. München: Elsevier.

Jeanneret B., Magerl F. (1992) Primary posterior fusion C1/2 in Odontoid fractures: indications, technique, and results of transarticular screw fixation. JSpinalDisord 5:464–475.

Jefferson G (1920): Fracture of the atlas vertebra: report of four cases and a review of those previously recorded. Br J Surg 7: 407.

Jerosch J. (2019): Minimalinvasive Wirbelsäulenintervention. Berlin: Springer.

Jordan M. C. et al. (2020): Ergebnisse nach Plattenstabilisierung der Symphysensprengung [Outcome after plate stabilization of symphyseal diastasis]. Unfallchirurg. 123(11): 870–878. doi: 10.1007/s00113-020-00804-8. PMID: 32347368; PMCID: PMC7653790.

Jung N. et al. (2013): Vertebral osteomyelitis. Der Internist 54(8): 945–953.

Kääpa E. et al. (1994): Neural elements in the normal and experimentally injured porcine intervertebral disc. Eur Spine J. 3(3): 137–142.

Kapandji I. A. (2009): Funktionelle Anatomie der Gelenke, 5. A., Stuttgart: Thieme.

Kellam F. et al. (2018): Journal of Orthopaedic Trauma, Orthopaedic Trauma Association Jan 2018, 32 (1), Wolters Kluwer Health, Inc. doi: 10.1097/BOT.0000000000001063.

Khoriati A., Rajakulasingam R., Sha R. (2013): Sternal fractures and their management. J Emerg Trauma Shock 6: 113–116.

Klingelhöfer J., Berthele A. (Hrsg.) (2021): Klinikleitfaden Neurologie. 7. A. München: Elsevier.

Kobbe P. et al. (2017): Dorsale atlantoaxiale Stabilisierung in Goel-Harms-Technik. Unfallchirurg 120: 701–706. https://doi.org/10.1007/s00113-017-0381-7 (letzter Zugriff 26.11.2024).

Kokmeyer DJ et al. (2002): The reliability of multitest regimens with sacroiliac pain provocation tests. J Manipulative Physiol Ther. 25(1): 42–8. doi: 10.1067/mmt.2002.120418. PMID: 11898017.

Laslett, M. et al. (2005): Diagnosis of Sacroiliac Joint Pain: Validity of individual provocation tests and composites of tests, Manual Therapy 10: 207–218. doi: 10.1016/j.math.2005.01.003.

Le Fort R. (1901): Étude expérimental sur les fractures de la machoire superieure. Rev Chir 23: 208.

Levine A. M., Edwards C. C. (1985): The management of traumatic spondylolisthesis of the axis. J Bone Joint Surg Am 67(2): 217–226.

Levine A. M., Edwards C. C. (1991): Fractures of the atlas. J Bone Joint Surg Am 73(5): 680–691.

Li Z. et al. (2021): Diagnosis and treatment of obturator hernia: retrospective analysis of 86 clinical cases at a single institution. BMC Surg 21 (124). https://doi.org/10.1186/s12893-021-01125-2 (letzter Zugriff 26.11.2024).

Lichtenberg M. C. et al. (2018): Does the Lever Sign Test Have Added Value for Diagnosing Anterior Cruciate Ligament Ruptures? The Orthopaedic Journal of Sports Medicine 6(3): 2325967118759631. doi: 10.1177/2325967118759631.

Mangold S. (2013): Evidenzbasiertes Arbeiten in der Physio- und Ergotherapie. Reflektiert – systematisch – wissenschaftlich fundiert. 2. A. Berlin/Heidelberg: SpringerMedizin, Springer.

Matschke J. et al. (2009): Das Schütteltrauma-Syndrom. Eine häufige Form des nichtakzidenziellen Schädel-Hirn-Traumas im Säuglings- und Kleinkindalter. Deutsches Ärzteblatt 106 (13): 211–217.

Matzen P. (Hrsg.) (2007): Kinderorthopädie. 1. A. München: Elsevier.

May S., Littlewood C., Bishop A. (2006): Reliability of procedures used in the physical examiniation of non-specific low back pain: a systematic review. Australien Journal of Physiotherapy 52(2): 91–102. doi: 10.1016/s0004-9514(06)70044-7.

McAfee P. C. et al. (1983): The value of computed tomography in thoracolumbar fractures. An analysis of one hundred consecutive cases and a new classification. J Bone Jt Surg 65-A: 461–473.

Mesut R. et al. (2023): Urothelkarzinom der Nieren und Harnleiter: Therapie. In: Michel M. S. (Hrsg.): Die Urologie. Berlin/Heidelberg: https://doi.org/10.1007/978-3-642-41168-7_69-2 (letzter Zugriff 26.11.2024).

Michaelis R., Niemann G. (2010): Entwicklungsneurologie und Neuropädiatrie. II Klinisch-diagnostische Strategien: 7 Somatische Störungen. 4. A. Stuttgart: Thieme. doi: 10.1055/b-0034-69838.

Müller E. J., Russe O. J., Muhr G. (2004): Osteomyelitis der Wirbelsäule. Der Orthopäde 33, 305–315. https://doi.org/10.1007/s00132-003-0603-2 (letzter Zugriff 26.11.2024).

Müller M. et al. (2020): Fixateure externe zur Behandlung der intrapartalen Symphysensprengung : Fallbericht und Diskussion [External fixation for treatment of peripartum pubic symphysis separation : Clinical case and discussion]. Unfallchirurg. 124(8): 673–677. German. doi: 10.1007/s00113-020-00936-x. Epub 2020 Dec 17. PMID: 33336261; PMCID: PMC8370944.

Mulligan E. P., Harwell J. L., Robertson W. J. (2011): Reliability and Diagnostic Accuracy of the Lachman Test Performed in a Prone Position. Journal of Orthopaedic & Sports Physical Therapy 41(10):749–757. Epub 4 September 2011. doi: 10.2519/jospt.2011.3761.

Nagib M. G., Maxwell R. E., Chou S. N. Identification and management of high-risk patients with Klippel-Feil syndrome. J Neurosurg. 61(3): 523–30. doi: 10.3171/jns.1984.61.3.0523. PMID: 6747689.

Nastoulis E. et al. (2019): Anatomy and clinical significance of sacral variations: a systematic review, Folia Morphol. 78 (4): 651–667. doi: 10.5603/FM.a2019.0040.

Neff A., Riechmann M. (Lenkungsgruppe) (2023): DGMKG S3-Leitlinie: Kondylushypo- und -hyperplasie, Update Kurzversion 1.0, AWMF-Registernummer 007/065. https://register.awmf.org/de/leitlinien/detail/007-065 (letzter Zugriff 26.11.2024).

Netter F. H. (2020): Atlas der Anatomie. 7. A. München: Elsevier.

Ohtori S. et al. (2001): Sensory innervation of the dorsal portion of the lumbar intervertebral discs in rats. Spine 26(8): 946–950.

Ohtori S. et al. (2005): Existence of pyogenic spondylitis in Modic type 1 change without other signs of infection: 2-year follow-up. Eur Spine J. 19(7): 1200–5.

Panjabi M. M. (1992): The stabilizing system of the spine. Part I: Function, dysfunction, adaptation, and enhancement. J Spinal Disord.5(4): 383–9; discussion 397. doi: 10.1097/00002517-199212000-00001. PMID: 1490034.

Panjabi M. M. et al. (1994): Mechanical behavior of the human lumbar and lumbosacral spine as shown by three-dimensional load-displacement curves. The Journal of Bone & Joint Surgery 76(3): 413–424.

Penning L. (2000): Hals- und Lendenwirbelsäule in Biomechanik und Pathologie. München: Pflaum.

Potter N. A. et al. (1985): Intertester reliability for selected clinical tests of the sacroiliacal joint. Phys Ther. 65(11): 1671–5. doi: 10.1093/ptj/65.11.1671.

Pschyrembel W. (2020): Pschyrembel: klinisches Wörterbuch. 268. neu bearb. A. Berlin/Boston: Walter de Gruyter.

Robert Koch-Institut (Hrsg.): Zentrum für Krebsregisterdaten, www.krebsdaten.de (letzter Zugriff 26.11.2024).

Roy-Camille R. (1985): Transverse fracture of the upper sacrum. Suicidal jumper's fracture. DSpine (Phila Pa 1976) 10(9): 838–845.

Rushton A. et al. (2020): International Framework for Examination of the Cervical Region for potential of vascular pathologies of the neck prior to Orthopaedic Manual Therapy (OMT) Intervention: International IFOMPT Cervical Framework, Auckland, New Zealand. doi: 10.2519/jospt.2022.11147.

Saueressig T. et al, (2021), Diagnostic Accuracy of Clusters of Pain Provocation Tests for Detecting Sacroiliac Joint Pain: Systematic Review With Meta-analysis. Journal of Orthopaedic & Sports Physical Therapy 51(9): 422–431.

Sayeg Y. et al. (2014): Neuroendokrine Neoplasien der Lunge. Pneumologie 68: 456–477 http://dx.doi.org/10.1055/s-0034-1365642 (letzter Zugriff 26.11.2024).

Scanlon G. et al. (2007): Cervical transforaminal epidural steroid injections: more dangerous than we think? Spine (Phila PA 1976) 32 (11): 1249–1256.

Schären S., Jeanneret B. (1999): Atlas fractures. Der Orthopäde 28: 385–393. https://doi.org/10.1007/PL00003622 (letzter Zugriff 26.11.2024).

Schnake K. J. et al. (2013): Orthopädie und Unfallchirurgie up2date 8(4): 295–312. doi: 10.1055/s-0032-1325096.

Schneider R. C. et al. 1965: Hangman's fracture of the cervical spine. J Neurosurg 22:141–154.

Schoenenberger R. A. et al. (2009): Internistische Notfälle. Sicher durch die Akutsituation und die nachfolgenden 48 Stunden. Kap. 21: Mund und Zähne. 8. A. Stuttgart: Thieme, doi: 10.1055/b-002-35729.

Scholten R. J. et al. (2003): Accuracy of physical diagnostic tests for assessing ruptures of the anterior cruciate ligament: a meta-analysis. J Fam Pract. 52(9): 689–94. PMID: 12967539.

Scholz, A. O. et al. (2017): Innervation des IS-Gelenkes, kommt der Schmerz von oben? Deutscher Kongress für Orthopädie und Unfallchirurgie (DKOU 2017). Berlin, 24.–27.10.2017. Düsseldorf: German Medical Science GMS Publishing House. DocPO20–535, doi: 10.3205/17dkou743, urn:nbn:de:0183-17dkou7433.

Schröter J. et al. (2014): Strukturierte Rehabilitation nach lumbaler Wirbelsäulenoperation – Subakute Behandlungsphase. Der Orthopäde 43: 1089–1095.

Schulz C. et al. (2017): PEEK-Cage-Fusion nach anteriorer zervikaler Korporektomie, Klinische und radiologische Ergebnisse bei spondylotischer Myelopathie. Die Orthopädie 3. doi: 10.1007/s00132-016-3345-7.

Schulz-Drost S. et al. (2016): Bony injuries of the thoracic cage in multiple trauma: Incidence, concomitant injuries, course of outcome. Unfallchirurg 119: 1023–1030.

Schulze B., Beyer L. (2016): Akuter Schiefhals oder Grisel-Syndrom. Manuelle Medizin 54: 251–254.

Schwarze M. Hemmer S., Akbar M. (2020): Atraumatische atlantoaxiale Subluxation – Das Grisel-Syndrom. Dtsch Arztebl Int 117: 773. doi: 10.3238/arztebl.2020.0773.

Schwenzer N., Ehrenfeld M. (Hrsg.) (2011): Zahn-Mund-Kiefer-Heilkunde, Bd. 2: Mund-Kiefer-Gesichtschirurgie. 4. A. Stuttgart: Thieme. doi: 10.1055/b-0034-18104.

Schwenzer N., Steinhilber W. (1974): Traumatologie des Gesichtsschädels. Richtlinien für die Kieferbruchbehandlung. Schriften zur Praxis. München: Werk-Verlag.

Seegmüller S. (2009): Lumbosakrale Übergangsvarianten: Prävalenz, Nomenklatur und klinische Relevanz, Auswertung anhand von 1500 MRT-Untersuchungen der Lendenwirbelsäule, Dissertation zum Erwerb des Doktorgrades der Medizin an der Medizinischen Fakultät der Ludwig-Maximilians-Universität zu München, https://edoc.ub.uni-muenchen.de/10984/1/Seegmueller_Susanne.pdf (letzter Zugriff 26.11.2024).

Serve H., Zurmeyer D. (Hrsg.) (2022): Therapie-Handbuch Onkologie und Hämatologie, 1. A. München: Elsevier.

Siegenthaler W., Blum H. E. (2006): Klinische Pathophysiologie. 9. A. Stuttgart: Thieme.

Spiessl B., Schroll K., (1972): Gesichtsschädel. In Nigst H. (Hrsg.): Spezielle Frakturen- und Luxationslehre, Bd. I/1. Stuttgart: Thieme.

Stannard J. P. et al. (2012): Spezielle Unfallchirurgie. Stuttgart: Thieme, 140–143. doi: 10.1055/b-0034-31251.

Steinbrich W., Regazzoni P. (1999): Frakturen und Luxationen. Stuttgart: Thieme.

Steinorth J. et al. (2001): Totale und Obere Sternumspalte – Eine einfache Methode der chirurgischen Korrektur/Total and Superior Clefts: A Simple Technique for Surgical Correction. In: Hartel W. (Hrsg.) Panta Rhei – Umdenken – Umdenken –. Deutsche Gesellschaft für Chirurgie. Berlin/Heidelberg: Springer. https://doi.org/10.1007/978-3-642-56458-1_184 (letzter Zugriff 26.11.2024).

Stendal Robinson H. et al. (2007): The reliability of selected motion- and pain provocation tests for the sacroiliacal joint, Man Ther. 12(1): 72–9. doi: 10.1016/j.math.2005.09.004. Epub 2006 Jul 12.

Strange-Vognsen H. H. (1991): An unusual type of fracture in upper sacrum. J Orthop Trauma 5(2): 200–203.

Strupp M. et al. (2020): Schwindelsyndrome. Diagnose, neue Klassifikation und Therapie. Dtsch Arztebl Int 117: 300–10. doi: 10.3238/arztebl.2020.0300.

Taylor D. G. et al. (2018): Presentation and Outcomes After Medical and Surgical Treatment Versus Medical Treatment Alone of Spontaneous Infectious Spondylodiscitis: A Systematic Literature Review and Meta-Analysis. Global spine journal 8(4 Suppl): 49s–58s. doi: 10.1177/2192568218799058.

Thiele J. et al. (2011): Hernia obturatoria – ein seltener Eingeweidebruch. Rofo 183(4): 393–394. doi: 10.1055/s-0029-1245899.

Thomann K.-D. et al. (2010): „Isolierte Verletzung" der Ligamenta alaria, Kernspintomographische Diagnostik und operative Therapie. Die Orthopädie 39(3): 285–298. doi: 10.1007/s00132-009-1546-z.

Tile M. (1996): Acute pelvic fractures: I. Causation and classification. J Am Acad Orthop Surg 4(3): 143–151

Trepel M. (2008): Neuroanatomie. 4. A. München: Elsevier.

Trobisch P., Suess O., Schwab F. (2010): Die idiopathische Skoliose. Dtsch Ärztebl Int 107(49): 875–84. doi: 10.3238/arztebl.2010.875.

Tugrul C. U., Dolas I., Unal O. F. (2019): Unilateral Alar Ligament Injury: Diagnostic, Clinical, and Biomechanical Features. World Neurosurg. 132:

e878-e884. https://doi.org/10.1016/j.wneu.2019.07.198 (letzter Zugriff 26.11.2024).

Tuli S. et al. (1997): Occipital condyle fractures. Neurosurgery 41(2): 368–376; discussion 376–377.

van den Berg, F. (2011): Angewandte Physiologie, Bd. 1: Das Bindegewebe des Bewegungsapparates verstehen und beeinflussen. 3. A. Stuttgart: Thieme.

van der Wurff, Peter et al (2000): Clinical tests of the sacroliliacal joint, A systematic methodical review. Part 1: Reliability, Manual Therapy 5(1): 30–36. doi: 10.1054/math. 1999.0228.

van der Wurff, Peter et al. (2006): A multitest regimen of pain provocation test as an aid for reduce unnecessary minimally invasisve sacroiliac joint procedures. Arch Phys Med Rehabil Vol 87, 0003-9993/06/8701–10114$32.00/0. doi: 10.1016/j.apmr.2005.09.023.

van der Wurff P. et al. (2011): Are pain provocation tests useful in diagnosing SI joint pain in middle aged males? Online verfügbar unter https://docslib.org/doc/13773661/are-pain-provocation-tests-useful-in-diagnosing-si-joint-pain-in-middle-aged-males (letzter Zugriff 28.11.2024).

Vercoulen T. F. G. et al. (2024): Surgical treatment of traumatic fractures of the thoracic and lumbar spine: A systematic review. Brain and Spine 4: 102745. https://doi.org/10.1016/j.bas.2024.102745 (letzter Zugriff 26.11.2024).

Viezens L. et al. (2018): Dorsale Stabilisation der Halswirbelkörper HWK1/HWK2 modifiziert nach Goel-Harms mit HWK-1-Pedikelschrauben. Oper Orthop Traumatol 31: 275–283. https://doi.org/10.1007/s00064-019-0615-7 (letzter Zugriff 26.11.2024).

Vincent-Smith B., Gibbons P. (1999): Inter-examiner and intra-examiner reliability of the standing flexion test, Man Ther. 4(2): 87–93. doi: 10.1054/math.1999.0173.

Voss, A.-C. (1972): Kongenitale Aplasie der Symphyse, Rofo 116(6): 837–838. doi: 10.1055/s-0029-1229379.

Vyhnanek L. et al. (1980): Die sakrale Rippe. Anthropologie, International Journal of Human Diversity and Evolution 18 (1): 93–95.

Weiske N., Baumbach H., Bürger T. (2020): Behandlung von Schultergürtelvenenthrombosen – Besonderheiten bei Leistungssportlern. Phlebologie 49: 10–15. https://doi.org/10.1055/a-0892-8151 (letzter Zugriff 26.11.2024).

Westerhuis P. et al. (2006): Klinische Leitlinien für das Assessment vertebrobasilärer Insuffizienz bei der Behandlung von HWS-Problemen. manuelletherapie 10(5): 240–242. doi: 10.1055/s-2006–927254.

Widder B. et al. (2011): Referenz-Reihe Neurologie: Methoden: Begutachtung in der Neurologie. Thieme. doi: 10.1055/b-0034-20113.

Wiltse L. L. (1981): Classification, Terminology and Measurements in Spondylolisthesis. Iowa Orthop J. 1: 52–7. PMCID: PMC2328707.

Wölfle-Roos J. (2003): Atlasblockade und Lig.-alare-Läsion – unterschätzt oder übertrieben? Schmerz 38: 352–358. https://doi.org/10.1007/s00482-023-00731-8 (letzter Zugriff 26.11.2024).

Wolter D. (1985): Recommendation for the classification of spinal injuries. Unfallchirurg 88(11): 481–484.

Zalpour C. (2022): Anatomie Physiologie für die Physiotherapie, 5. A. München: Elsevier.

Zhang H. et al. (2012): Posterior fixation and fusion for treatment of Os odontoideum complicated by atlantoaxial dislocation. Nan Fang Yi Ke Da Xue Xue Bao 32(9): 1358–61. Chinese. PMID: 22985583.

Zimmermann, T. et al. (1992): Treatment of Ruptures of the Symphysis and Iliosacral Joint in Pediatric Patients. Eur J Pediatr Surg 2(6): 348–351. doi: 10.1055/s-2008-1063476.

# Register

## T